U0949449

腹部外科新手术

（第 2 版）

主编　黄莛庭　王正康

编者：

黄莛庭　北京大学第一医院
万远廉　北京大学第一医院
严仲瑜　北京大学第一医院
王正康　中日友好医院
侯宽永　北京大学第三医院
修典荣　北京大学第三医院
邓绍庆　北京大学第三医院
冷希圣　北京大学人民医院
李　澍　北京大学人民医院
马颂章　首都医科大学附属北京朝阳医院

中国协和医科大学出版社

图书在版编目（CIP）数据

腹部外科新手术／黄莛庭 王正康主编. —2版. —北京：中国协和医科大学出版社，2007.4
ISBN 978-7-81072-901-7

Ⅰ. 腹… Ⅱ. 黄… Ⅲ. 腹腔疾病－外科手术 Ⅳ. R656

中国版本图书馆CIP数据核字（2007）第036266号

腹部外科新手术（第2版）

主　　编：黄莛庭　王正康
责任编辑：吴桂梅　王　炜

出版发行：中国协和医科大学出版社
（北京东单三条九号　邮编100730　电话65260378）
网　　址：www.pumcp.com
经　　销：新华书店总店北京发行所
印　　刷：北京丽源印刷厂

开　　本：787×1092毫米　1/16开
印　　张：27.5
字　　数：680千字
版　　次：2007年11月第2版　　2007年11月第1次印刷
印　　数：1—3000
定　　价：68.00元

ISBN 978-7-81072-901-7/R·894

再版前言

《腹部外科新手术》一书自1996年问世以来，迄今已逾10年。当此医学科学技术迅猛发展的时代，医学基础理论研究不断深入，临床实践成果大量积累，特别是新型手术器械和材料的陆续推出和投入使用，外科手术领域呈现日新月异、推陈出新的发展势头。作为传统外科手术主要领域的腹部手术，技术改进和创新尤为突出。同时关于手术观念和手术理论依据，比如微创之于手术、根治之于肿瘤、替代之于修补、血流动力学的协同之于对立等等诸多方面，也都出现了一些新的认识，自然而然促进了相关手术的变革，并扩展至更多的领域，有更多的新手术用于临床，原书显然已落后于现阶段高新技术的发展。另外，第1版主要从手术的扩大化、保留性、高难度和器械依赖性等几个方面作了阐述，基本上涵括了当时腹部外科的一些新手术，而且据读者反映对开展这些新手术尚有一定参考价值，得到较为广泛的认同和好评。由于近几年上述新手术的开展已较普遍，对这些手术的理解进一步加深，对适应证的掌握更为合理，操作技巧也更加熟练，在各方面都积累了一些新的经验和体会。为此，有必要再版进行补充与修订，以满足广大外科医生了解和掌握腹部外科新手术的需要。

再版中除原有的章节由原作者作了必要的修订以外，还邀请有关专家执笔，增加了“疝和腹壁外科新手术”一章。第二章增加了“全直肠系膜切除术”一节，第三章重新改写了第六节“肝移植术”，第五章增加了“门奇断流和门体分流联合手术”一节，使再版内容更为充实并体现腹部手术的创新与改进。

承蒙中国协和医科大学出版社的支持与鼓励，各位作者的大力协助，第2版得以成书，在此再次向他们表示衷心的感谢。

鉴于编者的学识水平的局限和临床经验的不足，以及对新手术的理解不深，显然难以尽收腹部外科手术新进展的方方面面，错误之处也在所难免，尚望外科同道和读者不吝批评指正。

黄莛庭　王正康

2007年1月于北京

初版前言

随着现代科学技术的迅速发展，外科手术技术也在不断地改进和创新，在腹部外科领域同样取得了令人瞩目的进展，各种新手术方法的设计与应用尤为突出。新手术方法的出现首先基于外科医生治疗观念的转变，根据前人积累的大量经验和自己的临床实践认识到，施行一种手术，不但要强调疗效，而且还应重视手术后病 的生活质量，把医源性的不良后果减少到最低限度。其次，各种先进诊断设备和诊断技术的应用，使外科医生在术前能够更深入地了解病人对手术的耐受能力，更准确地掌握病变的性质、部位和范围，以及疾病对全身的影响。此外，全胃肠道外营养技术的完善，重症监护的加强，新一代抗生素的陆续推出，麻醉的安全和有效，以及各种新手术器械的问世，都为开展新手术创造了必要的条件。

新手术的开展，大致可概括为以下几个方面。

一、扩大化手术：为了提高手术治愈率或减少病人的疾病痛苦，一些过去认为无法切除或只能施行姑息性手术的较晚期肿瘤，现已能成功地进行扩大手术，例如左上腹脏器联合切除术，无血肝切除术，直肠癌侧方淋巴结清扫术，全盆腔脏器切除术，合并门静脉切除的胰十二指肠切除术等。

二、高难度手术：由于解剖部位特殊或技术操作复杂，过去难以完成的手术已被攻克，如高位胆管癌切除术，肝中叶切除术，肝尾叶切除术，肝脏移植等。

三、保留性手术：基于对病变性质和发展规律认识的不断加深，一些手术趋于缩小，以求既治愈疾病，又能减少对病人的损伤，争取尽可能保留病人正常的生理功能，如乏特壶腹肿瘤局部切除术，非规则性肝部分切除术，保留肛门的低位直肠癌切除术，保留幽门的胰十二指肠切除术，脾部分切除术等。

四、器械依赖性手术：主要依靠先进器械和设备才能完成，使手术更加符合微创外科的要求，如胃肠道吻合器手术，胃肠道和胆道内镜手术，腹腔镜系列手术等。

各种新手术的涌现，过去常规手术的推陈出新，使得广大普通外科医生，尤其是年轻医生迫切需要学习和了解有关的知识和技术，并在临床中逐渐熟悉和运用，但目前尚缺乏一本比较集中和系统地介绍有关新手术的专著。本书的编写正是为了适应这种需求。参加编写的各位作者都是年富力强的外科医生，在各自专业中均有所建树，他们根据自己开展有关新手术的实践经验，结合在国外学习考察和参加国内外学术交流的心得体会，并参阅了大量文献写成此书，内容为80年代以来国内外开展的新手术，或以前报告不多而近年趋于风行的手术，分胃、肠、肝、胆、胰、脾等章节系统介绍，并配以大量插图，使读者易于看懂和领会。我们希望为有志开展这方面手术的外科医生提供一本既偏重实用又兼顾理论的参考书。

由于作者水平有限，阅历尚浅，新手术种类繁多而又日新月异，本书必然存在不当和遗漏之处，尚希读者不吝予以批评指正。

黄莛庭　王正康

1995 年 12 月于北京

目　录

第一章　胃外科新手术

第一节　根治性远端胃切除术

一、概述

（一）胃癌根治的切除范围

根治性胃切除术的切除范围主要取决于胃癌在胃壁内浸润和淋巴结转移范围。

1. 胃切除范围　胃癌主要通过粘膜下淋巴管在胃壁内向近端浸润，转移最远距离可达6cm。因此一般而言，近端切除距离不应少于6cm，但不同类型胃癌在胃壁内向外浸润距离不同。限局型：Borrmann Ⅰ、Ⅱ型胃癌，多在2cm以内，因此，癌缘外切除3～4cm即可；浸润性：Borrmann Ⅲ、Ⅳ、Ⅴ型胃癌，向外浸润距离可达6cm以上，其切断端离癌缘不应少于6cm；尤其是Ⅳ型胃癌，在胃壁内呈弥漫性浸润，无边界可辨认，以全胃切除为宜。远端，幽门对胃癌在胃壁内向远侧侵犯并非绝对屏障，约21%远端胃癌可通过直接侵入肌层或通过浆膜淋巴管而侵犯十二指肠，其距离为0～6cm不等。因此，十二指肠横断处应越远越好，特别是当肿瘤已侵及幽门时更需如此，但绝大多数病例胃癌在十二指肠内浸润长度不超过3cm，但由于解剖学的限制，一般认为十二指肠切断端距幽门至少为3cm。基于上述原则，远端胃癌（胃窦癌）标准术式为胃次全切除术，而位于胃近端1/3的胃癌，如胃底、贲门癌，传统术式为近端胃切除术。由于术后反流性食管炎等合并症发生率较高，目前不少作者提倡全胃切除。位于胃中1/3的胃癌，应根据上述原则，视肿瘤大小、部位和类型选择相应术式，以全胃切除术为宜。

2. 淋巴结清扫范围　淋巴结转移是胃癌蔓延的主要途径，淋巴结清除是胃癌根治术的最重要的步骤之一。进展期胃癌：淋巴结转移率约70%；早期胃癌为3%～15%。据Soga报告：进展期胃癌中侵及肌层及浆膜层者发生第2站淋巴结转移分别占18%～33%，第3站淋巴结转移分别为2.1%～4.7%，而位于粘膜内、粘膜下的早期胃癌发生第2站淋巴结转移分别为2.9%、4.3%。此外，胃癌淋巴结常有跳跃式转移。因此，胃癌的淋巴结清除应至少到第2站淋巴结（R_2）；若侵及浆膜者应争取第3站淋巴结清除（R_3）。直径小于1cm的小胃癌仅1/46发生第1站淋巴结转移，而粘膜内早期癌复发率 低，生存率受淋巴清扫范围影响不大，因此，清扫第1站淋巴结（R_1）即可。

（二）胃周围淋巴结系统解剖

胃周围淋巴结基本上沿胃左动脉、脾动脉、肝总动脉及其分支分布，胃淋巴向并行动脉血流的逆方向流动，胃小弯侧淋巴通路主要伴随胃左动脉、胃大弯侧上部淋巴伴随脾动脉、胃大弯下部、胃窦小弯侧区域淋巴分别伴随胃网膜右动脉、胃十二指肠动脉与胃右动脉，再沿肝总动脉，最终均汇集于腹腔动脉周围淋巴结，经此入乳糜池，通过胸导管注入左颈静脉（图1－1－1），因此，施行胃癌根治性切除术时，腹腔动脉周围淋巴结的清扫十分重要。

各组淋巴结编号：

1. 贲门右淋巴结。

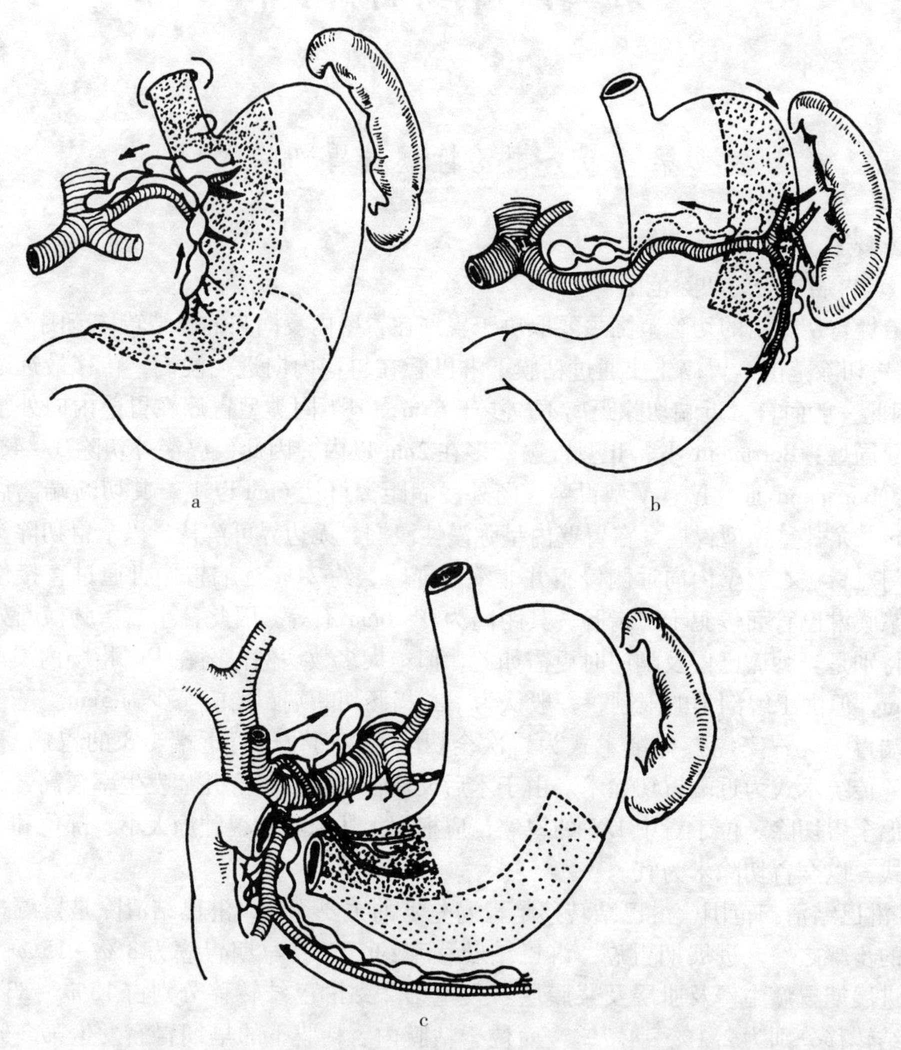

图 1－1－1 胃的淋巴引流

a. 胃左动脉淋巴结引流区域 b. 脾动脉淋巴结引流区域 c. 肝总动脉淋巴结引流区域

2. 贲门左淋巴结，即沿左膈下动脉贲门食管支分布的淋巴结。

3. 小弯淋巴结。

4. 大弯淋巴结，又分成④d与④s两个亚组，④d位于胃网膜右动脉分支旁。④s位于胃短静脉接近胃处和沿胃网膜右动脉分布区，前者又称④sa，后者亦称④sb（图 1－1－2）。

5. 幽门上淋巴结。

6. 幽门下淋巴结。

7. 胃左动脉干淋巴结。

8. 肝总动脉干淋巴结，位于肝总动脉前面及上缘者称⑧a，位于其后面者称⑧p，⑧p为第3站淋巴结（图1－1－3）。

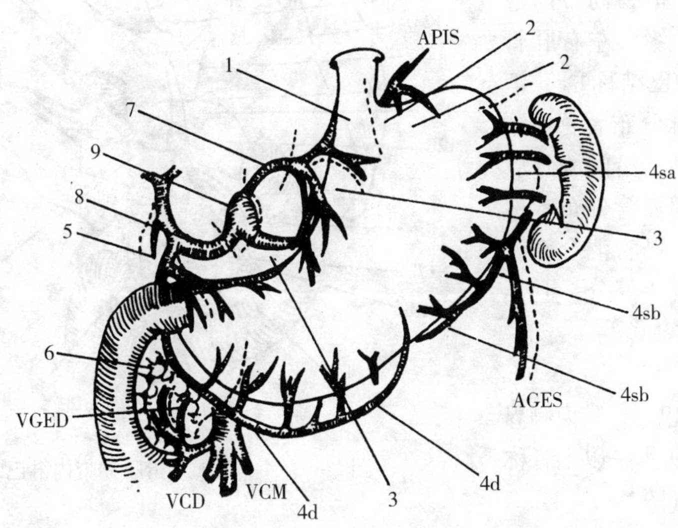

图1－1－2　胃周围淋巴结分布及编号（1）

APIS：下动脉　AGES：胃网膜左动脉　AGB：胃短动脉

VGED：胃网膜右静脉　VCDA：副结肠右静脉　AGSA：副胃左动脉

REGAP：胃后动脉　VCM：结肠中静脉　VCD：结肠右静脉

VPDIA：胰十二指肠前下静脉　TGC：胃结肠静脉干　VMS：肠系肠上静脉

VL：脾静脉　VP：门静脉　AHC：肝总动脉

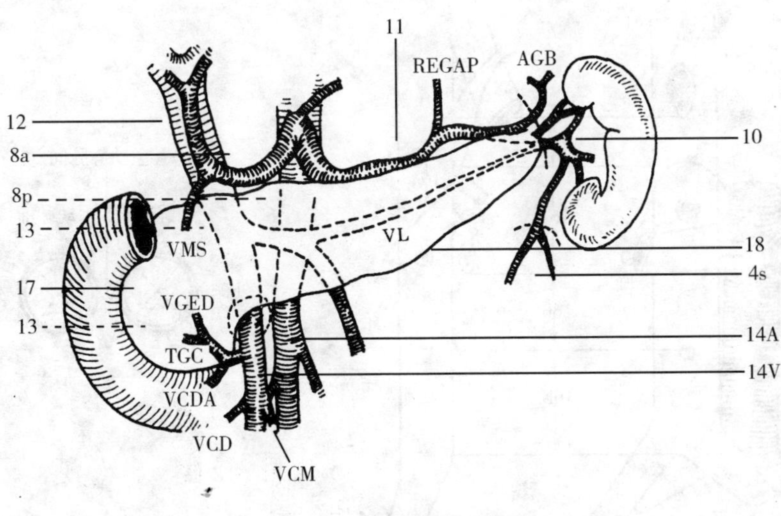

图1－1－3　胃周围淋巴结分布及编号（2）

9. 腹腔动脉周围淋巴结，包括胃左动脉根部、肝总动脉根部和脾动脉根部淋巴结。

10．脾门淋巴结。

11．脾动脉干淋巴结。

12．肝、十二指肠韧带内淋巴结，下界为胰上缘。左右肝管汇合部以上肝门淋巴结称⑫h，汇合部以下沿肝动脉分布者称⑫a，沿胆管分布者称⑫b，沿门静脉后分布者称⑫p，沿胆囊管分布者称⑫c。进一步将左右肝管汇合部以下至胰腺上缘分成2等分，上半部称1，下半部称2（⑫a_1　⑫a_2等）（图1－1－4）。

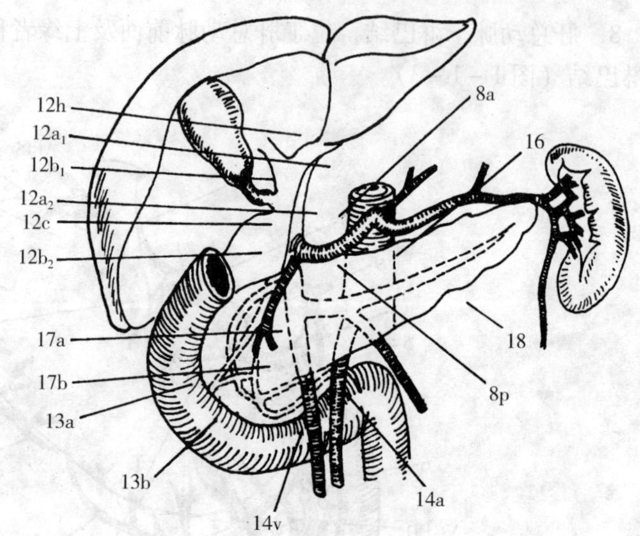

图1－1－4　肝十二指肠韧带内淋巴结分布

13．胰头后淋巴结，其内侧界为门静脉左缘，乳头水平以上者称⑬a，以下者称⑬b（图1－1－4）。

14．肠系膜根部淋巴结，沿肠系膜上静脉分布者称⑭v，为第3站淋巴结，沿肠系膜上动脉分布者称⑭a，为第4站淋巴结。

15．结肠中动脉周围淋巴结。

16．腹主动脉周围淋巴结，以左肾静脉下缘为界、将淋巴结分为a和b。以腹腔动脉为界，又把a分为a_1和a_2。以肠系膜下静脉根部为界，将b分为b_1和b_2。据淋巴结位置还可分为腹主动脉前、外、后，主动脉腔静脉间，腔静脉前、外、后淋巴结（图1－1－5）。

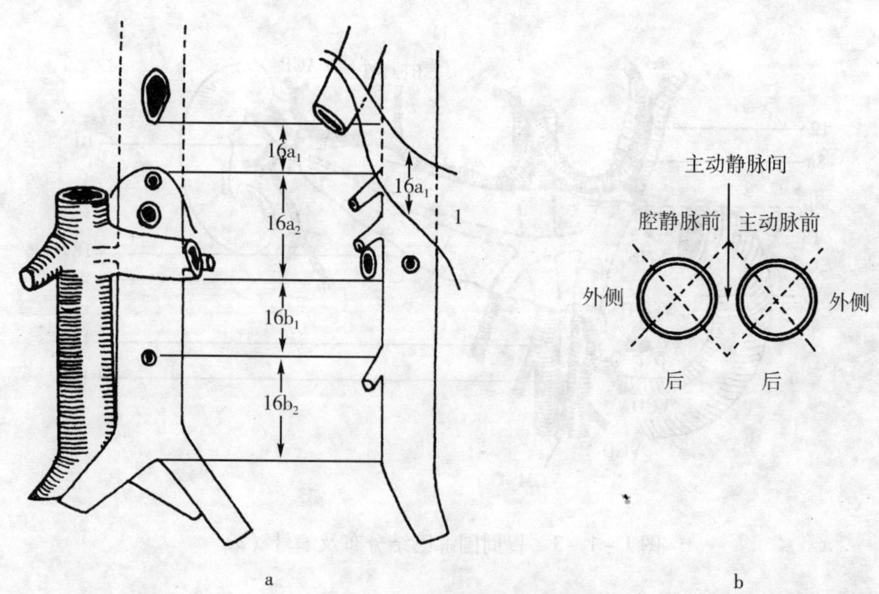

图1－1－5　腹主动脉周围淋巴结

a. 正面观　　b. 横断面

17. 胰头前淋巴结。
18. 胰腺下缘淋巴结。
19. 胸部下段食管旁淋巴结。
20. 膈淋巴结。

根据不同部位胃癌离各组淋巴结的远近，又将淋巴结划分为1、2、3站（表1－1－1)。

表1－1－1　胃淋巴结的分站

分站		清扫淋巴结组编号
远1/3胃癌	中1/3胃癌	
2	1	①贲门右淋巴结
3	2	②贲门左淋巴结*
1	1	③小弯淋巴结
1	1	④大弯淋巴结
1	1	⑤幽门上淋巴结
1	1	⑥幽门下淋巴结
2	2	⑦胃左动脉干淋巴结
2	2	⑧a. 肝总动脉干前上部淋巴结
2	2	⑨腹腔动脉周围淋巴结
3	3	10p. 肝总动脉干后部淋巴结
3	2	11脾门淋巴结
3	2	12脾动脉干淋巴结
3	3	13肝、十二指肠韧带内淋巴结
3	3	14胰头后淋巴结
3	3	14v. 肠系膜上静脉周围淋巴结
		14a. 肠系膜上动脉周围淋巴结
		15结肠中动脉周围淋巴结
		16腹主动脉周围淋巴结
3	3	17胰头前部淋巴结
3	3	18胰腺下缘淋巴结
		⑩下胸食管旁淋巴结
		⑪横膈淋巴结

上述部位胃癌行远端根治性胃切除时，②101718组淋巴结可以不清扫，但当肿瘤靠近近端1/3的胃区域时，②10组淋巴结作为第2站淋巴结应予以清扫。由于胃网膜右静脉于胰下缘与胰、十二指肠前下静脉汇合注入肠系膜上静脉（图1－1－6）如不从此处切断清扫，则有残留部分⑥组淋巴结的可能。胃网膜右动脉在胰头前从胃、十二指肠动脉发生，应在此处结扎切断，由于动、静脉的切断部位并不相同，清扫时不应一并处理，而应予分别结扎切断。

远侧根治性切除术中，肝十二指肠韧带淋巴结清扫只包括⑫a、⑫b、⑫c及⑫p淋巴结，通常不清扫12h、$12a_1$、$12b_1$淋巴结。对于浆膜受侵犯需行R_3手术或⑤⑥⑧淋巴结有转移者，应作Kocher切口，切开十二指肠侧腹膜，清扫13组淋巴结。有浆膜浸润或⑨淋巴结有转移，以及N_3阳性者，有必要清扫16淋巴结。为此，需切开脾、肾外侧腹膜，将脾、胰体尾部、左肾及肾上腺、脂肪囊游离翻起，显露出左肾动、静脉。

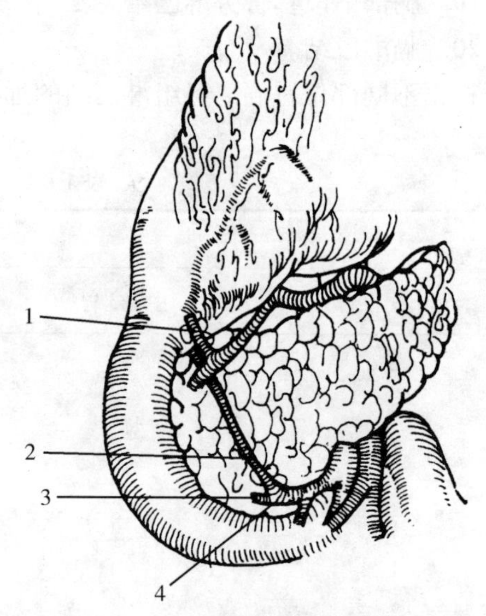

图1－1－6　胃网膜右静脉解剖

1 胃网膜右动脉　2 胃网膜右静脉　3 胰十二指肠前下静脉　4 胃结肠静脉干

二、手术适应证

主要适用于胃窦部癌、肿瘤近侧缘距贲门>5cm的浸润性进展期胃癌、近端瘤缘距贲门>2cm的早期胃癌。

三、手术步骤

（一）切口

取上腹正中切口，上至剑突根部，向下延伸绕过脐，至脐下2～3cm。先用手术刀切开皮肤，后改用电刀逐层切开皮下脂肪、腹白线、腹膜。将腹膜与真皮和纱垫间断缝合保护切口，防止瘤细胞种植于切口内。

（二）探查步骤

开腹后，根据由远及近，最后接近肿瘤的原则进行探查。首先探查Douglas窝内有无种植灶，女性病人需探查卵巢有无转移结节；再探查腹主动脉旁、脾门、胰尾区、腹腔动脉周围、胰头、肠系膜部有无癌浸润及淋巴结转移；然后探查肝脏有无转移；最后探查原发肿瘤。了解肿瘤大小、部位、大体类型、浸润深度、邻近脏器受侵范围与程度，特别是肝十二指肠韧带受侵情况。若胰头受侵，表明需行扩大切除或无切除指征。

（三）切除前准备工作

将脾脏向右侧托起，再将棉垫塞于脾脏后外侧，以防止牵引胃时将脾撕裂。

（四）手术顺序

1. 清除胰头后淋巴结。
2. 切除大网膜，清除幽门下、肠系膜根部淋巴结。
3. 清除肝、十二指肠韧带淋巴结（12组）。
4. 横断十二指肠。
5. 清除肝总动脉周围、门静脉上缘、腹腔动脉、脾动脉周围、胃左动脉根部淋巴结，清除贲门右淋巴结及胃小弯淋巴结。
6. 横断肿瘤近端胃。
7. 重建胃肠道（图1－1－7）。

（五）清除胰头后淋巴结

分离肝曲结肠与十二指肠降部之间的疏松连接，并将结肠推向下方，显露十二指肠降部全长，纵行剪开十二指肠降部侧腹膜，助手将十二指肠向内向前牵引，剪开胰头和下腔静脉及腹主动脉之间的疏松组织，直到显露出左肾静脉，将胰头和十二指肠翻转，此时可见胰十二指肠动脉弓旁有数个淋巴结，予以清除（图1-1-8）。

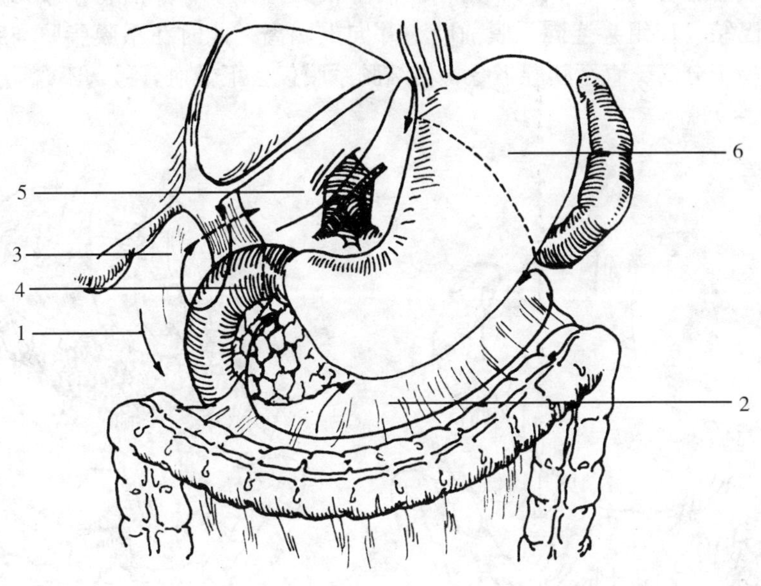

图1-1-7　手术顺序

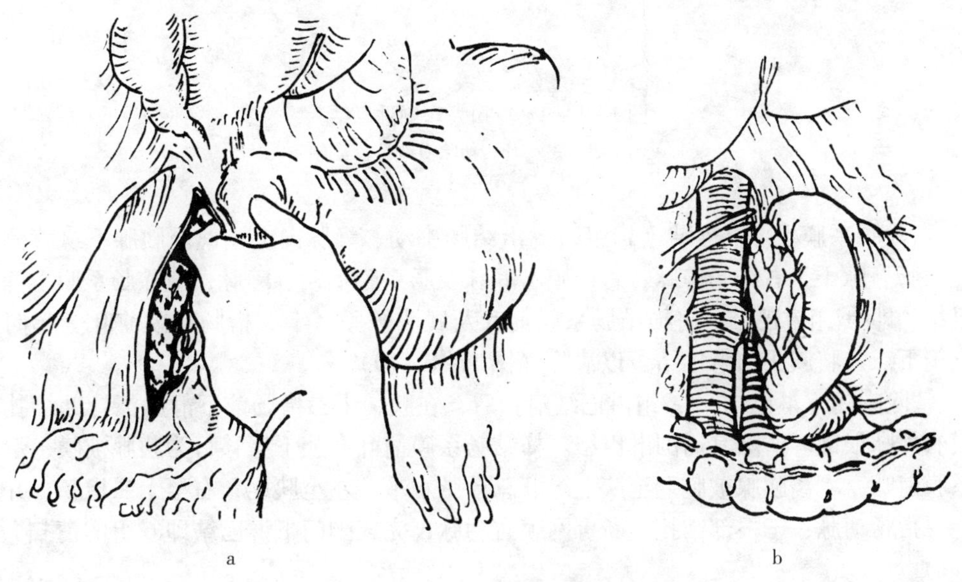

图1-1-8　清除胰头后淋巴结

a. 切开十二指肠侧腹膜　b. 分离十二指肠胰头后

（六）清扫大弯侧淋巴结

1. 切除大网膜，清除横结肠系膜淋巴结（15组）　将横结肠向下牵引，大网膜向上牵引并展平，用电刀或小刀沿横结肠右自十二指肠左自脾结肠韧带向中线剥离大网膜附着处，将大网膜连同横结肠系膜前叶一起剥离。大网膜在横结肠两端的附着较疏松，容易出血。剥离至横结肠系膜血管弓处，将大网膜与系膜后叶反方向牵引，然后将系膜内脂肪、结肠中动、静脉旁淋巴结（15组）连同系膜前叶一并向上剥离，此时在系膜脂肪与系膜后叶间可见疏松组织，易于分离，直至胰腺下缘，横结肠系膜仅留下带血管弓，不含脂肪组织的系膜后叶（图1－1－9）。

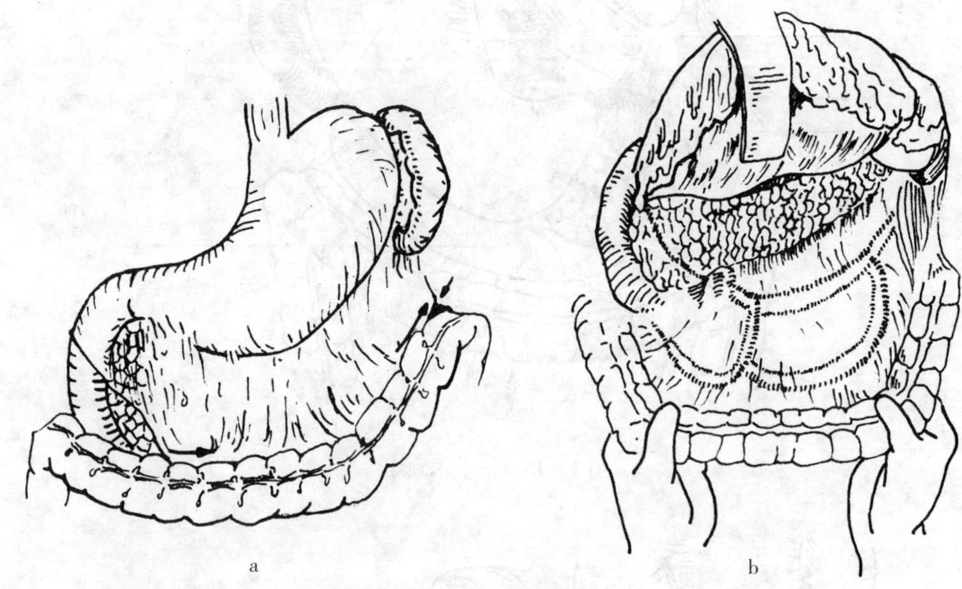

图1－1－9　清扫大弯侧淋巴结

a．剥离大网膜　b．切除横结肠系膜前叶

2．清除肠系膜根部淋巴结（14组）　沿结肠中动、静脉向上剥离至胰腺下缘背侧，显露出胃结肠静脉干、右结肠静脉、胃网膜右静脉及肠系膜上动、静脉，清除肠系膜上静脉周围淋巴结，即⑭v组淋巴结。将横结肠系膜前叶及胰头被膜、十二指肠系膜前叶一起向上剥离至幽门下缘，将胰头前淋巴结予以清除（图1－1－10）。

3．清除幽门下淋巴结　⑭v组淋巴结清扫后，在胰、十二指肠前下静脉汇合部结扎切断胃网膜右静脉根部。清除其周围淋巴结。横结肠系膜前叶在胰下缘移行为胰腺被膜，牵引横结肠系膜前叶，剥离胰腺被膜上至胰上缘肝总动脉水平，左至胰尾，右至十二指肠，并显露胃、十二指肠动脉，于根部结扎切断胃网膜右动脉，完成幽门下淋巴结即⑥组的清扫（图1－1－11）。

4．清扫胃体大弯侧淋巴结　大网膜剥离至脾下极附近，开始向胃侧切断大网膜，胰腺被膜剥离至胰尾处，于脾门部显露胃网膜左动、静脉根部，在发出第一胃分支的脾侧结扎切断由此处向远端，于血管弓上切断胃大弯侧大网膜，剥离胃壁约5cm，保留胃短血管2支，完成④d、④sb淋巴结的清扫。如此处有转移而怀疑脾门淋巴结（10组）有转移，需切除脾脏，否则淋巴结清扫不完全。根据肿瘤部位，必要时改为全胃切除（图1－1－12）。

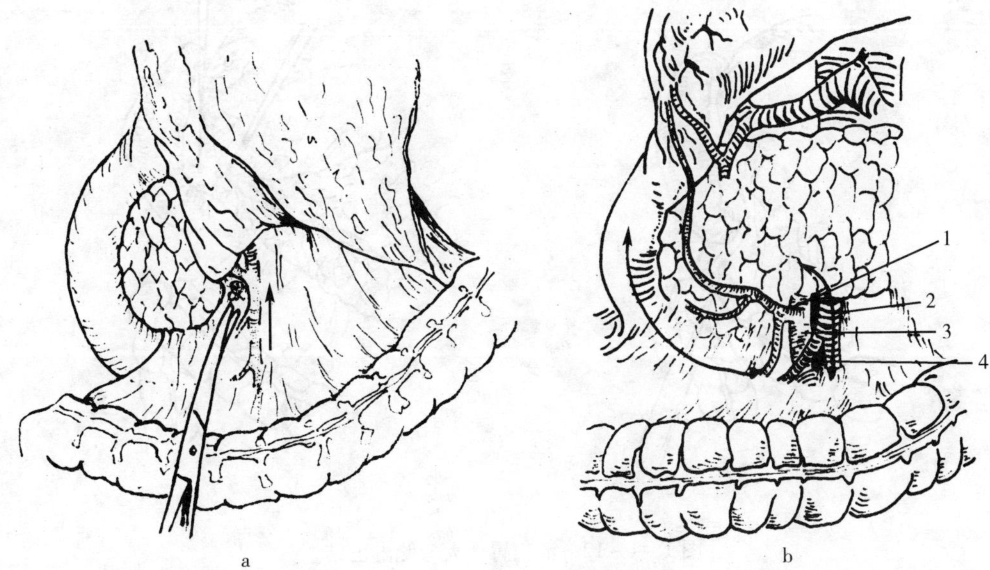

图 1－1－10　清除肠系膜根部淋巴结

a. 显露胃网膜右静脉根部　b. 清除肠系膜根部淋巴结

1 胃结肠静脉干　2 肠系膜上动脉　3 肠系膜上静脉　4 结肠中动脉

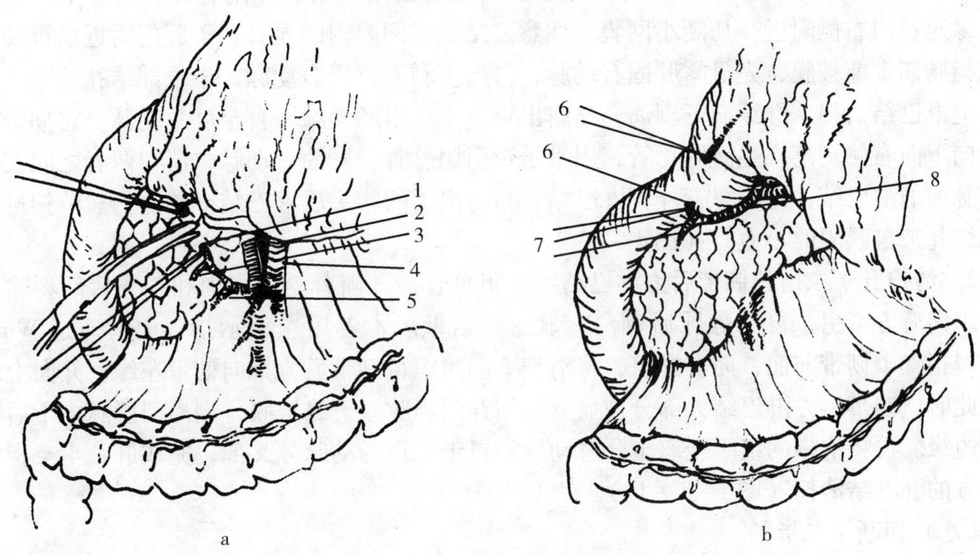

图 1－1－11　清除幽门下淋巴结

a. 根部结扎胃网膜右静脉　　b. 根部结扎胃网膜右动脉

1 胃网膜右静脉　2 肠系膜上静脉　3 胰十二指肠静脉　4 肠系膜上动脉

5 副结肠静脉　6 胃网膜右动脉　7 胰十二指肠上动脉　8 胃十二指肠动脉

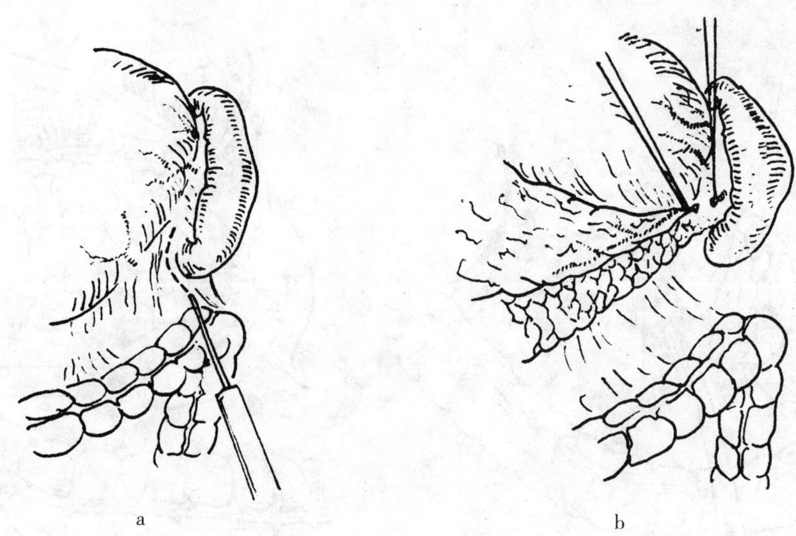

图 1－1－12 清扫胃体大弯侧淋巴结

a. 切断脾胃、脾结肠韧带 b. 根部结扎胃网膜左动脉

（七）清扫肝十二指肠韧带内淋巴结 清扫⑫a、⑫b、⑫c及⑫p淋巴结，通常不清扫⑫h、⑫a_1、⑫b_2淋巴结。

1. 清扫肝十二指肠韧带前方淋巴结及幽门上淋巴结 沿肝侧附着处，从肝十二指肠韧带内缘至贲门右侧附近，切断小网膜，注意要结扎小网膜内的血管。于肝门附近横行切开肝十二指肠韧带前被膜，先显露肝固有动脉，再向下剥离出胃右动脉，于根部结扎切断，完成幽门上淋巴结清扫。继续向下剥离，显露出胃、十二指肠动脉，直至肝总动脉。将韧带被膜继续向下向右侧剥离，显露胆总管，用带子牵引胆总管、肝固有动脉，清扫两者之间及其与门静脉前的淋巴结，将胆总管外侧淋巴结，与游离了的胰头后淋巴结一并清扫。清扫过程中仔细结扎来自胰腺的小血管（图 1－1－13）。

2. 清扫肝十二指肠韧带后方淋巴结 将胆总管、肝固有动脉周围和胰头后部剥除下来的组织向后方牵引，自门静脉后剥离，显露其后壁。术者用左手示指、中指通过 Winslow 孔，拇指置于韧带前面，向右推挤，将清扫下的组织自韧带后方推向韧带左缘，并向上缘牵引，此时，韧带后方淋巴结大部分被显露，切开门静脉左下缘被膜，剥离门静脉主干后面其上界边缘。再将清扫的组织剥离至肝总动脉和胃十二指肠动脉分叉部，完成肝、十二指肠韧带后方的淋巴结清扫（图 1－1－14）。

（八）切断十二指肠

游离显露幽门远端十二指肠上、下缘，仔细分离十二指肠背面与胰头间的粘连，在胰头附着部上 1cm 处切断十二指肠。如果幽门环未被肿瘤侵及，可靠近幽门切断；如幽门部有肿瘤浸润与肿瘤靠近，应于距幽门 2～3 cm处切断（图 1－1－15）。

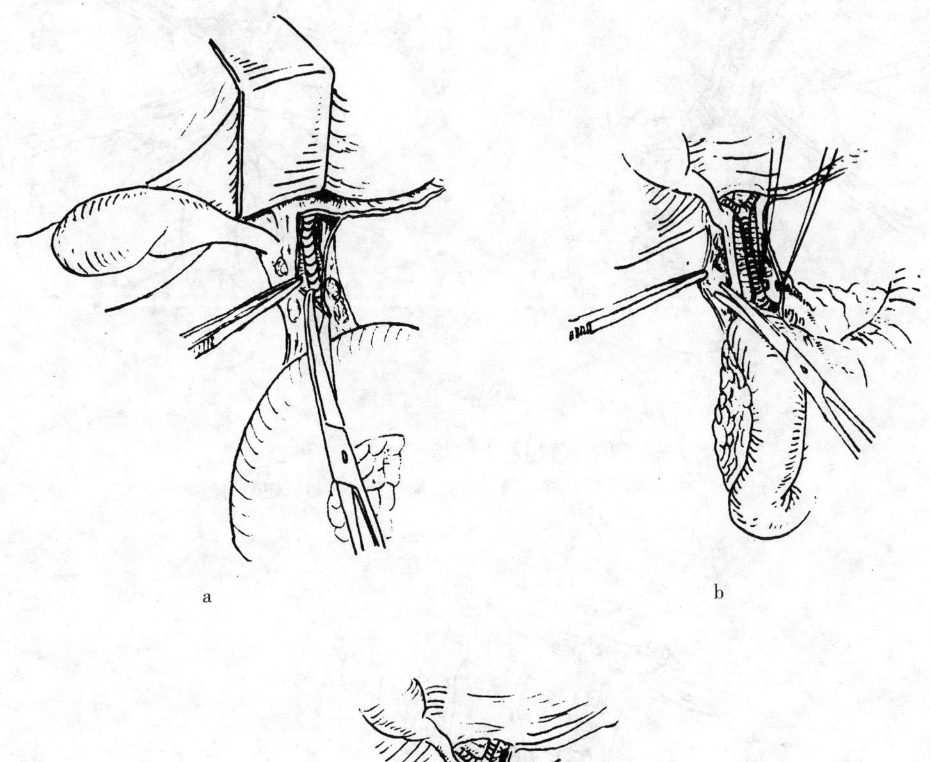

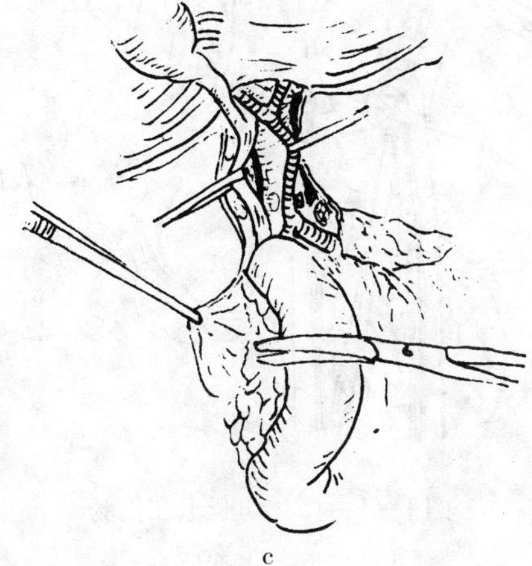

图 1－1－13　清扫肝十二指肠韧带前方淋巴结与幽门下淋巴结

a. 切开肝十二指肠韧带　b. 根部切断胃右动脉　c. 清扫门静脉前方与胰头后淋巴结

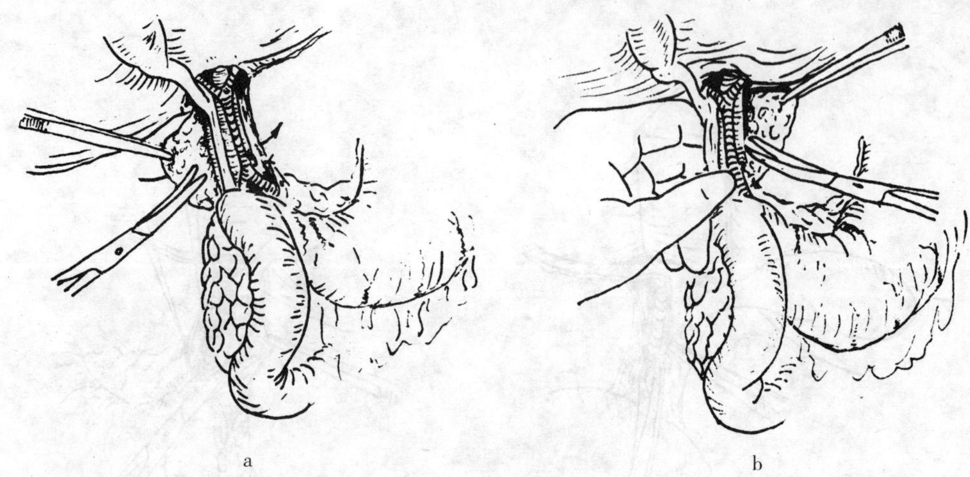

图1-1-14　清扫肝十二指肠韧带后方淋巴结

a. 清扫肝十二指肠韧带后方淋巴结　　b. 清扫肝十二指肠韧带内侧淋巴结

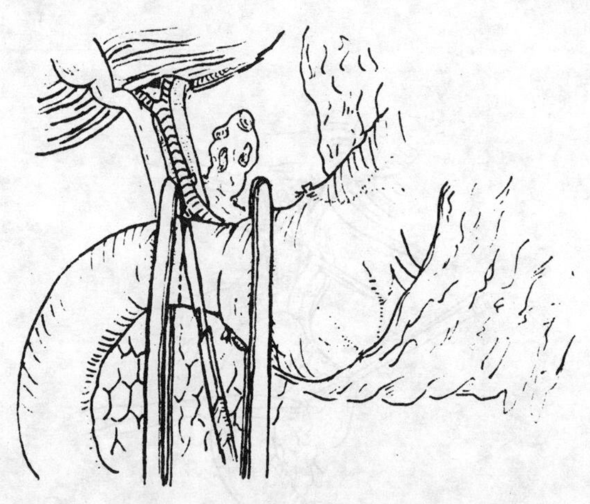

图1-1-15　切断十二指肠

（九）清扫肝总动脉周围淋巴结

1．清扫肝总动脉前面淋巴结（⑧a）　切断十二指肠后，将胃向左上翻起，同时用纱布向下方轻压胰腺，显露胰腺上缘和肝总动脉。沿胰腺上缘剥离胰腺与肝总动脉之间的淋巴结及疏松组织至脾动脉起始部。肝总动脉远侧端与胰腺上缘间常有一淋巴结，即幽门后淋巴结，为远侧胃癌好转移的淋巴结之一，应予清除。然后于胃十二指肠动脉起始部显露门静脉及胃左静脉，于根部结扎切断胃左静脉。将门静脉旁、脾静脉上缘的一部分结缔组织一并向肝总动脉后面剥离，完成肝总动脉前面淋巴结（⑧a组）的清扫（图1-1-16）。

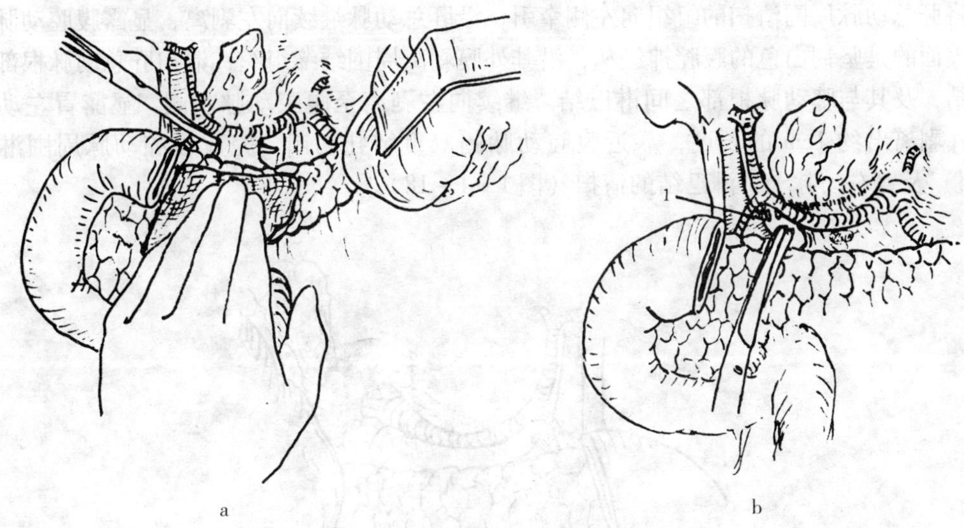

图 1－1－16 清扫肝总动脉前淋巴结

a. 清扫肝总动脉前淋巴结 b. 根部结扎胃左静脉

1. 胃左静脉根部

2. 清扫肝总动脉后方淋巴结（⑧p组） 将肝总动脉前面清扫组织和肝十二指肠韧带清扫下来的组织一起向左牵引，用拉钩将肝尾叶向上拉开显露肝总动脉后上缘及后腹膜，向右向左，将其剪开至腹腔动脉处，剥离肝总动脉后面，露出其外膜，清扫其后方淋巴结（⑧p），将肝总动脉后方淋巴结连同前方淋巴结一并剥离至腹主动脉处，并予结扎离断（图 1－1－17）。

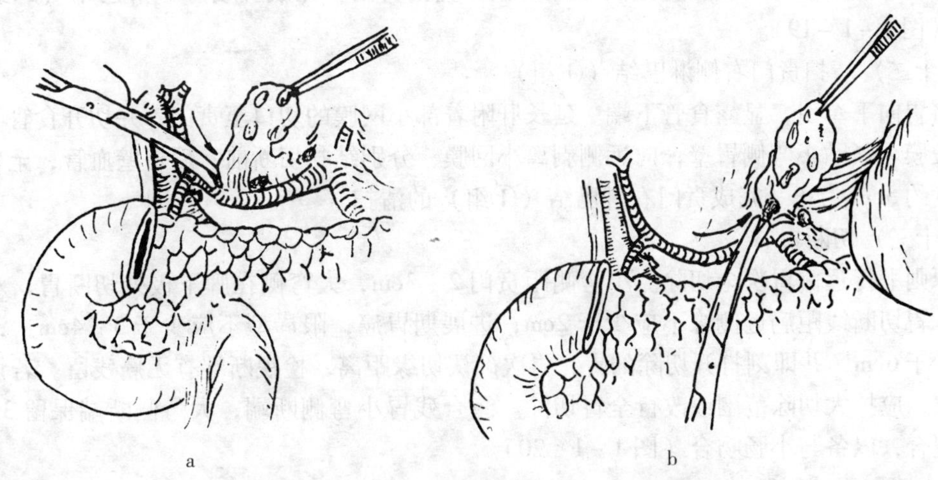

图 1－1－17 清扫肝总动脉后淋巴结

a. 清扫肝总动脉后淋巴结 b. 清扫肝总动脉根部淋巴结

（十）清扫腹腔动脉周围淋巴结（⑨组）

将肝总动脉周围清扫的组织向左侧牵引，沿肝总动脉继续向左剥离，显露腹腔动脉，覆盖其表面的是坚韧白色的腹腔神经丛，沿其外膜剥离周围结缔组织，清扫肝总动脉根部周围淋巴结，及其与脾动脉根部之间淋巴结。继续向左剥离至腹腔动脉左侧，显露胃左动脉根部，并剥离出约1cm的长度，靠近腹腔动脉侧双重结扎切断。完成腹腔动脉周围淋巴结（⑨组）及胃右动脉干⑦淋巴结的清扫（图1－1－18）。

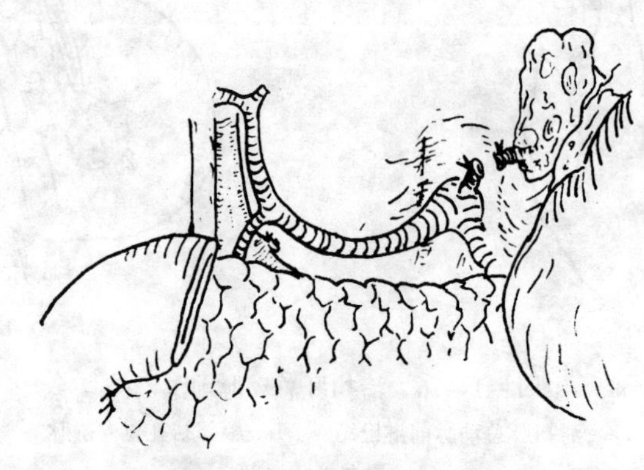

图1－1－18　根部切断胃左动脉

（十一）清扫脾动脉周围淋巴结

将胃向左上翻起，暴露胰体尾上缘。脾动脉在胰上缘疏松组织中行走。自脾动脉根部向胰尾侧剥离胰上缘脾动脉周围组织。因与胰交通的血管很多，应予结扎切断。剥离至脾动脉中段，显露出胃后动脉，于根部结扎切断；剥离清扫至脾门部。进一步向上牵引胃，结扎切断胃体小弯侧后壁与后腹膜相连的结缔组织，直至贲门。完成脾动脉干淋巴结（11组）的清扫（图1－1－19）。

（十二）清扫贲门右侧淋巴结（①组）

将胃向下牵引，显露食管下端。延长肝附着部小网膜的切口至贲门，并切开食管下端前面的腹膜。紧贴小弯侧胃壁，向远侧剥离小网膜，分别结扎切断前、后胃壁血管，至胃壁剥离长度约5cm为止。完成贲门右淋巴结（①组）的清扫。

（十三）切断胃

原则上行远侧胃次全切除。小弯侧距贲门2～3cm，大弯侧在脾下极处切断胃，对于早期癌，胃切断线距癌近侧缘不应少于2cm；进展期胃癌，限局型不应少于3～4cm，浸润型癌不少于6cm，并即刻打开切除的胃，再次确认切缘距离，检视断端有无癌残留。若切除范围不够，应扩大切除范围或改行全胃切除。缝合残胃小弯侧断端，大弯侧断端保留3～5cm不做缝合，以备与小肠吻合（图1－1－20）。

（十四）重建胃肠道

Billroth Ⅰ式吻合术操作简单，符合生理，反流性胃炎和残胃癌发生较少，原则上尽可能采用。但对于癌侵及幽门环或十二指肠者宜用结肠前 Billroth Ⅱ式吻合。

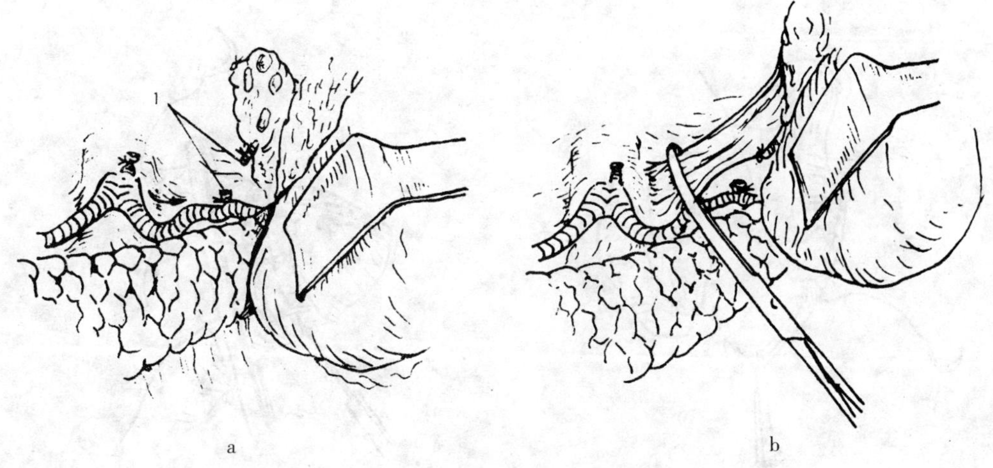

图1－1－19　清扫脾动脉周围淋巴结

a. 清扫脾动脉周围淋巴结，根部切断胃后动脉　　b. 切断胃体后壁与后腹膜组织的连结

1. 胃后动脉

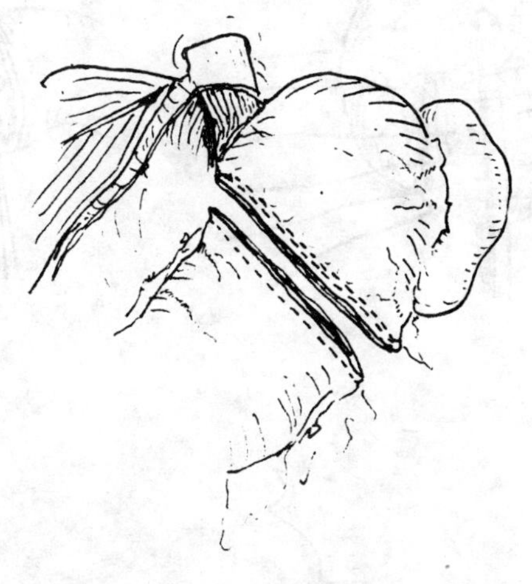

图1－1－20　切断胃

1. Billroth Ⅰ式吻合　切开大弯侧胃残端前后壁浆肌层，显露出粘膜下血管，分别予以缝扎，沿缝扎线剪去其远端残胃，将十二指肠残端与残胃靠近，行对端吻合，距断端约1cm处，先用丝线间断缝合后壁浆肌层，针距0.3～0.5cm；再用可吸收线连续全层缝合吻合口前后壁；最后用细丝线间断缝合吻合口前壁浆肌层。吻合口上缘胃前后壁缝合处为吻合口瘘好发部位，用一号丝线作一荷包缝合加固（图1－1－21）。

2. Billroth Ⅱ式吻合　缝闭十二指肠残端后将近端空肠与胃吻合，可行结肠前胃空肠吻合，或行结肠前Roux－Y吻合术，在Treitz韧带下方10～15cm处切断空肠，远端空肠与残胃对端吻合，近侧空肠与远侧空肠行端侧吻合，两吻合口相距40cm以上（图1－1－22）。

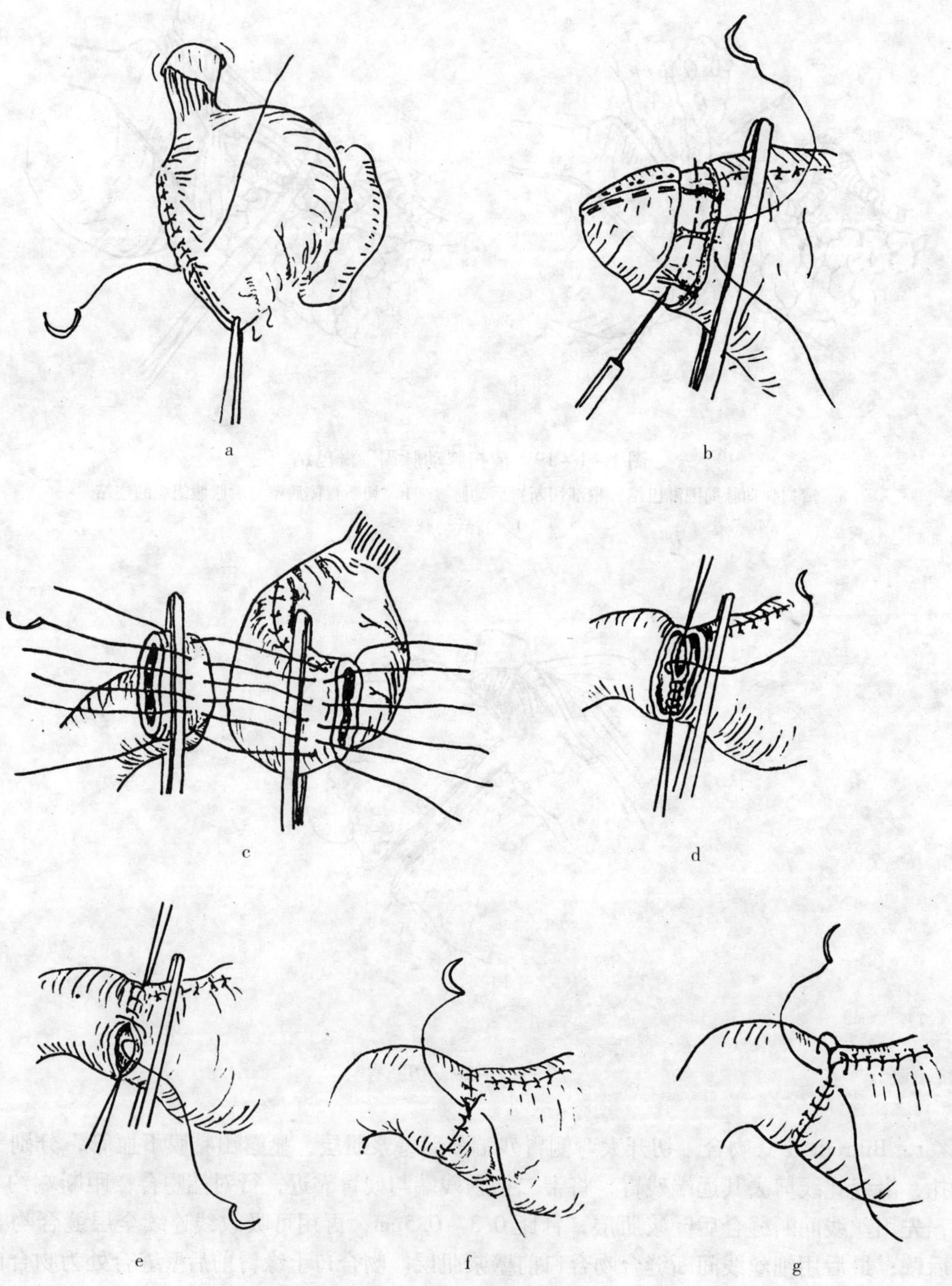

图 1-1-21　Billroth Ⅰ式吻合

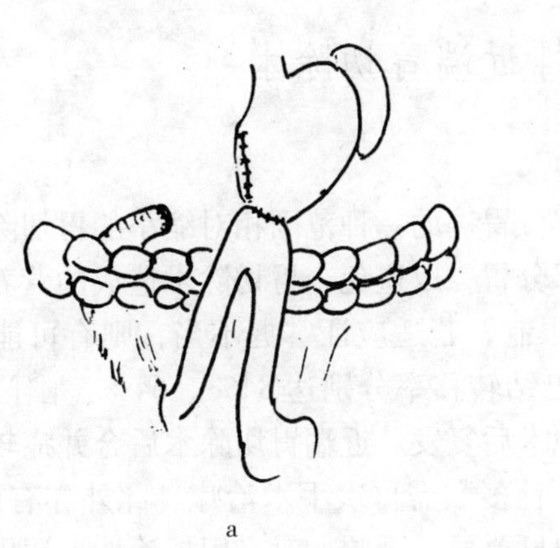

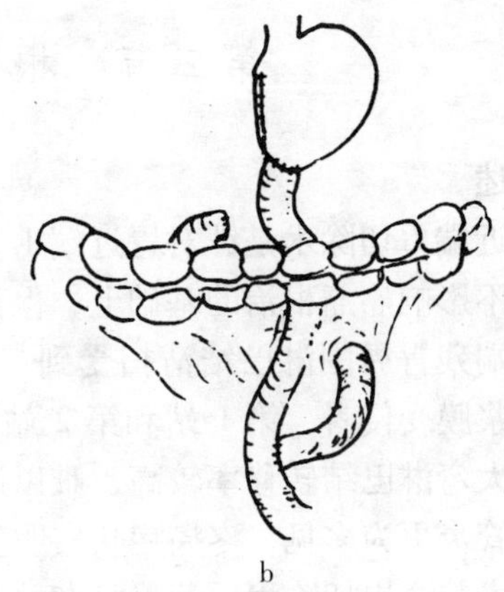

图 1－1－22　Billroth Ⅱ式吻合

a. 胃空肠吻合　　b. Roux－Y 吻合

四、注意事项

1．切断小网膜时，若遇有副肝左动脉，应在其入肝处切断结扎，不必担心影响肝血运。

2．十二指肠球部上缘，有十二指肠上动脉，其周围淋巴结应予清扫，在清扫肝十二指肠韧带前面淋巴结时，若对此不了解或不注意，易招致出血，影响淋巴结的清扫（图 1－1－23）。

3．胃左静脉有 70%～80% 经肝总动脉上方注入门静脉，余在肝总动脉根部注入脾静脉；若不熟悉此处解剖，在清扫门静脉旁淋巴结、肝总动脉周围淋巴结时易招致不易控制的出血（图 1－1－24）。

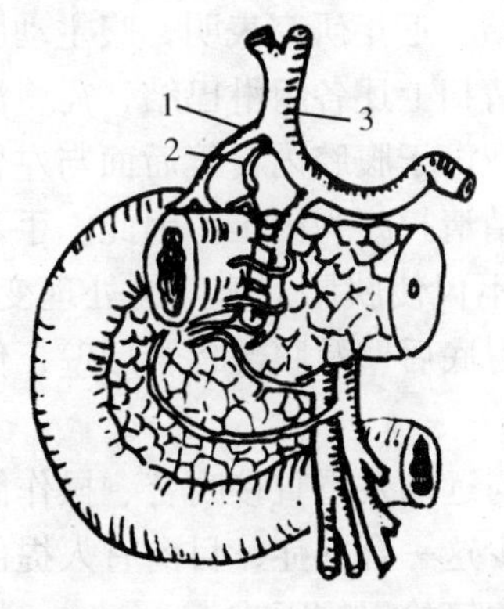

图 1－1－23　十二指肠上动脉解剖

1 胃右动脉　2 十二指肠上动脉

3 肝固有动脉

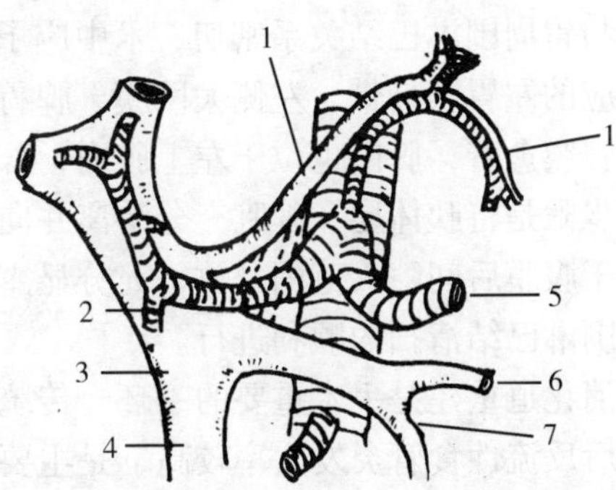

图 1－1－24　胃左静脉根部汇入类型

（万远廉）

第二节 根治性近端胃切除术

一、概述

根治性近端胃切除术是针对胃近端1/3部位胃癌的一种范围相对缩小的胃切除术。其基本原则是在不影响癌瘤根治的基础上，保留部分胃，以避免全胃切除术造成的营养障碍。由于该术式远端残胃周围淋巴结清扫受到一定限制，若适应证掌握不当，则有可能遗留癌组织，特别是浆膜受侵者，第1站和第2站淋巴结转移率分别达84%、64%。幽门上、下淋巴结、右侧大弯淋巴结转移率较高，难以避免术后复发。近端胃切除术后合并症较多，尤其是反流性食管炎更为多见，疼痛症状较明显，且多数需再次手术治疗。此外亦有研究表明，近端胃切除术与全胃切除术后营养状态并无明显差异。因此，对采用根治性近端胃切除术应谨慎，仅限于未侵及胃壁浆膜、食管下端、瘤体直径<4cm的胃癌。

根治性近端胃切除术胃切除范围为近端2/3的胃，包括2~3cm长的食管下端、贲门、胃底及胃体。对于浸润型胃癌切除距离应在5cm以上，限局型应在3cm以上，浅表型应在2cm以上，以保证切缘不残留癌组织。胃的切断是在幽门环近端小弯侧5cm和大弯10cm的两点连线处。食管切断应在食管胃连结部2~3cm处以上。

根治性近端胃切除术淋巴结清扫范围原则上清扫至第2站淋巴结即R_2，清扫的淋巴结包括贲门旁淋巴结①②、腹腔动脉周围淋巴结⑨、胃左动脉旁淋巴结⑦、脾动脉淋巴结11、脾门淋巴结10、左侧大弯淋巴结④，一般不清扫残胃周围淋巴结，即右侧大弯淋巴结及幽门下淋巴结，然而需取活检，若证实有淋巴结转移，则应改行全胃切除。胃上部淋巴在左胃胰韧带中沿胃左动脉，在胃结肠韧带中沿胃网膜左动脉，在胃脾韧带中沿胃短动脉，在网膜囊壁韧带中沿胃后动脉流动，通过腹腔动脉周围淋巴结汇集于腹主动脉周围淋巴结。此外，沿左膈下动脉分布的淋巴结也回流至腹主动脉周围淋巴结。近年研究表明，腹主动脉周围淋巴结与胃周围淋巴结关系密切，术中应予以清扫。为了清扫上述各组淋巴结，需将淋巴结所在相应的左胃胰韧带，左侧大网膜、脾胃韧带予以切除。由于腹腔内食管后面与左胃胰韧带与后腹膜愈着，脾门也位于左上腹内，部位深在，淋巴结清扫颇为困难。因此，手术的一个重要步骤是将胰体尾、脾脏充分游离并向右翻转，这样不仅使胰尾、脾门的处理变得容易，也由于腹膜后间隙大范围开放，充分显露，有利于处理胃底后壁及腹部食管后壁，促使近端胃周围淋巴结清扫的顺利进行。

消化道重建是手术重要的一环。传统办法是将食管与远端残胃直接吻合、操作简单安全但术后反流性食管炎发生率较高，是主要缺点，为了减少这一合并症，目前有人提倡采用食管残胃间空肠间置术，但操作较复杂，吻合口多，术后内镜检查较困难。

二、手术适应证

1. 局限于胃上1/3部位的胃癌，包括贲门癌，胃底或小弯上1/3的癌。
2. 远端胃切断线离肿瘤边缘必须保证在浅表型胃癌为2cm，局限型为3cm，浸润型为5cm。
3. 早期胃癌或浸润不超过肌层的胃癌。
4. 至少幽门上、下淋巴结，右侧大弯淋巴结无转移。

三、手术步骤

(一) 手术切口

对于早期贲门癌或进展期限局型贲门癌宜用左侧开胸切口，对于胃上部浸润型癌宜采用左侧胸腹联合切口，非贲门的胃上部癌行上腹正中切口。用正中切口时，为了充分暴露膈肌裂孔，应切除剑突。此外经左第7肋间的左上腹斜切口便于延长，也可采用（图1－2－1）。

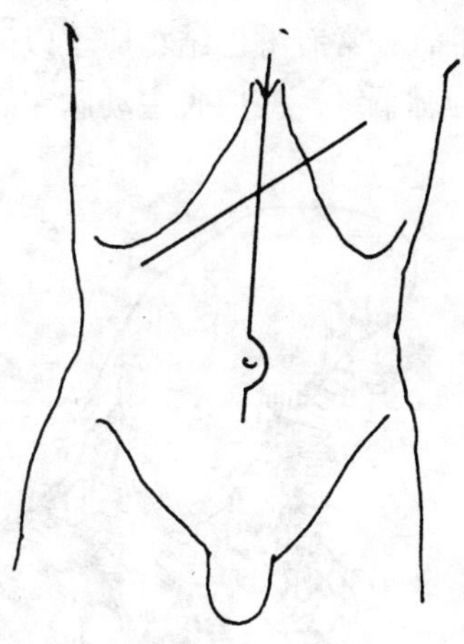

图1－2－1 切口

（二）胰体尾、脾脏的游离

1. 剥离左半侧大网膜进入后腹膜，切开结肠脾曲外侧后腹膜及脾结肠韧带，将脾曲结肠向下牵引，以利大网膜的剥离。再由中部开始沿横结肠向左侧剥离大网膜，延续剥离横结肠系膜前叶，直达结肠脾曲脾下极处(图1－2－2)。

2. 游离胰体尾部、脾下极 将大网膜与横结肠系膜前叶向右上牵引，显露并分离胰尾下缘、脾下极，进入胰后筋膜与肾筋膜前叶之间隙，继而在胰脾后方向外侧游离，至脾后外侧缘，剪开脾外侧后腹膜，将胰腺体尾和脾脏一起自后腹壁上完全游离（图1－2－3）。

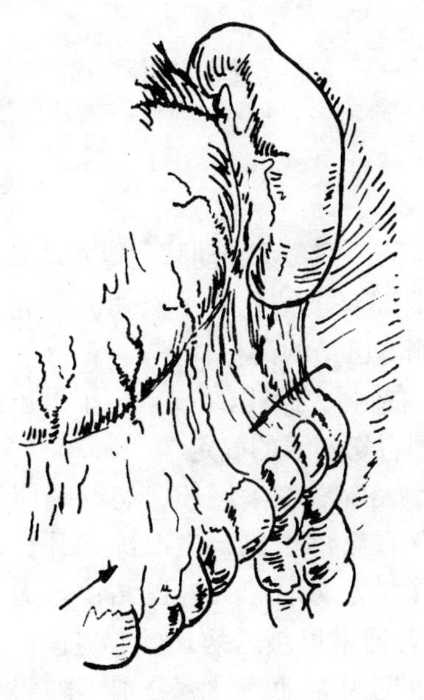

图1－2－2 剥离左半大网膜

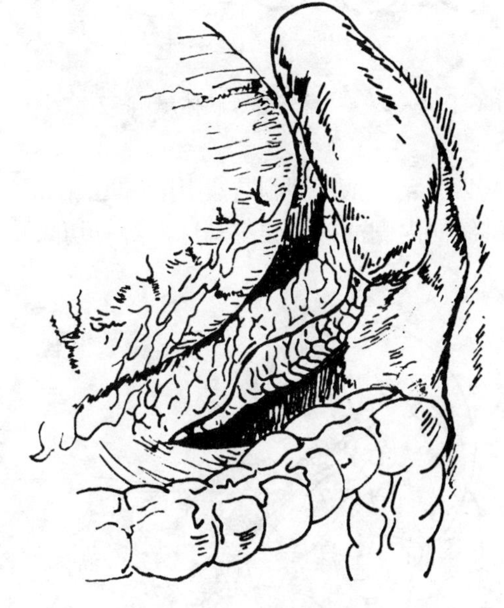

图1－2－3 游离胰体尾、脾下极

3. 翻转脾脏、胰腺体尾，显露后腹膜外间隙 术者用右手从外侧伸至脾脏、胰尾后方，手指钝性分离脾、胰体背面与后腹壁间的疏松粘连，同时将脾脏、胰腺体尾向右侧翻转，显露腹膜后间隙。分离时手指向腹后壁方向用力，以避免撕裂肾上腺皮质引起出血，若发生出血，则用无创伤针缝扎止血（图1－2－4）。

（三）清扫左肾静脉、左肾上腺静脉周围淋巴结　触摸左肾门，并以此判断左肾静脉部位。切除左肾筋膜前叶及左肾静脉前面的脂肪，显露左肾静脉及上方的左肾上腺静脉，两静脉汇合处常有淋巴结，应予以清扫。显露左肾静脉上缘及左肾动脉，清扫其下缘脂肪露出左肾静脉下缘，完成腹主动脉左侧淋巴结的清扫（图1－2－5）。

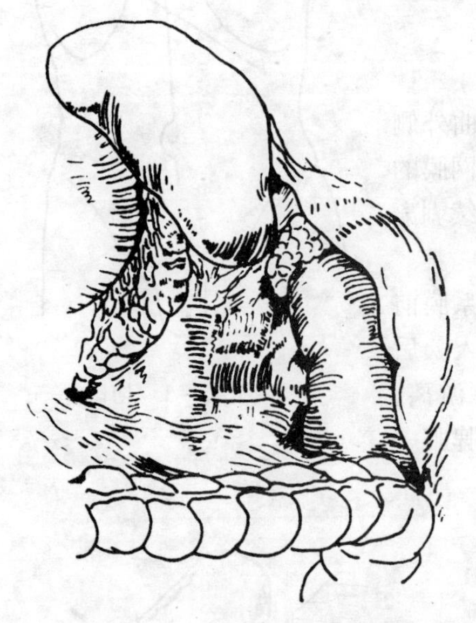

图1－2－4　翻转脾、胰体尾

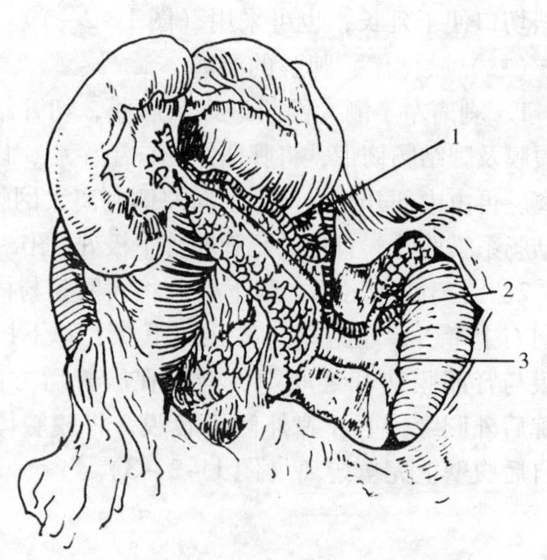

图1－2－5　清扫左肾静脉周围淋巴结
1 胃左动脉　2 左肾上腺静脉　3 左肾静脉

（四）清扫腹腔动脉左侧周围淋巴结

继续向内侧清扫至腹主动脉左缘，切除其前面的神经丛，显露腹腔动脉、胃左动脉，将胃左动脉根部双重结扎后予以切断，完成腹腔动脉左侧淋巴结的清扫（图1－2－6）。

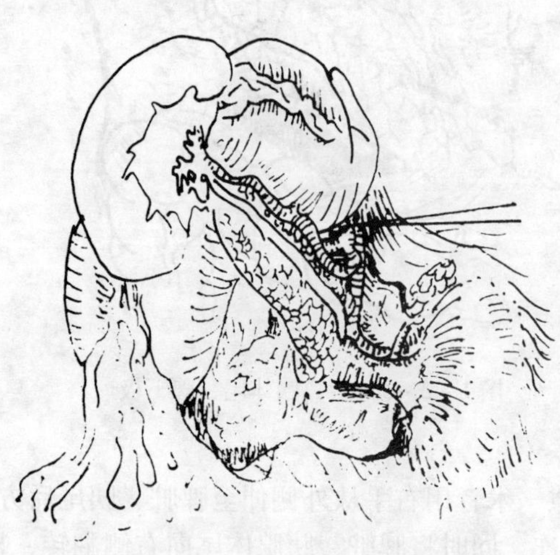

图1－2－6　根部结扎切断胃左动脉

（五）右侧大弯淋巴结、幽门下淋巴结活检、幽门侧胃切断线的确定

切开胃大弯右侧大网膜，切取幽门下淋巴结和大弯右组淋巴结，送冷冻切片，以了解有无转移。先切取肿大淋巴结，若无则各取2～3个普通淋巴结送病理。上述操作过程中勿损伤胃网膜右动静脉。分别于幽门环近端小弯侧5cm、大弯侧10cm处做一标记，两点连线即为胃切断线。在该处结扎切断胃网膜右动静脉及大网膜将左侧大网膜自横结肠完全切离（图1－2－7）。

（六）结扎切断胃右动脉、切离小网膜

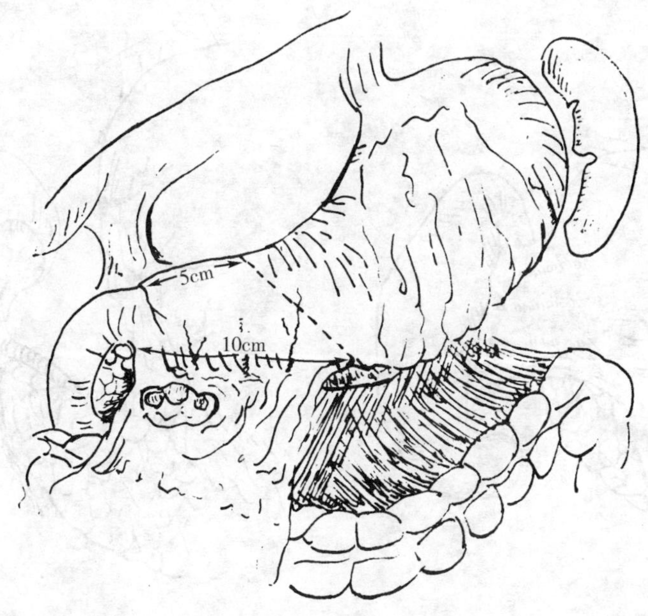

图1-2-7　幽门侧胃切断线

贴近肝从肝十二指肠韧带内缘至贲门切断小网膜。于肝十二指肠韧带内显露肝固有动脉及胃右动脉根部，于根部结扎切断胃右动脉。再自幽门管向近端沿小弯分离小网膜至幽门近端5cm处，清扫幽门上淋巴结及胃窦小弯淋巴结，并送冷冻切片检查以确定有无转移。如幽门上下淋巴结、胃窦大小弯淋巴结无转移，则可行近端胃切除术（图1-2-8）。

（七）清扫脾门淋巴结

将脾脏置于手术野中央，于根部结扎切断胃网膜左动、静脉，靠近脾切断脾胃韧带及胃短动静脉，显露脾门（图1-2-9），从脾门前方开始清扫，显露胰脾韧带，于脾门暴露脾动静脉，清除周围的脂肪、淋巴结，再翻转脾脏和胰腺体尾，清扫脾门后方淋巴结（图1-2-10），如脾门淋巴结有转移，应切除脾脏。

（八）清扫脾动脉干淋巴结

切断胃膈韧带，游离胃底大弯，以增加胰上缘的显露。继续

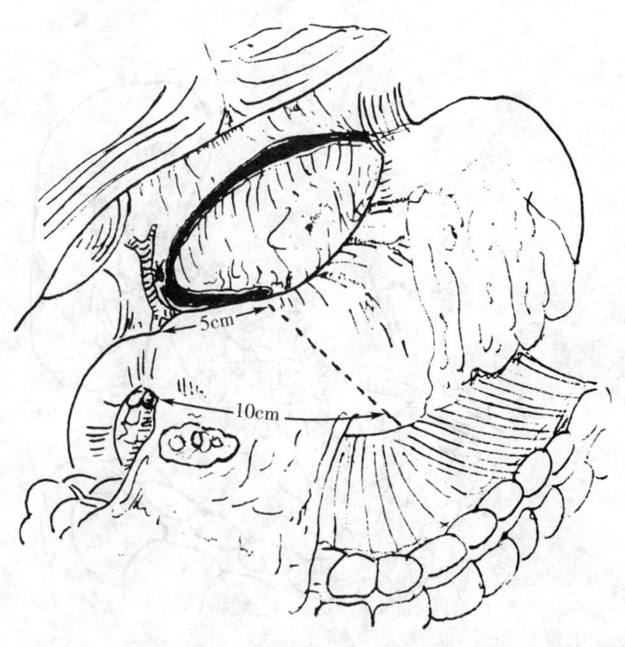

图1-2-8　根部结扎切断胃右动脉、切离小网膜

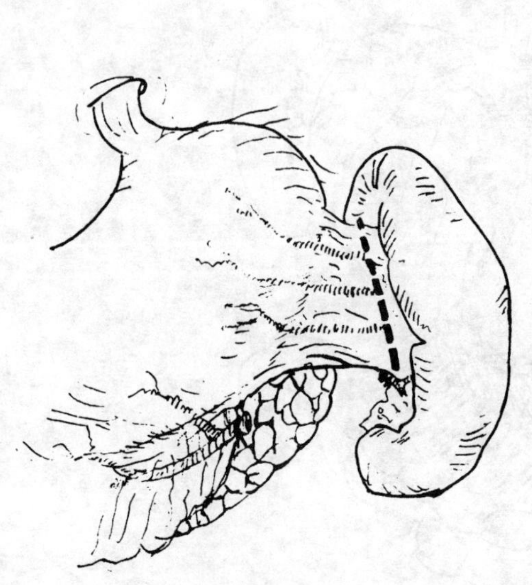

图1-2-9 根部切断胃网膜左动脉、胃短动脉

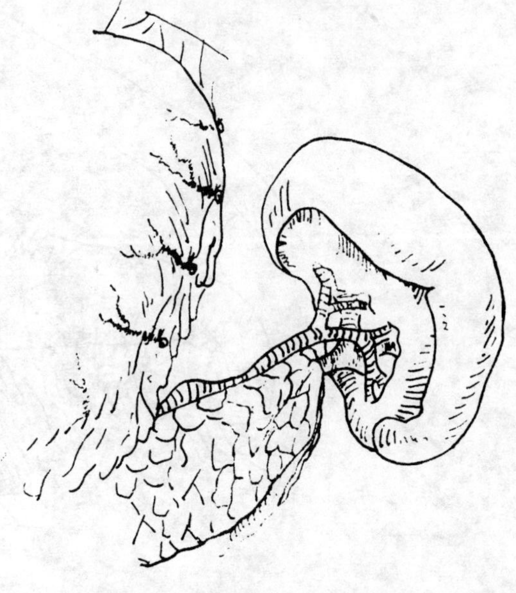

图1-2-10 清扫脾门淋巴结

从脾门向胰尾清扫，同时向上剥离作为网膜囊后壁的胰腺被膜，直至显露出胰上缘及脾动脉，由外向内沿脾动脉干清扫其周围淋巴结，结扎切断胃后动静脉，清扫至脾动脉根部（图1-2-11）。

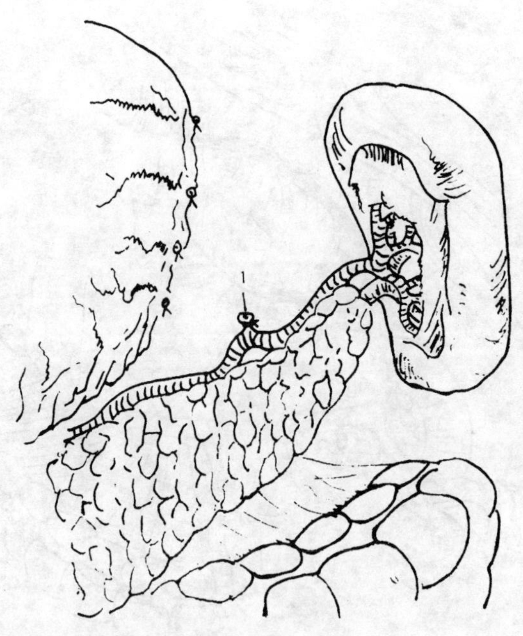

图1-2-11 清扫脾动脉干淋巴结、结扎胃后动脉

1. 胃后动脉

（九）切断胃窦部

于幽门环近端小弯侧 5cm 和大弯侧 10cm 的两点连线，用胃钳钉夹胃壁后，切断（图 1-2-12）。

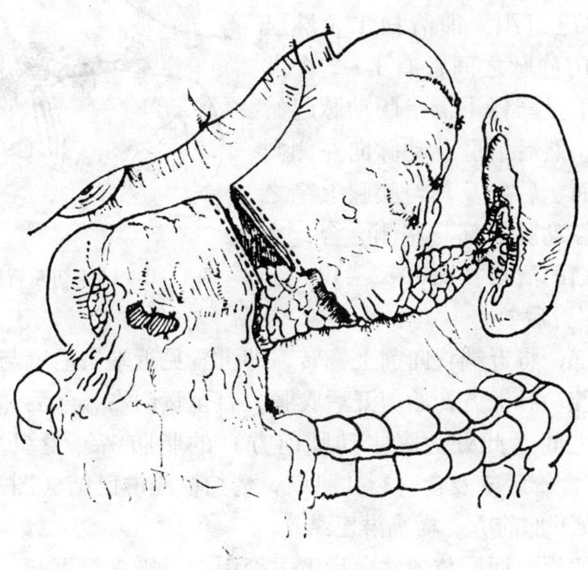

图 1-2-12　切断胃窦

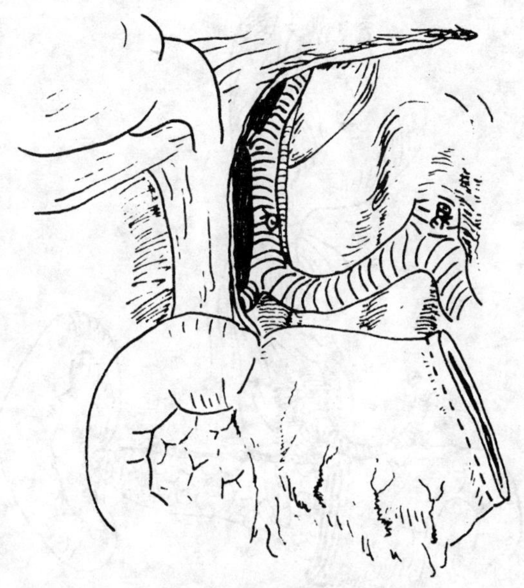

图 1-2-13　清扫肝固有动脉、肝总动脉周围淋巴结

（十）清扫肝十二指肠韧带左侧及肝总动脉周围淋巴结

于胆囊管水平切开内侧肝十二指肠韧带，显露肝固有动脉，清扫肝固有动脉前面、内侧及后方之脂肪、神经及淋巴组织，即清扫 12a 淋巴结。在肝动脉内后与门静脉之间常有 1 ~2 个淋巴结应予以切除。向下显露胃十二指肠动脉起始部清扫其周围淋巴结，然后沿肝总动脉向左侧剥离，清扫肝总动脉前面、后方及其与胰腺上缘之间的淋巴结，直至腹腔动脉根部与左侧会合，完成腹腔动脉⑨组淋巴结的清扫（图 1 –2 –13）。

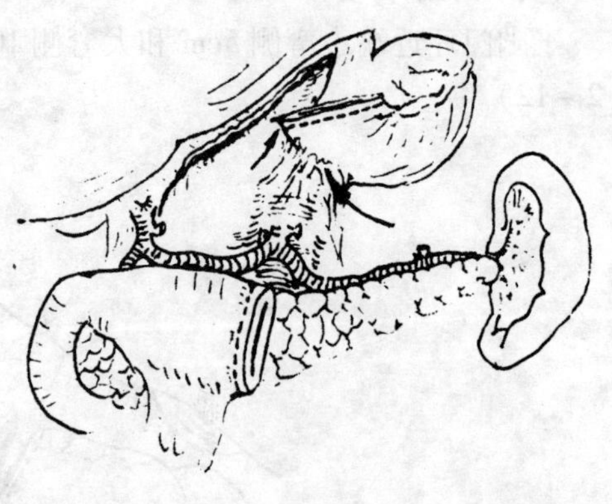

图 1 –2 –14　切断胃胰韧带游离胃体后壁

（十一）游离近端胃后壁

显露食管裂孔后部，将近端胃向前上翻转，即可看见近端胃后壁与胰腺上缘、后腹壁之间的胃胰韧带。于腹腔动脉上方开始剪开后腹膜，直至贲门右，然后靠近后膜壁切断胃胰韧带、胃后壁与后腹壁之间（此处为腹主动脉前方）的脂肪结缔组织，将胃后壁完全游离（图 1 –2 –14），显露食管后壁及食管裂孔肌束，清扫横膈淋巴结（图 1 –2 –15）。

（十二）清扫食管下部前方、横膈淋巴结

将向前上方翻转的胃放回原位，并向后下方牵引，显露食管下端，切开食管裂孔前面的腹膜，露出食管与裂孔，此时可用导尿管套住食管向下牵引，切断左、右迷走神经干，清扫食管下部右侧淋巴结与横膈淋巴结。在食管裂孔左缘腹膜后有左膈下动脉走向贲门，切开此

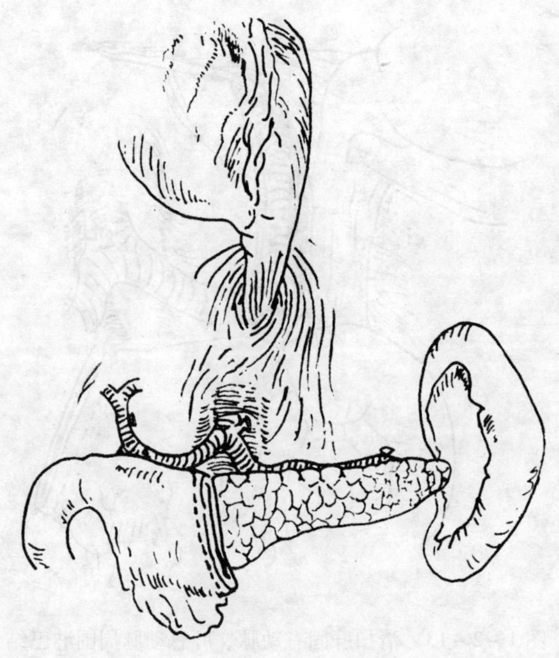

图 1 –2 –15　游离食管后壁显露裂孔

处腹膜，显露左膈下动脉，靠近横膈结扎切断，进一步显露食管裂孔及左膈肌脚，完成食管下部左侧淋巴结与横膈淋巴结的清扫（图1－2－16）。必要时可切开食管裂孔两侧膈肌，缝扎后向两侧牵引，扩大食管下部的显露以利于操作（图1－2－17）。

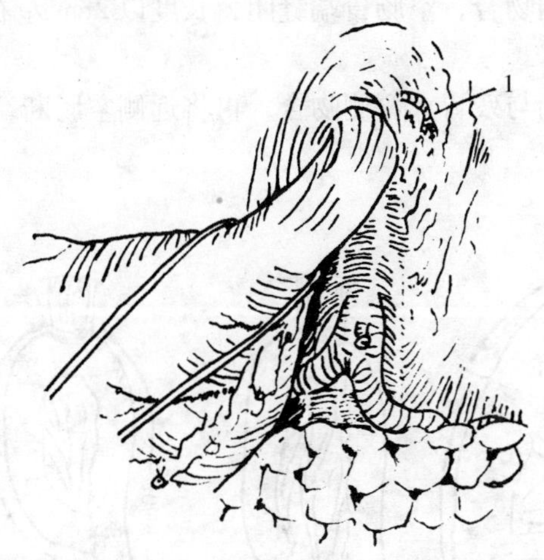

图1－2－16　清扫食管左侧淋巴结及横膈淋巴结

1 左膈下动脉

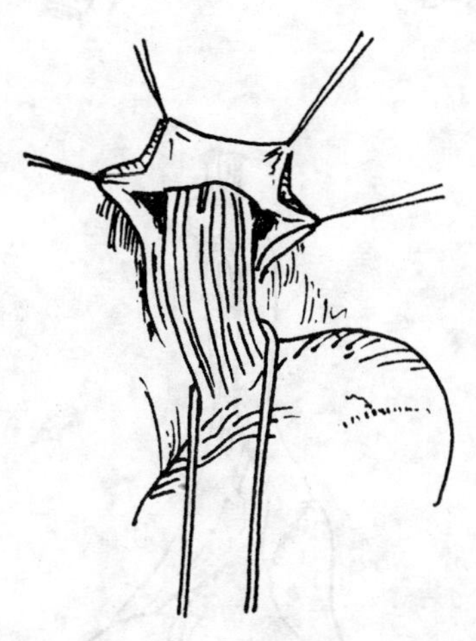

图1－2－17　切开食管裂孔两侧膈肌

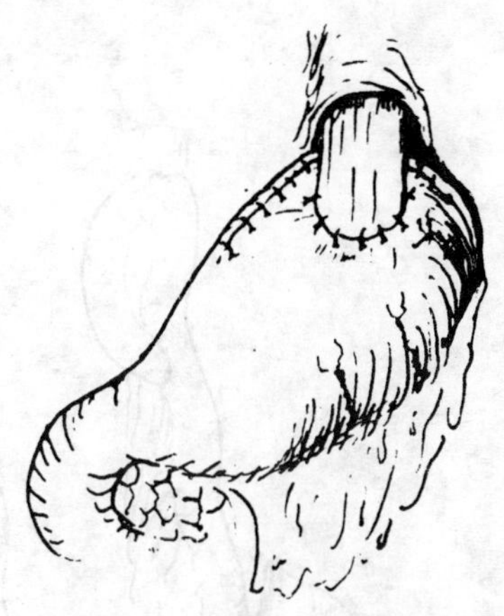

图1－2－18　食管残胃吻合术

（十三）食管胃重建

1. 食管、残胃吻合术　于贲门上约2cm处用大直角钳夹食管后切断，移去标本。将残胃大弯侧约3cm长之胃壁浆肌层切开，缝扎粘膜下血管，然后与食管断端吻合。用1号丝线间断缝合两层，前壁浆肌层缝合时应将食管肌层与腹膜一起缝合以减少吻合口张力，吻合口三角区作荷包缝合加固。亦可将残胃断端完全缝闭，用残胃前壁与食管吻合(图1－2－18)。

2. 空肠间置术　距Treitz韧带10~15cm处切断空肠，游离出一段长35~45cm带血管带的空肠作间置肠管（图 1－2－19a），在横结肠后，于距间置空肠断端 10～15cm 处与食管做端—侧吻合，可使用 EEA 吻合器完成吻合，自空肠断端插入 EEA 吻合器，将其与食管吻合，再将空肠断端与空肠做 P 形吻合，P 形吻合的空肠环直径约 10cm（图 1－2－19b）。也可行简单的食管空肠端—侧吻合，空肠盲端缝闭，长度以 2cm 左右为度，不宜过长（图 1－2－19c）。

将间置空肠的另一断端与残胃大弯侧吻合，再将远侧空肠断端与近侧空肠断端对端吻合（图 1－2－19d、e）。

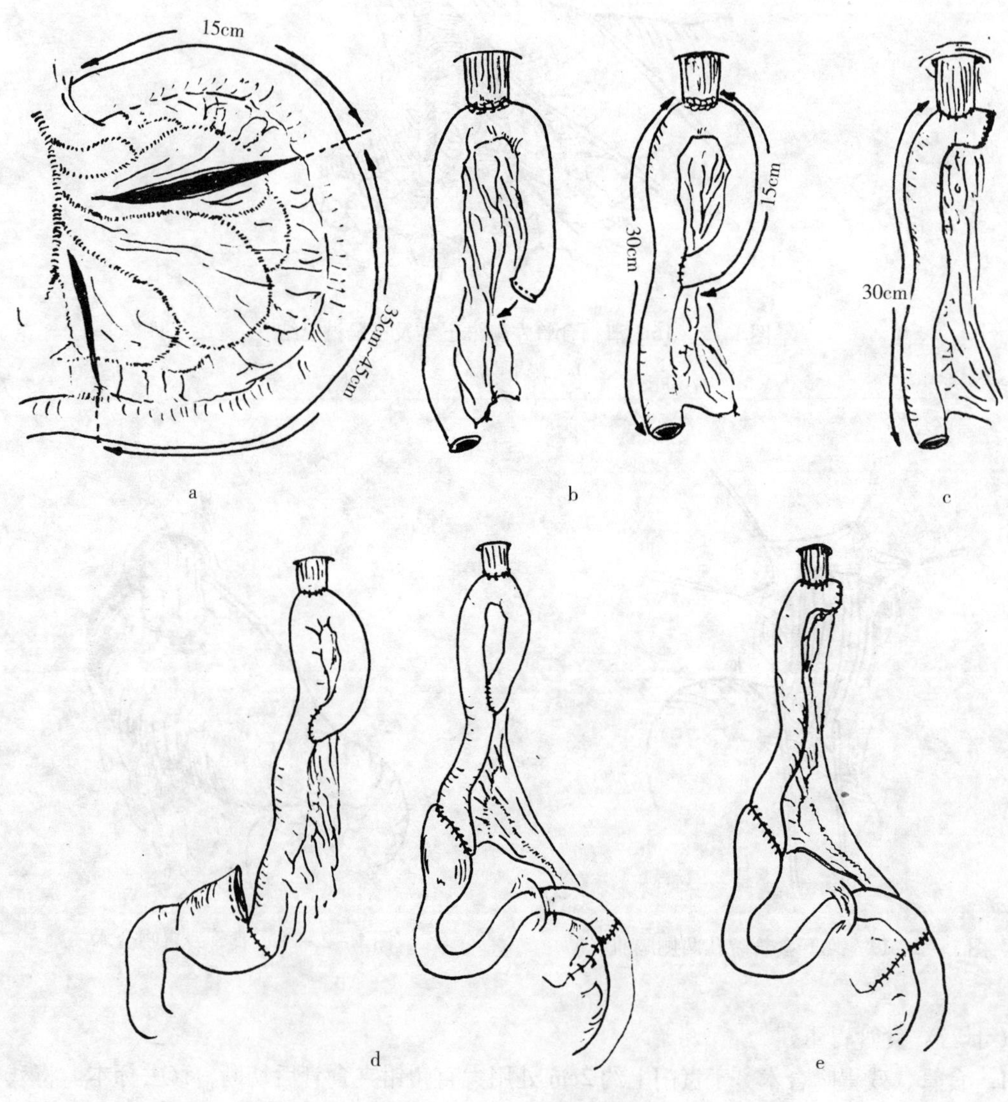

图 1－2－19　空肠间置术

四、注意事项

1. 分离胰腺体尾和脾脏后方时，易造成左肾上腺皮质撕裂出血，分离时切忌暴力，最好直视下锐性剥离。

2. 清扫脾门淋巴结前应贴近脾切断脾胃韧带及胃短血管，使脾门获得良好的显露。清扫时应仔细操作避免损伤脾静脉，若血管损伤导致出血，常需切除脾脏。

3. 脾动脉干有数根到胰腺的小动脉，在淋巴结清扫时，注意结扎、切断。脾动脉常有不同的走行途径，可在胰腺上缘行走，也可埋于胰腺实质内。在后一种情况下清扫时，注意勿损伤胰腺。

4. 分离上部胃后壁时注意勿撕裂胃后动静脉，应在清扫脾动脉干时先予以结扎切断。

5. 食管胃或食管空肠吻合需在直视下准确地间断缝合全层，切勿盲目进针。

6. 食管吻合口旁需置引流管（勿接触吻合口），术后7~8天拔除。

（万远廉）

第三节　根治性全胃切除术

一、概述

全胃切除术作为治疗胃癌的一种重要术式，于20世纪40~50年代流行于西方国家，但手术死亡率较高，达12%~33%，而5年生存率仅10%左右，低于胃次全切除术的25%。此后，对该术式的采用均较谨慎，仅限于瘤体较大的胃癌。70年代以来，由于手术技术的改进等原因，全胃切除术死亡率大大下降，我国为3%以下。由于强调淋巴结清扫，其5年生存率已有所提高，据Pichlmayr Koga等报告，可达37%和30%。全胃切除患者术后生活质量及营养状况与胃次全切除相近。由于术后合并症少，疗效亦优于近端胃切除术，根治性全胃切除术是一种完全、有效的术式，并且日益得到广泛应用。

根治性全胃切除适应证取决于胃癌的部位、胃壁浸润范围以及淋巴结转移范围。一般认为，近端胃癌或肿瘤占据2个分区的胃癌应行全胃切除。目前对淋巴结转移范围亦十分重视，对于近端胃癌，有幽门上、下或小弯、大弯淋巴结转移，或者远端胃癌有贲门或大、小弯淋巴结转移，尽管距原发灶有相当距离，也均应考虑全胃切除。

全胃切除术涉及到食管与十二指肠切除范围。远端胃癌可侵及十二指肠，应尽可能多切除十二指肠。但浸润十二指肠的长度一般不超过3cm，即使接近幽门的胃癌，切除3cm长的十二指肠也已足够。食管切除范围可由肿瘤肉眼判定，食管切断线在局限型与浸润型分别为胃癌的上缘2cm与4cm，未侵及胃、食管接合部的贲门癌，食管切除长度也应在2cm以上。经腹手术，腹部食管切除长度难以超过4cm，如正中切开横膈，可切除6cm食管，为防止断端残留癌组织，经腹全胃切除适应于食管浸润长度在限局型为4cm，中间型、浸润型为2cm以下的胃癌。超过此范围，则需切除更多的食管，应行胸腹联合切口。

作为根治性全胃切除，需对胃周围淋巴结进行较为完全的清扫。上部胃癌，特别是靠近食管、贲门的胃癌，容易出现腹主动脉周围特别是左肾静脉附近的腹主动脉淋巴结转移及脾门淋巴结转移，因此，腹主动脉旁淋巴结、脾门淋巴结清扫是很重要的。对于食管有浸润的病例，发生纵隔内淋巴结转移报告较多。平田等报告：食管浸润2cm以下，纵隔内淋巴结转移率为4%，超过2cm时高达34%；此外，腹腔内淋巴结转移和纵隔淋巴结转移也有密切关系，腹腔内淋巴结转移至第1站淋巴结时，纵隔内淋巴结转移率为13.7%；第2站淋巴结转移时，纵隔淋巴转移高达37%。因此，对于食管受侵犯或腹腔内第2站淋巴转移的胃癌，纵隔淋巴结、横膈淋巴结（⑪组）及胸下部食管旁淋巴结（⑩组）的清扫十分重要，原则上采用左胸腹联合切口。食管浸润较短（1～2cm内），术中没有明显淋巴结转移的，则不一定需清扫纵隔淋巴结，也可经腹行全胃切除。

脾门淋巴结清扫应将其周围包括胃网膜左动脉根部区域的淋巴结、淋巴管及神经纤维组织一并切除。胃网膜左动脉起始于脾动脉，存在着个体差异，一般有3种类型：①起自脾动脉主干；②起自脾下动脉主干；③起自脾下极动脉（图1－3－1），大部分属于此型。只有从胃网膜左动脉根部结扎、切断，才可完全清除脾门及胃大弯侧④组淋巴结。

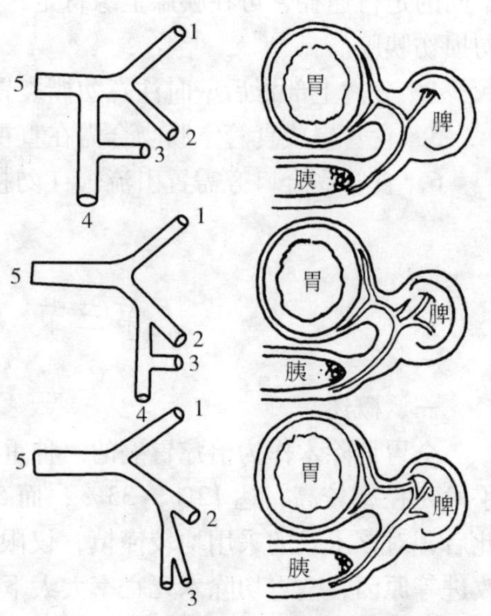

图1－3－1 脾动脉、胃网膜左动脉关系

1. 终末上动脉 2. 终末下动脉 3. 下极动脉 4. 胃网膜左动脉 5. 脾动脉

脾动脉淋巴结清扫范围，原则上由其在腹腔动脉左侧的起始部开始至胃后动脉根部。胃后动脉起源于脾动脉，为胃短动脉的第1支，一般有4种类型：①始于脾动脉根部；②始于脾动脉上极分支；③胃后动脉缺无，脾门部发出胃短动脉第1支；④直接起源于腹腔动脉（图1－3－2）。清扫脾动脉时，需将其在根部结扎、切断。

腹主动脉周围淋巴结，分为腹主动脉裂孔内淋巴结$16a_1$；腹腔动脉根部至左肾静脉下缘周围淋巴结$16a_2$；左肾静脉下缘至肠系膜下动脉区域淋巴结$16b_1$；肠系膜下动脉至腹主动脉分叉部淋巴结为$16b_2$；在此基础上再分为前、侧、后及下腔静脉与主动脉间淋巴结。其中，左肾静脉以上区域淋巴结（$16a_2$）有重要意义，腹主动脉淋巴结清扫应以此部位为中心进行，清扫前方淋

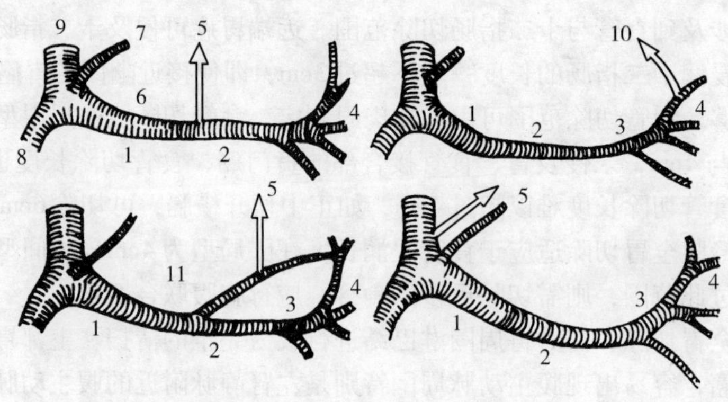

图1－3－2 胃后动脉的起始形式

1. 脾动脉胰上缘走行部 2. 胰背面走行部 3. 胰前面走行部 4. 脾门走行部 5. 胃后动脉 6. 脾动脉 7. 胃左动脉 8. 肝总动脉 9. 腹腔动脉 10. 胃短动脉 11. 脾动脉上极支

巴结时，因左肾上腺静脉汇入左肾静脉，应注意避免损伤出血。左肾静脉后方及下方的清扫在游离左肾与胰脾后进行比较容易。

膈下动脉分支形式有多种（图1－3－3），最多的是从腹腔动脉干 发出左、右分支或直接从腹主动脉分支。左膈下动脉分出后，在近贲门左侧发出贲门支，在膈肌表面走行（图1－3－4），其末梢进入胃膈韧带。清扫贲门左淋巴结时，应将其末端一并切除。左膈下静脉在膈肌内走行，越过食管裂孔前方汇入下腔静脉，纵切膈肌时，应避免损伤（图1－3－5）。

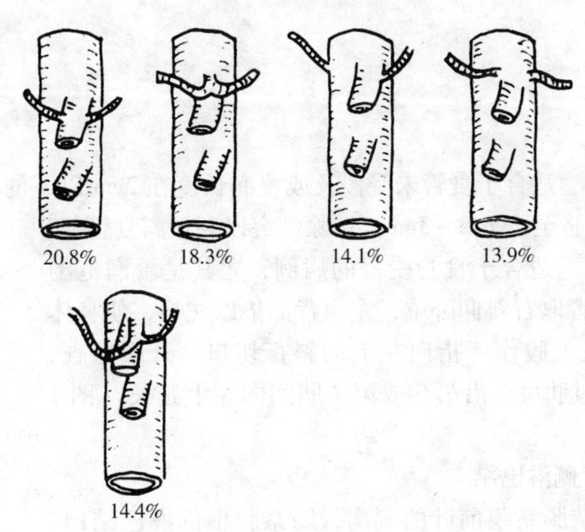

图1－3－3　膈下动脉起源形式

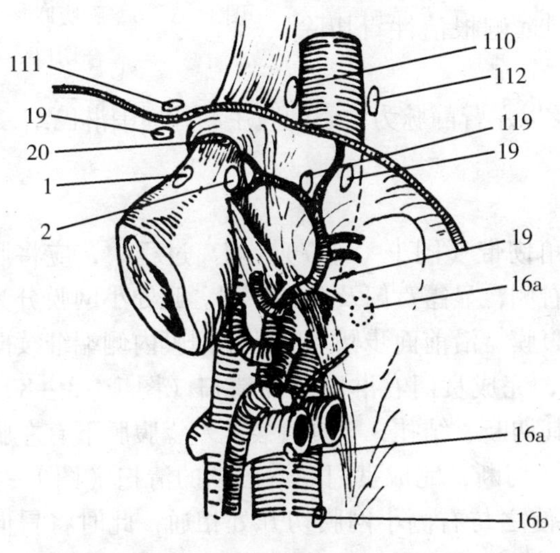

图1－3－4　左膈下动脉走行

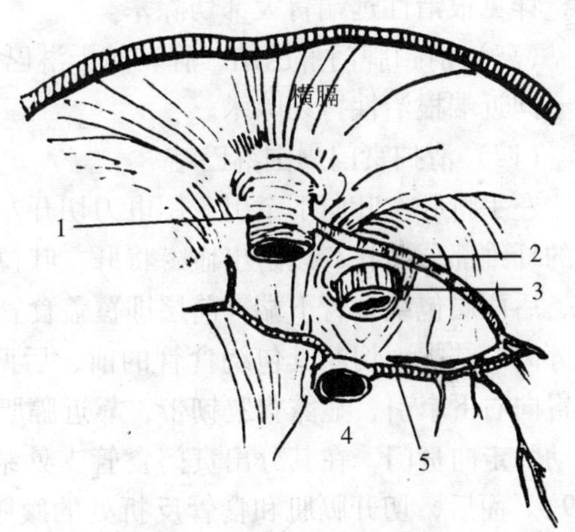

图1－3－5　左膈下静脉走行

1. 下腔静脉　2. 左膈下静脉　3. 食管　4. 腹主动脉　5. 左膈下动脉

二、手术适应证

1. 早期胃癌 胃底或胃体部，近侧瘤缘距贲门不足2cm的广泛浅表型胃癌。

2. 进展期胃癌 位于胃上部的胃癌，幽门上、下、大、小弯淋巴转移或下部胃癌贲门或大、小弯淋巴结转移者；对于限局型胃癌，其瘤缘离贲门距离不足2cm者，或浸润型胃癌，其瘤缘离贲门不足5cm者，或累及胃上、中部或全胃者。

3. 弥漫浸润型胃癌。

4. 多中心胃癌。

5. 残胃癌。

6. 复发胃癌。

三、手术步骤

（一）切口

1. 上腹正中切口 适合于食管未受侵及或浸润长度在2cm以下的胃癌。切口上至剑突上2~3cm，向下绕过脐至脐下2~3cm，切除剑突以利显露食管。

2. 胸腹联合切口 适合于食管受侵的病例，尤其是浸润范围超过2cm的病例。患者取右斜仰卧位，左肩背部垫以枕垫，使身体向左倾斜30度。在左上腹作一指向左上的斜行切口，开腹探查，若能根治切除，再越过肋弓，沿第6或第7肋间向左上延长（图1-3-6）。

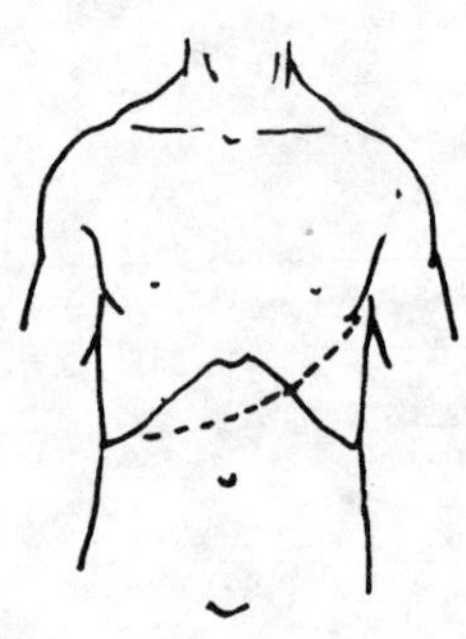

图1-3-6 胸腹联合切口

（二）清扫胃大弯侧淋巴结

包括大网膜及横结肠系膜前叶的剥离，肠系膜根部淋巴结14、幽门下淋巴结⑥的清扫和肝、十二指肠韧带内淋巴结12清扫。十二指肠横断，肝总动脉周围淋巴结⑧、腹腔动脉周围淋巴结⑨、胃左动脉旁淋巴结⑦、脾动脉周围淋巴结的清扫同远侧根治性胃切除术，详见根治性远端胃大部切除术。

（三）清扫脾门淋巴结、脾动脉干淋巴结及以左肾静脉为中心的腹主动脉周围淋巴结

同近端根治性胃切除术。

（四）清扫贲门周围淋巴结

左手将肝左叶向下牵引，用电刀切开左三角韧带（图1-3-7）。切离过程中，应将厚实的纤维部分结扎，以防出血，将肝左叶拉向右侧，显露贲门及食管下端。此处小网膜分为前、后两层包绕食管下端，前层即覆盖食管的腹膜。沿前面步骤切断的小网膜内侧端继续向内分离、结扎、切断其包绕食管的前、后两层，完成贲门右淋巴结的清扫（图1-3-8）。将胃向右下牵引，显露胃膈韧带，靠近膈肌将其切断、结扎，于食管裂孔左缘腹膜下有左膈下动脉走向贲门，在其分出贲门食管支处结扎、切断，完成贲门左淋巴结的清扫（图1-3-9）。而后，切开膈肌和食管反折处的腹膜，使之与右侧小网膜切开处相通，此时将胃向前上牵引，切离后方残余的胃胰韧带至食管裂孔部，露出膈肌脚的肌束，完成胃的游离（图1-3-10）。

（五）清扫食管周围淋巴结和下纵隔淋巴结

1. 向下牵引食管 此时可清楚地触到绷紧如弦的前后迷走神经干，将其切断后，下端

食管可向下拉出6～8cm，用右手示指插入食管裂孔，围绕食管作钝性分离，使食管周围脂肪淋巴结与横膈、胸膜、心包分离，然后予以清除。

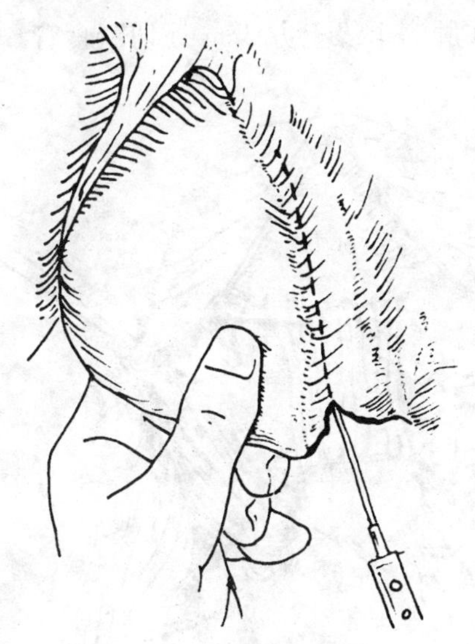

图1－3－7　切开肝左三角韧带

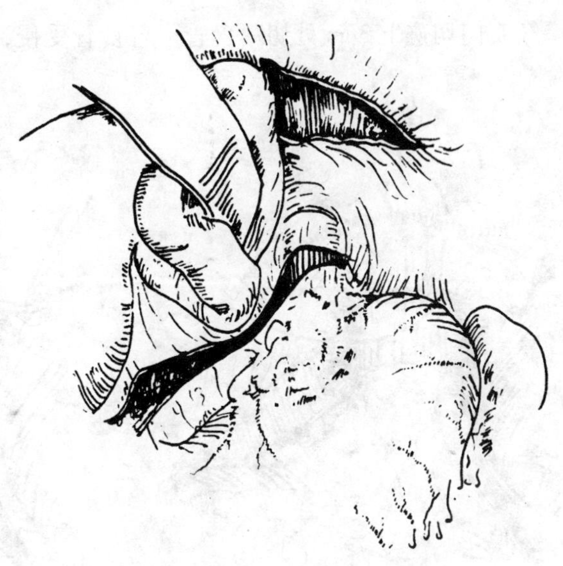

图1－3－8　切开食管前腹膜

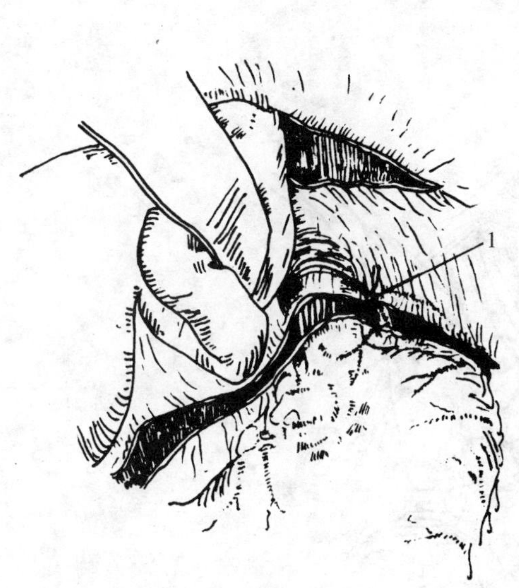

图1－3－9　切断胃膈韧带及左膈下动脉
1. 左膈下动脉

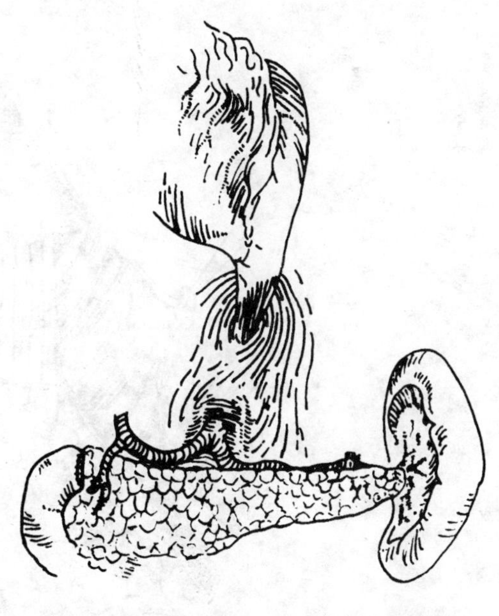

图1－3－10　剥离显露食管后方及裂孔

2. 切开膈肌　若食管下端受侵长度超过2cm，应切除足够长的食管，可切开膈肌，先暴露食管裂孔前方横向走行的膈下动、静脉，缝扎其两端。于食管正前方纵行切开膈肌及食管裂孔弓部，显露食管周围脂肪淋巴结，钝性剥离与心包的粘连，将膈肌向两侧牵引，显露和清扫食管周围脂肪淋巴结（图 1－3－11）。

（六）切断食管

于贲门切迹上 3cm 处切断食管，若食管受侵，则在肿瘤上缘上方 3cm 处切断食管。先

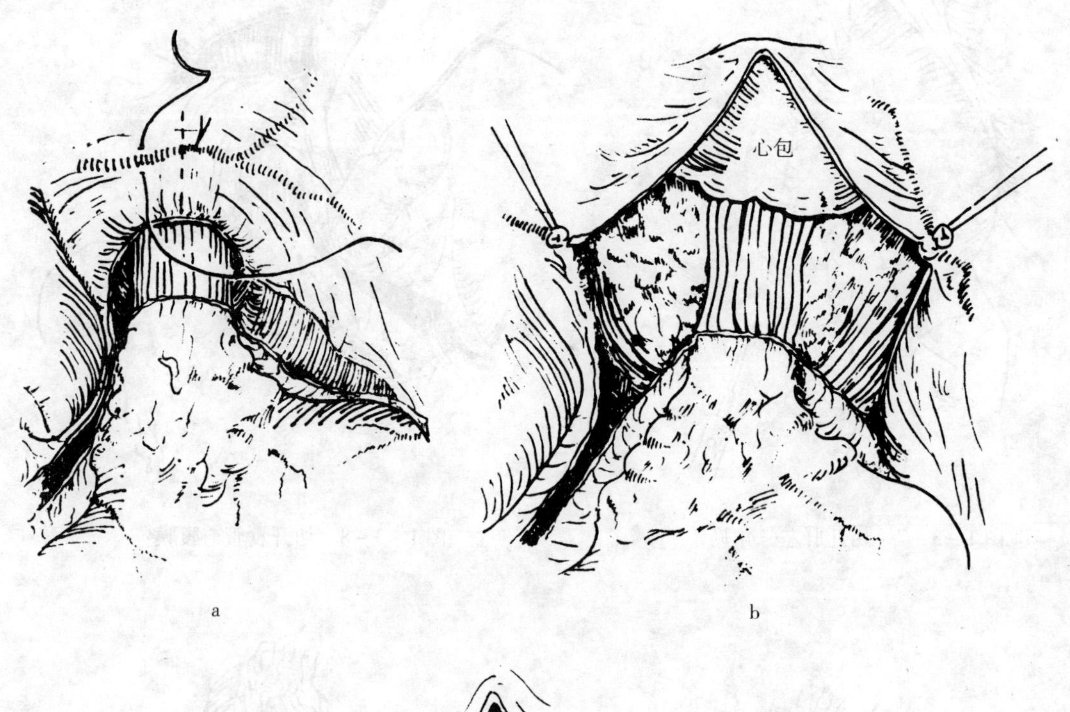

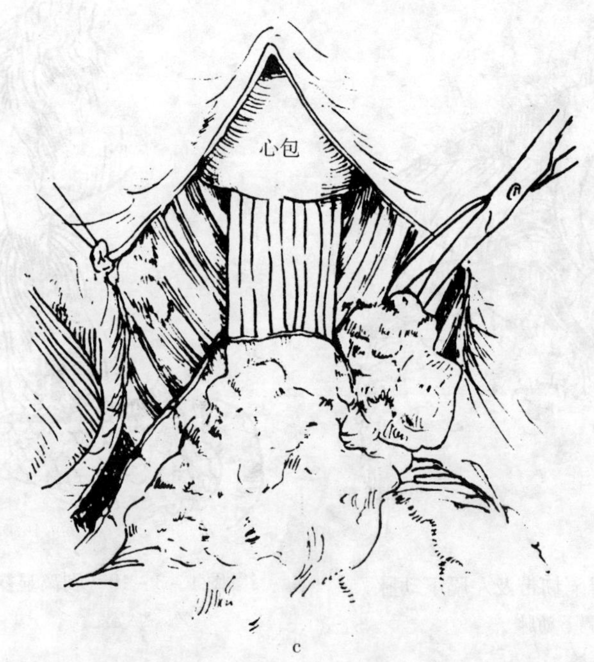

图 1－3－11　切开膈肌

a. 缝扎膈下动静脉　b. 切开膈肌　c. 清扫食管旁与下纵隔淋巴结

用一大直角钳钳夹食管拟切断处，在其下方钳夹另一大直角钳，于两钳间切断食管（图1－3－12）。若使用吻合器，上方之大直角钳应钳夹于食管拟切断处上方2cm处。

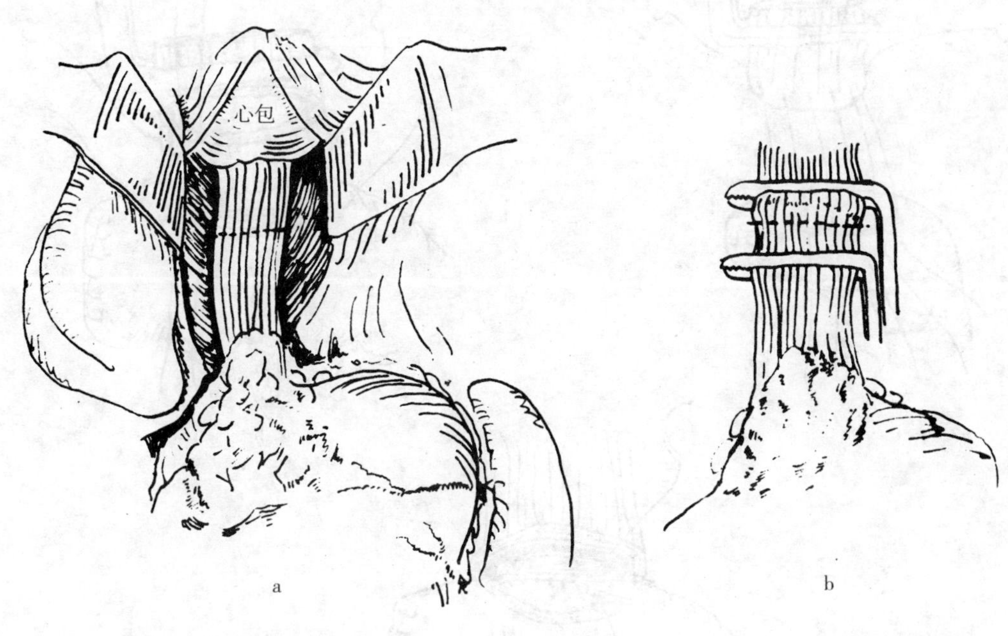

图1－3－12 切断食管

a. 食管切断线 b. 切断食管

（七）重建消化道

重建方式有多种，其中Rouxen－Y食管空肠吻合简便安全，合并症少，较为常用。现仅就此作一介绍。

1. 切断、游离空肠 距Treitz韧带远侧15～20cm处，选择一系膜较长、血管弓跨度较大的空肠袢作为与食管吻合的肠管，靠近头侧切断吻合肠管之系膜和血管弓以及相应的肠

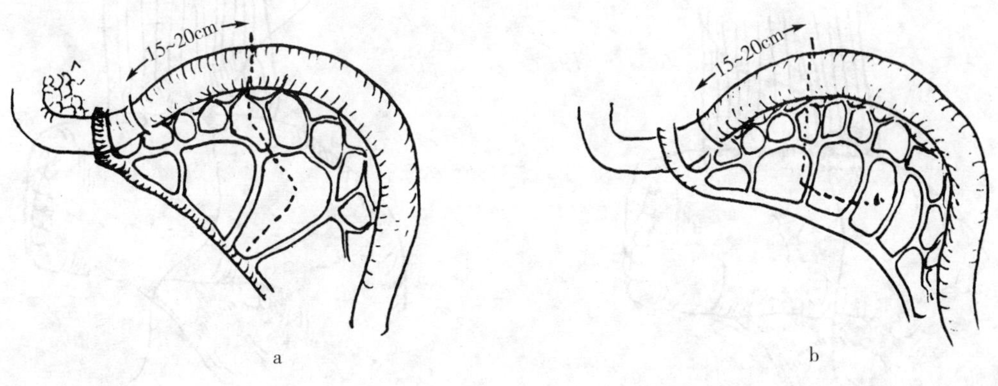

图1－3－13 切断空肠

a. 系膜长者 b. 系膜短者

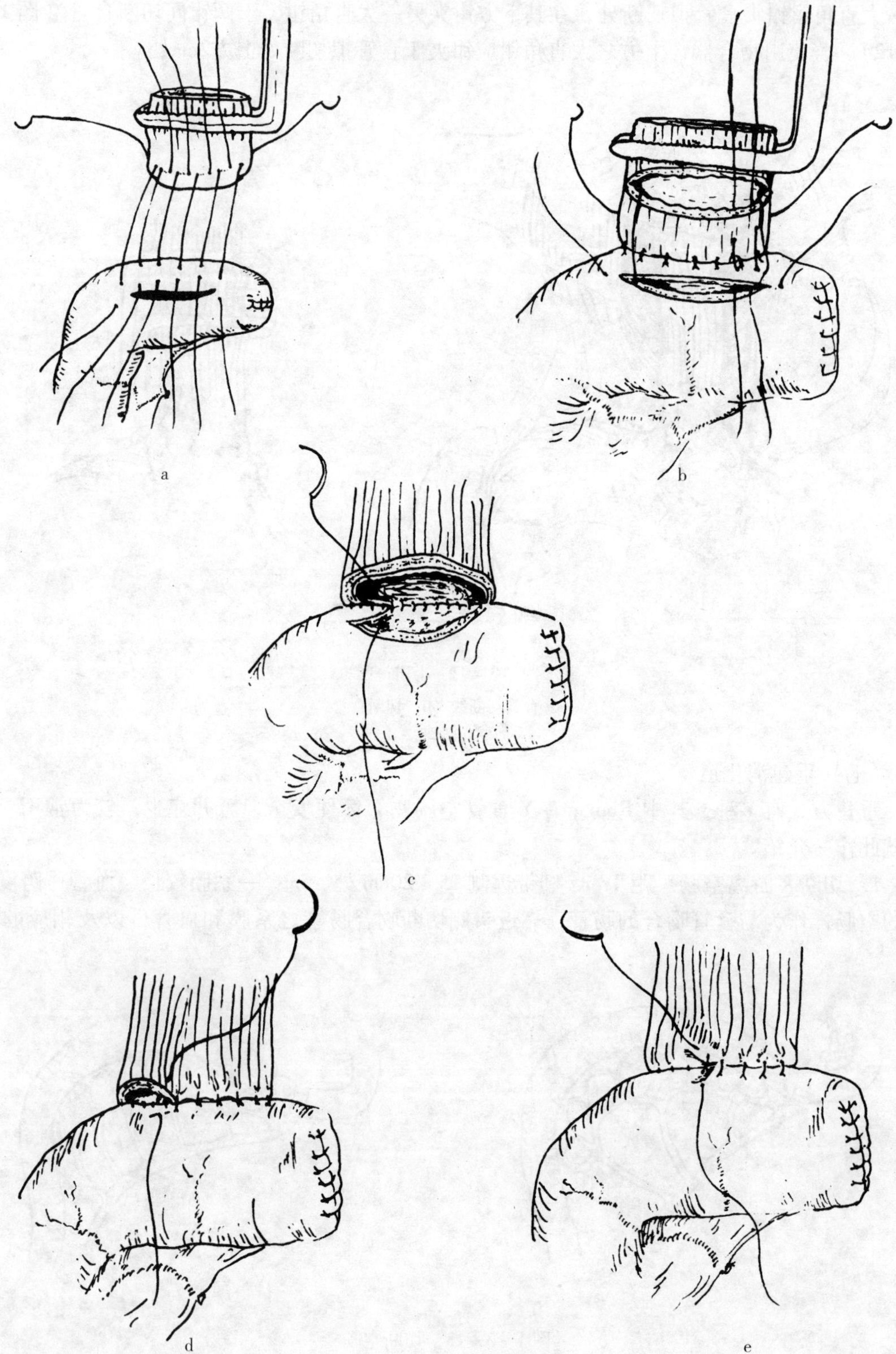

图1－3－14　食管空肠吻合

管，将空肠远侧断端缝合关闭，以备与食管行端侧吻合。若使用吻合器，则暂不缝合空肠远侧断端。若空肠系膜较短，系膜血管弓跨度较小，可结扎和切断两个相邻血管弓之间的营养血管根部，使两血管弓合成一长弓后，再靠头侧切断系膜、血管弓及空肠（图1－3－13）。

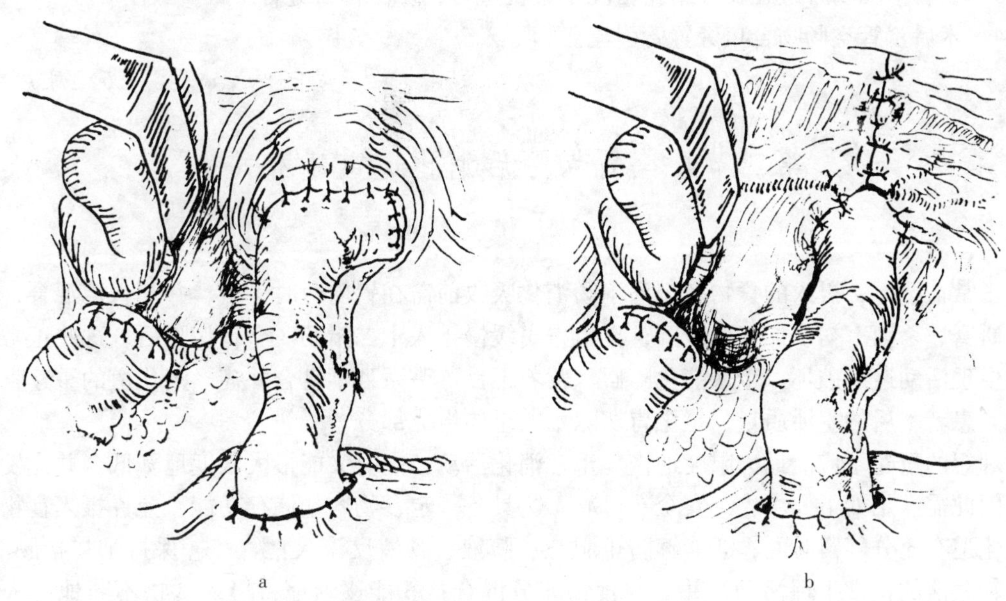

图1－3－15　固定食管空肠吻合口

a. 缝合空肠浆肌层与膈腹膜　b. 缝合膈断面

2. 吻合食管空肠　于结肠中动脉左侧，将横结肠系膜切开4～5cm，将远侧空肠经此开口拉至上腹与食管吻合。根据食管口径，在距空肠断端约2～3cm处切开空肠，用1号丝线间断缝合空肠食管后壁浆肌层，空肠壁纵行进针，食管壁横行进针，每针距吻合口1cm，在食管壁为1.5～2cm、针距为0.3～0.4cm。紧靠直角钳切开食管后壁，然后全层间断缝合吻合。后壁，再切断食管前壁，同法缝合吻合口前壁。最后间断缝合吻合口前壁浆肌层。缝合食管前壁浆肌层时，连同横膈腹膜一起缝合，以减少吻合口张力（图1－3－14）。

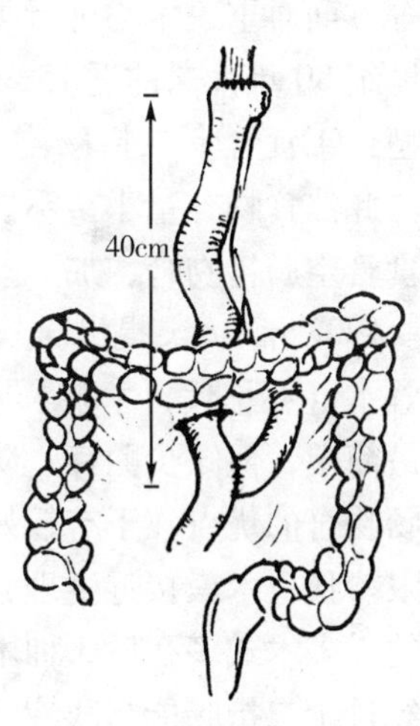

图1－3－16　空肠空肠端侧吻合

3. 固定食管空肠吻合口　食管空肠吻合完毕后，将空肠缝于裂孔周围的膈肌腹膜上，使吻合口埋入腹膜外，若裂孔处的膈肌已被切开，则先将其缝合，修复裂孔（图1－3－15）。

4. 吻合空肠端侧　距食管空肠吻合口40cm处将近侧空肠断端与远侧空肠侧壁吻合。第1层用可吸收线连续锁边全层缝合，然后细丝线间断缝合浆肌层。缝闭空肠系膜间、空肠横结肠系膜间的裂隙（图1－3－16）。

四、注意事项

1. 清扫下部纵隔淋巴结时，尽可能避免损伤胸膜，如胸膜损伤而缝合又有困难时，术后应放置胸腔引流。

2. 主动脉右侧有胸导管走行，清扫下纵隔淋巴结时，注意不要损伤，如有损伤应结扎或缝扎，防止乳糜瘘。

3. 食管空肠吻合应在良好暴露情况下直视进行，切勿盲目缝合。

4. 术后食管空肠吻合口旁置管引流。

（万远廉）

第四节 全胃切除后消化道重建术式

一、概述

正常情况下，摄入的食物在进入小肠消化吸收前需在胃内暂时停留，并与胃液混合，经胃的研磨、杀菌、初步加工成食糜，再由胃窦缓慢排入十二指肠。全胃切除后，这些正常的消化生理活动遭到破坏，带来消化障碍、营养不良等一系列不良合并症。消化道的重建直接影响到患者术后的生活质量，是全胃切除术的重要组成部分。

理想的重建术应能最大限度地恢复正常消化活动，同时又能最大限度地降低合并症发生率，因此需满足如下要求：①安全、可靠；②具备一定食物容量储存功能，允许摄入食物在上消化道有充分停留时间；③能够防止胆汁、胰液、肠液反流入食管；④保持十二指肠液、胆汁、胰液的正常生理活动，并能与食物充分混合；⑤能逐渐地将摄入食物不断地排入小肠，而又不会加速食物在肠道的穿行时间。

为了达到上述要求，在食管吻合技术、代胃脏器的选择及食物进入十二指肠或空肠的形式等方面对重建术均进行了不断的改进。自 1848 年 Connor 首先完成十二指肠食管吻合直至本世纪 80 年代末的近 150 年间，共有 50 种以上的重建方法，归纳起来大致有如下几种基本类型：①食管十二指肠吻合。Connor1848 年；②食管空肠袢吻合。Schlatter1897 年首先应用。此法食物容量小，不能防止胆汁、胰液反流。在此基础上，由 Schloffer 于 1917 年改良成食管空肠袢吻合，加一空肠空肠侧侧吻合，即 Braun 吻合；③Roux－en－y 空肠食道吻合。1907 年 Roux 提出。其特点是具有防反流功能，以后又有改良型 Roux－en－y；④肠段间置术（亦称代胃术）：即将一段空肠或结肠插入食管与十二指肠之间。食管十二指肠吻合术最简单，但缺少贮存、防反流功能，且吻合易有张力，易发生吻合口瘘。Rouxen－y 食管空肠吻合的优点在于有较好的防反流功能。Schlatter 法简单，具有一定容量，但防反流功能有限。代胃术最接近生理，亦兼备防反流功能，效果较好；空肠代胃的缺陷是容量不足。新近的许多术式多在后 3 种术式的基础上加以改良而成，以达到兼备增大容量、防止反流、食物经过十二指肠能与胰液、胆汁充分混合等功能（图 1－4－1）。

重建术的选择应考虑患者的身体状况、存在的危险性、手术的范围、术中患者腹内解剖情况、技术可行性及术者的经验。吻合口越多，失败的可能性越大，因此，原则上应选择简单、安全、合并症少的术式。对于病期较晚的高危患者宜选用食管空肠袢吻合，若有可能采用空肠折叠包绕食管吻合口。对于病期尚早、一般情况良好的患者，应采用保留食物穿行十二指肠或有储存功能的代胃术，例如具有一定食物容量的空肠间置术。

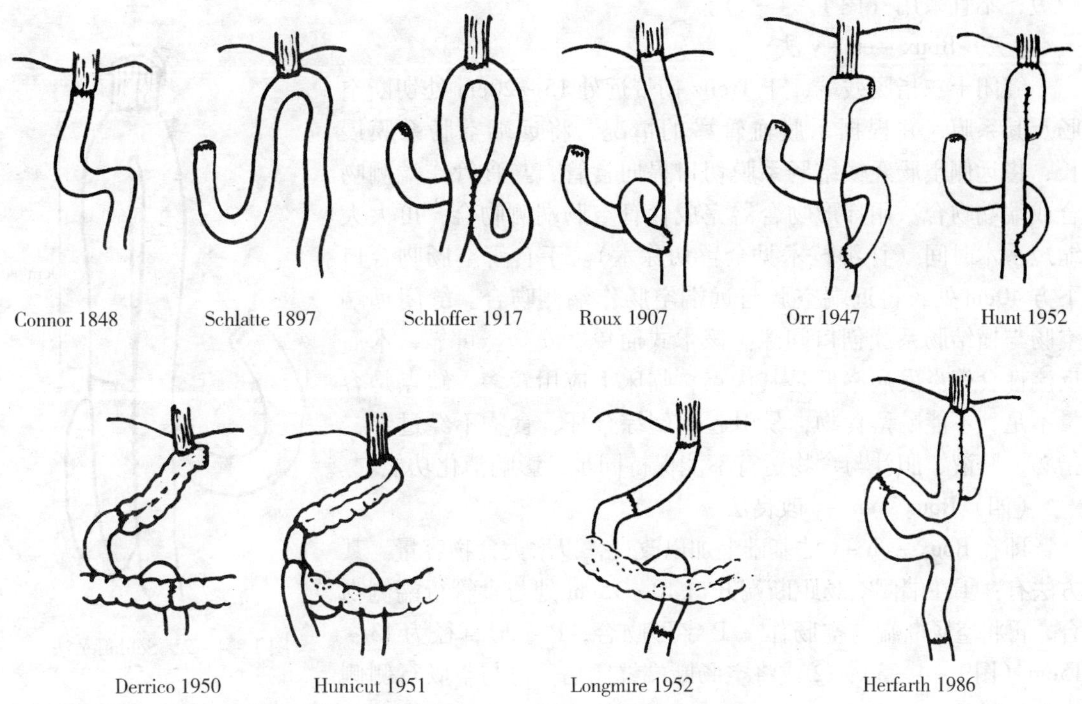

图 1－4－1　全胃切除后重建术式

二、手术操作

介绍几种常用的术式。

（一）食管十二指肠吻合术

首先需将十二指肠充分游离，即切开十二指肠侧方腹膜，将十二指肠降部、胰头后方完全游离，同时将肝曲结肠自十二指肠降部前面剥离后推向下方。此时十二指肠才能在无张力情况下靠近食管断端进行对端吻合。先间断缝合吻合口后壁浆肌层，再间断缝合后壁全层，两层缝合线相距应在 1～1.5cm 以上。再间断内翻缝合吻合口前壁全层，最后间断缝合前壁浆肌层。浆肌层缝合时，应横行缝合食管肌层，以免打结时引起食管肌层撕裂。最后将十二指肠前壁固定于膈腹膜上，将食管套入肠内。该术式虽然简单，并能保持食物通过十二指肠，但食管下端及十二指肠切除不充分，仅适用于病变范围不大、食管或十二指肠未受侵犯的病例，而且由于重建后食物难以在肠腔内储存，并且易出现吻合口瘘、反流性食管炎、吻合口狭窄、倾倒综合征等合并症，目前使用较少。

（二）食管空肠袢吻合术（Schloffer、Schlatter 法）

将十二指肠残端缝闭后，于 Treitz 韧带下 50cm 处将空肠袢经结肠前方提向食管，与食管断端行端侧吻合，吻合方法见食管十二指肠吻合术。距食管空肠吻合口下方 40cm 处，行空肠空肠侧侧吻合（Braun 式吻合），吻合口长径应不短于 10cm。该术式简单安全，具有一定食物容量及防止反流功能，术后倾倒综合征、反流性食管炎发生率不高，但食物不经过十二指肠，与胆汁、胰液不能充分混合，影响消化功能是其缺点，在一些肥胖患者，空肠系膜较短，不宜采用（图1－4－2）。

（三）Roux－en－y法

缝闭十二指肠残端，于Treitz韧带远处15～20cm处切断空肠及其系膜，并根据系膜血管弓的情况，将远端空肠系膜展长，将远侧空肠经横结肠系膜切口提向食管，与食管作端侧吻合或端端吻合。用环形吻合器完成食管空肠端侧吻合，可大大缩短手术时间（详细技术见全胃切除术）。于食管空肠吻合口下方40cm处，将近端空肠与远端空肠作端侧吻合。缝闭远端空肠与横结肠系膜创口间隙。该术式简单、安全、可靠，术后反流性食管炎发病率低是其优点，临床上应用较多。缺点是容量不足，不能贮留食物，易引起倾倒综合征，食物不经过十二指肠，胰液、胆汁与食物运行不能保持同步，影响消化功能。

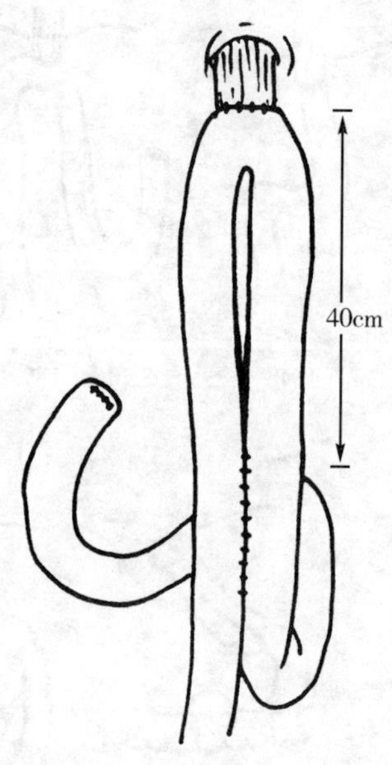

图1－4－2　Schloffer法

（四）Roux－en－y改良法

即在Roux－en－y法基础上加以改良，以增大食物容量。其方法有：①在端侧空肠距断端开口10～15cm处与食管行端侧吻合，再将空肠断端与空肠作一P字形吻合，P字形直径为13～15cm（图1－4－3）；②或将空肠断端缝闭后，再与空肠行侧侧吻合，即Hunt法（图1－4－4），吻合口长径10cm；该改良法未能解决胆汁、胰液与食物混合不充分的问题；③SS吻合法：在食管空肠吻合口以下15～20cm处将十二指肠残端与空肠行端侧吻合。然后，在此吻合口下方，将空肠缝合一周结扎，关闭肠腔（图1－4－5）。

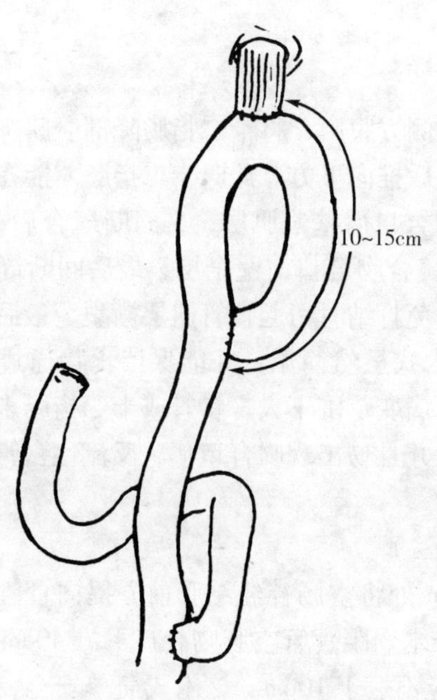

图1－4－3　“P”形吻合法

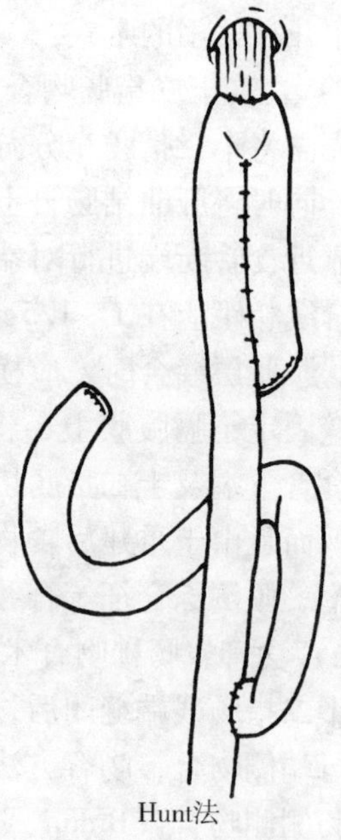

图1－4－4　Hunt法

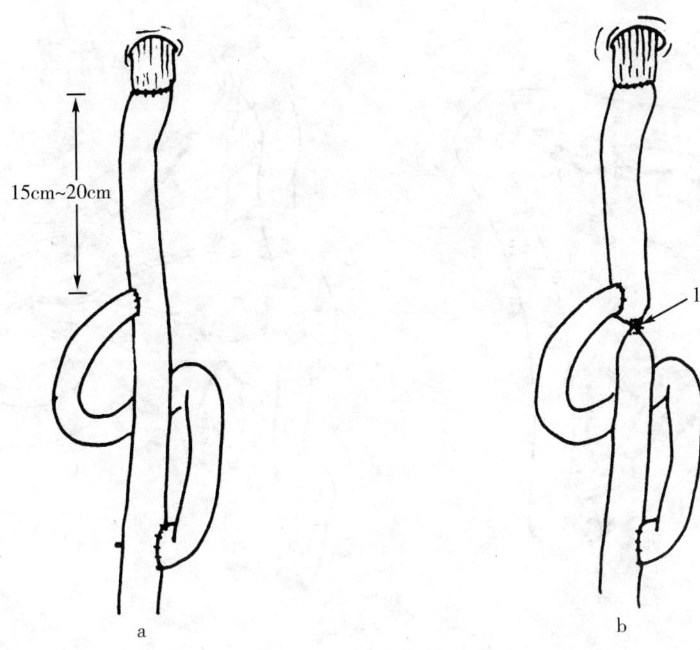

图 1-4-5 SS 吻合法

此法具空肠代胃作用，食物能够通过十二指肠，又比空肠间置术少切开一侧腹膜，简化了手术操作。

（五）肠段间置法（也称代胃术）

1. 空肠间置术（Henley Longmire Gutgemann 法） 即将一段空肠插于食管与十二指肠之间。于 Treitz 韧带下 15~20cm 处以远，截取一段长 30cm 带血管蒂的空肠，于横结肠系膜无血管处作一长 5cm 之切口，将游离带蒂空肠段经此口拉至结肠后并提向上腹。以顺蠕动方向将其近端与食管吻合，远端与十二指肠吻合，近端空肠断端与远端空肠作端端吻合（图 1-4-6）。间置的空肠长度为 30cm，若太短则不能有效防止反流性食管炎，太长则易发生肠管粘连或扭曲。注意避免吻合口张力及系膜扭曲。该术式食物可以经过十二指肠，食物通道符合生理并兼备防止反流功能。食物容量不足是其缺点。

2. Soupant 法 在上述 Henley 法基础上，在食管空肠端侧吻合后，将空肠断端缝闭，再行高位空肠侧侧吻合。这样可增大代胃的容量。其缺点是高位空肠侧侧吻合不易显露，操作有一定困难（图 1-4-7）。

3. 牧野式空肠双腔间置法 于 Treitz 韧带下 20cm 处以远截取一段长 40~50cm 的带血管蒂之肠管备作间置肠管。于横结肠无血管区切开一长 4~5cm 之切口，将待间置肠段自结肠系膜切口拉至结肠后并提至上腹，将其近端与食管行端端吻合，远侧端折返后行空肠侧侧吻合，代胃成形后呈倒 J 形，近侧单腔空肠长度为 15~20cm，远侧空肠为双腔。再将十二指肠与倒 J 形空肠行端侧吻合。单腔空肠长度不宜短于 10cm，否则不能防止反流性食管炎，长于 20cm 则易扭曲。此术式具备一定食物贮留功能，食物经过十二指肠，兼有防止胆汁、

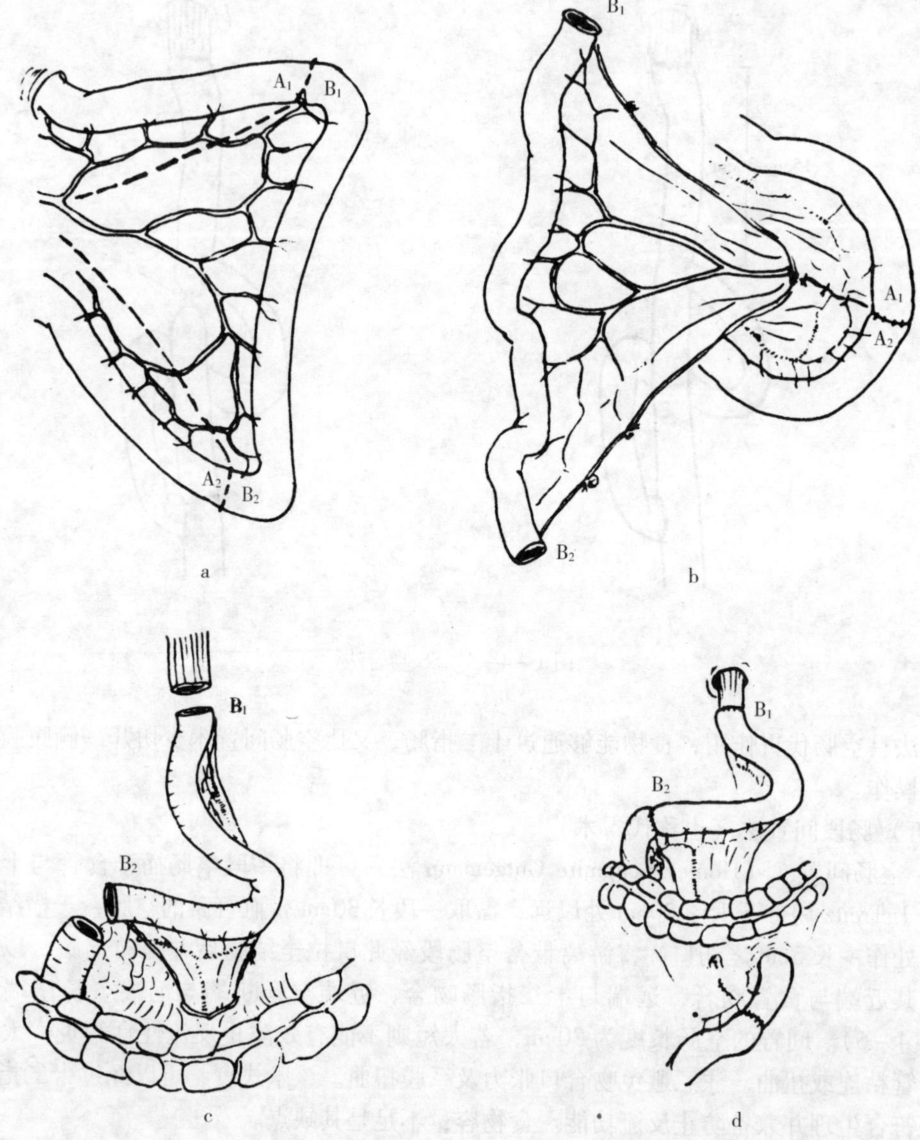

图 1-4-6　空肠间置术

a. 截取空肠　b. 远近侧空肠断端对端吻合　c. 间置空肠经横结肠系膜切口拉至上腹

d. 间置空肠分别与食管十二指肠吻合

胰液反流功能（图 1-4-8）。

4. “6”字形空肠间置术　于 Treitz 韧带以下 15～20cm 处向下截取一段长 45cm 的带蒂空肠段，经结肠后提向上腹，其近端与食管行端侧吻合，其远端弯回，并于该段空肠之上，中 1/3 交界处与空肠端侧吻合，使代胃成“6”字形，再将十二指肠与代胃环之顶部行端侧吻合。食物在环状胃内能稍有停留，并逐渐进入十二指肠，接近生理状况（图 1-4-9）。

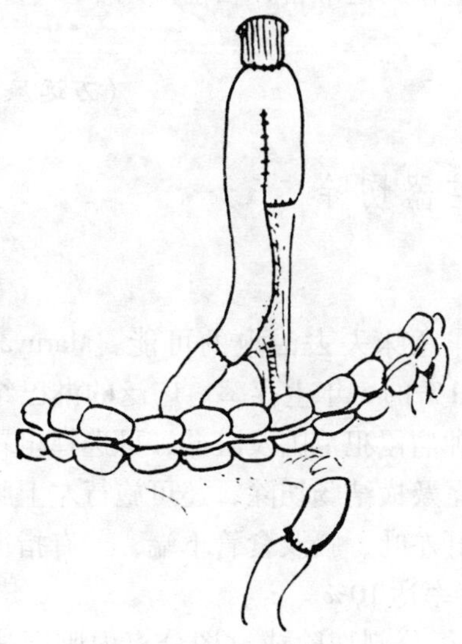
图 1-4-7 Soupant 法

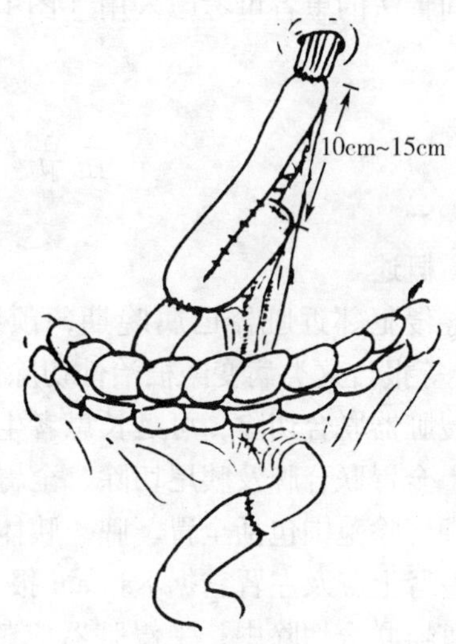

图 1-4-8 牧野式空肠双腔间置法

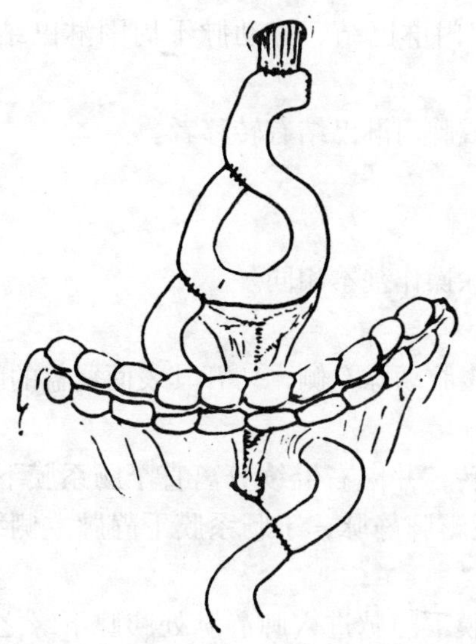
图 1-4-9 “6”字形空肠间置法

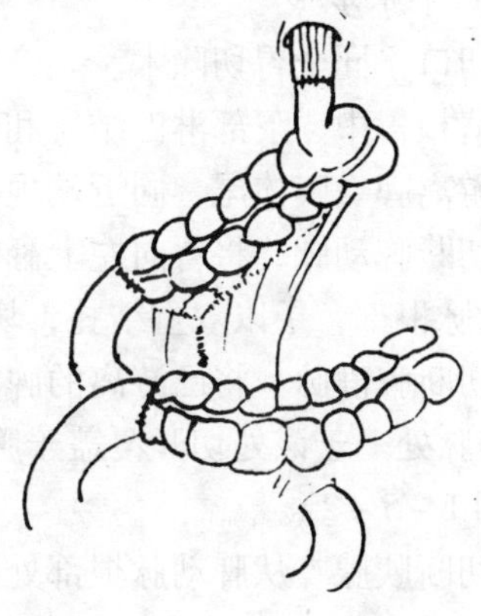
图 1-4-10 升结肠间置法

5. 结肠间置法 切开升结肠侧方腹膜，将升结肠、盲肠及系膜完全游离后，于距回盲部约 5cm 处横断末端回肠，截取 30 ~ 40cm 长带蒂之升结肠段，并注入卡那霉素溶液灭菌后，用以带替胃，近侧末端回肠与横结肠端端吻合，游离肠段提至上腹，将末端回肠端与食管行端端吻合，结肠断端与十二指肠行端端吻合。该术式由于间置结肠段有回盲瓣存在，有防止反流的效果，而且容量大，且食物经过十二指肠，有利于消化。游离结肠剥离范围大，操作复杂，腹壁切口较长，创伤较大是其不足。术前应做肠道准备，目前应用不多，不能进行空肠间置法的患者可考虑采用（图1－4－10）。

（万远廉）

第五节 胃癌联合脏器切除

一、概述

胃癌侵犯邻近脏器已属晚期，预后不良，但并非意味失去治愈的可能。Maruyama 及 Fukuoka 等报告这类病变经根治性切除后仍有10%～21%的5年生存率。广泛的淋巴结清扫结合受侵脏器联合切除，可延长患者生存时间。根据肿瘤侵犯范围及脏器，可选择全胃联合脾切除，全胃联合脾及胰尾切除、全胃联合脾、胰体尾及横结肠切除，还可施行左上腹脏器切除，即切除范围包括全胃、脾、胰体尾、横结肠、肝左叶、膈及食管下端，若有指征，还需切除左肾上腺及左肾，据 Kajitani 报告，其3年生存率达10%。

在脏器联合切除中，受侵脏器应整块切除，如进行分割切除或试图分离内脏间癌性粘连，将会导致癌细胞扩散，造成术后复发。

二、全胃切除联合胰体尾及脾切除

（一）适应证

1. 胃中部、上部胃癌侵及胰体尾或脾脏，或脾门淋巴结、脾动脉干周围淋巴结有转移者。

2. 下部胃癌出现贲门旁淋巴结转移及脾动脉干或脾门淋巴结有转移者。

（二）手术步骤

1. 切口　同全胃切除术。

2. 清扫胃中、下部淋巴结　和远端根治性胃切除操作基本相同。

3. 游离脾、胰体尾　同近端根治性胃切除术。

4. 切断脾动脉　将胃向左上翻转，在胰上缘、腹腔动脉左侧，切开其表面覆盖的腹膜，显露脾动脉根部，予以双重结扎，切断（图1－5－1）。

5. 切断脾静脉　将已游离的脾和胰体尾向右翻转，并向右继续分离直至肠系膜下静脉汇入脾静脉处。于该处切开覆盖于脾静脉的被膜，显露脾静脉，于肠系膜下静脉左侧结扎，切断（图1－5－2）。

6. 切断胰腺　从脾动脉根部处胰腺上缘至肠系膜下静脉进入脾静脉处胰腺下缘之联线为胰腺切断部位的标志，保留肠系膜下静脉。若该处胰腺已受累及，则应结扎肠系膜下静脉，靠近胰头侧切断胰腺，于此线胰头侧分别缝扎胰腺上缘、下缘，然后沿此联线楔形切断胰腺，使残留胰断端呈鱼嘴形。切断胰腺时，注意保留适当长度的胰管断端，以便缝扎（图1－5－3）。

7. 处理胰腺残端　先围绕胰管作一荷包缝合，缝扎胰管残端。然后丝线间断横褥式缝合鱼嘴状胰腺残端。缝合打结时应松紧适度，以关闭胰断端创面为度（图1－5－4）。

8. 清扫食管周围、下纵隔淋巴结及重建　详见全胃切除术（图1－5－5）。

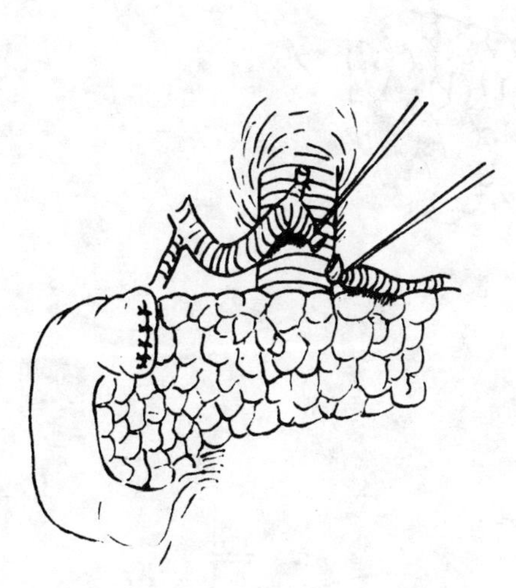
图1－5－1　根部结扎切断脾动脉

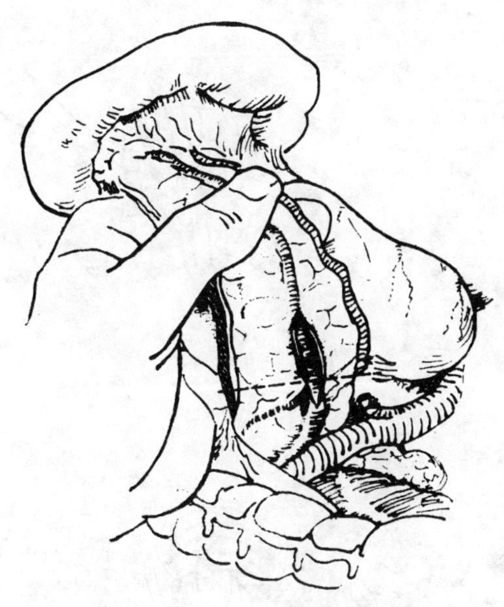
图1－5－2　结扎切断脾静脉

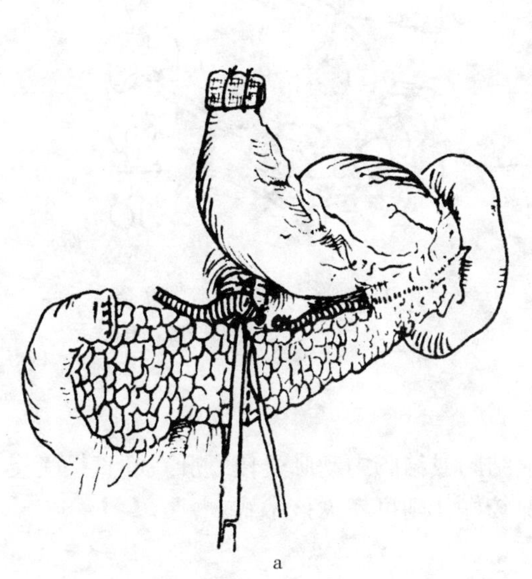
a

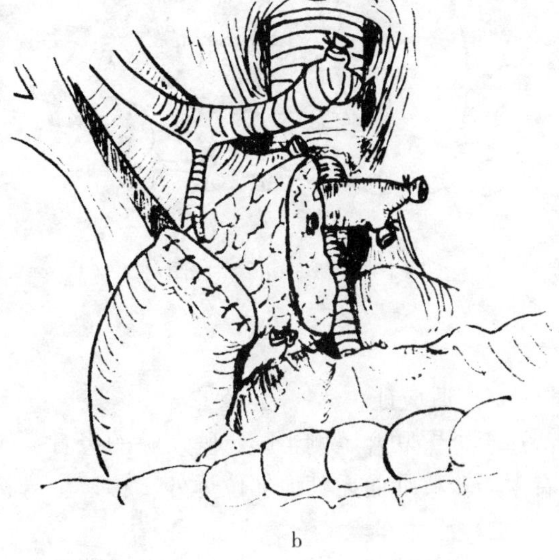
b

图1－5－3　切断胰腺

三、左上腹脏器联合切除术

左上腹脏器联合切除范围包括全胃、脾、胰体尾、横结肠、肝左外侧段，必要时包括左肾、左肾上腺（图1－5－6）。

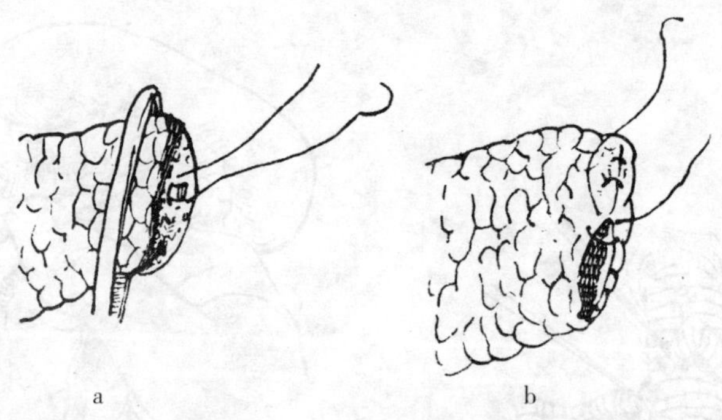

图 1－5－4 缝合胰腺断端

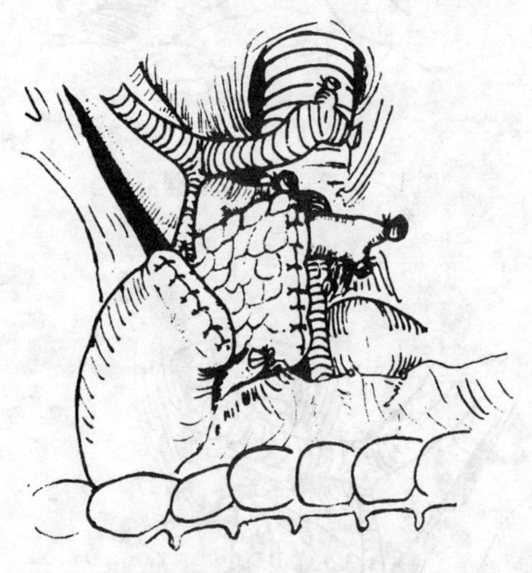

图 1－5－5 切除完成图

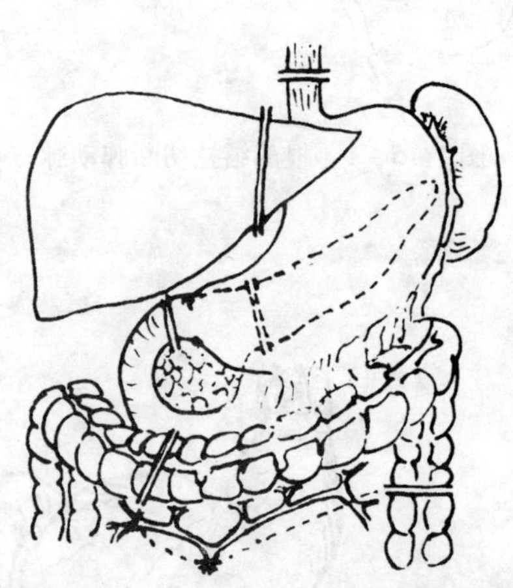

图 1－5－6 左上腹脏器联合切除术切除范围

（一）适应证

适于全胃联合尾侧半胰、脾切除的患者。若横结肠或结肠中动脉受侵、肝左叶直接受侵或有限局转移灶而无其他部位远处转移，全身状况较好，则可考虑该术式。

（二）手术步骤

1．切开十二指肠侧方腹膜，将胰头后面游离，清扫胰头后淋巴结，同时切除肝结肠韧带，游离肝曲结肠。

2．切除病变横结肠 根据受累部位、范围确定横结肠切除范围，切断脾结肠韧带，游离脾曲结肠及部分降结肠。根部结扎切断结肠中动脉，扇形切开计划切除肠管之系膜，距病变两端 5cm 以上，切除受侵之横结肠，将两侧结肠对端吻合。

3．根部结扎，切断胃网膜右动、静脉，清扫幽门下淋巴结。

4．根部结扎，切断胃右动脉及胃冠状静脉，清扫幽门上淋巴结及肝十二指肠韧带内淋巴结。

5. 距幽门远端3cm处切断十二指肠。

6. 清扫肝总动脉周围及其根部淋巴结，即腹腔动脉右侧淋巴结。

7. 根部结扎、切断胃左动脉，清扫胃左动脉根部淋巴结。

8. 切开食管腹腔段右侧前面之腹膜，清扫贲门右淋巴结。切断左胃胰韧带，将胃后壁及其小弯侧脂肪淋巴结组织自后腹壁完全游离，直至显露食管后壁。

9. 根部结扎、切断脾动脉。

10. 切开脾肾韧带，胃膈韧带，游离翻转脾、胰腺体尾，清扫左肾静脉上下之淋巴结。

11. 于肠系膜下静脉入口左侧结扎、切断脾静脉。

12. 横断胰体，切除脾与胰体尾部，缝合胰体残端。

13. 切断左侧三角韧带，切除肝左外叶。

14. 清扫食管下端、贲门左及下纵隔淋巴结。

15. 切断食管，整块移去左上腹联合切除之脏器。

16. 重建（图1-5-7）。

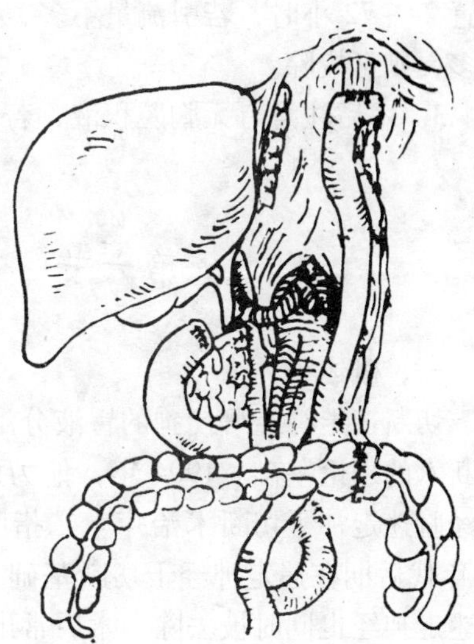

图1-5-7　左上腹脏器联合切除后重建

17. 若腹腔动脉周围淋巴结或肝总动脉淋巴结转移并侵及上述动脉，有必要切除肝总动脉或腹腔动脉时可行Appleby手术，如图1-5-8所示，根部结扎，切断腹腔动脉，于胃十二指肠动脉根部左侧结扎，切断肝总动脉，根部切断胃右动脉，这样肝脏血供可通过肠系膜

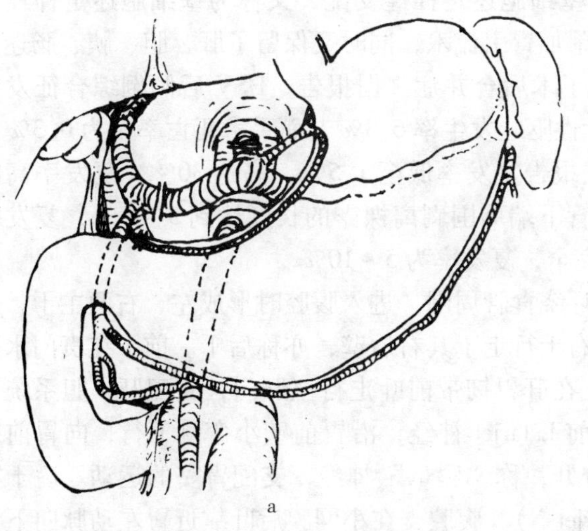

a

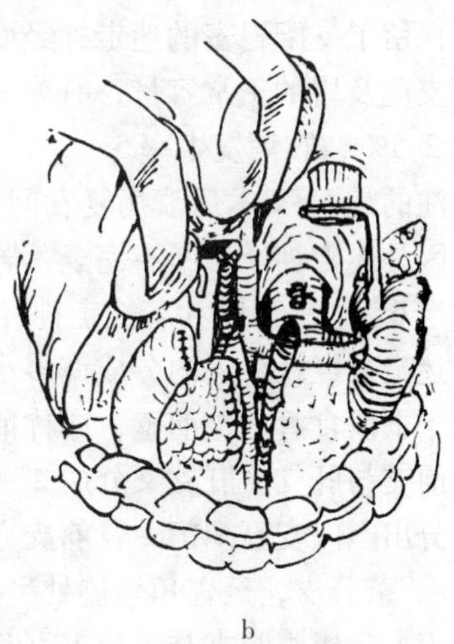

b

图1-5-8　Appleby手术

a. 切断肝总动脉和胃右动脉　b. 血管切除后

上动脉血流经胰十二指肠前下动脉、胃十二指肠动脉再经肝固有动脉灌注来保证。

（三）注意事项

1. 避免内脏间癌性粘连的分离，以免肿瘤扩散。

2. 肿瘤切除后，应在肝断面、胰断端、食管吻合口处分别放置引流，肝、胰部引流管放置24～72小时，若引流量不多，无胆胰瘘可拔除。食管引流管放置5～7天后，若引流物不多，则可拔除。

3. 术后注意有无胸腔积液，若胸腔有积液且影响呼吸，需立即行胸腔穿刺抽液。

（万远廉）

第六节 高选择性迷走神经切断术

一、概述

切断迷走神经可使狗的胃液分泌减少75%以上，Pavlov的实验研究奠定了现代迷走神经切断术的理论基础。1904年，他为此荣获诺贝尔奖。40年代早期，Dragsted在临床上开展了经胸迷走神干切断术治疗十二指肠溃疡。为了解决术后发生胃潴留及胃溃疡的发生，于40年代后期在迷走神经干切断基础上附加幽门成形等胃引流术，由于支配肝、胆、胰、肠的迷走神经也同时被去除，术后常出现腹泻（20%）、胆石症发生率也升高。同时胃引流术破坏了幽门功能，易导致术后倾倒综合征（25%）、胆汁反流等合并症的发生。此外，该术式溃疡复发率仍较高（7～10%）。选择性迷走神经切断术保留迷走神经肝支与腹腔支，但仍需附加胃引流术，效果并未改善。迷走神经切断加胃窦切除术，有效地降低了溃疡复发率，但又不可避免地造成胃切除术后的营养障碍。为了防止上述合并症，60年代末70年代初产生了高选择性迷走神经切断术（highly selective vagatomy，HSV），并在欧、美国家逐渐取代胃大部切除及上述3种迷走神经切断术而成为治疗十二指肠溃疡病的主要术式。

HSV即只高度选择性地去除泌酸的壁细胞迷走神经支配，又称为壁细胞迷走神经切断术，保留了支配胃窦的迷走神经而无需附加胃引流术，同时又保留了肝、胆、胰、肠迷走神经的支配及胃的正常容量，有效地减少了术后合并症。据报告，HSV后倾倒综合征发生率约为2.5%，腹泻发生率5～11%，胆汁性呕吐发生率6.3%，而手术死亡率仅为0.3%。令人关注的是HSV术后溃疡复发问题；据报告复发率低至1.5%，高达30%，复发率高的主要原因是迷走神经切断不完全，若将食管下端周围剥离裸露的长度达到5～7cm，复发率可下降至6%。一般认为若迷走神经切断完全，复发率为5～10%。

迷走神经在纵隔内分成许多小分支环绕食管周围，进入腹腔时形成左、右两主干，左干行走于下段食管之左前壁，亦称前干；右干行走于其右后壁，亦称后干。前干在贲门水平分为胃前支与肝支。肝支又分成2～3小支在肝胃韧带前叶走行至肝门，支配肝、胆系统，同时还分出幽门支至幽门；胃前支亦称胃前Latarjet神经，沿胃前壁小弯侧下行，向胃前壁发出3～5条分支，至胃角切迹处呈扇形分开，称“鸦爪”神经，支配胃窦的运动。后干在贲门稍下方分成腹腔支与胃后支（后Latarjet N）。腹腔支在小网膜后叶靠近胃左动脉向下行走与腹腔神经丛交通并发出分支横跨胃窦后壁沿大弯行走。胃后支在小网膜后叶沿胃后壁小弯下行，向胃后壁发出2～3条分支，在角切迹处呈鸦爪形分支，分布于胃窦后壁。前干和后干在发生 Latarjet 神经以前可发出 1 ~2 细小分支至胃底贲门，迷走神经切断术中易遗漏，造成溃疡复发，此神经亦称为“罪恶支”（图 1 -6 -1、1 -6 -2、1 -6 -3）。

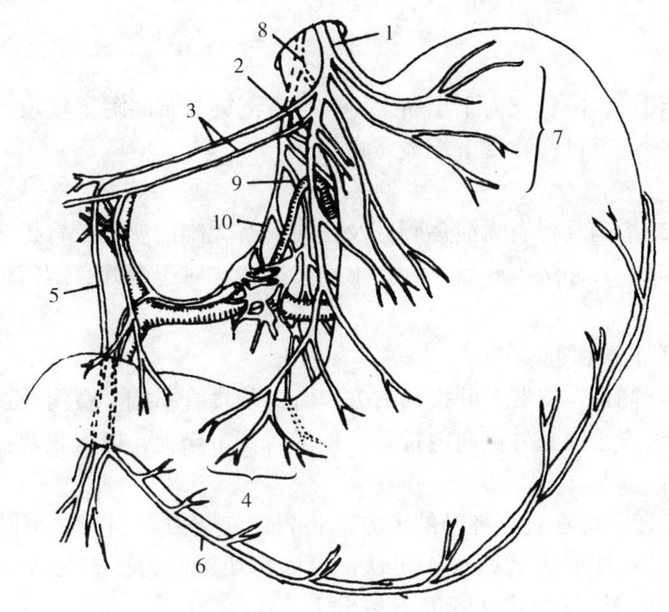

图 1 -6 -1 胃迷走神经解剖图

1. 迷走神经前干 2. 胃前支 3. 肝支 4. 前“鸦爪”神经 5. 幽门支 6. Rosati 神经 7. 罪恶支 8. 迷走神经后干 9. 胃后支 10. 腹腔支

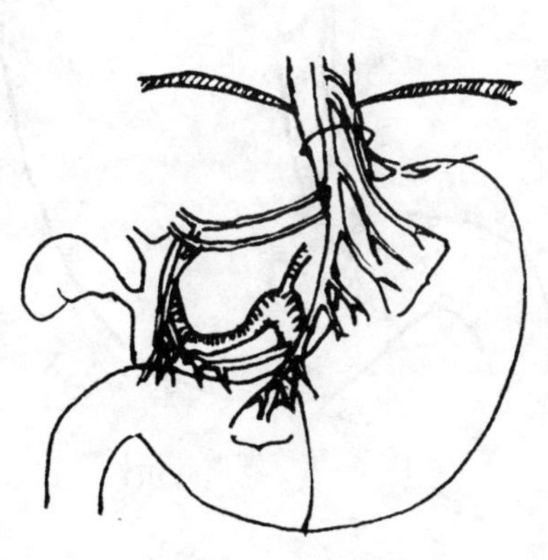

图 1 -6 -2 迷走神经前干及分支

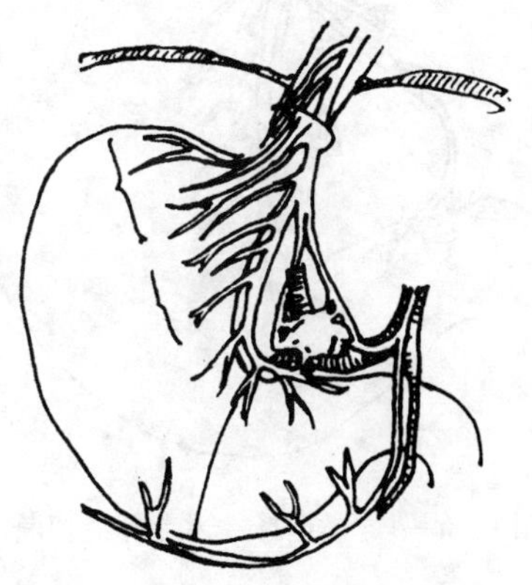

图 1 -6 -3 迷走神经后干及分支

HSV 手术要点：①自幽门近端 6 ~ 7cm 处开始，向近端将胃前、后 Latarjet 神经走向胃前壁、后壁的全部分支，包括“罪恶支”逐一切断保留鸦爪神经；②将 6cm 长的食管下端周围神经分支全部离断，保留主干及肝支、腹腔支；③距幽门约 7cm 处胃大弯处切断伴胃网膜血管行走的迷走神经分支，即 Rosati 神经；④无需附加胃引流术（图 1 -6 -4）。

二、手术适应证

①慢性十二指肠溃疡；②慢性十二指肠溃疡合并急性穿孔而一般情况尚平稳者；③十二指肠溃疡合并出血，结扎止血后病情平稳者。

三、手术步骤

（一）切开腹壁

常用上腹正中切口，由剑突向下至脐上1cm，若剑突与脐间距离较短，切口可绕至脐下向下延长，有时切除剑突可使食管下端显露良好。

（二）探查

开腹后检查十二指肠及胃有无溃疡硬结及瘢痕、有无幽门狭窄及胃扩张，如为溃疡急性穿孔应先予以缝合修补，冲洗腹腔后再开始下一步操作。对于合并有幽门梗阻者可先用手指或扩张器扩张幽门。

（三）显露食管下端和近端胃

切断肝左叶三角韧带，将肝左叶推向右方，有助于食管下端、贲门及迷走神经前干的胃前支的显露，用纱垫置于脾脏外侧向内推移，使脾胃韧带松弛，以防止牵拉胃时撕裂脾脏。

（四）剥离胃小弯

1．胃小弯剥离起点应在鸦爪神经的上方　将胃向左下方牵引，使小网膜展平即可辨认胃前支及鸦爪神经。但肥胖患者则难于辨认，可以角切迹作为标志，从角切迹上方开始剥离，或者从幽门近端7cm处开始（图1－6－5）。

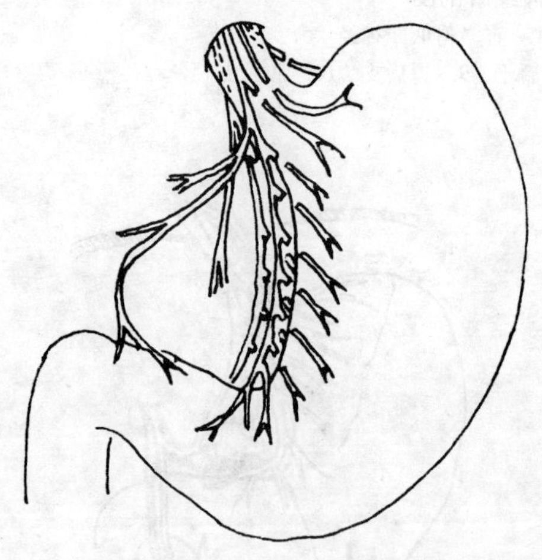

图1－6－4　高选择性迷走神经切断术

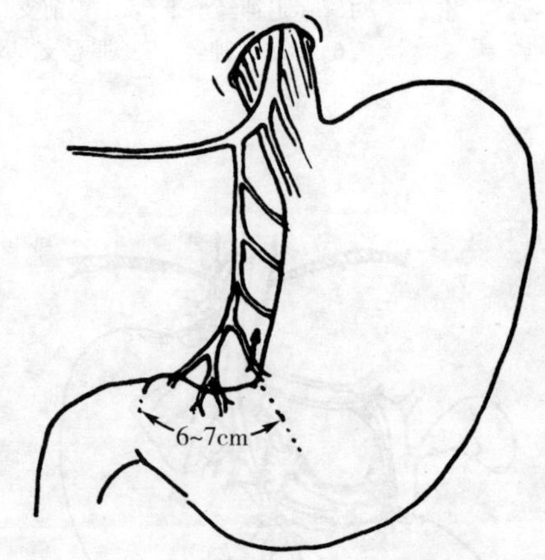

图1－6－5　剥离起始处

2．切断胃前支神经胃前壁分支　于胃角切迹上方，切开胃小弯侧胃前壁浆膜，显露出鸦爪神经近侧第1个神经血管来，在直视下用细长的扁桃体止血钳或蚊式钳将其分离，靠近胃壁钳夹后切断、结扎，胃壁侧断端最好缝扎以免结扎线滑脱出血，用此法由下至上将小弯前壁分支逐一切断（图1－6－6）。

3．切断贲门部胃前支神经分支　胃小弯前壁剥离至贲门、食管肌层水平时，剥离应斜向左上方向，避免损伤迷走神经前干或胃前支（Latarjet神经），由贲门向左上斜行切开贲门、食管前壁浆膜，用长扁桃体钳将前壁迷走神经及伴随血管的罪恶支逐一分离、结扎、切断，直至食管下端与胃底之间的穹窿部（图1－6－7）。

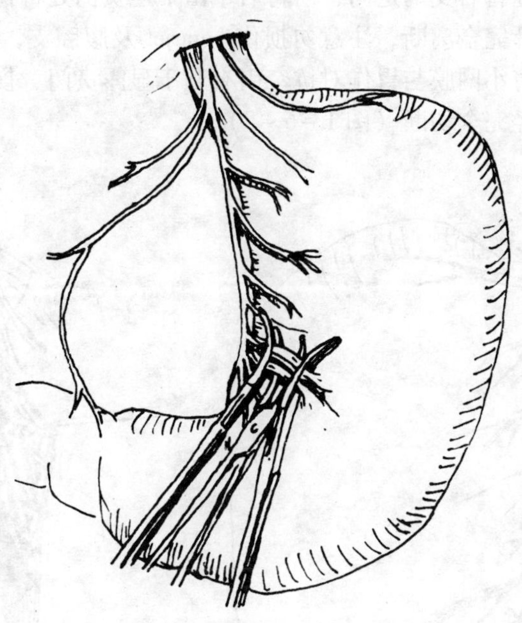

图1－6－6　切断胃前支神经、胃前壁分支

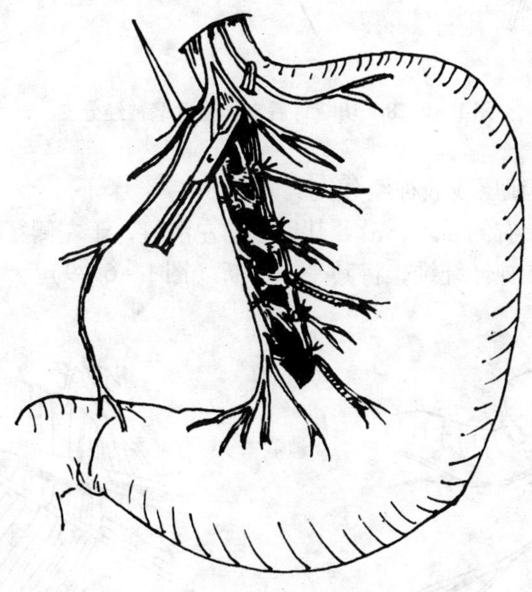

图1－6－7　切断贲门部、胃前支神经分支

4．切断迷走神经胃后支分支（后 Latarjet） 胃小弯前壁浆膜、小网膜前叶切开后，裸露出胃小弯肌层，可见小网膜前后叶之间的疏松结缔组织。细心地将其推开，即可显露出位于小网膜后叶的迷走神经胃后支的走向，沿胃后壁由下至贲门处将胃后支胃后壁分支逐一切断、结扎。将小网膜后叶完全离断，注意勿损伤 Latarjet 及腹腔支，至贲门水平时剥离从后壁斜向左上方，此时，将小网膜与胃作对抗牵引有利于显露贲门、食管之侧方和后方，以便将贲门侧方、后方之神经完全切断（图 1－6－8）。

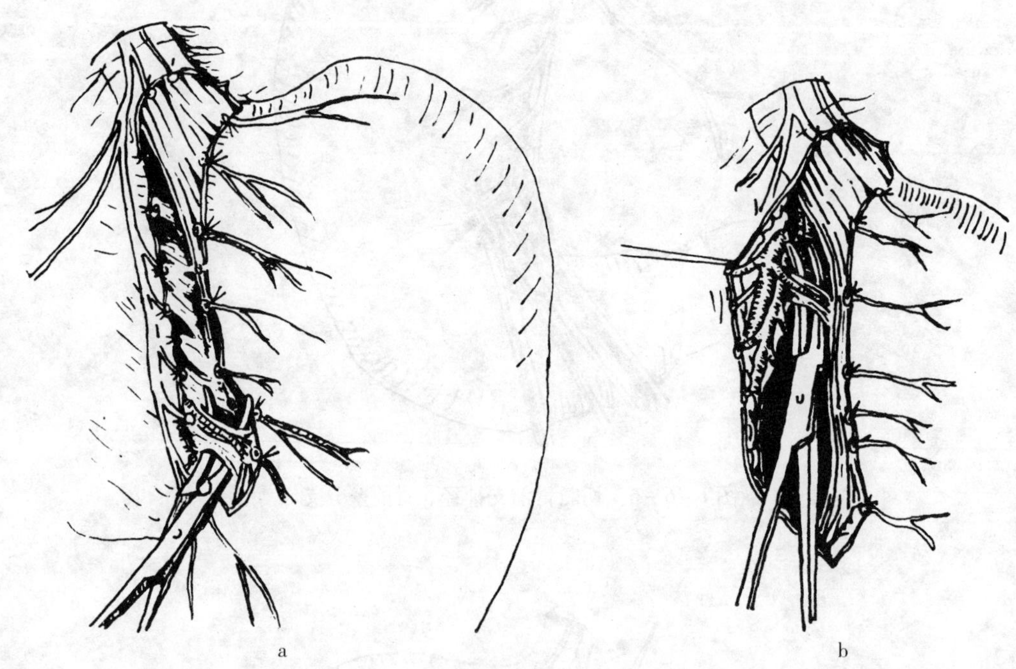

图 1－6－8 切断胃后支、胃后壁神经分支

（五）切断食管下端肌层浅表神经分支

左手示指从食管下端右侧插入，沿着其后壁向左潜行，于左侧穿出，示指轻轻顶住食管显露出食管肌层中的浅在神经纤维，将其一一切断（图 1－6－9）。

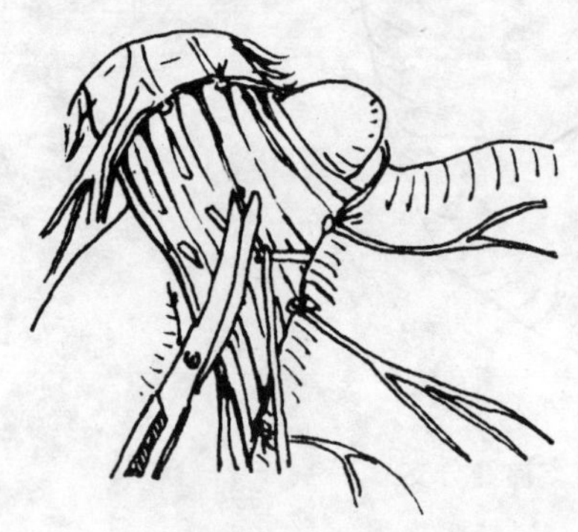

图 1－6－9 切断食管下段肌层浅表神经分支

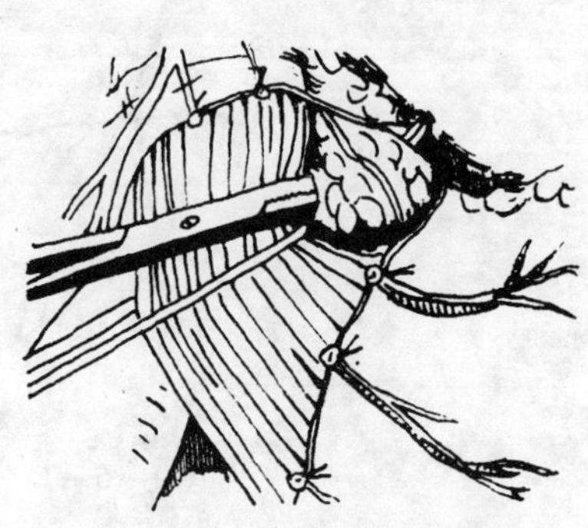

图 1－6－10 切断罪恶神经支

（六）切断胃底周围神经及罪恶支

1. 左手示指引导小直角止血钳经食管后方自左向右穿出，并夹住一导尿管一端自左侧拉出，牵引食管，将食管向右下牵引，左手示指引导，在食管下端、胃底处分离出罪恶神经支，予以切断（图1-6-10）。

2. 在左手示指引导下，用血管钳将食管左外侧、胃底左侧之结缔组织逐一分离、钳夹、切断、结扎，如此将胃底剥离出2~3cm距离（图1-6-11）。

（七）剥离食管下端

食管下端周围结缔组织和神经纤维需完全剥离，即所谓骨骼的剥离，长度至少在6cm以上。同时，需保留迷走神经前干、后干及腹腔支。

1. 将食管向左侧牵引，小网膜向右侧牵引，即可显露迷走神经后干走向食管后方的神经纤维，用止血钳逐一分离、切断、结扎。腹腔神经一般较粗，易于辨认，自右干分出后，沿胃左动脉向下与腹腔神经丛连接，分离中注意保护（图1-6-12）。

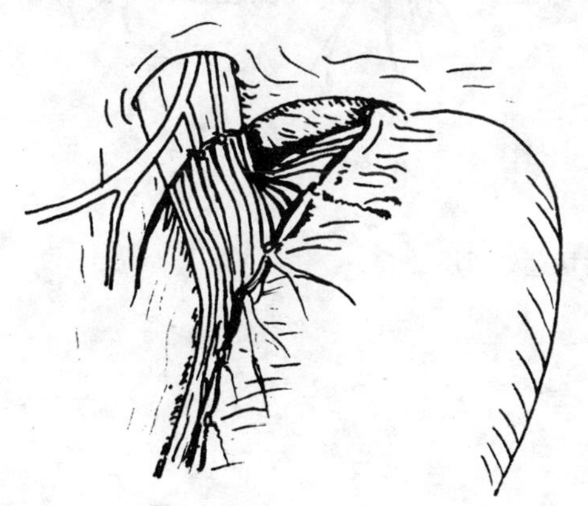

图1-6-11　剥离胃底

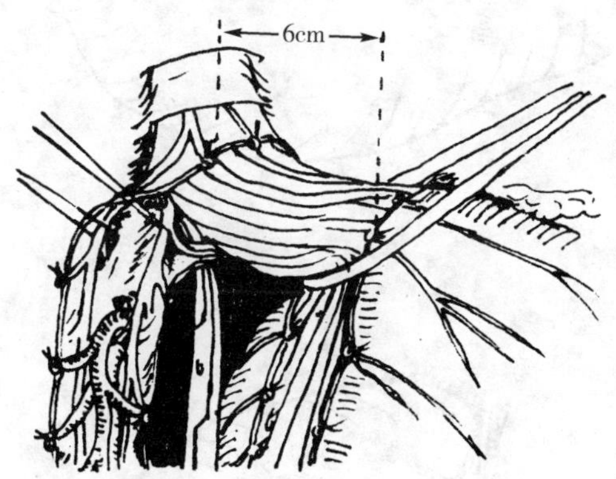

图1-6-12　切断迷走神经后干至食管后方的神经分支

2. 食管后方无血管的疏松结缔组织，可用钝性分离，使食管后方完全剥离；迷走神经后干常靠近腹主动脉行走，分离时需注意保护。

（八）切断胃角切迹处肌层

该步骤可切断肌层内的迷走神经纤维在胃窦、胃体交界处穿通支，以保证迷走神经切断的完全。在角切迹处切开胃小弯前、后壁的浆膜与肌层（深至粘膜下），前后切开长度各2cm，然后用丝线间断缝合（图1-6-13）。

（九）缝合胃小弯前后浆膜

旨在覆盖裸露的小弯胃壁（图1-6-14）。

（十）切断Rosati神经

在胃窦大弯侧距幽门6~7cm处，在胃网右血管旁分离出Rosati神经，并予切断（图1-6-15）。

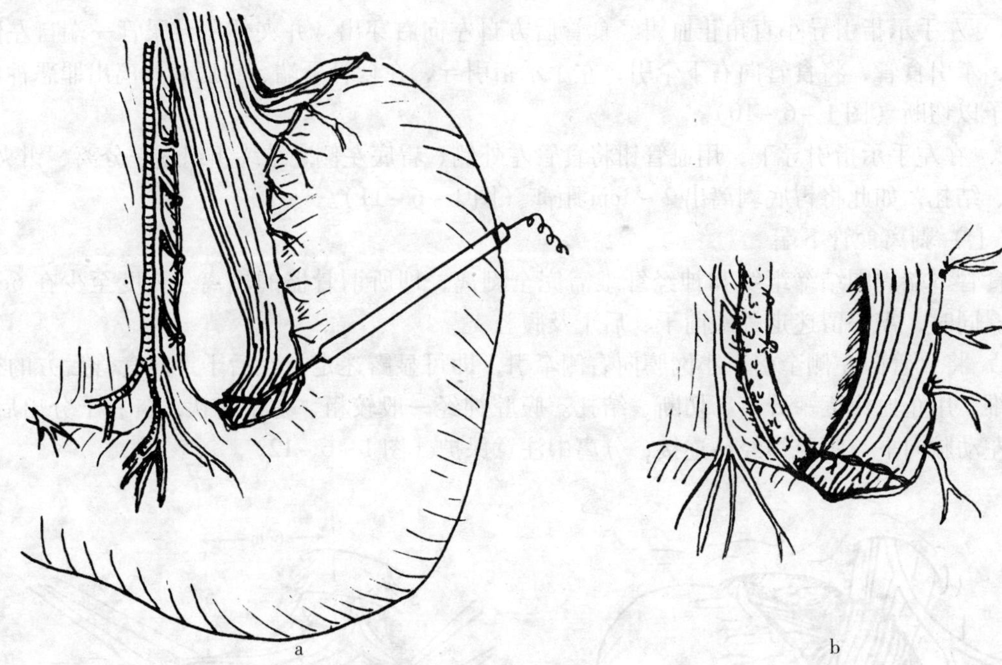

图 1－6－13　切断胃角切迹处肌层

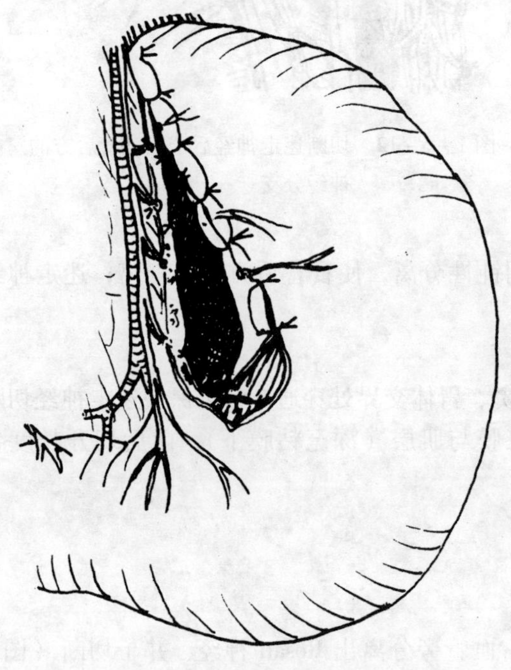

图 1－6－14　缝合胃小弯浆肌层

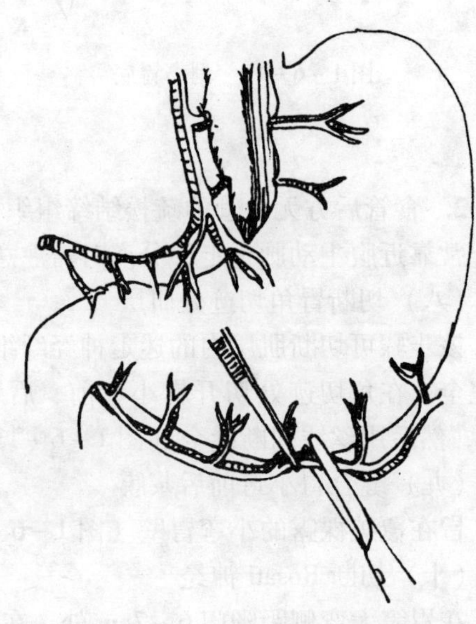

图 1－6－15　切断 Rosati 神经

四、注意事项

1. 剥离胃小弯时，钳夹神经血管束应贴近胃壁，切忌大块组织钳夹或将小网膜前、后叶同时钳夹，以免损伤 Latarjet 神经主干。

2. 后 Latarjet 神经在贲门附近分出腹腔支，后者伴随胃左血管下行至腹腔神经丛，该神经分支较粗，肉眼可见并可触及，剥离贲门食管下端右侧后方时应注意保护。

3. 分离食管下端时勿损伤迷走神经干，必要时可先予显露，并用粗丝线套住牵引，拉向右侧，予以保护。

4. 胃底顶部周围脂肪结缔组织须完全剥离以保证迷走神经罪恶支的切断。

5. 术中损伤食管是最严重的合并症，一旦发生，应在直视下，仔细用全层间断缝合关闭食管裂口。

6. 近胃底贲门处，脾胃韧带极短，剥离胃底时易撕裂其中的胃短血管或脾静脉分支或脾脏，造成术中大出血，须注意避免。

7. 若迷走神经分支切断不完全，术后溃疡复发率可高达 10% 以上。为了保证迷走神经切断完全，食管下端剥离的长度不能少于 6cm。有人主张将食管下端纵肌环形切开，其复发率可降至 4%。

（万远廉）

第七节　高位胃溃疡的手术

位于胃小弯近端或接近贲门的胃溃疡，均属高位溃疡。手术切除必须防止食管下端梗阻或继发瘢痕狭窄。通常应用两种方法来防范。

一、置胃管法

设计胃切除线时，尽可能保留贲门部原有宽度，放置较粗的胃管，通过贲门，做为标志。应用 1 号丝线致密间断地全层缝合胃切口。缝合时注意浆肌层稍宽，粘膜层稍窄，适当多带浆膜面，形成严密的单层内翻缝合，以保持贲门部通畅（图 1 –7 –1）。然后行胃十二

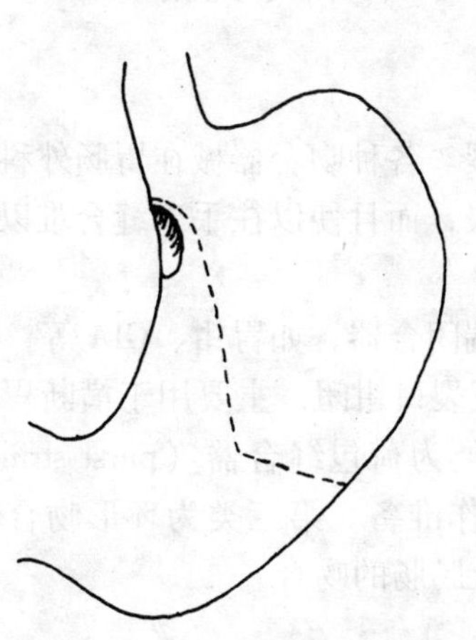
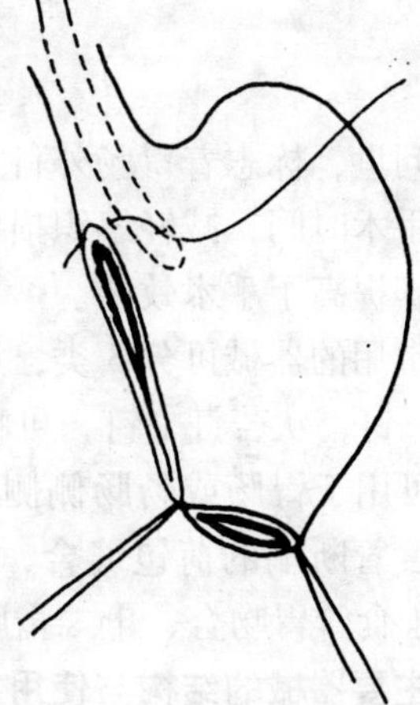

图 1 –7 –1　置胃管直接缝合法

指肠吻合。

二、胃空肠吻合法

当应用上述方法缝闭胃上端仍有张力时，可采用毕罗Ⅱ式胃空肠侧侧吻合法，以增加贲门部内径（仿 Polya 法）。可分 2 次断胃，绕过溃疡（图 1 – 7 – 2a）；在吻合口上端加缝一针浆肌层，使空肠壁贴附在胃壁上，有助于减轻反流（图 1 – 7 – 2b）。如勉强直接缝闭胃壁上段，有导致贲门部狭窄的危险，不宜采用（图 1 – 7 – 2c）。

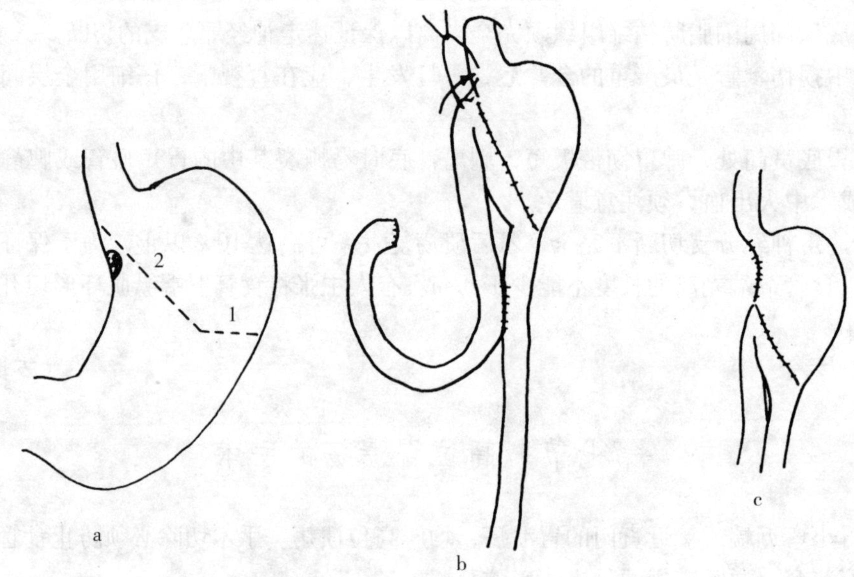

图 1 – 7 – 2　胃空肠吻合法

（严仲瑜）

第八节　吻合器在胃手术中的运用

一、概述

吻合器的问世，标志着胃肠外科又有了新进展。各种吻合器械在胃肠外科中的应用，不但大大缩短了手术时间，减轻组织损伤和血液丢失，而且使以往手工缝合难以完成的吻合术式，成为可能，提高了手术效果。

胃肠手术常用的器械可分 3 类，第一类为残端闭合器，如胃钳、GIA 等，器具中有两排平行的“U”形钉，状若订书钉，可将胃肠残端或裂口钳闭，主要用于横断胃、十二指肠或空肠。GIA 尚可用于胃肠或肠肠侧侧吻合。第二类为荷包缝合器（purst string instrument），主要用于肠、食管断端的荷包缝合，为器械吻合作准备。第三类为环形吻合器，常用的为 EEA，主要用于食管胃吻合、十二指肠胃吻合以及肠肠的吻合。

二、几种主要器械的结构与使用

现今吻合器械更新较快，新型号叠出，但其基本原理相同，本节不拟一一叙述，只要了解主要器械操作原理，各种类型吻合器的使用，即可举一反三，不难掌握。

（一）断端闭合器

即通常所称的“胃钳”，或横断吻合器（transection anastomosis，TA）主要由前端的砧头和有二排平行金属钉的钉座构成，将欲横断之胃或肠置于二者之间，拧紧旋钮使砧头与钉座紧夹胃肠组织，打开保险后，用力握紧击发器，完成操作。

（二）胃肠吻合器（gastro - intestinal anastomosis，GIA）

其前方之叉臂，一为砧头，一为钉座；后方手柄为击发器，对合两部分并用力握紧后，向前推动刀钮，即可在二排平行钉合的胃肠组织间切开，完成吻合。可切断并闭合胃或肠；作胃肠或肠肠的侧侧吻合。

（三）端端吻合器（end to end anastomosis，EEA）

主要由前端之砧头和有两排金属钉的钉座构成，将欲横断并吻合之胃或肠夹于二者之间，拧紧后方的旋钮，使砧头与钉座紧夹胃肠组织，移开保险后，用力握紧击发器，完成操作（图 1 - 8 - 1）。

（四）荷包缝合器（purse string instrument，PSI）

原型是一种带波形齿的夹持器，两侧夹座上均有可穿过直针的孔道，夹紧欲缝合处，用直针引导穿孔带过一条缝线，间断穿过浆肌层，完成缝合。新型的缝合器已预先装有缝线及相应的金属钉，可直接钳夹、击发，完成荷包缝合的穿缝线步骤（图 1 - 8 - 2）。

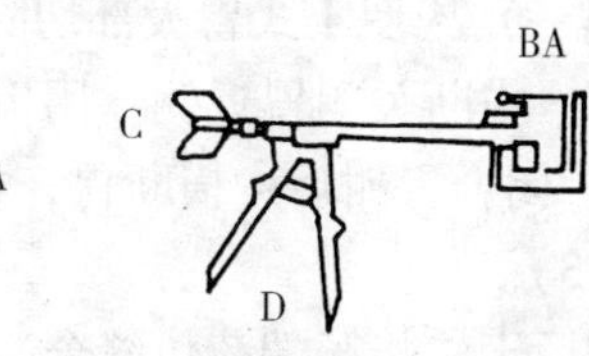

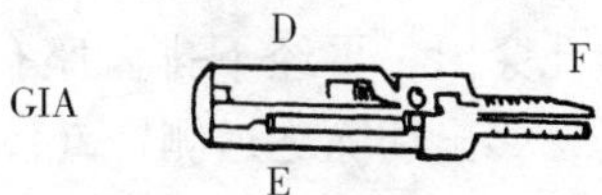

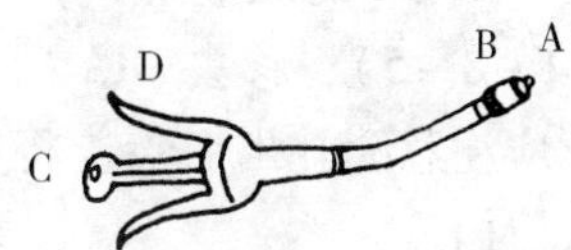

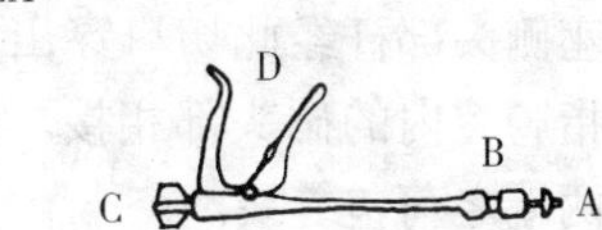

图 1 - 8 - 1 各种主要吻合器械

A. 砧头 B. 钉座 C. 旋钮 D. 击发器 E. 刀钮 F. 叉臂

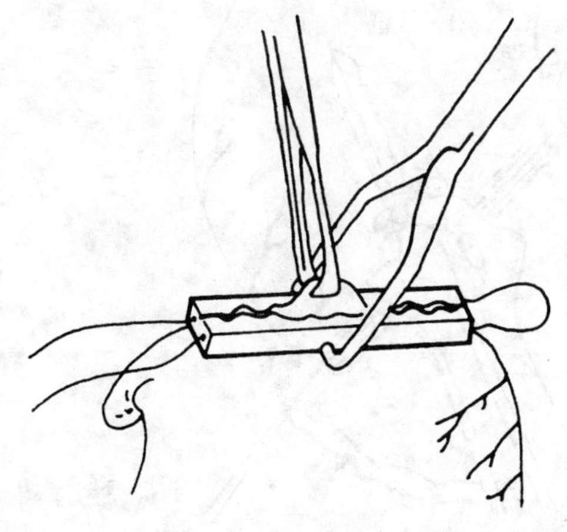

图 1 - 8 - 2 荷包缝合器

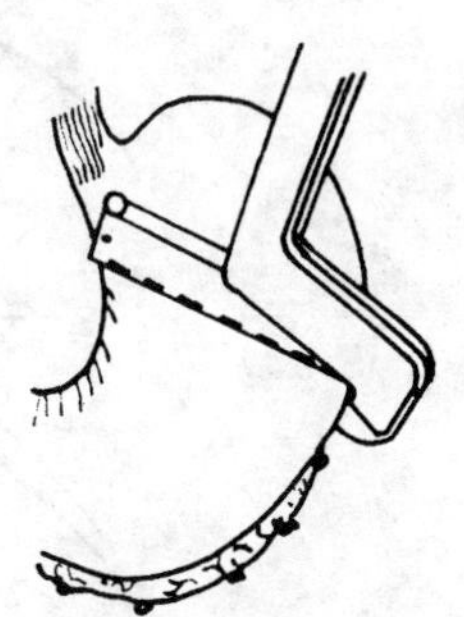

图 1 - 8 - 3 横断关闭胃近侧

三、各种吻合的操作

（一）毕罗Ⅰ式胃大部切除

1．横断关闭胃近侧　用胃钳钳夹胃近端欲切断部位，远侧以带齿止血钳（Kocher 钳）夹持。闭合胃钳后，横断胃，检查断面，缝扎出血点。若胃钳过小，可再次应用胃钳（图1－8－3）。

2．十二指肠端荷包缝合　用荷包缝合器钳夹十二指肠，以一直针穿线（4 号丝线或1 号尼龙线等），经上排齿座针孔穿出，再经下排齿座孔穿出，沿齿座胃侧断十二指肠，移出切除之远侧胃（图1－8－4）。

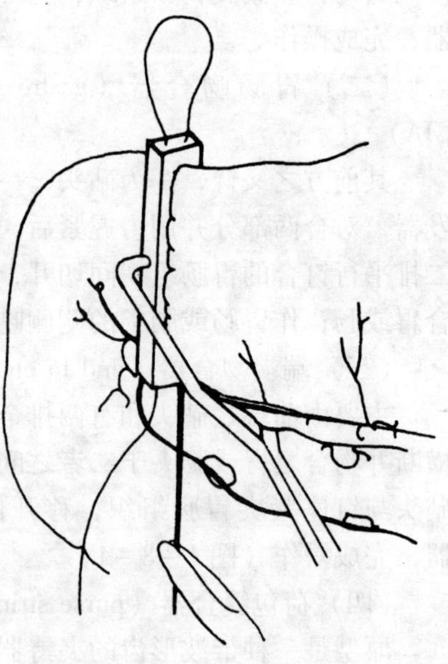

图1－8－4　放置荷包缝合器

3．残胃前壁切开　距残端3～4cm 处，于胃前壁作一长2～3cm 的纵形切口，亦可用胃肠吻合器做此切口（图1－8－5），移去 GIA 后，在两排金属钉间形成切口后，应注意缝扎出血点。将吻合器钉座及杆头经此切口放入胃内。

4．安置吻合器于残胃断端下方切开0.5cm，将吻合器钉座侧头部杆经此切口穿出，与通过荷包缝合口置入十二指肠腔内的砧头部相接。荷包缝合胃端切口，收紧结扎两端之荷包缝线。

拧紧螺旋使吻合口部胃、肠组织紧夹于砧头和钉座之间，握紧击发吻合器，完成吻合（图1－8－6）。

5．关闭胃前壁切口　用胃钳钳夹胃前壁两侧胃壁，

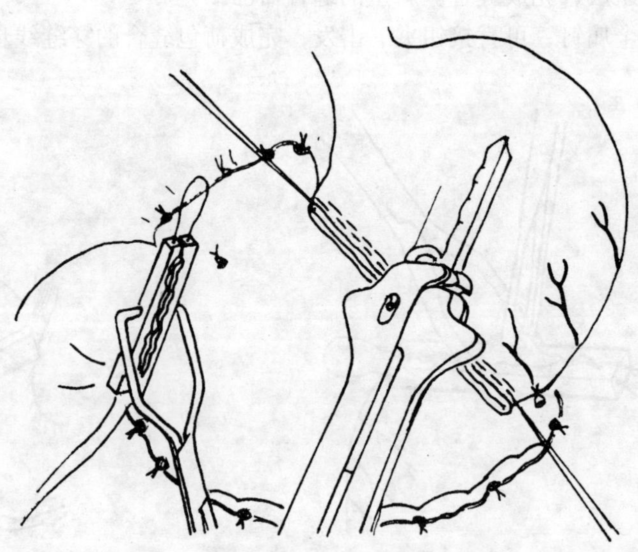

图1－8－5　残胃前壁做纵行切开

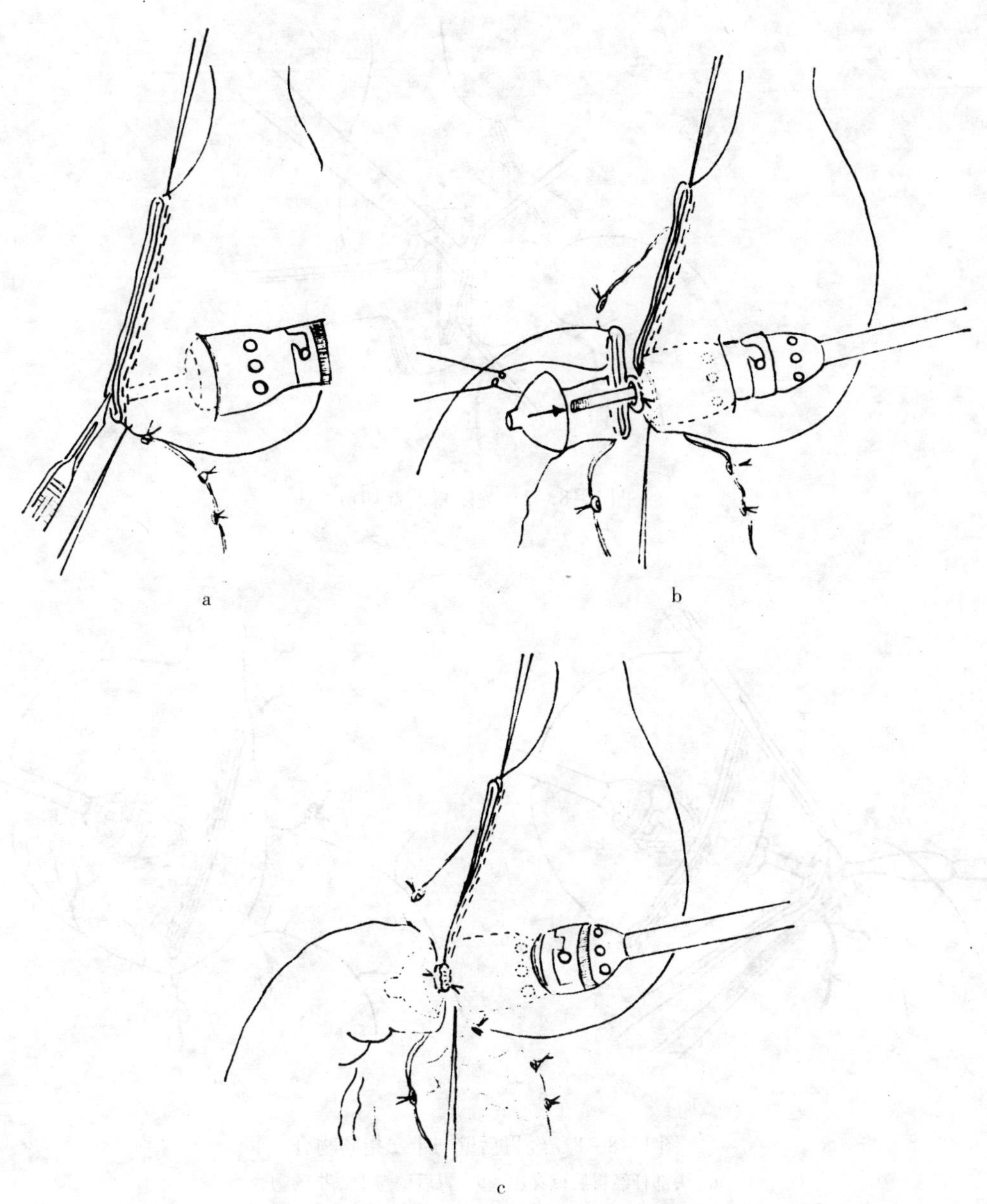

图1－8－6　吻合器行胃十二指肠吻合

a. 残胃断端下方做切口　b. 砧头与钉座相接　c. 拧紧螺旋，将胃肠组织夹持于砧头和钉座之间

关闭切口（图1－8－7）。

6. 几种供选择的替换吻合方式

（1）胃后壁十二指肠吻合：于胃后壁作0.5cm切口，将吻合器头部杆穿出，与砧头部相接，其余步骤同前述（图1－8－8）。

（2）省略胃前壁切开的方法：利用十二指肠胃侧切口，置入吻合器，行胃后壁十二指

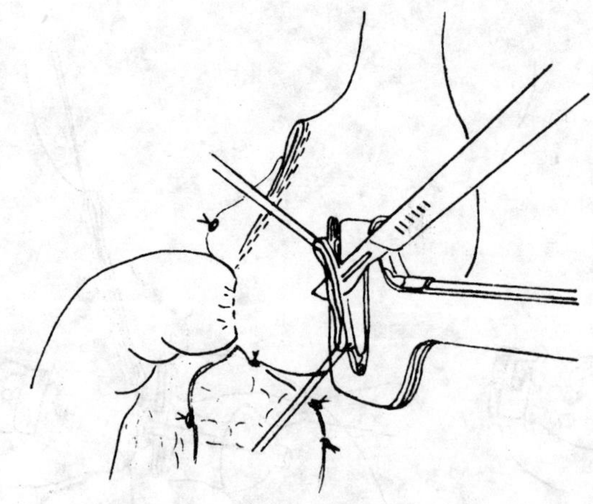

图1-8-7　关闭胃前壁切口

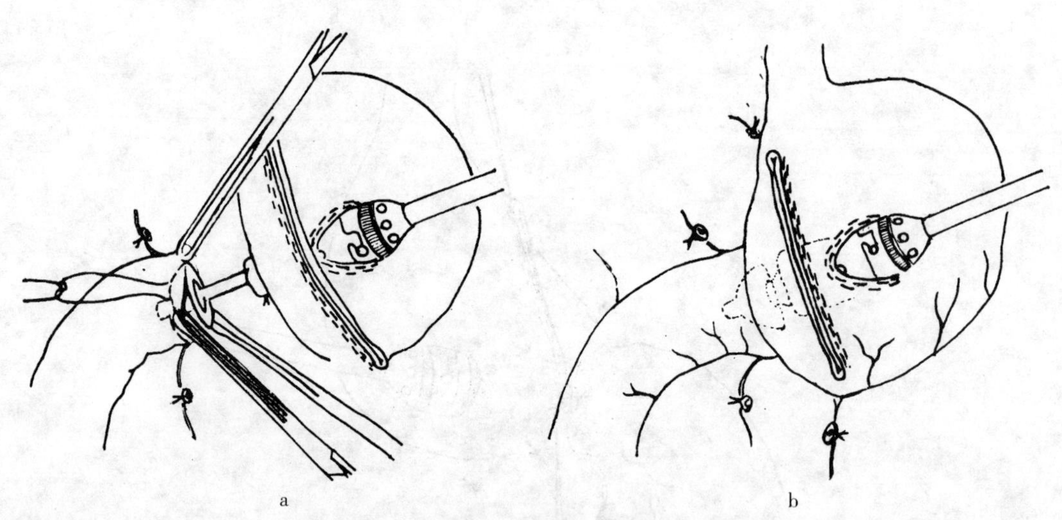

图1-8-8　经胃后壁与十二指肠吻合

a. 头部杆经胃后壁穿出　b. 胃后壁与十二指肠吻合

肠吻合。完成吻合后，再用胃钳切除远端胃，同时闭合胃残端，可省去胃前壁切开与闭合的步骤（图1-8-9）。

（二）毕罗Ⅱ式胃大部切除

1．十二指肠和胃残端的关闭　选择相应规格的胃钳（TA），分别钳夹十二指肠球部与胃近端，以Kocher钳或Payr钳钳夹对侧拟切除之胃部，于两钳间分别切断十二指肠及胃（图1-8-10）。

2．安置胃肠吻合器　将空肠袢与胃后壁靠近，用牵引线将两侧固定。分别在空肠与胃后壁大弯侧作小切口，将GIA两叉臂各自插入空肠及胃腔（图1-8-11）。

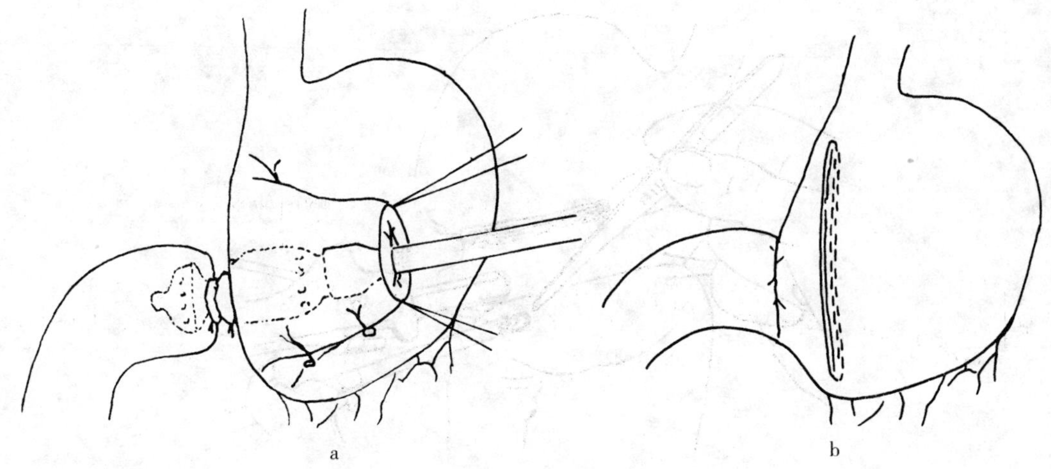

图1－8－9　省略胃前壁切开的方法

a. 置入吻合器　b. 吻合完成后，切除远端胃，闭合胃断端

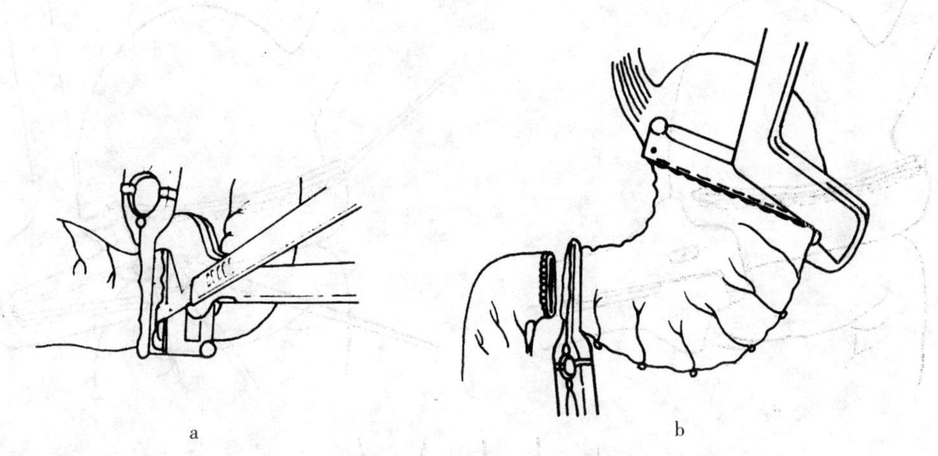

图1－8－10　关闭胃与十二指肠残端

a. 横断并关闭十二指肠球部　b. 放置胃钳于胃近侧

3. 完成胃肠吻合　GIA安装妥当后，握紧击发器，钉合后划动刀柄，完成吻合。以胃钳闭合胃和空肠的小切口，并缝合胃肠浆肌层，使胃壁覆盖于吻合口和闭合之小切口上（图1－8－12）。

4. 替换吻合方式　Roux－y胃空肠吻合　胃空肠吻合步骤同前述，完成后，在输出段空肠上作一小口，放入EEA钉座，与在近端空肠腔内之砧头相连，收紧结扎两侧荷包缝线后，拧紧螺旋，夹紧两侧肠段，启动吻合器，完成空肠空肠端侧吻合，空肠上小口可丝线间断缝合或用TA钉闭（图1－8－13）。

（三）近端胃大部切除术

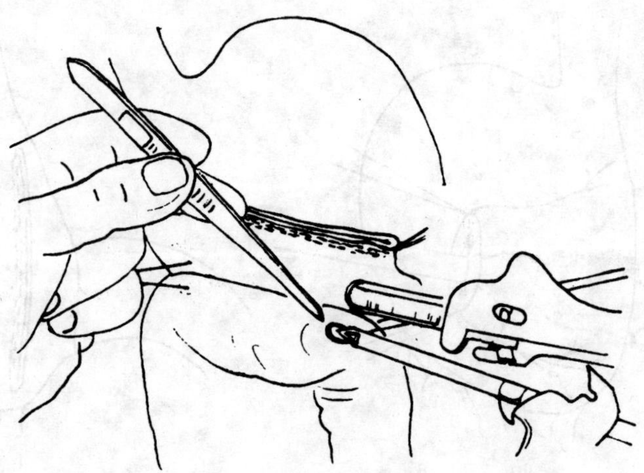

图1-8-11　安置GIA

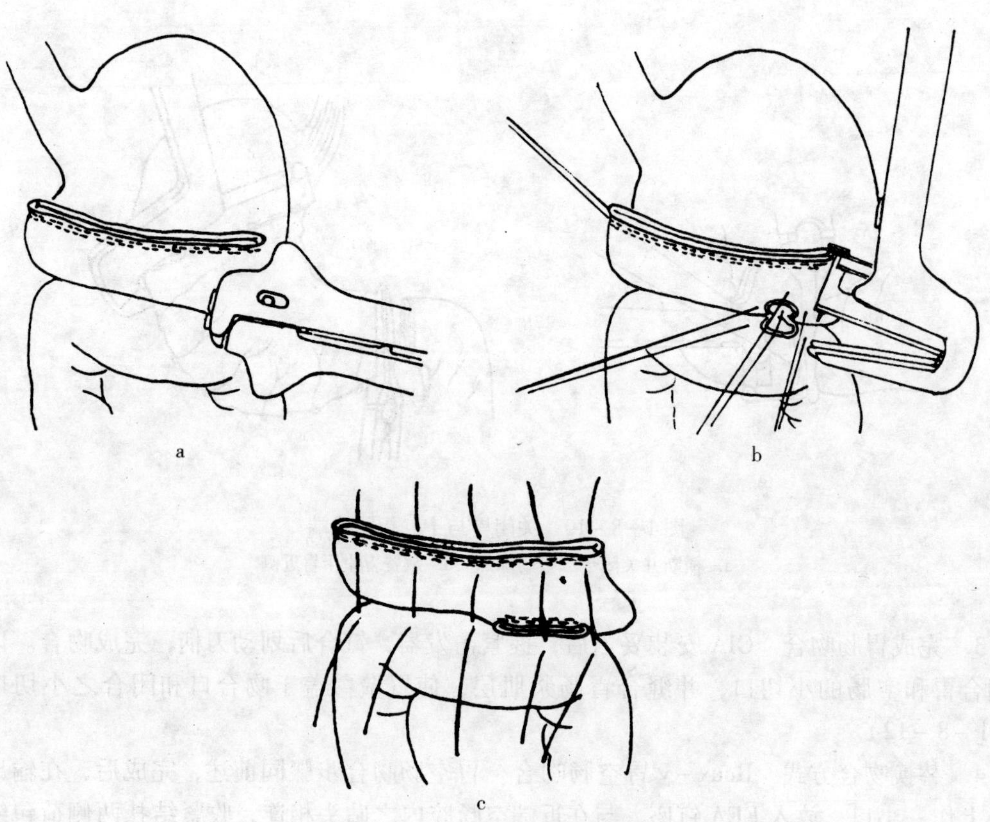

图1-8-12　用GIA行胃空肠吻合

a. 以GIA完成胃空肠吻合　b. 用TA闭合胃与空肠上的小切口　c. 缝合胃与空肠浆肌层

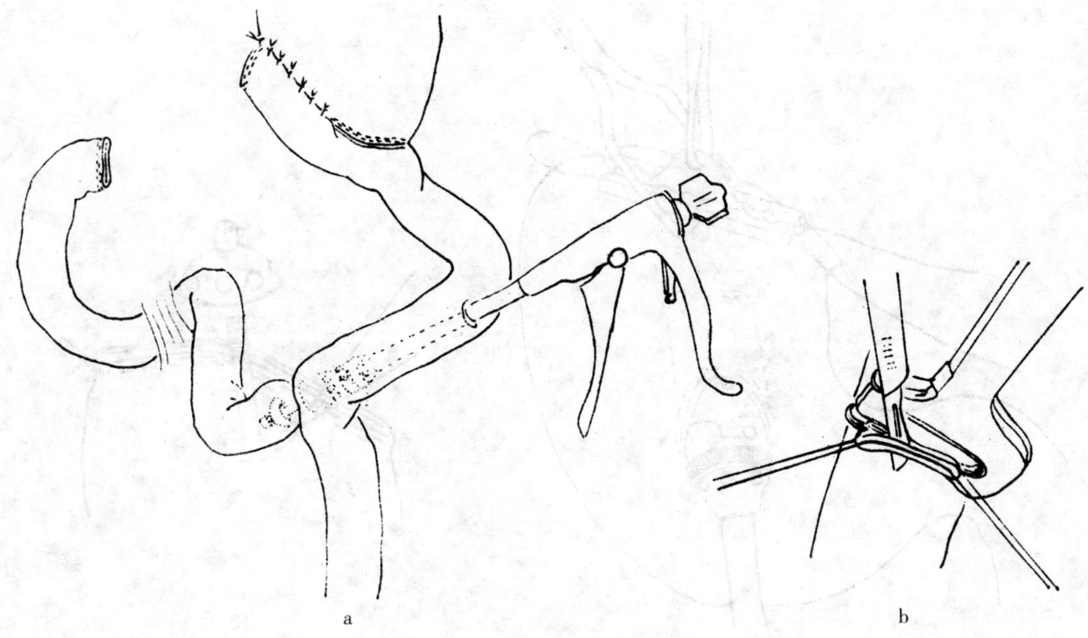

图 1－8－13　Roux－y 胃空肠吻合
a. 胃空肠 Roux－y 吻合　b. 闭合空肠上小切口

1. 胃前壁切开　切除近端胃后，于远侧胃体前壁行胃壁切开，可用手工操作或用 GIA 切开。

2. 安放吻合器　将 EEA 经切口插入胃内。于距胃断端 3～4cm 处，用荷包吻合器或手工作荷包缝合，在其中心穿出，再与砧头相接（图 1－8－14）。

3. 完成食管胃吻合　将食管下端修剪整齐后，以手工行连续锁边缝合或荷包缝合（图 1－8－15），放入与杆相接之砧头，收紧并结扎食管及胃壁荷包缝合线。拧紧螺旋，夹紧食道壁及胃壁，握紧吻合器手柄，击发，完成吻合（图 1－8－16）。

4. 现今改进型 EEA 可不作胃壁之荷包缝合，以前端尖锐之探杆，穿出胃壁，与预先安置于食管内并已抽紧荷包缝线的带杆砧头嵌合，直接钉合（图 1－8－17）。

（四）全胃切除术

1. 食管下端荷包缝合　切除全胃后，用单股尼龙线连续贯穿全层锁边缝合食管断端，或用荷包缝合器完成。

2. 吻合器置入空肠　将 EEA 经远侧空肠断端插入空肠，钉座侧长杆经肠壁穿出，荷包缝合空肠壁创口，结扎（图 1－8－18）。

3. 砧头置入食管　将 EEA 砧头装至钉座侧长杆上，并插入食管内，收紧并结扎荷包缝线，拧紧旋钮，紧握手柄，击发吻合器，完成食道空肠端侧吻合（图 1－8－19）。

4. 关闭空肠断端　用 TA 或手工关闭开放的空肠断端，注意空肠盲端不应过长，必要时切除部分空肠残端（图 1－8－20）。

5. 空肠－空肠端侧吻合　在远端空肠壁上做一小切口，将 EEA 插入远侧段空肠，按上

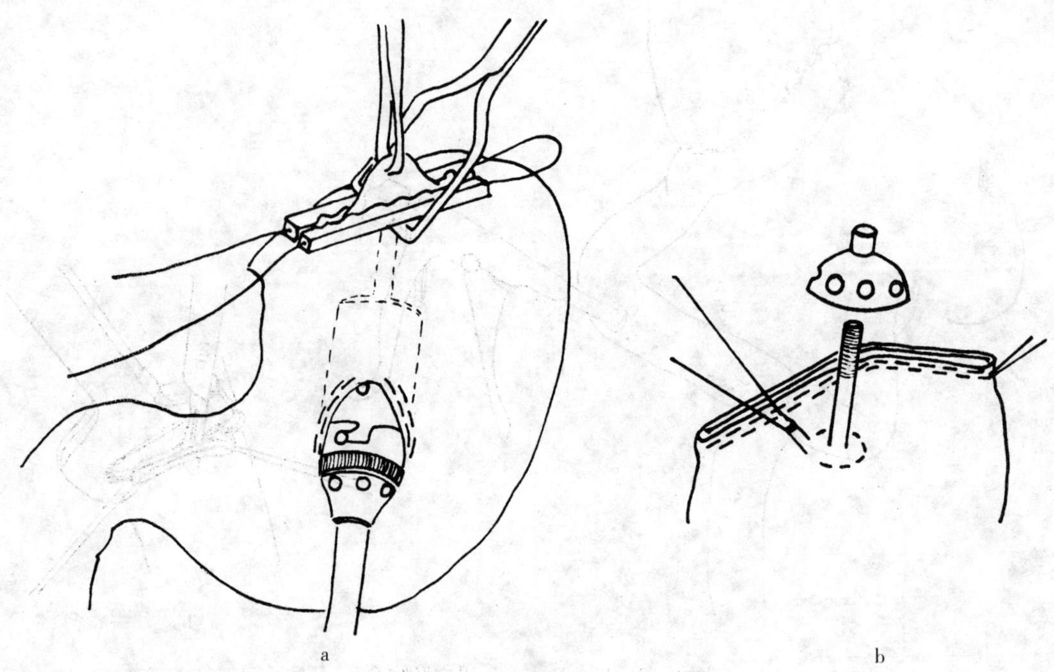

图 1－8－14　安放吻合器

a. 将吻合器置入胃内，作荷包缝合　b. 吻合器前端杆穿出胃壁

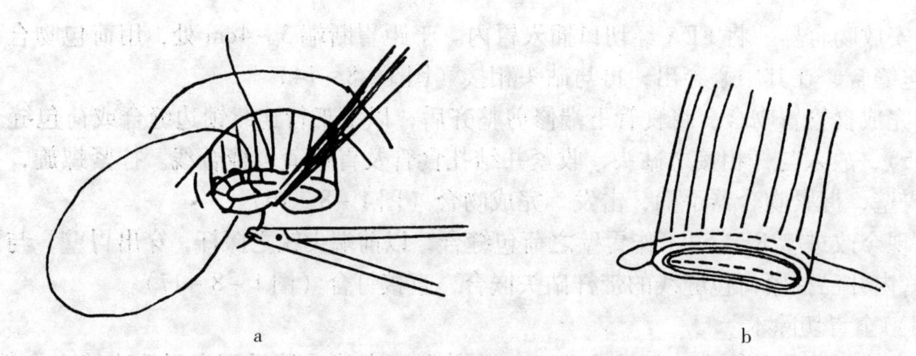

图 1－8－15　食管下端锁边缝合或荷包缝合

a. 锁边缝合　b. 荷包缝合

述相同的方法，与近端空肠吻合，其吻合口距食管空肠吻合口 40～45cm（图 1－8－21）。

6. 关闭空肠切口　可直接缝合关闭空肠上小切口。

（五）食管下段血管断流术

主要在门静脉高压症，食管下段和胃底静脉曲张时，作为食管下端胃底无血管化手术的一个步骤。

1. 切开胃前壁 在脾切除，游离胃近端及食管下段后，切开胃体前壁。

2. 食管断流 将EEA连同前方之砧头，通过胃体切口，进入食管下段，用7号丝线将食管壁紧扎于EEA砧头与钉座间之杆上，拧紧旋钮，握紧手柄，击发后完成吻合（图1－8－22）。

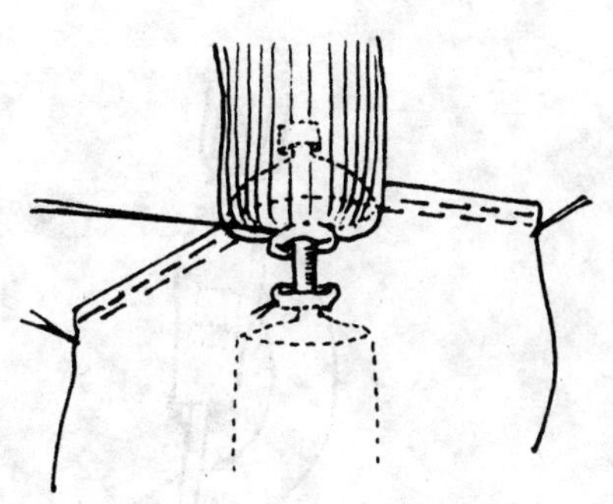

图1－8－16 收紧荷包缝合线

四、注意事项

1. 应从病情、经济条件等实际情况出发，衡量利弊，斟情选用。常规操作难度不大且可靠的吻合或一般胃肠切口缝合等，不必应用吻合器。

2. 金属钉在CT和X线片上会有假象，妨碍MRI的应用，钛合金钉影响较小，使用前应考虑到此类情况。

3. 吻合器械之原理相似，但各型号使用方法有所出入，术者在使用前，须熟悉欲采用器械的操作步骤。

4. 吻合器使用前应仔细检查，钳钉是否有缺失，部件是否齐全，大小规格是否适当等。

5. 击发吻合器之前，须确认砧头与钉座之间无肠外脂肪组织等夹在其间，并确认拟吻合之肠管和系膜没有扭转。

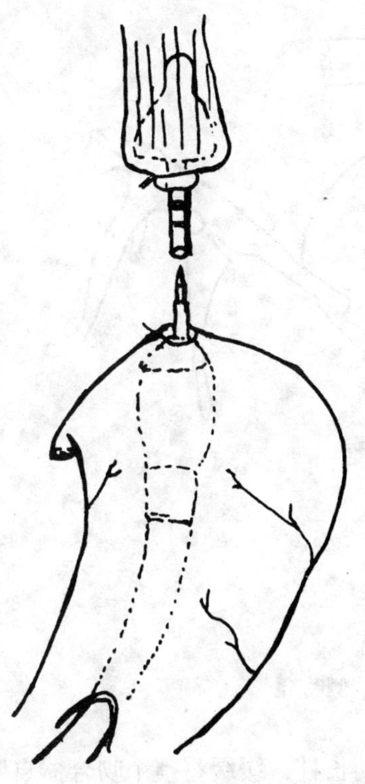

图1－8－17 砧头与器身可直接嵌合的PCEEA

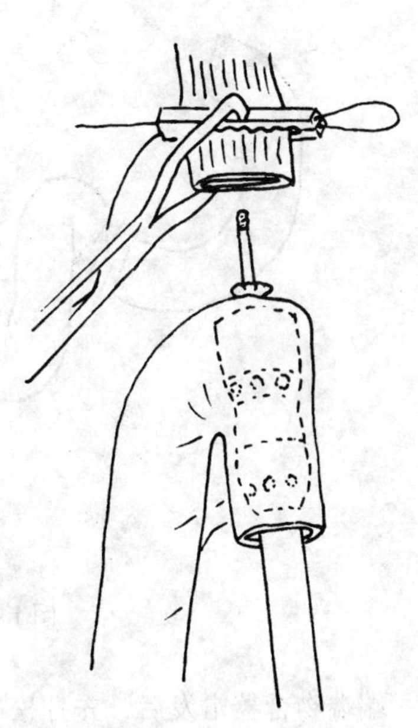

图1－8－18 EEA置入空肠

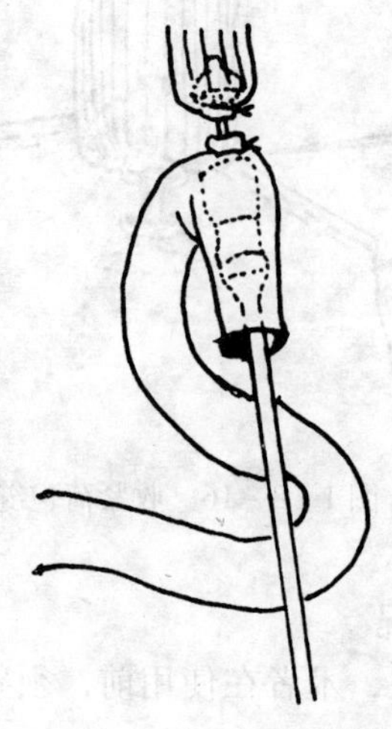
图 1－8－19　砧头置入食管

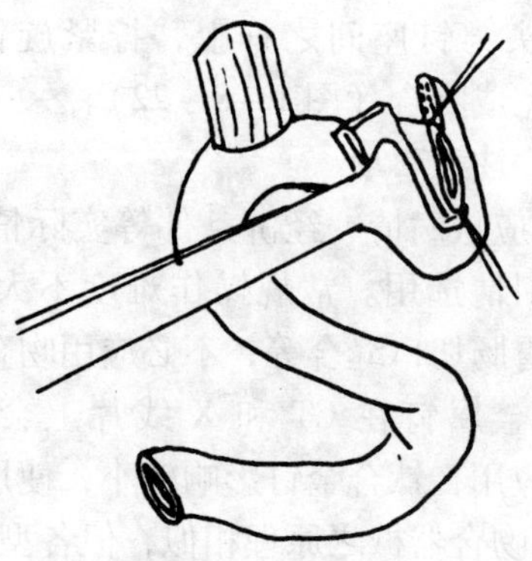
图 1－8－20　关闭空肠断端

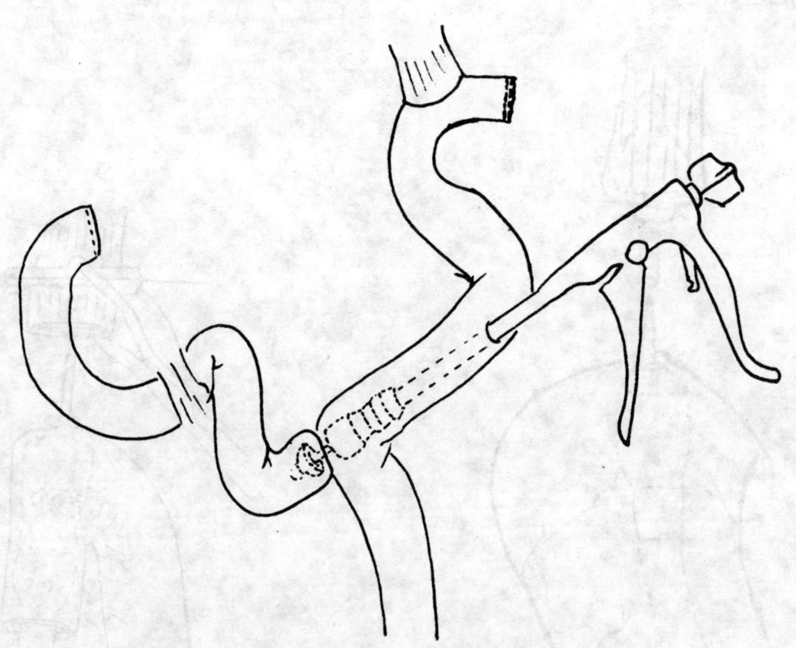
图 1－8－21　空肠空肠端侧吻合

6. 端端吻合器击发后，先拧松旋钮，再左右转动长杆，缓缓将整个吻合器自肠腔退出。若遇阻力，不可强行拉出，以免将吻合口撕裂，需进一步拧松砧头，再转动长杆，无阻力时再退出。

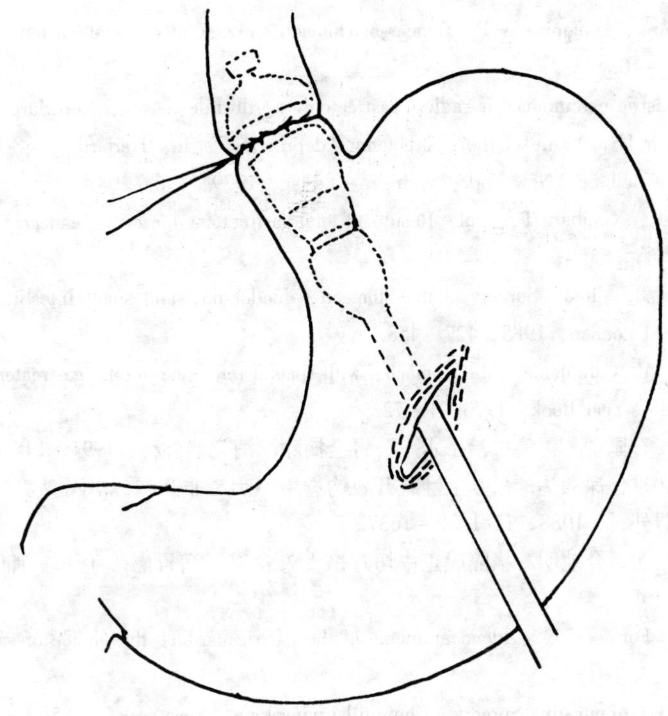

图 1－8－22　用 EEA 横断吻合食管下端

7. 吻合完毕应检查有无出血，吻合口周围是否完整，若有可疑缺损，应加固缝合，甚至重新吻合。

（严仲瑜）

参　考　文　献

1. Taylor Iedited. Progress in surgery. Volume 1 churchill Livingstone. Edinburgh London Melbourne and New York，1985，52～66.
2. 田宫洋一，武藤辉一. 迷走神经切离术. 消化器外科，1991，14：1064～1070.
3. Kremer K，Lierse W，Platzer W，et al edited. Atlas of Operative Surgery. 10 Volume Series. Esophagus，Stomach Duodenum. Thieme Medical Publishers Inc，New York，1989，183～192，252～282.
4. Zinniger MM. Extension of gastric cancer：is radicail gastrectomy worthwhile? Ann R Coll Surg，1980，62：25～30.
5. 小川道雄，本明宜彦，原田和则. 胃癌根手术——幽门侧切除术. 消化器外科，1991，14：1010～1024.
6. 长尾房大，高桥宣胖. 幽门侧胃切除术. 消化器外科，1988，11（7）：临时增刊号 75（867）～81（873）.
7. ，岛邦雄，山田真一，崎博司. 贲门侧胃切除术. 消化器外科，1988，11（7）：临时增刊号 84（876）～90（882）.
8. ，岛邦雄. 胃癌根之治手术一 胃癌に対すゐ　贲门侧胃切除°ı. 消化器外科，1991，14：1025～1035.
9. Rush B F，Brown MW，Ravith MM. Total gastrectomy：an evaluation of its use in the treatment of gastric canc-

er. Cancer 1960, 13: 143.

10. Adashek K, Sanger J, Longmire W P. Cancer of stomach: review of consecutive ten - years intervals. Ann Surg 1979, 189: 6 ~ 10.

11. Longmire W P. Gastric carcinoma: is radical gastrectomy worthwhile? Ann R Coll Surg 1980, 62: 25 ~ 30.

12. Pichlmayr R, Meyer HJ. Value of the gastrectomy "deprincipe". in: Herfarth C, Schlag P, eds. Gastric cancer. Berlin, Heidelberg, New York: Springer - Verlag, 1979, 196 ~ 204.

13. Koga S, Hiroyuki K, Kimiharu T, et al. Results of total gastrectomy for gastric cancer. Am J surg 1980, 140 : 636 ~ 638.

14. Scott H W Sawyers JL edited. Surgery of the Stomach, duodenum, and small Intestine. Blackwell Publications. Boston Oxford London, 1985, 427 ~ 458.

15. Paulino F, Roselli A. Carcinoma of the stomach: with special reference to total gastreatomy. Current problems in Surgery. Chicago: Year Book, 1973, 1 ~ 72.

16. 西满正，爱甲孝，石原省．胃癌根治手术——胃全摘除．消化器外科，1991，14: 1036 ~ 1055

17. 吉野肇一，铃木文雄，深濑达．吊り上げ式开腹钩を用いナこ非开胸，横隔膜切开によゐ食道浸润胃癌の手术．消化器外科，1988，11: 1630 ~ 1637.

18. 折田薰三，上川康明，合地明．横隔膜正中切开によゐ食道浸润胃癌の手°l．消化器外科，1988，11 : 1617 ~ 1628.

19. Papachristou K U, Forther J G. Adenocarcinoma of the gastric cardia: the choice of gastrectomy. Ann Surg 1980, 192: 58.

20. Foomm D edited. Gastrointestina Surgery. Churchill Livingstone, New York, 1985, 488 ~ 491, 688 ~ 690.

21. Postlethwait Rd edited. Surgery of the esophagus. 2d. edition, Norwalk, Commecticut, 1986, 476 ~ 479.

22. Kremer K edited. Atlas of operative surgery. Thieme Medical Publishers, New York, 1989. 113 ~ 345.

23. 日本胃癌学会．胃癌取ソ极ソ规约．第 13 版，东京：金元出版社株式会社，1999.

24. 王舒宝．从胃癌手术的历史演变探讨胃癌的现代外科治疗．中国实用外科杂志，1999，19(6): 371 ~ 373.

25. 陈峻青．完善胃癌的现代治疗而共同努力．中华胃肠外科杂志，2002，5 (1): 1 ~ 2.

26. 张一楚．进展期胃癌的切除范围．中华胃肠外科杂志，2003，6 (2) 71 ~ 72.

27. Kono K, Iizuka H, Sekikawa T, et al. Improved quality of life with jejunal pouch reconstructing after total gastretomy. Am J Surg, 2003, 185 (2): 150 ~ 154.

28. Horvath OP, Kalmar K, Cseke L, et al. Nutritional and life - quality consequences of aboral pouch construction after total gastrectomy: a randomized, controlled study, Eur J Srug Oncol, 2001, 27 (6): 558 ~ 563.

29. Gioffr Florio MA, Bartolotta M, Miceli J, et al. Simple versus double jejunal pouch for reconstruction after total gastrectomy. Am J Surg, 2000, 180 (1): 24 ~ 28.

30. Nakane Y, Michiuar T, Inoue K, et al. A randomized clinical trial of pouch reconstruction after total gastrectomy for cancer: Which is the better technique, Roux - en - Y or interposition? Hepatogastroenterology, 2001, 48 (39): 903 ~ 907.

31. Csendes A, Bourdiles P, Rojas J, et al. A prospective randomized study comparing D2 total gastretomy in 187 patients with gastric carcinoma. Surgery, 2002, 131 (4): 401 ~ 407.

32. Ikeguchi M, Kaibara N. Lymph node metastasis at the splenichilum in proximal gastric cancer. Am Surg, 2004, 70 (7): 645 ~ 648.

33. Furukawa H, Hiratsuka M, Ishikawa O, et al. Total gastrectomy with dissection of lymph nodes along the splenic artery: apancease - preserving method. Ann Srug Oncol, 2000, 7 (9): 669 ~ 673.

第二章　结肠直肠外科新手术

第一节　根3式右半结肠切除术

一、概述

对于结肠癌肿的根治性切除，现在一般都主张行清除到第3站淋巴结（主淋巴结）的根3式切除术，即从结肠各主干血管的根部切断，完整清除引流癌肿所在部位结肠的3组淋巴结。由于结肠癌有跳跃性淋巴转移的特点，当第1站淋巴结有转移时，常在第3站淋巴结也发现有转移，因而行根3式切除是必要的。

结肠的淋巴系统由边缘淋巴结、中间淋巴结和主淋巴结3组淋巴结构成。边缘淋巴结为第1站淋巴结，与结肠肠管平行沿边缘动脉弓排列。中间淋巴结为第2站淋巴结，沿供应结肠的5支主干动脉排列，分别为回结肠淋巴结、右结肠淋巴结、中结肠淋巴结、左结肠淋巴结和乙状结肠淋巴结。主淋巴结为第3站淋巴结，位于结肠各主干动脉的根部，在右半结肠为回结肠动脉根部淋巴结、右结肠动脉根部淋巴结和中结肠动脉根部淋巴结，在左半结肠为肠系膜下动脉根部淋巴结（图2－1－1）。

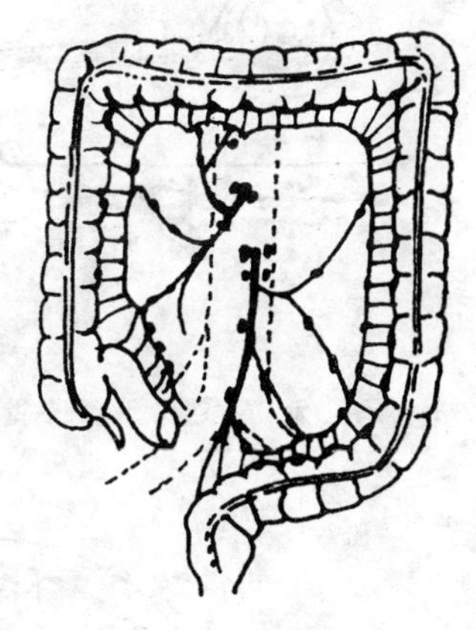

图2－1－1　结肠的淋巴结

结肠癌根治术有结肠部分切除术和结肠半切除术两种。切除1支结肠主干动脉及其供应的结肠肠段的称为结肠部分切除术。切除2支结肠主干动脉及其供应的结肠肠段的称为结肠半切除术。对左半结肠的癌肿，现在一般主张行结肠部分切除术，如对乙状结肠癌，可行乙状结肠切除术。而对于右半结肠癌，一般主张应行右半结肠切除术。

右半结肠切除术的切除范围为切除回结肠动脉和右结肠动脉以及这两支动脉所供应的右侧结肠。由于末段回肠的血管弓极为细小，其相当部分血流来自回结肠动脉的回肠支，一旦回结肠切断，很易因缺乏侧支吻合而发生血供障碍，因而还应切除10～15cm的末段回肠。另外，由于右结肠动脉和结肠中动脉之间也常有侧支吻合不充分的情况，因而还应切去结肠中动脉右支及其供应的肠段，即切除右1/3的横结肠。

传统的右半结肠切除术如Turnbull的术式，一般首先是自十二指肠水平部向下探查，找到右结肠动脉和回结肠动脉，予以切断、结扎，然后于相应的部位切断回肠和横结肠，再切断相应的系膜，切除右半结肠。由于没有在主干动脉的根部切断、清除主淋巴结，因而只是根2式手术。

根3式右半结肠切除术的要点有二。一是右Toldt筋膜和胰头十二指肠前筋膜的完整切除；二是肠系膜上静脉外科干（surgical trunk）的充分显露。

右 Toldt 筋膜和胰头十二指肠前筋膜都是胚胎时右侧结肠系膜后叶形成的融合筋膜。在临床上，一般认为右侧结肠是没有系膜的，供应右侧结肠的主干血管都走行于“腹膜后”。但实际上，在胚胎时期右侧结肠是有系膜的，供应右侧结肠的主干血管以及与之伴行的淋巴组织都被包于系膜的两叶之间。右侧结肠来自胚胎时期的中肠，呈矢状位游离于腹腔内，由两叶构成的背系膜连至腹后壁。胚胎发育过程中，中肠发生旋转，由矢状位转为额状位，部分肠壁被埋入腹后壁。于是，右侧结肠的后壁及其系膜的后叶与腹后壁腹膜相融合，形成右 Toldt 筋膜，埋于深方；右侧结肠的前壁及其系膜的前叶于腹腔内露出，在临床上，常将此右侧结肠系膜的前叶称为“后腹膜”（图 2－1－2）。此外，在右侧结肠系膜的上部，其后叶不是与腹后壁腹膜相融合，而是与胰头及十二指肠筋膜的前叶相融合，形成胰头十二指肠前筋膜，其向下与右 Toldt 筋膜相连，向上与横结肠系膜相连（图 2－1－3）。由此可见，右 Toldt 筋膜与胰头十二指肠前筋膜即为成为融合筋膜的右侧结肠系膜的后叶。

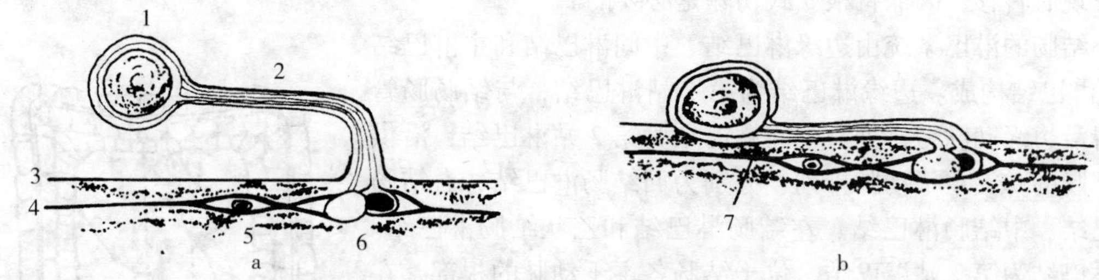

图 2－1－2 Toldt 筋膜的形成

1. 肠管 2. 背系膜 3. 腹后壁腹膜 4. 腹膜下筋膜 5. 输尿管 6. 腹主动脉与下腔静脉 7. Toldt 筋膜

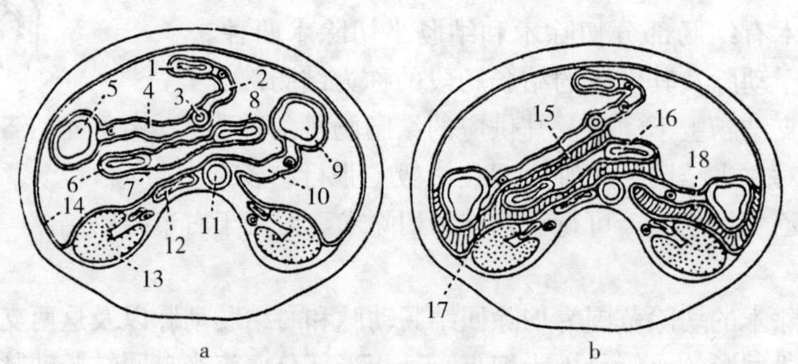

图 2－1－3 胰头十二指肠前筋膜与 Toldt 筋膜

a. 相互位置 b. 融合筋膜

1. 小肠 2. 小肠系膜 3. 肠系膜上动脉 4. 升结肠系膜 5. 升结肠 6. 十二指肠降部 7. 胰头 8. 十二指肠升部 9. 降结肠 10. 降结肠系膜 11. 腹主动脉 12. 下腔静脉 13. 肾 14. 侧腹膜 15. 胰头十二指肠筋膜 16. 胰后 Tritz 筋膜 17. 右 Toldt 筋膜 18. 左 Toldt 筋膜

整块切除是癌根治性手术的基本原则。由于右侧结肠的淋巴组织与供应右侧结肠的血管伴行，走行于右侧结肠的系膜内，因而根据整块切除的原则，右半结肠根治性切除应将右侧结肠。右侧结肠系膜的前叶、融合成右 Toldt 筋膜和胰头十二指肠前筋膜的右侧结肠系膜的后叶、以及包在系膜前后两叶之间的血管淋巴组织行整块切除，使癌组织不与留下的健康组织发生接触。如果没有意识到右 Toldt 筋膜和胰头十二指肠前筋膜的存在，没有注意将右侧结肠系膜后叶完整地剥离，就很容易将右侧结肠系膜后叶及粘附于其上的转移淋巴组织残留，造成淋巴清扫不彻底，这是右侧结肠癌根治术后局部淋巴复发的一个重要原因。

肠系膜上静脉外科干指回结肠静脉汇入点到胃结肠静脉干（由胃网膜右静脉、胰十二指肠下静脉、右结肠静脉、结肠中静脉等合流而成，变异较多）汇入点之间的肠系膜上静脉，由 Gillot 于 1964 年提出（图 2－1－4）。外科干的长度为 1.4～8.5cm，平均 3.8cm。其右侧有回结肠静脉、右结肠静脉、胃结肠静脉干等汇入，其左侧为肠系膜上动脉，肠系膜上动脉发出的回结肠动脉、右结肠动脉、结肠中动脉等都从外科干的前方横过行向右侧。为了能在直视下准确、彻底地清除主淋巴结，首先就必须充分解剖出肠系膜上静脉外科干，在其右侧切断各主干静脉根部，在其左侧肠系膜上动脉发出分支水平切断各主干动脉根部，清除主淋巴结。如果不解剖出肠系膜上静脉外科干，就不可能在各主干动脉根部切断血管，就无法清除主淋巴结，就无法完成根 3 式切除。仅仅在肠系膜上静脉右侧切断各主干血管的手术方法只达到了根 2 式切除，是不充分的。

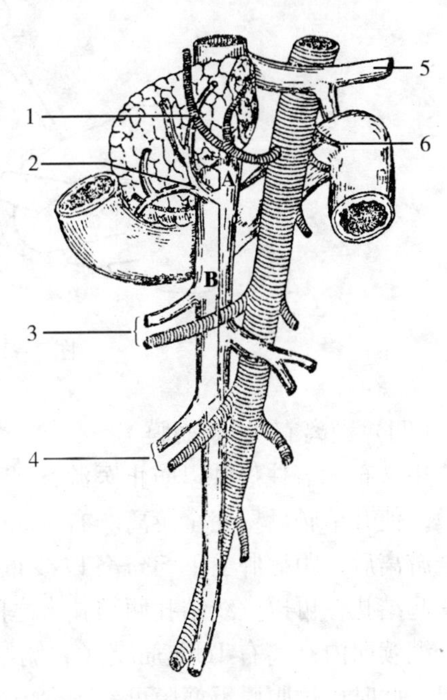

图 2－1－4　肠系膜上静脉外科干

1. 结肠中动脉　2. 胃结肠静脉干
3. 右结肠动静脉　4. 回结肠动静脉
5. 脾静脉　6. 第一空肠动脉
A. 肠系膜上静脉根部　B. 肠系膜上静脉外科干

根 3 式右半结肠切除术的治疗效果良好。据日本资料，5 年生存率达 70%～80%，其中，主淋巴结有转移的病人的 5 年生存率为 37.5%～42.8%。

二、适应证

进展期盲肠癌、升结肠癌、结肠肝曲癌。

三、手术步骤

（一）切开腹壁

右经腹直肌切口。上达肋弓下 1～2cm 处，必要时可与肋弓平行再向内上切开数厘米，以利于结肠肝曲的游离和横结肠的处理。下达髂前上棘水平稍下方。

（二）探查腹腔

开腹后检查有无腹腔积液，有无腹膜转移结节。有时大网膜与癌肿有粘连，应将该部大网膜直至其血管根部行楔形切除。探查肝脏有无转移结节，盆腔有无转移结节，探查全部结肠有无其他肿物。

将横结肠拉向上方，将全部小肠推向左侧，以大盐水纱垫隔开，充分显露出右侧结肠系膜。仔细观察癌肿所在的部位、大小、是否已浸出浆膜、以及向周围浸润的情况，再仔细检查右侧结肠系膜内三组淋巴结转移的情况。

（三）切开侧腹壁腹膜

距癌肿外侧数厘米切开侧腹壁腹膜。向下绕过盲肠下方，沿小肠系膜下方向内切开达右髂总动脉处；向上达右膈结肠韧带下方（图2－1－5）。

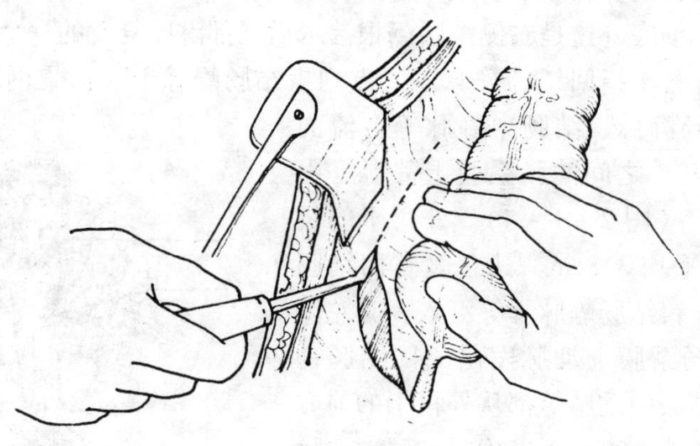

图2－1－5　切开侧腹壁腹膜

（四）剥离右 Toldt 筋膜

用纱布垫盖住癌肿以防止医源性扩散。提起升结肠和盲肠，自外向内完整剥离右 Toldt 筋膜，使升结肠后壁完全游离。右 Toldt 筋膜为微白色膜样组织，很容易辨认。升结肠后壁完全游离后，距癌肿上下5cm 各以纱布条结扎肠管，要连同边缘血管弓及覆盖癌肿的纱布垫一起结扎，再以丝线结扎两结扎带之间的主干血管分支。

继续向内剥离右 Toldt 筋膜（右侧结肠系膜后叶），使右侧结肠系膜的前后两叶都完整掀起。此时透过腹膜下筋膜可看到深方的髂腰肌、右输尿管和右精索血管。注意确认与保护右输尿管，向内游离达输尿管内侧数厘米，向上游离达十二指肠水平部前方，向下游离至显露出右髂总动脉（图2－1－6，2－1－7）。

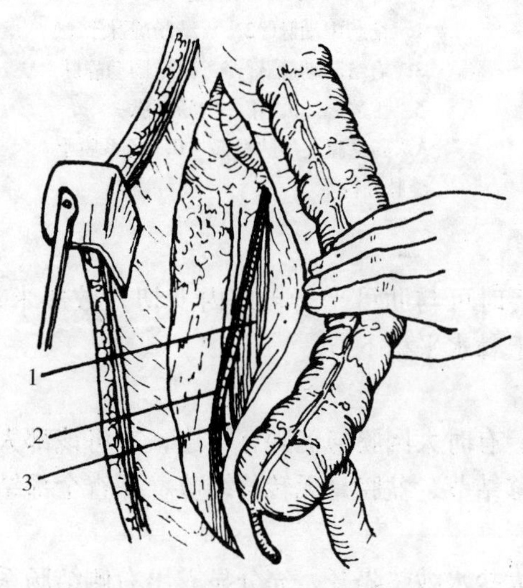

图2－1－6　游离腹后壁

1. 髂腰肌　2. 精索动静脉　3. 输尿管

（五）切断回肠

距回盲部10～15cm 切断回肠。首先切断结扎边缘动脉弓，然后在拟定切断处剥离1.5～2cm 的系膜，于该处钳夹两把有齿钳，在两钳之间切断回肠。肠管断端作消毒处理。

（六）显露肠系膜上静脉外科干

将右侧结肠系膜展平。自回肠切断处向回结肠动脉根部方向切开右侧结肠系膜的前叶，直至显出肠系膜上静脉，继而同样切开右侧结肠系膜后叶，若遇有血管分支予以切断、结扎。

此时，透过尚未切开的右侧结肠系膜的前叶，可看到回结肠血管，右结肠血管和结肠中血管的大致走行。首先仔细找到回结肠静脉进入肠系膜下静脉的流入点，继而继续向上切开右侧结肠系膜的前叶，显露出肠系膜上静脉外科干的全长。此时应仔细切开肠系膜上静脉的血管鞘，即可清楚地显示出回结肠静脉、右结静脉的流入点，向上一直游离至显出胃结肠静脉干的流入点（图2－1－8）。

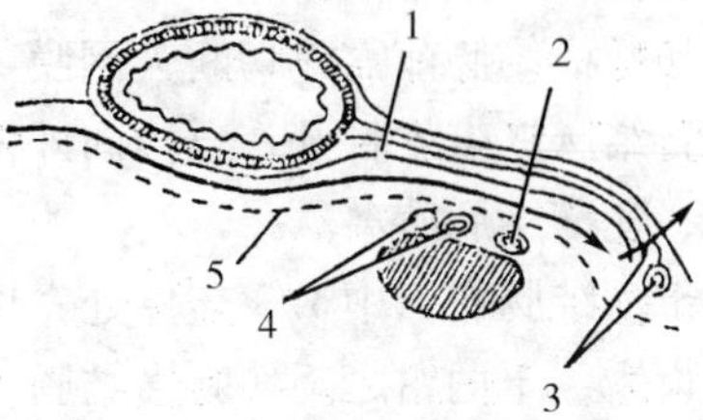

图2－1－7　腹后壁的剥离层次

1. 右 Toldt 筋膜　2. 右输尿管　3. 肠系膜上动静脉　4. 右精索动静脉　5. 腹膜下筋膜

（七）切断各主干血管根部，清除主淋巴结

于肠系膜上静脉外科干右侧仔细切断、结扎回结肠静脉、右结肠静脉根部，再沿胃结肠静脉干找到其结肠支，于结肠支根部切断、结扎。

肠系膜上动脉位于肠系膜上静脉的左后方，周围包绕许多较强韧的神经丛纤维，因而清楚地解剖出肠系膜上动脉较困难，一般在肠系膜上静脉外科干的左侧切断、结扎回结肠动脉和右结肠动脉，即可达到清除主淋巴结的要求。

（八）显露十二指肠、胰头

沿肠系膜上静脉外科干右缘继续自下向上切开右侧结肠系膜的后叶（即右 Toldt 筋膜）。向上达十二指肠水平部时，右 Toldt 筋膜移行为胰头十二指肠前筋膜。继续向上切开胰头十二指肠前筋膜达胰腺下缘，即可显露出十二指肠水平部和胰头。

将横结肠提起，充分展开横结肠系膜，沿胃结肠静脉干结肠支断端的内上方即可找到结肠中动脉的右支，于右支根部切断、结扎（图2－1－9）。

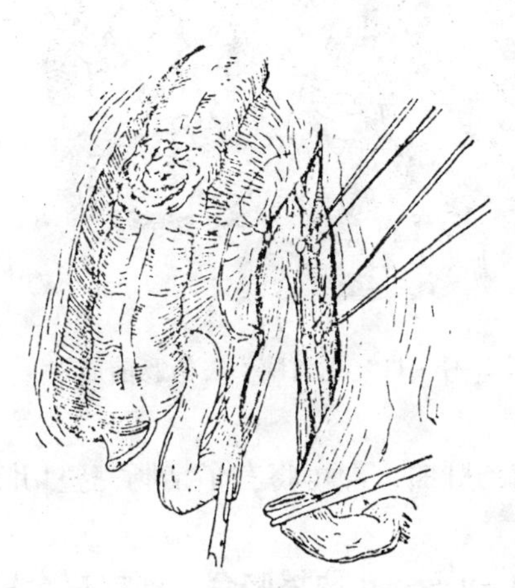

图2－1－8　显露肠系膜上静脉外科干

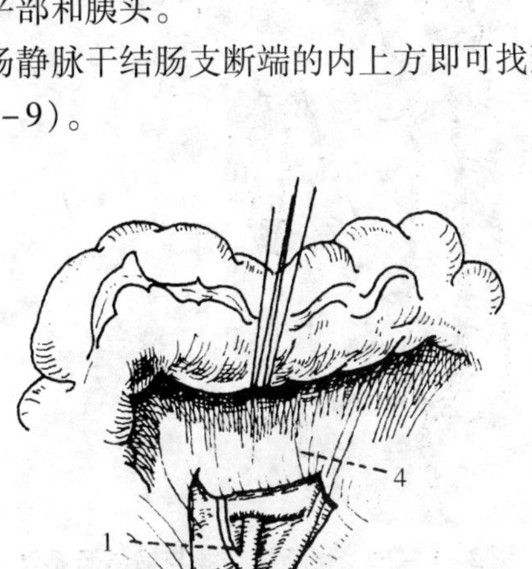

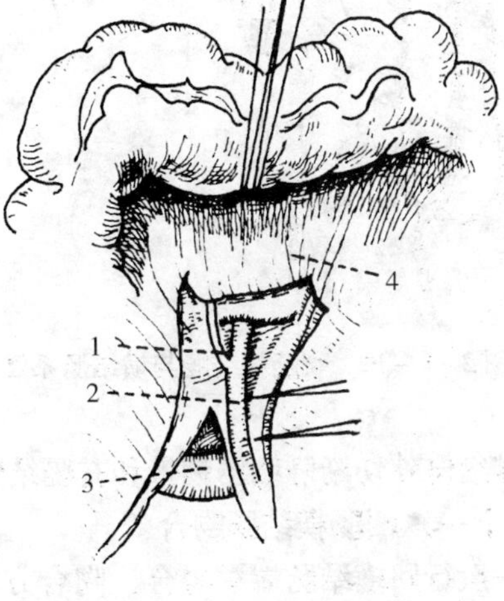

图2－1－9　显露十二指肠，胰头

1. 胃结肠静脉干　2. 肠系膜上静脉外科干　3. 十二指肠水平部与胰头　4. 结肠中部脉右支

（九）切断横结肠

切断横结肠前需先切断大网膜。由于大网膜右侧与横结肠系膜相粘连，因而可先从较游离的胃结肠韧带处打开，自内向外依次切断大网膜及大网膜与十二指肠、胆囊、腹壁等处的粘连，使横结肠游离。

于横结肠右、中1/3交界处先切断边缘动脉弓，然后剥离1.5~2cm的系膜，再钳夹两把有齿钳，于两钳之间切断横结肠。肠管断端仔细消毒处理，并予以包扎避免污染腹腔。

自横结肠切断处向胃结肠静脉干结肠支切断处切断横结肠系膜，仔细结扎系膜两叶之间的血管分支（图2-1-10）。

（十）剥离胰头十二指肠前筋膜

将已切断的横结肠及系膜轻轻向外牵拉，自内向外自胰头前方剥离胰头十二指肠前筋膜，向外越过十二指肠降部，即可将胰头十二指肠前筋膜完整剥除（图2-1-11，2-1-12）。

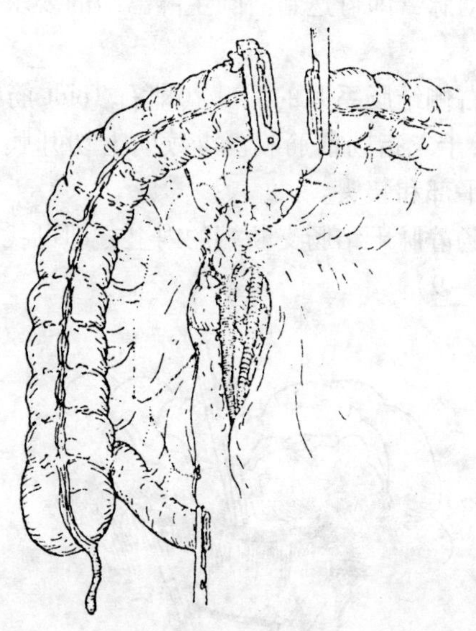

图2-1-10　切断横结肠与横结肠系膜

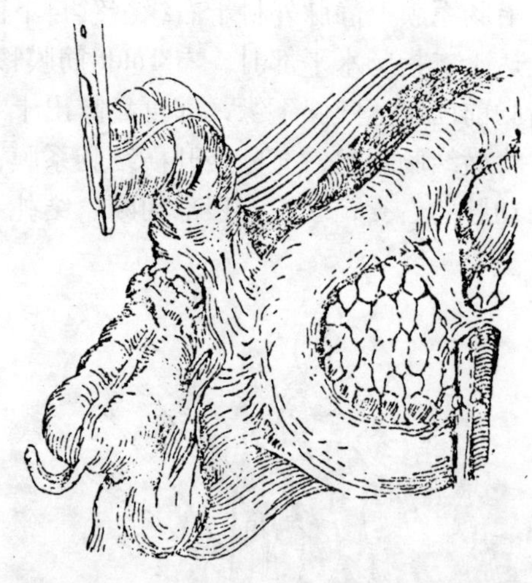

图2-1-11　剥离胰十二指肠前筋膜

继续向外切断肝结肠韧带和右膈结肠韧带，游离结肠肝曲，即可将右半结肠完整切除。

（十一）回肠横结肠吻合

一般行回横结肠端端吻合、吻合方法多采用Albert-Lembert两层吻合，即内层全层间断缝合，外层浆肌层间断内翻缝合。

将回肠断端和横结肠断端靠拢，要无张力。有齿钳钳夹的部分若钳夹超过1小时应予以切去。距肠管断端数厘米钳夹肠钳以防止肠内容泄出。以纱布垫将吻合部位与周围组织隔开。开放肠腔，拭净肠腔内的内容，肠腔内以0.1%洗必泰溶液消毒，细丝线结扎断端的出血。仔细剥除距肠管断端8mm以内的系膜以利吻合。再次确认肠管的血运。

先于系膜缘以细丝线距肠管断端0.5cm行一针浆肌层间断内翻缝合，将两肠管拉近。

再于对系膜缘同样缝一针。然后可先行后壁浆肌层缝合，再行后壁与前壁的全层缝合，最后行前壁的浆肌层缝合，针距4mm。也可先行后壁、前壁的全层缝合，再行前壁、后壁的浆肌层缝合。全层缝合完毕后应移去肠钳，移去保护的纱布垫，更换污染的手术器械，术者更换手套。吻合完成后再以细丝线仔细缝合系膜缺损（图2－1－13）。

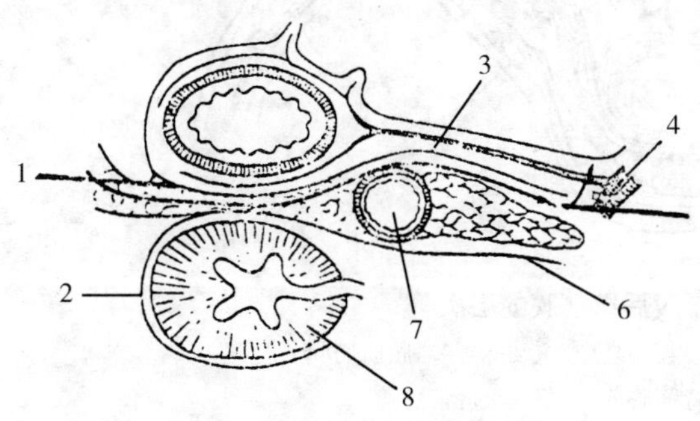

图2－1－12 胰十二指肠前筋膜的剥离层次

1. 右Toldt筋膜 2. 肾筋膜 3. 胰十二指肠前筋膜
4. 肠系膜上动静脉 5. 剥离线 6. 腹膜下筋膜
7. 十二指肠降部 8. 右肾

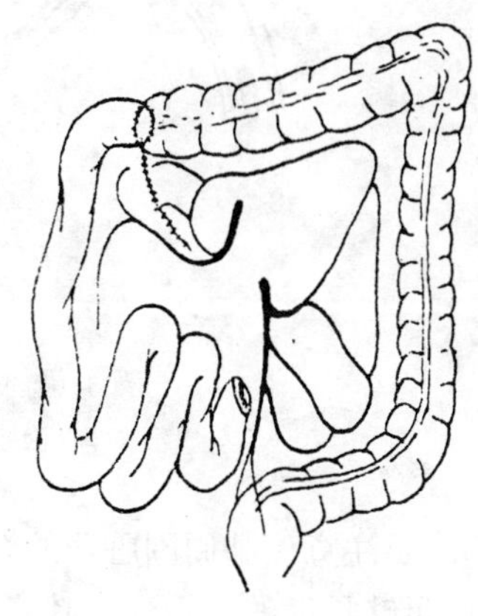

图2－1－13 回横结肠吻合

（十二）放置引流，关腹

由于腹后壁进行了广泛的剥离，为防止术后淋巴液的贮留，应于腹后壁放置硅胶引流管，自右下腹另开口引出。

将小肠无扭曲地重新排列于腹腔。

逐层缝合腹壁切口。

四、术后处理

术后持续胃肠减压至恢复肠道排气。术后3日左右，腹腔引流液少于每日50ml时，拔除腹腔引流管。

五、注意事项

1. 应根据癌肿的具体情况来决定手术切除的范围。在不影响根治性的前提下，尽量采取侵袭较小的手术。当癌肿未侵及浆膜，边缘淋巴结无肿大时，可行根2式手术，即在肠系膜上静脉外科干右侧切断主干血管、清除中间淋巴结即可。但若癌肿已侵及浆膜，边缘淋巴结已有肿大时，则一定要行根3式手术。

2. 要注意结肠后壁癌肿浸润的深度，以决定腹后壁筋膜切除的范围。腹后壁的层次由浅至深依次为：①腹后壁腹膜形成的融合筋膜（Toldt筋膜）；②腹膜下筋膜。其包绕肾脏处分为肾筋膜前叶和肾筋膜后叶；③腰肌筋膜（图2－1－14）。筋膜对阻止癌肿浸润起着重要的屏障作用。因此，根据整块切除的原则，当一层筋膜被癌侵犯时，应将其深面的一层筋膜切除，以包住癌组织使之不与留下的健康组织发生接触。当结肠后壁癌肿未侵及Toldt筋膜时，完整掀起右Toldt筋膜即可达到整块切除的要求。若癌肿已穿过Toldt筋膜，则需切除该部的腹膜下筋膜（常与腰肌筋膜融合成一层）。若为结肠肝曲癌，则需切除肾筋膜前叶，露出肾脂肪囊。若癌肿穿透腰肌筋膜，则需切除该部腰肌的肌膜。

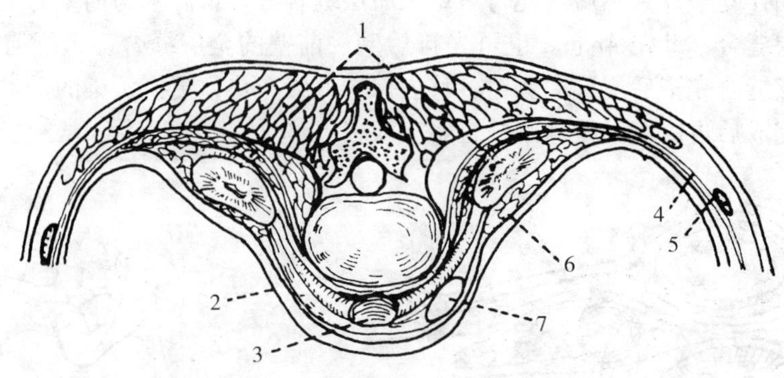

图 2－1－14 腹后壁筋膜的层次

1．肾筋膜后叶 2．腹膜 3．腹主动脉 4．腰肌筋膜
5．腹膜下筋膜 6．肾筋膜前叶 7．下腔静脉

3．要注意癌肿周围脏器的合并切除。根据整块切除的原则，结肠癌肿除应切除其近侧和远侧足够长度的肠管外，其浆膜侧也须切除足够厚度的正常组织，以使癌组织与留下的健康组织不发生接触。当结肠癌肿浸润至周围脏器时，为保证癌肿浆膜侧的充分切除，应行该脏器的合并切除。如果只是将癌肿自该脏器上剥离下来，势必造成癌组织的残留而造成术后复发。因此，右侧结肠癌浸润至小肠时，应合并切除该段小肠并清除其所属淋巴结。右侧结肠癌肿浸润至输尿管时，应行该段输尿管的合并切除，然后结扎其远侧断端，而将近侧断端与对侧输尿管行端侧吻合。右侧结肠癌肿浸润至十二指肠肠壁时，应楔形切除被浸润的十二指肠肠壁，然后提上一段空肠与缺损处相吻合，如缺损不大也可两层缝闭缺损处。右侧结肠癌肿浸润至胰头部胰腺固有筋膜时，需合并行胰十二指肠切除术。由于癌肿与周围脏器的粘连有时为炎性而非癌性，因而在决定行合并切除前，应作粘连组织的冷冻病理切片，证实为癌性浸润时，再行合并切除。

4．结肠肝曲癌由于癌肿靠近横结肠，因而要行扩大的右半结肠切除术。扩大切除的范围为：①横结肠要从其右 2/3 与右 1/3 交界处切断，大网膜也相应要从该处切断，向右进行切除；②结肠中动脉要从根部切断，清除结肠中动脉根部淋巴结；③要切除胃网膜右动脉，沿胃大弯切除大网膜。向右于根部切断胃网膜右动脉，清除幽门下淋巴结；④胃结肠静脉干也应从其根部切断。

5．手术过程中要注意剥离的层次。在游离右 Toldt 筋膜时，注意不要剥离过深。如果将深一层的较非薄的腹膜下筋膜也游离起来，因为腹膜下筋膜在内侧包绕输尿管，向内侧游离时会把输尿管也游离至前方，容易造成误伤，所以要注意保持在腹膜下筋膜前方进行剥离。在游离胰头十二指肠前筋膜时也要注意保持正确的层次，以免剥离过深损伤胰腺固有筋膜而造成出血。在结肠肝曲和十二指肠降部之间仅隔一层胰头十二指肠前筋膜，因而剥离时也要注意顺筋膜层次进行剥离，以免撕破十二指肠。在解剖肠系膜上静脉外科干时应仔细剪开非薄的静脉鞘，这样就容易清楚地显示出从回结肠静脉到胃结肠静脉干的各个分支，操作简单省时，并可避免出血。

6．要注意右半结肠血管的变异。右侧结肠血管变异的情况较多。若右结肠动脉与结肠中动脉共干时，应从共干的根部切断，清除主淋巴结。若结肠中动脉右支有多个分支时，应从最接近根部的一支切断。

（王正康）

第二节　直肠癌扩大根治术

一、概述

在 Miles 手术出现以前，直肠癌的手术是经会阴部或骶部行局部切除，由于没有进行淋巴清扫，治疗效果很差。Miles 于 1908 年提出经腹会阴联合切口行直肠肛门切除，并广泛清除淋巴结，取得了良好疗效。作为直肠癌根治的标准术式，Miles 手术目前仍被广泛使用。

但 Miles 对直肠癌淋巴转移规律的认识主要来自临床观察，既不是来自严密的解剖学研究，也不是来自系统的病理学研究，因而随着解剖学和病理学对直肠癌淋巴转移规律的深入认识，以及对 Miles 手术后复发病人的大量观察，就逐渐发现了 Miles 对直肠癌淋巴转移规律认识的不完善之处，因而对 Miles 手术的切除范围也就提出了改进。

Miles 认为直肠的淋巴引流有三个方向，上方向为沿肠系膜下静脉到左髂总动脉分叉处；侧方向为沿肛提肌到两侧闭孔淋巴结再到髂总动脉分叉处；下方向为经坐骨直肠窝再经阴部管（Alcock 管）沿髂内动脉向上。但 Dukes 等 1930 年指出，直肠上方向的淋巴引流是沿直肠上动脉到肠系膜下动脉根部，不是到左髂总动脉分叉处。Sauer 和 Bacon 等于 1950 年指出，直肠侧方向的淋巴引流不是沿肛提肌上方而是沿直肠中动脉再沿两侧髂内动脉到其根部，而 Miles 所说的下方向淋巴引流即沿直肠下动脉到髂内动脉周围的淋巴引流，其实只是直肠侧方引流的一部分，因而主张要彻底清除髂内动脉周围淋巴结。Blair 等于 1950 年指出，直肠侧方向的淋巴引流为沿直肠中动脉和直肠下动脉再沿髂内动脉到其根部，下方向的淋巴引流为沿肛周皮肤到腹股沟淋巴结。而 Slanetz 等指出，并非直肠的所有部分都有三个方向的淋巴引流，腹膜返折以上的直肠一般只有上方向的淋巴引流，而腹膜返折以下的直肠则有上方向和侧方向两个方向的淋巴引流，只有肛管部才有上方向、侧方向和下方向三个方向的淋巴引流（图 2－2－1，2－2－2）。

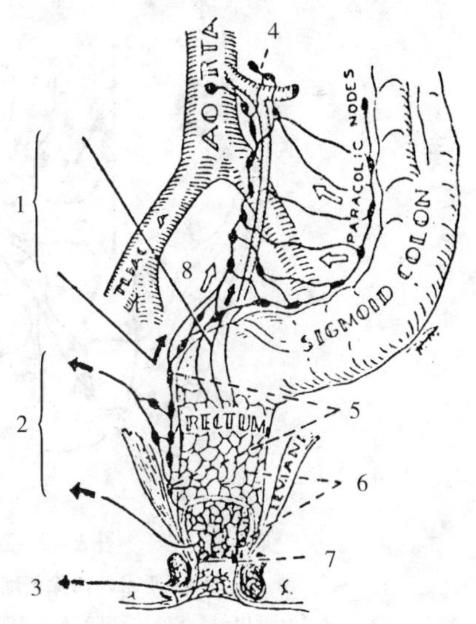

图 2－2－1　直肠、肛管的淋巴引流

1. 向直肠上淋巴结的上方向淋巴引流
2. 向髂内淋巴结的侧方向淋巴引流
3. 向腹股沟淋巴结的下方向淋巴引流
4. 肠系膜下淋巴结　5. 直肠旁淋巴结
6. 淋巴管网　7. 齿状线　8. 直肠上淋巴结

Miles 原法的手术切除范围在上方是于乙状结肠系膜和左髂总动脉交叉处（相当于腹主动脉分叉处水平）切断，切除盆腔内结肠、结肠系膜及系膜两侧至少一时的腹膜和髂总动脉分叉处的淋巴结；在侧方是于肛提肌起始部切断；在下方是清除坐骨直肠窝内的脂肪组织，连同全部肛门直肠一并切去。根据当代对直肠淋巴引流的新认识，国外不少学者指出了这个切除范

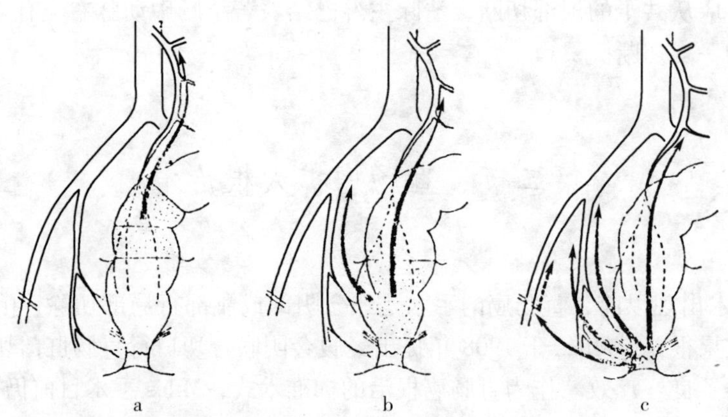

图 2-2-2 直肠、肛管不同部位的淋巴引流

a. 直肠乙状结肠部和直肠上部只有上方向的淋巴引流 b. 直肠下部有上方向和侧方向两个方向的淋巴引流 c. 肛管部有上方向、侧方向和下方向三个方向的淋巴引流

围的不足之处。日本大肠癌研究会根据多年对直肠淋巴引流规律的系统和深入的研究，于20世纪70年代提出了直肠癌扩大根治术。

直肠癌扩大根治术包括上方向淋巴清扫和侧方向淋巴清扫扩大（图2-2-3）。

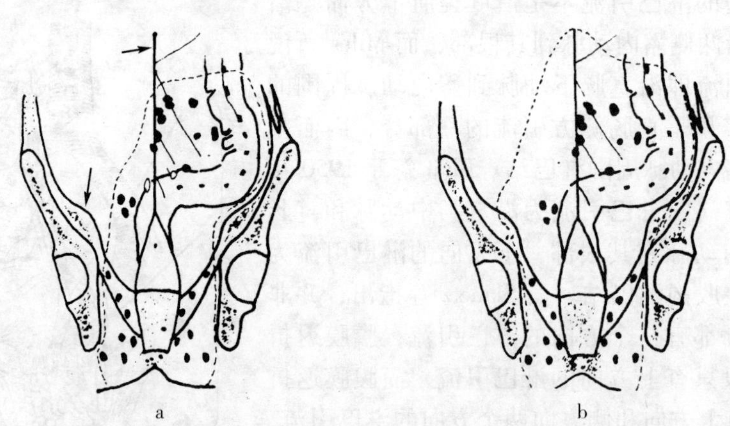

图 2-2-3 直肠癌扩大根治术的切除范围

a. Miles 手术的切除范围 b. 直肠癌扩大根治术的切除范围注意→处未清除髂内淋巴结↤处未清除肠系膜下动脉根部淋巴结

上方向淋巴清扫的扩大为整块切除全部上方向的淋巴通路，直达其根部，即在肠系膜下动脉根部切断，行清除到主淋巴结的根3式切除术。直肠上方向淋巴流的第1站淋巴结（边缘淋巴结）为直肠旁淋巴结，第2站淋巴结（中间淋巴结）为直肠上淋巴结，第3站淋巴结（主淋巴结）为肠系膜下淋巴结，上方向清扫应完整清除这三组淋巴结，即要完整切除直肠后方的固有筋膜并充分切除其两侧的盆腔腹膜，切除距癌肿上缘15cm以上的肠管，清

除直肠旁淋巴结和部分乙状结肠旁淋巴结；要切除直肠上淋巴结和远侧 1 到 2 支乙状结肠淋巴结，充分切除乙状结肠系膜；要切除肠系膜下动脉根部淋巴结，并在同一平面切断肠系膜下静脉，并切除肠系膜下静脉与右结肠动脉交叉处，充分切除此范围内的淋巴结，当中间淋巴结有明显转移时，还应进一步清除腹主动脉旁淋巴结向下达腹主动脉分叉处。Miles 手术原法的上方清扫只清除到左髂总动脉分叉处，即相当于直肠上动脉根部、最下 1 支乙状结肠动脉分支下方，按照现代的观点，只清除到第 2 站淋巴结的一部分，这显然是不充分的。肠系膜下动脉从根部切断后左半结肠可经边缘动脉弓和 Riolan 动脉弓从肠系膜上动脉得到血液供应，一般是不会发生血运障碍的。

侧方向淋巴清扫的扩大为对腹膜返折以下的直肠癌行彻底的侧方淋巴清扫。

Miles 手术的侧方清扫只限于在盆壁切断肛提肌和清除坐骨直肠窝的脂肪淋巴组织，所以只清扫了直肠中淋巴结和直肠下淋巴结。早在 1927 年，日本的仙波用染色法对 200 余例胎儿标本的直肠淋巴引流作了详细研究后指出，直肠的侧方淋巴引流除了沿直肠中动脉和直肠下动脉到髂内动脉根部的途径外，还有沿膀胱下动脉到髂内淋巴结、沿闭孔动脉到髂内动脉根部、沿骶外侧动脉到髂内淋巴结、从直肠后壁直接引向髂内淋巴结和沿骶中动脉到腹主动脉分叉处淋巴结等途径。

当代的研究将直肠侧方向的淋巴引流分为前、后、中、下 4 个方面。

前方面的侧方淋巴流为沿膀胱上动脉、膀胱下动脉、输精管动脉、闭孔动脉到髂外动脉内侧缘的淋巴流。髂内动脉沿小骨盆侧壁自后向前下方行走，于腹膜返折水平向前内方发出膀胱上动脉。在此水平以下的髂内动脉包有比较致密的结缔组织，称为腹下血管鞘。包绕膀胱上动脉的结缔组织下垂至盆底，连接腹下血管鞘和膀胱底部，形成一幕状结构，称为膀胱腹下筋膜。其外侧与闭孔内肌筋膜之间形成一个间隙称为膀胱侧间隙，其内有闭孔血管，闭孔淋巴结、闭孔神经和脂肪结缔组织（图 2－2－4）。于膀胱腹下筋膜下部相当于第 4 骶椎水平，髂内动脉向内发出直肠中动脉，包绕其周围的结缔组织称为直肠侧韧带；向前内方发出膀胱下动脉、输精管动脉、阴道动脉等，包绕膀胱下动脉的结缔组织称为膀胱韧带。直肠中动脉与膀胱下动脉几乎是在同一平面发出，因而沿直肠中动脉走行的淋巴流和沿膀胱下动脉走行的淋巴流之间存在着交汇，直肠下部前壁的淋巴流可沿膀胱下动脉发生引流。沿膀胱下动脉走行的淋巴流首先沿动脉到其根部，然后穿过膀胱腹下筋膜进入位于膀胱侧间隙的闭孔淋巴结，再从闭孔淋巴结向外走行到髂外动脉内侧缘，然后上行到髂总动脉分叉处的髂间淋巴结，进而沿髂总动脉上行至腹主动脉旁淋巴结。

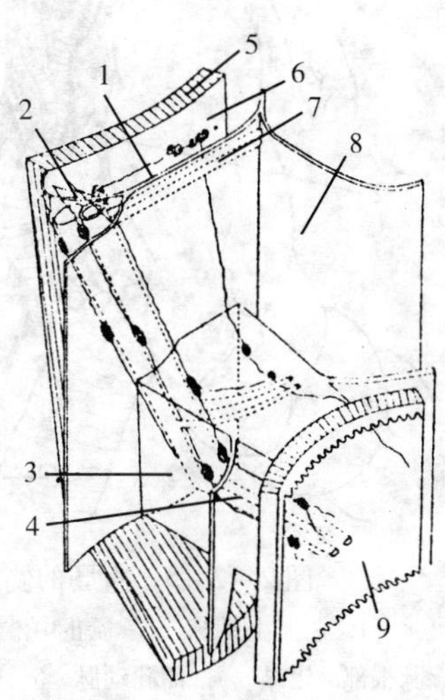

图 2－2－4　膀胱腹下筋膜与直肠侧韧带

1．膀胱腹下筋膜　2．腹下血管鞘
3．直肠侧韧带　4．直肠中动脉
5．闭孔内肌　6．膀胱侧间隙
7．膀胱上动脉　8．膀胱底部
9．直肠壁

后方面的侧方淋巴流为沿骶正中动脉和骶外侧动脉走行的淋巴流。骶正中动脉和骶外侧动脉都在第 4 骶椎水平发出数支小分支向前进入直肠。因而直肠下部后壁的部分淋巴流可行向后方，沿骶正中动脉走行进入骶正中淋巴结，再向上进入肤主动脉分叉处淋巴结；或沿两侧骶外侧动脉走行进入骶外侧淋巴结，再向上进入髂内淋巴结和髂间淋巴结。

中方面的侧方淋巴流为沿直肠中动脉走行的淋巴流。其于肛提肌上方走行于直肠侧韧带内，达直肠中动脉根部淋巴结后，再上行至髂内淋巴结和髂间淋巴结，然后再沿髂总动脉上行至腹主动脉旁淋巴结。

下方面的侧方淋巴流为沿直肠下动脉走行的淋巴流。其收集齿状线以上的肛管柱状带的淋巴流，然后沿直肠下动脉走行越过坐骨直肠窝达坐骨结节内侧，再向上经 Alcock 管沿阴部内动脉进入髂内淋巴结，再进入髂总淋巴结。

直肠侧方淋巴引流的边缘淋巴结为直肠中淋巴结、直肠下淋巴结等；中间淋巴结为直肠中动脉根部淋巴结、闭孔淋巴结、髂内淋巴结、髂外淋巴结、髂间淋巴结等；主淋巴结为髂总淋巴结（图 2－2－5）。

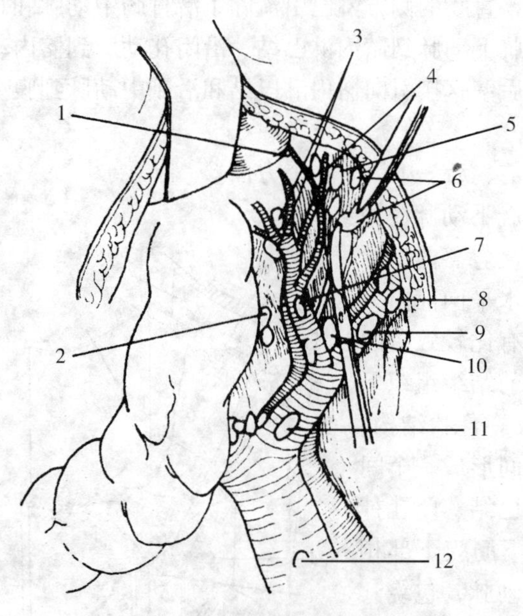

图 2－2－5　直肠的侧方淋巴结

1. 膀胱上动脉　2. 骶正中淋巴结　3. 直肠中动脉根部淋巴结　4. 闭孔动脉　5. 闭孔神经　6. 闭孔淋巴结　7. 髂内淋巴结　8. 腹股沟深淋巴结　9. 髂外淋巴结　10. 髂间淋巴结　11. 髂总淋巴结　12. 肠系膜下动脉断端

关于直肠癌的侧方淋巴转移率，早在 1940 年，日本的久留研究了 126 例直肠癌手术标本，侧方转移率为 18.9%。而此后欧美文献报告的直肠癌侧方转移率为由 1.0% 到 13.0% 不等。

日本的高桥与梶谷于 1978 年研究了 632 例直肠癌根治术病例，其中腹膜返折下直肠癌的侧方转移率为 17.0%。在 82 例有侧方淋巴转移的病例中，前方面的膀胱下动脉淋巴结有 3 例，闭孔淋巴结有 4 例；中方面的直肠中淋巴结有 30 例，下方面和中方面沿直肠下淋巴结和直肠中动脉根部淋巴结至下部髂内淋巴结（膀胱上动脉分支以下的髂内动脉周围淋巴结）有 33 例；后方面的骶外侧淋巴结有 2 例，骶正中淋巴结有 1 例；而侧方淋巴引流的中枢侧上部髂内淋巴结（膀胱上动脉分支以上的髂内动脉周围淋巴结）有 28 例。可见清扫以髂内动脉为中心的侧方淋巴结有重要意义。

后方面的侧方淋巴转移发生很少，因而直肠癌的侧方淋巴清扫主要应进行中方面和下方面淋巴通路的清扫以及前方面淋巴通路的清扫，一般将前者称为髂内动脉内侧相的清扫，将后者称为髂内动脉外侧相的清扫。

髂内动脉内侧相的清扫一般与直肠侧方的游离同时进行。髂内动脉周围淋巴结都完整地包于髂内动脉血管鞘内，因此，必须清除髂内动脉血管鞘，露出髂内动脉外膜。一般从腹主动脉分叉处开始向两侧切开并剥离髂总动脉血管鞘，继而向下切开并剥离髂内动脉血管鞘，向下直至露出直肠中动脉根部，于根部切断直肠中动脉。将剥离的髂总动脉血管鞘、髂内动脉血管鞘以及直肠中动脉根部淋巴结全部剥离至拟切除的直肠侧，然后切断直肠侧韧带和骶骨直肠韧带，直达肛提肌上方，再于会阴部操作时在坐骨直肠窝顶部找到直肠下动脉根部，于根部切断直肠下动脉，将直肠下淋巴结及全部坐骨直肠窝脂肪组织剥离至拟切除的肛管侧。至此，髂内动脉内侧相的清扫即全部完成。当髂内动脉周围有明显的淋巴转移时，可将臀上动脉和膀胱上动脉分支以下的髂内动脉切除，切断结扎其各分支，将之连同直肠侧韧带一起移去，既可提高侧方清扫的彻底性，又可避免因转移淋巴结粘连过紧，剥离血管鞘时容易造成的出血。

髂内动脉外侧相的清扫一般在癌肿与肠管及肛门被完整切除并移去后进行。首先沿髂总动脉向下清除髂总动脉分叉处的髂间淋巴结，然后切开并剥离髂外动脉血管鞘向下达腹股沟韧带上方。再自髂总动脉分叉处向下，清除位于髂内动脉和髂外动脉之间的脂肪淋巴组织，至显出髂外静脉，继续向下剥离，进入膀胱侧间隙。将膀胱上动脉拉向前内方，仔细剥离、显露闭孔神经与闭孔动静脉并予以保护、清除膀胱侧间隙内的脂肪组织、闭孔淋巴结及部分膀胱隙下筋膜，直至显露出闭孔内肌筋膜和肛提肌腱弓。将全部剥离的组织自肛提肌断端处移去（图2-2-6）。

这样，侧方淋巴清扫的结果就彻底清扫了髂总淋巴结、髂间淋巴结、髂内淋巴结、髂外淋巴结、闭孔淋巴结、直肠中动脉根部淋巴结、直肠中淋巴结、直肠下淋巴结和部分膀胱下淋巴结（包括部分前列腺淋巴结和部分阴道淋巴结）。

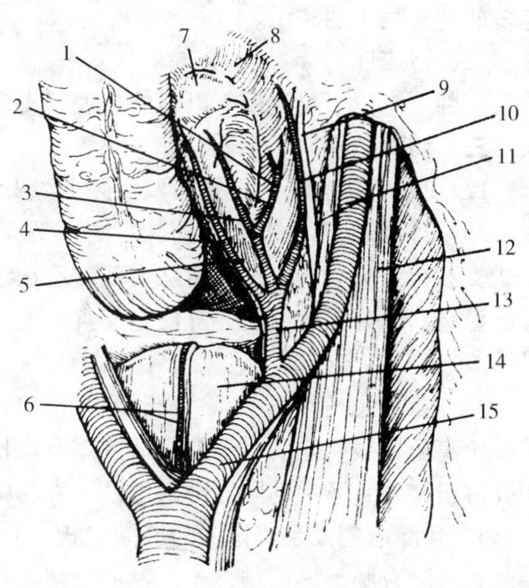

图2-2-6　侧方淋巴清扫的范围

1. 阴部内动脉　2. 直肠中动脉断端
3. 膀胱下动脉　4. 膀胱上动脉
5. 膀胱腹下筋膜　6. 骶正中动静脉
7. 膀胱　8. 肛提肌　9. 闭孔神经
10. 闭孔动静脉　11. 髂外动静脉
12. 髂腰肌　13. 髂内动静脉
14. 骶骨岬　15. 髂总动静脉

腹膜返折下直肠癌行侧方淋巴清扫后的治疗效果是良好的，明显提高了5年生存率，降低了局部复发率。据日本的资料，广泛开展侧方淋巴清扫以后，直肠下段癌的5年生存率已由过去的46.7%提高到73.5%，尤其是对于Dukes C期的直肠下段癌，较未行侧方清扫者，5年生存率由40.2%提高到54.7%，局部复发率由31.6%降至14.3%（合并髂内动脉切除的为6.0%）。

过去有一种观点认为只有当上方向淋巴流被癌细胞阻塞时，才会发生侧方淋巴转移，有侧方淋巴转移意味着病变广泛，扩大清扫不能改善预后，实际情况证明并非如此。日本的资料表明，同为第2站淋巴结转移，上方向的直肠上淋巴结有转移时，清扫后的5年生存率为38.9%，而侧方向的髂内淋巴结有转移时，清扫后的5年生存率为41.1%，可见侧方淋巴清扫与上方淋巴清扫同样是有效的和必要的。

由于广泛的盆腔清扫损伤了支配排尿和性功能的盆腔自主神经，侧方淋巴清扫术后常并发排尿困难和性功能障碍。这也是一些学者反对侧方淋巴清扫的主要理由。对此，日本的学者认为，癌根治性手术的原则首先应是根治，其次才是尽量保留生理功能，改善生活质量。对于必须进行侧方淋巴清扫才能达到根治效果的病人，虽然术后会发生排尿和性功能障碍，仍应进行彻底的侧方清扫，否则这部分病人终将因切除不彻底而死于复发。何况侧方清扫术后的排尿障碍，只要处理得当，采取种种补救措施，一般在术后半年以后，排尿功能可得到相当的改善。近年来在日本广泛开展的保留盆腔自主神经的手术，明显降低了术后排尿和性功能障碍的发生。为尽量减少术后排尿和性功能障碍的发生，对一些早期直肠下段癌，如癌肿分化程度较好，癌肿侵犯直肠周径不到1/3，癌肿直径小于4cm，术中探查癌肿没有侵犯直肠固有筋膜，直肠旁淋巴结无明显肿大者，也可不进行侧方淋巴清扫。

1978年以来，对腹膜返折下直肠癌常规行侧方淋巴清扫在日本已成为一种公认的定型手术。欧美的一些医院也认识到侧方淋巴清扫的重要性，并已开展这项手术，但多数医院还持有不同看法。我国的哈尔滨、沈阳、北京等一些单位也陆续开展了侧方淋巴清扫并取得了良好的效果。现在，对腹膜返折下直肠癌应行彻底的侧方淋巴清扫这一观点已成为我国越来越多的外科医生的共识。

二、适应证

癌肿下缘位于腹膜返折以下的进展期直肠癌和肛管癌。

三、切除范围

1. 切除全部直肠、肛管以及癌肿上缘15cm以上的肠管，行永久性腹部人工肛门。

2. 于根部切断肠系膜下动脉，同一平面切断肠系膜下静脉，切除直肠上动脉和远侧1到2支乙状结肠动脉，扇形切除大部分乙状结肠系膜，切除大部分盆腔后壁腹膜，清除直肠旁淋巴结、部分乙状结肠旁淋巴结、直肠上淋巴结、1到2支乙状结肠淋巴结和肠系膜下淋巴结。

3. 清除髂血管鞘，切除直肠侧韧带，清除膀胱侧间隙内脂肪淋巴组织，将Denonvilliers筋膜游离至拟被切除的直肠侧，清除髂点淋巴结、髂间淋巴结、髂内淋巴结、髂外淋巴结、闭孔淋巴结、直肠中动脉根部淋巴结、直肠中淋巴结和部分膀胱下淋巴结。

4. 切除肛门及足够范围的肛周皮肤，彻底清除坐骨直肠窝内脂肪，于根部切断直肠下动脉，清除直肠下淋巴结，于近盆壁处切断肛提肌。

四、手术步骤

（一）麻醉

一般用全麻，也可用连硬外麻醉。

（二）体位

取膀胱截石位。患者仰卧，大腿尽量外展，与腹部呈约60°角。髋关节屈曲，与手术床呈约40°角。膝关节屈曲，与大腿约呈120°角。安置腿架时注意不要压迫腓总神经。骶骨下垫一6～7cm厚的橡皮垫，使肛门部抬高并超越该垫的游离缘约4cm左右。腰部垫以气枕或小纱袋以减少术后腰痛。手术开始后将手术台摇至头低20°位（图2－2－7）。

（三）腹部切口

下腹正中切口。向下达耻骨联合上方，向上绕脐左或脐右达剑突与脐中点（图2－2－

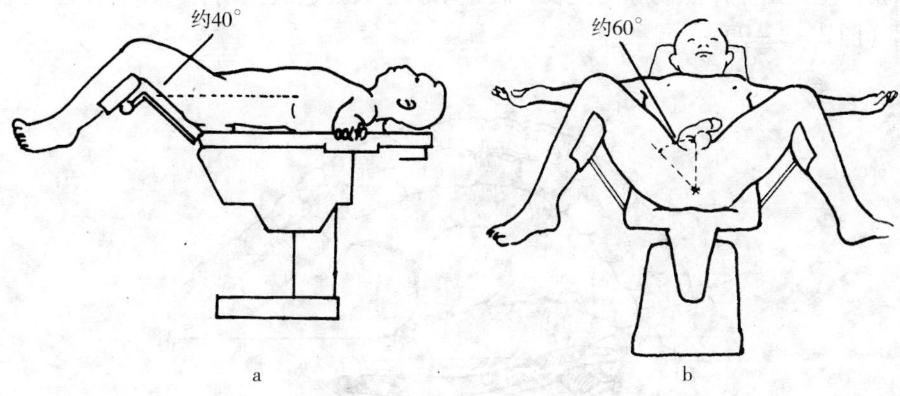

图 2-2-7　膀胱截石位
a. 侧面观　b. 会阴部观

8）。绕脐左有利于腹腔左侧的操作，绕脐右使切口距人工肛门较远术后人工肛门不易污染切口，可根据具体情况决定。向下应充分切开锥状肌直达耻骨联合上方。向下切开腹膜时注意勿损伤膀胱，应将膀胱推开并将切口延向膀胱两侧使呈 Y 字型。

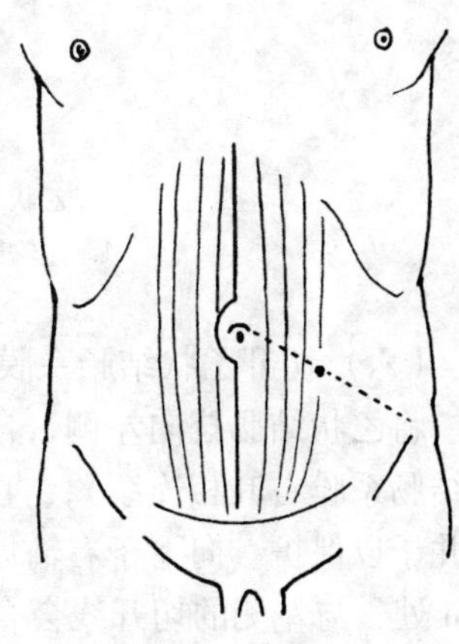

图 2-2-8　下腹正中切口

（四）探查腹腔

首先探查肝脏有无转移结节，可用右手触诊检查，扪及有可疑结节时，应充分显露后作视诊检查。然后，检查腹腔内腹膜有无转移结节，检查全部大肠有无其他肿物或病变。将全部的肠推向右上方，以大纱垫将之隔开，或将全部小肠提出腹腔外，装入盛有生理盐水的特制的塑料袋内，充分显露左侧结肠系膜与盆腔。自十二指肠水平部向下探查腹主动脉旁及乙状结肠系膜内有无肿大淋巴结，再向下探查两侧髂血管周围有无肿大淋巴结。然后将乙状结肠轻轻向上提起，检查乙状结肠的活动度、盆底腹膜有无转移结节。女病人卵巢有无转移。注意检查癌肿是否侵至腹膜返折上方，癌肿能否触及、癌肿的大小、骶骨及前方的膀胱、子宫等有无被癌肿浸润、癌肿的活动度、是否浸出直肠固有筋膜、直肠旁淋巴结是否肿大等。全面探查完毕，以细纱条于小骨盆缘水平将直肠连同直肠上动静脉一并结扎，以防止医源性扩散。

（五）切开乙状结肠系膜左缘

将乙状结肠牵向右侧。沿乙状结肠系膜左叶与左髂窝处后腹膜相融合的白线稍内侧切开，向上达左髂嵴水平，向下越过左髂总动脉进入小骨盆腔，沿直肠左侧 2～3cm 向下切开并向前绕至膀胱直肠凹前方约 1cm 处。剥离乙状结肠系膜后方的疏松结缔组织，游离乙状结肠系膜斜根。于乙状结肠系膜顶部、乙状结肠陷凹的左侧（相当于左髂总动脉中点左侧），可找到左输尿管和左精索内血管。将左输尿管仔细游离，一直追踪至入膀胱处并以布条提起予以保护，游离输尿管时注意不要剥离过多以免影响输尿管的血供。继续向内游离乙状结肠系膜，至显出左髂点动脉的全长、腹主动脉分叉处达腹主动脉左缘，使乙状结肠系膜整片掀起（图2－2－9）。

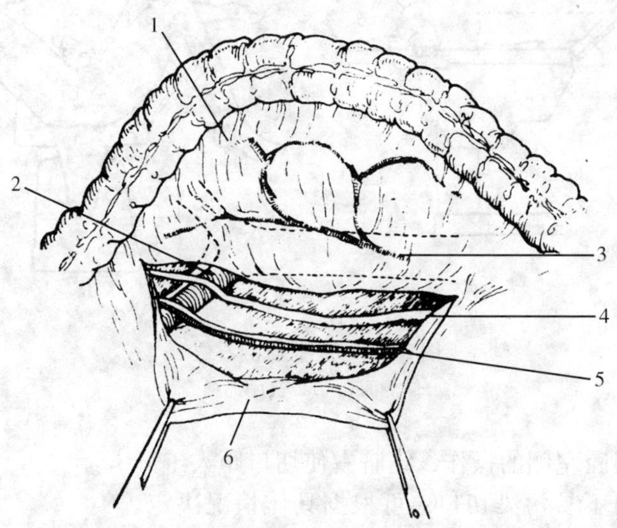

图2－2－9 切开乙状结肠系膜左缘

1. 乙状结肠系膜 2. 右髂总动脉 3. 肠系膜下动脉根部
4. 左输尿管 5. 左精索动静脉 6. 壁侧腹膜

（六）切开乙状结肠系膜右缘

将乙状结肠拉向左侧，自右髂总动脉中点向上沿下腔静脉前方切开腹后壁腹膜（与乙状结肠系膜右叶相连续），直达十二指肠水平部下方。找到右输尿管后，也追踪至其入膀胱处并予以保护。向下于右输尿管内侧沿直肠左侧切开盆腔腹膜向前也绕至膀胱直肠凹前方1cm处，与左侧的切开线会合（图2－2－10）。向内剥离乙状结肠系膜右叶达腹主动脉前方，于腹主动脉分叉处水平将乙状结肠系膜打通，插入左手，向前牵拉乙状结肠，使乙状结肠系膜垂直根紧张，自腹主动脉分叉处向上游离乙状结肠系膜垂直根达肠系膜下动脉根部。

（七）切断肠系膜下动脉根部

根据左手示指和拇指扪得的肠系膜下动脉的搏动追踪其根部，切开其前方的腹膜显露出血管。清除其与腹主动脉之间的脂肪淋巴组织，于根部切断肠系膜下动脉并双重结扎（图2－2－11）。

（八）切断肠系膜下静脉

左手的示指和拇指平行向左牵紧乙状结肠系膜，沿肠系膜下动脉断端向左平行切开乙状结肠系膜右叶，向左约3cm即可显露出肠系膜下静脉。仔细将左输尿管牵向外侧，与肠系膜下动脉根部同一水平切断肠系膜下静脉，双重结扎（图2－2－12）。

（九）切断乙状结肠系膜

首先确定拟切断的乙状结肠的位置。一般应保证切除距癌肿上缘15cm以上的正常肠管，且要考虑到拟行人工肛门的肠管拉出后无张力，同时又不过长以免造成扭曲。沿肠系膜下静脉切断处和乙状结肠拟定切断处两点之间切断乙状结肠系膜。向下首先切除肠系膜下静脉与左结肠动脉交叉处，于交叉处外侧切断、结扎左结肠动静脉。固交叉处附近常有较多淋巴结。再向下切断、结扎在切除线以内的 1 到 2 支乙状结肠动脉，最后切断、结扎边缘动脉弓（图 2－2－13）。

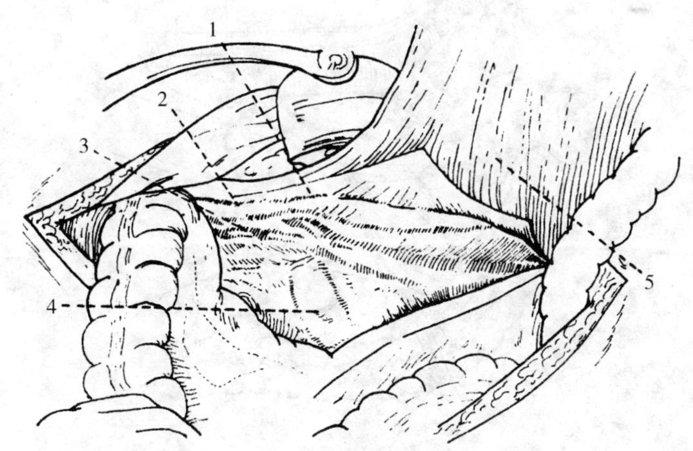

图 2－2－10　切开乙状结肠系膜右缘

1. 右精索动静脉　2. 右输尿管　3. 右髂内动脉　4. 骶骨岬　5. 小肠系膜

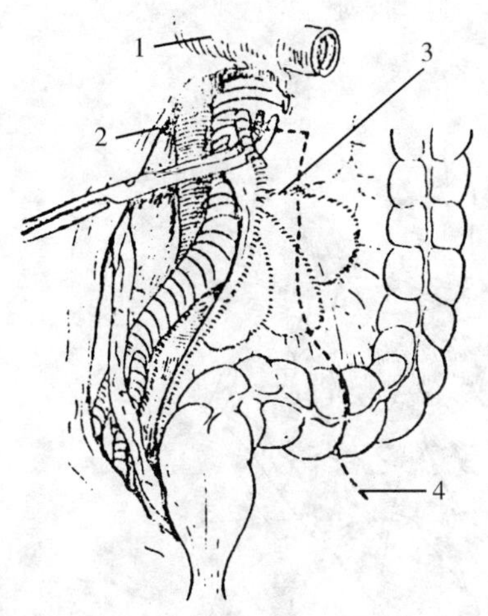

图 2－2－11　根部切断肠系膜下动脉

1. 十二指肠水平部　2. 肠系膜下动脉根部
3. 左结肠动脉　4. 乙状结肠系膜切离线

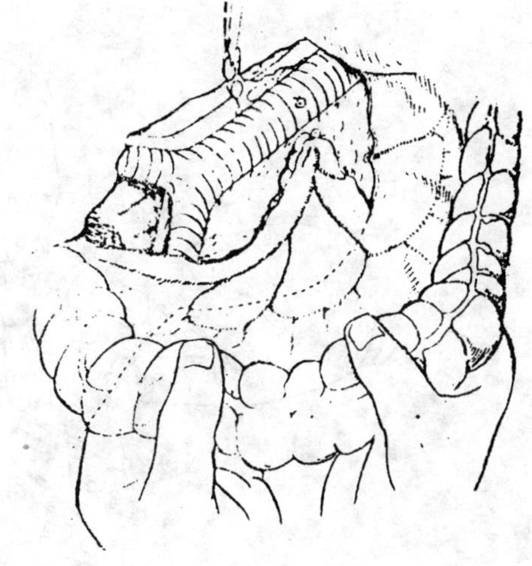

图 2－2－12　切断肠系膜下静脉

（十）切断乙状结肠

于乙状结肠拟定切断处夹两把无柄结肠钳，于两钳之间切断肠管。如无结肠钳也可用两把有齿钳钳夹后切断。肠管断端分别用碘酊或石炭酸消毒处理。近侧肠管套入保护套或以纱布垫妥善捆扎后放回腹腔。远侧肠管若无结肠钳则以纱布条结扎后套入无菌橡皮手套内再结扎固定一道，以防肠内容泄漏（图 2－2－14）。

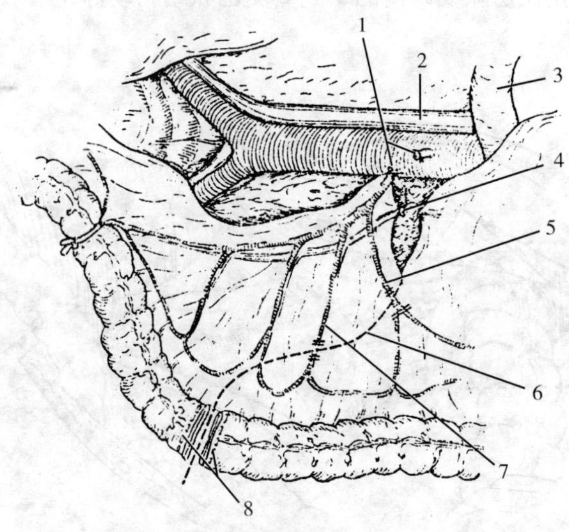

图 2 - 2 - 13　切断乙状结肠系膜

1. 肠系膜下动脉断端　2. 下腔静脉　3. 十二指肠水平部　4. 肠系膜下静脉断端　5. 左结肠动脉　6. 乙状结肠系膜切离线　7. 第 1 支乙状结肠动脉　8. 乙状结肠拟切断处

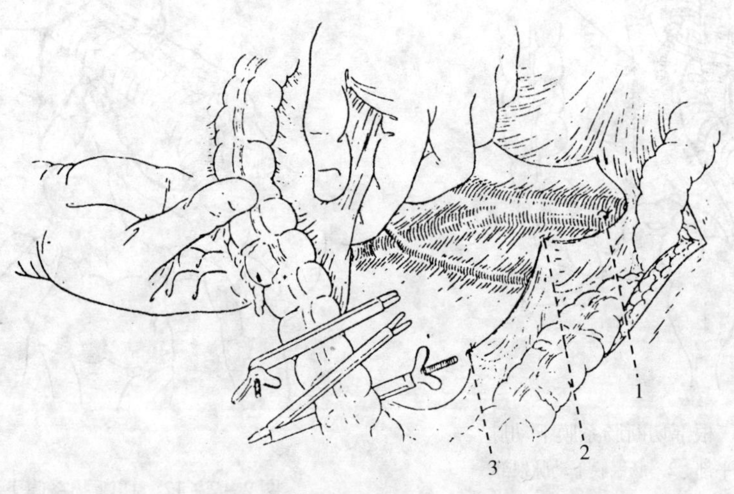

图 2 - 2 - 14　切断乙状结肠

1. 肠系膜下动脉切断处　2. 左结肠动脉切断处　3. 乙状结肠动脉切断处

（十一）直肠后方的剥离

将切断的远侧肠管向前向上提起，沿已游离的乙状结肠系膜垂直根于腹主动脉前方向下剥离，于腹主动脉分叉处下方切开腹膜下筋膜，即可显露出左髂总静脉，沿此剥离层在两侧髂总动脉之间向下剥离，越过骶骨岬，即进入直肠后间隙。

直肠后间隙内充满疏松结缔组织，其前方为直肠固有筋膜，后方为骶前筋膜，可用手指或钝头剪刀沿骶前凹进行剥离。应采用钝性分离与锐性分离相结合的方法，而不要用暴力强行分离。当手指触到有索条状结构时，应以深拉钩将直肠拉向前方，于直视下将这些索条用电刀或剪刀切断，或钳夹后切断。应按从上向下、从中央向两侧的顺序进行剥离。两侧游离至髂内动脉下部水平时会感到有较强韧的组织，此即为侧韧带的后缘，直肠后方的游离在侧方即到此为止。在向下游离的过程中于骶骨中央透过骶前筋膜可看到骶正中动静脉的走行。注意保持在骶前筋膜前方进行剥离，不要撕破骶前筋膜，以免造成大出血。向下游离达第4骶椎水平时即遇到较强韧的膜状的直肠骶骨筋膜（Waldeyer），此时应用深拉钩将直肠拉向前方，拉紧并充分显露出直肠骶骨筋膜，直视下距骶骨一定距离于直肠骶骨筋膜中央处用电刀或剪刀先切开一小口，再向两侧切开达侧韧带的后内缘。骶正中动静脉沿直肠骶骨筋膜进入直肠，切断后有时会有小出血，可用压迫止血，也可用长止血钳先钳夹后再切断。再向下，直肠后方的游离即可达到肛尾韧带上方的水平（图2－2－15）。

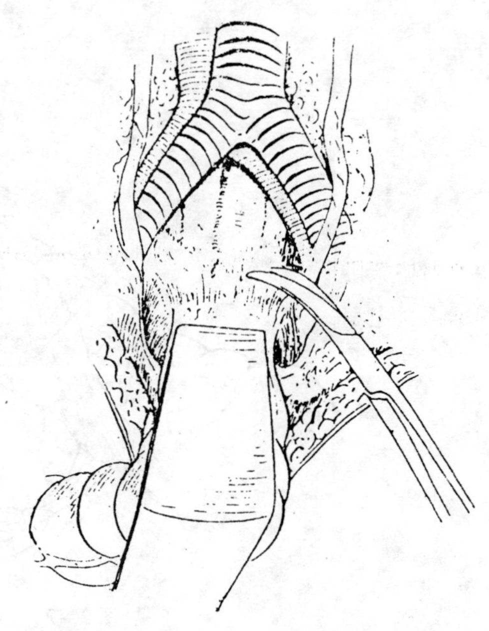

图2－2－15　直肠后方的游离

（十二）直肠侧方的剥离

先进行右侧。沿腹主动脉分叉处向右切开并剥离右髂点动脉血管鞘，剥离至裸出血管的外膜。继而向下切开并剥离右髂内动脉血管鞘。一般可在臀上动脉分支以下以粗丝线结扎髂内动脉以减少术中出血。继续向下剥离髂内动脉血管鞘，依次可见到其发出的膀胱上动脉、闭孔动脉等分支。于腹膜返折下约2cm水平，髂内动脉与直肠侧壁之间出现较强韧的结缔组织，此即为直肠侧韧带，直肠侧方的剥离暂时到此为止。然后同样方法进行直肠左侧的剥离。将剥下的血管鞘脂肪淋巴组织都移至待被切除的直肠侧（图2－2－16）。

（十三）直肠前方的剥离

将已切开的膀胱直肠凹前方盆底腹膜的后叶用有齿钳夹起，连同直肠一起提向后上方，助手用深拉钩将膀胱或子宫拉向前方，将夹起的腹膜切口后叶向下稍事分离，即可见到略呈灰白色的膜状组织，此即为Denonvilliers筋膜。于Denonvilliers筋膜的前方以剪刀向前轻轻推开膀胱，向下即可显出输精管壶腹部和精囊，并可见到输尿管于精囊前方进入膀胱颈部。用长钝头剪刀或长止血钳夹棉球继续向下分离，并从中央向两侧分离至侧韧带前内缘，向下即可达前列腺后方。剥离过程中只要层次正确，几乎不会有出血。在两侧，Denonvilliers筋膜与前列腺包膜有粘连，其内有小血管，因而分离至外侧遇有索条状感觉时应以电刀或钳夹切断此粘连。在前列腺的中下部，Denonvilliers筋膜与前列腺包膜相融合，如果强行分离会撕破前列腺包膜造成出血，因而直肠前方的剥离到此即可，前列腺下部的剥离留待从会阴部

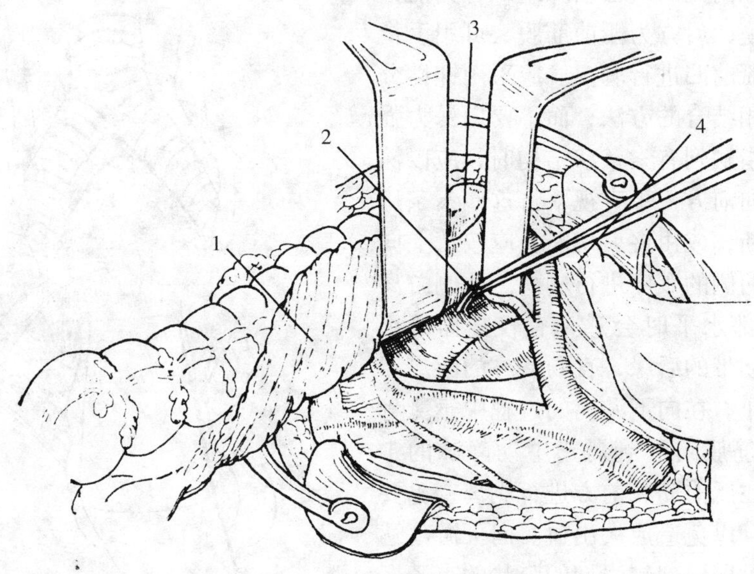

图 2－2－16　直肠侧方的游离

1. 直肠后壁的剥离面　2. 直肠中动脉　3. 膀胱　4. 右输尿管

切口进行（图 2－2－17）。在女性病人，直肠前方的游离比较简单，有时可顺利沿阴道直肠膈游离达会阴中心腱水平，但一般向下游离至子宫颈水平以下即可，其余部分可从会阴部游离。当有粘连时不要强行剥离以免撕破阴道外膜造成出血。当癌肿位于直肠前壁时，一般应将阴道后壁合并切除。

（十四）切断直肠侧韧带

切断 Denonvilliers 筋膜与前列腺包膜外侧之间的粘连后再向外游离，即为充满脂肪组织的膀胱直肠间隙。此间隙的前内侧为前列腺，后内侧为直肠，前外侧为骶骨膀胱韧带与输尿管，后外侧为直肠侧韧带前缘。骶骨膀胱韧带内有膀胱下动脉、膀胱静脉丛及膀胱神经丛，不慎损伤后不但容易引起出血而且还会影响术后排尿功能，因而要注意保护。以手指剥离膀胱直肠间隙内的脂肪，向下即可到达肛提肌上窝，向后即可到达直肠侧韧带前缘。以手指沿

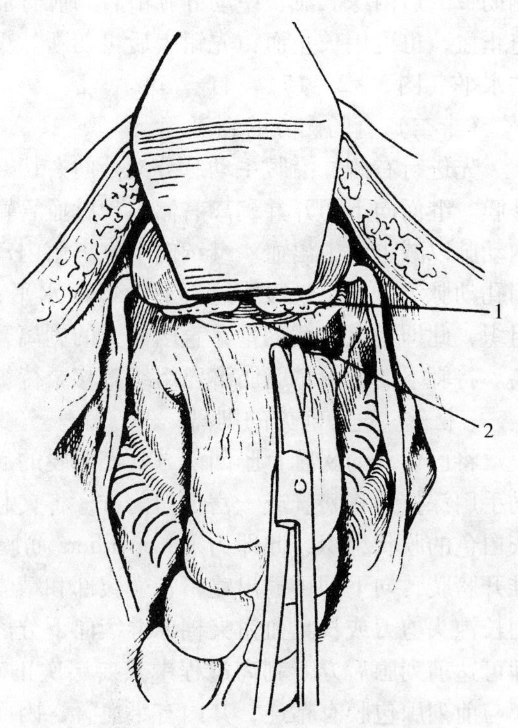

图 2－2－17　直肠前方的游离

1. 精囊　2. 前列腺

直肠侧韧带深方经肛提肌上窝向后探查，可到达直肠侧韧带后方的骶骨直肠韧带的后缘，再向后即与直肠后方已游离的切口相通。这样就可以初步估计一下侧韧带的宽度与厚度，然后术者左手示指插入直肠膀胱间隙抵住直肠侧韧带前缘，拇指握住骶骨直肠韧带的后缘，使直肠侧韧带控制于拇示指之间，便于钳夹切断。将直肠用力牵向内侧，即可拉紧侧韧带，沿髂内动脉已剥离处继续向下剥离，可找到直肠中动脉，将之于根部切断结扎。（有时直肠中动脉不容易找到，也可将之与直肠侧韧带一起大块结扎、切断）。然后，贴近盆壁分次切断侧韧带。一般先用25cm长止血钳钳夹，然后再用30cm长剪刀剪断。切断直肠侧韧带前部时，应仔细用拉钩将输尿管和骶骨膀胱韧带拉向前外方，将膀胱拉向前方，自膀胱直肠间隙向后钳夹、切断。切断侧韧带后部的骶骨直肠韧带（其内有骶外侧动静脉进入直肠的分支）时，其深面有支配排尿功能的盆内脏神经，因而在保证切缘距直肠癌肿有足够距离的前提下，尽量离开盆壁一定距离切断骶骨直肠韧带，以尽量减少盆内脏神经的损伤。一般先处理右侧直肠侧韧带，然后再同样方法处理左侧直肠侧韧带。这样，整个直肠都已基本游离至肛提肌上方水平（图2-2-18）。

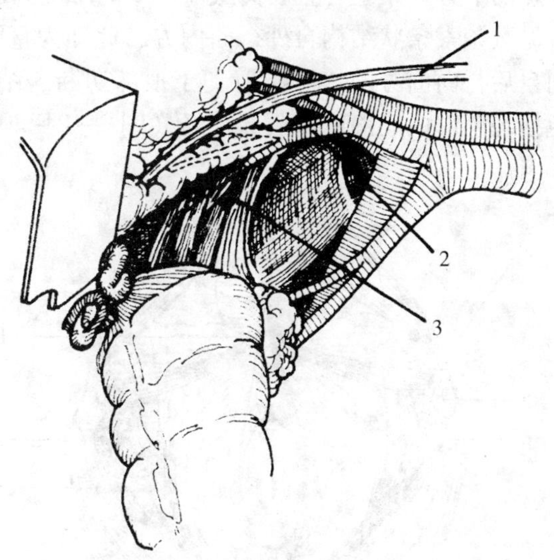

图2-2-18　切断直肠侧韧带

1. 右输尿管　2. 右髂内动脉　3. 右直肠侧韧带

（十五）会阴部切口

以下进入会阴部操作，应使用另一套器械。会阴部切口前方男性到阴囊基部，女性到阴道外口与肛门之间的中点；后方到尾骨尖；两侧到坐骨结节，呈椭圆形（图2-2-19）。女性病人若癌肿位于直肠前壁需合并切除阴道后壁者切口应向前延长到阴道侧后壁。要至少切去距肛门周围3~4cm的皮肤。如果是直肠下部癌，会阴部切口侧方可到坐骨结节内1cm处，但皮下应切除至坐骨结节处。如果是肛管癌，则侧方必须切至坐骨结节内缘，以广泛切除肛周皮肤。尽量使用电刀，皮肤切开后用组织钳夹住皮肤使之尽量外翻，向深面广泛切除皮下组织，至后方显露出尾骨和臀大肌前缘，两侧显露出坐骨结节，前方显露出会阴浅横肌后缘。

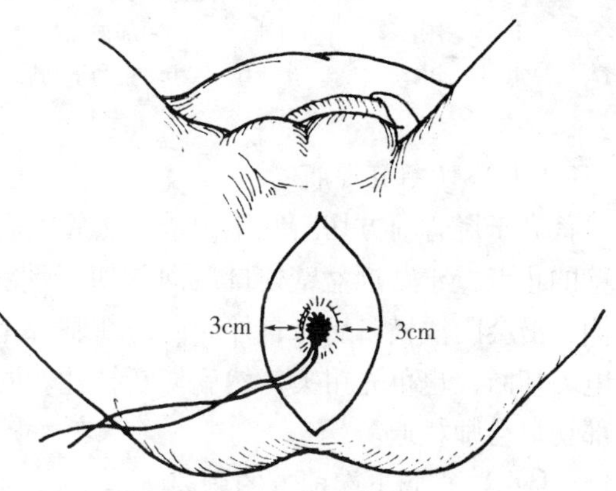

图2-2-19　会阴部切口

（十六）清除坐骨直肠窝脂肪

用拉钩牵开会阴部创口，将待切除的肛周皮肤向外翻转用止血钳夹住盖住肛门以减少污染并利于牵拉显露。沿臀大肌前缘、坐骨结节内缘和会阴浅横肌后缘清除坐骨直肠窝内脂肪，直至肛提肌下方。坐骨直肠窝的顶点在沿坐骨结节内面向上、肛提肌的闭孔内肌筋膜附着点的下方，距坐骨直肠窝底4～5cm。沿闭孔内肌筋膜向上剥离达近坐骨直肠窝顶点处时可见数条索条状结构自外行向内方，此即为直肠下动脉。沿直肠下动脉向外追踪其根部可见到自后行向前方的Alcock管。于根部切断、结扎直肠下动脉，清除直肠下淋巴结，注意避免损伤阴部内动静脉和阴部神经（图2－2－20）。

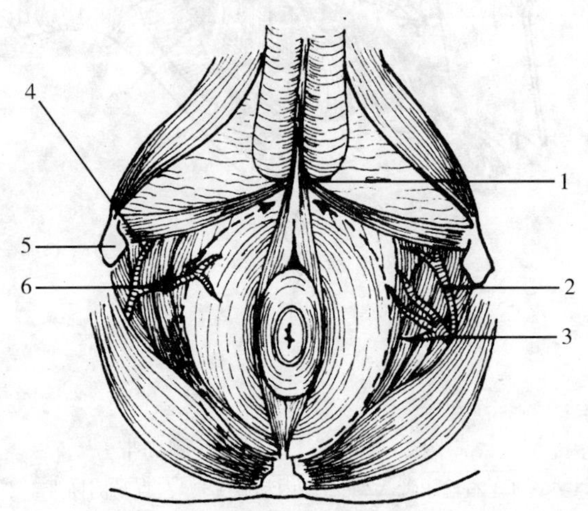

图2－2－20 清扫坐骨直肠窝
1. 会阴体 2. 阴部内神经 3. 阴部神经丛
4. 阴部内动脉 5. 坐骨结节 6. 直肠下动脉

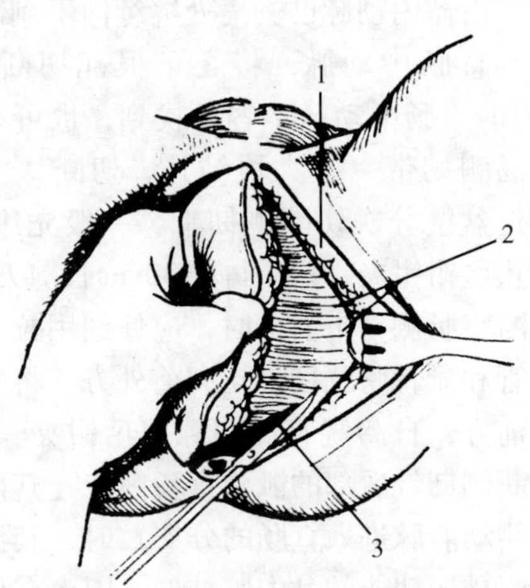

图2－2－21 切断肛提肌
1. Alcock管 2. 直肠下动脉断端
3. 肛提肌切缘

（十七）切断肛提肌

首先于尾骨前方切断肛尾韧带。然后术者将左手插入病人左侧肛提肌的腹腔面判断其到盆壁的止点，于贴近盆壁处自后向前切断髂骨尾骨肌，达会阴浅横肌后缘。再于Alcock管内侧，沿会阴浅横肌后缘自外向内切断耻骨尾骨肌，达肛门直肠环外方（图2－2－21）。可用电刀切断，也可先钳夹，然后切断结扎。同样方法切断右侧肛提肌。至此，腹部切口与会阴部切口会师相通。

（十八）直肠下端前方的剥离

将业已切断并完全游离的乙状结肠和直肠自腹腔经骶前凹拉下。左手将肠管轻轻拉紧，显露Denonvilliers筋膜与前列腺包膜之间的界线，在直视下自上向下用剪刀小心剥离，完整剥离前列腺包膜达前列腺尖部以下，即可将Denonvilliers筋膜完整游离至会阴中心腱的上方（图2－2－22）。在女性则沿直肠前壁与阴道外膜之间进行剥离，向下至会阴中心腱。

（十九）切断会阴中心腱

将肛门牵向后方，于会阴浅横肌后方切断肛门外括约肌浅部的交叉纤维，深部即显露出会阴深横肌与耻骨直肠肌。将会阴深横肌拉向前方，沿其后缘自内向外钳夹、切断、结扎两侧耻骨直肠肌。肛管前方与尿道球部之间组织疏松，根据扪到导尿管的手感来判断尿道的位置以避免损伤，再仔细地切断耻骨直肠肌。耻骨直肠肌切断后即可见其深面的直肠尿道肌。

直肠尿道肌后方连接直肠纵肌，前方连接尿道膜部。根据导尿管判断尿道膜部位置避免损伤，然后在其后方自中央向两侧钳夹、切断直肠尿道肌。向上再切开会阴深三角韧带，即可与上方的剥离面相会合而将手术标本整块移去（图2－2－23）。

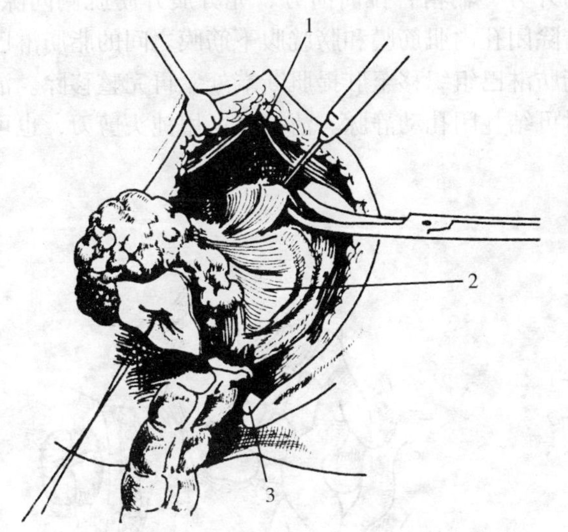

图2－2－22　直肠下端前方的剥离

1．前列腺　2．肛提肌　3．尾骨

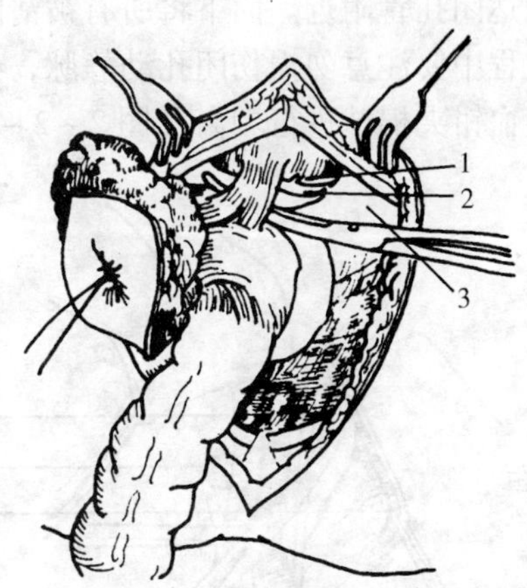

图2－2－23　切断耻骨直肠肌

1．前列腺　2．精囊　3．膀胱

女性病人操作基本相同，注意勿撕破阴道外膜。在切断耻骨直肠肌后，即以止血钳自下向上钳夹、切断、缝扎阴道后壁两侧，直至与腹部切口会合。阴道壁内有阴道静脉丛，容易出血，因而阴道壁应仔细缝扎。阴道后壁切除后可用肠线缝合阴道壁断端，重建阴道后壁。

（二十）清扫侧方淋巴

将直肠癌肿连同肠管和肛管整块移去后，即可进行髂内动脉外侧相的侧方淋巴清扫。以髂总动脉分叉处为顶点，以髂外动脉和腰大肌内缘为外侧边，以髂内动脉和膀胱腹下筋膜为内侧边，以肛提肌附着于闭孔内肌筋膜的腱弓处为底边，呈扇形进行清扫。首先切开髂总动脉分叉处的腹膜下筋膜，清除髂间淋巴结。然后向下切开髂外动脉血管鞘，自腰大肌内缘向内清除髂外动脉血管鞘和髂内髂外动脉之间的脂肪组织，至显出深方的髂外静脉。髂外静脉内侧可显露出闭孔神经。注意保护闭孔神经，自

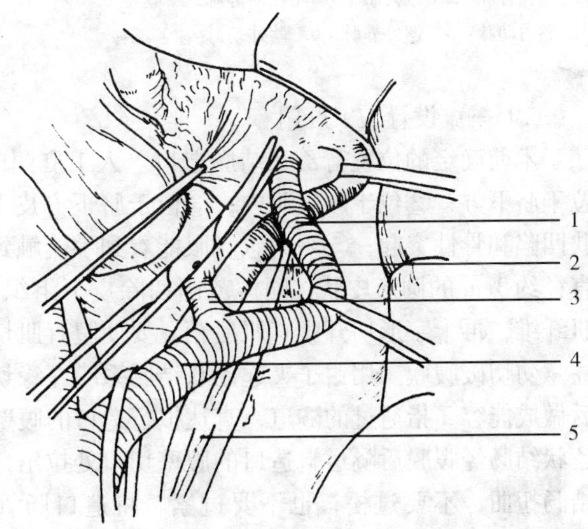

图2－2－24　清除髂内动脉和髂外动脉之间的脂肪淋巴组织

1．髂外动脉　2．髂外静脉　3．髂内动脉　4．髂总动脉　5．腰大肌

上向下清除脂肪组织至进入膀胱侧间隙。然后，再沿髂内动脉外侧清除剩余的髂内髂外动脉之间的脂肪组织，此时常有较多小静脉，注意结扎止血，向下也进入膀胱侧间隙（图2－2－24）。

将膀胱上动脉拉向前内方，输尿管拉向外方，输精管拉向前方，充分展开膀胱侧间隙。注意保护闭孔神经直至其进入闭孔管处。清除闭孔内肌筋膜和膀胱腹下筋膜之间的脂肪淋巴组织达闭孔管附近。向下将所有被清除的脂肪淋巴组织移至肛提肌断端处，再完整移除。清除过程中要注意勿损伤闭孔动静脉，必要时可结扎闭孔动静脉。清扫时可用钝头剪刀，也可用止血钳夹棉球进行剥离（图2－2－25）。

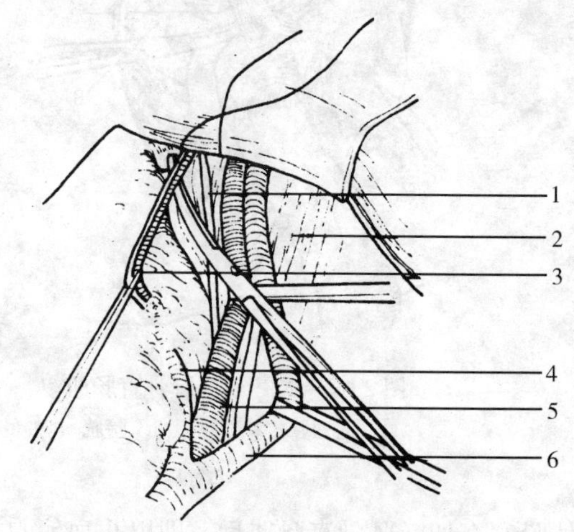

图2－2－25 清除闭孔淋巴结

1. 闭孔神经 2. 腰大肌 3. 闭孔动静脉
4. 髂内动脉 5. 髂外静脉 6. 髂外动脉

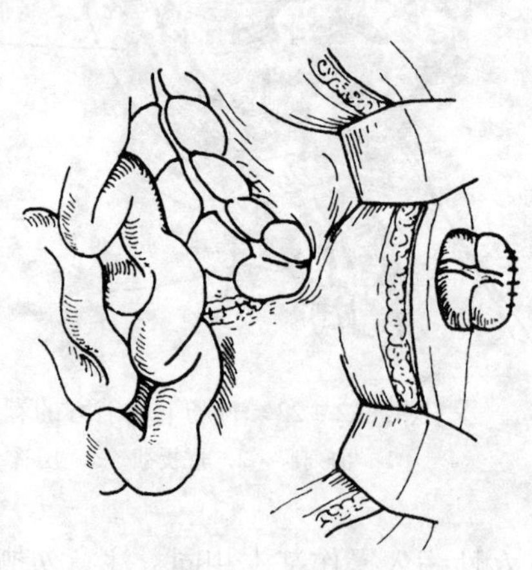

图2－2－26 腹膜外经路乙状结肠造口

（二十一）设置人工肛门

于术前确定的位置行乙状结肠造口。人工肛门的位置应根据 Turnbull 的5项原则确定：①位于脐下方；②位于腹直肌内；③位于脐下方皮下脂肪最高处；④远离瘢痕、皮肤皱折、皮肤凹陷和骨性突起；⑤须为患者眼能看到手能触到处。用镊子夹起皮肤，用刀或剪切去一块直径约3cm的圆形皮肤，同样范围切除皮下组织。十字形切开腹直肌前鞘，切除部分腹直肌纤维，再十字形切开腹直肌后鞘，要使腹直肌切开的通路能松松容2指通过。切开后鞘时注意勿切破腹膜。用钳子夹起乙状结肠系膜左缘切开线处的腹膜并向上提起，用手指在腹膜后做成能容3指通过的隧道，直达拟行造口的腹壁切开处，注意勿剥破腹膜。将拟行造口的乙状结肠经腹膜后隧道自造口的腹壁切口处拉出，高出皮肤约3cm。拉出时注意不要使乙状结肠扭曲，不要过松，也不要过紧。将造口肠管的浆肌层与腹直肠前鞘缝合固定4针（图2－2－26）。

（二十二）关闭盆底腹膜

以大量0.1%洗必泰溶液冲洗盆腔。检查创面无明显出血后，于骶骨下部前方、左右各放置一根引流管，经坐骨结节内侧于会阴部切口两侧另开口引出。

将残存的盆底腹膜提起，向两侧适当游离以使缝合没有张力，仔细关闭盆底腹膜。用细丝线行间断缝合，线结尽量打在腹膜外。缝合要严密，间隔不可过大以防小肠掉入造成术后肠梗阻。行造口的乙状结肠的系膜与盆底腹膜之间的裂隙也应仔细缝闭。腹主动脉前方的腹膜缺损也应仔细闭合以防小肠粘连。缝合盆底腹膜时还要注意勿使输尿管以及回肠末段被牵拉而造成扭曲（图2-2-27）。

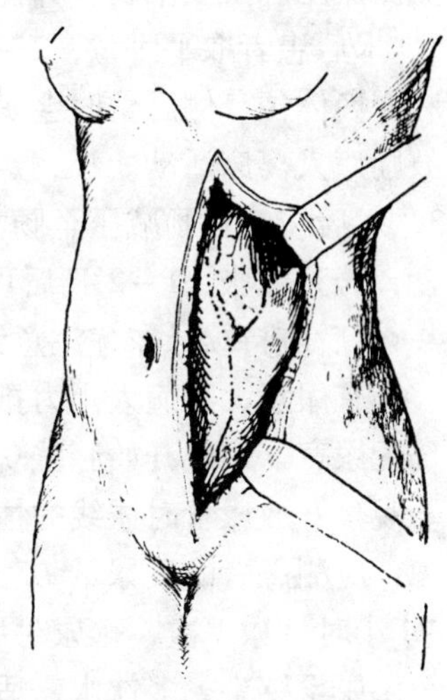

图2-2-27　关闭盆底腹膜

（二十三）缝合腹部切口和会阴部切口

将小肠顺序放回腹腔。将大网膜拉下盖于肠管与腹壁之间。逐层腹合腹部切口。关闭腹膜前于膀胱顶部缝一针穿过腹膜和腹横肌筋膜后向外缝至腹直肌前鞘以吊起膀胱防止后倾。

会阴部切口用大三角针行一层间断缝合，只缝皮肤、皮下。

（二十四）一期开放人工肛门

用Dexon线或其他可吸收线行造口肠管全层与皮肤的缝合一期开放人工肛门。一般缝12～16针，先缝4针作为定位，再在4针之间加针。从皮肤进针，从肠管出针。为使人工肛门稍高于皮肤，可于皮肤进针后，先于与皮肤同一平面处缝挂造口肠管浆肌层一针，然后再穿过造口肠管末端的全层出针，形成突出型人工肛门，使人工肛门高出皮肤约1.5cm，便于造口器具的使用（图2-2-28）。为减少皮肤边缘感染后的肉芽过度生长，也可用可吸收线将造口肠管全层与造口切口的皮内进行缝合。缝合完成后，用干纱布擦净造口周围皮肤，然后覆盖已消毒好的粘着性透明造口袋。

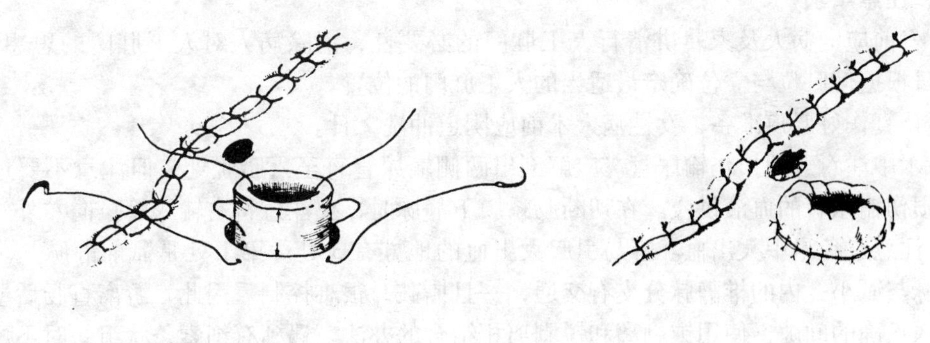

图2-2-28　突出型人工肛门的缝合方法

五、术后处理

1. 直肠癌扩大根治术对病人打击较大，术后要注意全面监护，尤其对老年人和心肺肝肾等重要脏器有慢性病史的病人。全麻病人在清醒前要注意呼吸道通畅，防止缺氧。术后应定时监测血压脉搏至平稳，并注意盆腔引流管内有无出血情况。

2. 术后患者取平卧位，2～3 日后可取半坐位，要鼓励和帮助病人翻身，经常屈伸下肢关节和变换体位，侧卧位时会阴部伤口最为合适。要鼓励病人多作深呼吸以促进排痰。一周后应鼓励病人离床活动。

3. 术后持续胃肠减压至肠鸣音恢复、人工肛门排气，一般需 2～3 天。停胃肠减压后可进流食，若无腹胀，1～2 日后可进半流食。

4. 术后应持续导尿，注意无菌操作，防止泌尿系感染。一周左右即可夹闭尿管看有无尿意，若有尿意，嘱病人用力排尿，若尿管中尿流连续，排出有力时，即可拔去尿管。若夹管后仍无尿意，即应开始膀胱功能训练，白天每 3 小时开放导尿管排空膀胱 1 次，睡时持续开放。观察开放尿管时尿线的情况，若已能自行排尿，即可拔除尿管。若术后 2、3 周仍排尿无力，应测患者的残尿量。若大于 60ml，应继续行膀胱训练；若小于 60ml，可拔去尿管，每 3～4 小时排尿 1 次，排尿时用手加压于下腹部以促进排尿。留置导尿时间较长时，要注意避免泌尿系感染，多饮水，适当应用抗生素如氟哌酸等。

5. 术后早期应注意观察人工肛门的血运情况，有无出血、坏死（粘膜呈暗紫色且失去光泽），及时予以处理。一般术后 3～4 日人工肛门才有气体与粪便排出，此时即应教给患者及家属使用人工肛门袋的方法。术后早期排便较频、较稀，易刺激皮肤，应尽量使用粘着性造口袋，并注意保持造口周围皮肤的清洁与干燥。术后 10 日左右，应以手指检查造口有无狭窄。

6. 注意会阴部引流管引出液体的性状和数量，尽量使用负压吸引。引流管中持续引出多量浆液性液体时要注意有无尿路损伤。若术中会阴部伤口有污染，术后 3 日开始可经一侧会阴部引流管灌注抗生素生理盐水，经另一侧引流管吸出，每日灌注 2000～4000ml。术后 7～10 天，引流液少于每日 30ml 时，即可拔去会阴部引流管。经这样处理，会阴部切口感染与窦道的发生可大大降低。

六、注意事项

1. 术前应向病人及家属讲清行人工肛门的必要性，消除病人对人工肛门的思想负担。术前 1 日根据仰卧位与立位确定最适当的人工肛门的位置。

2. 认真作好肠道准备，女性病人术前应阴道冲洗 2 日。

3. 术中注意避免损伤输尿管。应解剖出两侧输尿管直至入膀胱处，但注意不要过度剥离以免损伤输尿管的血液供应。在切断肠系膜下静脉时，要注意将右输尿管拉向左外侧。

4. 注意避免术中大出血。容易引起大出血的地方有 3 处。第 1 处是骶前静脉丛。由于骶前静脉与骶小孔内的椎静脉分支有交通，一旦撕破，很难控制。因此，游离直肠后壁时要注意进入正确的间隙，使用钝剥离和锐剥离相结合的办法。遇到有细索条状组织时不可用暴力拉断，以免撕破骶前筋膜，而应用电刀或钳夹后切断。切断直肠骶骨筋膜时不要离骶骨太近，应在直视下切开。一旦发生骶前大出血，不要慌张，首先用手指压住出血点，将手术台进一步摇成头低位，准备好照明和吸引器，看准出血点后用电凝止血，或用骨凿压榨局部骶骨后涂以骨蜡，或钉入止血钢钉，没有止血钢钉则钉入紧急消毒后的普通图钉。实在难以止血时，应一面压住出血点，一面迅速切除直肠移去标本，然后用纱布卷填塞压迫止血。一定不要勉强钳夹或缝扎止血，否则裂口越撕越大，止血更加困难。第 2 处为膀胱、前列腺后方与两侧的膀胱前列腺静脉丛和女性的阴道静脉丛。女性病人直肠癌浸润阴道后壁时阴道静脉丛常扩张呈海绵状，一旦出血，也不易控制。术中游离直肠前壁时，于腹腔一般游离到前列腺上部即可，不要从腹腔向下强行分离，以免撕破前列腺包囊。游离直肠侧前方时，要将膀胱韧带拉向前外侧，经膀胱直肠间隙向后切断直肠侧韧带，避免损伤膀胱韧带内的静脉丛。女性癌肿与阴道壁有粘连时不要强行分离，以免撕破阴道外膜引起阴道静脉丛出血，而应合并切除阴道后壁，切断时应先钳夹、后切断、再缝扎。第3处为进行髂内动脉外侧相的侧方淋巴清扫时，损伤髂外静脉、髂内动脉外侧的小分支以及闭孔动静脉。一旦发生出血，首先压迫止血，然后充分显露后在直视下予以缝扎，一般止血并不困难。

5. 直肠前壁的剥离应在Denonvilliers筋膜的前方进行，要注意找清层次。若在Denonvilliers筋膜的后方剥离则不但不符合整块切除的要求，而且还容易撕破直肠前壁造成癌细胞逸出，以及粪便泄出污染盆腔。

6. 侧方淋巴清扫时，注意找到并保护闭孔神经。双侧闭孔神经损伤将造成病人术后行走困难。

7. 注意防止术后肠梗阻的发生。要仔细缝闭盆底腹膜达第5腰椎水平，针距不可过大，线结尽量打在腹膜外，以防术后小肠陷入。盆底腹膜与造口乙状结肠系膜之间的裂隙也要仔细缝闭。腹主动脉前方的腹膜松松缝至消灭粗糙面即可，不要过度缝合，以免引起回肠末段扭曲梗阻。

8. 注意保护放于腿架上的患者的双膝避免受压、术中站在患者两腿之间的第2助手不可将身体压在患者腿上，以免压迫腓总神经造成神经麻痹。

（王正康）

第三节　经腹肛门直肠切除术（Parks手术）

一、概述

当代大肠癌的根治性手术，重视病人的生存质量。强调在充分保证癌肿彻底切除的前提下，尽量保留病人的正常生理功能。Miles手术的切除是彻底的，但其需要切除病人的正常会阴部肛门而行永久性腹部人工肛门，而腹部人工肛门是非生理性的，是为广大病人所厌恶的，因而多年来各国学者一直致力于研究保留肛门括约肌的直肠癌根治术，并取得了明显的进展。

保留肛门括约肌的直肠癌根治术是有其充分的理论基础的。

关于保留肛门括约肌手术的根治性，Miles强调任何部位的直肠癌都有上方向、侧方向和下方向三个方向的淋巴转移，因而主张任何部位的直肠癌都必须切除全部直肠和肛管行永久性腹部人工肛门。但大量的研究业已证明，腹膜返折以上的直肠癌只有上方向的淋巴转移，腹膜返折以下的直肠癌只有上方向和侧方向的淋巴转移，只有肛管癌才有三个方向的淋巴转移。因而腹膜返折以上的直肠癌只要进行彻底的上方淋巴清扫即可达到根治。对腹膜返折以下的直肠癌只要进行彻底的上方向和侧方向的淋巴清扫即能达到根治。侧方向的淋巴转移是沿直肠侧韧带而不是沿肛提肌上缘发生，因而不必切除肛提肌和肛门括约肌即可彻底清除侧方向淋巴转移。至于沿直肠下动脉引流的侧方向下方面的淋巴转移，只有当癌肿下缘侵达肛管、至少达距齿状线以上2cm以内（或距肛门直肠环以上1cm以内时才会发生）。据我国河南省肿瘤医院101例资料，癌肿下缘距肛缘5cm以上（相当于齿状线上3cm，肛门直肠环上2cm）者，没有1例发生肛门括约肌、肛旁组织和肛提肌的转移。癌肿下缘距肛缘3～5cm的30例中，仅有3例有肛提肌和肛旁组织的转移，这3例都是分化程度差的直肠癌。我国重庆市肿瘤研究所的资料也表明，癌肿下缘距齿状线2cm以上者，无1例有肛提肌或肛门括约肌的转移。由此可见，对癌肿下缘距肛缘5cm以上的直肠癌，保留肛门括约肌和肛提肌同样可以达到彻底清除侧方淋巴结的要求。

关于癌肿远侧正常直肠应切除的长度，长期以来一直是一个有争论的问题。Hanley、Cole等的早期研究发现，有些直肠癌远侧浸润可达5cm，因而认为癌肿远侧肠管至少应切除5cm以上。这个观点数十年内被奉为不可逾越的“黄金法则”。但70年代以来的大量研究否定了这条“黄金法则”。直肠癌肿向肠管远侧的进展包括肠壁内的浸润和肠壁外边缘淋巴结的转移两个方面。肠壁内浸润包括癌细胞向远侧肠壁的粘膜，粘膜下和肌层的直接蔓延以及肠壁淋巴管内的癌栓和少数小静脉内的癌栓等。国内外学者通过对大量Miles手术切除标本进行的连续病理切片观察，发现大部分癌肿没有远侧浸润；少数有远侧浸润者也多在0.5cm～1cm以内，且这些癌肿往往都较大并已侵及直肠浆膜或固有筋膜；远侧浸润很少有超过2cm者，即使有这些癌肿也多是低分化腺癌或粘液腺癌，并已有广泛的上方向淋巴转移。

据Mikani1984年237例报告，远侧浸润大于2cm者仅1.3%。Williams1983年报告，76%的病例无远侧浸润，有浸润者90%在1cm以内。Williams并收集8位作者的449例资料，92.0%无远侧浸润，远侧浸润大于2cm者仅2.5%。日本安富1988年报告148例，有远侧浸润者仅8.8%，其中远侧浸润小于1cm者6.1%，于1～2cm之间者2.7%，无大于2cm者。

关于直肠壁外边缘淋巴结的转移，大量研究证明，边缘淋巴结的转移一般都发生在与癌肿同一水平或癌肿水平以上，很少逆行向癌肿远侧转移。只有当上方淋巴通路阻塞时，才会发生逆行转移。

Goligher于1951年复习1500例病理资料，在癌肿水平以下的直肠壁外淋巴结有转移者仅6.5%，且多数位于距癌肿下缘6mm以内，大于2cm者仅2%。

综上所述，多数学者认为直肠癌肿远侧的进展很少超过2cm，癌肿远侧直肠切除2cm以上即能达到根治的要求。对于个别癌肿远侧进展超过2cm的病例，由于多是分化差的晚期病例，即使切除更多的直肠，也不能改善其预后。Pollett复习文献于1983年指出，当远侧浸润超过1.5cm时，即使切除全部直肠，病人也不能存活，常于局部复发之前死于远处转移。他分析癌肿远侧肠管切除小于2cm、2～5cm、大于5cm的3组病例，局部复发率分别为7.3%、11%和8%，无显著差异。癌肿远侧直肠切除小于5cm和大于5cm的5年生存率分别为68.5%和69.0%，也无显著差异。Mauson对比癌肿远侧肠管切除小于4cm和大于4cm的病例，局部复发率分别为11.8%和10%，并无显著差异。Kenney于1987年著文指出，为了切除直肠癌肿远侧组织而牺牲肛门括约肌并未能改善预后。

目前，许多欧美大医院将直肠癌肿远侧肠管切除的安全距离定为在无牵拉情况下切除2cm。日本大肠癌研究会主张直肠癌肿远侧肠管切除2cm以上。我国大肠癌专业委员会建议直肠癌肿远侧肠管切除 3cm 以上即应认为是安全的。

有些作者指责保留肛门括约肌手术后吻合口复发的主要原因是远侧肠管切除不够，这是不全面的。吻合口复发有一部分可能确是肠管切除不够，肠管断端有癌细胞残留所致，但能有确切证据证明的并不多。近年来的研究表明，吻合口的复发常常是其他原因，例如，有证据可以证明一部分病人的复发是来自脱落癌细胞的种植，而更重要的，是由于许多术者在术中只注意了癌肿远近两侧肠管的充分切除，忽视了癌肿壁侧的充分切除。因为未遵循整块切除的原则，未充分切除癌肿周围足够厚度的正常组织，未从 Denonvilliers 筋膜前方剥离直肠前壁，所以当癌肿已侵犯直肠固有筋膜时，盆腔狭窄，剥离困难，很容易造成癌细胞在盆腔剥离面上的残留而造成复发并向吻合口浸润。这也解释了为什么癌肿侵达直肠外膜时吻合口复发率明显增高。另外，一些术者对腹膜返折以下的直肠癌不行侧方淋巴清扫，结果造成术后盆腔内已转移的淋巴组织向吻合口浸润，这也是吻合口复发的一个重要原因。因此，简单地把保留肛门括约肌手术后的吻合口复发一概都归罪于癌肿远侧肠管切除不足是不恰当的。

大量实践证明，保留肛门括约肌直肠癌根治术的治疗效果是良好的，并不比 Miles 手术差。Dermott1982 年报告保留肛门括约肌手术的 5 年生存率为 68.0%，而同期 Miles 手术的 5 年生存率为 71.0%。日本溴野报告，1967 年至 1986 年东京女子医科大学第二外科 318 例直肠癌手术，保留肛门括约肌手术的 5 年生存率为 69.5%，Miles 手术为 61.4%；保留肛门括约肌手术的局部复发率为 14.5%，Miles 手术为 18.7%。我国上海第二医科大学瑞金医院报告，直肠中下段癌 949 例，行保留肛门括约肌手术的 5 年生存率为 84.1%，Miles 手术为 61.7%，保肛手术的局部复发率为 10.9%，Miles 手术为 15.4%。

关于保留肛门括约肌手术后的排便功能，过去认为必须保留齿状线上 3～5cm 的直肠粘膜，才能有正常的排便反射。这种观点在很长一段时间内束缚了保留肛门括约肌手术的发展。

20 世纪 70 年代以来的许多研究证实，在耻骨直肠肌与肛门括约肌内也有控制排便的感受器，而排便的直肠节制机能可由结肠节制机能逐渐代偿，即使切除全部直肠，经过一段时间的适应与调整，病人仍能维持基本正常的排便功能。临床实践也证实，行保留肛门括约肌手术的病人，一般术后初期都有程度不等的排便功能障碍，表现为排便时间延长、便频、残便感等，吻合口离肛门越近则越明显，但没有大便失禁，术后 1～3 个月，病人一般都能逐渐恢复正常的排便功能。前切除术后 3 个月，绝大多数病人都能恢复每日 1～2 次大便，肛门无液体漏出。Parks 手术后 6 个月，绝大多数病人能恢复每日 1～3 次排便。

保留肛门括约肌手术目前已经过大量临床实践加以肯定，在直肠癌手术中所占的比例越来越高。不但腹膜返折以上的直肠中上段癌可行保留肛门括约肌手术，而且一部分腹膜返折以下的直肠下段癌也可以行保留肛门括约肌手术。目前国内外多数学者比较一致的意见是对癌肿下缘距肛缘 5～6cm 以上（距齿状线 3～4cm 以上或距肛门直肠环 2～3cm 以上）的直肠癌，理论上都可以进行保留肛门括约肌的手术。日本今充报告，日本弘前大学第二外科 1975 年至 1986 年 263 例直肠癌根治术中，直肠中上段癌行保留肛门括约肌手术者占 97.5%，直肠下段癌行保留肛门括约肌手术者占 65.3%。Dermott1987 年报告其所在医院保留肛门括约肌手术在直肠癌根治术中所占的比例 1950 年至 1959 年为 32.8%，1960 年至 1969 年上升为 69.3%，1970 年至 1979 年更进一步上升至 80.4%。

过去有些学者主张只对无明显进展的直肠癌行保留肛门括约肌手术，而对癌肿较大、侵犯固有筋膜、有淋巴转移的病人行 Miles 手术。但近年来大量的资料证明，无论对 Dukes 哪一期的病人，保留肛门括约肌手术都有与 Miles 手术同样良好的治疗效果，如日本滨野 1988 年的资料（表 2-3-1）。

表 2-3-1　不同 Dukes 分期保留肛门括约肌手术的治疗效果

Dukes 分期	5 年生存率		局部复发率	
	保肛术	Miles 手术	保肛术	Miles 手术
A	93.8%	100%	0	0
B	63.8%	63.6%	18.1%	13.8%
C	65.3%	42.6%	19.4%	31.0%

关于癌肿远侧肠管切除的长度，目前国内外多数学者的意见是，对于高、中分化腺癌，在没有牵拉的情况下切除 2～3cm 即已足够，但对于低分化腺癌或粘液腺癌，则应切除 5cm 以上。肠管切断后有回缩，经福尔马林固定后则更有回缩，尤其腹膜返折以上的直肠癌回缩更多，因而一定要在没有牵拉的情况下进行测量，直肠下部癌远侧肠管切除 2cm 以上，直肠中上部癌远侧肠管切除 3cm 以上，才能保证标本切除固定后，癌肿远侧肠管长度在 2cm 左右。

能否进行保留肛门括约肌手术，有时需在手术中彻底游离直肠后，才能最后确定。由于直肠有自然的弯曲，切断直肠周围的韧带后直肠被松解伸直，癌肿距肛缘的距离就会延长。如癌肿下缘距肛缘 5～6cm，切断直肠侧韧带后常可延长至 8～9cm，甚至更长，因而远侧肠管切除 2～3cm 后，仍能有足够的余地重建肠道的连续性。常有这种情况，切除以前癌肿下缘距肛缘为 6cm，而切除以后吻合口仍在距肛缘 6cm 处。术中要仔细切断直肠周围的各个韧带，切净癌肿周围足够厚度的正常组织，充分游离直肠达肛提肌水平，伸直直肠后，于无张力情况下用消毒钢尺准确测量癌肿下缘下方 2～3cm 处，然后切断。由于直肠癌肿远侧边缘淋巴结的扩展要比肠壁内的浸润稍远些，所以远侧直肠断端周围的脂肪组织还应再切除 0.5～1cm，既便于吻合，又可确保边缘淋巴结的彻底切除。癌肿切下后，应即刻由手术台下另一助手切开肠腔，再次在直视下准确测量癌肿下缘距手术切缘的距离，并立即将切缘送冷冻病理切片，若再次测量癌肿远侧肠管不足 2cm 或冷冻切片报告切缘有癌细胞残留，仍应再行补切。

决定能否行保留肛门括约肌手术，除考虑病理的因素外，还要根据病人的机体情况、术者的技术和经验以及术中的具体情况决定，而不能刻板地强行施行。对于身体肥胖、骨盆狭窄的患者，尤其是男性，术中无法在直视下准确地显露、充分地切除、安全地吻合者，即使癌肿本身情况适合作保留肛门括约肌手术，也不宜行保肛手术，当术中发生意外、病人全身情况不好时，也应果断地放弃作保留肛门括约肌手术的意图而改行其他手术以求尽快地结束手术。由于骨盆狭窄，手术操作深而困难，保留肛门括约肌手术需要一定的技术与经验，对手术技术不足的医师，也不应勉强施行。

低分化腺癌或粘液腺癌等分化程度差的直肠癌常有扩展广泛，一旦术后发生吻合口复发其比 Miles 手术后的局部复发更加痛苦，因而一般主张对腹膜返折以下直肠的低分化腺癌或粘液腺癌，若已有明显进展，已侵犯固有筋膜或已有淋巴转移，则不应行保留肛门括约肌手术。另外，对术前已有肛门功能不良的病人，如高龄、既往有较严重的肛门疾患史患者，术后常常肛门功能不良，因而也不宜行低位保肛手术。

保留肛门括约肌直肠癌根治术的手术方式，有经腹直肠切除术（前切除术）、经腹骶直肠切除术、拉出式直肠切除术、经腹肛门直肠切除术（Parks 手术）等。其中各种拉出式手术由于术后肛门功能较差，除少数特殊情况外，现已很少使用。经腹骶直肠切除术由于术中需变换体位，也较少使用。前切除术由于吻合技术日趋提高，尤其是各种吻合器的配合使用，手术并发症大为降低，手术方便、可靠，目前已成为保留肛门括约肌直肠癌根治术的主要手术。一般认为，对癌肿切除后吻合口位于肛门直肠环以上超过 1～2cm 者，都可行前切除术。对癌肿切除后吻合口位于肛管直肠环以上不足 1～2cm 不能行前切除术者，可行经腹肛门直肠切除术即 Parks 手术。

Parks 于 1972 年使用 Parks 拉钩和钩形缝针，经腹经肛门切除直肠，然后经肛门行结肠肛管吻合，使吻合口最低可建在肛管直肠环或齿状线上。此手术根治性良好，操作也不复杂，术后并发症少，肛门功能也良好。

超低位前切除术使癌肿下缘位于距肛缘 6～8cm 以上的直肠癌保留肛门成为可能，而 Parks 手术则进一步使癌肿下缘位于距肛缘 5～7cm 的直肠癌患者也能保留肛门。此手术目前在国内外发展很快，是一个很有前途的手术。

Parks 手术适用于癌肿下缘距肛缘 5～7cm 的直肠癌。Parks 手术的根治性效果是良好的，其 5 年生存率与术后复发率均与低位前切除相似。Parks 手术后的排便功能也基本满意，手术后初期每日排便 5～7 次，3 至 6 个月后可恢复到每日排便 1～3 次，无漏便现象。肛门内静压于术后 3 至 6 个月恢复至术前的 60%～70%，术后 1 年可恢复至正常。Parks 手术后的排便功能尚不十分理想，因而一些学者倡用结肠作一 J 型贮袋再与肛管吻合，以改善排便功能，J 形贮袋的袢长以 8～10cm 为宜。

二、手术步骤

（一）腹部操作

腹部操作与 Miles 手术基本相同。

1．病人取截石位　一般采用全麻，也可用连续硬膜外麻醉。麻醉生效后再次检查直肠内是否清洁，必要时再次灌肠。肛门括约肌松弛后再次检查癌肿的位置，以及与周围组织浸润的情况。

2．取下腹正中切口，向下达耻骨联合上方，向上绕脐左侧至剑突与脐连线中点处。

3．游离乙状结肠系膜，进行彻底的上方淋巴清扫。为保证左半结肠的血运，也可保留左结肠动脉，于其下方切断肠系膜下动脉，但需剥除其上方的肠系膜下动脉周围的脂肪淋巴组织直达根部。

4．充分游离左半结肠，必要时完全游离结肠脾曲，切断左半侧胃结肠韧带及部分横结肠系膜，使左半结肠完全松解达中线附近，能无张力地垂入肛管进行吻合（图 2－3－1）。游离过程中要注意勿损伤肠系膜下动脉和肠系膜上动脉之间的交通支。

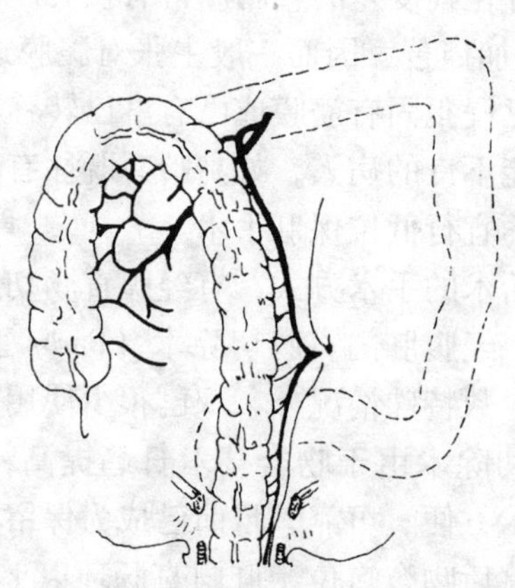

图2－3－1 充分松解左半结肠

5．游离直肠后壁、前壁和侧壁直达肛提肌水平。广泛切除癌肿周围组织。于癌肿上方足够距离切断乙状结肠。进行彻底的侧方淋巴清扫（图2－3－2，2－3－3）。

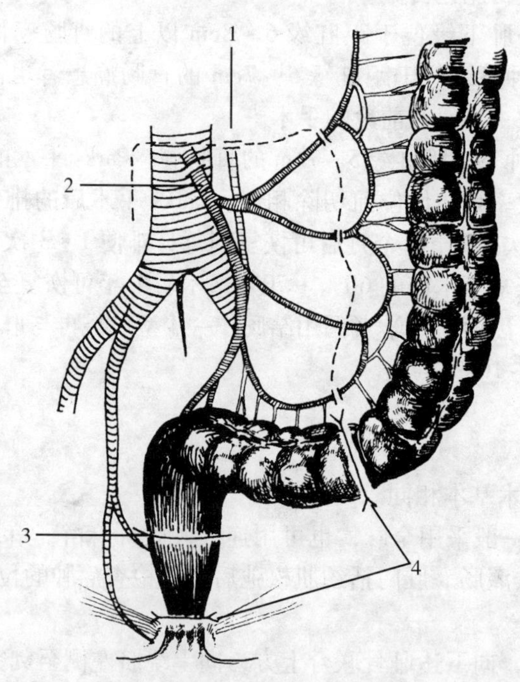

图2－3－2 腹部操作的切除范围

1．肠系膜下静脉 2．肠系膜下动脉 3．腹膜返折 4．肠管切断线

（二）肛门部操作

1．切开肛管粘膜 充分扩肛后用小儿式 Parks 拉钩牵开肛门，也可用肌肉拉钩牵开肛管前后侧。用0.1%洗必泰溶液充分清洗肛管。用组织钳钳拉肛管左右两侧的肛缘皮肤，使

肌管粘膜外翻，显出齿状线。于齿状线的粘膜下注入1∶10万的肾上腺素盐水溶液，使粘膜下层浮起，粘膜与肛管内括约肌分开。以电刀于齿状线稍上方切开肛管粘膜，至显出浅白色环状的肛门内括约肌表面为止。

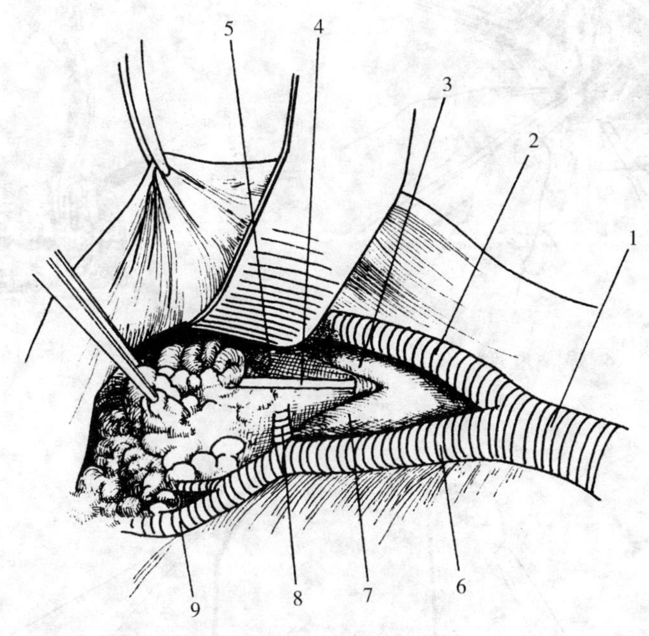

图2-3-3　侧方淋巴清扫

1. 髂总动脉　2. 髂外动脉　3. 髂外静脉　4. 闭孔神经　5. 闭孔内肌
6. 髂内动脉　7. 髂内静脉　8. 臀上动脉　9. 膀胱上动脉

2. 剥离肛管粘膜　以组织钳钳夹粘膜切缘的下叶牵向肛外，术者左手用粘膜镊子轻夹粘膜切缘上叶以牵开显露，右手以镊子或纹式钳及电刀边钳夹粘膜下组织边电凝，将粘膜向上剥离至露出完整的环状的肛门内括约肌。若遇出血点，应充分吸引后找准出血点予以电凝。向上剥离粘膜至肛门直肠环上缘（约齿状线上1~2cm处）。可先剥离肛管一侧的粘膜（如左侧），然后再剥离其余三侧（前、后、右三侧），使肛管粘膜全周剥离（图2-3-4）。

3. 切除直肠　缝闭剥离的肛管粘膜断端。确认肛管粘膜全周已剥离至肛门直肠环上方，向外切断直肠壁，与腹部切口会师，将标本完整移去（图2-3-5）。

4. 结肠肛管吻合　大量蒸馏水或0.1%洗必泰溶液冲洗盆腔与肛管，仔细止血。待吻合的近侧结肠缝4根支持线后无张力地牵入肛管。以3-0 Dexon线先将结肠的浆肌层与肛门内括约肌断端缝合固定4针。然后行结肠断端全层与齿状线上方的肛管粘膜断端缝合，缝针依次穿过结肠全层、肛门内括约肌和肛管粘膜断端行一层缝合。用特制的弯形钩针缝合比较方便，用一般的圆针也可。先缝4~8针作为定点标记，然后先行前后壁的吻合，再行两侧壁的吻合，共缝24~32针（图2-3-6，2-3-7，2-3-8，2-3-9）。

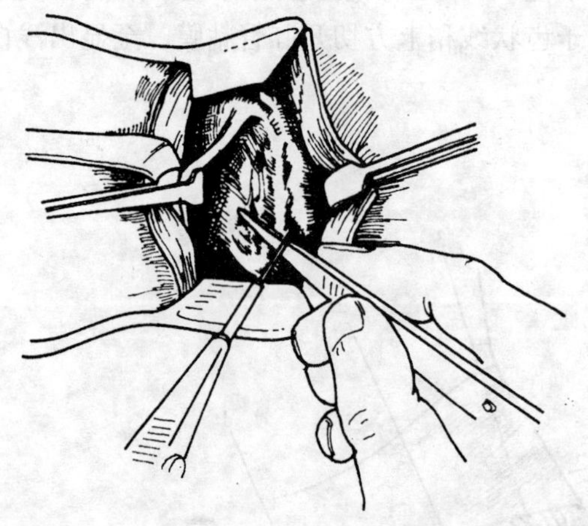

图 2-3-4　剥离肛管粘膜

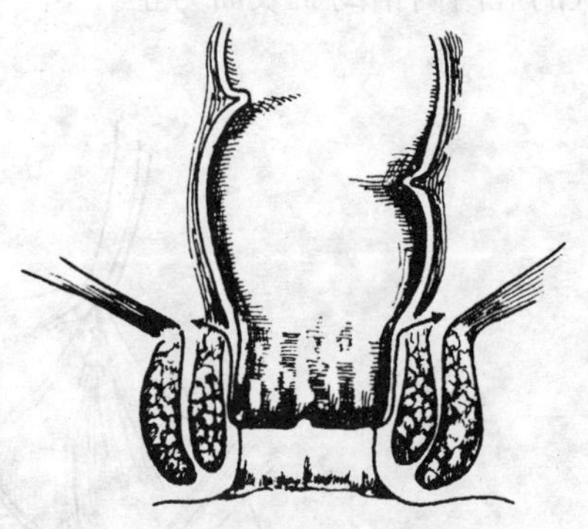

图 2-3-5　肛管的切断平面

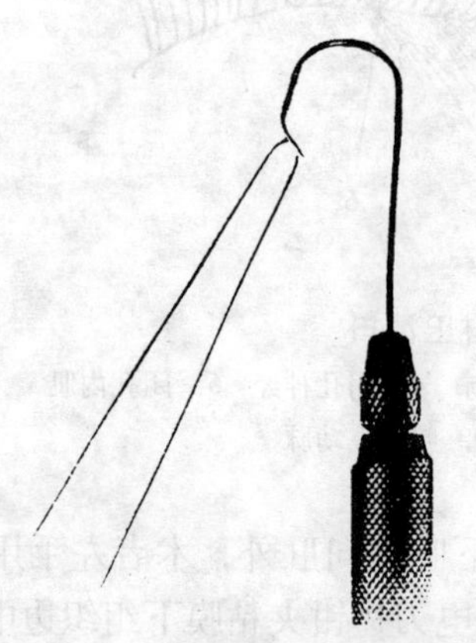

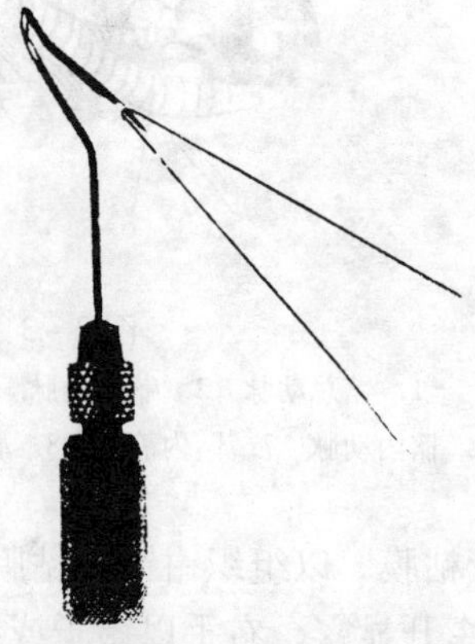

图 2-3-6　T 形持针器与弯针

5. 放置引流　再次冲洗腹腔。于骶前放置双套管引流管自左下腹另开口引出。仔细缝合盆底腹膜。一般不必行预防性转流性结肠造口。但若对吻合的可靠性或对结肠血供有怀疑，可行预防性造口，可于右上腹行横结肠双筒造口或于右下腹行末段回肠双筒造口。逐层缝合腹壁切口。关腹后肛门内置入裹以凡士林纱条的肛管达吻合口以上并适当固定。

三、术后处理

若行预防性结肠造口，术后 3 日造口恢复排便后即可恢复饮食。术后 3～4 日可拔除肛管，术后 4～5 日若无明显异常可除去盆腔引流管。术后 6～8 周关闭预防性肠造口。

若未行预防性结肠造口，术后 3～4 日可拔除肛管，术后 5～7 日若无明显异常可除去盆腔引流管，术后 7～10 日开始经口饮食。

四、注意事项

1. 掌握好手术适应证。对癌肿下缘距肛门直肠环以上 2～4cm 的高、中分化直肠腺癌，可行 Parks 手术，但对低分化腺癌和粘液腺癌，则不宜行 Parks 手术而应行 Miles 手术。

2. 癌肿远侧肠管一般应切除 2cm 以上，但对局限隆起，高分化的早期癌，远侧肠管切除 1cm 以上即可。

3. 左半结肠要充分游离至中线附近，使结肠能无张力地送入耻骨联合以下 6cm 左右，但于完善地吻合。为确保吻合口无张力，吻合完成后可将近侧结肠浆肌层与小骨盆壁固定数针。

4. 注意近侧结肠的血液供应。为确保血供，清扫肠系膜下动脉根部淋巴结可采用剥除动脉周围脂肪淋巴组织而保留血管的方法，在左结肠动脉分支以下切断肠系膜下动脉。游离左半结肠时注意勿损伤肠系膜下动脉和肠系膜上动脉之间的交通支。在行吻合前，要再次确认结肠断端的血运。

5. 对边缘淋巴结无明显转移的病人，应注意保留盆腔自主神经。

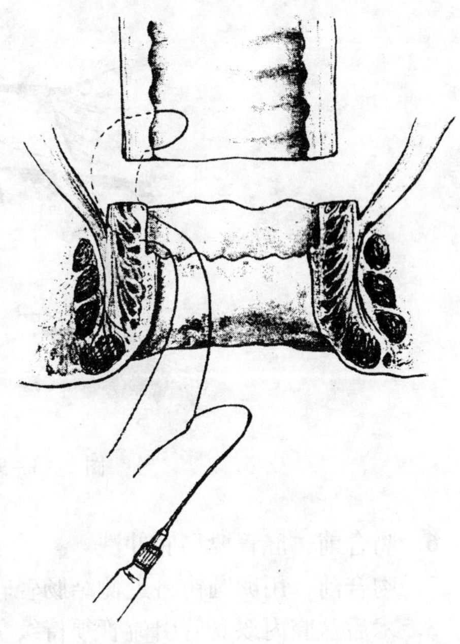

图 2-3-7　Gambee 式一层缝合法

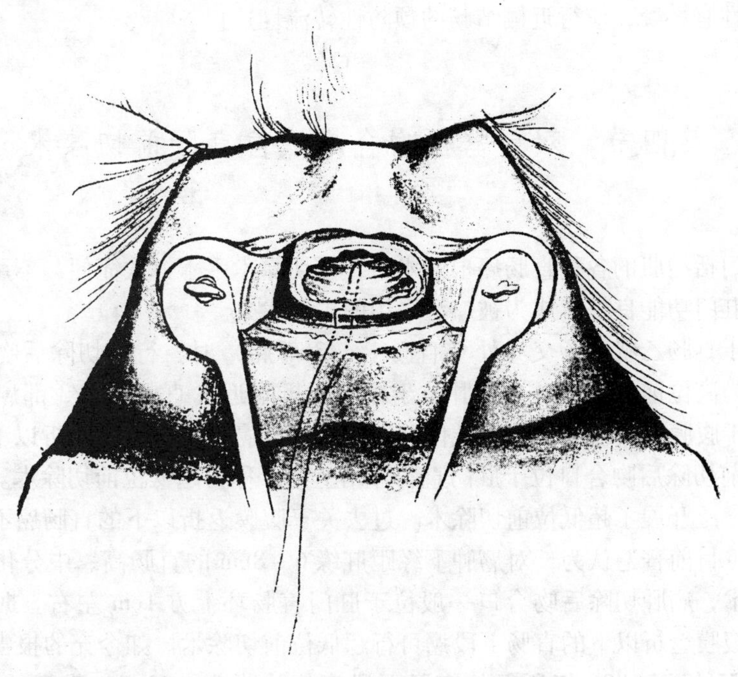

图 2-3-8　结肠肛管前后壁吻合

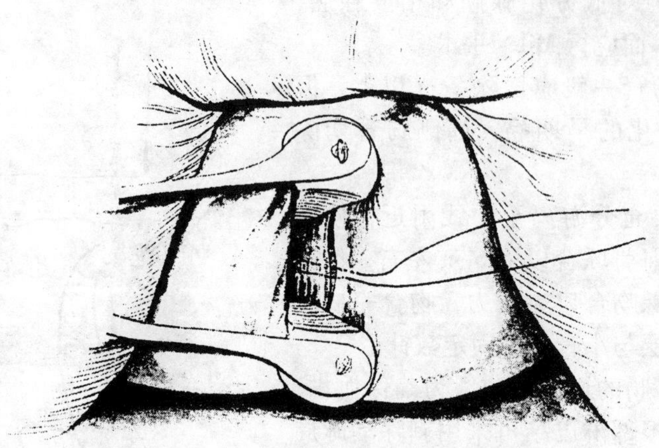

图2-3-9　结肠肛管侧壁吻合

6. 吻合前，肛管要彻底冲洗。

7. 吻合前，用卵圆钳将近侧结肠轻轻拉入肛管，注意肠管不要扭转，系膜不要紧张。

8. 术后盆腔内双套管引流管须持续负压吸引，防止盆腔积液、积血，避免盆腔感染的发生。

9. 吻合口瘘是最严重的术后并发症。术后应严密观察，一旦发生，及时处理。术中若对吻合口可靠性有怀疑，应行近侧结肠的预防性转流性造口。

（王正康）

第四节　双重器械吻合超低位直肠前切除术

一、概述

在保留肛门括约肌的各种直肠癌根治术中，前切除术手术方法简便，不用变换体位，切除彻底，术后肛门功能良好，成为被广泛采用的主要术式。

当癌肿位于直肠乙状结肠交界处（直肠上1/3部癌）时，行前切除后吻合口位于腹膜返折附近，称为高位前切除术。当癌肿位于腹膜返折附近（直肠中1/3部癌）时，行前切除后吻合口位于腹膜返折以下，称为低位前切除术。当癌肿位于腹膜返折以下（直肠下1/3部癌）时，行前切除后吻合口位于肛门直肠环稍上方，称为超低位前切除术。

近年来，广泛开展了超低位前切除术。过去关于腹膜返折以下的直肠癌不能保留肛门的戒律已被打破。目前普遍认为，对癌肿下缘距肛缘6~8cm的直肠高、中分化腺癌，都可行超低位前切除术，癌肿切除后吻合口一般位于肛门直肠环上方1cm左右。据国外资料，半数以上的位于腹膜返折以下的直肠下段癌可行超低位前切除术。如今充的报告，日本弘前大学第二外科1975年至1986年所行的直肠下段癌根治术中，63.5%为超低位前切除术或Parks手术等保留肛门括约肌的手术。

超低位直肠癌前切除术的治疗效果满意。浜野1988年报告，超低位前切除术的5年生存率为68.3%，（Miles手术为57.9%），局部复发率为7.4%（Miles手术为20.6%）。超低位前切除术后的肛门功能也良好，虽然在术后3～6个月内会有排便时间延长、排便次数多、残便感等，但术后6个月以后绝大多数病人都能恢复至每日1～2次大便，无肛门内液体流出。

行超低位前切除术，可用手法缝合，也可用器械缝合。由于盆腔狭窄，手术野深在，手法吻合操作相当困难，术后并发症多，有时甚至根本无法吻合。吻合器吻合则操作简便、吻合可靠、术后并发症少，能使许多手法缝合不能完成的病例得到满意的吻合。消化道吻合器的应用，大大推动了超低位前切除术的发展。

消化道吻合器的应用已有数十年的历史。消化道管状吻合器首先设计于1958年，以后日本、前苏联等国的学者进行了不断的研究与改进。美国于1977年制成EEA管状吻合器（end－to－end－anastomosis），其性能良好，迅速在全世界得到推广。我国也于1978年制成GF－1型管状吻合器，并在国内得到广泛应用。1983年，美国进一步制成弯曲轴型的DEEA吻合器和CDEEA吻合器。1988年，美国更进一步制成头部可分离的PCEEA吻合器，特别适用于直肠癌的超低位前切除术。

直肠癌前切除后行器械吻合前，近侧结肠断端和远侧直肠断端都需作荷包缝合。荷包缝合可用手缝也可用荷包钳（purse string instrument，PSI）缝合，荷包钳缝合更为简便、可靠。但对于超低位前切除术，由于骨盆狭窄，手术野深远，直肠切除后直肠远侧断端的荷包缝合无论用手法缝合或是用荷包钳缝合都相当困难，所以，双重器械吻合技术应运而生。

双重器械吻合技术是同时应用消化道缝合器和消化道管状吻合器两种器械进行肠道吻合的一种新技术。

消化道缝合器早在1908年即已用于胃切除手术。1924年改进为使用B型缝合钉，以保证缝合部有良好的血液供应。以后逐渐发展成为胸腹缝合器（thoraco abdominal，TA）。再进一步发展成为弯轴型的DTA。我国也于1981年制成XF型缝合器，并在国内得到了广泛的应用。1988年美国进一步制成头部可转动、适合于深部操作的消化道缝合器（roticulator，RL）。

双重器械吻合技术1980年由Knight首先提出。他先用TA55缝合器闭合直肠远端，（不作荷包缝合），再经远侧直肠盲端戳孔用EEA管状吻合器与近侧结肠吻合。1983年，Cohen推广使用此方法，并命名为双重器械吻合技术（double stapling technique，DST）。1989年以来，随着头部可转动的消化道缝合器（RL）和头部可分离的弯轴型管状吻合器PCEEA的研制成功，双重器械吻合技术日趋成熟和规范化。目前定型的双重器械吻合技术是先用RL闭合远侧直肠断端，再用PCEEA经已闭合的直肠盲端戳孔与近侧结肠进行吻合。此技术避免了直肠远侧断端作荷包缝合的困难，由于是通过严密闭合的远侧直肠盲端行管状吻合器吻合，超低位前切除后的吻合变得简便、可靠、安全、省时，而且当结肠和直肠口径相差较大时也能得到满意的吻合。另外，由于整个操作过程中直肠腔完全不开放，也避免了盆腔深部的污染。双重器械吻合的吻合口可比普通管状吻合器的吻合口更靠近肛侧1～2cm，因而更进一步扩大了超低位前切除术的范围。

双重器械吻合技术的效果良好。据日本富田59例手术资料，术后吻合口瘘发生6例（10.1%），但都是亚临床型的微小瘘，均经保守治疗而治愈，且其中2例瘘不在吻合口，而发生在行器械吻合时直肠后壁的损伤。术后吻合口狭窄14例（23.7%），均经扩肛后好转。另据Stable、Feinberg、Cohen等报告，双重器械吻合的术后吻合口瘘和吻合口狭窄的发生率都不高于一般用 EEA 行端端吻合的前切除术。

目前一般认为，对高位前切除术，可用手法缝合进行吻合；对低位前切除术，可单纯用 EEA 管状吻合器进行吻合；而对于超低位前切除术，则以用双重器械吻合最为合适。

二、术前检查

（一）肛门指检

准确判断癌肿的位置，估计癌肿距肛缘和肛门直肠环上缘的距离，以及癌肿距前列腺上缘的距离。判断癌肿向肠壁外浸润的深度，检查癌肿与前列腺、骶骨、盆壁等的固定情况。

（二）钡灌肠检查

在 X 线片上测量癌肿下缘距肛缘的距离。

（三）骨盆 CT 检查

了解直肠癌肿向肠壁外浸润的情况以及直肠周围淋巴结肿大的情况。

（四）直肠内镜超声检查

判断癌肿在肠壁内侵犯的深度，以及直肠旁淋巴结肿大的情况。

三、切除范围

1. 切除癌肿及癌肿近侧 15cm 以上的直肠和乙状结肠、癌肿远侧 2cm 的直肠。癌肿的壁侧要充分切除，若浸润至其他脏器，应行该脏器的合并切除。

2. 彻底清除直肠旁淋巴结、直肠上淋巴结、下 1～2 支乙状结肠淋巴结和肠系膜下动脉根部淋巴结。可从根部切断肠系膜下动脉清除淋巴结，也可从根部向下剥除肠系膜下动脉周围的脂肪淋巴组织，于左结肠动脉分支以下切断肠系膜下动脉。

3. 进行彻底的侧方淋巴清扫，清除直肠中淋巴结、直肠中动脉根部淋巴结、闭孔淋巴结、髂内淋巴结、髂外淋巴结、髂间淋巴结和髂总淋巴结等。

4. 充分切除乙状结肠系膜和直肠两侧 3cm 以上的盆腔腹膜。

四、操作步骤

（一）体位

取膀胱截石位。具体方法与 Miles 手术相同。麻醉一般用全麻，也可用连续硬膜外麻醉。麻醉生效后再次检查直肠内是否清洁，必要时再次灌肠。肛门括约肌松弛后再次检查癌肿的位置，以及与周围组织浸润的情况。

（二）开腹

下腹正中切口。向上绕脐左至脐上 7cm 左右，向下至耻骨联合上方。腹膜切开向下抵达膀胱时向左或向右绕开以避免损伤膀胱（图 2－4－1）。

开腹后检查有无肝转移、腹膜转移，检查淋巴结转移情况及癌肿局部的情况。将体位调整为轻度头低臂高位，将全部小肠推向腹腔右上方或将全部小肠提出腹腔装入特制的塑料袋内并淋洒生理盐水（图 2－4－2）。

（三）切开乙状结肠系膜左外叶

切开乙状结肠系膜与左髂窝腹后壁腹膜交界处的白线，向上达脾曲下方，向下沿直肠系膜左侧进入小骨盆腔。向内侧游离乙状结肠系膜斜根，首先显露左精索血管，继而显露左输尿管和左髂总动脉。确认左输尿管的走行，以布条提起，牵向外方予以保护（图 2－4－3）。

（四）切开乙状结肠系膜右内叶，切断肠系膜下血管

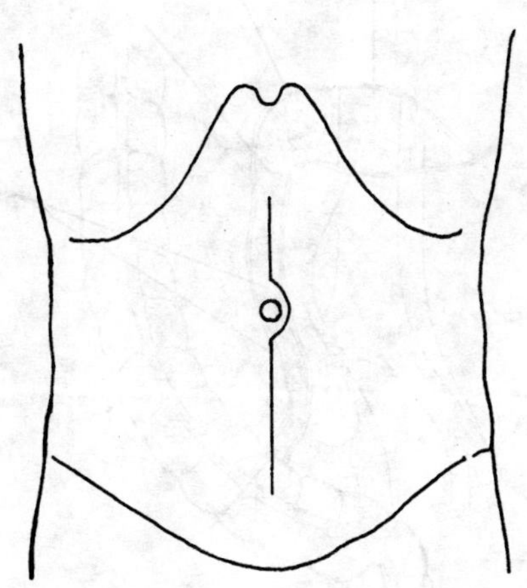
图 2-4-1　下腹正中切口

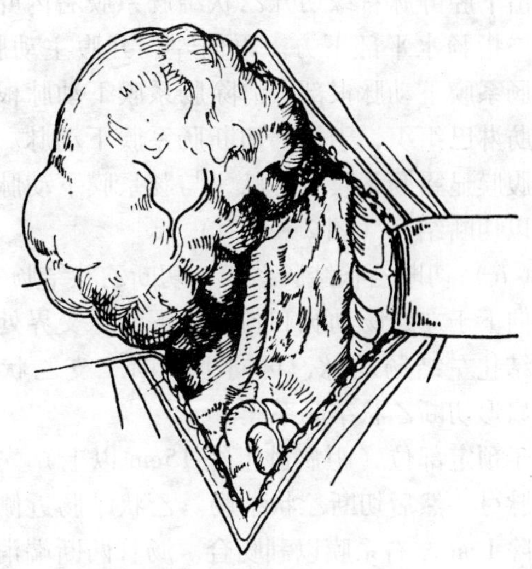
图 2-4-2　将小肠提出腹腔外

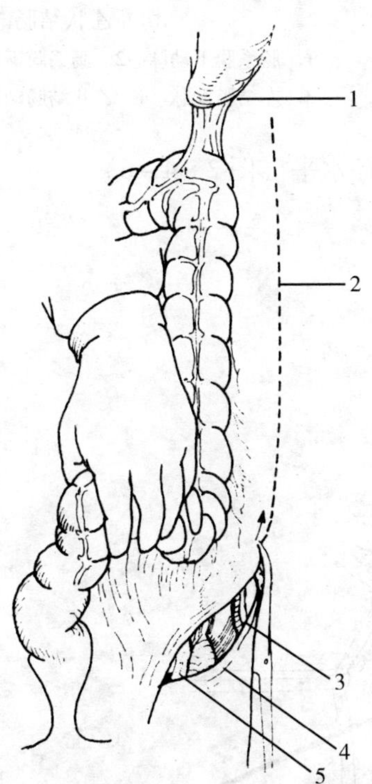

图 2-4-3　切开乙状结肠系膜左外叶

1．脾结肠韧带　2．侧腹膜切开线　3．左精索动静脉　4．髂外动脉　5．左输尿管

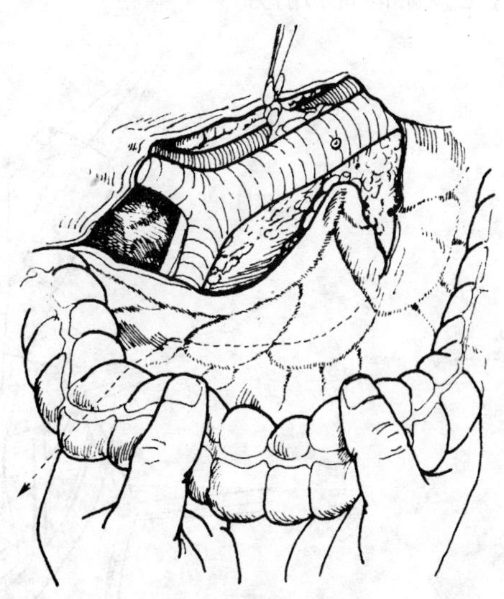
图 2-4-4　切开乙状结肠系膜右内叶，切断肠系膜下动静脉

沿下腔静脉右缘切开乙状结肠系膜右内叶，向上至十二指肠水平部下方。再向左切开腹主动脉前方，显露肠系膜下动脉根部。清除肠系膜下动脉根部周围的脂肪淋巴组织，于根部切断肠系膜下动脉。再向左切开腹膜显露肠系膜下静脉，与肠系膜下动脉同一水平予以切断结扎（图2-4-4）。

（五）切断乙状结肠系膜，切断乙状结肠

向下于左结肠动脉和肠系膜下静脉交界处稍外方切断结扎左结肠动脉，再向下切断二支乙状结肠动脉，扇形切断乙状结肠系膜。

于预定部位（距癌肿上缘15cm以上）先切断边缘动脉弓，然后切断乙状结肠。乙状结肠近侧断端应再清除1cm左右系膜以利吻合。肠管两断端消毒后予以包扎，防止污染（图2-4-5）。

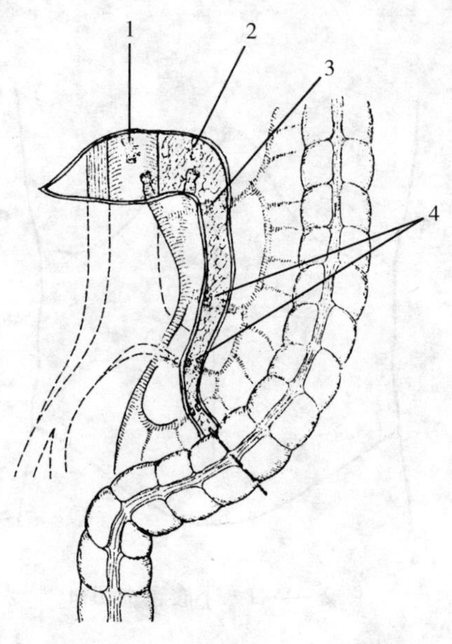

图2-4-5　切断乙状结肠系膜，切断乙状结肠

1. 肠系膜下动脉　2. 肠系膜下静脉　3. 左结肠动脉　4. 乙状结肠动脉

（六）游离直肠后方

于腹主动脉前方与左方自上向下切除乙状结肠系膜垂直根，清除脂肪淋巴组织。向下切开疏松结缔组织进入直肠后间隙，自骶前筋膜前方顺骶骨的凹度游离直肠后壁，将直肠推向前方。向下进一步切开直肠骶骨筋膜，沿肛提肌上方向前游离直肠后壁至肛管直肠环水平（图2-4-6）。

（七）游离直肠前方

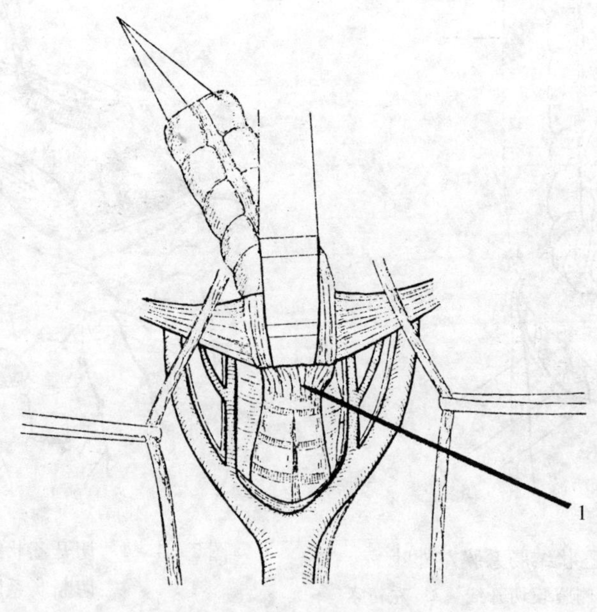

图2-4-6　游离直肠后方

1. 直肠骶骨筋膜（Waldeyer筋膜）

沿乙状结肠系膜左右叶的切开线向下继续沿直肠两侧切开盆腔腹膜，向前绕至膀胱直肠凹前方，于腹膜返折前方 1 ~ 2cm 处切开盆底腹膜，两侧切口会合呈 U 字形。

沿 Denonvilliers 筋膜前方自上向下仔细剥离膀胱直肠膈，将膀胱推向前方。首先显露出精囊和输精管壶腹，继而向下游离达前列腺下部（图 2 -4 -7）。

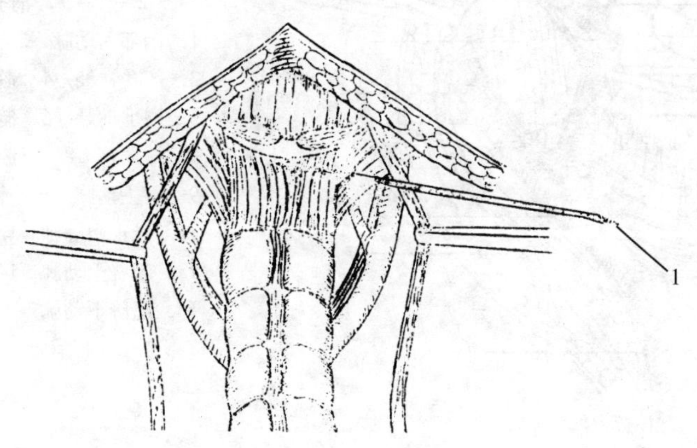

图 2 -4 -7　游离的直肠前方

1. Denonvilliers 筋膜

（八）切断直肠侧韧带

与 Miles 手术同样方法，沿腹主动脉分叉处向下清除两侧髂总动脉血管鞘和髂内动脉血管鞘，于根部切断直肠中动脉。仔细向外牵开骶骨膀胱韧带，沿膀胱直肠间隙向后分次切断直肠侧韧带，向下也游离达肛门直肠环水平。至此，直肠周围完全游离，直肠可被拉直。此时直肠可伸长 3 ~ 5cm（图 2 -4 -8）。

（九）清扫侧方淋巴

应常规行侧方淋巴清扫。与 Miles 手术相同，沿髂总动脉分叉处向下清除髂内动脉和髂外动脉之间的脂肪淋巴组织，至显出髂外静脉。注意保护闭孔神经，继而向下清除膀胱侧间隙内的脂肪淋巴组织，清除闭孔淋巴结，向下也游离到肛提肌上方（图 2 -4 -9）。

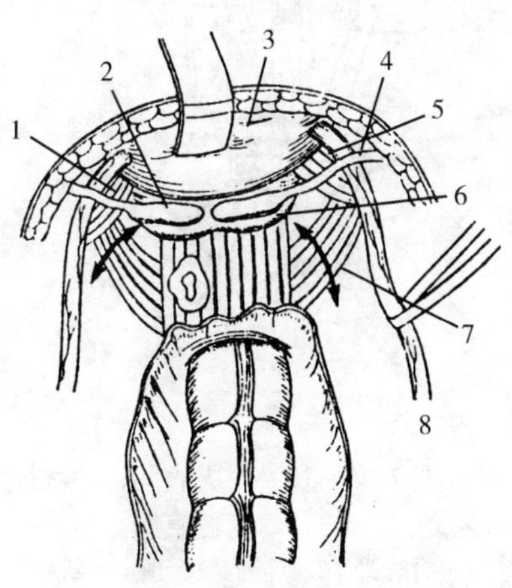

图 2 -4 -8　切断直肠侧韧带

1. 膀胱韧带　2. 精囊　3. 膀胱　4. 输精管　5. 骨盆神经丛传出支　6. 前列腺　7. 侧韧带　8. 输尿管

（十）确定直肠切断线，钳夹直肠

于正对癌肿下缘的浆膜面缝一标记线，自此标记线向下以消毒钢尺准确量出 2cm 的距离，于该处再缝一预定切断标记线。于此标记线远侧沿直肠全周剥除 0.5 ~ 1cm 的直肠壁外脂肪组织至露出肌层。于预定切断标记线稍上方以大直角钳完整钳夹直肠。

（十一）灌洗直肠

经肛门插入肛管，用 1000ml 蒸馏水或 2.5% Providone 碘液或 40% 乙醇或 0.1% 洗必泰溶液灌洗直肠，再以生理盐水冲洗，充分洗净远侧肛管直肠内的便渣与脱

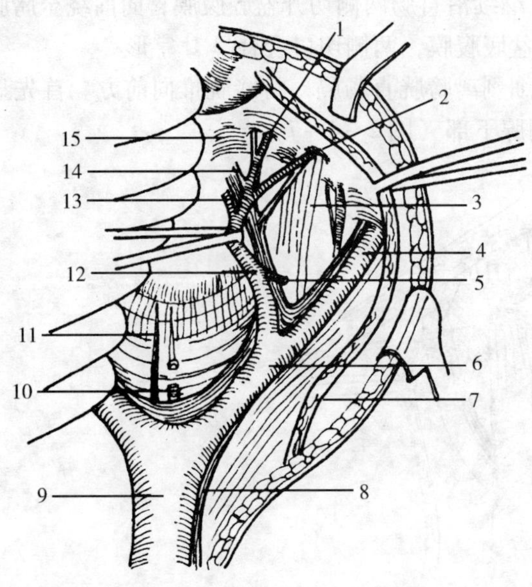

图 2－4－9　清扫侧方淋巴

1. 阴部内动脉　2. 闭孔动脉
3. 闭孔神经　4. 髂外动脉
5. 臀上动脉　6. 髂总动脉
7. 输尿管　8. 下腔静脉
9. 腹主动脉　10. 骶正中动脉
11. 骶正中静脉　12. 髂内动脉
13. 膀胱上动脉　14. 直肠中动脉
15. 膀胱下动脉

落癌细胞（图 2－4－10）。

（十二）关闭直肠远端，切断直肠

将头部可旋转的 RL55（或 RL33）消化道缝合器准确夹于预定切断标记线的下方，然后旋转调节螺钉将直肠夹紧，至组织压缩厚度为 0.8～1.5mm 左右，然后击发，将远侧直肠缝闭。

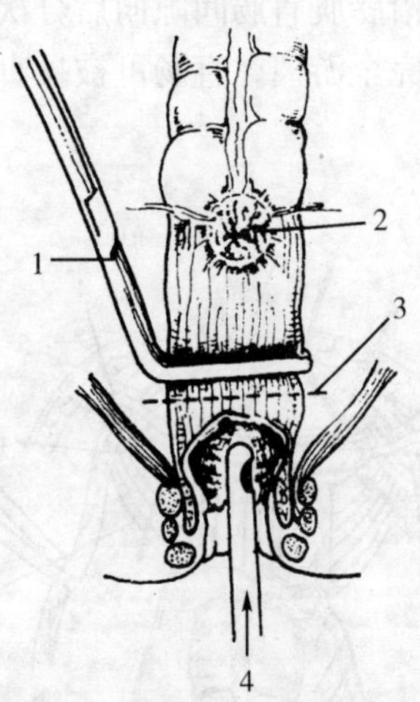

图 2－4－10　钳夹直肠，冲洗远侧直肠

1. 食管钳　2. 癌肿　3. 预定切断线
4. 冲洗液

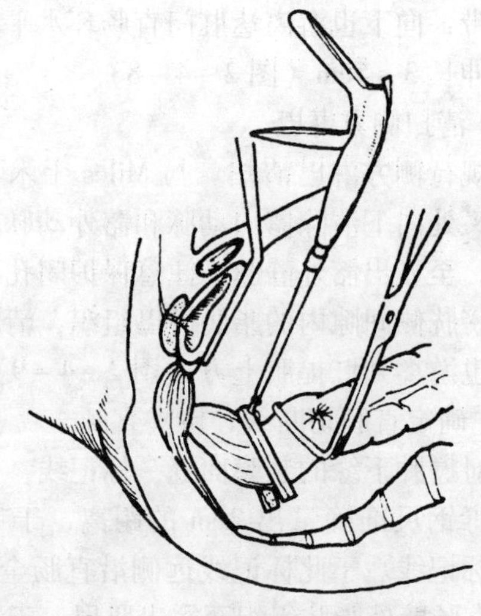

图 2－4－11　用消化道缝合器 RL 关闭直肠远端

于 RL55 缝合器头部近侧用手术刀整齐切断直肠，连同大直角钳一起将整个手术标本移去。反方向旋转调节螺钉，仔细将 RL55 缝合器移出。仔细检查直肠远侧断端缝闭的质量。

RL55 缝合器头部十分灵活，因而即使手术野很深，直肠远侧切离线就在肛门直肠环稍上方，也能顺利地完全闭合，而且质量可靠（图 2－4－11）。

手术标本切除后于手术台下应另有专人立即打开标本，直视下于粘膜面以钢尺准确测量切缘距癌肿下缘的距离，并立即送切缘的冷冻病理切片。若有切除不充分，应立即补加切除再重新关闭直肠远端或改行 Miles 手术。

（十三）结肠断端放置荷包缝线

近侧结肠断端作荷包缝合。可用荷包钳与直针进行缝合。荷包缝合器有上下两个叶片，叶片由相互对应的带孔凸凹齿槽组成。用直针穿过上列齿槽孔再经下列齿槽孔返回，便自动作好荷包缝合（图 2－4－12）。

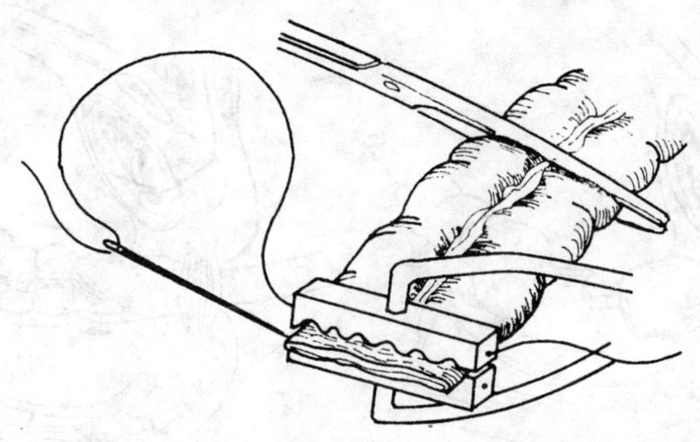

图 2－4－12　用荷包钳行结肠断端荷包缝合

也可用手法缝合，多采用尼龙线或 7 号丝线作锁边缝合或褥式荷包缝合。距离切缘 0.3cm，针距 0.5～1cm。

（十四）放置 PCEEA 管状吻合器，行结肠直肠吻合

充分扩肛至肛管能松松插入 4 指。经肛门轻柔地插入 PCEEA 吻合器，将其中心杆自直肠盲端钉合部的后方刺出。将吻合器的抵钉座插入近侧结肠断端，收紧已作好的荷包缝线。将抵钉座与中心杆对合，旋转调节螺杆，使结肠与直肠靠拢、压紧，压紧后的厚度以 1.5～2mm 为宜，然后打开保险杆，进行击发，完成结肠直肠吻合（图 2－4－13）。

吻合完成后反方向旋转调节螺杆，使抵钉座与吻合器脱开，再将吻合器前端轻轻向两侧倾斜，使抵钉座首先退出吻合口，然后再将整个器身轻柔地退出肛门。

吻合器退出后，应抽出中心杆，取出塑料口座及切下的吻合口两断端的两圈残余组织，残余组织必须是全层完整成圈，如有缺损，应在吻合口的相应部位用手法进行补缝以及采用其他补救措施。

（十五）放置引流，关腹

于吻合口前、后方各放置一根乳胶或硅胶引流管，或放置双套管引流管一根，自左下腹引出（图 2－4－14）。注意引流管不要直接接触吻合口以免造成压迫。

大量盐水冲洗盆腔。彻底止血。仔细关闭盆底腹膜，使吻合口位于腹膜外。将小肠顺序放回腹腔。大网膜平整拉下盖于肠管前方。逐层缝合腹壁切口。

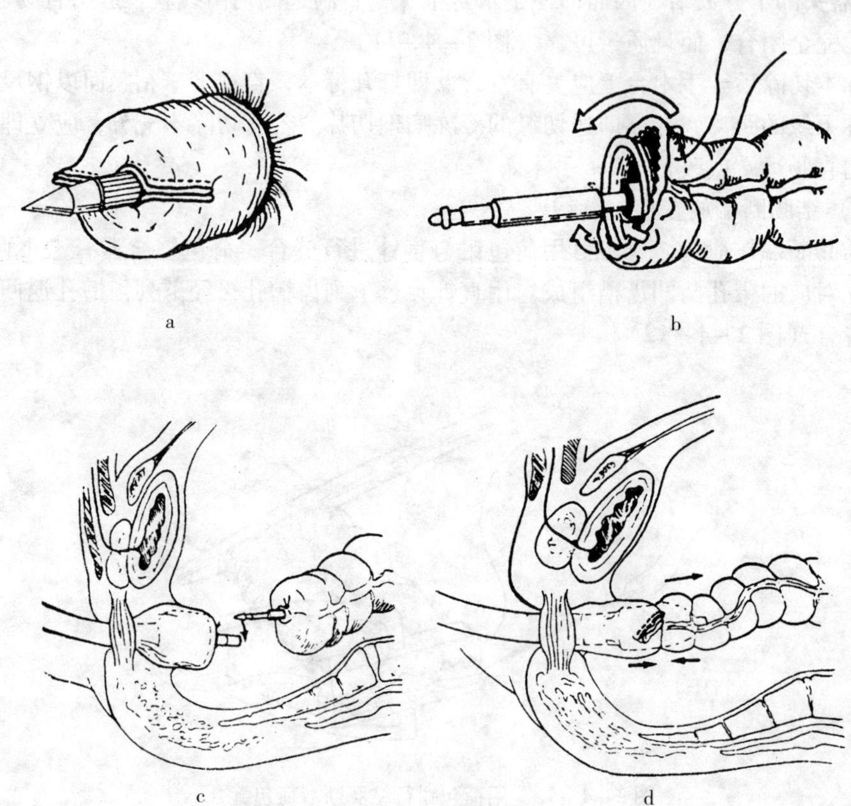

图2－4－13　双重器械吻合

a. 中心杆自直肠钉合部穿出　b. 抵钉座放入结肠　c. 抵钉座与中心杆对合　d. 吻合完成

为使吻合口减压，术后再次扩肛后，经肛门插入一长10cm、直径1cm的橡皮管至吻合口上方并与肛周皮肤固定（图2－4－15）。

五、术后处理

1. 术后当日密切注意病人的血压、脉搏、呼吸、尿量，以及盆腔引流管内有无出血。术后应注意充分补足水分、电解质和营养。

2. 术后2～3日患者排气后即可拔去胃管。术后4～7日，患者排出固体大便后，可拔去肛管。术后7～10日，经肛门注入30%泛影葡胺100ml行直肠造影，若证实没有吻合口瘘，即可拔除盆腔引流管，并开始经口饮食。

3. 术后应严密注意吻合口瘘的发生。若术后2～3日盆腔引流管中有便样或含胆汁样液体流出，即应认为有吻合口瘘发生。若引流管内虽无明显异样液体流出，但病人有原因不明的发热，也应高度怀疑吻合口瘘，应及时行直肠造影以明确诊断。

六、注意事项

1. 为防止术后复发，应根据整块切除的原则对癌肿壁侧进行彻底切除。直肠前壁应在Denonvilliers筋膜前方剥离。当癌肿壁侧浸润广泛有可能造成癌组织在盆壁残留时，应改行Miles手术或临近脏器的合并切除。应在直视下进行准确可靠的切离，当病人过于肥胖以及

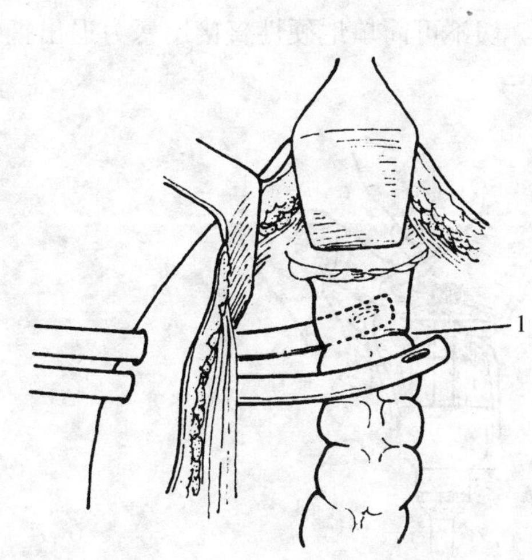

图 2－4－14　放置引流管

1. 吻合口

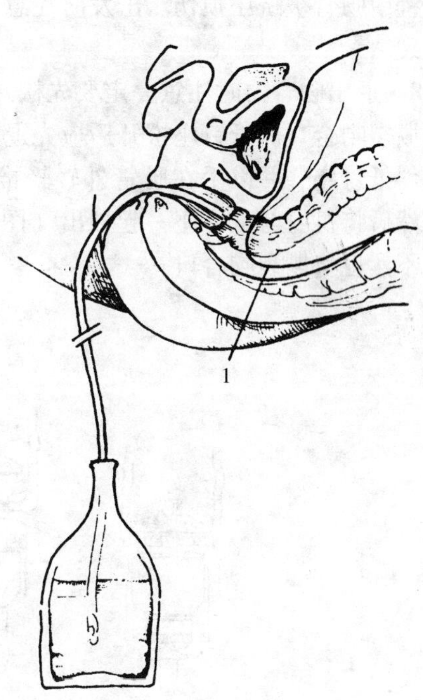

图 2－4－15　放置肛管

1. 重新修复的盆底腹膜

骨盆十分狭窄而致显露不良、不能在直视下进行彻底的切除时，则宁可改行其他手术。

2. 应常规行侧方淋巴清扫。

3. 吻合前远侧直肠肛管应彻底冲洗，以尽量减少脱落癌细胞在吻合口的种植。

4. 术前手术者一定要熟悉吻合器的结构和使用方法。使用前，一定要仔细检查器件是否完备、缝钉有无脱失，保险是否已关好等。吻合器械必须质量可靠。RL 缝合器必须转动灵活，钉合牢固。PCEEA 吻合器的环形刀必须锋利，使其切过缝合器的缝钉线后剩余的缝合器的缝钉和 PCEEA 吻合器的缝钉都牢固可靠，不发生移位和脱落。

5. 荷包缝合最好使用荷包缝合器。若用手法缝合，则荷包缝线距肠管断端不宜过远，以 0.3cm 左右为宜，若距离过远，则收紧荷包后肠管断端外翻，增加抵钉座与器身之间的厚度，使缝钉不能正确成型，环形刀也不能完整切割，易发生吻合口瘘。荷包缝线的间距也不可过稀过密，针距以 0.5～1cm 为宜。过密使荷包缝线难以收紧，结果吻合时环形刀切割过荷包线造成吻合失败。过稀也使肠管断端收紧不全，造成环形刀切过时肠壁切除不完整，结果吻合口不完整。荷包缝线收紧时一定要确保全部断端肠壁都被收紧，紧缚于中心杆上，若发现小部分肠壁未被收紧，应再行补加缝合。

6. 吻合口部位两侧肠管的周围脂肪组织应仔细剥除干净，否则将影响缝钉正确成型和使环形刀不能正确切割。直肠侧待吻合处应剥离至显出肌层。

7. 插入吻合器时要轻柔，以免损伤直肠后壁。拉紧两侧肠管时要缓慢，注意吻合口内不要夹入其他组织、敷料等。两侧肠管接近靠拢时，应用手轻轻握持推挤吻合口处，防止靠拢过程中肠管被挤压损伤。击发时注意不可使用暴力，尽量减少吻合口的摆动以免发生吻合口撕裂。

8. 退出吻合器时注意一定要先松开抵钉座使之与机身分离，若忘记松开而直接退出则必然撕裂吻合口。抵钉座松开后应先退出抵钉座。由于抵钉座口径大于吻合口，应轻柔地旋转倾斜抵钉座，并以手在肠管外轻轻推挤，使抵钉座一侧先退出吻合口，再全部退出吻合口，然后将机身与抵钉座一起抽出（图2－4－16）。切不可简单地硬性直接用暴力退出抵钉座，不然也将撕裂吻合口。

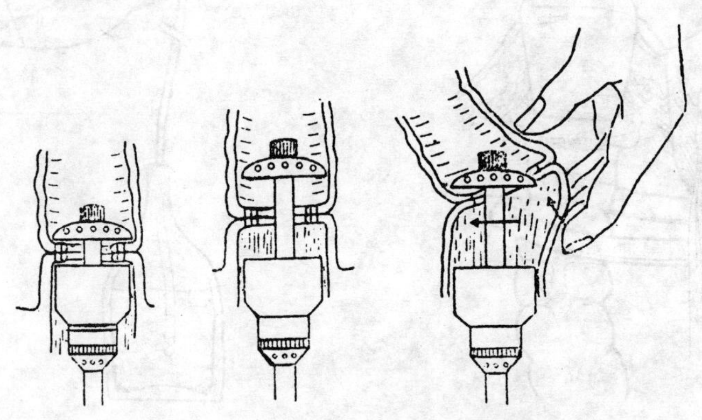

图2－4－16　退出吻合器的正确方法

9. 退出吻合器后应立即取出夹于抵钉座与塑料钉架之间的被切下的两片肠壁组织，拆除荷包缝线检查两片肠壁组织是否完整。若有缺损应仔细检查吻合口是否完整，可用手指轻轻插入吻合口内，检查吻合口是否严密，若有吻合不牢靠处，应即行追加缝合。对吻合口质量有怀疑时，可于盆腔内注满盐水，于吻合口上方20～30cm处以肠钳夹住肠管，经肛门注入100～150ml气体，若发现有气泡逸出，即于该处行补加缝合。

10. 对术前已有慢性肠梗阻，肠管有水肿及炎症的病例，不宜使用吻合器吻合。对肠管肥厚，调节间距达2.5mm后再也不能旋紧达1.5～2mm者，也应放弃器械吻合而改行手法缝合或其他手术方法。不然由于肠壁组织肥厚，缝钉不能正确成型，环形刀不能完整切割，必然造成吻合失败。

11. 为预防吻合口瘘，吻合前一定要再次确认肠管的血运，吻合应没有张力，结肠应能松松地放入盆腔。近侧结肠应充分游离减张，必要时应切断结肠脾曲并切断左半侧胃结肠韧带。吻合完成后可将近侧结肠与盆侧壁固定几针。

12. 若术中对吻合的可靠性或吻合口的血运有怀疑，或肠道准备不良术中盆腔有较重污染，应行近侧结肠的暂时性造口。可于右上腹行横结肠造口，也可切除阑尾经阑尾根部插入导管至盲肠或末段回肠，于右下腹行悬吊式盲肠造口。待术后确认无吻合口瘘发生或吻合口瘘已愈合时，即可于术后3周左右拔除导管，无需再次手术关闭造口。

13. 吻合口瘘是前切除术最严重的并发症。双重器械吻合超低位前切除术后吻合口瘘的发生率为5%～10%。早期吻合口瘘发生于术后3～5日，晚期发生于术后10日左右。吻合口瘘的表现为发热、盆部及腹部疼痛、白细胞计数升高、盆腔引流管中流出便样或脓样液体，部分病人可出现腹膜炎体征。当怀疑吻合口瘘而不能肯定时，可用30%泛影葡胺行直肠造影，若有造影剂漏出，即可明确诊断。吻合口瘘发生的原因有：①病人全身营养不良，术前贫血与低蛋白血症未得到纠正；②术前肠道准备不良，或术中发生污染，造成术后盆腔感染，炎症侵犯吻合口；③近侧结肠血供不良，边缘动脉弓侧支循环不充分，或近侧结肠系膜剥除过多；④远侧直肠血供不良。据解剖学资料，有些个体在直肠后壁正中线有潜在血供不良区，因而吻合口瘘在后壁发生较多；⑤吻合口有张力，近侧结肠未行充分的游离；⑥病人肥胖、骨盆狭窄、显露不良时勉强吻合；⑦不熟悉吻合器的操作规程，操作错误等。双重器械吻合超低位前切除术发生的吻合口瘘多为微小瘘，可经禁食、输液、应用抗生素、局部经引流管行盆腔灌洗和持续负压吸引，一般不必再次手术，10～18日左右吻合口瘘即可愈合。但对个别体温高、中毒症状重，出现腹膜炎体征的病人，则需及时手术，彻底冲洗盆腔并再次放置引流，同时行近侧结肠的转流性造口。

14. 吻合口狭窄也是双重器械吻合超低位前切除术后的常见并发症。一般吻合口位置越低，狭窄的发生率越高，器械吻合的狭窄发生率稍高于手法吻合的发生率。双重器械吻合超低位前切除术后的吻合口狭窄发生率约为20%。其原因可能与吻合时结肠系膜剥离过多造成局部血供不良有关。另外，器械吻合后一般不宜再加浆肌层加固缝合，否则肠管内翻过多；瘢痕过宽，也容易造成吻合口狭窄。发生过吻合口瘘或盆腔感染者，治愈后也常发生狭窄。此外，少数吻合口狭窄者实际上是吻合口复发的表现，应注意鉴别。发生吻合口狭窄后，应定期扩肛，多数病人可得到缓解，但少数病人会遗留排便功能障碍。

（王正康）

第五节　直肠局部切除术

一、概述

当代大肠癌手术治疗的特点，是根据大肠肿瘤生长和转移的规律，强调对不同发展阶段的大肠癌，采用不同的手术方法。对进展期大肠癌，强调行根治性彻底切除，同时注意在不影响根治性的前提下尽量保存病人的正常生理功能。对晚期大肠癌，强调行包括姑息性手术在内的综合治疗，以延长生命，改善病人的生存质量。对早期大肠癌，则强调行根治性局部切除，缩小手术范围，以最大限度地保存病人的正常生理功能。

大肠早期癌是指未侵犯固有肌层的大肠癌肿。其中，癌肿局限于粘膜，未侵出粘膜肌板的称为粘膜原位癌（m癌）；癌肿已侵入粘膜下层，但未侵犯固有肌层的称为粘膜下癌（sm癌）（图2－5－1）。

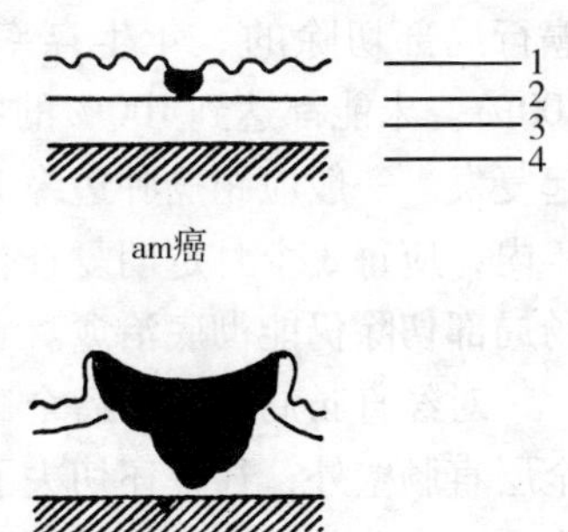

图2－5－1　大肠早期癌的侵犯深度

1. 粘膜层　2. 粘膜肌板　3. 粘膜下层　4. 固有肌层

大肠早期癌多数为隆起型，此外还有扁平隆起型和少数平坦、凹陷型。大肠早期癌的组织学类型一般分化较好，大部分为高分化腺癌和中分化腺癌，而且高分化腺癌较多。但在平坦、凹陷型早期癌中，有时可发现低分化腺癌和粘液腺癌。

大量临床实践证明，m癌没有淋巴转移也没有血行转移，因而行完整的局部切除即达到根治。而 sm 癌有 3.4% ~11.8% 的淋巴转移，但一般都只到第 1 站淋巴结（直肠旁淋巴结），因而根据具体情况，必要时行清除到第 2 站淋巴结的清扫术即可达到根治。此外，sm 癌还有 6.5% 左右的血行转移。

对于怀疑为癌的大肠粘膜病变，传统的活检方法是在病变区域取数块组织作病理检查。对于大肠进展期癌，由于只要肯定是恶性病变即可进行根治性切除，这种检查方法是适用的。但对于大肠早期癌，由于其手术方法与进展期癌不同，m 癌与 sm 癌处理方法也不同，取几块组织的活检方法不能准确判断癌肿侵犯的深度，不能指导进一步的处理方针，因而是不适用的。

大肠早期癌的活检必须解决 3 个问题：①该病变是良性病变还是恶性病变；②若为恶性病变，是早期癌还是进展期癌；③若为早期癌，是 m 癌还是 sm 癌。为解决这 3 个问题，必须将全部可疑的病变区域完整切除，即行“全瘤活检”。如果不这样行完整切除，而只是取几块组织，则一方面，对于隆起型早期癌中的息肉内癌，常常会由于没有取到癌变部位而造成漏诊。另一方面，即使肯定了是恶性病变，由于不能确定癌肿侵犯的深度，常常不是把已经是进展期癌的病变当成了早期癌处理，切除不彻底而造成术后复发；就是把早期癌当成进展期癌处理，造成不必要的过大手术。

对于直肠的粘膜病变，首先可通过肛门指检进行判断。若病变柔软、活动度大，可完全在肌层上推动，估计为早期癌或良性病变，即应准备行全瘤活检。若肿物较硬、活动受限制、与肌层固定，估计为进展期癌，可先取数块组织送病理，若证实为癌，应行根治性手术。

对直肠的有蒂型病变，可通过内镜行全瘤活检。但直肠的粘膜病变多数为广基的、无蒂型的，因而多数情况下需行直肠局部切除术来完成全瘤活检。

直肠局部切除后的标本，关系到下一步的治疗方针，因而要仔细、慎重地进行检查。应按肠壁层次的方向进行连续切片，以便能准确地判断肿瘤边缘是否已经切净，癌肿侵犯的深度、是否已侵破粘膜肌板、是否已侵入浅肌层，以及粘膜下淋巴管及小血管内是否有癌栓等。

对经直肠局部切除后全瘤活检证实为直肠 m 癌的病例，没有淋巴转移和血行转移，所以只要肯定癌肿已被全部切除，切除的断端无癌组织残留，即可认为治疗已彻底，直肠 m 癌行局部切除的 5 年生存率理论上都应为 100%，但实际报告的 5 年生存率为 92.9% ~100%。未能都达到 100% 的原因在于个别病例癌肿边缘切除不充分，造成癌组织残留而引起复发。一般应距癌肿边缘 1cm 以上行直肠局部切除术。直肠 m 癌行直肠局部切除术后两年内，应每 3 个月定期复查。直肠 m 癌的术后局部复发者早期发现常仍是 m 癌，再次行直肠局部切除仍能彻底治愈。

对经直肠局部切除后全瘤活检证实为直肠 sm 癌的病例，在行局部切除时除充分切除了全层直肠壁外，往往还切去了部分直肠壁外的脂肪组织，切除是比较彻底的，因此，对病理为高、中分化腺癌、粘膜下浸润较浅、粘膜下淋巴管内没有癌栓的病例，可严格定期随访，而暂不行追加手术，但对切除边缘有癌组织残留、粘膜下浸润较深、病理为中、低分化腺癌、粘膜下淋巴管内有癌栓的病例，若癌肿下缘距肛管上缘有一定距离，原则上应行追加手术，行保留肛门括约肌的前切除术。此时癌肿远侧肠管切除 1cm 即可，上方淋巴清扫清除至左直肠动脉分支以下即可，不必行侧方淋巴清扫，并应完全保留盆腔自主神经。对直肠 sm 癌，原则上不主张行 Miles 手术。对有行追加手术指征，但无法保留肛门的病例，可暂不行追加手术，而定期严密复查，并向病人及家属交代清楚。癌肿边缘有可疑切除不净时，应再行扩大的局部切除。癌肿边缘已经切净，则可行术后直肠局部放射治疗。在严密的随访过程中，若发现病情有进展，再行 Miles 手术亦不为晚。

直肠 sm 癌的 5 年生存率，日本资料为 84% ~94.6%。直肠 sm 癌治疗失败的原因多为血行转移，而不是局部复发。

直肠局部切除术除用于直肠早期癌外，还用于较小的直肠进展期癌，病人全身情况很差、有重要脏器功能不全、不能耐受大手术的病例，作为一种姑息性切除。此外，直肠局部切除术还用于各种直肠的良性病变，如大的无蒂型直肠息肉尤其是绒毛状息肉、直肠溃疡、直肠良性狭窄等。

二、手术方法

直肠局部切除术有经肛门切除、经骶部切除和经括约肌切除 3 种方法。

（一）经肛门直肠局部切除术

当直肠粘膜病变位于距肛管上缘 3cm 以下，肿物直径小于 3cm 时，可经肛门行直肠局部切除术。

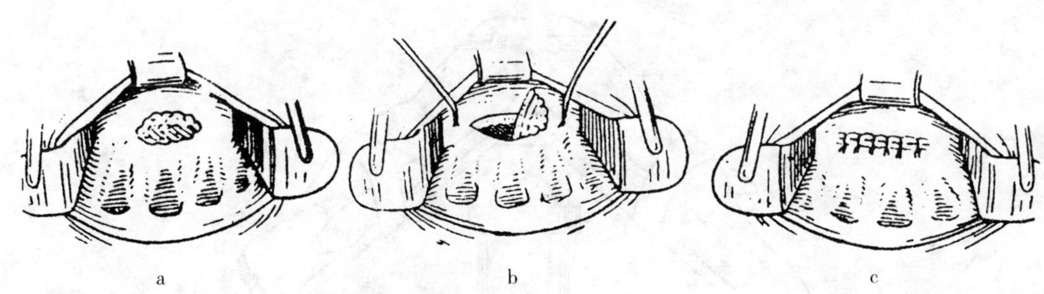

图 2－5－2　经肛门直肠局部切除术

a. 充分拉开肛门，显露肿物　b. 缝两针牵引线，楔形切除肿物　c. 间断缝合切口

患者取截石位，扩肛后用肛门牵开器牵开肛门，用组织钳夹起病变周围的直肠粘膜向下牵引，距病变周围 1cm 梭形切除直肠粘膜达浅肌层表面。若发现病变局限于粘膜内，粘膜下无病变时，切除即可结束，然后缝合粘膜缺损。但一般情况下，不能肯定病变是否已侵入粘膜下层时，应行直肠壁全层的楔形切除，然后分两层缝合直肠壁的缺损（图 2－5－2，2－5－3）。

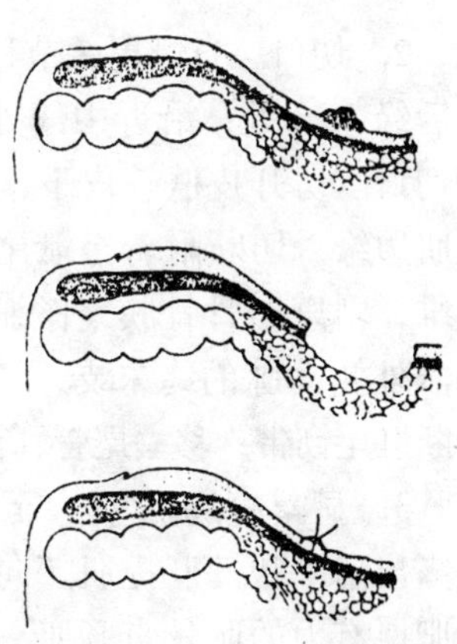

图 2－5－3　对 sm 癌，应行直肠肠壁全层楔形切除

Hager1983 年报告 95 例经肛门直肠局部切除术，其中 m 癌和 sm 癌的 5 年生存率为 90%，侵犯浅肌层的 pm 癌的 5 年生存率为 78%。

（二）经骶部直肠局部切除术

当直肠病变位于距肛管上缘 3cm 以上和腹膜返折平面以下这段范围时，宜行经骶部直肠局部切除术。

早在 1875 年 Kocher 即首次施行经骶部直肠切除术，1884

年 Kraske 正式发表文章介绍此手术。在 Miles 手术出现以前，这是一个常用的切除直肠癌的手术。但由于其未能充分清除淋巴结，术后复发率高，因而在 Miles 手术出现后此术式逐渐被淘汰。但近年来，许多外科医生又将此术式用于直肠早期癌的切除和直肠良性病变的切除。

1. 体位　病人取折刀式俯卧位（prone jeckknife position）。病人双髂嵴间置一软枕，使臀部抬高，体重支撑于上胸部和双髂嵴三点上，避免下胸部与腹部受压（图 2－5－4）。

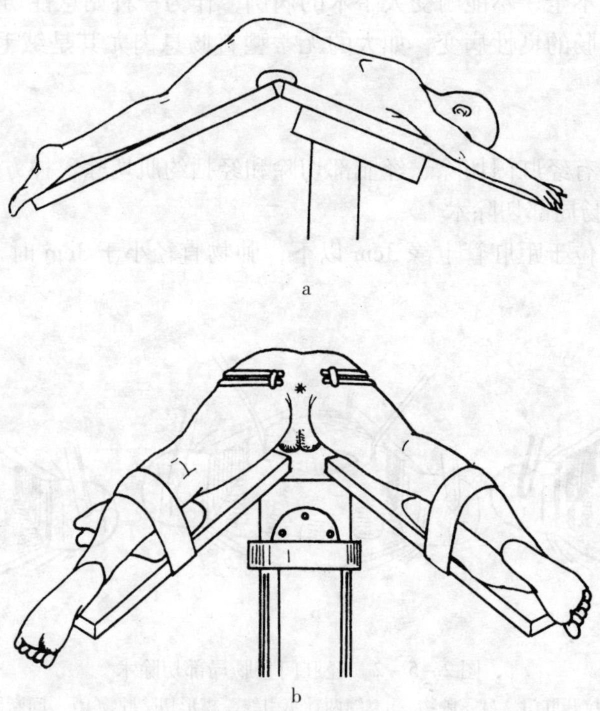

图 2－5－4　折刀式俯卧位

2. 切口　自骶尾关节稍左上方，至距肛门后缘 2cm 处，沿近中线处作一长 8～10cm 的切口。切开皮肤、皮下，至上方显露出臀大肌边缘。切断附着至骶尾骨的部分臀大肌纤维，剥离尾骨骨膜，仔细结扎骶正中动脉和骶外侧动脉的终末支，切断尾骨，于下方切断肛尾韧带，移去尾骨（图 2－5－5）。

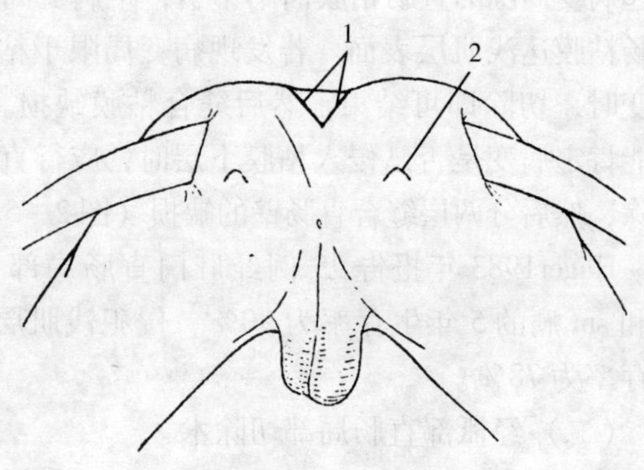

图 2－5－5　骶部切口
1. 骶骨外缘　2. 坐骨结节

3. 显露直肠后壁　至此，切口深方即显露出扁平状的肛提肌。向下至近肛缘处即为肥厚有力的耻骨直肠肌。用手指将肛提肌表面的脂肪组织与结缔组织分离干净，自上向下沿中线纵行切开肛提肌，边切断边仔细结扎出血点。肛提肌下部越靠近肛门直肠环则与直肠后壁越靠近，因而要仔细分离、切断，避免损伤直肠后壁造成污染。肛提肌深面即为膜状的直肠骶骨筋膜，仔细将之切开，即进入疏松的直肠后间隙，直肠后壁即显露于手术野（图2－5－6，2－5－7）。

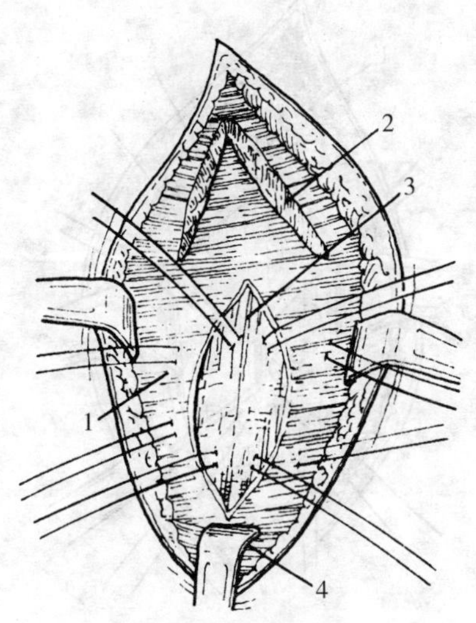

图2－5－6　切开肛提肌

1. 肛提肌　2. 臀大肌　3. 直肠骶骨筋膜　4. 耻骨直肠肌

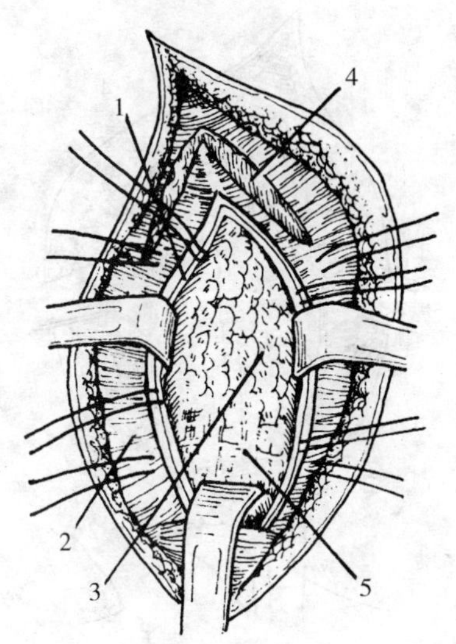

图2－5－7　切开直肠骶骨筋膜

1. 直肠骶骨筋膜　2. 肛提肌　3. 直肠后脂肪　4. 臀大肌　5. 直肠后壁

4. 直肠局部切除　用手指经肛门插入，确定病变的位置。若病变位于直肠后壁，则稍稍游离直肠后壁，仔细剥除直肠周围的脂肪组织，仔细结扎直肠上动静脉的分支，达直肠后壁的肌层。然后距病变周围1cm楔形切除直肠后壁的全层。标本切下后应再次从粘膜面确认肿物边缘已切除充分，若切除边缘距肿物边缘不是1cm，还需行补切。然后两层缝合关闭直肠后壁的切口（图2－5－8，2－5－9）。

如果病变位于直肠前壁，则剥离直肠后壁达肌层后，纵行切开直肠后壁，在直视下找到直肠前壁的病变，距病变周围1cm楔形切除直肠前壁全层。标本移去，仔细止血后，两层缝合关闭直肠前壁的切口，再两层缝合关闭直肠后壁的切口（图2－5－10）。

如果病变位于直肠侧壁，则需仔细将直肠全周游离。先切断骶骨直肠韧带和直肠侧韧带，继而于Denunvilliers筋膜的前方游离直肠前壁，细心剥离直肠前壁与前列腺后壁或阴道后壁之间的粘连，仔细止血，同时注意勿过度牵拉损伤直肠前壁。用一橡皮管将直肠塞全牵出切口外，距病变周围1cm楔形切除直肠侧壁全层，然后两层缝合关闭直肠侧壁的切口（图2－5－11）。

有时，对某些特殊病例（如癌肿较大且病人全身情况差只能行局部切除者），需行直肠的节段切除然后行远近侧断端对端吻合时，可在全周游离直肠后，再向上下方游离直肠，甚至可于直肠前方切开膀胱直肠凹腹膜使直肠充分游离，即可将直肠充分拉出骶部切口外，然后距癌肿远近端适当距离切断直肠移去标本，再行两断端的两层对端吻合。

5．缝合切口　将直肠送回盆腔。大量盐水冲洗盆腔与切口。于骶前间隙放置一软质引流管或双套管引流管自切口旁另开口引出。缝合肛提肌、臀大肌，尾骨断端充填骨蜡。依次缝合皮下、皮肤。术后充分扩肛，必要时置入一软肛管并缝合固定于肛周皮肤。

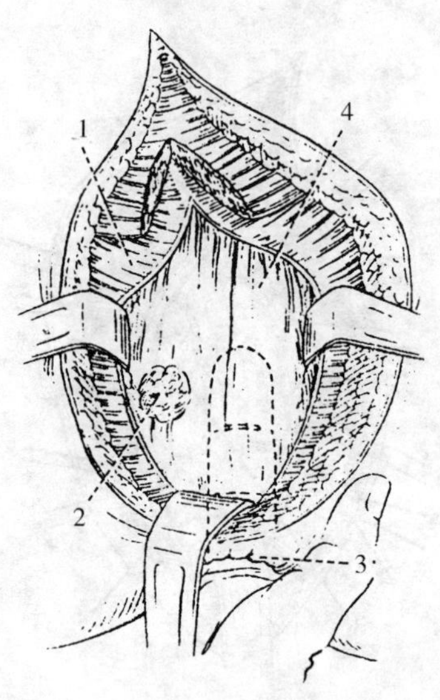

图2－5－8　手指经肛门确定肿瘤位置

1．肛提肌　2．肿瘤　3．肛门　4．直肠后壁

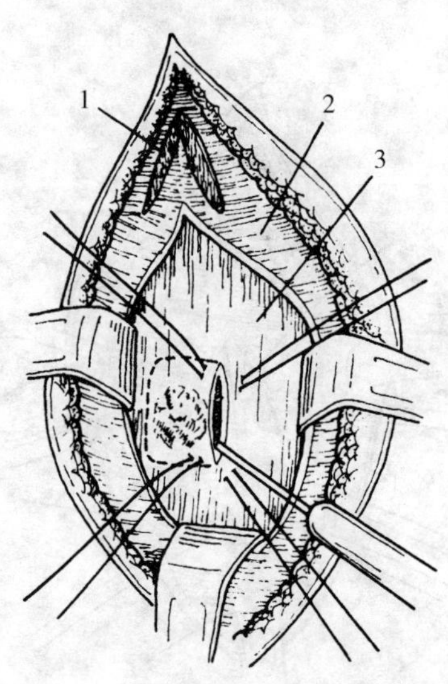

图2－5－9　直肠后壁肿物楔形切除

1．臀大肌　2．肛提肌　3．直肠后臂

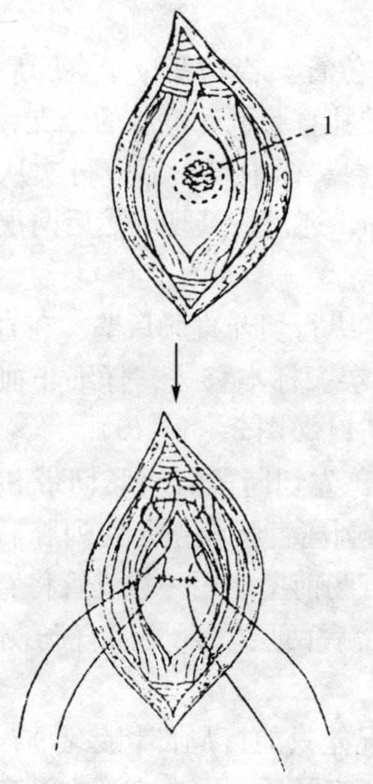

图2－5－10　直肠前壁肿物切除

1．直肠前壁肿物

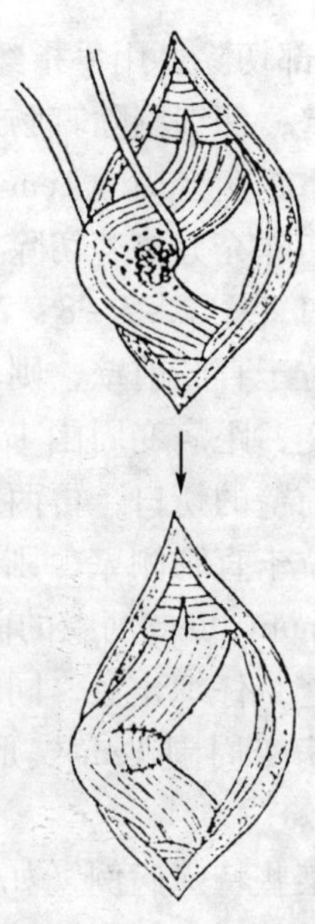

图2－5－11　直肠侧壁肿物切除

6. 术后处理　术后病人应取侧卧位。因仰卧位易压迫骶部切口且容易造成骶部积液。骶前引流管持续负压吸引，至术后3日左右无明显引流液时拔去。骶前积液与感染是经骶部直肠局部切除的主要术后并发症，若术中骶前间隙有污染，术后应行一段时间的骶前间隙抗生素生理盐水灌洗。

（三）经肛门括约肌直肠局部切除术

当直肠病变位于肛管上部，且向上延伸数厘米时，经肛门行直肠局部切除有一定困难，可采用经肛门括约肌直肠局部切除术。

Mason于1970年报告采用经肛门括约肌途径行直肠局部切除的经验，术后局部复发率为13%。

1. 切口　病人取折刀式俯卧位。切口同经骶部直肠切除术。但向下一直切至肛门后缘。同样方法切开皮肤、皮下、臀大肌，结扎骶正中动脉，切除尾骨（图2-5-12）。

2. 显露直肠　纵行切开肛提肌和直肠骶骨筋膜，达直肠后间隙。向下继续切开耻骨直肠肌和肛门外括约肌。为了修复时能准确对合，应将耻骨直肠肌和肛门外括约肌各部的断端分别以缝线标记（图2-5-13）。

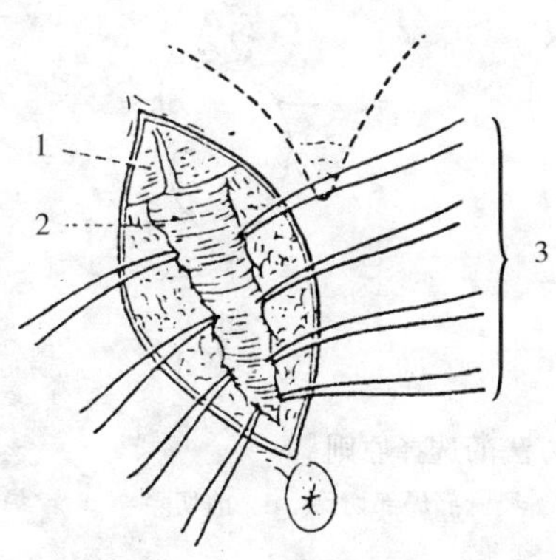

图2-5-12　经肛门括约肌直肠局部切除术切口

1. 臀大肌　2. 直肠骶骨筋膜　3. 肛提肌断端

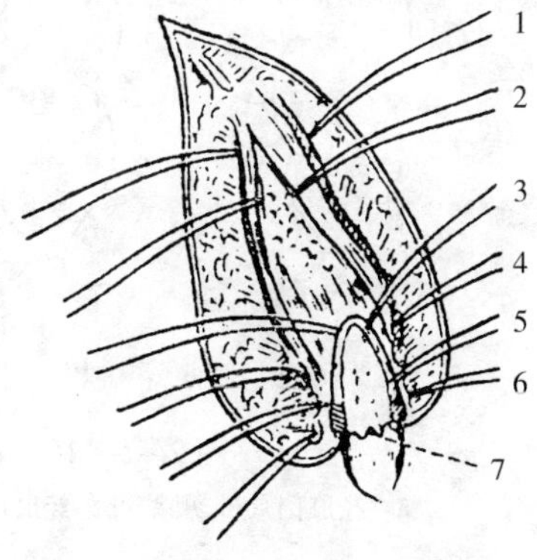

图2-5-13　切开肛门括约肌

1. 肌提肌断端　2. 直肠骶骨筋膜断端　3. 直肠后壁断端　4. 耻骨直肠肌断端　5. 内括约肌断端　6. 外括约肌断端　7. 齿状线

3. 切除直肠肿物　若肿物位于直肠后壁，距肿物边缘1cm以上行全层楔形切除。若肿物位于直肠前壁或侧壁，则纵行切开直肠后壁，向下并切开肛门内括约肌和肛管粘膜，使直肠和肛管的后壁完全开放。直视下找到肿物后行楔形切除（图2-5-14）。

4. 缝合切口　两层缝闭直肠前壁肿物切除后的缺损。再两层缝合关闭直肠和肛管后壁的切口。然后仔细缝合对拢肛门外括约肌各部和耻骨直肠肌的断端。冲洗伤口，骶前间隙置双套管引流。缝合肛提肌和臀大肌断端，关闭切口（图2-5-15）。

肿物位于直肠不同部位行局部切除的手术方式的选择如图2-5-16所示。肿物位于肛管上缘3cm以下时，宜行经肛门局部切除术。位于肛管上缘3cm以上、腹膜返折以下时，宜

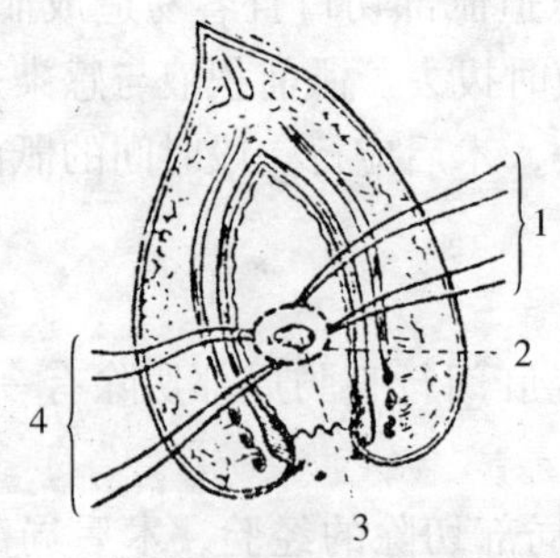

图 2－5－14　直肠前壁肿物楔形切除

1．牵引线　2．切除线　3．肿物

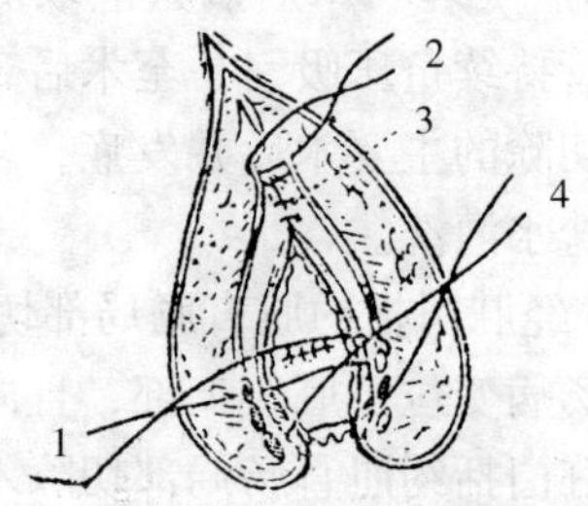

图 2－5－15　缝合切口

1．耻骨直肠肌、外括约肌缝合

2．肛提肌缝合　3．直肠后壁缝合

4．内括约肌缝合

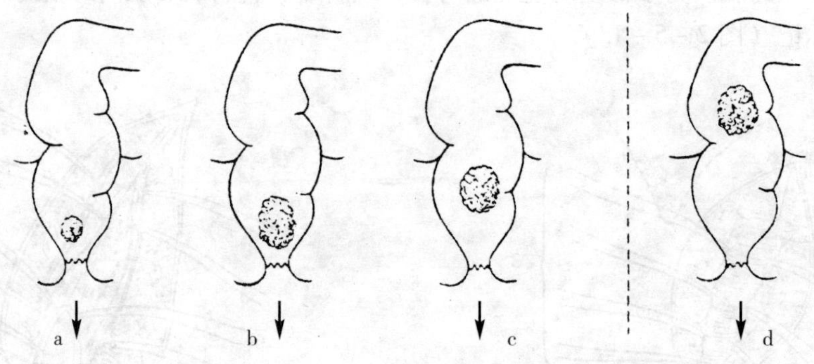

图 2－5－16　直肠局部切除手术方法的选择原则

a．经肛门局部切除　b．经肛门括约肌局部切除　c．经骶部局部切除　d．前切除

行经骶部局部切除术。位于腹膜返折以上时，宜经腹行前切除术。经肛门括约肌局部切除术因手术较复杂，要切开全部肛管，因而除特殊情况外，一般较少使用。

（王正康）

第六节　全盆腔脏器切除术

一、概述

整块切除是癌根治性手术的基本原则。根据整块切除的要求，直肠癌根治术除要求其远近两侧须切除足够长度的肠管外，由于肿瘤还沿肠壁自内向外浸润，所以还要求其壁侧也须切除足够的厚度，以保证手术剥离面与癌肿浸润的边缘之间（ew）有足够的距离，使癌组织与留下的健康组织不发生接触，防止术后局部复发。

直肠中下段癌根治术后的局部复发约占全部复发病例的 60%。复发部位多在前列腺后、阴道后壁和骶骨前。复发原因与 ew 切除不充分有密切关系。据大木资料，ew 小于 1mm 局部复发率为 80.0%，ew1～2mm 时为 33.3%，ew2～3mm 时为 43.0%，ew3～4mm 时为

13. 0%。又据加藤报告，ew 小于 2mm 局部复发率为 55. 6%，ew2 ~4mm 时为 23. 5%，ew4 ~6mm 时为 9. 1%。

直肠处于狭小的骨盆腔内，其下部的前壁与前列腺或阴道之间的间隔很薄，一般不足 4mm，因而直肠癌肿一旦穿破固有膜侵入间隔，为保证 ew 的足够切除，就需行邻近脏器的合并切除。男性直肠癌，除上部癌侵及部分膀胱体部时可只行合并膀胱部分切除外，下部癌侵及膀胱底部、前列腺、尿道时，应行全盆腔脏器切除术。女性直肠癌侵及子宫颈、阴道壁时，由于阴道壁周围富含淋巴组织，癌肿很容易蔓延与转移，因而癌肿一旦侵及阴道后壁后即可沿阴道的淋巴引流向上转移至子宫、阔韧带，乃至髂内淋巴结，所以当癌肿侵及阴道后壁时仅行阴道后壁切除是不彻底的，应行后盆腔脏器切除术。直肠后壁癌肿侵及骶骨时，由于切除骶 3 以下的骶骨不会影响排尿功能，应行骶 3 以下的骶骨合并切除。

全盆腔脏器切除术和后盆腔脏器切除术的开展，除了保证 ew 的足够切除，降低局部复发率外，还为那些癌肿较大，与膀胱、子宫粘连固定，过去常放弃切除的病例提供了能进行根治性切除的机会。由于直肠癌局限性生长的特点，只要没有广泛的淋巴转移，血行转移和腹膜转移，患者全身情况又较好，积极行全盆腔脏器切除术或后盆腔脏器切除术，常能取得良好效果，这样就使原来不能切除的病例变为能得到根治性切除，也就提高了直肠癌的根治性切除率。据梶谷的报告，日本癌研究会病院的直肠癌根治性切除率达 91. 8%，其中合并切除率达 21. 3%。而我国目前直肠癌的根治性切除率为 70% 左右。

直肠癌根治术后会阴部复发的病例，过去一般都放弃再次手术切除。日本学者根据直肠癌局限性生长的特点，对早期发现的会阴部局部复发病例施行全盆腔脏器切除术或后盆腔脏器切除术，也取得较好的效果。尤其对只有局部复发而没有淋巴转移的病例，常使他们再次得到根治性切除的机会。据沢田报告，其一组直肠癌根治术后局部复发再行根治性全盆腔脏器切除术的病例，4 年生存率为 60. 4%。第 1 次手术时有淋巴转移的复发病例行全盆腔脏器切除术后虽然没有 4 年生存率，但延长了生命，并解除了局部复发所引起的剧痛、排尿困难等巨大痛苦，大大改善了病人生存期的生存质量。

决定是否要行盆腔脏器合并切除，可通过术前肛门指检、盆腔 CT、磁共振、纤维结肠镜及直肠内镜、B 超等来判断。若查明癌肿确已与前列腺、阴道壁等有浸润，即应行合并切除。若术前不能确切判断，则需在手术游离过程中最后决定。术中判断主要根据 Denonvilliers 筋膜是否被侵犯。根据整块切除的原则，直肠癌根治术应在 Denonvilliers 筋膜的前方剥离，将 Denonvilliers 筋膜连同直肠固有筋膜一起移去。如果在游离过程中发现癌肿已明显侵出 Denonvilliers 筋膜侵犯膀胱底部、前列腺、阴道后壁，即应停止游离而改行合并切除。若癌肿虽未侵犯前方脏器，但 Denonvilliers 筋膜上有可疑癌浸润时，应行该部的冷冻病理检查。若证实有癌组织，也应行合并切除。

全盆腔脏器切除术首先由 Brunschwig 于 1948 年施行于子宫颈癌病人。Appleby 于 1950 年施行于直肠癌病人。Bricher 倡用全盆腔脏器切除术后回肠代膀胱，于 1960 年发表文章，共行 312 例，其中直肠癌 43 例，5 年生存率为 30. 0%。日本自 1975 年以来广泛开展了全盆腔脏器切除术和后盆腔脏器切除术治疗直肠癌，取得了良好的效果。

在日本，由于直肠癌合并切除和侧方淋巴清扫的广泛开展，直肠癌术后的局部复发率已由过去的 31. 1% 降至 14. 3%。直肠癌合并切除的 5 年生存率，土屋收集至 1986 年为止日本全国所行的446例全盆腔脏器切除术，5年生存率为50.6%。北條1990年报告一组根治性全盆腔脏器切除术的5年生存率为51.3%。安富1991年报告一组病例的5年生存率为67.0%。这几位作者都认为直肠癌盆腔脏器合并切除的治疗效果不比Dukes C期的直肠癌根治术差。

直肠癌行盆腔脏器合并切除的治疗效果与有无淋巴转移及癌肿的分化程度有密切关系。据沢田报告，无淋巴转移的5年生存率为71.4%，而有淋巴转移的仅为27.3%；高分化腺癌的5年生存率为53.0%，中分化腺癌的5年生存率为56.1%，而粘液腺癌仅为16.7%。

全盆腔脏器切除术有一定的手术并发症。最主要的是会阴部巨大死腔的感染，有时会很严重。其他并发症还有尿路狭窄、尿路感染、尿瘘、大出血、肠梗阻、肠瘘等。另外，全盆腔脏器切除术手术范围大，局部粘连重，血运也丰富，手术有一定难度，因而手术时间较长，出血也较多。据日本资料，全盆腔脏器切除术的手术时间为3.5~8.5小时，平均6小时，失血量为600~7600ml，平均2600ml。这对开始开展这类手术带来一定的困难。加之全盆腔脏器切除术又多了一个尿路造口，病人往往难以接受。

但应该指出，全盆腔脏器切除术虽然有一定的并发症，手术也有相当的难度，但仍然是一个比较安全的手术，据日本资料，手术死亡率为5.6%~8.0%。随着手术经验逐渐积累，手术死亡率会进一步降低，手术时间会逐渐缩短，出血量也会大大减少。随着肠造口技术的不断改进，肠道和尿路双造口的管理会越来越方便，可以使大部分病人在术后恢复正常的生活和工作。因此，在技术和设备条件具备的情况下，应当积极开展全盆腔脏器切除术。如果对应行全盆腔脏器切除的病人放弃切除，术后病人终将因复发而失去救治机会；由于局部复发后由于癌肿刺激局部神经，84%的病人会有难以忍受的剧痛；由于癌肿压迫，24%的病人会有严重的排尿紊乱、尿路梗阻、尿毒症等；由于癌肿破溃，会引起会阴部出血和大量分泌物，病人非常痛苦。当然，手术适应证要严格掌握，对年老体弱、有心肺功能障碍、明显营养不良、已有广泛淋巴转移、血行转移和腹膜种植的病人，应列为禁忌。

二、适应证

1．男性直肠癌侵及膀胱、前列腺、尿道。

2．男性直肠癌前切除术后吻合口复发侵及膀胱、前列腺、尿道。

3．男性直肠癌Miles术后会阴部复发。

4．膀胱癌、前列腺癌侵及直肠。

5．子宫颈癌侵及膀胱及直肠。

6．病人一般情况好，无心肺功能障碍，无明显营养不良，无血行转移，无腹膜转移，无远隔淋巴转移。

三、切除范围（图2－6－1）

1．切除乙状结肠、直肠、肛门，行永久性人工肛门。

2．切除膀胱、前列腺，行尿路造口。

3．行彻底的上方向淋巴清扫。

4．行彻底的侧方向淋巴清扫。

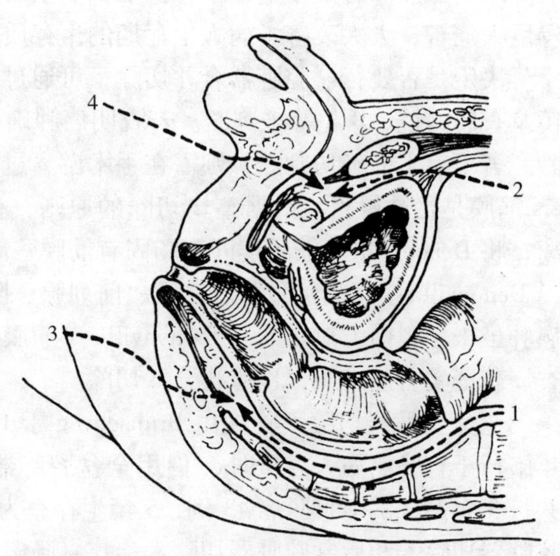

图2－6－1　全盆腔脏器切除术的切除范围

1．后方剥离　2．前方剥离　3、4．会阴侧剥离

四、手术步骤

（一）麻醉

气管插管全身麻醉。

（二）体位

膀胱截石位。同 Miles 手术。

（三）切口

下腹正中切口。上方绕脐向上 4～5cm，向下分开锥状肌达耻骨联合上方。人工肛门设于左侧，尿路造口设在右侧。术前应认真确定好两个造口的位置（图 2-6-2）。

（四）探查

仔细检查有无腹膜转移、肝转移、远隔淋巴转移。安置腹腔拉钩，将小肠推入上腹部或提出腹腔装入浸泡生理盐水的塑料袋内。探查癌肿的位置，与周围粘连固定的情况，局部淋巴转移的情况。

（五）上方淋巴清扫

其步骤与腹会阴联合直肠癌根治术相同。首先切开乙状结肠系膜左外叶与左髂窝后腹膜之间的融合处，再向上下方向延长切开，使乙状结肠游离。再自右髂总动脉向腹主动脉右缘切开腹后壁腹膜，向上达十二指肠水平部下方。解剖出肠系膜下动脉根部，于根部切断结扎肠系膜下动脉。向左于同一平面切断肠系膜下静脉。扇形切除乙状结肠系膜。于乙状结肠中部切断肠管，两断端予以消毒包扎处理。操作过程中要游离出双侧输尿管并予以保护（图 2-6-3）。

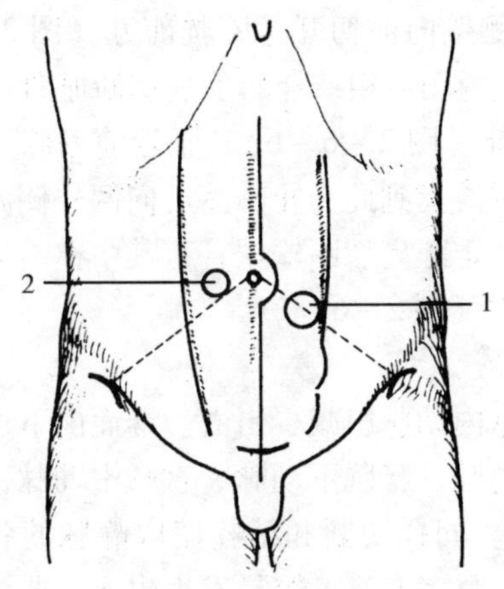

图 2-6-2　腹部切口

1. 人工肛门　2. 尿路造口

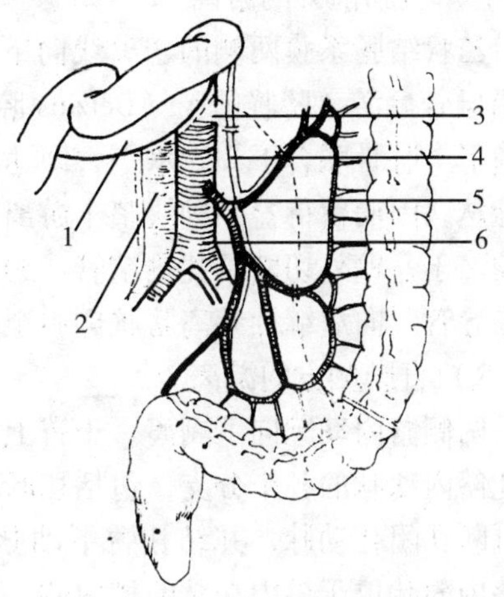

图 2-6-3　上方淋巴清扫

1. 十二指肠水平部　2. 下腔静脉　3. 左肾静脉
4. 肠系膜下静脉　5. 肠系膜下动脉　6. 腹主动脉

（六）直肠后方的游离

将乙状结肠远侧断端提起，自腹主动脉左缘自上向下剥离，至显露出两侧髂总动脉，再沿双髂总动脉剥离至髂总动脉分叉处。于骶骨岬前方切开腹膜下筋膜，进入直肠后间隙。注意在骶前筋膜前方的疏松组织内剥离，保持正确的剥离层次。于直视下游离直肠后壁达肛提肌上方（图 2－6－4）。

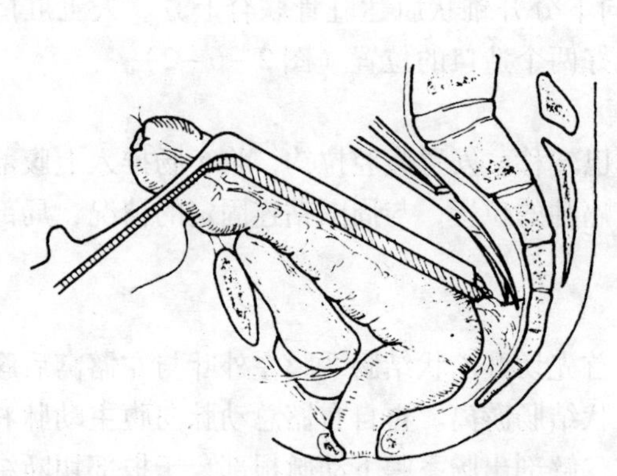

图 2－6－4　游离直肠后壁，达肛提肌

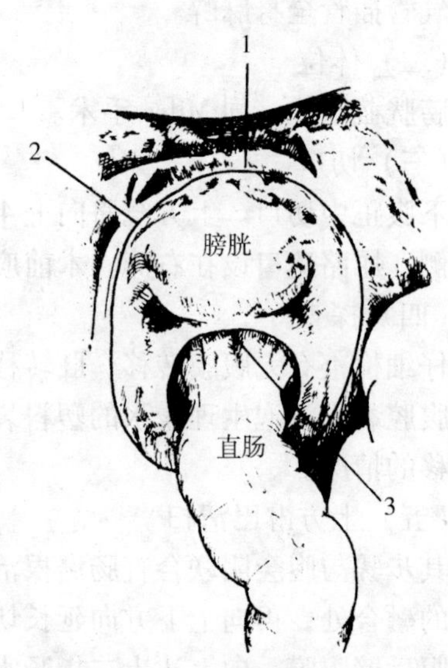

图 2－6－5　盆底腹膜的切开线

1. 膀胱前腔　2. 腹膜切开线　3. 腹膜返折

（七）直肠前方的游离

沿乙状结肠系膜两侧的切离线向下，沿小骨盆内侧壁向前切开达膀胱前方（图 2－6－5）。沿耻骨后游离膀胱前腔（Betzius 腔），用钝剥离和锐剥离相结合的手法切断耻骨膀胱韧带，向下至耻骨联合下 2/3 水平，即达耻骨前列腺韧带（图 2－6－6）。耻骨前列腺韧带内有静脉丛，因而留待盆腔肿块整个游离后再处理。前方游离到此为止，然后向两外侧游离膀胱侧腔。于盆壁外切断结扎输精管。距离癌肿浸润处一定距离切断输尿管，其中枢端插入合成树脂导管。向后继续游离膀胱侧腔至直肠侧韧带前方（图 2－6－7）。

（八）直肠侧方的游离

沿两侧髂内动脉向下剥离。于臀上动脉以下结扎髂内动脉以减少出血。继而向下逐次切断结扎髂内动脉的各个分支，包括切断和结扎膀胱上动脉、膀胱下动脉、直肠中动脉，必要时也可断扎闭孔动脉，并结扎臀下动脉和阴部内动脉。同样切断和结扎髂内静脉的各个分支。髂内静脉位于髂内动脉的稍内侧，其分支短而脆，且多变异，容易发生出血，要注意仔细确切地切断和结扎。当局部有粘连，血管走行不清时，也可自前向后靠近盆壁分次钳夹、切断、结扎骶骨膀胱韧带、直肠侧韧带和骶骨直肠韧带，将其内的髂内动静脉分支一起结扎或缝扎。至此，直肠、膀胱与癌肿基本游离，膀胱前腔、膀胱侧腔、直肠侧间隙和直肠后间隙之间完全相通，向下也都已游离达肛提肌上方（图 2－6－8）。

（九）侧方淋巴清扫

沿髂总动脉分叉处向下剥离髂内动脉和髂外动脉之间的脂肪淋巴组织，仔细显露并保护闭孔神经，继而向下沿闭孔内筋膜剥离达闭孔管处，清除闭孔淋巴结及周围脂肪组织，向下清除达肛提肌腱弓处（图2－6－9）。

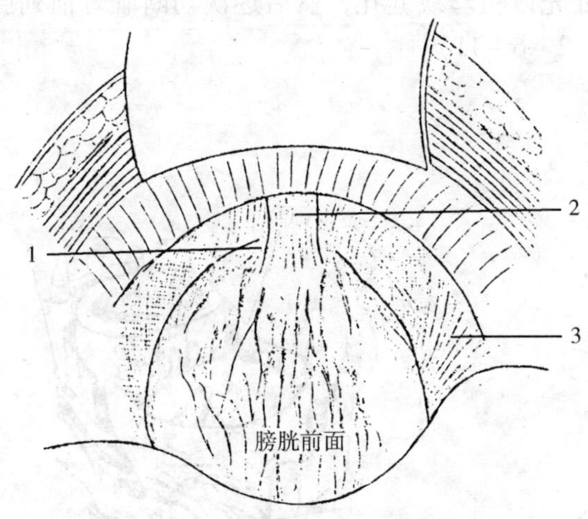

图2－6－6　切断耻骨膀胱韧带

1．膀胱下静脉　2．耻骨膀胱韧带　3．侧韧带

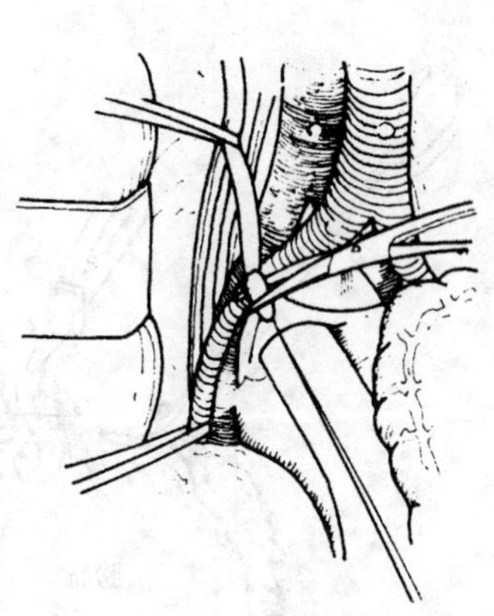

图2－6－7　切断输尿管

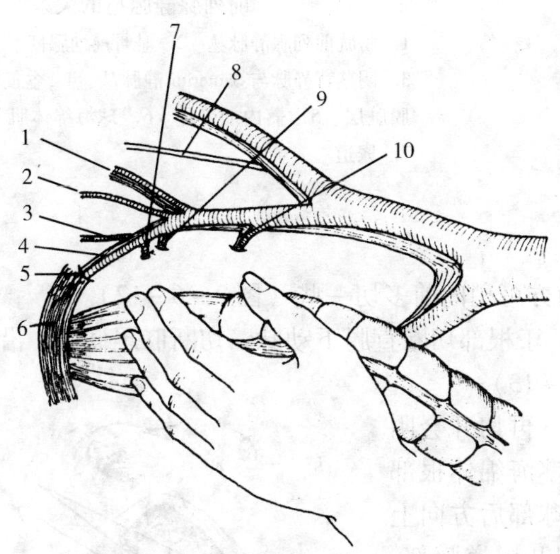

图2－6－8　髂内动静脉分支的切断结扎

1．闭孔动脉　2．膀胱上动脉　3．膀胱下动脉　4．阴部内动脉　5．Alcock管　6．肛提肌　7．直肠中动脉　8．闭孔神经　9．臀下动脉　10．臀上动脉

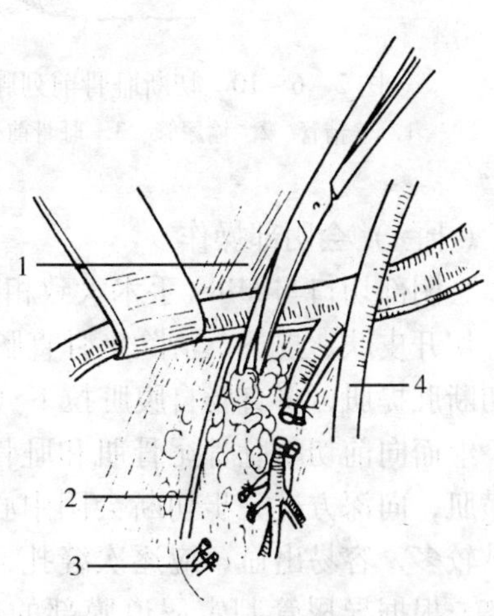

图2－6－9　侧方淋巴清扫

1．腰大肌　2．闭孔神经　3．闭孔动静脉　4．输尿管

（十）耻骨前列腺韧带切离

将癌肿连同直肠与膀胱一起整块牵向上方，充分显示出耻骨后方膜状的连至前列腺前面的耻骨前列腺韧带。由于耻骨前列腺韧带内有来自阴茎背静脉的Santorini静脉丛及与之相交

通的膀胱前列腺静脉丛，一旦静脉撕破断端缩回耻骨联合下方则止血非常困难，因而应距耻骨联合1cm于耻骨前列腺韧带靠近前列腺处先以粗丝线缝扎，然后逐次切断耻骨前列腺韧带，向下游离达前列腺尖部（图2－6－10，2－6－11）。

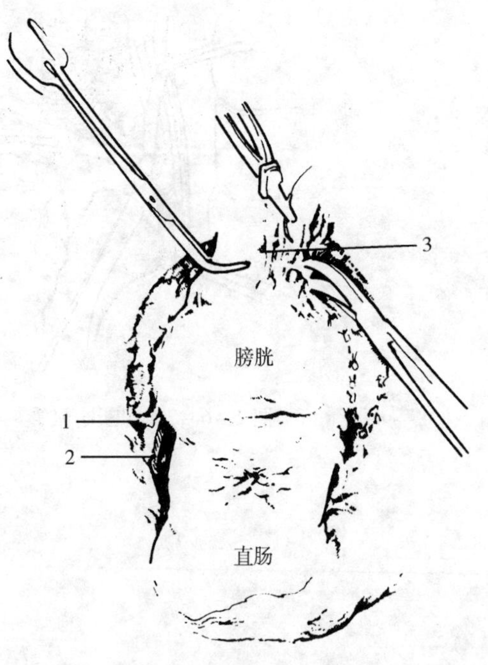

图2－6－10　切断耻骨前列腺韧带

1．输精管　2．输尿管　3．耻骨前列腺韧带

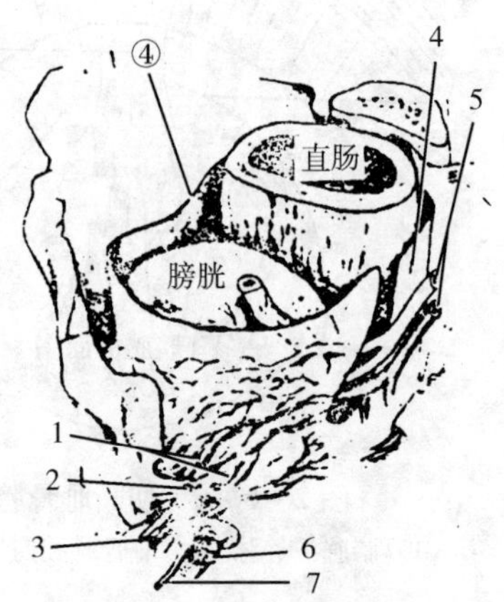

图2－6－11　耻骨前列腺韧带与膀胱前列腺静脉丛的关系

1．膀胱前列腺静脉丛　2．耻骨前列腺韧带　3．阴茎背静脉与Santorini静脉丛　4．盆筋膜脏层　5．髂内动静脉　6．球海绵体肌　7．尿道

（十一）会阴部操作

会阴部切口与Miles手术大致相同，但前方可稍向前多切一些（图2－6－12）。

切开皮肤、皮下，清除坐骨直肠窝脂肪，于根部切断直肠下动脉。切断肛尾韧带，沿盆壁切断肛提肌，将直肠自腹脏拉下（图2－6－13）。

继而向前切断耻骨尾骨肌和耻骨直肠肌，再切开会阴浅横肌，向深方进一步切断会阴中心腱。阴茎海绵体根部静脉较多，容易出血，应逐次缝扎，沿尿道球部后方向上切离。根据导尿管判定尿道膜部的位置，切开尿道膜部，拔出导尿管，切断尿道，远侧端予以缝扎。沿其近侧断端向上切开尿生殖膈，向前上方与前列腺尖部前方的腹部切口相通。将肿块整块移去（图2－6－14）。

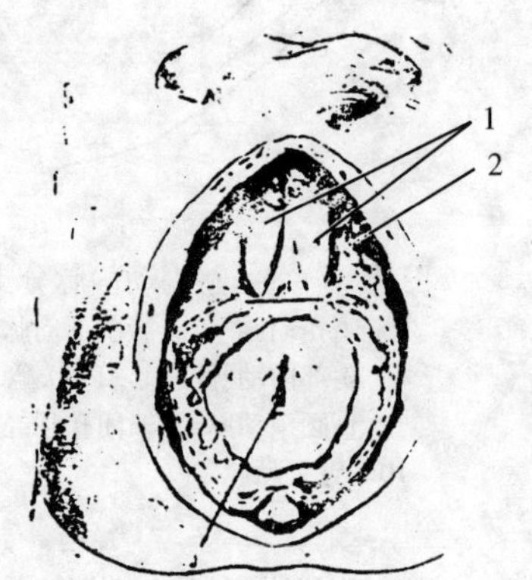

图2－6－12　会阴部切口

1．球海绵体肌　2．尿生殖膈

（十二）制作回肠导管

以下开始行尿路造口，一般行回肠膀胱术。首先制作回肠导管，距回盲部口侧10～15cm取一段15～20cm的肠管作为回肠导管。回肠导管肛侧系膜切缘应充分切开达回肠导管系膜的根部以保证回肠导管提出时无张力。而口侧

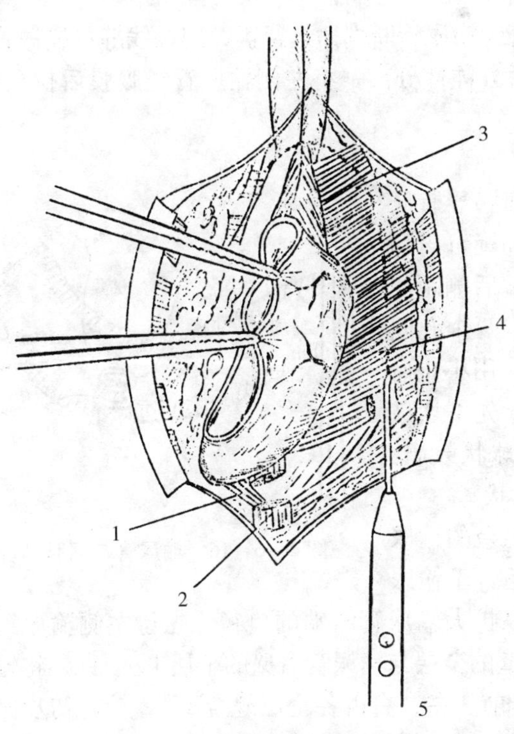

图2-6-13　肛门周围广泛切除

1. 臀大肌　2. 肛尾韧带　3. 会阴浅横肌　4. 肛提肌　5. 电刀

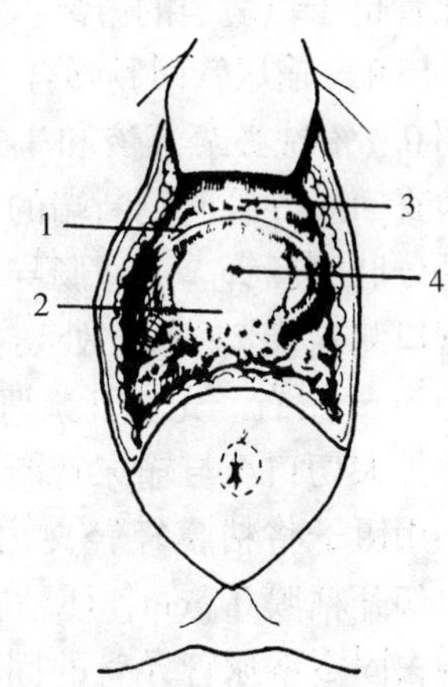

图2-6-14　切开尿生殖膈

1. 尿生殖膈切开线　2. 前列腺
3. 耻骨前列腺韧带　4. 尿道膜部断端

系膜切缘可稍短，约为肛侧切缘的2/3。要保证回肠导管的系膜内有两支以上的血管弓供应。回肠导管切下后，两层缝合闭合其口侧断端。将被切断的回肠于回肠导管前方行两层对端吻合。仔细缝闭回肠系膜的裂隙，闭合时注意不要影响回肠导管系膜内的血管供应（图2-6-15）。

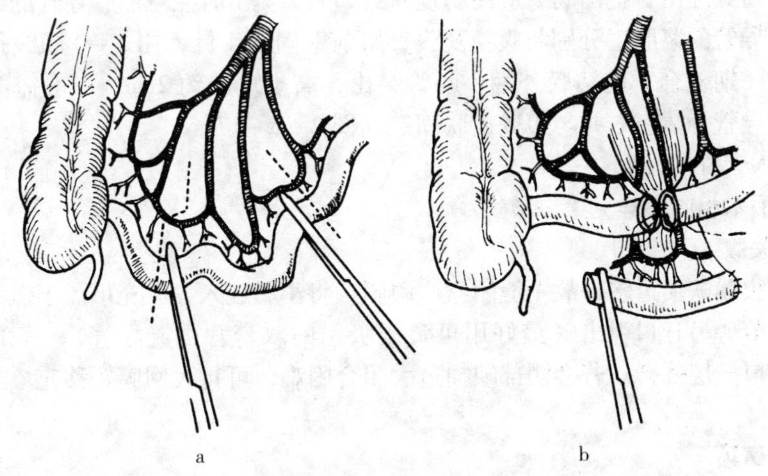

图2-6-15　制作回肠导管

（十三）游离输尿管

输尿管切断后，用带侧孔的8号导尿管经输尿管断端插入肾盂，用丝线缝过输尿管断端后固定输尿管导管。用手指在骶岬前腹膜后方钝性分离，将左侧输尿管经腹膜后拉至右侧。右输尿管也予以适当的游离。

（十四）输尿管回肠吻合

用0.1%洗必泰溶液和生理盐水洗净回肠导管肠腔。检查回肠导管肛侧断端的血运，若有怀疑可再切去一部分肛侧肠管。于回肠导管对系膜缘偏后侧距回肠导管口侧断端2～3cm处切开2个小孔，两个孔间也相距3cm左右。先切开浆肌层约0.5cm，用小止血钳仔细扩大切口至与输尿管断端相同大小，先不切破粘膜，用镊子将粘膜轻轻夹出，使之呈半球状鼓出，然后再切开粘膜0.5cm，使粘膜翻转呈圆孔状。

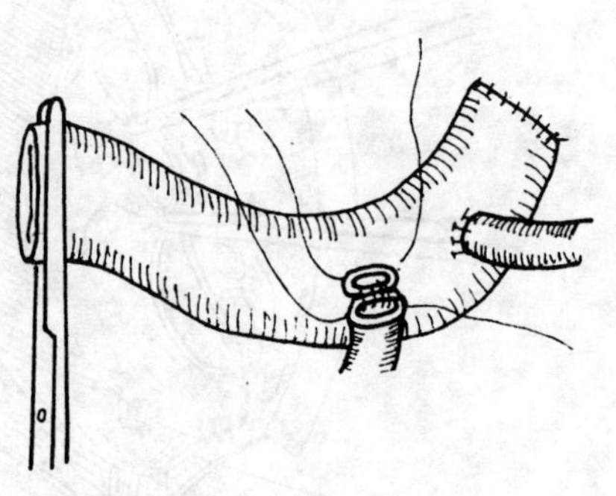
图2－6－16 输尿管与回肠吻合

拆去固定输尿管导管的固定线，剪去多余的输尿管，根据断端出血的情况判断输尿管的血运，于输尿管末端纵行切开0.5cm使断端呈斜面状，以扩大输尿管断端的口径。先行左侧输尿管与回肠导管的吻合。用4－0肠线先缝合回肠后壁的全层与输尿管后壁的全层1～2针，将输尿管支架导管经吻合口自回肠导管拉出，然后于前、左、右再各全层缝合1～2针，初步完成吻合。经输尿管导管注入盐水检查吻合口，于有明显泄漏处加缝几针。为防止吻合口狭窄，不要缝合过密。然后，再同样方法行右侧输尿管与回肠导管的吻合（图2－6－16）。

（十五）提出回肠导管行尿路造口

于右下腹选定的造口位置（根据Turnbull的5项原则，详见第二节，最好稍高于左侧人工肛门的位置），用镊子夹起皮肤使之高出1cm，切去直径约2.5cm的圆形皮肤，纵行切开腹直肌前后鞘，切开腹膜进入腹腔。

将两侧输尿管放于回肠导管的后方。回肠导管自末段回肠和盲肠的后方通过，沿侧腹壁向前自腹壁切口处提出，提出肠管应高出皮肤约5cm，提出时注意回肠导管的系膜不要扭曲与受压。回肠导管的浆肌层分别与腹膜及腹直肌前壁固定4针，用2－0肠线行回肠导管开口处与皮肤的一期缝合，使粘膜外翻，肠管突出，高出皮肤约2cm，一般需缝12～16针。将两根输尿管导管分清左右并与腹壁皮肤固定（图2－6－17）。

（十六）人工肛门设置

与Miles手术相同，详见第二节。

（十七）关腹

由于盆底腹膜缺损过多，故不缝闭盆底腹膜。将小肠放入盆腔充填。于骶前放置两根引流管自坐骨结节旁另开口引出（最好用可负压吸引的双套管引流导管）。腹部切口逐层缝合。会阴部切口一层缝合。若会阴部缺损过大闭合困难，可行大网膜转移充填或行转移皮瓣封闭缺损。

五、注意事项

1．手术结束后将输尿管导管插入无菌引流袋内。术后两周可拔去输尿管导管后使用尿

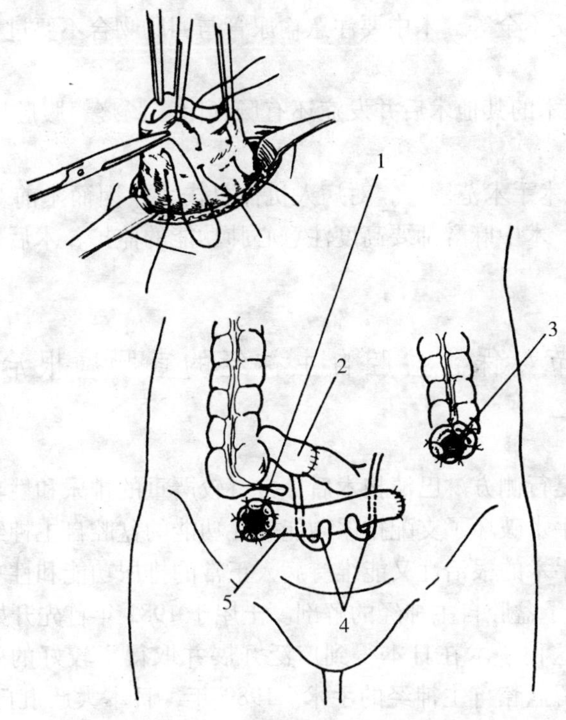

图 2-6-17　提出回肠导管，回肠皮肤缝合

1. 尿路造口　2. 末段回肠　3. 人工肛门　4. 输尿管回肠吻合　5. 回肠导管

路造口器具。

2. 全盆腔脏器切除术的术中并发症主要是大出血。容易引起出血的部位，第一是骶前静脉丛，这与 Miles 手术相同。第二是游离直肠侧方时，髂内静脉分支的出血，尤其是肿块较大，浸润至盆壁附近时。此时可在从前方充分游离膀胱侧腔和从后方充分游离直肠后间隙后，在两者之间贴近盆壁分次钳夹、切断、缝扎骶骨膀胱韧带、直肠侧韧带和骶骨直肠韧带，使直肠侧间隙完全游离。注意不要过度牵拉髂内静脉的分支以免引起出血。第三是切断耻骨前列腺韧带时不慎损伤 Santorini 静脉丛引起大出血。应在整个肿块连同直肠和膀胱都已充分游离，能向后方提起、拉紧后，再在直视下切断耻骨前列腺韧带。若不小心损伤了 Santorini 静脉丛止血困难时，可用纱布垫用力填塞，再用粗丝线将纱布垫固定在耻骨联合上，术后数日后再将纱布垫移去。由于全盆腔内脏切除术创面大，术中出血较多，术前一定要纠正贫血，要准备足够的血源。

3. 全盆腔脏器切除术的术后并发症主要是会阴部巨大残腔的感染。如发生感染，不但会阴部伤口会全部裂开，长期不能愈合，而且感染还会向腹脏内蔓延，造成严重的后果。因此，术前一定要认真作好肠道准备，要注意营养，充分补充蛋白质，应用有效的围手术期抗生素。术中要注意避免污染，勿撕破肠管，要仔细清除血肿。手术结束时要认真冲洗会阴部伤口，放置好引流管。术后要保持引流管通畅，最好行双套管低压负压吸引。必要时应于术后 3 天开始进行 1 周左右的局部抗生素生理盐水灌洗。

4. 全盆腔脏器切除术的另一术后主要并发症是尿路造口的并发症，如尿路狭窄、泌尿系上行感染、尿瘘、肾功不全等。术中要注意输尿管与回肠吻合不要过稀或过密，防止吻合口水肿或狭窄。

5. 全盆腔脏器切除术的其他术后并发症还有肠梗阻、肠瘘、腹腔感染等，要注意及时发现、及时处理。

6. 全盆腔脏器切除术手术范围广，对病人机体打击大，因而术前对病人的心肺功能要进行细致的检查和估计，术中麻醉师要高度注意心肺功能的监护，术后也要加强监护。

（王正康）

第七节 保留盆腔自主神经的直肠癌根治术

一、概述

直肠癌根治术尤其是行侧方淋巴清扫术后，常有较严重的排尿和性功能障碍，影响病人的生活质量。其原因是手术破坏了支配排尿功能和性功能的盆腔自主神经。多年来，各国学者一直在寻找既能保证手术的根治性又能维持病人正常的排尿功能和性功能的手术方法。日本的佐藤在70年代研究了盆腔自主神经的解剖。土屋于1982年首先开始进行保留盆腔自主神经的手术。近年来，这种手术在日本得到广泛开展并取得了较好的效果。1988年以来，土屋等又开展了部分保留盆腔自主神经的手术。1989年，日本大肠肛门病学总会正式肯定保留盆腔自主神经的手术是既能保证手术的根治性又能保持病人正常生理功能的手术。现在，保留盆腔自主神经的手术在日本已成为一种定型的术式。

排尿功能和性功能除一部分由属于体神经的阴部神经支配外，主要由盆腔交感神经和盆腔副交感神经支配。

盆腔交感神经一部分纤维来自胸11～腰2的交感神经节，于腹主动脉前方进入腹主动脉丛，另一部分纤维来自腰3，4交感神经节发出的腰内脏神经，于腹主动脉前方与腹主动脉丛的纤维相交织、下行，于腹主动脉分叉处下方，骶骨岬前方、中线稍偏左处形成腹下神经丛（又称骶前神经丛）。腹下神经丛为一略呈三角形的扁长状结构，位于直肠上动脉右侧，腹后壁腹膜后方，腹膜下筋膜前方。由腹下神经丛的两下角各发出一枝束状的腹下神经，约3mm粗细，沿两侧髂总动脉和髂内动脉的内侧下行，于腹膜返折下方直肠侧后方进入骨盆神经丛的后上角。另外还有小部分交感神经纤维来自两侧骶4交感神经节的节后纤维，形成骶内脏神经，向前直接进入同侧骨盆神经丛的后下角。盆腔交感神经在排尿功能中司膀胱感觉，使膀胱内括约肌收缩，抑制逼尿肌，起贮尿作用。在性功能中支配射精功能，所以腹下神经又称射精神经。

盆腔副交感神经由经两侧骶2至骶4的骶前孔发出的盆内脏神经组成，两侧各有3、4支，呈束状，一般长2.5～3cm，外面常与薄膜状组织粘在一起，呈扇形向前进入同侧骨盆神经丛的后下角。盆腔副交感神经在排尿功能中司膀胱感觉，使膀胱壁肌肉收缩，内括约肌松弛，起排尿作用。在性功能中支配勃起功能，所以盆内脏神经又称勃起神经。盆内脏神经在排尿和性功能中起着更重要的作用（图2－7－1）。

骨盆神经丛为一薄片状四方形网状结构，左右各一，前后长约4cm，上下长约3cm，位于腹膜返折稍下方，直肠两侧与髂内动脉之间。与直肠之间仅隔以直肠固有筋膜，相贴较近，其与盆侧壁之间则有一定距离，直肠中动脉从其中间穿过。骨盆神经丛后缘接受传入神经，腹下神经（交感神经）进入其后上角，盆内脏神经（副交感神经）和骶内脏神经（交感神经）进入其后下角。骨盆神经丛前缘发出传出神经，混有交感和副交感神经纤维。支配直肠的传出神经自其前下角和下缘发出，分为两群进入直肠。支配排尿功能和性功能的传出神经自其前上角和前缘发出，向前经膀胱直肠韧带或子宫直肠韧带于膀胱、前列腺或子宫颈、阴道两侧形成膀胱神经丛、前列腺神经丛、子宫阴道神经丛等，支配这些器官(图2－7－2)。

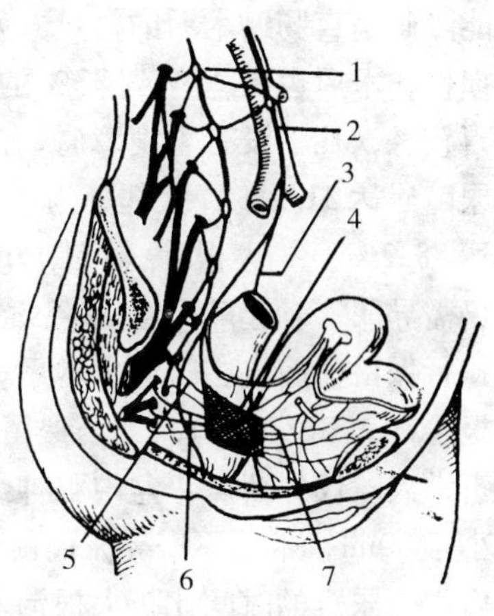

图2－7－1　盆腔内脏的神经支配

1. 腰交感神经节　2. 腹下神经丛
3. 腹下神经　4. 骨盆神经丛
5. 骶内脏神经　6. 盆内脏神经
7. 骨盆神经丛传出支

由于盆腔自主神经与周围组织比较接近，手术时如果不熟悉神经的走行、未注意保护，就很容易损伤神经而造成术后功能障碍。另外，当直肠癌肿较大，需作广泛切除时，常常不可避免地要损伤这些神经。但是，盆腔自主神经与直肠之间尚存在一定间隔，因而在一定条件下，只要熟悉神经的走行，细心进行解剖，作到既不影响根治性又尽可能地保留盆腔自主神经是可能的。

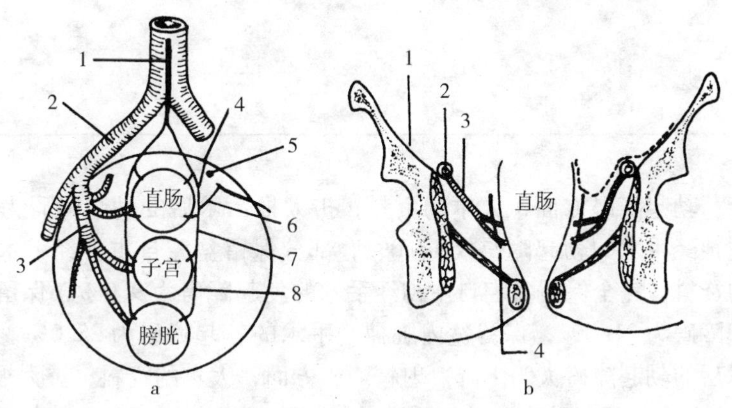

图2－7－2　骨盆神经丛的位置

a. 横断面观：1. 腹下神经丛　2. 髂总动脉　3. 髂内动脉　4. 骶内脏神经
5. 骶神经节　6. 盆内脏神经　7. 骨盆神经丛　8. 骨盆神经丛传出支
b. 纵断面观：1. 腹膜　2. 髂内动脉　3. 直肠中动脉　4. 骨盆神经丛

保留盆腔自主神经的直肠癌根治术的效果良好。

直肠癌术后的排尿功能障碍表现为排尿慢、尿意迟钝、排尿时间延长、尿线中断、残尿量大于50ml、不能自行排尿等，轻者术后2周仍需导尿，重者延至术后6个月仍不能自行排尿。术后性功能障碍表现为勃起不能或勃起不良、不能射精、性感异常等。术后排尿与性功能障碍是直肠癌术后的常见并发症。据日本资料，即使是乙状结肠癌手术，由于腹下神经的损伤，术后也有25%到33%的射精障碍。直肠癌前切除术由于游离平面较高，所以排尿障碍较轻，几乎没有重度障碍，但射精障碍达81.8%，勃起障碍也达40.0%。Miles手术后排尿障碍达31.6%，大部分为轻度；勃起障碍达47.1%，其中半数完全不能勃起；射精障碍达88.2%。扩大根治（行侧方淋巴清扫者）术后排尿障碍达65.0%，其中3.0%术后1年仍需导尿；勃起障碍达65.5%，射精障碍则高达100.0%。

行保留盆腔自主神经手术后，术后排尿与性功能障碍情况大为改善。关于排尿功能据大木报告（表2-7-1），完全保留盆腔自主神经手术后的最小尿意、最大尿意和残尿量都接近正常人。仅保留骶4盆内脏神经的术后排尿功能障碍也比扩大根治术明显减轻，由于残尿量小于30ml，术后不需导尿而能自行排尿。山川的资料也证实，部分保留盆腔自主神经手术后产生尿意的时间比扩大根治术早10日，膀胱容量与膀胱内压比扩大根治术低，可自行排尿而不用导尿。又据土屋的资料，扩大根治术后的排尿障碍为65.2%，而完全保留盆腔自主神经手术后的排尿障碍为0，部分保留盆腔自主神经手术后的排尿障碍为3.5%。松尾的资料表明，完全保留盆腔自主神经手术的排尿障碍为0，部分保留盆腔自主神经手术的排尿障碍为5.2%。

表2-7-1　保留盆腔自主神经直肠癌根治术后的排尿功能

	正常	扩大根治	完全保留盆腔自主神经	保留骶4盆内脏神经
残尿量（ml）	8	232	21	27
残尿率（%）	2	53	9	7
最小尿意（ml）	144	242	144	212
最大尿意（ml）	318	479	296	385

关于性功能，勃起障碍方面，大木的资料，扩大根治术后的勃起障碍为65.5%，而完全保留盆腔自主神经手术的勃起障碍仅17.0%，部分保留盆腔自主神经手术的勃起障碍为37.0%。木村的资料，完全保留盆腔自主神经手术的勃起障碍为9.0%，保留单侧盆腔自主神经手术的勃起障碍为31.0%，保留盆内脏神经手术的勃起障碍为25.0%。这说明保留盆腔自主神经手术后的勃起障碍大为下降。射精障碍方面，大木的资料，扩大根治术后的射精障碍为100%，而完全保留盆腔自主神经手术的射精障碍仅为20.0%，部分保留盆腔自主神经手术的射精障碍为76.0%。木村的资料也表明，完全保留盆腔自主神经手术的射精障碍为22.0%，单侧保留盆腔自主神经手术的射精障碍为63.0%，而只保留盆内脏神经手术的射精障碍仍为100%。

行保留盆腔自主神经的手术以后，是否影响直肠癌手术的根治性，大量资料证明并非如此。虽然由于腹下神经末段及骨盆神经丛紧贴于直肠固有筋膜，保留盆腔自主神经手术容易发生ew（癌肿壁侧边缘到手术切离面之间的距离）切除不足而影响手术的根治性，但只要充分注意到这一点，充分切除不能保留的自主神经纤维，严格掌握手术适应证，在首先保证根治性的前提下选择适当的保留盆腔自主神经的术式，就不会影响手术的根治性。同时，在充分游离骨盆神经丛后仍能在其外方进行彻底的侧方淋巴清扫，因而保留盆腔自主神经手术的根治性是满意的。据日本横浜市立大学第二外科 8 年内 298 例保留盆腔自主神经直肠癌根治术的资料，298 例中完全保留盆腔自主神经手术 181 例，适应证为男性病人，癌肿未侵犯直肠固有筋膜，直肠旁淋巴结无转移；部分保留盆腔自主神经手术 117 例，适应证为女性患者，或男性患者癌肿已侵出直肠固有筋膜，周围淋巴结已有转移，但盆内脏神经或骶 4 盆内脏神经未被癌侵犯者。其治疗效果，保留盆腔自主神经直肠癌根治术的 5 年生存率为 69.5%，局部复发率为 10.1%。而扩大根治术的 5 年生存率为 61.5%，局部复发率为 20.3%。日本其他作者如松尾、池、山川的资料也与此相似（表 2－7－2）。由此可见，保留盆腔自主神经的直肠癌根治术在根治性方面并不差于扩大的直肠癌根治术。因此，根据癌肿的治疗既要考虑手术的彻底性又要尽量保存病人正常的生理功能的原则，应当积极开展保留盆腔自主神经的直肠癌根治术。

表 2－7－2　保留盆腔自主神经直肠癌根治术的 5 年生存率

	淋巴转移（－）	淋巴转移（＋）
扩大根治术	80.5%	57.6%
完全保留盆腔自主神经手术	75.8%	44.3%
单侧保留盆腔自主神经手术	69.8%	63.8%

二、手术方法

（一）完全保留盆腔自主神经的手术

完全保留盆腔自主神经的手术适用于高中分化的直肠腺癌、直肠固有筋膜未被侵犯，直肠旁淋巴结无明显转移、肿瘤直径小于 3cm、肿瘤侵犯直肠周径 1/3 以下的病例。当癌肿侵及直肠固有筋膜，或直肠旁淋巴结已有转移时，骨盆神经丛即被侵犯，为了保证手术的根治性，不适合作完全保留盆腔自主神经的手术。

完全保留盆腔自主神经的手术应完整保留骨盆神经丛及其传入神经（交感系的腹下神经和副交感系的盆内脏神经）和传出神经（发自其前上角的膀胱支、前列腺支等）。

1. 保留腹下神经丛和腹下神经　直肠癌根治术进行到切开乙状结肠系膜右后叶后，于腹主动脉分叉处自右向左剥离腹后壁腹膜，于腹膜后结缔组织中仔细找到略呈长三角形、片状、较硬韧的腹下神经丛，将之完整剥离，以布条轻轻提起，即可同时提起与其上角相连的腹主动脉丛和腰交感神经的纤维。将这些纤维仔细牵向右侧，即可在其左方进行上方淋巴清扫，于根部切断肠系膜下动脉，并切除乙状结肠系膜垂直根，向下进入盆腔。于腹下神经丛前方仔细剥离直肠后间隙内的疏松结缔组织，将直肠推向前方，循腹下神经丛的两个下角找到行向两侧盆侧壁的束状的左右腹下神经。沿髂总动脉和髂内动脉的内侧仔细解剖出腹下神经的全长，以细橡皮条轻轻提起。继续游离腹下神经达腹膜返折下方，即可见到腹下神经进入骨盆神经丛的后上角。腹下神经在进入骨盆神经丛的最后一段常与直肠固有筋膜相贴，并发出一些小支进入直肠。此时应以剪刀仔细剪断这些进入直肠的分支，将腹下神经从直肠固有筋膜上游离下来，直至进入骨盆神经丛后上角处。在游离过程中注意不可过分牵拉，以免扯断神经（图2-7-3）。

在保留腹下神经丛的游离过程中，若发现肠系膜下动脉根部、腹主动脉周围及骶前有淋巴转移，即应停止保留神经而行彻底清扫。若发现癌肿已侵出直肠固有筋膜与腹下神经的末段有粘连，也应放弃保留腹下神经而行彻底清扫。

2. 保留骨盆神经丛　沿腹下神经向下找到骨盆神经丛后上角，沿直肠固有筋膜与骨盆神经丛之间仔细进行分离，即可将骨盆神经丛向外剥开。沿骨盆神经丛内面继续向前向下剥离，逐渐显出扁菱形薄网状骨盆神经丛的形状。骨盆神经丛中部有直肠中动脉穿过，将之仔细切断、结扎。继续向前剥离，即可将骨盆神经丛与直肠完整分开。

3. 保留盆内脏神经　沿骨盆神经丛后下角向后下方剥离，即可见到呈扇形进入直盆神经丛的盆内脏神经。沿骶骨岬仔细向下按摸，可判断出第2至第4骶前孔的位置，从而了解骶2至骶4盆内脏神经的位置。一般骶2盆内脏神经位于近髂内动脉处，向下斜行进入骨盆神经丛。有些病人的骶2盆内脏神经缺如。骶3盆内脏神经与骶骨呈直角向前进入骨盆神经丛后下角。骶4盆内脏神经在偏外侧近阴部内动脉处发出，向内上方进入骨盆神经丛后下角。于盆内脏神经前内侧仔细剥离骶骨直肠韧带，游离直肠侧后壁，待向下游离过骶4盆内脏神经后，即可径直向下游离直达肛提肌水平（图2-7-4）。

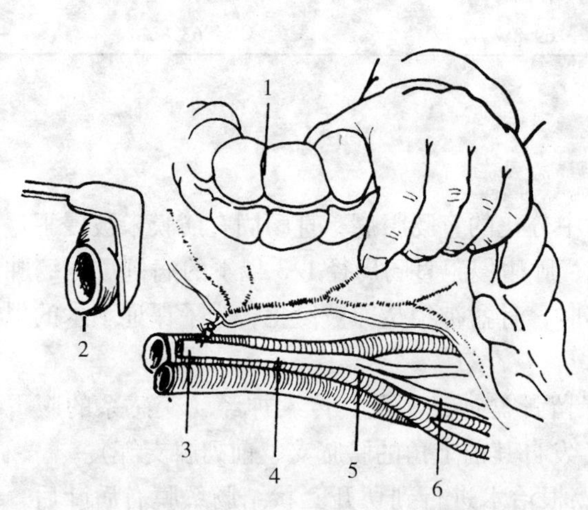

图2-7-3　保留腹下神经丛和腹下神经

1. 乙状结肠　2. 十二指肠水平部　3. 肠系膜下丛　4. 腹主动脉丛　5. 腹下神经丛　6. 腹下神经

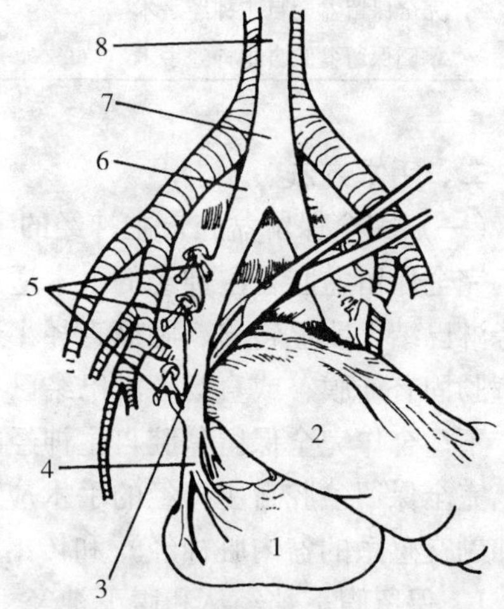

图2-7-4　游离骨盆神经丛、保存盆内脏神经

1. 膀胱　2. 直肠　3. 骨盆神经丛　4. 骨盆神经丛传出支　5. 骶2、3、4盆内脏神经　6. 右腰下神经　7. 腹下神经丛　8. 腹主动脉丛

4. 保留骨盆神经丛传出支　沿骨盆神经丛前上角和前缘，可以看到束状的传出神经向前进入骶骨膀胱韧带。仔细沿膀胱直肠间隙外缘将骶骨膀胱韧带连同其内的血管与神经丛一起牵向外方予以保护，仔细切断骨盆神经丛前下角与下缘进入直肠的细支。至此，盆腔的自主神经与直肠完全分开，得以完整保留（图2-7-5）。

5. 清扫侧方淋巴　在实际操作中，一般在解剖出腹下神经丛和腹下神经后，先进行右侧的保留腹下神经、盆内脏神经、骨盆神经丛及膀胱前列腺神经丛的操作，然后再进行左侧的同样操作。直肠整块切除移去后，再将骨盆神经丛轻轻牵向内侧，将其外侧与盆侧壁也完全游离，即可在其外方进行髂内动脉内侧相和髂内动脉外侧相的侧方淋巴清扫（图2－7－6）。

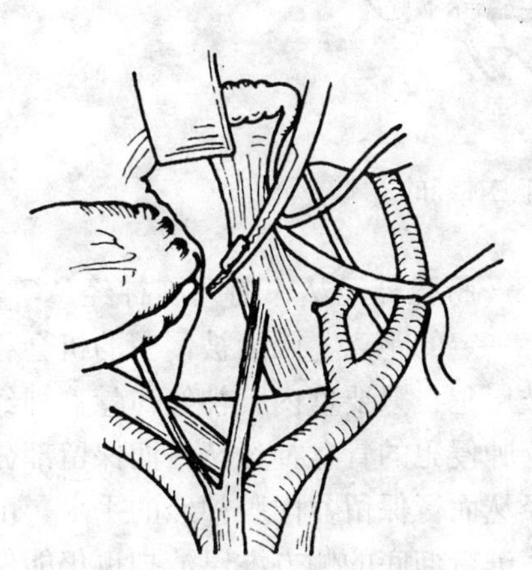

图2－7－5　切断骨盆神经丛直肠支，保留其膀胱支、前列腺支

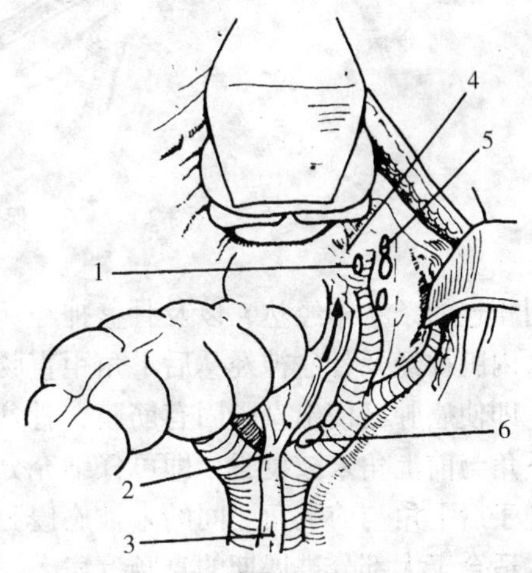

图2－7－6　于骨盆神经丛外侧行侧方淋巴清扫

1. 直肠中动脉根部淋巴结　2. 腹下神经丛
3. 腹主动脉丛　4. 骨盆神经丛
5. 闭孔淋巴结　6. 髂总淋巴结

（二）部分保留盆腔自主神经的手术

对癌肿已侵及直肠固有筋膜或已有淋巴转移不能行完整保留盆腔自主神经手术的病人，能否在不影响根治性的前提下仍尽量保存病人的排尿功能和性功能？针对这个问题，1988年以来，日本的学者又开展了部分保留盆腔自主神经的手术。

部分保留盆腔自主神经的手术有多种，日本各学者的分类方法也各不相同，大致可分为以下三类。

1. 保留单侧盆腔自主神经的手术　当癌肿已侵出直肠固有筋膜，但偏于一侧，仅有一侧的骨盆神经丛被侵犯，而对侧的直肠固有筋膜和骨盆神经丛未被侵犯，而且腹主动脉周围及骶前也无肿大淋巴结时，可对癌肿所在侧行彻底的广泛切除，而对癌肿的对侧行保留盆腔自主神经的手术。手术方法与完全保留盆腔自主神经的手术一侧的操作完全相同，即完整保留从腹主动脉丛、腰交感神经纤维到腹下神经丛的全部交感神经纤维，以及一侧的腹下神经、盆内脏神经、骨盆神经丛及其传出神经膀胱神经丛和前列腺神经丛。这样也常常能比较满意地保留患者的排尿功能和勃起、射精功能（图2－7－7）。

2. 保留盆内脏神经的手术　又可分为双侧保留和单侧保留。由于盆内脏神经司排尿和勃起功能，在盆腔自主神经的功能中起着更主要的作用，应当重点予以保留。女性病人一般只需保留盆内脏神经即可保存排尿功能而可不考虑保留交感神经的问题。保留盆内脏神经的手术需完整保留两侧或一侧骶2至骶4的盆内脏神经，骨盆神经丛的后下角、前上角、两角

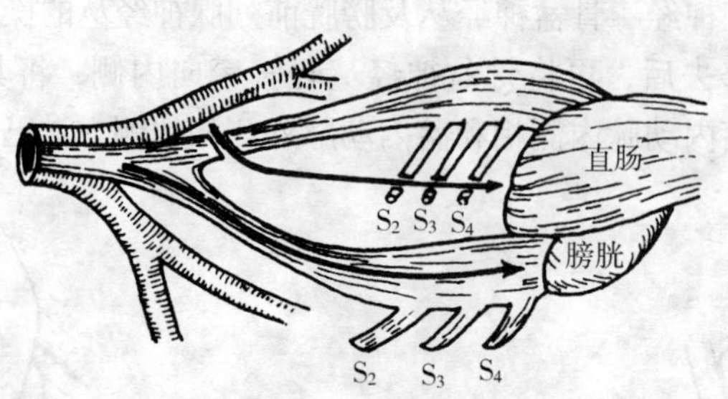

图 2－7－7　保留单侧盆腔自主神经的手术

之间相连的条状神经丛，以及骨盆神经丛的传出神经（膀胱神经丛、前列腺神经丛等）。由于盆内脏神经及骨盆神经丛后下角距直肠固有筋膜有一定的距离，因而被侵犯的机会相对较少，即使癌肿已侵出直肠固有筋膜、骨盆神经丛已被侵犯，只要盆内脏神经与骨盆神经丛的后下角与前上角未被侵犯，即可仔细充分地切除有癌肿侵犯的骨盆神经丛，而保留部分条状的连于后下角与前上角之间的未被癌侵犯的骨盆神经丛而行保留盆内脏神经的手术。由于此术式适合于大部分进展期的直肠癌病人，解决了即使进行彻底的侧方淋巴清扫也仍能保留病人一定的排尿功能和性功能的问题，所以此手术目前受到更多的重视。

3. 保留骶 4 盆内脏神经的手术　也可分为双侧保留和单侧保留。由于骶 4 盆内脏神经位置偏外，被癌侵犯的机会相对较少，因而即使骶 2 骶 3 盆内脏神经已被癌肿侵犯，只要骶 4 盆内脏神经未受累，仍可仔细保留骶 4 盆内脏神经和与之相连的未被侵犯的窄条状骨盆神经丛以及前上角的传出神经，而将其余的已被癌肿侵犯的骨盆神经丛和骶 2 骶 3 盆内脏神经彻底切除。骶 4 盆内脏神经在盆内脏神经中最粗大，因而保留后仍能较好地改善排尿功能。

总之，部分保留盆腔自主神经手术的指导思想是根据术中骨盆神经丛被侵犯的情况，在不影响根治彻底性的前提下，尽量保留盆腔自主神经。当一侧腹下神经和骨盆神经丛有可能完整保留时，就应行单侧保留盆腔自主神经的手术。当保留腹下神经已不可能，或骨盆神经丛已有部分被侵犯时，应尽量行保留两侧或一侧盆内脏神经的手术。当全部保留盆内脏神经也不可能时，则尽量争取行保留两侧或一侧骶 4 盆内脏神经的手术。

（王正康）

第八节　全大肠切除，J 型回肠贮袋肛门吻合术

一、概述

家族性大肠息肉病病人，一般在 20 岁左右在大肠即出现病变，至 37 岁左右，将近半数病人出现癌变，而至 60 岁，100% 的病人都将出现癌变。家族性大肠息肉病病人在被诊断时，49.1% 已发生癌变，其中 60% 为进展期癌。因此，对家族性大肠息肉病病人应早期诊断，早期治疗，以防止癌变的发生。

重型及顽固型溃疡性结肠炎病人如果不及时治疗，会发生大出血、中毒性巨结肠、穿孔、狭窄、内瘘等严重并发症而威胁生命，且随着病程的延长，将有 18% ~42% 的病人发生癌变，因此，对溃疡性结肠炎的病人，也必须早期彻底治疗。

家族性大肠息肉病和溃疡型结肠炎由于病变侵及全部大肠，为了治疗的彻底性，必须切除全部大肠。如果切除不彻底，病变将在剩余的大肠复发而造成治疗失败。

传统的治疗家族性大肠息肉病和溃疡性结肠炎的手术方法是全大肠切除、永久性回肠人工肛门术。

此手术由于切除彻底，治疗效果良好。但永久性回肠人工肛门对病人的生活造成很多不便，心理上也造成很大损害。尤其患这两种疾病的病人多数年龄较轻，对其正常的社会交往的影响尤其显著。虽然60年代Kock等曾尝试行可控性的回肠人工肛门，但其依然是非自然的人工肛门，且手术操作复杂，机能也不十分理想。为了改善病人的生存质量，多年来各国学者都在努力寻求避免永久性回肠人工肛门的手术方法。

近年来，主要出现了两种避免永久性回肠人工肛门的新的手术方法。

一种是保留病人的直肠，行全结肠切除，回肠直肠吻合术。此手术保留了病人正常的直肠和肛门，因而排便功能是良好的。但由于保留了直肠，虽然术前经电灼去除了直肠内的病变，但治疗是不彻底的，术后直肠内病变仍会复发且会恶变，因而手术的根治性是不理想的。为了安全，病人需终生每半年至1年行定期直肠检查，这对病人也是很不方便与较难坚持的。全结肠切除，回肠直肠吻合术只适用于少数有条件能坚持终生定期复查且直肠内病变符合以下条件者：①家族性大肠息肉病：直肠内无息肉或息肉数量不多，息肉大小在5mm以下，息肉无癌变；②溃疡型结肠炎：直肠内无病变或仅有轻度病变能用药物控制，直肠无瘘、无狭窄、无癌变，直肠粘膜无明显不典型增生。

另一种手术是全大肠切除，回肠肛门吻合术。此手术最早由Ravioh于1948年施行。但当时是将回肠与肛门直接吻合，术后病人排便功能不良、大便失禁、肛周皮肤损害严重，其他手术合并症也很多，因而很长一段时间内此手术未能得到推广。从1978年开始，美国的Mayo Clinic、Cleveland Clinic，英国的St Marks医院，日本的宇都宫让二等，先后开始尝试将末段回肠制成贮袋（Pouch），再与肛门吻合，以改善排便功能，结果取得了很大的成功。1978年，Parks提出S型回肠贮袋肛门吻合术。1980年，宇都宫提出J型回肠贮袋肛门吻合术。1984年，Fonkalsrud提出H型回肠贮袋肛门吻合术。1985年，Nicholls提出W型回肠贮袋肛门吻合术。1989年，Kock提出K型回肠贮袋肛门吻合术。从此，此手术在世界各国得到了广泛的开展。全大肠切除，回肠贮袋肛门吻合术既彻底切除了病变又避免了回肠永久性人工肛门而保有比较满意的排便功能，既满足了根治性又满足了生理性，因而是一个比较理想的手术。目前，全大肠切除，回肠贮袋肛门吻合术已取代了全大肠切除，永久性回肠人工肛门术的位置而成为治疗家族性大肠息肉病和溃疡性结肠炎的主要手术方法。

全大肠切除，回肠贮袋肛门吻合术有多种分类。

以回肠贮袋类型进行分类可分为S型贮袋、J型贮袋、H型贮袋、W型贮袋、K型贮袋等（图2-8-1）。J型贮袋为双袢，S型贮袋为3袢，W贮袋为4袢。J型贮袋和W型贮袋是侧端吻合，S型贮袋是端端吻合。

J型贮袋的优点是手术操作简单、省时，为许多外科医生特别是日本的医生所喜用。其缺点是当小肠系膜较短或肥厚、有粘连时，J型贮袋常不能无张力地拉入盆腔与肛门吻合。J型贮袋的袢长一般为15~20cm。S型贮袋为欧美的外科医师所喜用。其优点是即使小肠系膜较短时也能无张力地送入盆腔与肛门吻合。其缺点是手术操作稍复杂，另外其与肛门进行

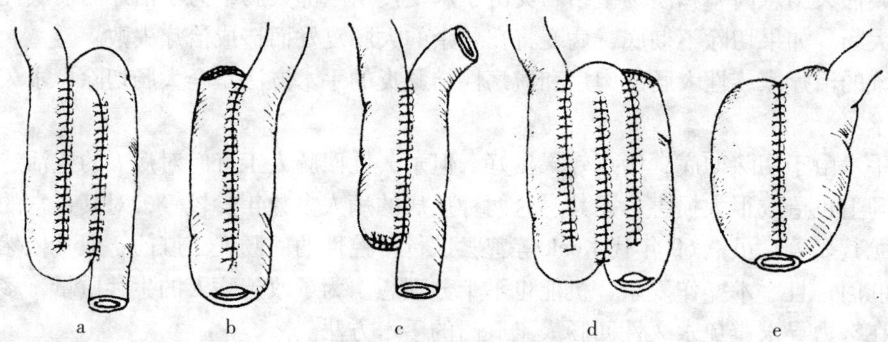

图2-8-1 回肠贮袋的类型

a. S型贮袋 b. J型贮袋 c. H型贮袋 d. W型贮袋 e. K型贮袋

吻合的输出臂如果过长，容易发生扭曲而造成术后排便困难，因而其输出臂的长度以2～2.5cm为宜（图2-8-2）。S型贮袋的袢长一般为10cm。W型贮袋的优点是贮袋容量大，术后早期的排便功能较好。其缺点是手术操作较复杂费时，因而目前尚未被广泛推广应用。

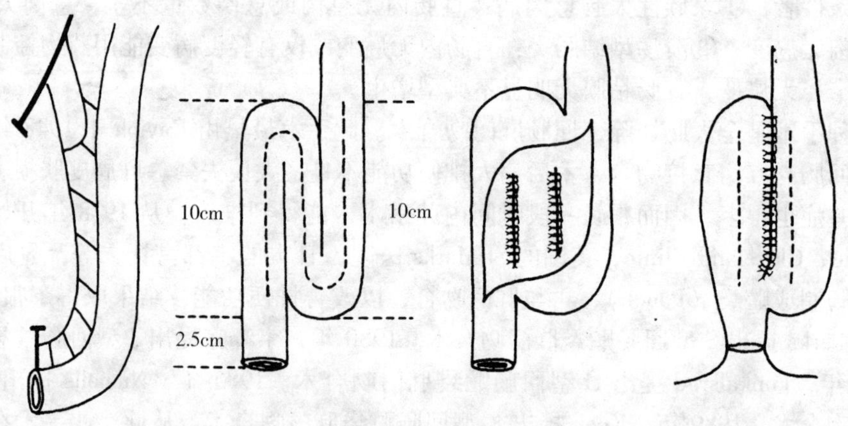

图2-8-2 S型贮袋的制作

关于结肠贮袋类型的选择，要根据病人的体型、小肠系膜的长短、厚度、粘连情况等考虑。目前使用最多的是J型贮袋和S型贮袋。一般认为当小肠系膜较长、较松，制成贮袋后能无张力地松松送入盆腔与肛门吻合的，J型贮袋由于操作简单省时，是一个比较理想的选择。如果小肠系膜较短、较厚，制成贮袋后不能无张力地送入肛门进行吻合，则宜选择S型贮袋。术中如何判断贮袋能否无张力地送入盆腔进入吻合，Smith等于1984年根据测量指出，肠系膜上动脉根部到耻骨联合下缘下方4～6cm处的长度，与肠系膜上动脉根部到齿状线的长度大致相当（图2-8-3）。因而术中可测量回肠贮袋制成后能拉至耻骨联合下缘下方的长度，如果能达到4～6cm，即可选择J型贮袋。如果不能，则宜选择S型贮袋。

全大肠切除，回肠贮袋肛门吻合术的操作步骤包括全结肠切除、近侧直肠切除、远侧直肠粘膜剥除、回肠贮袋制作、回肠贮袋拉下套入远侧直肠剥除粘膜后形成的肌筒内与肛门齿状线吻合。根据直肠粘膜是完全剥除或次全剥除，又可分为自齿状线向上剥除全部直肠粘膜行回肠贮袋与齿状线吻合的回肠贮袋肛门吻合术和保留自齿状线至肛管上缘的肛门移行带粘膜（anal transitional mucosa）而切除肛管上缘以上直肠行回肠贮袋与肛管上缘吻合的回肠贮袋肛管吻合术（图2－8－4，2－8－5）。

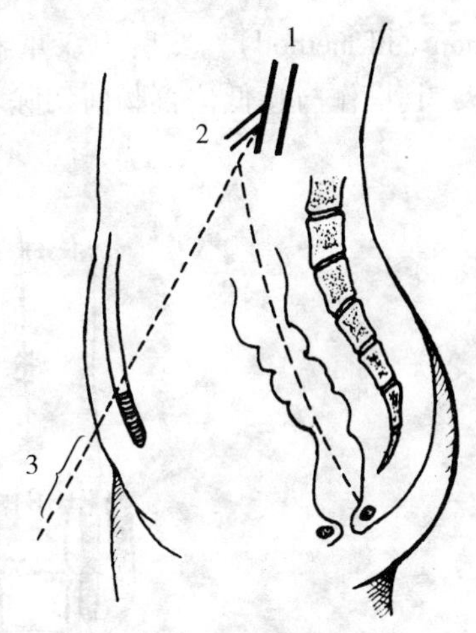

图2－8－3　Smith测量法

1. 腹主动脉　2. 肠系膜上动脉　3. 4～6cm

回肠贮袋肛门吻合术是目前普遍应用的已经定型的手术方法。直肠粘膜的剥除可经腹腔进行也可经肛门进行，以经肛门剥除为方便。在此手术开展的早期，是从骶岬水平稍下方切断直肠，剥除远侧直肠粘膜，直肠肌筒长度在10cm以上，是为长筒法（long cuff method）。长筒法剥除粘膜长度过长，操作困难、费时，出血多，并发症多，术后常发生肌筒脓肿与盆腔感染，排便功能也不好，目前已被淘汰。以后又采用过剥除腹膜返折以下直肠粘膜的中筒法，近年更进一步发展为切除大部分直肠只剥除远侧2～4cm直肠粘膜的短筒法（Short cuff method），大大简化了手术，减少了并发症，排便功能也比较理想。目前一般都采用短筒法，直肠前壁保留5cm左右的肌筒达前列腺上缘水平，直肠后壁则只保留3cm左右的肌筒。

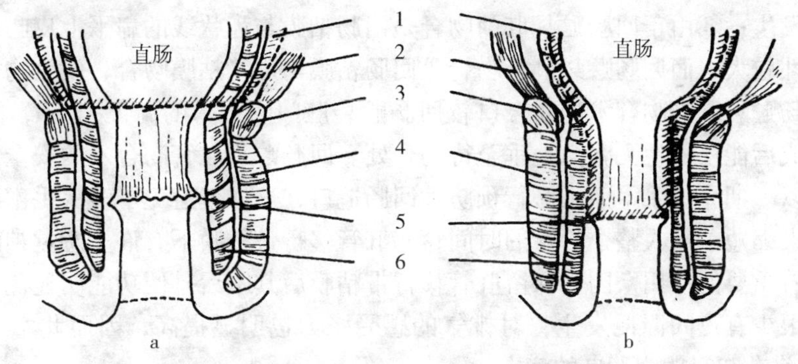

图2－8－4　回肠贮袋肛门吻合术和回肠贮袋肛管吻合术的切除范围

a. 回肠贮袋肛管吻合术　b. 回肠贮袋肛门吻合术

1. 切除范围　2. 肛提肌　3. 耻骨直肠肌　4. 肛门外括约肌　5. 齿状线　6. 肛门内括约肌

剥除直肠粘膜时，日本的医师喜用折刀式俯卧位，认为视野比较良好。操作比较方便。但术中病人要变换体位，是一个很大的缺点。目前多数医生仍喜用截石位，不必变换体位，同样能顺利地剥除直肠粘膜。

保留肛门移行带粘膜的手术（ATM retaining operation）即回肠贮袋肛管吻合术是近几年出现的一种新手术方法。由Johnston等于1987年首先发表，日本的福岛等于1989年开始开展，Wexner等则于1991年倡导在此手术时应用双重器械吻合技术。此手术不剥除直肠粘膜，保留肛门移行带粘膜，于肛门直肠环上方切除直肠，因而没有直肠肌筒，称为无筒法

(non cuff method)，然后用双重器械吻合技术行回肠贮袋与肛管上缘吻合，也可用手法缝合，其操作与超低位直肠前切除术大致相仿。

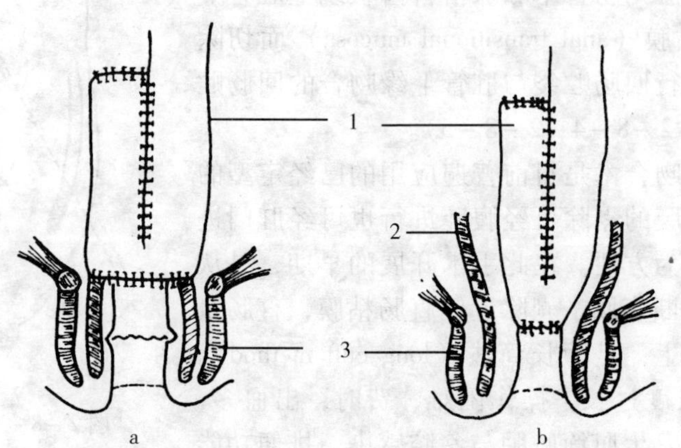

图2-8-5 回肠贮袋肛门吻合术和回肠贮袋肛管吻合术的吻合方法

a. 回肠贮袋肛管吻合术 b. 回肠贮袋肛门吻合术

1. 回肠贮袋 2. 直肠肌筒 3. 齿状线

回肠贮袋肛管吻合术的优点是：①由于不剥除直肠粘膜，手术操作容易，出血少。加之可应用器械吻合，手术时间明显缩短；②由于没有直肠肌筒，避免了肌筒脓肿的发生，盆腔感染也很少发生；③由于回肠贮袋肛门吻合是回肠粘膜与齿状线的扁平上皮吻合，发生吻合口瘘的危险性较大，而回肠贮袋肛管吻合是回肠粘膜与肛管粘膜吻合，发生吻合口瘘的危险性较小。回肠贮袋肛管吻合术的吻合口较回肠贮袋肛门吻合术的高1~2cm，因而也更利于回肠贮袋制成后能松松地无张力地垂至待吻合处。回肠贮袋肛管吻合术的安全性很高，因而多数病人可以一期完成手术而不必行预防性回肠造口，这样就避免了多次手术给病人造成的痛苦，也大大缩短了病人整个治疗的时间；④肛管移行带粘膜下有许多感觉神经末梢，对排便的调节起着重要的作用，因而保留肛管移行带粘膜后其术后排便功能明显优于回肠贮袋肛门吻合术，很少有夜间漏便发生，对排气的感受张力也明显提高，因而此术式尤其适合于50岁以上术前有肛门功能不良的病人。

回肠贮袋肛管吻合术的缺点是保留了自齿状线至肛管上缘之间的1.5cm左右的直肠粘膜，因而手术的根治性稍有欠缺。此1.5cm的直肠粘膜仍有病变复发与癌变的可能，因而病人仍需终生行定期复查。另外，此术式也不适于直肠下部已有癌变、直肠下部存在密生性息肉、重度炎症、明显粘膜不典型增生的病人。

但主张行回肠贮袋肛管吻合术的学者指出，由于残留的直肠粘膜仅有1.5cm左右，病变复发与癌变的机会是比较少的，而且由于残留粘膜在肛管内，位置很低，一旦有情况也很容易被发现，用肛门镜即能检查到。至于终生随诊，患家族性大肠息肉病的病人，由于遗传基因的原因，即使切除了全部大肠，术后仍有发生上消化道癌（十二指肠癌、小肠癌）及腹腔内硬纤维瘤的危险性，术后也同样需要终生随诊。因而对合适的病例，进行回肠贮袋肛管吻合术是有其明显的优越性的。此术式目前正受到越来越多的重视。

全大肠切除，回肠贮袋肛门吻合根据手术分几次完成可分为一期手术、二期手术和三期手术。

家族性大肠息肉病病人手术时一般病人情况较好，肛门内无明显炎症，发生术后并发症的机会较少，因而目前多主张一期完成手术，不必行预防性回肠造口。但当对吻合口质量有怀疑时，则宜行二期手术，第一期手术完成后行预防性回肠造口，第二期手术再关闭回肠造口。

溃疡性结肠炎的病人由于手术时病人全身情况常较差，直肠与肛门内常有炎症，较易发生术后并发症，一般宜行二期手术。第一期手术行全结肠切除、近侧直肠切除、远侧直肠粘膜剥除、制作回肠贮袋、回肠贮袋肛门吻合，然后于回肠贮袋近侧15～25cm处行预防性回肠造口。第一期术后6～12周，行钡灌肠检查证实无吻合口瘘，有条件时行肛门测压证实肛门静压在40mmHg以上，即可行第二期手术关闭回肠造口。

对部分全身情况较好，所行术式为全大肠切除、回肠贮袋肛管吻合，又对吻合口质量没有怀疑的病人，如前面所述，也可行一期手术而不作预防性回肠造口。

对部分全身情况很衰弱，手术前长时间用了较大剂量激素来控制症状的病人，尤其是因有中毒性巨结肠、合并穿孔或怀疑穿孔、合并大出血而需要紧急手术的病人，为手术的安全性，应行三期手术。第一期手术只作全结肠切除，近侧回肠断端拉出腹壁行暂时性人工肛门，术后一期开放，远侧直肠断端也拉出腹壁行直肠粘液瘘，术后4～6天再开放。第一期术后病人的症状逐渐得到控制、激素用量逐渐减少直至完全停用、病人全身情况明显好转，约6个月后，即可行第二期手术。第二期手术行近侧直肠连同粘液瘘一并切除、远侧直肠粘膜剥除，暂时性回肠人工肛门还纳并制作回肠贮袋、回肠贮袋与肛门齿状线吻合，再在回肠贮袋上方重新行预防性回肠造口。于第二期手术后6～12周再行第三期手术关闭预防性回肠造口。对部分病情十分严重、需紧急手术的溃疡性结肠炎病人，第一期手术常只能行暂时性回肠人工肛门，等6个月以后病人全身情况明显好转后再行第二期手术，第二期手术行全结肠切除、近侧直肠切除、远侧直肠粘膜剥除、制作回肠贮袋与肛门吻合，并作预防性回肠造口。第二期手术后6～12周再行第三期手术关闭预防性回肠造口。

全大肠切除，回肠贮袋肛门吻合术的治疗效果是满意的。除了根治性手术彻底外，排便功能也比较满意。虽然在关闭回肠造口后的最初几个月内，病人每日排便10余次，夜间需起来排便且有漏便现象，常需服用止泻剂来控制排便，但6～12个月后，病人可恢复至每日排便3～5次，不必夜间排便，个别人偶有夜间漏便但不影响日常生活，肛门感觉良好，能明确区分气与便，肛门静压可达40mmHg。家族性大肠息肉病术后的排便功能优于溃疡性结肠炎，据宇都宫的资料，前者术后排便功能优良率为94.4%，后者为82.6%。

全大肠切除、回肠贮袋肛门吻合术手术时间约需4～5小时，出血量约为400～500ml。手术并发症早期有吻合口瘘、肌筒脓肿、出血、肠梗阻等，晚期有吻合口狭窄、回肠贮袋炎、性功能障碍、排便功能障碍等。

二、适应证

1. 家族性大肠息肉病。

2. 溃疡性结肠炎属于以下情况者 ①难治性溃疡性结肠炎，病程持续6个月以上症状无好转；②急重型溃疡性结肠炎，强力激素治疗不能控制症状；③短时间内反复多次复发；

④药物副作用重，不能坚持药物治疗；⑤肠管狭窄、瘘孔形成；⑥可疑癌变或已有癌变；⑦大出血；⑧中毒性巨结肠；⑨合并穿孔或可疑穿孔。

3. 60岁以上病人因肛门功能不良不宜行此手术，疑为克隆病的病人亦不宜行此手术。

三、手术步骤

这里仅以J型贮袋、二期手术法为例介绍全大肠切除、回肠贮袋肛门吻合术的手术步骤。

（一）第一期手术

1. 开腹　病人取截石位，头部稍低。取正中切口，上自剑脐中点稍上方绕脐左下达耻骨联合上方。开腹后仔细探查全部大肠病变情况，有无癌变，有无淋巴结肿大。

2. 游离右半结肠　将升结肠拉向内侧，沿升结肠外侧切开侧后腹壁腹膜，向下绕过盲肠达末段回肠，向上切断肝结肠韧带和右膈结肠韧带，游离结肠肝曲。将整个右半结肠向内游离至近中线处，注意保护右输尿管，注意勿剥破右肾脂肪囊。上方向内游离至显出十二指肠降部、水平部及胰头。

3. 游离横结肠　于横结肠中部上方横结肠系膜与大网膜无粘连处切开胃结肠韧带。沿横结肠上方血管分支稀少处切断大网膜，向右达结肠肝曲，向左达结肠脾曲右方，使横结肠完全游离（图2－8－6）。

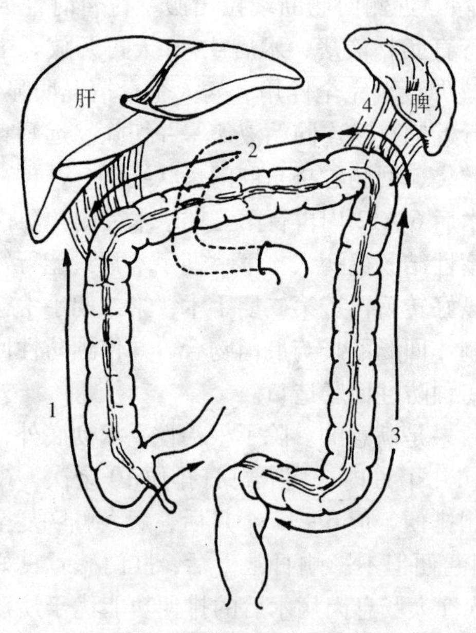

图2－8－6　结肠游离的顺序

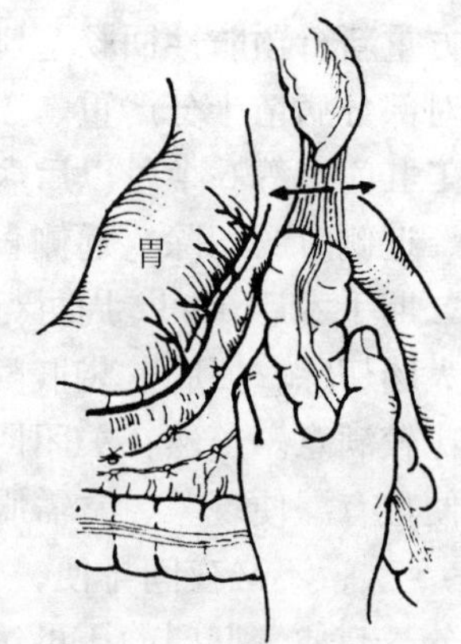

图2－8－7　游离的结肠脾曲

4. 游离左半结肠　将降结肠及乙状结肠拉向内侧，沿降结肠外侧切开侧后腹壁腹膜，向下绕过乙状结肠系膜外缘达小骨盆腔，向上达脾曲下方。向内游离左半结肠达中线附近，注意保护左输尿管，注意勿剥破左肾脂肪囊。

将已游离的横结肠与降结肠轻轻向下牵拉，仔细切断脾结肠韧带与左膈结肠韧带，即可安全地游离结肠脾曲而不损伤脾脏（图2－8－7）。至此，整个结肠全部游离。

5. 切断结肠主干血管，切除全结肠　于结肠各主干血管的中部分别切断右结肠动静脉、结肠中动静脉、左结肠动静脉和乙状结肠动静脉，于骶骨胛水平断直肠上动静脉，保留回结肠动脉主干（图2－8－8）。

于回肠盲肠交界处切断回肠，再于乙状结肠远端切断，移去全部结肠。

6. 游离直肠后壁　沿直肠两侧2cm处切开盆底腹膜，将直肠拉向前方，于骶前间隙游离直肠后壁。此时注意应首先找出位于腹膜下筋膜深方的腹下神经丛，并找出其两下角发出的左右腹下神经，分别予以保护，以保证术后正常的排便、排尿和性功能。继而再向下游离，切开直肠骶骨筋膜，游离直肠后壁达肛提肌水平（图2－8－9）。

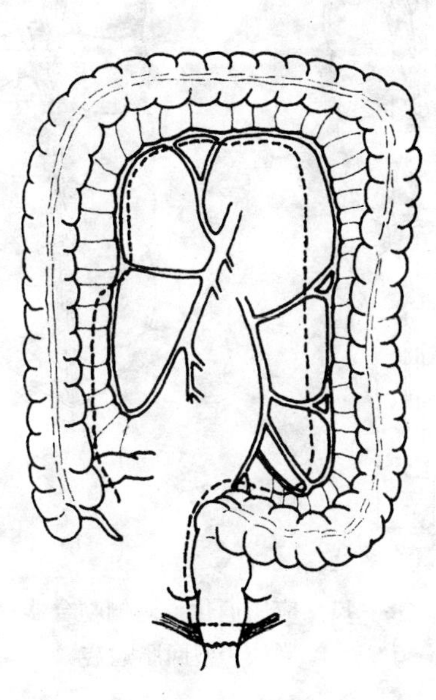

图2－8－8　切断结肠各主干血管

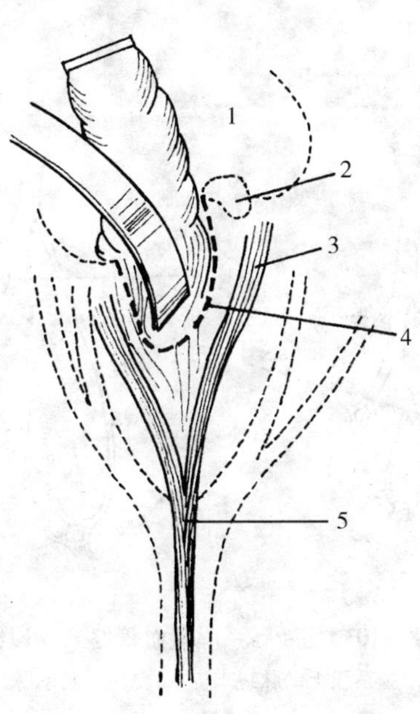

图2－8－9　游离的直肠后壁
1. 膀胱　2. 精囊　3. 骨盆神经丛
4. 直肠后壁切离线　5. 腹下神经

7. 游离直肠前壁和侧壁　直肠两侧盆底腹膜的切离线向前延长至膀胱直肠凹，会合呈U字形。提起膀胱侧的盆底腹膜切缘，于Denonvilliers筋膜的后方剥离直肠前壁，向下达前列腺上缘水平。

沿两侧腹下神经向前下方找到两侧骨盆神经丛，注意保护骨盆神经丛，沿其内侧游离直肠侧壁，切断直肠侧韧带，切断结扎直肠中动静脉，向下也游离达肛提肌上缘水平。

8. 切除近侧直肠　将直肠轻轻向上牵拉使之伸直，于前列腺上缘水平切断直肠，直肠后壁可多切去一些，移去近侧直肠。此时直肠切断线前壁距齿状线4cm，后壁距齿状线约2～3cm。

9. 松解小肠系膜　仔细游离小肠系膜至十二指肠水平部水平，进行充分松解。距回肠断端15～20cm折叠回肠，将折叠的顶点向耻骨联合下方牵引，若能松松达到耻骨联合下方3cm，即可确定能行J型贮袋。若回肠系膜较紧，牵至耻骨联合下方有一定张力，可试切断肠系膜上动静脉的终末支以减张（图2－8－10）。若小肠系膜短而肥厚，或粘连重，向下不能顺利牵至耻骨联合以下，则宜改行S型贮袋。

10. 制作J型回肠贮袋　两层缝闭回肠断端。J型贮袋的袢长以15～20cm为宜。距回肠断端15cm折叠回肠，小肠系膜朝向后方，使两肠袢靠拢，于肠袢的对系膜缘行全长侧侧吻合。可用手法行两层缝合，也可应用消化道侧侧吻合器G1A90，操作2～3次，即可迅速完成吻合（图2－8－11）。

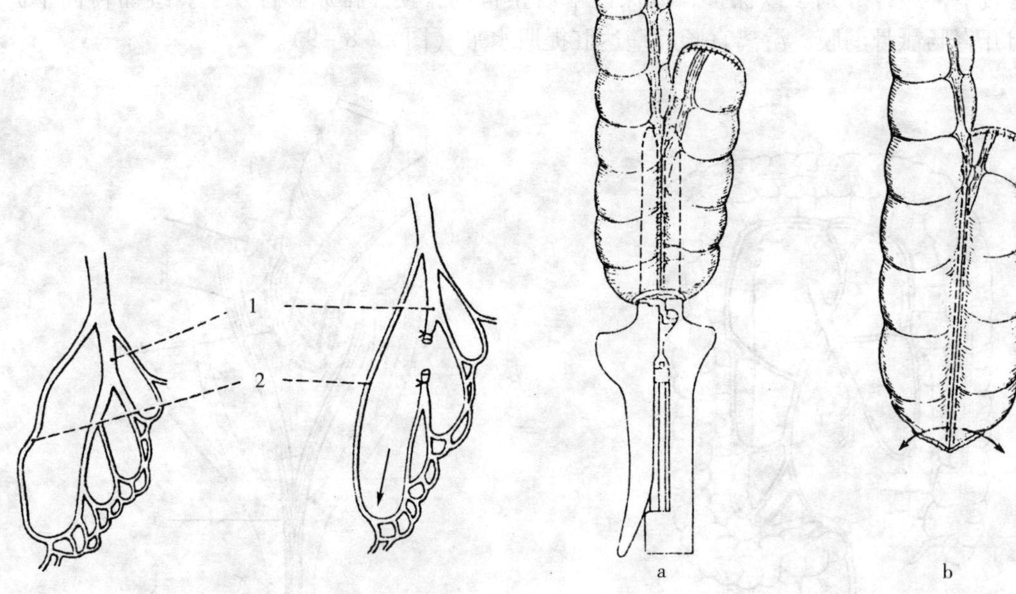

图2－8－10　切断肠系膜上血管终末支以减张
1. 肠系膜上动脉终末支　2. 回结肠动脉

图2－8－11　应用消化道侧侧吻合器制作J型回肠贮袋

11. 剥除远侧直肠粘膜　用孤星式肛门牵开器或两个Gelpi牵开器牵开肛门，也可将肛缘皮肤与更远处的皮肤以粗丝线放射状缝合6针，使肛管充分展开，再插入Parks三弁式肛门牵开器，充分显露出齿状线（图2－8－12）。

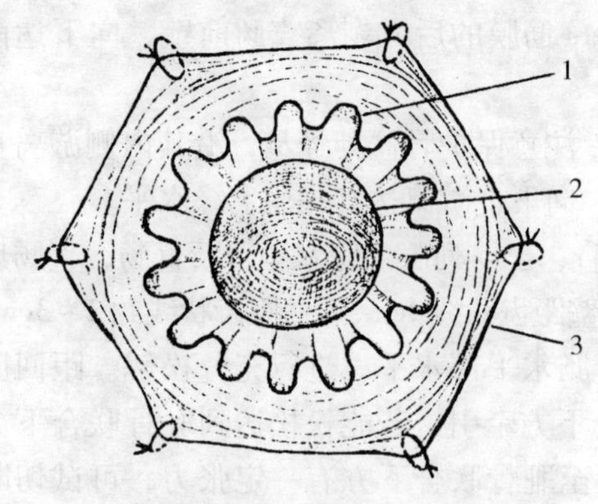

图2－8－12　肛缘与周围皮肤缝合以展开肛管
1. 齿状线　2. 肛管上缘　3. 肛缘

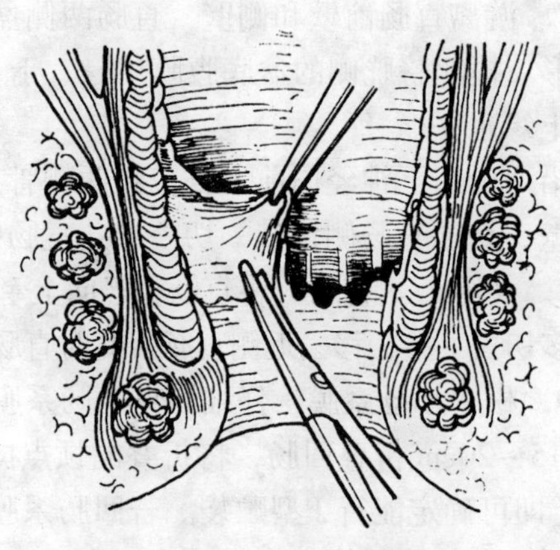

图2－8－13　剥除远侧直肠粘膜

以1∶10万的肾上腺素生理盐水溶液注入齿状线处粘膜下，使粘膜浮起，剥离时层次清楚，减少出血。沿齿状线环状切开粘膜，左手持血管镊，牵起直肠粘膜切缘使稍有张力，右手持电刀，自下向上剥离直肠粘膜，直到将直肠肌筒内的粘膜全部剥除。剥离时注意解剖层次，见到显出微白色环状的肛门内括约肌后，即停止向深处剥离而转向上方剥离。剥离时也不要某一个方向剥离过长，而应沿整圈肛门徐徐地向上剥离。剥离后要仔细止血，以防止术后肌筒内血肿、脓肿的发生（图2－8－13）。

12．J型回肠贮袋肛门吻合　将J型回肠贮袋逆时针方向旋转180度，使其凹度与骶骨的曲面平行，以形成新的直肠角（图2－8－14）。

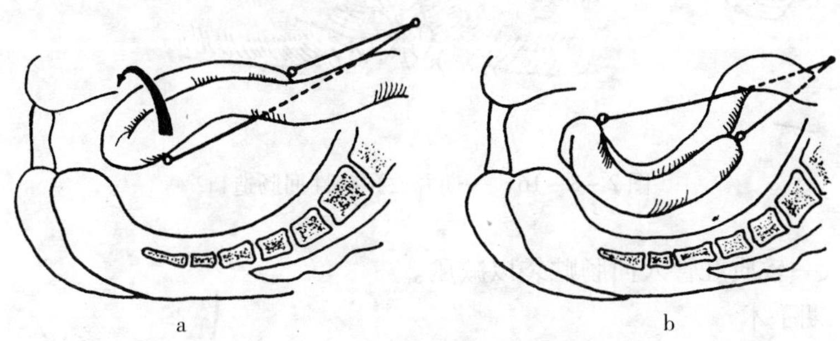

图2－8－14　J型结肠贮袋逆时针旋转180°

以组织钳将J型回肠贮袋向下牵入直肠肌筒内，使其底部下达齿状线水平。距底部2cm处将回肠浆肌层与肌筒的肛门内括约肌前后左右对称地缝合4针以作固定。

于回肠贮袋底部横行切开1.5cm左右。用可吸收合成线将回肠全层与齿状线（包括肛管上皮与肛门内括约肌）行一层结节缝合。先于12、3、6、9点处缝合4针，再于每2针之间加缝2～5针，全周共缝12～24针（图2－8－15）。

13．设置预防性回肠造口　于脐右稍下方腹直肌前方切除约2cm直径的皮肤，十字切开腹直肌前鞘，纵行分开腹直肌，使能松松通过两指，再切开腹直肌后鞘及腹膜。

距J型贮袋上方15～20cm处将回肠经造口切口处拉出腹壁外，约高出腹壁5cm。于两肠袢间近肠壁处系膜上切一小孔，穿入一细玻璃棒作为支持棒。将肠管浆肌层与腹直肌前鞘缝合固定4～8针。

14．放置引流，关腹　大量生理盐水冲洗腹腔。于回肠贮袋后方置多孔引流管一根经左下腹壁引出。

逐层缝合腹壁切口。

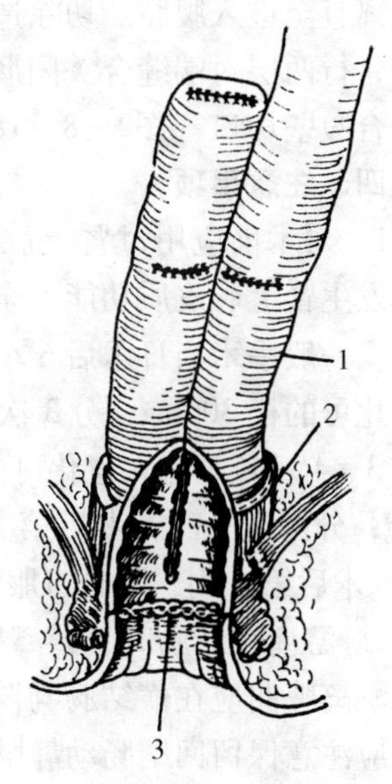

图2－8－15　J型回肠贮袋肛门吻合

1．J型回肠贮袋　2．直肠肌筒　3．回肠肛门吻合

关腹后，于回肠造口的远侧袢距皮肤1cm处横行切开对系膜缘肠壁2/3周，用可吸收合成线将断端两侧肠壁分别与造口切口的皮下缝合，约缝24～32针，使回肠造口的

近侧口较大，高出皮肤，远侧口较小，与皮肤平（图2－8－16，2－8－17）。

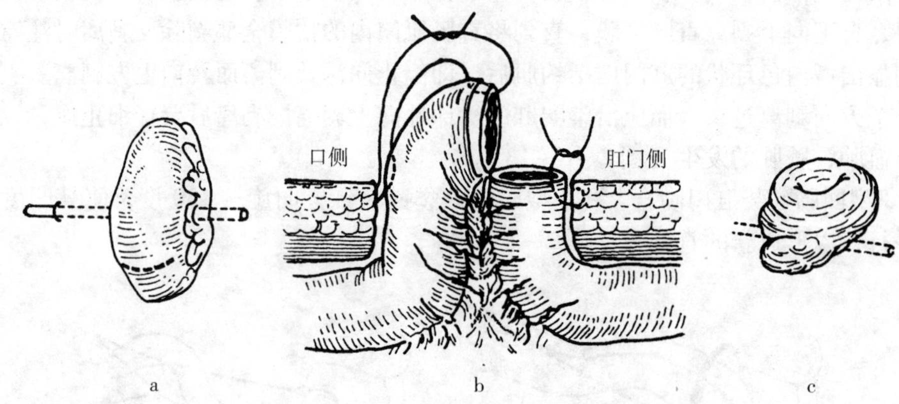

图2－8－16 一期开放预防性回肠造口

经肛门插入一软质肛管入回肠贮袋以减压。

（二）第二期手术

关闭预防性回肠造口：第一期手术后6～12周，经回肠造口远侧口注入造影剂入回肠贮袋，确认贮袋功能良好，没有吻合口瘘，即可关闭预防性回肠造口。距造口周围3～5mm切开皮肤，切至皮下显露肠管，沿肠管外缘仔细剥离直至进入腹腔。切除造口肠腔周围的皮肤组织显露肠壁，行两层对端缝合关闭肠腔，将肠管还纳入腹腔，逐层缝合腹壁切口（图2－8－18）。

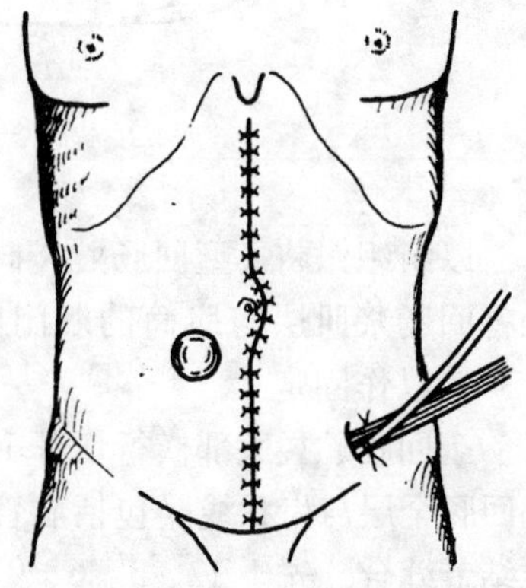

图2－8－17 手术完成图

四、注意事项

1．对术前应用过肾上腺皮质激素1个月以上者，术后易发生肾上腺皮质功能不全，因而术后要注意及时补充激素。一般手术当日术后6小时即应静脉一次输入氢化可的松100mg；术后第1日应静脉输入氢化可的松300mg，分3次给药；术后第2日应输入氢化可的松200mg，分4次给药；术后第3、4日每日输入氢化可的松100mg，分2次给药；术后第5、6日每日输入氢化可的松50mg，分两次给药。术后第2周，每日口服泼尼松10mg；术后第3周，每日口服泼尼松5mg；术后第4周，隔日口服泼尼松5mg；术后第5周即可停药。

2．游离全结肠时，游离横结肠切开大网膜应在靠近横结肠的少血管区进行，以减少出血；游离脾曲应在横结肠与降结肠都已游离后进行，以防止损伤脾脏。切断结肠主干血管时，应注意保留回结肠动静脉。

3．对不合并癌变的良性病人，行盆腔游离时应注意完整保留盆腔自主神经，以改善术后病人的生理功能。

4．直肠癌手术的直肠前壁游离要在Denonvilliers筋膜的前面进行，而全大肠切除，回肠贮袋肛门吻合术的直肠前壁游离要在Denonvilliers筋膜的后面进行，因而术中精囊常不

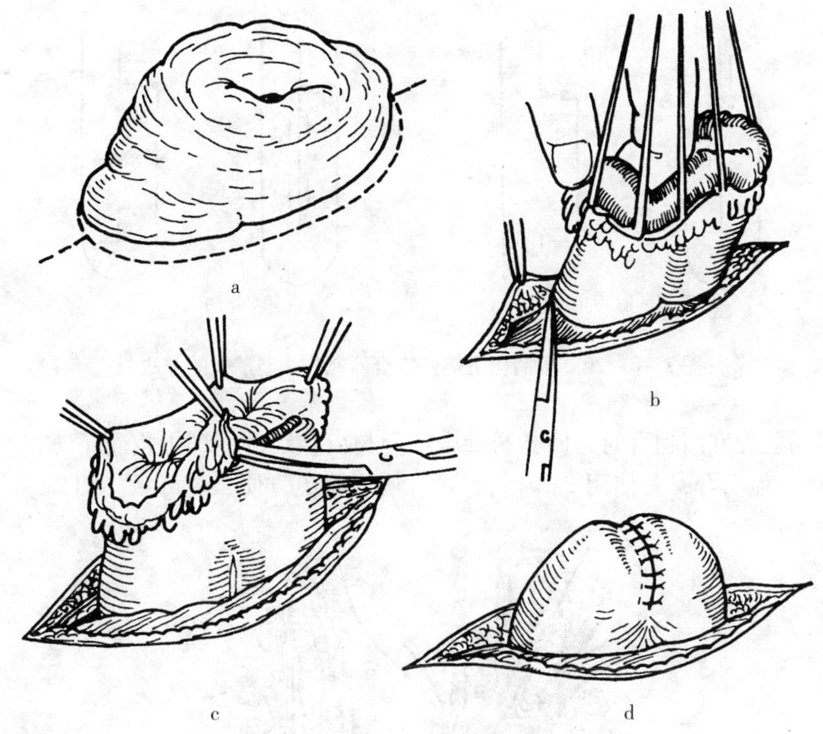

图 2－8－18　关闭预防性回肠造口

显现。

5．直肠肌筒的长度，前壁宜为 4～5cm，男性于前列腺上缘水平，女性于子宫颈口水平，后壁宜为 2～3cm。前壁稍长覆盖前列腺与阴道壁有利于防止吻合口瘘的发生。

6．制作回肠贮袋前，要充分游离小肠系膜，但要注意勿损伤肠系膜上血管及十二指肠、胰腺、空肠等。当回肠贮袋牵至耻骨联合下方稍有张力时，除可切断肠系膜上动静脉终末支外，还可在小肠系膜的前叶和后叶对称地横行切开（注意勿伤及血管），也可达到减张效果（图 2－8－19）。

7．制作 J 型回肠贮袋应用消化道侧侧吻合器 GIA 可大大缩短手术时间。具体方法可有 3 种，一种是从回肠断端闭锁处开始向下连续进行（图 2－8－20a）；一种是从肠袢的中部开口插入侧侧吻合器，向上作一次吻合，向下再作一次吻合，然后用消化道缝合器关闭肠壁上的开口，此种方法应用最多（图 2－8－20b）；还有一种是先切开 J 型贮袋远端待与肛门吻合处，然后再自下向上连续进行两次吻合（图 2－8－11）。

8．剥离远侧直肠粘膜时注意勿损伤肛门内括约肌。剥离后肌筒内要彻底止血。

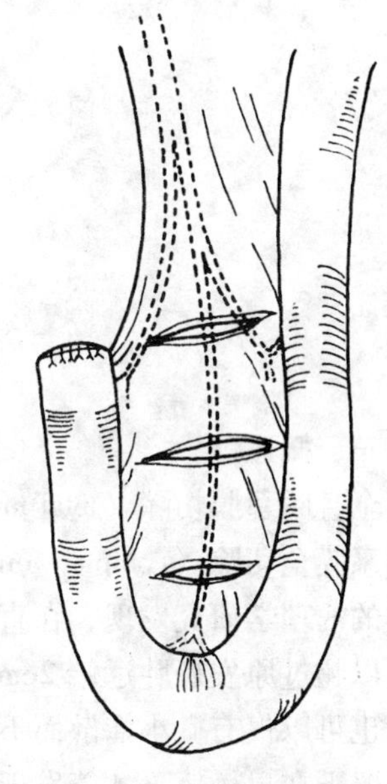

图 2－8－19　在小肠系膜前后叶作减张切口

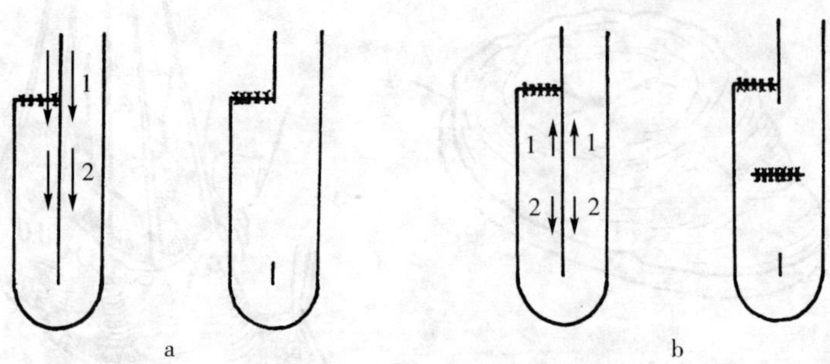

图 2－8－20 用消化道侧侧吻合器制作 J 型贮袋的方法

9. 行回肠贮袋肛门吻合时，回肠肠壁全层要与齿状线的肛门上皮及下方的肛门内括约肌一起确切可靠地吻合，若使用 Parks 持针器，吻合将更方便、更可靠（图 2－8－21）。

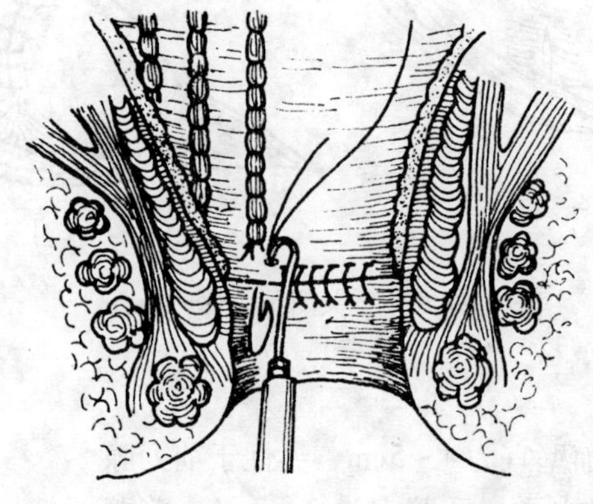

图 2－8－21 使用 Parks 持针器行回肠贮袋肛门吻合

（王正康）

第九节 全直肠系膜切除术

一、概述

全直肠系膜切除（total mesorectal excision，TME）由 Heald 于 1982 年提出，又称为直肠周围系膜全切除（complete circumferential mesorectal excision，CCME）。Heald 等通过对直肠系膜的病理学研究发现，在直肠癌病例，其直肠系膜内常常存在着癌灶的微小播散，这些播散可以超过原发癌肿远端 2cm 以上，最远可达 4cm。这些微小播散可伴有系膜内淋巴结转移，也可以仅有微小播散而不伴系膜内淋巴结转移。这些微小播散有的肉眼可以分辨，但更多情况下在显微镜下才能发现。这些微小播散灶都被包在直肠系膜以内。如果手术中将直肠系膜撕破，微小播散灶就可能逸出进入周围组织；如果直肠系膜切除不完整，就可能造成微小播散灶残留于盆腔；这些都与直肠癌术后的局部复发密切相关。Heald 研究发现，术后直肠系膜完整切除，所有切缘都是阴性，术后局部复发率低于10%，最低可达3%；如果切除不完整，有切缘阳性，则局部复发率可高达85%～90%。Heald认为直肠系膜内播散有其独立的预后价值，因而倡导行全直肠系膜切除，即术中将直肠系膜完整切除，不发生破损与残留，这样可以大大降低局部复发。传统的手术由于没有注意直肠系膜的完整切除，切缘的阳性率高达25%，而行全直肠系膜切除的切缘阳性率仅4%。二十多年来，Heald的观点已被临床实践所证实，得到了各国学者的普遍认同，全直肠系膜切除已成为直肠下段癌手术的基本原则。

按解剖学的概念，腹膜返折以上的直肠是腹膜间位器官，腹膜返折以下直肠是腹膜外位器官，都没有系膜。临床上所说的直肠系膜是临床外科学的概念，是指完整包绕腹膜外直肠的直肠固有筋膜，即由腹腔的腹膜下筋膜的前叶延伸至盆腔形成的盆筋膜的脏层，特别是指包绕直肠后方肥厚的脂肪结缔组织及其内的血管淋巴组织的盆筋膜脏层。腹腔的腹膜下筋膜在骶骨岬水平进入盆腔后其前后两叶分开，前叶成为盆筋膜脏层包绕直肠、膀胱等盆腔脏器（此处成为直肠系膜的头侧），其后叶紧贴盆壁成为盆筋膜壁层。在下方，包绕直肠的盆筋膜脏层直达肛管直肠环，成为直肠系膜的尾侧。在后方，直肠系膜与盆筋膜壁层之间有一疏松的间隙，称为直肠后间隙或骶前间隙，其内为疏松结缔组织，并走行有盆腔自主神经以及骶正中、骶外侧血管。直肠后间隙下界达骶4水平，在此水平盆筋膜壁层向前发出较强韧的骶骨直肠筋膜（Waldeyer筋膜）与直肠系膜相融合，切开骶骨直肠筋膜向下即进入肛提肌上窝，再向下即达直肠系膜的止点肛管直肠环。在前方，直肠的盆筋膜脏层常与构成膀胱直肠隔的连于腹膜返折与会阴体之间的腹会阴筋膜（Denonvilliers筋膜）相融合，因而要在Denonvilliers筋膜的前方向下游离，切开Denonvillers筋膜与前列腺包膜之间的连接，向下也达肛管直肠环。在两侧，在直肠的盆筋膜脏层与盆壁的盆筋膜壁层之间存在着直肠侧韧带、骶骨膀胱韧带等连接结构，其内走行有盆腔自主神经的骨盆神经丛及其分支以及直肠中血管等，要在骨盆神经丛内侧切断直肠侧韧带向下也达肛提肌上窝进而达肛管直肠环。由此可见，全直肠系膜切除术即是将包绕直肠的盆筋膜脏层全周（前、后、两侧）从骶骨岬头侧至肛管直肠环尾侧全部完整地彻底切除。

行全直肠系膜切除的操作要求必须在直视下行锐性剥离，最好用电刀。传统的直肠癌手术在盆腔的剥离常采用用手指钝剥离或锐剥离与钝剥离相结合的方法，由于盲目剥离，常常撕破直肠系膜或残留直肠系膜。在直肠后方剥离尤其是骶骨直肠韧带的剥离，传统的方法是用手指钝性将直肠从骶前分离，由于骶骨直肠筋膜是从盆筋膜壁层（骶前筋膜）连至盆筋膜脏层（直肠系膜），且较强韧，盲目粗暴的钝剥离往往不是过于靠近盆筋膜壁层，撕破骶前筋膜，造成骶前静脉破裂大出血，或者过于靠近直肠而撕破直肠系膜甚至撕破直肠壁。锐剥离则用深拉钩将直肠拉向前方，在直视下看清骶骨直肠韧带然后确定适当的位置用电刀切开，可以做到既保证直肠系膜完整切除又不发生骶前大出血。在前方，传统的方法不显露Denonvilliers筋膜，盲目剥离使解剖层次不清，常常不是向前撕破前列腺包膜造成出血，就是向后撕破直肠前壁造成污染。锐剥离则要将Denonvillers筋膜充分显露，在其前方仔细剥离，充分显露出精囊腺，沿精囊后方向下游离，再仔细切开其与前列腺包膜的连接，这样既不会撕破直肠也不易发生出血。在侧方，传统的方法是靠近盆壁在直肠侧面与盆壁之间钳夹、切断直肠侧韧带，往往有时过于靠近盆壁切除了盆腔自主神经造成术后排尿功能和性功能障碍，有时又过于靠近直肠而撕破直肠肠壁。而锐剥离要求在侧方仔细辨认出腹下神经与骨盆神经丛，不用钳夹而用电刀沿骨盆神经丛内面切断直肠侧韧带，既不损伤盆腔自主神经，又保证了直肠系膜的完整。传统的手术方法直肠肛侧游离的程度是不确实的、随意的，而锐剥离的方法不但直肠四周的盆筋膜脏层完整剥离，而且肛侧也能准确清晰地游离至肛管直肠环。

由上所述可见，全直肠系膜切除的意义在于：

1. 进行了彻底的上方向淋巴结清扫，可大大降低局部复发率　上方向的淋巴引流是直肠的主要淋巴引流，沿直肠旁淋巴结、直肠上淋巴结到肠系膜下动脉的路径，是直肠癌淋巴转移的主要途径。其第一站淋巴结（直肠旁淋巴结）发生转移最多，而直肠旁淋巴结就位于直肠后方的脂肪结缔组织内，与直肠上动脉的分支伴行，包于直肠系膜之内。故全直肠系膜切除即直肠上方淋巴流的彻底清扫。全直肠系膜切除严格遵循了整块切除的原则（en bloc dissection），将直肠旁可能发生转移的淋巴结与微小转移灶全部包在直肠系膜内完整移去，不使转移的癌组织与切除后留下的盆腔组织发生接触，因而保证了直肠癌切除的根治性，减少了术后局部复发的可能性。全直肠系膜切除平均可清扫25枚以上的淋巴结。Heald报告135例T_3期直肠癌行全直肠系膜切除术后，5年内局部复发率为5%，远远低于传统手术后的局部复发率（18.5%）。

2. 充分切除了癌肿远侧的直肠系膜，大大提高了保肛手术的成功率　传统的保肛手术在癌肿远侧2cm处将直肠与直肠系膜在同一平面切断，认为这样是安全的。但以后的研究证明，直肠癌肿向远侧的播散在肠壁内一般不超过1cm，肿瘤远侧肠壁切除2cm是安全的；但在直肠系膜内的播散可达2cm以上，因而仅切除2cm直肠系膜是不充分的，这也是传统的保肛手术局部复发的原因之一。全直肠系膜切除要求癌肿远侧直肠肠壁切除2cm以上，而直肠系膜则须切除5cm以上，这样就充分保证了癌肿远侧切除的彻底性，降低了局部复发的可能性，大大提高了保肛手术的治疗效果。

传统的保肛手术由于对癌肿远侧的直肠系膜游离不充分，解剖不清，直肠没有被充分拉直，癌肿远端距肛管直肠环的距离判断不明，常常不是切除不充分造成术后复发，或者就是使一些本来仍然能保肛的病人失去了保肛的机会。而全直肠系膜切除将癌肿远侧直肠系膜游离5cm以上直至肛管直肠环，使直肠全周充分游离、拉直，使癌肿远端距肛管直肠环的距离能准确判断，这样就使癌肿远端只要距肛管直肠环2cm以上的病例，都可能行保肛手术。这就大大扩展了直肠下部癌可行保肛手术的范围，彻底改变了以往直肠下部癌主要需行Miles手术的局面。

此外，Heald分析Miles术后局部复发率高的原因，是由于直肠系膜在肛管直肠环上方逐渐变细，直肠下部的肿瘤缺少了直肠系膜的保护，而Miles手术留下的巨大创面给术中逸出的癌细胞造成了种植与生长的机会，而全直肠系膜切除既无术中癌细胞的逸出，又无术后的巨大创面。因而主张应尽量避免Miles手术。一些欧美学者近年来更进一步提出用内括约肌切除术（intersphincteric resection，ISR）来代替Miles手术。只要直肠下部癌肿没有侵犯肛门外括约肌，就可以部分或全部切除肛门内括约肌，行结肠肛管吻合。这样既扩大了保肛手术的范围，又降低了局部复发。这样就使绝大部分直肠下部癌都能行保肛手术，而Miles手术仅适用于少数癌肿侵犯肛门外括约肌的病例，以及组织分化不良的病例。

3. 完全保留了盆腔自主神经，显著改善了术后排尿功能和性功能　排尿功能与性功能由盆腔自主神经支配，包括腰交感神经丛、腹主动脉丛、腹下神经丛、腹下神经、盆内脏神经、骨盆神经丛及其传出神经（见第7节）。上述神经位于盆筋膜脏层与盆筋膜壁层之间，贴近盆筋膜壁层而与盆筋膜脏层有一定距离。全直肠系膜切除术要求在腹下神经丛（骶前神经丛）和腹下神经的前方、盆内脏神经与骨盆神经丛及其传出神经的内侧进行剥离，既完整保留了盆腔自主神经又完整切除了直肠的盆筋膜脏层，因而全直肠系膜切除术也是完整保留盆腔自主神经的手术。传统的直肠癌手术并不注意辨认与保护盆腔自主神经，因而常常损伤、破坏盆腔自主神经而造成较多的排尿功能和性功能障碍，尤其男性性功能障碍，可高达50%～90%。而全直肠系膜切除由于完整保留了盆腔自主神经，因而极少发生排尿功能障碍，并使85%以上的男性与90%以上的女性可有正常的性功能。

全直肠系膜切除对于治疗直肠下部癌的价值，目前国际上有两派观点。以Heald为代表的欧美学者认为TME手术适用于所有直肠下部癌，是直肠下部癌的标准手术，是金标准。而日本学者则认为TME只适用于T_1、T_2期直肠下部癌，而对于T_3、T_4期直肠下部癌则是不充分的，应行扩大切除。

日本学者认为直肠下部癌具有更强的侵袭性，除上方淋巴转移外，还常发生侧方淋巴转移，侧方淋巴转移率高达16.4%。如仅行TME而不扩大行侧方淋巴清扫，将增加局部复发率，降低5年生存率。而肿瘤侵出固有筋膜侵犯骨盆神经丛时也不宜保留神经。他们将直肠下部癌的剥离分为三个范围。A范围即为TME的剥离范围，仅适用于T_1、T_2期癌且术中未发现有淋巴转移者。对于T_3、T_4期癌，以及术中发现有淋巴转移的T_1、T_2期癌，他们主张常规行A+B范围的剥离。B范围是指骨盆神经丛以外、髂内动脉以内的范围，亦即侧方淋巴清扫髂内动脉内侧相的剥离（见第二节）。在A范围的剥离完成后，沿腹主动脉分叉处向下剥除髂总动脉内侧，髂内动脉内侧的血管鞘，向内清扫，再沿腹下神经和骨盆神经丛的外侧向外剥离，清除此范围内的脂肪淋巴组织而仍完整保留了盆腔自主神经，（但若肿瘤已直接侵犯骨盆神经丛则需切除），因而A+B范围的清扫又称为完全保留盆腔自主神经的侧方淋巴清扫。将B范围清除的淋巴组织送术中冷冻切片病理检查，若证实有淋巴转移，则需进一步行A+B+C范围的剥离。若证实无淋巴转移，即可结束剥离，因而A+B范围的清扫实际上是探查性剥离。C范围指髂内动脉以外、髂外动脉以内的范围，亦即侧方淋巴清扫髂内动脉外侧相的剥离。首先要切除该侧的骨盆神经丛但可保留其后下角的骶2至骶4的副交感神经，然后自髂总动脉分叉处向下剥离，再进入膀胱侧间隙，清除闭孔淋巴结。行A+B+C范围剥离的病人术后应行局部放疗和全身辅助化疗。日本学者认为A+B范围的剥离是直肠下部癌的标准手术，A范围的剥离（即TME的剥离）是直肠下部癌的缩小手术，而A+B+C范围的剥离则是直肠下部癌的扩大手术。他们认为三范围的清扫既保证了手术的根治性，提高了疗效（可降低17.3%的局部复发率，提高了9.0%的5年生存率），又最大限度保障了病人术后的生活质量，减少了术后排尿功能和性功能障碍。因为A范围和A+B范围的清扫完全保留了盆腔自主神经，而A+B+C范围的清扫则部分保留了盆腔自主神经（尤其是一侧A+B+C清扫而另一侧A+B清扫者）（图2-9-1）。

针对日本学者的观点，Heald等西方学者根据自己的研究认为已有侧方淋巴转移的直肠下部癌行侧方淋巴清扫不能改善预后，反而影响病人的生存质量。对于术前判断为T_3、T_4

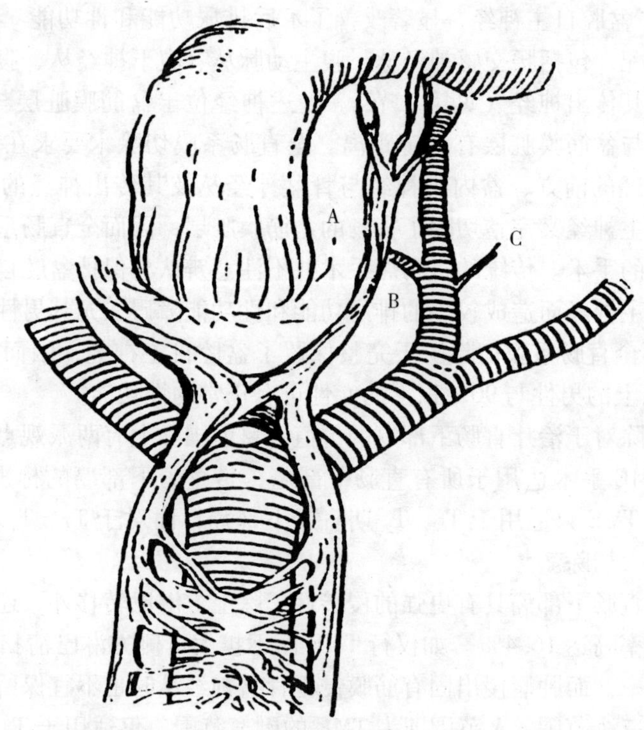

图2-9-1　日本式三范围清扫

期的病例，他们主张作术前放疗，有文献报告可使局部复发减少40%。对于术中发现癌肿侵出TME切除范围的病例，以及术后病理检查发现切离面阳性的病例，他们主张行术后放疗。他们认为TME术后远处转移的危险（23%～25%）远远大于局部复发的危险（5%～8%），因而主张TME术后的病人（尤其是直肠系膜内侵犯阳性的病人），应行术后全身辅助化疗。

目前这方面的争论仍然存在，还需要长时间前瞻性的循证医学的检验才能作出结论。

二、适应证

主要适用于下部直肠癌。

三、手术步骤

1. 切口　下腹正中切口绕脐左向上，下达耻骨联合。

2. 切断肠系膜下血管根部　开腹后，常规游离乙状结肠系膜左右两叶，于十二指肠水平部下方、腹主动脉前方横行切开后腹膜，显露肠系膜下动脉根部，清除血管周围脂肪淋巴组织，于根部切断肠系膜下动脉，双重结扎血管近断端。沿此切开平面向左数厘米找到肠系膜下静脉，向上游离肠系膜下静脉至十二指肠空肠曲左侧、胰腺下缘，于接近肠系膜下静脉汇入脾静脉处切断肠系膜下静脉根部。双重结扎。

3. 切除乙状结肠系膜　根据肿瘤所在位置于适当部位切断乙状结肠。自肠系膜下血管根部至乙状结肠断端扇形切开乙状结肠系膜，将乙状结肠系膜连同腹主动脉前方的腹膜下筋膜前叶一起完整地自腹主动脉前方移去，直达腹主动脉分叉处。

4. 进入骶前间隙　于腹主动脉分叉处下方、骶骨岬前方仔细找到略呈不规则三角形的腹下神经丛及其两下角的左右腹下神经，仔细于腹下神经丛前将乙状结肠系膜继续向下游离，推向骶前间隙前方。于直肠两侧 2cm 左右处向下继续切开盆腔腹膜盆底，于腹膜返折处绕至直肠前方两侧会师。

5. 直肠后方的剥离　直肠后方骶前间隙为直肠固有筋膜（盆筋膜脏层）和骶前筋膜（盆筋膜壁层）之间的间隙，其内充满疏松结缔组织。将已切断的乙状结肠向上向前拉直，以电刀向下进行锐剥离。在后方，要在腹下神经丛和腹下神经前方剥离，注意完整保留避免损伤，在前方可以见到包绕直肠后方脂肪结缔组织的完整的膜状的直肠固有筋膜，注意剥离完整，不要剥破。向下游离至骶 4 水平时，以深拉钩将直肠用力推向前方，充分显露白色强韧的直肠骶骨筋膜，直视下在距直肠后壁约 1cm 近中线处切开直肠骶骨筋膜，再向两侧将之全部切断。向下即进入肛提肌上间隙而下达肛管直肠环。至此，直肠系膜后方自骶骨岬至肛管直肠环被完整剥离（图 2－9－2）。

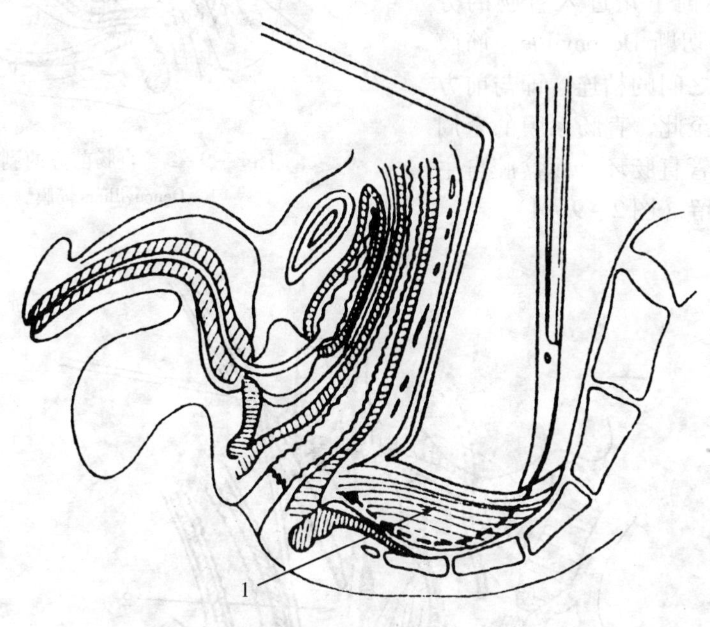

图 2－9－2　直肠后方的剥离

1. 直肠骶骨筋膜

6. 直肠前方的剥离　直肠前方的盆底腹膜已于腹膜返折前约 1cm 处切开。用有齿钳将其后叶夹起，连同直肠一起拉向后上方，以直肠拉钩将膀胱或子宫拉向前方，以电刀沿此间隙自中线向两侧分离，即可见到直肠前壁略呈灰白色的膜状组织，此即为 Denonvilliers 筋膜。沿 Denonvilliers 筋膜前方直视下向下剥离，前方首先剥离出两侧精囊，向下即达前列腺后方的包膜。沿前列腺后方的包膜与 Denonvilliers 筋膜的粘连处向下切开，即可自前方到达肛管直肠环。Denonvilliers 筋膜向两侧在其前方剥离至与两侧膀胱腹下筋膜相连处，至此，直肠系膜在前方即已将 Denonvilliers 筋膜完整剥离（图 2－9－3）。

7. 直肠侧方的剥离　直肠侧方的剥离沿腹下神经的内侧进行。至骶 4 水平，腹下神经进入骨盆神经丛的后上角。将直肠拉向内侧，仔细沿骨盆神经丛内侧面以电刀在直视下行锐剥离，自后向前，自上向下进行剥离，在此过程中，穿过骨盆神经丛进入直肠的直肠中动脉被切断。继续向下剥离，至显出连至骨盆神经丛后下角的较粗大的盆内脏神经，沿其内侧剥离，完整保留神经，向后即与后方的剥离面相连。向下亦达肛提肌上腔。向前向下继续剥离骨盆神内面至显出骨盆神经丛前上角的传出神经丛，以窄拉钩将骨盆神经丛前上角拉向前外侧，仔细切断骨盆神经丛前下角进入直肠的分支，再向前仔细切断 Denonvilliers 筋膜与膀胱腹下筋膜之间的粘连，即与前方的剥离相连续。至此，直肠系膜的全周均完整游离至肛管直肠环，而盆腔自主神经得以完整保留（图2－9－4）。

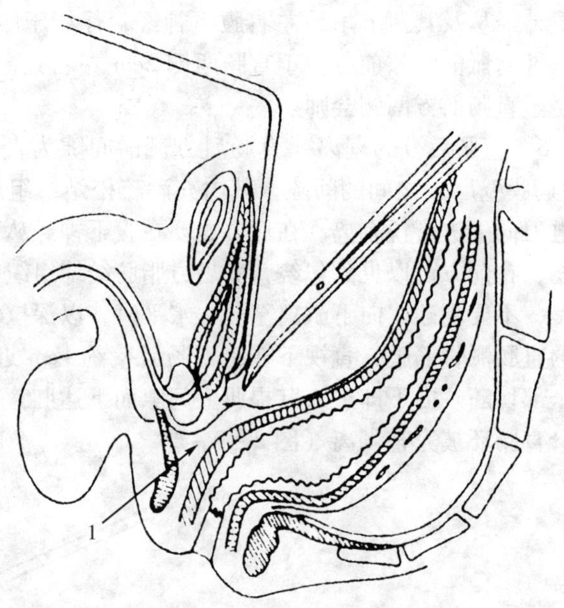

图2－9－3　直肠前方的剥离

1. Denonvilliers 筋膜

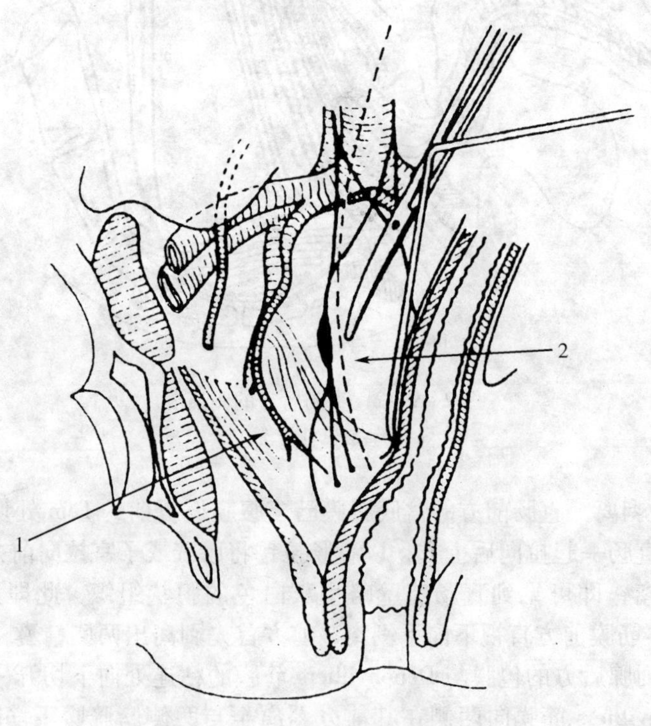

图2－9－4　直肠侧方的剥离

1. 直肠中动脉　2. 骨盆神经丛

8．切断直肠　根据肿瘤所在部位，或自肛管直肠环上缘切断，切除全部直肠系膜；或继续向下在肛门内外括约肌进行剥离切除部分或全部肛门内括约肌行 ISR；若肿瘤位置较高，则在距肿瘤下缘远侧 5cm 处切断直肠系膜，剥离至显出直肠固有肌层，再向上剥离 3cm 直肠系膜，于距肿瘤下缘远侧 2cm 处切断直肠，行直肠系膜次全切除（图 2－9－5）。

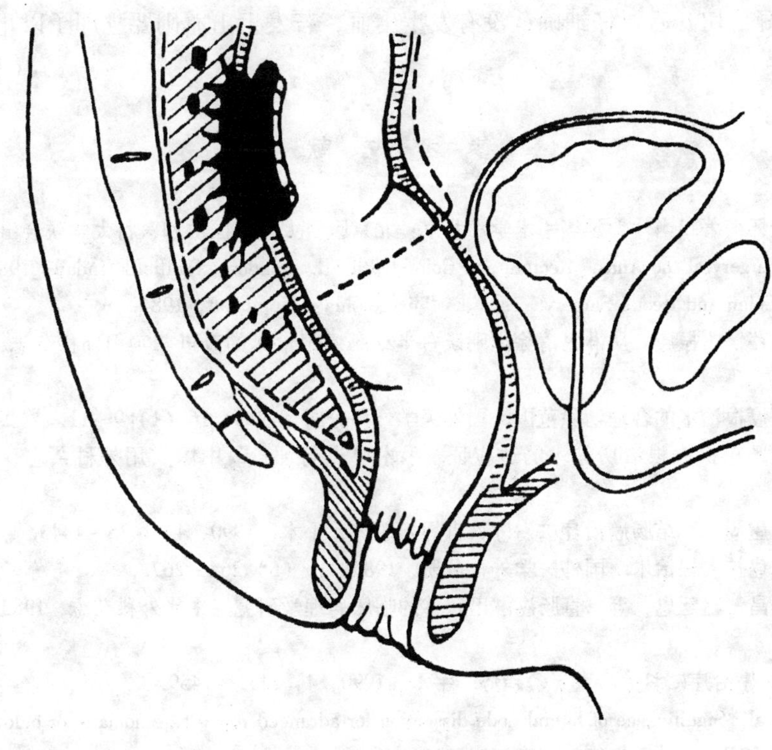

图 2－9－5　切断直肠

9．肠道重建　根据直肠切断的不同平面，行肠道重建。若在肛管直肠环水平或肛门内括约肌水平切断，可行结肠肛管吻合。为改善术后排便功能，宜作结肠贮袋或行结肠成形，再与肛管吻合。若在肛管直肠环水平以上切断，可行手法结肠直肠吻合或采用吻合器双钉合技术行结肠直肠吻合。

10．放置引流、关腹　于盆底直肠左右两侧各置软质引流管一根。仔细关闭盆底腹膜使吻合口位于腹膜外。逐层缝合腹壁切口。扩肛后自肛门插入一根直径约 1cm 之软质胶管至吻合口上方，然后与肛周皮肤固定，肛门引流管插入肛管引流瓶中。

四、注意事项

1．要在直视下用锐剥离（电刀或剪刀）进行解剖，要保证直肠系膜全周特别是后方盆筋膜脏层的完整，不发生破损。切下标本后要用放大镜仔细检查直肠系膜的完整性，有无缺损与破损，必要时可自直肠上动脉注入美蓝看有无蓝色逸出。若检查发现有系膜不完整则应按 T_4 期处理追加术后的辅助治疗。

2．直肠下部癌行全直肠系膜切除后吻合口瘘的发生率较高，可高达 9.5%～18.0%。

其原因与全系膜切除后裸化的直肠段的血供障碍以及吻合口距肛管过近肛管的不断运动影响吻合口愈合等有关。因而不少作者建议术后应行预防性转流行横结肠造口，5~6周后再还纳造口。

3. 注意防止术中出血，易发生出血的部位多在骶骨直肠韧带侧方骶外侧动静脉入直肠处以及Denonvilliers筋膜两侧、骨盆神经丛前方的膀胱静脉丛或阴道静脉丛处，要注意仔细电切，仔细电凝，切开后要仔细确认没有发生出血，若发生出血则要立即予以止血。

（王正康）

参考文献

1. 王正康，徐文怀编著. 当代大肠癌手术学. 北京：北京医科大学中国协和医科大学联合出版社，1994.
2. Goligher JC. Sargery of the Anas. Rectum and Colon. 5th Ed. London: Bailliere Tindall, 1985.
3. Corman ML. Colon and Rectal Sargery. 1st Ed. Philadelphia: Lippincott, 1984.
4. 王正康，潘瑞芹，贾振庚. 从淋巴清除原则谈右半结肠癌根治术的改进. 实用外科杂志，1988，8:661~662
5. 王正康. 结肠癌根治术的合理切除范围. 国外医学外科分册，1989，16（1）:9~11.
6. 陈峻青等. 结肠癌扩大根治切除术的适应证. 手术要点与评价. 中国实用外科杂志，1995，15:429~434
7. 福岛恒男，土屋周二. 结肠癌治疗における世界の趋势，手术，1990，44:1435~1443.
8. 王正康. 直肠癌扩大根治术. 国外医学外科分册，1989，16（5）:264~267.
9. 董新舒，鄢凤昌，赵廷忠，等. 直肠癌淋巴转移的临床病理学研究. 中华外科杂志，1985，23（8）:463~464
10. 高桥孝. 直肠癌治疗における世界の趋势. 手术，1990，44:1451~1459.
11. Moriya Y, et al. Significance of lateral node dissection for adranced rectal carcinoma at or below the peritoneal reflection. Dis Colon Rectum 1989, 32:307~315.
12. Hojok. The effectireness of the exetended operation on rectal cancer. Jpn J Surg 1982, 12:111~116.
13. Wang QY, et al. New concepts in severe presacral hemorrhage during proctectomy. Arch Surg 1985, 120:1013~1020.
14. 喻德洪. 肠造口治疗的进展. 普外临床，1992，7（3）:141~144.
15. 徐文怀. 低位直肠癌病人肛门括约肌保留理论探讨和手术方法改进. 肿瘤，1987，7（4）:167.
16. Enker WE, et al. En bloc pelvic lymphadenectomy and sphincter preservation in the surgical management of rectal cancer. Ann Surg, 1986, 203:426~433.
17. Cohen AM, Enker WE, Minsky BD. Proctectomy and coloanal reconstruction for rectal cancer. Dis Colon Rectum, 1990, 33:40~43.
18. 郁宝铭. 949例直肠中下段癌的外科治疗. 中华外科杂志，1992，30（7）:417.
19. 蔡成机. 应用吻合器行直肠癌切除术的近期效果探讨. 中华外科杂志，1989，27:738.
20. Cohen Z. Double stapling technique for low anterior resection. Dis Colon Rectum. 1983, 26:231~235.
21. 山村武平. 下部直肠癌に对する经肛门腹式直肠切除J型结肠囊肛门吻合术. 消化器外科，1989，12:1381~1392.
22. 沢田俊夫. 自动吻合器利用による低位直肠切断术—double stapling techniqueを中心に—手术. 手术，1991，45:303~309.

23. 周锡庚. 局部切除治疗低位直肠癌. 肿瘤，1987，7（4）:158.
24. Gall FP，Cancer of the rectum – Local excision. Surg Clin north Am，1988，68:1353 ~ 1365.
25. Whiteway J. The role of surgical local excision in the treatment of rectal cancer. Br. J. Surg，1985，72:694 ~ 697.
26. 小西文雄，齐藤幸夫，冈田真树，ほか. 经仙骨的および经括约筋の局所切除术. 手术，1991，45:1431 ~ 1438.
27. 王正康. 直肠癌的合并切除. 腹部外科杂志，1993，6:185 ~ 186.
28. 万远廉，李通. 全盆腔脏器切除术治疗局部晚期直肠癌 5 例分析. 实用外科杂志，1993，13:96 ~ 97.
29. 寺本龙生，渡边昌彦，北岛政树. 骨ˉ 内脏器全摘术. 外科治疗，1994，70:601 ~ 607.
30. 前谷俊三，西川俊邦，户部隆吉. 他脏器合并切除术. 手术，1991，45:1467 ~ 1473.
31. 王正康. 保留盆腔植物神经的直肠癌根治术. 普外临床，1993，8:361 ~ 362.
32. 饭田明，土屋周二. 自律神经温存手术. 手术，1991，45:1475 ~ 1480.
33. 山田隆一. 直肠癌の片侧自律神经温存手术. 临床外科，1992，47:1157.
34. Wexner S D，et al. The double stapled ileal reservoir and ileoanal anastomosis. Dis Colon Rectum，1991，34:487 ~ 494.
35. Utsunomiya J，lwama T，lmajo M，et al. Total colectomy mucosal proctocolectomy and ileoanal anastomosis. Dis Colon Rectum，1980，23:459 ~ 466.
36. 荘司康嗣. 溃疡性大肠炎に对する全结肠切除，直肠粘膜切除，J 型回肠囊肛门吻合术. 手术，1994，48:1343 ~ 1551.
37. 王正康，刘质泽. 直肠下部癌的侧方淋巴结清扫. 中国实用外科杂志，2005，25（3）:132 ~ 134.
38. Heald RJ，Husband EM，Ryall RDH. The mesorectum in rectal cancer surgery——the clue to pelivec recurrence. Br J Surg，1982，69:613 ~ 616.
39. Heald RJ. Total mesorectal excision is optimal surgery for rectal cancer：a scandinavian consensus. Br J Surg，1995，82:1297 ~ 1299.
40. Havenga K，Deruiter MC，Enker WE. Anatomincal basis of autonomic nerve – preserving total mesorectal excision for rectal cancer. Br J Surg，1996，83:384 ~ 388.
41. Enker WE. Total mesorectal excision – the new golden standard of surgery for rectal cancer. Ann Med，1997，29:127 ~ 133.
42. Reynolds JV，Joyce J，Dolan K，et al. Pathological evidence in support of total mesorectal excision in the management of rectal cancer. Br J Surg，1996，83:1112 ~ 1115.
43. Cawthorn SJ，Parums DV，Gibbs NM，et al. Extent of mesorectal spread and involvement of lateral resection margin as prognostic factors after surgery for rectal cancer. Lancet，1990，335:1005 ~ 1059.
44. Adam IJ，Mchamdee MO，Martin IG，et al. Role of circumferential margin involvement in the local recurrence of rectal cancer. Lancet，1994，344:707 ~ 710.
45. Takahashi T，Ueno M，Azekura K，et al. Lateral node dissection and total mesorectal excision for rectal cancer. Dis Colon Rectum，2000，43:859 ~ 868.
46. Murty M，Enker WE，Martz J. Current status of total mesorectal excision and autonomic nerve preservation in rectal cancer. Semin Surg Oncol，2000，19:321 ~ 328.
47. Toper B，Acland R，Kolodko V，et al. Mesorectal lymph nodes：their location and distribution within the mesorectum. Dis Colon Rectum，2003，46（6）:779 ~ 785.

第三章 肝脏外科新手术

第一节 概 述

肝脏切除手术是肝脏外科疾病的主要治疗手段之一，最常用于原发性肝癌的治疗，此外对肝脏的其它原发性恶性肿瘤和转移癌，巨大海绵状血管瘤、肝腺瘤、肝囊肿，肝内复杂的难以取尽的胆管结石，慢性肝脓肿、肝结核瘤、胆道出血、肝外伤等在适宜手术指征时亦同样适用。肝脏是人体内主要的实质性脏器，肝内血管及胆管的解剖结构复杂，变异多，术中可能会发生致命的大出血及其它手术中和手术后的并发症，另外又由于肝脏本身的疾病及肝脏的切除量等因素可导致肝脏手术后肝功能改变及肝功能衰竭，肝切除术后并发症的发生率为27%～47%，死亡率可达10%左右。这些情况使肝脏切除手术具有一定的困难和风险，为了减少手术中和手术后各种并发症发生率和死亡率，对肝脏外科来讲不仅要提高手术技术、发展和改进手术器械，而且还要注意以下几个方面的问题。

一、预测手术的危险性

导致肝脏切除手术后并发症发生的原因，除去手术因素之外，肝脏的功能及病人的全身状态占有重要的地位，手术前病人全身情况和肝脏储备功能是预测肝脏切除手术危险性的一个主要依据。对肝脏的储备功能的评价不能单纯用 Child 分级标准，要多因素综合分析，通常采用的预测危险性的标准有：

1. 病人的年龄大于55岁，或病人合并有其他伴随疾病，如冠心病、糖尿病、肺脏和肾脏功能不全等等。

2. 白蛋白 $<30g/L$，血胆红素 $>35\mu mol/L$（肝细胞性），凝血酶原时间活动度 $>50\%$，纤维蛋白原 $<2g/L$，ALT 明显升高（$>120U/L$）。

3. 口服糖耐量实验不正常；吲哚氰绿（indocyanine green，ICG）最大廓清率 $<0.2mg/kg\cdot min$，这两项检查是反应肝脏储备功能的最简单的检查方法。

4. 肾脏功能检查不正常，$BUN>10mmol/L$，$Cr>150\mu mol/L$，伴有肝硬化，这常常是肝肾综合征的表现。

5. 病人有大量难以控制的腹腔积液，反映病人肝硬化的程度较严重。

6. B 超和 CT 检查肝脏体积明显缩小，肝脏密度十分不均匀。

7. 病人的营养状况不良，因营养不良和免疫状况有密切的关系。常用的营养指标按其重要性依次为血清白蛋白，血清转铁蛋白，皮肤延迟过敏反应及三头肌皮皱厚度等，此外尚有一些快速周转的运送蛋白，如甲状腺素结合前蛋白和视黄醇结合蛋白等，营养缺乏时，这些蛋白的反应最为敏感，但不表现有明显的临床症状，如能检查这些敏感蛋白，可判断有无营养缺乏。

二、围手术期影像学检查的意义

现在常用的影像学检查方法有功能性影像学检查（肝脏核素扫描）和解剖性影像学检查（B 超、CT、磁共振、血管造影、数字减影）两种，手术前应用这些方法①可以测量肝脏的大小、估计肝硬化的程度，评价肝脏的功能，确定肝脏的切除量；②了解肝脏的血管、胆管及肝脏的其它解剖变异，估计手术时可能发生的各种问题，并做好处理可能发生意外的准备，使手术按计划进行。

手术中常用的影像学检查方法是B 超，手术前用B 超难以发现的病灶，在手术中由于B 超探头可直接在肝脏表面进行扫描，能够提高 B 超对微小肝癌的诊断准确率。此外在术中应用B 超可以准确的判断肝脏病变的范围及病变和肝脏周围及肝脏内血管的关系，还可对主要的门静脉和肝静脉血管进行定位，以利标定肝脏切除范围。有时由于肝癌病灶微小，术中常规B 超检查也难发现，可在肝动脉注入微量的 CO_2 气体，使其迅速弥散入肝内血液，通过肝窦进入肝静脉。因停留在肿瘤区域的 CO_2 气泡需要较长时间才能进入肝静脉消散，所以在其它肝组织以恢复正常时B 超检查仍可显示肿瘤区域为强回声而发现微小肝癌。

手术中也可应用血管造影等技术，对肝癌进行诊断、定位和栓塞治疗；也可通过穿刺造影向门静脉内置入气囊导管，阻塞要切除肝段的门静脉，减少手术出血。

手术后各种影像学检查可以判断有无肝脏周围积血、脓肿、腹腔积液、胆管扩张、门静脉或肝静脉栓塞等，对手术处理各种并发症有十分重要的意义。

三、肝脏切除术时麻醉选择及管理

肝脏切除手术时的麻醉选择常因需要施行肝脏切除手术的病人多半合并有肝、肾功能不全，而需要认真的考虑；即使肝、肾功能处于良好的代偿期，也由于肝脏本身的病变，要求选用对肝脏、肾脏损害最小的麻醉药，如：吸入麻醉剂中的异氟醚（isoflurane），氧化亚氮（nitrous oxide）；静脉麻醉剂氟哌锭（droperidol）和芬太尼（fentanyl）；肌肉松弛剂中的三碘季胺酚，等等。不论应用何种药物要尽可能的减少麻醉药的用量。肝脏切除手术时连续硬膜外腔阻滞麻醉一般能够满足手术要求，但有两个缺点：①麻醉平面要求过高时可引起呼吸困难和血压下降；②手术中不能充分的给氧。因此手术最好采用全麻 + 连硬外，全麻不仅能满足手术要求，而且可以充分给氧，减少缺氧造成的肝细胞损害。连硬外麻醉和全麻联合应用，还可以减少麻醉药的用量。肝脏手术中有可能大出血，为保证能快速大量输血输液，最好开放上肢静脉或颈内静脉，这样术中大出血时或是术中阻断下腔静脉，也能保证有效补充血容量。此外术中还应注意监测血生化、血红蛋白的变化，随时给以纠正，并维持尿量在 60ml/h 以上。

四、肝脏围手术期处理原则

（一）术前准备

对已确定要作肝脏手术的病人，手术前的准备十分重要，因为这样的病人常合并有长期的肝脏病变，如肝炎、肝硬化、脂肪肝等。肝脏疾病可带来全身各系统的改变，除对症治疗病人的伴随疾病，如心、肾、肺、糖尿病等外，改善病人的营养状况也极为重要，常用的方法有：

1. 给予高糖、高蛋白、高维生素饮食，热量要求每日在 146 ~ 167kJ（35 ~ 40kcal）或 167kJ 以上。

2. 口服各种维生素，有出血倾向者应给予 VitK；另外给以 VitE、辅酶 Q10、肌苷等，可保护肝脏消除氧自由基。

3. 贫血或低蛋白者，术前给以新鲜血或血浆、白蛋白。

手术前 3 天口服抗生素，可减少肠道细菌的数量，以减少术后细菌移位，降低术后感染并发症的发生率。

（二）术后监护要点

1. 根据术前及术中病人的情况，决定病人手术后是否进入 SICU 病房。凡病人术前肝脏功能不全、有心肺合并症、手术中有过休克、大量输血等情况，术后最好是在监护病房观察治疗，待病情平稳后再回到普通病房。在监护期间除持续观察血压、心率、心电图、血氧饱和度外，要反复检查血气分析、肝肾功能、血清电解质，血常规等，以便对病情及时的作出判断和分析。如果在密切观察病情的过程中发现脉搏持续增快、呼吸频数、血红蛋白进行性下降，有术后出血的可能，应进一步诊断并及时处理；如果有凝血酶原时间延长、血胆红素持续升高一周不降、蛋白比例失调等现象，可能是肝功能衰竭的早期表现，要尽早治疗。

2. 持续胃肠减压可减少胃酸对胃粘膜的刺激，对预防上消化道出血有一定的意义。同时可减轻腹胀，利于呼吸。术后禁食 3～5 天，可以减少内脏的氧耗量，保证肝细胞的充分供氧。

3. 保持腹部各引流管的通畅，以利充分引流，每天要认真观察引流物的颜色及量。手术后第 1、2 天的引流量较多，颜色稍红，以后引流量逐渐减少，颜色逐渐的变淡。如果与此情况相反，应考虑到出血、胆瘘、腹腔积液形成等。在引流量突然减少时要注意引流管是否有堵塞现象，可原位旋转或松动；如引流时加用负压吸引，压力不宜过大。引流管必须在 B 超证实没有膈下积液后才能拔除，拔管时可以每日拔出 2～3cm，分几次拔除。对胸腹联合切口胸腔置管引流者一般可在术后 24～48 小时内，行 X 线胸片检查，肺膨胀良好、胸腔没有明显积液时，拔除胸腔引流管，如果胸腔引流量无明显减少，X 线检查有不正常的征象，应延迟拔管时间。

（三）术后治疗常规

1. 术后给以高热量可减少肝脏对蛋白质的糖原异生作用，以利肝细胞的再生。有可能时可给以静脉高营养，以提高正氮平衡。因有肝硬化的病人也具有正常的血浆脂肪清除率，如果病人的三酸甘油酯检查正常，可应用脂肪乳剂，提供高热量，每日总热量最好能提供 12552～16736kJ（3000～4000kcal）。支链氨基酸的应用也很重要，因为它具有抗分解代谢作用，骨骼肌能选择性地利用支链氨基酸作为底物通过葡萄糖—丙氨酸循环参加糖原异生作用，此外亮氨酸在骨骼肌中还以抑制蛋白合成的方式作为调节因子指导蛋白的转换。

2. 全身支持治疗。每日或间日输入适量的新鲜血，血浆，白蛋白，增加机体的耐受能力和免疫能力。有术后用白蛋白最多到 150g 的报道。

3. 即使没有肺部并发症，手术后也应间断或持续给氧 3～5 天，使肝细胞的供氧量增加。

4. 大量的应用 VitC 和 VitB，适量的应用能量合剂。如果术前肝功能代偿不良，应给以 VitK，特别是术前有梗阻性黄疸者，常规用量为 20～40mg/d，但长期应用 VitK 会引起凝血功能紊乱，应注意及时停药。

5. 切除半肝以上者，术后可适当的应用激素类药物，一般可静脉滴注氟美松 2 ~ 5mg/d，或地塞米松 10 ~ 20mg，连用 3 ~ 5 天，有助于肝细胞的再生和修复。但要注意激素引起的副作用，尤其是大量长期应用后可引起感染和上消化道出血。

6. 对大量肝切除或肝功能失代偿的病人，可预防性的应用谷氨酸钠，10 ~ 20g/d，3 ~ 5 天，预防发生肝昏迷。

7. 术后应用镇静止痛药物，对病人的恢复有利，但要防止过量，注意药物对肝脏的损害。

8. 抗生素的应用。一般选择广谱药物，大量肝脏切除术后有可能发生细菌的转位而引起严重的感染。抗生素的应用必须在体温恢复正常后 3 天停药。

五、术后常见并发症的发生原因和处理原则

1. 术后继发腹腔大出血　肝脏切除术时虽然术中仔细地进行了止血，但是手术后仍然有发出大出血的可能，这主要是由于①术后因病人在麻醉清醒过程中剧烈活动或因病人术后剧烈咳嗽等致结扎线脱落；②肝脏断面及后腹膜的创面广泛渗血，术中仅给以压迫，术后再引起出血不止；③手术中病人的血压较低，有些出血点当时难以发现，术后血压恢复正常后再次出血；④因肝功能不全或大量输入库存血引起凝血机制障碍，等等。因此术后要严密观察肝下引流管内引流物的颜色和引流物的量，如发现短时间内的引流量很大，引流液的颜色鲜红，病人的血压、心率在输液输血的情况下仍有变化，血细胞比容、血红蛋白持续下降可能有较大血管的出血。有时引流管内的出血很少，但腹围在较短时间内有明显增加，病人又有其它内出血的表现，也应该考虑到继发腹腔大出血的可能，引流管内无血常常是凝血块的堵塞所致。对术后继发出血的处理，一般都应该再次手术探查，常见的继发出血的部位是膈面、肾上腺静脉、肝脏的断面。如果是凝血机制障碍导致大出血，应该输入新鲜血和凝血物质。单靠止血药治疗术后大出血是不可靠的。

2. 术后肝功能改变　肝脏切除手术后，肝功能一般都会发生改变，因为手术可造成大量的肝细胞坏死，化验检查 GPT、GOT 升高，但术后 1 周左右均可逐渐恢复正常。如果一周后胆红素、白蛋白和血清酶学没有好转，意味着肝脏有继续不断地肝细胞坏死，应警惕早期肝衰的发生。如此时还有心率增快、体温升高、腹腔积液形成、尿量减少等伴随症状，预后不良。因此，术后第 1、3、7 天要各复查 1 次肝功能，以后根据情况每周复查 1 次。经常复查肝功能，希望能早期发现肝衰早期处理。术后发生急性肝功能改变或衰竭的原因有①广泛肝切除；②术中术后大量输入库存血；③术中休克及缺氧时间较长；④手术中入肝血流阻断时间过长；⑤术后感染或败血症；⑥术前有严重肝硬化，肝脏储备功能不足；⑦术后门静脉有血栓形成。根据以上发生肝衰的原因以预防为主，术前正确的评估肝脏储备功能、严格掌握手术适应证、正确估计肝脏切除量、术中限制阻断入肝血流的时间，都是防止肝衰的重要措施。一旦发生肝衰，要积极治疗：①提供大量的热量，减少组织蛋白分解，有利于降低血氨；②给以支链氨基酸和含高浓度支链氨基酸的复方氨基酸 20 ~ 100g/d，对肝性脑病有治疗意义；③应用乙酰谷氨纤胺 750 ~ 1000mg，或谷氨酸钠 20g，或精氨酸 25 ~ 50g，加入葡萄糖溶液中静脉点滴，每日 1 次；④地塞米松 20 ~ 60mg/d，静脉注射；⑤温盐水灌肠，以清除结肠内容物，减少肠道内毒素的吸收；⑥口服抗生素，抑制肠道细菌的生长；⑦全身支持治疗（白蛋白、血浆、大量维生素），并注意保持机体内环境的稳定（电解质、酸碱平衡）。

3. 肾功能改变　肝脏手术后如有肾功能不全（尿量减少，BUN 增高）的表现，术后早期可能是由于低血压或休克，或者输入液量不足；术后晚期可能是肝衰或感染等原因引起，因此随时注意肾功能的变化（尿量，BUN，尿常规检查），并及时给以保肾治疗（利尿剂及扩张肾血管药的早期应用），是防止发生肾衰或肝肾综合征的主要措施之一。但严重的肾功能衰竭可能是肝肾综合征时肝衰的终末表现，此时治疗比较困难，血液透析有时会有一定的帮助。

4. 胆瘘　肝切除术后，肝脏断面会有少量的胆汁渗漏到腹腔内，若引流充分，不会引起严重的并发症。如果在引流液中发现有较多胆汁，可能是肝脏断面的较大胆管没有能缝扎牢靠，或者缝扎线脱落，此时如果引流不畅，可形成胆汁性腹膜炎或者局限性脓肿。治疗胆瘘的关键是引流，如果引流不通畅，或者腹膜炎较重，或者已形成较大脓肿，都应该再次手术重新放置引流管，必要时可放置冲洗管和负压吸引管。在没有胆管梗阻的情况下，胆漏一般都可在充分引流后愈合。

5. 膈下感染　肝脏切除手术后肝脏断面肝组织的坏死脱落、腹腔内的积血、胆瘘等在引流不畅的情况下均可形成膈下感染或/和脓肿，术后充分引流是防止膈下感染和/或脓肿的主要措施。此外，大量应用抗生素、全身支持治疗等，对预防膈下脓肿也很重要。术后拔引流管的指征是：体温正常，在引流管通畅的情况下管内没有任何引流物，B 超检查膈下和肝下均无积液。在膈下有大量的积液长时间引流不出，并形成膈下感染或膈下脓肿时，应该行 B 超和 CT 检查，明确脓肿的范围和部位后应尽早再次手术引流。

6. 肺部并发症　如不开胸手术，肺部并发症的发生率可以大大降低。但由于上腹部手术后影响病人的呼吸功能，可发生肺炎或肺不张；或者大量的补液引起急性肺水肿；也可由于手术时或手术后对膈的刺激而引起胸腔积液，有时胸部的并发症也可能是膈下感染所引起。对肝脏术后的病人常规吸氧，雾化吸入，及时摄 X 线胸大片及行 B 超检查等都是必要的。胸部病变不严重，或仅有少量的胸腔积液时，一般对症治疗可以治愈，如果引起明显的呼吸困难和全身感染，应该在 B 超引导下行胸腔穿刺，或者气管插管人工呼吸机维持呼吸，有肺水肿时应限制入量适当应用利尿剂。

7. 上消化道出血　肝脏切除术后发生上消化道出血的原因可能是①肝硬化门脉高压症引起食道静脉曲张破裂出血，或者手术后门静脉有血栓形成致门脉高压症引起出血；②手术打击、大量输血、严重休克等致应激性溃疡出血。预防肝切除术后出血，可在术前检查食管，如有严重的食管静脉曲张，手术时可行胃冠状血管结扎术；手术前插胃管和手术后拔胃管时都要先给病人口服石蜡油，防止胃管刺破曲张的静脉；手术后常规给病人应用减少胃酸分泌的药物。如果发生上消化道出血，应按常规治疗原则处理。

8. 腹腔积液形成　肝切除术后腹腔积液形成的原因有①肝和/或肾功能不全；②低蛋白血症；③门静脉血栓和/或癌栓形成；④腹腔感染等。其中最为重要的是肝肾功能不全。术后防止腹腔积液形成的主要措施是防止发生肝肾功能不全，治疗和预防的方法以保肝保肾为主。腹腔积液难以控制时可适当抽吸，如果有腹腔积液感染可反复穿刺引流，并应用大量抗生素治疗。如门静脉有血栓形成可适当应用抗凝药物，等待侧支循环的形成，手术取栓的危险性较大。

9. 术后休克，水电酸碱平衡失调，多器官衰竭等的发生率也比较高，其发生原因和处理原则与一般的外科病人相同。但由于此类病人常有肝肾功能不全的问题，治疗比较复杂和困难，对此要谨慎地处理。

（侯宽永）

第二节　与肝脏切除手术有关的外科解剖要点

肝脏是腹腔内最大的实质性脏器，左右径约25.8cm，前后径15.2cm，上下径约5.8cm，肝脏的重量1200～1500g，占体重的1/36。肝脏各叶重量的分布有作者报道为：左肝外叶21%，左肝内叶16%，右肝前叶35%，右肝后叶25%，尾叶3%。也有作者报道为：左肝外叶15%，左肝内叶20%，右肝前叶30%，右肝后叶35%。虽然精确数值在正常人之间不尽相同，但比例相差不多，然而对于病理性肝脏，这些数值的差异却很明显。肝硬化者有不同肝叶或段的代偿性肿大，从而造成各叶比例的失调。对于有肝硬化的病人必须严格掌握肝脏的切除量，正常肝脏的极量切除是75%，而有肝硬化时的极量切除是50%。了解肝脏各叶段所占比例对肝脏切除的估计是十分重要的。

肝脏分膈面和脏面，两面的交界处为肝缘，整个肝缘大体可分为有前、后、左、右4个边，而4个边之间的分界却不明显。近前缘的肝脏锐而薄，在左侧有脐切迹，位置稍偏前正中线左侧，与左纵沟前端一致，有肝圆韧带通过此处；在右侧有胆囊切迹，有的人此切迹并不明显，胆囊底位于此处。肝脏的后缘纯圆，在脊柱前有一凹窝，向左形成一纤维组织索，称肝纤维附件。后缘向右延续，在腋中线处形成肝脏右缘，约平第十一肋骨。随着对肝脏内部解剖学认识地不断深入，现代肝切除术已不仅能施行规则的肝叶切除，也能施行精确的肝段或次肝段切除，但肝内的精确解剖结构在肝脏的表面并无明显的标志，必须借助肝脏周围的韧带，肝脏表面的各种解剖裂隙来区分和标定肝内解剖结构的位置。

一、肝脏韧带

1. 肝圆韧带　起自脐伸延至于肝脏的脐切迹，其内为闭塞的脐静脉。此韧带与镰状韧带相连。

2. 镰状韧带　起自肝圆韧带，向脏面的上方延续，与左、右冠状韧带相连接，将肝脏分为大体解剖上的左右两部分，左侧的肝脏为左肝外叶、右侧的肝脏包括右半肝和左内叶。

3. 冠状韧带　由肝脏膈面和脏面的腹膜返折而成，在与镰状韧带的交界处分为左右冠状韧带。在冠状韧带的中心部有一裸区，为第二肝门，是肝静脉和下腔静脉汇合处。

4. 三角韧带　为冠状韧带在肝脏左、右游离缘的增厚部分，分别构成左、右三角韧带，左三角韧带内可有血管和迷走的胆管。

5. 肝胃韧带　即小网膜，其内有神经血管，胃左动脉有时可分出一支通过肝胃韧带到左肝，称为副左肝动脉或迷走左肝动脉。

6. 肝十二指肠韧带　是第一肝门的主要组成部分，其内有门静脉、肝动脉、胆管、淋巴管、神经等，进入第一肝门。

7. 肝结肠韧带　是结肠肝曲和肝脏的连接部分，有时比较短。在胆囊手术和肝脏手术时，有可能因牵拉结肠及此韧带而造成肝脏撕裂。

8. 肝肾韧带　连接肝脏和右肾及右肾上腺，薄而短，右肾上腺静脉在其内侧行走。牵拉或切断此韧带时注意不要损伤右肾上腺静脉（图3-2-1）。

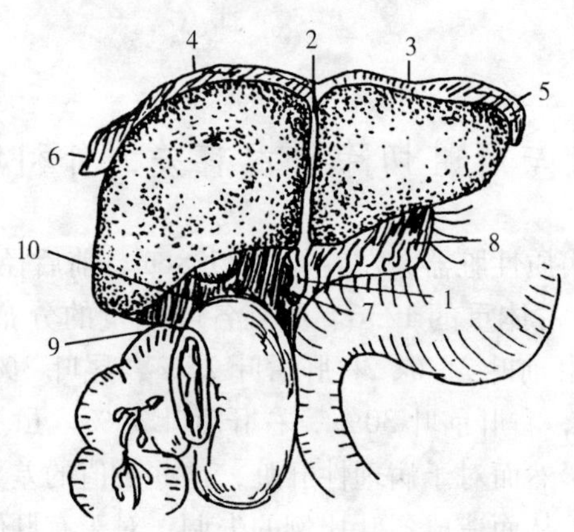

图3-2-1　肝周韧带

1. 肝圆韧带　2. 镰状韧带　3. 左冠状韧带　4. 右冠状韧带　5. 左三角韧带
6. 右三角韧带　7. 肝十二指肠韧带　8. 肝胃韧带　9. 肝结肠韧带　10. 肝肾韧带

二、肝脏的门裂、纵裂

肝脏叶段的投影大部分在其表面没有明显标志，主要靠肝脏表面的纵裂、门裂及韧带来划分，但有些裂隙在肝脏的表面也没有可以准确标定的标志，因此必须对此裂隙内走行的结构有一立体概念，在手术中才能准确判断叶段间的解剖结构。

1. 门裂　在肝脏脏面有两个纵沟和一个横沟，构成“H”形，称门裂。门裂的右纵沟由胆囊窝和肝后缘的腔静脉窝组成；左纵沟由脐静脉窝和静脉韧带组成；横沟（横裂）连接于两纵沟之间，横沟向下与肝十二指肠韧带相连，内有门静脉、肝动脉、胆管等，横沟称为第一肝门（图3-2-2）。

2. 左叶间裂（也称左纵裂、左门静脉裂、左矢状裂）　此裂在肝脏膈面的投影为镰状韧带在肝脏膈面的附着线，左肝静脉行走于此裂内。

3. 正中裂（中纵裂、Contlie线）　在肝脏膈面的投影为胆囊床的中点到肝上下腔静脉的左侧的连线，肝中静脉行走此裂之中。

4. 右叶间裂（右纵裂、右门静脉裂）　肝右下角和胆囊床之间的中点与肝上下腔静脉的右缘的连线，右肝静脉行走于此裂之中。此裂几乎与右肝缘是平行的弧线。

5. 左段间裂　此裂呈冠状位，在肝脏膈面没有明确的标志，将左外叶分为上下两段。

6. 右段间裂　此裂在肝脏膈面没有明显的解剖标志，大约起于肝门的右切迹，横跨肝脏肝膈面的最隆起处，抵达肝脏右缘的中点，将右肝分为上下两部分（图3-2-3）。

三、肝门的外科解剖要点

（一）第一肝门的外科解剖要点

第一肝门包括肝脏的横沟和肝十二指肠（肝蒂）韧带。横沟裂隙窄而深，长2~7cm，宽0.4~4.1cm，深1~2.6cm，被肝方叶的后缘覆盖。肝十二指肠韧带起自十二指肠，为脏层腹膜的延续部分，在肝门处形成致密的结缔组织，称为肝门板，包裹门静脉、肝动脉、胆管、神经及淋巴管，并随这些结构深入肝实质内，与肝内 Gilsson 鞘相连接。门静脉、肝动脉和胆管的位置关系是：肝动脉位左侧，胆总管居右侧，门静脉在二者的后方，三管趋向肝门时均分为左右两支。

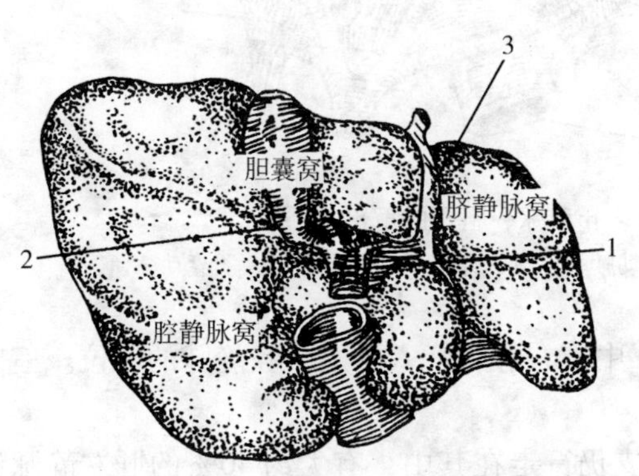

图 3－2－2　肝脏门裂

1. 横裂　2. 右纵裂　3. 左纵裂

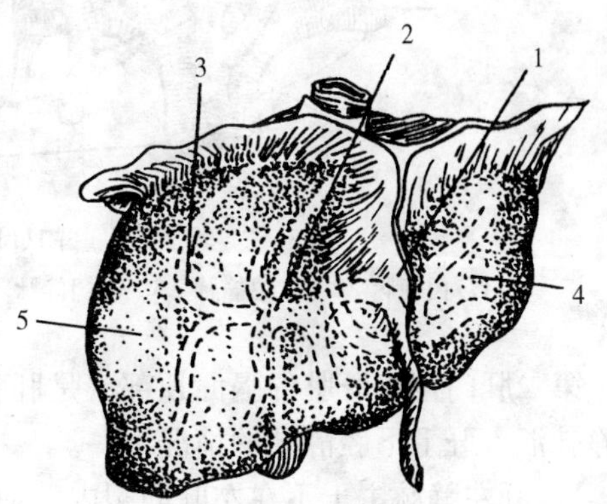

图 3－2－3　肝脏纵裂

1. 左叶间裂　2. 正中裂　3. 右叶间裂

4. 左段间裂　5. 右段间裂

1. 门静脉在肝门偏右侧处分为左右两支，右门静脉支较短，肝外可显露的部分约 1cm，其后壁有分支至尾叶，并在进入肝组织处分为前后支分别入右肝前、后叶；左门静脉支沿左肝叶下缘行走，相继组成左门静脉支横干部、角部、矢状部和囊部，也有分支至尾叶；左右门静脉支均有侧支进入方叶称为叶支。

2. 肝动脉在肝外部分先分成左右肝动脉。90% 的右肝动脉在右肝管的后面行走，进入肝组织前分为前后段分支，而左肝动脉分为内侧段分支和外侧段分支。肝右动脉可来源于肠系膜上动脉，肝左动脉可来源于胃左右动脉。

3. 左右肝管的汇合点在方叶的后缘中部的椭圆形突起处，即方叶尖的正后方，或稍偏右侧 0.5～1cm 处。左右肝管均可伴有迷走胆管。右肝管位于右门静脉前；左肝管的位置较左门静脉和左肝动脉深在，常走行于方叶和左门静脉横部之间。

4. 胆囊三角，即 Calot′s 三角，是肝门区的重要解剖部位之一，该三角由肝总管、胆囊管和肝脏脏面所组成。90% 的胆囊动脉和 82% 的右肝动脉行走于此三角内；大多数迷走肝右动脉和副肝管亦经过此三角内。胆囊动脉来源于肝右动脉为多，但也可有双重动脉，或来源于左肝动脉。

5. 尾叶的血供和胆汁引流，尾叶没有单独的血管和胆管，可接受来源于肝门三联管的左右分支，主要是左侧分支。

在第一肝门处门静脉、肝动脉和胆管的位置及分支情况常有变异，手术分清这些解剖关系时的要点是以胆囊和胆囊管为参照先解剖胆总管，然后再进一步解剖左右肝管，沿胆管再解剖门静脉、肝动脉（图 3－2－4）。

（二）第二肝门的外科解剖要点

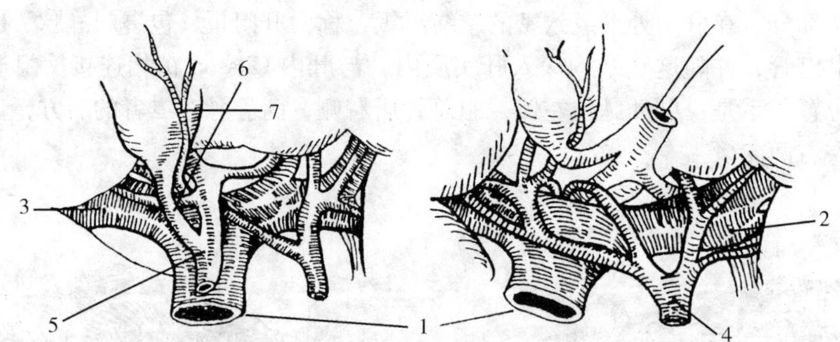

图3－2－4 第一肝门处门静脉、肝动脉、胆管的解剖关系

1. 门静脉 2. 左门静脉 3. 右门静脉 4. 肝动脉 5. 胆总管 6. 胆囊管 7. 胆囊动脉

第二肝门位于肝脏的膈面顶部，是肝脏左、中、右静脉汇入肝上下腔静脉的部位。三支肝静脉汇入肝上下腔静脉的情况不一。

1. 肝左静脉主干不在左叶间裂内，但其分支仍行走在其中，有大约40%的肝左静脉和肝中静脉汇合，汇合点位于镰状韧带在肝膈面附着点的直接延长线上，或略偏右侧，此汇合点离肝表面的深度约为0.5～1.0cm，汇合后的静脉长度约1cm。

2. 肝右静脉大多独立进入肝上下腔静脉，有时分为双支分别汇入肝上下腔静脉。肝右静脉的直径约为1～2.5cm。

3. 肝静脉汇入肝上下腔静脉的入口，多被肝组织覆盖，不易直接看到肝静脉的主干，而肝静脉的主干在肝实质内的范围约为距肝上下腔静脉2cm的半圆内（图3－2－5）。

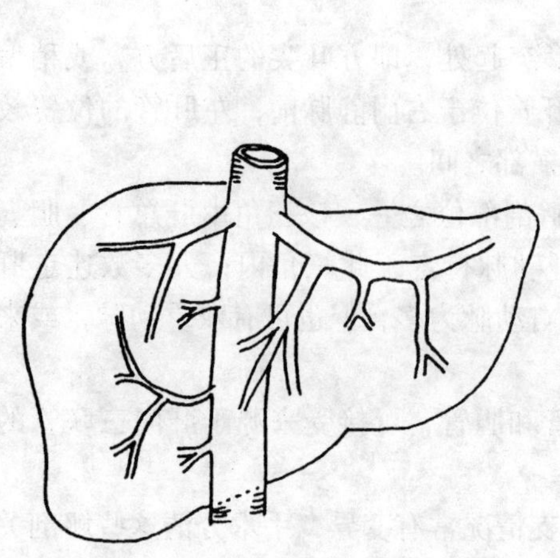

图3－2－5 肝静脉的分支变异

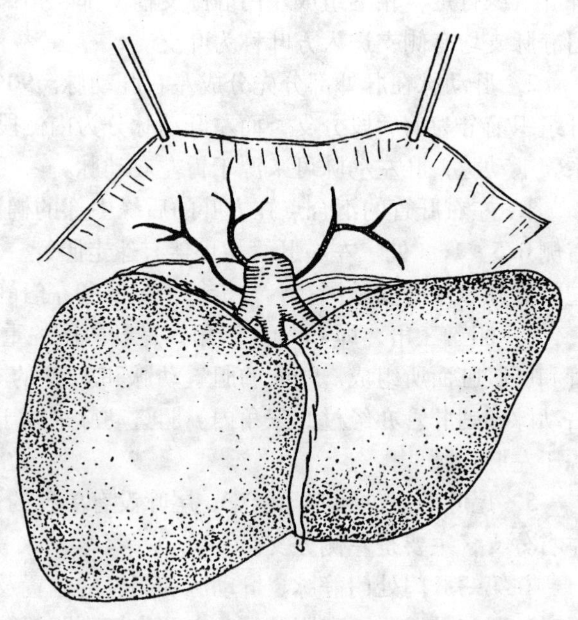

图3－2－6 肝静脉及膈静脉的解剖关系

4．肝浅静脉包括左后上缘支和右后上缘支，它们分别走行于相应的冠状韧带内，汇于肝左、右静脉，或直接汇入下腔静脉。

5．膈静脉汇入肝上下腔静脉，在解剖第二肝门时要注意膈静脉的位置，尤其是在进行肝移植手术时（图3－2－6）。

（三）第三肝门外科解剖要点

第三肝门是指肝后下腔静脉两旁静脉沟内肝静脉汇入肝后下腔静脉的部位。肝后下腔静脉位于肝脏后面的腔静脉窝内，其左侧是尾叶，右侧是右半肝。尾状叶的静脉，右肝后叶的静脉从肝实质发出后直接进入肝后下腔静脉。这些静脉因其肝外部分较短称为肝短静脉，有4～8支，分别开口于肝后下腔静脉前壁的两侧，对右肝后叶的静脉，也可称肝右后静脉。依据肝右后静脉汇入肝后下腔静脉的位置，分为3组，并分别称上、中、下肝右后静脉。但不是每个人都有此3组静脉，其下静脉出现率最高。肝右后上静脉引流第Ⅷ肝段，肝右后中静脉引流第Ⅵ和Ⅶ肝段的下部，较细时则仅引流第Ⅶ肝段的下部血流，肝右后下静脉较粗，引流第Ⅵ肝段的血流。第Ⅵ肝段仅此一根静脉，而第Ⅶ和Ⅷ肝段除肝后上、中静脉外还有分支进入肝右和肝中静脉。因此，肝右后下静脉在手术时十分重要（图3－2－7）。

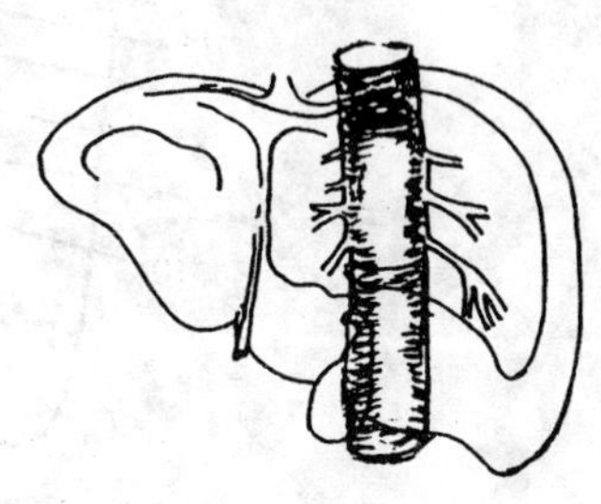

图3－2－7　第三肝门的解剖示意图

四、肝内门静脉的解剖要点

（一）肝内左门静脉分支

在第一肝门处门静脉主要分为左支和右支入肝。左门静脉顺左横沟行走，至矢状沟转向前而行走于脐静脉窝内，末端是一盲端，于肝圆韧带相连，此盲端称为囊部。左门静脉在肝内的分支可分为：

1．尾叶门静脉　一般发自左右门静脉的分叉处或分叉的附近，或发自左门静脉的横部，有1～3支进入尾叶的左半部分肝实质或全部尾叶。

2．左外叶门静脉　有两个主要的干支，从左门静脉的角部发出，向左后方向行走，进入左肝外叶的上部肝实质内，为左肝外叶上段支；从左门静脉囊部的左侧发出，向左前方行走，进入左肝外叶前部的肝实质内，为左肝外叶下段支。

3．左内叶门静脉　从左门静脉脐部的右侧发出多个分支进入左肝内叶的肝实质。

（二）肝内右门静脉分支

自门静脉主干分出后向右行走于右横沟，与左门静脉干相比一般较粗较短，长约1.0cm，进入肝实质即分为右前和右后两支。在1～2个细小分支进入肝尾叶的右半部分，或仅供尾状突附近的肝组织。

1．右后门静脉　此静脉向右水平横行，再分为两支，一支向右后上行走分支进入右后叶上段的肝实质内；另一支向右后下行走，分支进入右后叶下段的肝实质内。

2．右前门静脉　从右门静脉主干的前上缘发出，垂直向前下行走很短后转而向前上行走，分出4～5个分支进入右前叶的上段，2～3个分支进入右前叶的下段肝实质内（图3－2－8）。

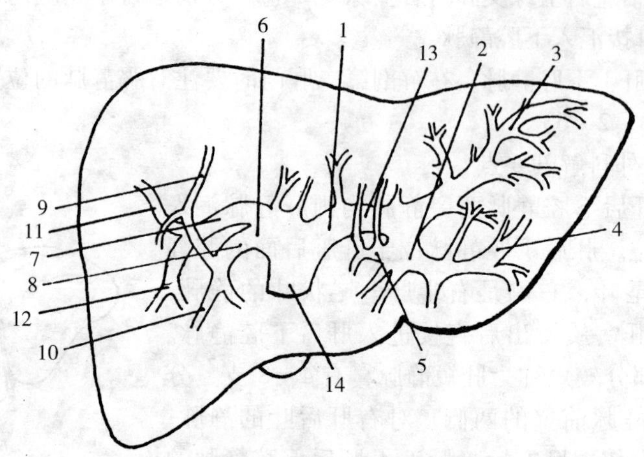

图 3-2-8 肝内门静脉

1. 左门静脉主干 2. 囊部 3. 左肝外叶上段支 4. 左肝外叶下段支 5. 左肝内叶支 6. 右门静脉 7. 右后门静脉 8. 右前门静脉 9. 右前上门静脉 10. 右前下门静脉 11. 右后上门静脉 12. 右后下门静脉 13. 左门静脉横部 14. 门静脉

五、肝静脉的解剖要点

肝静脉系统包括3个主要的肝静脉，其变异情况较门静脉系统要少，但对肝脏的分叶分段却十分重要。

1. 左肝静脉 实际上只收集左肝外叶的静脉血。其主干位于左段间裂，由两支静脉合成。一支是左肝外叶上段静脉，一支是左肝外叶下段静脉。后者比前者要粗大。

2. 肝中静脉 收集左肝内叶和右肝前叶的静脉血。肝中静脉的主干位于正中裂的上半部分，由左右两支汇合而成，右支比左支要粗大，实际是肝中静脉主干的延续部分，主要收集右叶下段的静脉。左支主要是收集左肝内叶的静脉。此外肝中静脉的上部有多个分支注入，这些分支主要来源于左肝内叶的上部和右肝前叶的上部，其中有一支比较粗大，称肝中静脉右上支，即右肝前叶上段支。肝中静脉的左侧壁有时可汇入左肝静脉的下支。

3. 肝右静脉 收集右叶的静脉血，其主干位于右叶间裂内，直径较粗，一般都在1.0cm以上，有3根主要的分支，一根是右肝前叶上段的分支，一根是右肝后叶上段的分支，另一根是右肝后叶下段的分支（图3-2-9）。

4. 肝右后静脉（肝短静脉） 主要起自右肝后叶和尾状叶，在肝内的分支均较细小，汇合后粗细不等，最粗的有大于1cm者，细的有0.2cm者，而且数量也不

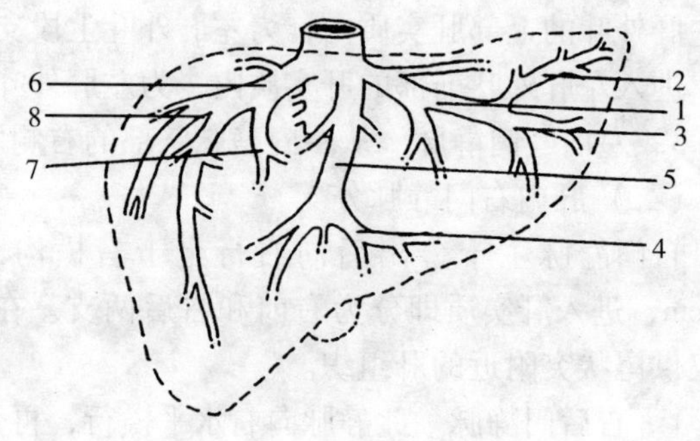

图 3-2-9 肝静脉走行

1. 左肝静脉主干 2. 左肝外叶上段支 3. 左肝外叶下段支 4. 左肝内叶支 5. 肝中静脉主干 6. 右肝静脉主干 7. 右前肝静脉 8. 右后肝静脉

相等，一般汇为3～4个分支。其中右肝后叶下段，即第Ⅵ肝段的静脉，大多都不汇入右肝静脉而直接汇入肝后下腔静脉，成为最粗和最主要的静脉。在行第Ⅶ和Ⅷ肝段切除时，能否保留此静脉对第Ⅵ肝段能否生存有重要意义。

肝内动脉和肝内胆管的解剖基本上和肝内门静脉的解剖位置是相对应的，在了解了门静脉的解剖后就可掌握肝内动脉和胆管的解剖，此三管并行，外面被 Glison 膜包裹，三管的相对关系是，动脉在门静脉的下方，胆管在门静脉的上方。

六、肝脏的分叶和分段

肝脏分叶的方法主要有两种，其一，按照肝脏大体形态的解剖分叶：以镰状韧带和左矢状裂将肝脏分为左右两叶，以第一肝门处的肝脏横裂分出尾叶，但这种分叶方法和肝内管道系统的解剖不符合，不适于肝脏切除手术应用。其二，按肝内肝静脉和门静脉的解剖分布可将肝脏分为左右两半肝，再进一步分为 8 个肝段，此分段方法由 Cuinaud 最早提出，被称为 Cuinaud 分段法，同时因每一个肝段都有其相应的门静脉、肝动脉、肝静脉及胆管分支，对肝脏结构的划分法较为完整，也可称为肝脏解剖功能分段法。具体的分段方法是 3 三支主肝静脉将肝脏分隔成 4 个部分，3 支主肝静脉在肝内的行走部位称为静脉裂，此裂隙在肝脏表面无明确标志，难以定位。肝中静脉将肝脏分为左右两半肝；肝右静脉的走行又将右半肝分为前后两个部分；左肝静脉将左半肝分为左内、外两个部分。左肝内、外叶的明显标志在肝脏膈面是镰状韧带，在肝脏的脏面是脐静脉索。肝脏每一个部分又有门静脉蒂和肝静脉在肝内互相穿插，按门静脉的走行进一步划分，左肝外侧部分即左肝外叶，分为上下（或前、后）两部分，上侧部分即第Ⅱ肝段，前侧部分即第Ⅲ肝段。左肝内叶为第Ⅳ肝段。第Ⅳ肝段又可分为两部分，近第二肝门的为Ⅳa，近第一肝门的为Ⅳb，后者也可称方叶，其标志后方为横沟，前界为肝前缘，右界为胆囊窝，左界为脐静脉窝，但Ⅳa 和Ⅳb 之间无明显的标志。右肝前半部分靠近胆囊窝为第Ⅴ肝段，靠近第二肝门的为第Ⅷ肝段；右肝后半部分的下部为第Ⅵ肝段，上部为第Ⅶ肝段，这 4 个肝段间在肝脏的表面没有明显的标志。解剖分叶的尾叶即为第Ⅰ肝段（caudata lobe），由尾叶（spigelian lobe）、尾叶突起和腔旁（paracaval）3 部分组成，明显尾状叶的标志可以是：前面为Ⅱ、Ⅲ、Ⅳ肝段及肝中静脉，后侧为下腔静脉，左侧为小网膜，但右侧由于缺乏明显解剖标志，不能确定其界限，一般以肝十二指肠韧

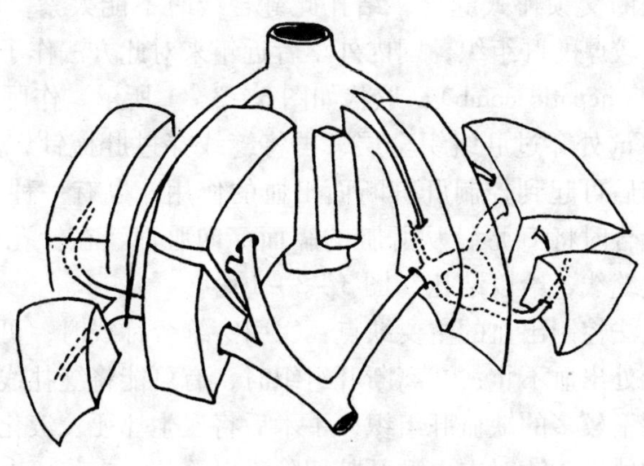

图 3－2－10　肝脏分段与肝静脉、门静脉的关系

带为界。尾状叶同时接受来自左右门静脉和肝动脉的分支供血，其血流经肝短静脉，直接向流入下腔静脉。因为它不依赖于4个门静脉蒂和3个主肝静脉，所以是一自主肝段（图3-2-10，3-2-11）。

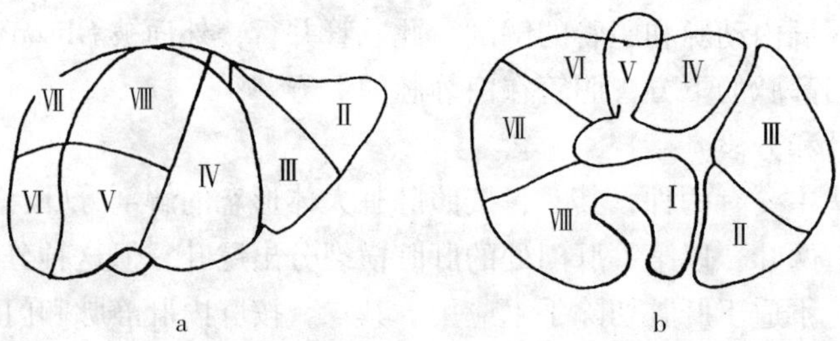

图3-2-11 肝脏的 Cuinaud 分段

a. 膈面观 b. 脏面观

（侯宽永）

第三节 肝脏切除时控制出血方法

由于肝脏富含血液且组织结构脆弱，肝切除手术的最大危险是出血，出血是手术死亡的主要原因之一。长期以来对如何控制肝脏切除手术时的出血问题进行了多方面的研究，Pringle 首先于1908年提出用阻断肝门的方法可减少肝切除中失血，但此方法主要问题是可引起肝脏的热缺血，如果热缺血时间太长，术后可发生急性肝功能衰竭。为了减少因缺血而引起的肝脏损害，对肝切除时控制出血的方法有了很多改进，现将比较实用的肝脏手术时控制出血的方法介绍如下：

一、局部肝脏血流阻断法（不阻断入肝血流肝脏切除术）

1．肝脏缝扎法 此法仅在肝脏周边处要作肝楔形或不规则切除时使用。确定要切除的肝脏范围后，用直或大弯圆缝肝针带8号丝线或2号铬制肠线，穿过肝实质，在肝脏作一排贯穿肝脏实质全层的间断交锁褥式缝合，结扎此缝合线时不能太紧，以免缝线将肝组织割破。因缝肝针能以穿透较厚的肝组织，国内外学者近年来对此方法作了改进，使用一种新的缝合器械，称“肝梳”（hepatic comb），形状如图3-3-1所示。作肝脏切除时，将肝梳的针在预定切除范围外1cm处穿过肝组织全层，再将缝线穿过肝梳针，然后抽回肝梳针引出缝扎线，将缝扎线打结后可起到控制肝脏断面出血的作用。也有一种“U形”针，在针的两端各有一穿线孔，缝合时将U形针从肝脏的膈面穿向脏面，在针孔内穿入缝线，然后从原径路将针退出，引过缝线，给以结扎（图3-3-1）。

肝切除时采用缝扎法控制出血的主要缺点：①引穿缝合针线时，可能因穿透肝脏实质内的较大血管而引起针孔处出血不止；②离断肝组织时，有可能将缝扎线切断引起出血；③结扎线和切除的断面间留下较多的缺血肝组织，手术后将发生坏死、液化、脱落，并有可能发生胆漏或肝脏断面处的感染；④对中央型肝脏切除难以缝扎。在临床上目前应用较多较有效的是边缘型肝切除。

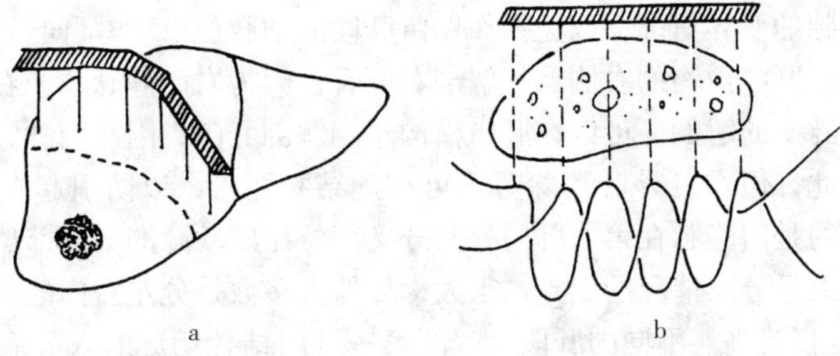

图3－3－1　肝脏局部缝扎法（“肝梳”缝扎）

2．肝叶钳法　肝钳从研制以来在不断的发展，较多应用于周边型肝脏切除，Nagusue首次用肝钳施行肝右三叶切除术。目前应用较多的是台湾省的林天佑设计的肝钳，此钳的特点是膈面臂上有一排钝性钉子，可防止肝钳滑脱。沙允文设计的肝钳由软绳和硬金属两部分组成，有较好的变形性能，可适应不同部位的肝切除。在游离要切除的肝脏后用各种肝钳钳夹肝脏时，要特别注意的是防止肝钳滑脱。肝钳从理论上来讲似乎是最安全可靠的切肝方法，但在实际应用中有以下的缺点：①肝钳可以碾碎肝实质，导致肝细胞的机械损伤；②病变局限在肝脏的上部或中心部位时，肝钳的应用受到限制；③肝脏合并有肝硬变时也不易钳夹紧，切除时仍有出血。

3．肝脏止血带　将要切除的肝脏周围的韧带离断后，在所需要切除的肝脏的范围以外1～2cm处，用丝制止血带、布条止血带或橡皮管止血带等，将肝脏给以一周的缠绕和捆扎，其优点是不影响保留肝脏的血供，比肝钳法灵活，其缺点是①在肝脏难以充分游离时，止血带也难以放在正确的位置上；②肝脏表面光滑，中央厚，边缘薄，捆扎时止血带容易滑脱。为克服滑脱的缺点可在放置止血带的部位用克氏针穿透肝脏，并用止血钳钳夹固定之，然后再上止血带。但克氏针有时对肝脏的创伤较大，而且有刺破肝内大血管的可能，故临床很少使用此法。为防止肝脏止血带的滑脱，设计了一种尼龙搭扣肝脏止血带，宽约7mm，表面带有刺状的搭扣，刺状搭扣可粘贴于肝脏的表面不易滑脱。不论何种肝脏止血带，在肝脏切除时都不能达到完全的控制肝脏断面出血，因为肝脏实质较厚，结扎不能达到紧缩其中央部分的血管（图3－3－2）。

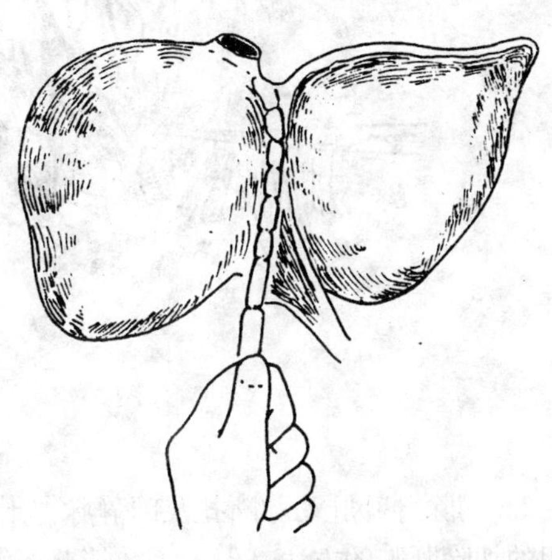

图3－3－2　用止血带止血的示意图

二、入肝血流阻断法

（一）部分入肝血流阻断法

1．规则性第一肝门解剖法　规则性第一肝门解剖法是指在第一肝门处游离出左或右门静脉、肝动脉及肝管的分支，根据切除的肝叶给以相应的结扎。解剖第一肝门时，首先处理肝动脉，因为肝动脉的分叉较低，管壁较厚，且有明显的搏动，比较容易解剖、游离和结扎，但要注意肝动脉的变异情况，以免损伤保留肝段的动脉血供。右肝叶切除时，右门静脉支的解剖，应从第一肝门横沟的右侧首先解剖右肝管，因为右门静脉位于右肝管的后方。左叶切除时，左门静脉支的解剖，可以在肝门横沟左侧解剖肝门，因左门静脉的主干或左门静脉的矢状部横行于此，但左肝外叶切除时不可在此结扎血管，以防引起左肝内叶的缺血坏死。特别值得注意的是门静脉在第一肝门处的分叉部位比肝动脉的分叉部位要高，有时可能深入到肝实质内。而且分叉情况的变异也很大，虽然大多数是分左右门静脉两支，但有时也可见到4～6个支，直接进入不同的肝段。解剖第一肝门结扎相应的入肝血管常用于左或右半肝切除。但此种方法不适合于有严重肝硬化的病人，因为肝硬化时的门脉高压症可致第一肝门处的血管分支增加，分离第一肝门可引起严重出血（图3－3－3）。

解剖第一肝门后通常是先用血管钳钳夹或用丝线结扎，不予切断，观察肝脏颜色的变化是否为要切除的肝段，如果肝脏颜色变化不明显，可在门静脉或肝动脉阻断处的远心段注射美蓝，以便排除变异情况。由于第一肝门区的门静脉左右分支都较粗大，肝外段较短，结扎线易滑脱、结扎过紧易损伤血管壁，因此最佳处理断端的方法是缝扎或利用血管钉合器断扎此处的血管，使用时根据血管的粗细选择合适的血管钉合器。

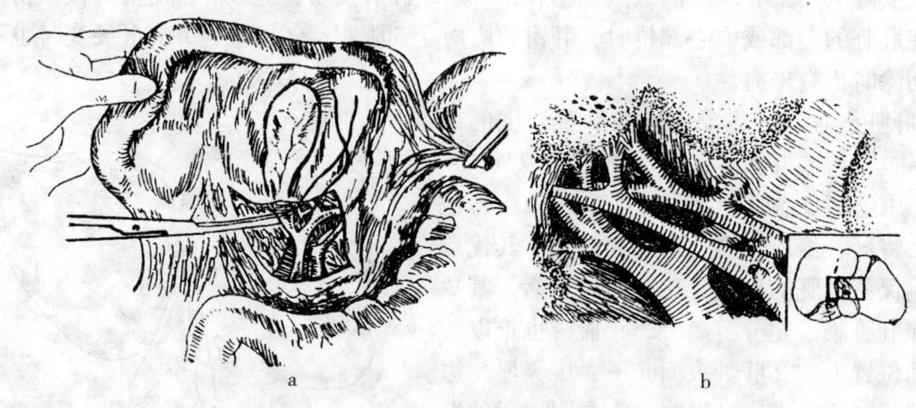

图3－3－3　第一肝门解剖结扎法

2. 切除肝叶肝动脉断扎及门静脉主干阻断法　解剖第一肝门结扎相应肝叶的血管是最为理想的切除肝脏的方法，但大多数情况下解剖第一肝门的困难是难以克服的，有时甚至在解剖第一肝门时就可因大出血而引起手术失败。常温下完全阻断入肝血流的方法虽然比较简单易行，但受到时间的限制。为了解决这些矛盾，先解剖比较表浅的肝固有动脉，由此找到左右肝动脉的分支，根据肝脏的切除范围暂时阻断或一次性结扎切断相应切除肝叶的动脉。然后避开肝固有动脉，再将肝十二指肠韧带（包括门静脉的主干和胆总管）用导尿管或其它止血带阻断。这样在手术的全过程中可使保留肝脏得到肝动脉的血供，要切除肝段处于无血供状态，而门静脉的阻断时间可不受肝硬化的影响一直阻断到肝实质完全离断。虽然门静脉阻断的时间比较长，但因保留肝段有肝动脉的血供，一般术后不发生肝功能衰竭。动物试验时将肝动脉保留，而门静脉完全阻断60分钟，术中及术后检查肝功能基本正常（图3－3－4）。

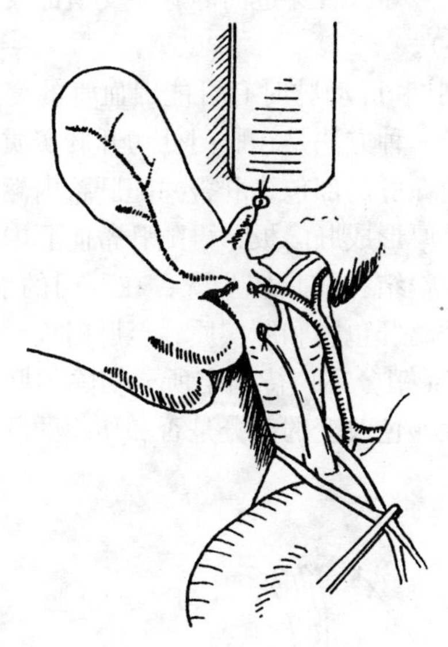
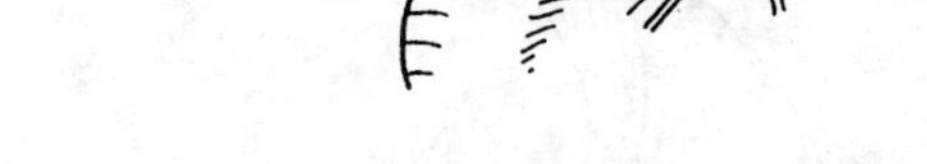

图 3－3－4　肝动脉结扎及门静脉主干阻断法

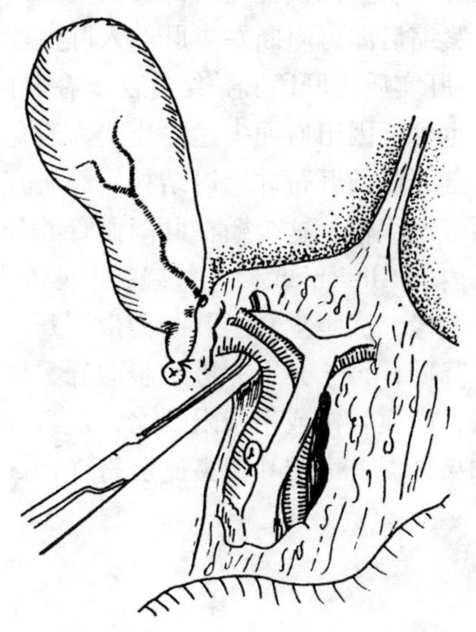

图 3－3－5　右半肝入肝血流阻断

3. 半肝入肝血流阻断法　在应用第一肝门解剖方法时，常因肝门部的血管深藏于肝实质内，难以准确解剖并可引起过多的出血而致失败，因此可采用 B 超引导或无 B 超引导下的半肝入肝血流阻断，此法是较安全的方法之一。用 B 超引导的具体操作步骤：首先游离肝脏，然后用 T 形超声探头置于肝脏表面行肝门部扫描，寻找门静脉分叉及其伴行的肝动脉和胆管，不用将三者分开，因围绕肝十二指肠韧带的结缔组织通常情况下于肝门处较为致密，在肝硬化时，游离肝十二指肠韧带内的三个管道易导致难以控制的出血和淋巴漏，所以整体的阻断 Glissons 鞘内的结构是比较安全的。探查时在 B 超的引导和指示下用止血钳的尖端指示门静脉的分叉位置，在其上方前面，切开此处的被膜，用直角钳小心的插入，分开通向尾叶的小分支，直到肝门的后被膜被分离切开后，绕过一根 2mm 粗细的导管于左或右侧的肝蒂，然后阻断半肝的入肝血流。

在 B 超引导下阻断半肝血供的要点是寻找左右入肝血管的分支点，而无 B 超引导的半肝血流阻断法，应避开此处，而在较远离分歧点的位置阻断。

(1) 右半肝血流阻断法　显露肝十二指肠韧带，沿肝总管向肝门部解剖，充分暴露左右肝管汇合部，于其上方将肝被膜用尖刀片切一小孔，稍向右侧切开，然后轻轻插入直角钳，入肝实质后，在 Glissonian 鞘外再轻轻钝性分离，于无阻力的情况下向肝十二指肠韧带的后方深入，如有阻力可能是遇到门静脉到尾状叶分支，应稍微移动直角钳的方向，再继续深入并于门静脉分叉部与尾叶交界处的右侧穿出，带入 8 号导尿管，将此管缩紧，即可阻断右半肝的入肝血流（图 3－3－5）。

(2) 左半肝血流阻断法：切断肝圆韧带，用血管钳夹住肝圆韧带近肝端，将肝脏向上提起，充分显露肝门。在肝圆韧带的基底部将其表面腹膜及脂肪组织纵形切开，钝性分离脂肪组织即可显露门静脉左支的角部，向上继续纵行剪开肝圆韧带并分离脂肪组织即可显露出门静脉左支的矢状部、囊部及其左右侧分支。继续延肝横裂解剖则可显露出肝动脉左支，通常可见肝中动脉在横部与角部交叉处跨过门静脉。以8号导尿管穿过门静脉左支横部及左肝动脉，紧缩后即可阻断左半肝的入肝血流（图3－3－6）。

4. 肝实质内肝段肝蒂结扎法　在肝门部解剖门静脉和肝动脉时有可能因血管的变异而失败，也可能因出血而中途停止。为避免以上情况，另一种方法是在肝门处切开肝实质，在肝内解剖肝段的肝蒂并给以结扎。经研究发现，肝包膜在肝门部包绕肝蒂并随肝蒂内翻形成一个结缔组织鞘，这个鞘在肝门血管的分叉水平以上增厚形成肝门板，再随肝蒂向肝内延续形成肝内的Glissonian鞘，包绕各肝段的肝蒂。肝内肝蒂结扎的具体步骤：在肝门的前方，方叶的后缘，从胆囊窝至肝圆韧带切开肝被膜，向上分离肝包膜和肝实质，至肝门板，使之游离并降低，再于其上方进一步向肝实质内沿Glissonian鞘分离，待确定所要切除的肝段的肝蒂后，以血管钳或手指阻断之，观察肝脏发生缺血性颜色改变的部分是否和切除的肝段一致，如果无误，可结扎钳夹此肝蒂（图3－3－7）。

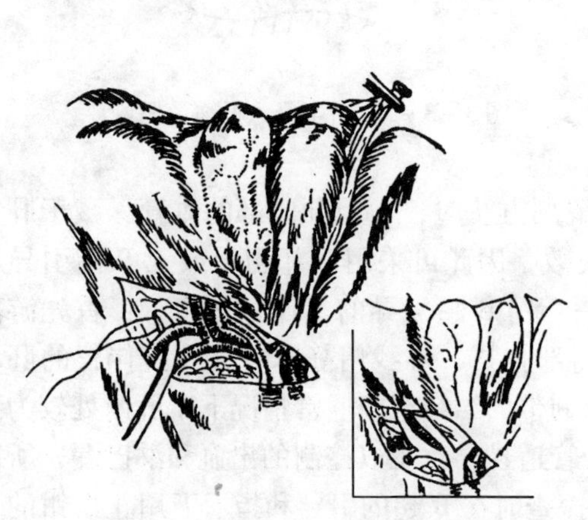

图3－3－6　左半肝入肝血流阻断

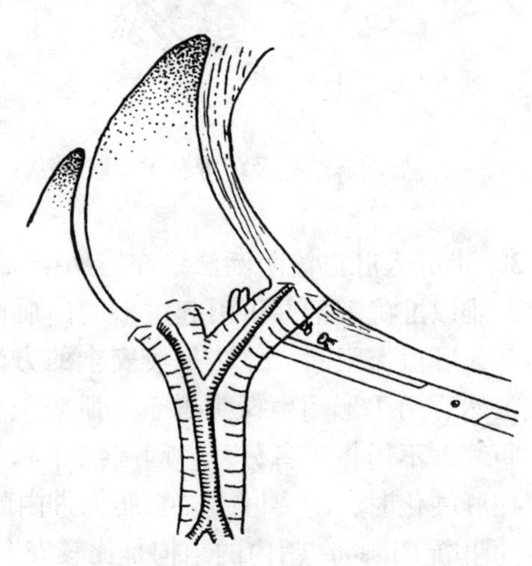

图3－3－7　肝门处肝实质内肝段（右肝后叶）肝蒂结扎法

也可用B超探明供应要切除肝段的门静脉分支，选定门静脉分支的阻断点，然后选择从肝表面到达阻断点的最短径路，此路径能够避开肝内的其它管道。在此径路的肝包膜的起始点处用电凝器充分烧灼，再用直止血钳分离肝实质，向预定阻断点开辟出一条宽约1cm的通路，直达要阻断的门静脉的前壁，经此通路插入一把特制的手术钳（Surgiclip；United states Surgical Co，Norwalk，Conn），在预定阻断点上安放一夹子，加紧后阻断该支门静脉。在B超引导下，穿刺这已阻断的门静脉支的远段，注入足够的靛胭脂，直到肝脏表面的颜色变深为止（图3－3－8）。

5. 术中经门静脉插入气囊导管阻断肝内门静脉法　手术中首先通过B超或造影定位要切除的肝叶或段的门静脉，再沿门静脉主干的纵轴穿刺，针头在门静脉内的位置仍可由超声确定，将一可弯曲的金属导丝置入门静脉，然后拔除穿刺针，作针道扩张，通过导丝引导置入一引导导管放入要切除肝段的门静脉内，再由引导导管将气囊导管插入到要切除肝段的门静脉分支内，气囊内注入生理盐水，气囊充气后即可阻断门静脉的血供，同时解剖肝动脉并控制要切除侧的动脉。此法具有高度的选择性。也可在手术中经B超定位要切除肝段的门静脉主干，经肝实质穿刺，放入气囊导管，然后充气阻塞门静脉（图3－3－9）。

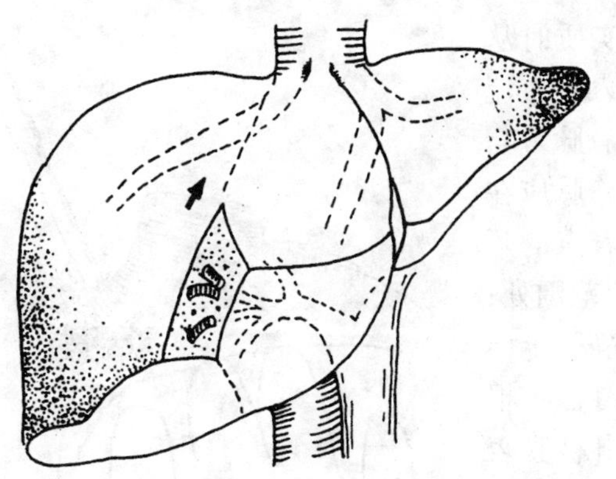

图3－3－8　切开肝实质内肝段（右肝后叶）肝蒂结扎法

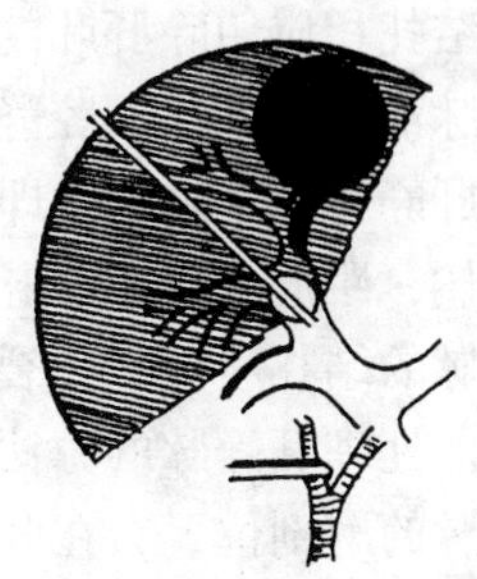

图3－3－9　门静脉插入气囊导管阻断肝内门静脉

（二）全部入肝血流阻断法

入肝血流完全阻断（Pringle 法）（第一肝门阻断法）的操作方法简单，仅从网膜孔穿过一根10～12号的导尿管，将肝十二指肠韧带完全包绕在内，然后用一段较硬的约2cm长橡皮管将导尿管两臂套入，推移橡皮管并逐渐拉紧导尿管，用止血钳夹持导尿管，即可阻断入肝血流。也有将导尿管尽量扭紧后用血管钳钳夹导尿管扭结根部的操作。两种方法相比前者类似一钳夹法，比后者操作快，损伤小。阻断方式有：一次性阻断入肝血流（长时间阻断入肝血流）和间歇性阻断入肝血流阻断（限时性阻断入肝血流）。前者阻断的最长时间有文献报道达60分钟，后者一般阻断时间限制在15～20分钟之内，间歇5～10分钟再次阻断，最多阻断次数有文献报道为3～4次。目前常温下阻断入肝血流的方法比较安全可靠，因此可应用于各种肝脏手术。但对网膜孔封闭的病人，如解剖游离肝十二指韧带肠困难，不宜强求应用此种方法（图3－3－10）。

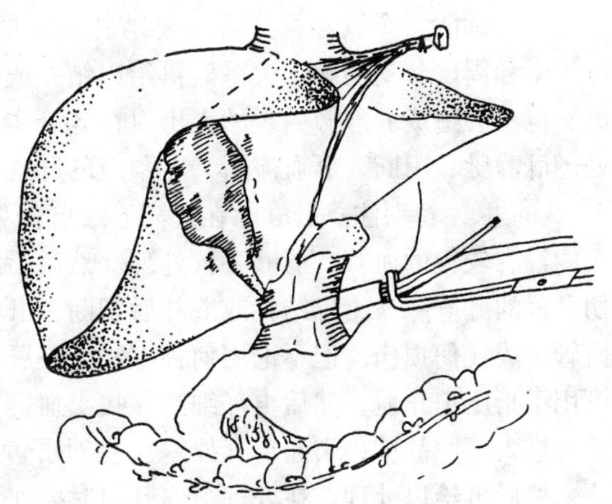

图3－3－10　全部入肝血流阻断法

三、出肝血流阻断法

肝脏的出肝血流为肝静脉，肝静脉的血流来源于进入肝脏的肝动脉和门静脉，但将入肝血流阻断后，还不能完全做到无血肝切除。因在入肝血流阻断后，下腔静脉的血流可反流入肝静脉。阻断肝静脉的目的除为了防止下腔静脉血液反流至肝静脉而引起出血外，同时也为了避免因肝静脉的破裂而并发的空气栓塞。

（一）肝静脉阻断法（第二肝门阻断法）

1. 肝静脉缝扎法　为减少离断肝脏实质时从肝静脉而来的出血，最常用的方法是阻断入肝血流的同时结扎相应切除肝叶的肝静脉。左肝静脉常与肝中静脉汇合入肝上下腔静脉，结扎左肝静脉应在左和中肝静脉汇合之前，即镰状韧带的附着点的延线偏左侧，距肝上下腔静脉 1.5～2.0cm 的范围处；肝右静脉的结扎应在正中裂的右侧即肝中静脉走向的右缘。处理肝静脉的方法有两种：①盲缝法：根据肝静脉的解剖位置，在肝脏游离后先于肝被膜表面定位，然后用缝肝针贯穿肝实质缝扎。此法虽然简单，但并不十分可靠，如果缝合时正好穿过肝静脉，结扎线收紧时可引起肝静脉的撕裂，结果造成出血；②解剖结扎法：在肝表面确定肝静脉的可能位置，然后切开肝被膜，轻轻分离肝实质，逐渐解剖显露肝静脉的整个管径，待看清要结扎切断的肝静脉主干和周围分支的解剖关系后再给以结扎或缝扎。在分离解剖肝实质时可能会有一定的出血，但不会造成肝静脉撕裂的大出血；③肝实质内结扎法：在解剖肝静脉有困难时，可先不处理肝静脉，阻断入肝血流后，在预定的肝脏断面的切线上用电刀或其它方法切开肝脏实质 1～3cm 深，特别注意肝静脉在远离第二肝门处时较深，近第二肝门处时较浅。这时肝脏实质内没有较粗的血管，能够妥善处理。然后沿此断沟向第二肝门部解剖，可完整的显露出要切肝段的肝静脉，给以结扎或缝扎后切断。肝实质内处理肝静脉，不会对第二肝门处的其它血管造成任何损伤。但不论用何种方法处理肝静脉，如遇肝静脉出血，切记不要慌乱，术者可用手指压迫止血，然后再仔细的寻找出血部位。肝静脉撕裂后如不及时压迫出血部位，空气可进入下腔静脉，引起空气栓塞。在对肝静脉的解剖部位不确定时也可先用 B 超术中定位，然后再给以处理。在处理第二肝门时要注意肝静脉的浅支及膈静脉，因其多位于肝静脉和肝上下腔静脉边缘 1cm 内，虽然是小静脉，但破裂后可引起大出血，处理第二肝门切记不要离肝上下腔静脉太近（图 3－3－11，3－3－12）。

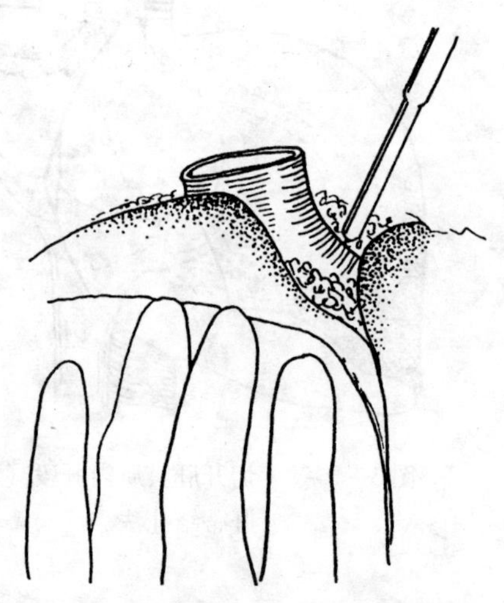

图 3－3－11　切开肝实质解剖第二肝门

2. 术中下腔静脉内气囊导管第二肝门阻断　肝静脉的解剖比较困难，有时可引起大出血和空气栓塞。因此可在手术中游离出肝下下腔静脉，穿刺此静脉并置入一根带气囊的导管至肝上下腔静脉的部位，为确定导管的准确位置，可用 B 超扫描定位，也可造影定位，待气囊的位置放准确后在气囊内注入无菌生理盐水（注意：气囊导管的气囊内绝对不能注入空气，以防气囊破裂引起空气栓塞），可以堵塞肝静脉的出口。此方法的优点是穿刺容易，但气囊内充满生理盐水后可引起下腔静脉的堵塞，所以较少临床应用（图 3－3－13）。

3. 经肝穿刺气囊导管阻断肝静脉法　在术中用 B 超进行检查，判断肿瘤切除的可能性，同时显示肿瘤与肝静脉的关系，并在 B 超引导下进行肝静脉穿刺，穿刺方法可根据各

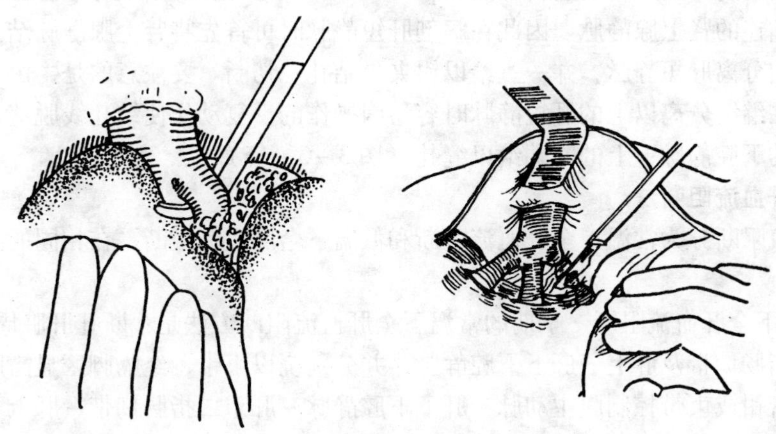

图 3－3－12　结扎、切断肝静脉

自的经验选择：①用 7F 的套管针经肝实质穿刺 B 超定位的要切除肝段的静脉支，再经此套管针置入一 6F 的双腔气囊导管，将气囊的位置放在肝静脉主干进入下腔静脉的入口处之前，在气囊内充满生理盐水后即可阻断要切除肝段的静脉；②首先用 18F 针经肝刺入 B 超显示的要切除肝段的肝静脉主支，顺此穿刺针置入引导钢丝，拔出穿刺针，顺导丝将 8F 套管导入肝静脉。拔去钢丝，换用 7FFogarty 气囊导管，置入肝下腔静脉交界处，然后退出套管。需阻断肝静脉时在气囊内注入生理盐水。因气囊内有生理盐水，可有利于 B 超进一步定位。以上两种穿刺方法的不同点有二：①穿刺点不同，前者穿刺肝静脉的分支，后者为主干；②气囊的位置不同，前者在肝静脉与下腔静脉交界处之前，后者正好在交界处（图 3－3－14）。

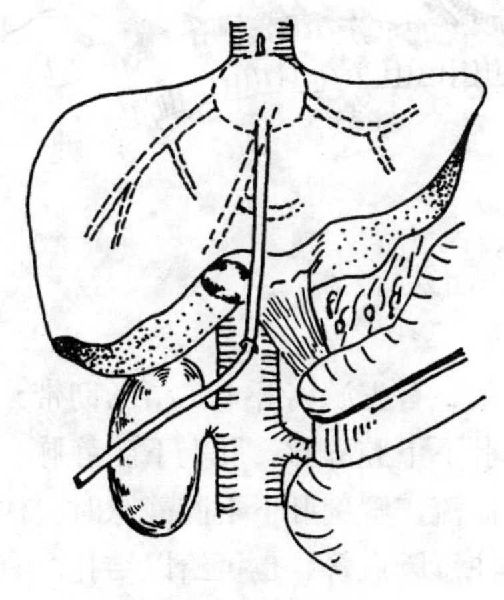

图 3－3－13　下腔静脉内气囊导管第二肝门阻断

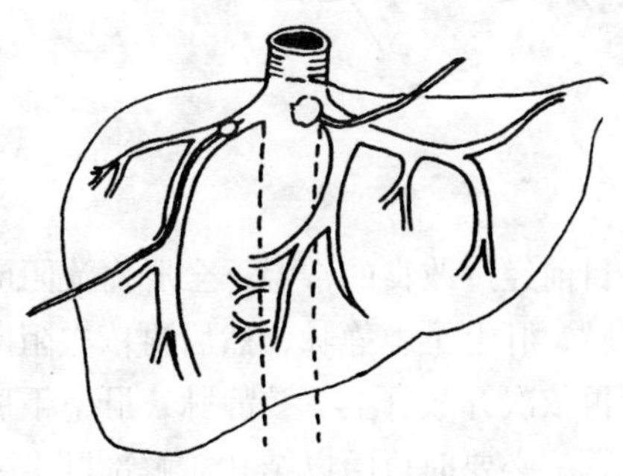

图 3－3－14　经肝穿刺气囊导管阻断肝静脉

（二）肝短静脉的结扎法

肝短静脉有 2～7 支，最下一支较粗且位于肾上腺静脉上方，右半肝切除时常需处理肝短静脉。在显露肝短静脉时，因其肝外部分短而壁薄，在操作时过分牵拉肝脏可致其撕裂而造成不易控制的大出血。特别是在肿瘤较大时，不仅掀起肝脏易撕破肝短静脉，而且也易伤及与肿瘤相粘连的肾上腺静脉。因此在解剖肝短静脉时可首先将肾上腺静脉结扎切断，然后从最下支开始分离肝短静脉，并一一给以钳夹、结扎、切断。要注意的是，由于肝短静脉很短，结扎后在继续分离以上的肝短静脉时容易因操作的反复动作使结扎线脱落，所以最好是将肝短静脉的下腔静脉壁上的断端给以缝扎（图 3－3－15）。

四、全肝血流阻断法

全肝血流阻断分为常温下全肝血流阻断和低温下全肝血流阻断。在相同的温度下又有多种不同方法。

1. 常温下全肝血流阻断　早期的常温下全肝血流阻断方法是：断扎肝脏周围的韧带后，游离肝十二指肠韧带及肝上、肝下下腔静脉，并分别绕以束带，经膈脚区显露腹主动脉，然后逐次用血管钳或束带控制腹主动脉－肝下下腔静脉－肝十二指肠韧带－肝上下腔静脉。此方法可达到完全无血肝切除。但动物实验证明，阻断腹主动脉 45 分钟时即可出现呼吸功能障碍，甚至出现 ARDS、急性高血压性脑水肿以及多脏器微血管栓塞。而在人阻断期间可出现高血压，松解后又可发生心血管虚脱性低血压及酸中毒，阻断后对膈下脏器、组织可引起缺血性损害，有的甚至发生脊髓并发症。

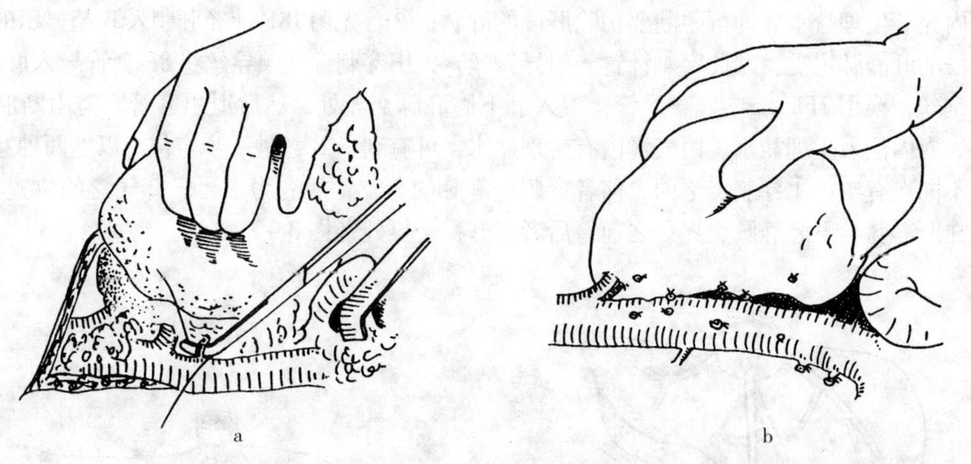

图 3－3－15　肝短静脉结扎法

目前经过改良的常温下全肝血流阻断，方法较简单，首先游离肝十二指肠韧带，肝下下腔静脉，肝上下腔静脉，然后再依次阻断入肝血流，肝下下腔静脉，肝上下腔静脉，手术结束后再依次开放肝上下腔静脉，肝下下腔静脉及入肝血流。解剖肝下下腔静脉时要注意肾上腺血管，必要时可给以结扎。解剖肝上下腔静脉时要注意膈血管，也可给以结扎。有学者认为此种常温下全肝血流阻断术引起的代谢改变是轻微的、暂时的和能够自动恢复的，在肝脏无明显肝硬化时全肝血流阻断最长达 90 分钟的肝缺血范围内，没有因长时间缺血而使肝切除术后肝功能衰竭的发生率增加。但是肝缺血的时间应该是尽量缩短，为此在手术过程中可以不一次阻断全部肝血流，而是根据手术的具体步骤分步阻断，如在用微波固化肝脏切面时不用阻断，待切除时先阻断入肝血流，待接近肝静脉和下腔静脉时再阻断肝上和下下腔静脉。常温下全肝血流阻断的方法可应用于第一、第二肝门部肿物的切除，即Ⅰ、Ⅳ、Ⅶ、Ⅷ肝段的切除（图3-3-16）。

2．低温下全肝血流阻断术　常温下全肝血流阻断的方法虽然比较简便实用，但是在一些复杂的肝脏手术时，由于在安全的肝脏热缺血时限内难以完成，有必要应用低温灌注肝脏，延长肝脏阻断血流的时间。

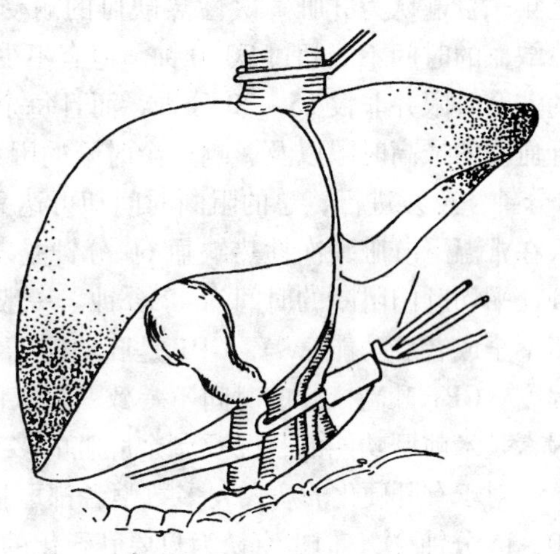

图3-3-16　全肝血流阻断法

应用器官隔离低温灌注（organ isolation hypothermic perfusion）行肝脏切除术的方法是阻断肝脏血供，将其与体循环隔离，并通过密闭系统输入冷的灌注液，使肝脏达到低温无血状态，在此状态下行肝脏切除术。此法的优点是：①肝脏的低温无血状态下可持续几个小时而保持其功能；②术中可以完全控制出血，并可取出血管内的癌栓、切除或修补肿瘤累及的血管壁。具体手术操作：切断肝周韧带后游离肝下下腔静脉、门静脉、肝固有动脉和胃十二指肠动脉。由胃十二指肠动脉向肝固有动脉插管，由门静脉主干向肝脏方向插管。然后阻断肝总动脉、门静脉、胆总管、肝上和肝下下腔静脉。在肝脏最低缘的肝下下腔静脉的前壁剪一小口，以引流灌注液。此时开始经两根导管向肝内注入4℃的林格乳酸液（每1000ml的液体中含肝素10mg，普鲁卡因10mg，氯霉素1000mg），数分钟后冷却液从肝下下腔静脉的切口流出，而肝脏颜色变为苍白，肝脏组织充分冷却，此时即可施行切肝手术。在切肝过程中持续滴注冷却液。切肝完成后，停止灌注，先恢复肝动脉的血流，让此血流将肝内的灌注液排出后，立即修补肝下下腔静脉的小口，然后开放肝上、下下腔静脉，拔出门静脉的导管，修补门静脉后恢复门静脉的血流，结扎胃十二指肠动脉，此时肝脏的全部血供恢复。此技术的关键：①尽可能的使肝脏从体循环中“完全”隔离；②必须确保肝脏处于低温状态；③肝脏切除后必须仔细检查肝脏断面有无渗漏灌注液的现象。这种肝脏低温隔离灌注的方法由于有肝脏相邻脏器的影响，有时不能达到使肝脏完全处于低温状态的目的，因此在低温液灌注后可用一种特制的银箔片包盖肝脏，使之不与内脏接触，防止肝表面复温。应用此技术需有一定的设备，而且手术操作复杂，手术时间较长，术中阻断下腔静脉和门静脉及肝脏实质冷却后易发生电解质紊乱、凝血功能异常、全身血液动力学变化，因此不要轻易使用，其适应证是肿瘤侵犯了肝脏内的大血管或肝脏的大血管内有癌栓。

黄洁夫等改进了低温灌注的方法，具体操作是：①首先结扎切断要切除的病肝的肝动脉和门静脉分支；②经门静脉主干插管后仅灌注保留肝脏；③灌注液的排出可通过病侧肝静脉插管到肝上下腔静脉而达到。这样简化了灌注时的插管，因只需插门静脉，而不插肝动脉；切除病肝解剖肝脏的断面时便于辨认肝脏断面内的各种结构间的解剖关系；灌注结束后可首先恢复肝动脉的血流，缩短了肝脏热缺血的时间。

五、肝切除术时肝脏缺血的安全时限

阻断肝脏的血供能预防和控制肝切除时的大出血，但肝细胞是对缺血非常敏感的器官，近年来普遍认为肝脏一次性热缺血的耐受时间为 15 ~ 20 分钟，尤其是对有肝硬化的病人，热缺血的时间不能超过 20 分钟。但有不少临床和实验资料表明，人体常温下阻断入肝血流的安全时限并非仅 15 ~ 20 分钟，而且每个个体之间的阻断时间又有很大的差异，但阻断入肝血流的最高时限以及影响这个时限的因素目前仍未探讨清楚，如果每阻断 20 分钟后松开 5 分钟，反复进行，总的阻断时间却可达 90 ~ 150 分钟，平均 105 分钟。对于无肝硬化的病人在常温下肝脏一次性热缺血 60 分钟是安全的，有的病人最长可达 85 分钟左右或 120 分钟，平均肝门阻断的时间为 42 分钟。一般来讲常温下入肝血流阻断后的主要并发症是肝功能不全或者肝功能衰竭，GPT 是肝功能的敏感指标，术后 GPT 升高的多少可反应肝损害的程度。GPT 升高持续的时间不一致，最长的有术后两个月才恢复正常。影响阻断时间的主要因素是术前肝功能的状况及剩余肝脏的多少。

对于有肝硬化的病人大多数学者都取慎重态度，通常将肝硬化的肝血供阻断时间控制在 10 ~ 15 分钟/次。但也有认为只要肝硬化的程度不严重，术前肝功能检查代偿良好（Child 分级 A、B），可达 20 ~ 30 分钟。文献中的报道各不相同，长短差异很大，对此不能一概而论，每个病人有其不同的情况，应该根据病人的具体情况，采用不同的时间界限。一般来讲阻断入肝血流时要注意以下几个要点：①有肝硬化的病人一次性热缺血的时间不能太长；②肝脏切除量越大一次性热缺血的时间应该越短；③门静脉阻断后肠道淤血的颜色明显者阻断时间不宜过长。因门静脉阻断后除可引起肝脏缺血致肝损害，还可引起肠道淤血，引起肠道毒素的产生。如肠道淤血不明显，说明有门 - 体静脉间的分流，可减少肠道淤血及毒素产生。

（侯宽永）

第四节　离断肝脏实质和处理肝断面方法

控制肝脏血流是肝脏切除的第一个主要步骤，离断肝实质是肝切除术的第二个主要步骤。在肝脏外科的发展史上，切开肝脏实质的方法经历了许多演变。由于肝内有无数管道穿插行走于肝脏的实质之间，用手术刀锐性直接切开必然会造成出血，因此钝性分离肝实质成为最基本的离断肝组织的技术，最常用的离断方法是指割法（finger fracture）和钳折法（forceps crush），在肝组织的离断过程中，对所遇到的肝内各种管道均予以钳夹、切断、结扎或缝扎。此两种方法虽然简单方便，但缺乏精确性，不能获得清晰的解剖结构，在不完全阻断肝血流时术中出血也较多。为了减少离断肝实质时的出血及清楚地解剖各肝内的管状结构，目前除了进行各种控制肝脏血流方法的研究与探讨外，离断肝脏时的各种手术器械和操作手法也都在不断的发展之中，诸如微波刀，激光刀，超声刀，水射刀（water jet），冷刀（cryoscalpel），等离子刀（plasma），吸引切割刀（suctiondissection），氩气刀，彭氏多功能手术解剖器等等，都已用于临床。应用这些器械的目的在于能有效地减少离断肝实质时出血和在离断肝实质时可以清晰地解剖出肝内的血管和胆管，进行精确的肝段切除。但在使用中各有利弊，目前还没有定型的大家都承认的唯一好方法，各种器械仍在不断地改进中，因此术者可根据自己对某一器械熟悉程度进行选择。

一、微波刀

微波刀的原理是将电磁能转化为热能，使肝脏组织凝固，达到止血的目的，微波刀实际上是一组合辐射器。应用方法是将微波刀的辐射针插入到要切除的肝脏的实质内，然后接通电流释放微波产生热能，此时可见肝组织逐渐变为灰白色，范围约有 1～2cm 直径，加热时间的长短可根据肝组织的厚薄决定，一般对肝脏的边缘可用输出功率 60W 时间 20 秒，中央组织或较厚的部位，可用输出功率 80～100W，时间 25～30 秒，最长为 45 秒左右。在使用微波刀时，要全面控制其功能，并预防微波机漏能现象发生，微波机漏能后对工作人员或病人可造成损害。在插入微波辐射针加热后待肝组织凝固再拔出辐射针，然后换另一点插入肝实质内，沿肝脏的切除线逐次固化；也可以沿肝切缘每隔 1.5cm 插入一个辐射针，全部切线上都插好辐射针后依次加热，然后逐次拔除。在微波加热时为防止肝脏周围的组织受影响，可在肝脏周围填放盐水纱布保护之，或在加热时向肝脏表面注入生理盐水。当微波对肝组织加热而呈黄白色如“熟肝”状时，即应停止辐射，不可继续加热使肝脏烧焦。对第Ⅳ、Ⅴ和Ⅷ肝段的切除，微波辐射针的插入要避开大血管，尤其是要注意下腔静脉，术中在 B 超引导下插入辐射针较为安全。微波的热能对大于 3mm 的管道组织不能完全凝固，插入大血管时，在拔出微波辐射针后可从针眼不断向外涌血。固化全部切除线上的肝组织后，用手术刀在固化肝组织的中央切开固化的肝组织，此时不要用指折法离断肝实质。但要注意对较粗的肝内管道组织要给以结扎。对太厚的肝组织，微波辐射针不能一次穿透时，可先切开已经固化的肝组织，然后再二次固化，重新切开。

对微波刀的研制在不断的发展，近期的产品可像手术刀一样切割肝组织。操作方法是在确定肝脏切除线后，以功率 110～120W 的微波刀沿预定的切除线切割，徐徐移动微波刀，15～20 秒/次，微波刀电极发射微波，在刀口附近形成高温，肝切面血管凝固封闭，整个切线呈焦黄色固化带。

微波器的优点是切除肝脏时不用阻断入肝和出肝血流，可以减少肝断面的渗出血现象，同时对切缘处小血管内的癌栓可使其凝固、坏死，防止癌细胞扩散。其缺点是对较大的管道无固化作用，不能避免较粗血管的出血。另外，肝断面的固化肝组织术后可发生坏死、液化、脱落或感染。微波切除肝脏后常可见到术后第一天有一过性的血红蛋白尿，系肝内血管被微波加热后血液中血红蛋白变性所致。我们有 1 例病人用微波固化不能切除的肝癌，术后当日即发生急性肾衰，可能与此有关，因此对肾功能不全的病人要慎用，同时术中要避免将辐射针插入血管。微波辐射器类的器械可以用于不典型的和典型的肝切除，而在肝实质太厚时应用不方便，有待不断改进。

二、超声刀

超声刀也可称为超声活体组织粉碎器，或超声能量装置（caritron ultra－sonic surgical aspirator，CUSA）。超声刀的发展较快，目前在肝脏外科中应用较多。超声刀主要由振动、注水和吸引三大部分组成，三者导管之末端均安装在一中空的类似笔头状的手柄内。振动功能是通过笔状的中空管发出，以每秒 23kHz 的频率纵向振动，振动范围 100μm。超声刀的最大优点是能够选择性的粉碎肝组织，每次切割深度为 1～2mm，并清晰地游离肝内管道，但并无止血作用。其缺点是可以产生热量引起烧灼。为解决此问题应同时通过注水系统连续向中空的笔状刀头部入注无菌的生理盐水，并启动吸引系统，使中空的笔状刀头呈一负压状态，对注入液、振动粉碎的肝组织和渗出的血液随时被吸走，而肝内的管状结构，因其管壁富含胶原组织而不易被粉碎，以便保持肝内结构始终在清晰状态。施行手术时，先用电刀在预定切除线上切开肝包膜，然后将使用功率调至原有功率的 80% ~90%，用超声探头由浅入深地粉碎肝实质，逐渐地开辟出 1cm 左右宽的一条沟状裂隙。在此裂隙中可以清楚地显露 2mm 以上粗细的管道先给以结扎；若接近较大的血管，可将探头的功率调为 70% ~80%，沿血管平行方向移动探头，将整个血管游离。只要振动频率选择的适当，这些管道均可完好的保留，而后可一一给以钳夹、切断、结扎或缝扎。超声刀的运用虽然对各种肝脏手术都有好处，但对严重肝硬化的病人，因肝内的纤维组织较多，超声刀的振动粉碎功能难以达到。另外超声刀的切割速度太慢，使临床应用推广受到一定的限制。

在应用超声刀时，一定要注意：①超声刀本身无止血作用，不能忽视每一管道的处理；②及时调节超声功率，肝硬化时大，肝正常时小，肝脏薄膜大，血管周围小；③超声探头不要接触邻近的要保留的组织；④对肝内的所遇管道要剥离其四周，使之完全显露；⑤不使灌洗液飞溅，因肝脏手术的病人常有肝炎的病史，HBsAg 阳性的病人多，为防肝炎病毒的空气传播和眼结膜传播，故在应用超声刀切肝时最好是带上眼罩。

除超声刀外还有人应用激光刀，两者相比超声刀能比较精细和清楚地解剖肝内的管道，而对肝组织的损害比较轻微，但没有止血功能，所有管道必须给以仔细地结扎。而激光刀有较强的止血功能，但对肝组织的损伤较重，改进后的激光刀对肝组织的损伤可减小，但对直径大于 2mm 的血管仍不能止血。因此，可用超声刀分离结扎，激光刀切割止血，两刀互相结合效果更好。

三、吸引切割刀即“肝组织刷”

“吸引刀”（suction dissection），是集钝性分离与吸引于一体，目的是要清楚地显露肝断面的各种管道。近来彭氏多功能手术解剖器（Peng's multifunctional operative dissector，PMOD）是集刮碎、钝切、吸除、电凝功能于一体的简单方便手术器件，操作方法为：首先用其电凝之功能在肝脏的要切除线上电凝切入肝实质 5mm 深，然后用其刮碎的功能开始刮拨柔软的肝组织，刮拨方向和切线方向平行，遇到肉眼可见的管道时，改变刮拨肝组织的方向，使其与所遇到的管道平行，以便显露所见管道的一段行程，一边刮拨肝组织一边将破碎的肝组织和渗血吸引走，对肉眼可见的渗血点电灼止血。在刮拨肝组织的过程中，对显露出来的管道，细者电灼，粗者结扎切断。如此反复进行直至达到所需部位。

李朝龙自行设计的“U 形针”和“微型电动肝组织刷”可在确定肝脏切除线后，先用 U 形针缝扎肝实质，然后用肝刷沿切线刷吸肝组织，因肝刷的刷毛较软，对肝实质内的管道无损害，可在肝脏切除面清晰地显露出血管和胆管然后给以结扎、切断。

四、氩气刀

氩气刀是一种氩气凝血器，机器的特性是可提供一种单极电凝，和可控的手笔形喷头，它利用一束电离的氩气流作为媒介，对细胞组织表面进行高频能量传导。在使用时有两种功能：①清洁创面：当喷头距离创面大于 1cm 时，一束柔和的常温氩气气流喷出，可以吹去创面上的积血，使出血创面的出血点暴露在视野下；②快速凝血：当喷头距离创面小于 1cm 时，此时高频能量激发，通过氩气作为媒介，直接喷射到出血部位进行凝血。切割的组织在凝血过程中没有炭化现象，氩气刀对组织细胞进行干化和热电凝时，对组织的渗透远较普通电刀为浅，但在组织表面形成的焦痂却不易脱落，可避免再出血。氩气是一种惰性气体，可有效的减少组织周围氧和氮的消耗，炭化作用弱，使用时无烟无气味。氩气刀可用于所有手术，但对肝脏切除时肝断面的处理尤为有用，因肝脏断面的焦痂术后不久即形成了由肉芽组织、胶原组织及成纤维细胞组成的成熟的瘢痕。使用氩气刀切断肝脏的具体操作，无特殊的要求，基本和电刀一样，主要的技术关键是氩气刀头部和切割组织的距离要随时调整。氩气刀不能使较粗的血管止血，对肝脏断面的所有较粗管道都必须一一结扎。一般来讲氩气刀仅是对肝脏断面的渗血有较好的效果，用氩气刀处理肝脏断面后可以不用再对断面复盖其它的组织和凝血物品。

五、无特殊器械时肝脏实质离断方法

没有更好的手术器械时，手折法和钳折法仍是常用的方法。但目前我们运用较多的是改进后的钳折离断法，即在预切除的肝脏表面先用电刀切开肝脏的被膜和1cm深以内的肝实质，此时不会遇到大的血管，用电刀完全可以达到止血目的。然后用神经剥离子或手术刀的刀柄轻轻地剥离肝实质组织，将剥离下来的细碎肝组织用吸引器吸除，在剥离过程中如遇小的管状结构可用电刀烧灼，如遇大的管状结构，一定不要盲目钳夹，而要继续解剖直到看清

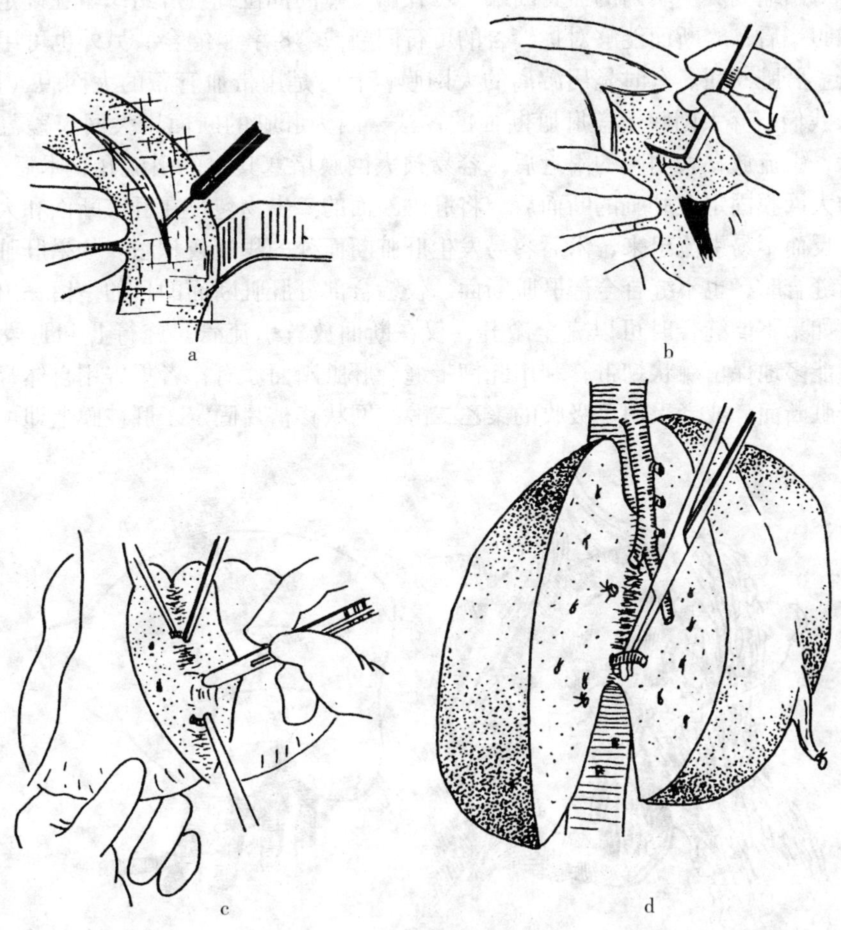

图3-4-1　改良钳折离断法

a. 用电刀切开肝脏浅层实质　b. 用剥离子剥离肝实质

c. 用刀柄剥离肝实质　d. 结扎肝实质内血管后再切断

整个管腔的周径及其分支后再用弯度较大的止血钳或直角止血钳从管壁周边轻轻向其深方分离，从管壁的后方通过，并到达对侧，然后套过一根结扎线，先结扎保留部分的断端，这样可避免保留段的血管回缩到肝实质内，然后再钳夹、切除、结扎。对保留的血管断端，两次结扎或缝扎是十分安全可靠的方法。此法的关键：①不用血管钳和手指分离肝实质，避免将较细的血管离断，引起肝脏断面渗血不止；②对没有完全解剖清楚周径及分支的血管不直接钳夹，因仅看见部分血管壁就直接钳夹可能会造成钳夹不完全或撕裂，或出现一根血管多次反复钳夹的现象。因此，如能对肝脏断面仔细解剖，不会引起大出血（图3－4－1）。

六、肝脏断面的处理

肝实质完全离断，移去切除的肝脏后，保留的肝脏有一断面，对此断面一定要妥善处理，以防术后发生胆瘘、出血或感染等并发症。处理肝创面时，首先用一干净的湿纱布贴附在肝脏的断面，并将肝脏放回原位，松解所有的阻断，数分钟后拿去纱布，检查有无出血和胆瘘，如有应给以仔细的电灼、结扎或缝合。缝合可用“U”形、“8”字形、或者连续锁扣的方法。对回缩到肝实质内的血管断端，可在出血点的部位缝合肝组织。在确定肝脏断面没有出血和胆瘘后，对断面能够对拢缝合的可行间断或“8字”缝合。另外也可用大网膜和镰状韧带覆盖肝脏断面。有时是用游离的大网膜，有时是用带血管蒂的大网膜（图3－4－2）。但近来我们摒弃大网膜覆盖肝脏断面的作法，因为肝脏的断面用大网膜覆盖后仍然要放置引流管，引流放在大网膜的附近后，容易被大网膜堵塞其上的引流孔，术后引流不畅；另外游离的大网膜固定在肝脏的断面后，将肝脏断面的渗出物包裹在肝脏断面和大网膜之间的空隙内，反而不易引流出来，术后容易发生肝脏断面处的积液或积脓。如果肝脏的断面能够对缘间断缝合时，也不缝合全部肝脏断面，仅缝合部分肝脏断面的目的是留一出口，以利术后引流；如果不能缝合时可以完全敞开，仅在断面放置引流管。施行Ⅱ和Ⅲ段肝切除术时，可尽可能多地保留镰状韧带，利用此韧带缝合肝脏断面。有作者报告用自体肾前筋膜瓣翻转覆盖肝脏断面，或者采用可吸收的聚乙二醇酸网状移植片固定于肝被膜上即可达到肝创

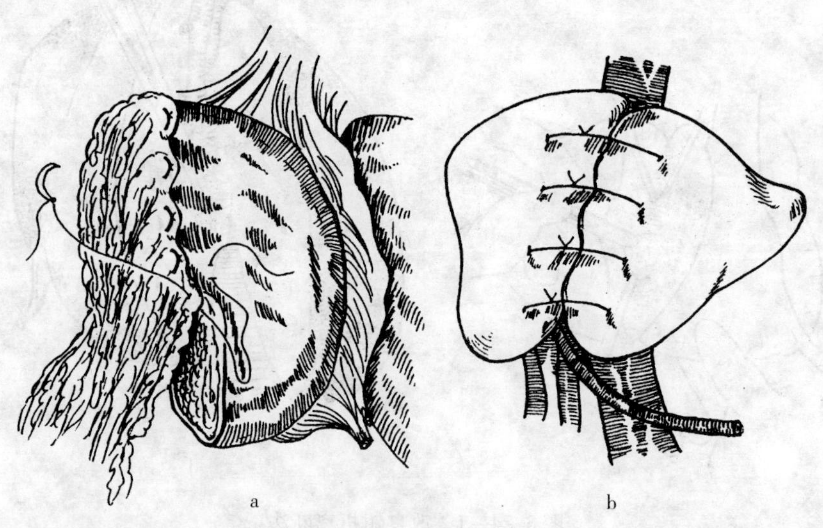

a　　　　b

图3－4－2　肝脏切除后断面处理

a. 大网膜包裹　b. 肝脏离断面缝合

面止血的目的。由于网状移植片的包裹和其单向轻微收缩作用可以使肝脏的创面缩小一些，加之网状移植片的压迫作用可以达到创面的止血作用（图3-4-3）。

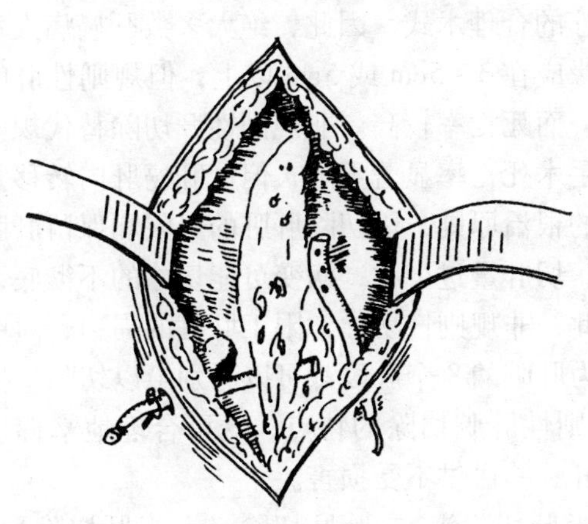

图3-4-3 肝脏断面缝扎后不用大网膜包裹，仅在断面放置引流管

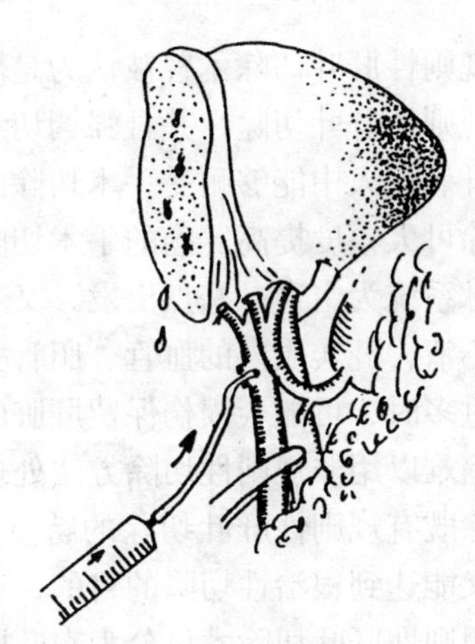

图3-4-4 经胆囊管插管注入美蓝或生理盐水检查肝脏断面有无渗漏现象

近来各种新的止血物品在处理肝脏断面可以适当应用，如在肝脏的断面喷撒TZ胶、凝血酶、纤维蛋白胶等，或者在肝脏的断面填塞凝胶海绵、止血纱布等。纤维蛋白粘合剂（fibrin sealant，FS）是一种生物制剂，其主要成分为：人体纤维蛋白、凝血因子（凝血酶、Ca^{2+}、第Ⅷ因子）与抗溶素（常为抑肽酶）。FS与其他的人工合成的粘合剂相比有以下的优点：不仅具有止血作用，并能减轻因创伤所致的炎性反应、减轻术后残肝断面的坏死、加速肝脏的再生过程。

七、胆管的处理方法

肝叶切除术时要不要在胆总管内放置T管引流，目前的认识并不统一，有学者提出肝切除术后，由于胆管在手术中受到刺激，内膜充血水肿，胆汁排泻不畅，建议右半肝切除时常规T管胆总管引流，此法对排泄胆汁，降低胆管压力，减少肝断面的渗出和减轻肝脏的负担都是有利的。另有学者提出胆总管T管引流的适应证是：①肝总管或左右肝管解剖困难时切开胆总管探查后放T管引流；②手术中肝脏断面有胆漏，但是寻找不到胆管的断端，切开胆总管，注射美蓝找到胆管的断端缝扎后，胆总管行T管引流；③肝外胆管有梗阻时放置T管引流。术者可根据术中的具体情况、自己的经验作出选择。一般来讲应该是能不做胆总管切开时，尽量不切开，减少术后的并发症。为了检查肝脏断面是否有胆管没有结扎，简单的方法是将手术野冲洗干净后，用洁白的无菌纱布覆盖在肝脏断面，然后挤压肝实质，如果纱布上有胆汁印迹，可以考虑有未处理的胆管。也可以在胆囊切除后从胆囊管插入一导管至胆总管，然后注入美蓝，检查肝脏切面有无胆瘘，然后将胆囊管牢靠结扎（图3-4-4）。

（侯宽永）

第五节 不同类型的肝脏切除术

规则性肝叶切除术曾被认为是肝癌手术治疗的合理术式，因此，绝大多数肝癌病人均接受了规则性肝叶切除，并且强调切缘距肿瘤边缘应在3~5cm或5cm以上，但规则性肝叶切除在肝癌病人中能够耐受手术切除的比率较低，而死亡率较高。非规则性肝切除替代规则性肝切除可大幅度提高肝癌的手术切除率，并使手术死亡率显著下降，但从肝癌肝内转移是以门静脉系统为主这一基点出发，又不符合肝癌的根治原则，因切除肝脏的界限和保留肝脏的界限不清，肝实质内的血管、胆管关系不明确，切肝量过少时，病变可能切除的不彻底，切肝量过多时，可能会损伤保留肝脏的血供，因此，非规则性切除常限于肝脏的周边，对中央型肝癌难以用非规则性切除方法处理。目前认为肝脏的8个肝段都可以分别给以切除，按肝段切除既有规则性肝叶切除的特点，又有非规则性肝脏切除的特点，既可合理地掌握切肝量，又能达到根治性切除的目的，还可使保留肝脏的血供不受损害。

规则性肝叶切除术可分为右叶肝切除（右半肝切除），左叶肝切除（左半肝切除），右三叶肝切除，左三叶肝切除，肝中叶切除（Ⅳ段肝切除），左肝外叶切除（Ⅱ，Ⅲ段切除）尾叶切除（Ⅰ段肝切除）。肝段切除术可分为：①单一肝段切除：指切除的范围仅局限于某一肝段，如第Ⅵ肝段切除（右肝后叶下段切除），第Ⅲ肝段切除（左肝外叶下段切除）；②次肝段切除：指肝脏切除范围不到一个肝段，仅切除部分有病肝脏而不影响其余肝脏的血循环。如Ⅳb段肝切除（方叶肝切除）、肝脏周边楔形切除；③超肝段切除：切除的肝脏超过1个肝段而又不到两个肝段的切除术；④多肝段切除：几个肝段同时切除，但被切除的肝段之间不相邻近，如：Ⅱ+Ⅲ+Ⅵ肝段的切除；⑤联合肝段切除：指几个相互连接的相邻肝段一起整块切除，如肝段Ⅳb+Ⅴ+Ⅵ段的横行肝切除术。

肝段切除是按照Couinaud的分段解剖为基础而施行的，但由于肝段在肝脏的表面无明显的解剖标志，以及肝硬化、肿瘤挤压和侵润等又常使门静脉和肝静脉在肝内的正常分布和走行发生改变，因此有时难以进行精确的符合解剖的肝段切除术。为解决这一难题，可在B超引导下穿刺要切除肝段的门静脉，注射美蓝或靛卡红（20mg/10ml·每个肝段），注射时压力不可过大，防止染料扩散影响肝段染色的准确性，注射染料后待整个肝段染色显示出来，即可看清肝段间的分界，用电刀电灼肝脏表面的肝段分界的边缘作为切除肝脏的界限。如在肝脏切除前已经做过肝动脉和门静脉的超选择性栓塞，肝段已无通畅的血管可作注入染料的途径，用以上的方法不能显示要切除的肝段，可改用显示其邻近的肝段，B超引导下穿刺与要切除肝段邻近的肝段的门静脉属支，穿刺点应在门静脉属支起点远端1~2cm处，染色和非染色的界限即为切除线，用电灼的方法勾化于肝脏表面，有两个相邻肝段时应重复穿刺一次，这样即可精确的进行肝段切除。

目前，肝脏切除手术已经基本摒弃了过去的胸腹联合切口，因胸腹联合切口术后胸部并发症的发生率较高。手术时病人的体位选择一般是根据病变的部位，如病变近第一肝门部，手术时病人常采用平卧位，如病变位于右肝后外侧部分，可使病人向左倾斜30度，以利于暴露第三肝门。不论平卧位或左侧卧位，都需要以第十二胸椎为中心垫10cm高的横枕，以利显露第二肝门。手术切口以双侧肋缘下切口，即“人字”型切口为基础。而左肝切除术时以左肋缘下切口为主，右肝切除时以右肋缘下切口为主，在行右肝手术时，如果用肋缘下切口显露肝脏有困难，必要时可把切口向头侧延长至第十二肋，成“J字”型切口。肋缘下切口一般情况下均可满足手术要求，如仍然不能满足手术要求，可将肋弓切断，或切除部分肋软骨。但注意在剥离骨膜时，避免损伤胸膜，如胸膜损伤可用一导尿管经破口插入胸腔，进行负压抽吸，随即缝合修补破损胸膜。切口切好后可用固定于手术床边缘的悬吊式拉勾将切口上部的胸壁拉起，使手术野的暴露更加充分（图3－5－1）。

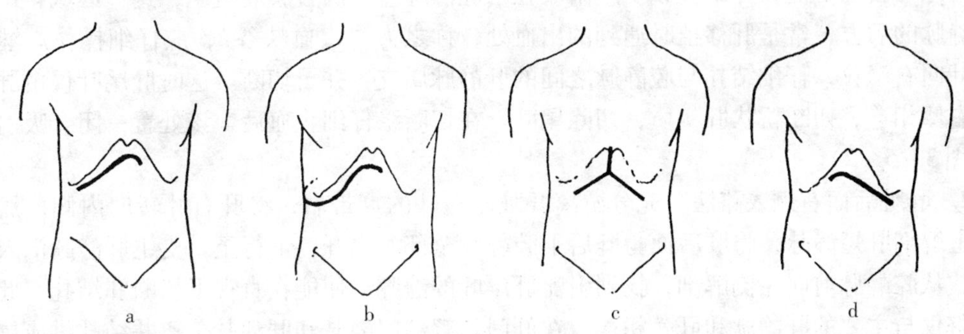

图3－5－1　手术切口

开腹后检查有无腹腔积液，抽吸腹腔积液，观察腹腔积液的颜色并计量，送腹腔积液常规检查。然后观察肝脏的表面是否有结节样改变，肝脏是否有淤胆变化，并用手轻轻触摸肝脏的表面，探查整个肝脏的大小、萎缩的程度，肝脏有无转位，有无粘连，肝脏病变的位置、大小、范围以及和周围组织的关系，然后探查第一肝门，肝十二指肠韧带，腹腔动脉周围，肠系膜上动脉周围，腹腔及盆腔的壁层和脏层腹膜。术中也可以利用B超直接探查肝脏，尤其是对于中心型小肝癌，仅靠术者用手触摸难以定位，术中B超检查可以更准确地显示肿瘤的位置以及肿瘤和肝内的门静脉、肝动脉、肝静脉的关系，根据探查结果决定肝脏切除的范围或术式。

根据要切除的肝叶、段的部位，首先游离相应的肝周韧带，游离肝韧带时注意：①结扎或缝扎肝韧带的残留断端，以防韧带内的血管出血或渗血；②牵拉肝韧带时要轻柔，以免撕裂肝实质；③仔细解剖肝脏和周围的粘连，避免损伤周围器官和肝脏，在肿瘤和周围粘连时，如将肿瘤撕破可引起难以控制的大出血；④分离右肝后缘时注意肾上腺静脉；⑤分离肝脏和膈面的粘连时对膈上的创面也要用缝扎或电凝的方法给以妥善处理，膈肌的血循环很丰富，如创面大而止血不彻底可引起大出血；⑥游离肝上的裸区时要注意避免损伤膈血管，肝上下腔静脉在肝膈之间较短，约2cm，注意不要撕裂和损伤。肝脏切除术时要求对需切除的肝脏做到充分的游离，以便术者能够把要切除的部分控制在手术者的手中。肝脏游离后根据术者的经验和设备条件，及切除肝脏的要求进行肝脏血供的控制及断面的处理，然后即可进行已选定肝脏的切除操作。下面分别介绍主要类型的肝脏切除术的术式。

一、第Ⅰ肝段切除术

第Ⅰ肝段深藏于门静脉与腔静脉之间，显露十分困难，手术方法迄今未能定型，主要问题是入路。根据肿瘤大小、位置不同可采用左、右侧入路或肝段联合切除三种途径切除第Ⅰ

肝段。肿瘤位置在门静脉分支处左侧，前界为肝门和第Ⅳ肝段，选用小网膜入路即左侧入路。肿瘤在肝段尾状突，即在门静脉右干与下腔静脉之间，右缘与第Ⅵ肝段相邻，右侧入路。肿瘤侵犯下腔静脉或相邻肝段者，联合切除左或右半肝，方可切除第Ⅰ肝段。

1. 肝脏前面的左侧入路法　先切开肝圆韧带、镰状韧带、左冠状韧带、左三角韧带及肝胃韧带，暴露肝尾叶，注意保留副肝左动脉，向下或向右侧牵开肝十二指肠韧带结构以显露肝下下腔静脉。用电刀切开下腔静脉表面的腹膜后组织，暴露下腔静脉的前侧。在这一平面，将尾叶转向右侧，并结扎或切断附着在下腔静脉左侧的腹膜后组织，这一区域，位于肝后腔静脉的后方，常是肝移植时遇到的出血处，称之为“出血峡谷”，应仔细操作。继续将肝尾叶向右牵拉，仔细结扎与腔静脉之间的肝静脉属支，并予切断。这时肝尾叶仅由肝实质桥与右侧相连，切断桥状肝实质，切除尾叶。在切断缘仔细止血后，该处置一闭合吸引管引流（图3－5－2）。

2. 肝脏后面右侧入路法　充分游离肝脏左右叶的韧带后，将肝右叶转向内侧，然后自下而上解剖肝短静脉，将肝后面与肝后下腔静脉全部游离开，上行至3支主肝静脉汇入腔静脉处，从腔静脉前向左侧解剖，找到引流肝尾叶的静脉，使能在直视下切断和结扎。此时整个肝脏仅与主要的肝静脉和肝蒂相连。在肝门处解剖门静脉和肝动脉分离并结扎供应尾叶的分支。然后在阻断肝门的 Pringle 操作下从肝后面切除尾叶。切除尾叶后肝脏左右叶之间仅有1cm 宽的桥形肝实质连接。在肝尾叶切除后的断面处可以清晰地看到左、中、右肝静脉。

3. 联合肝段的尾状叶切除术　如果尾状叶的病变侵犯了肝后下腔静脉或与尾状叶相邻的肝段（Ⅳ、Ⅲ、Ⅵ、Ⅷ肝段），可从肝脏的前面入路，先游离、解剖和切除受累的肝段，然后再切除尾状叶。必要时可先行左半肝或右半肝切除，然后切除尾状叶。在肝尾叶肿物难以切除时也可以利用半离体肝切除和离体肝切除术的方法，切除肿物后再将肝脏植入原位。

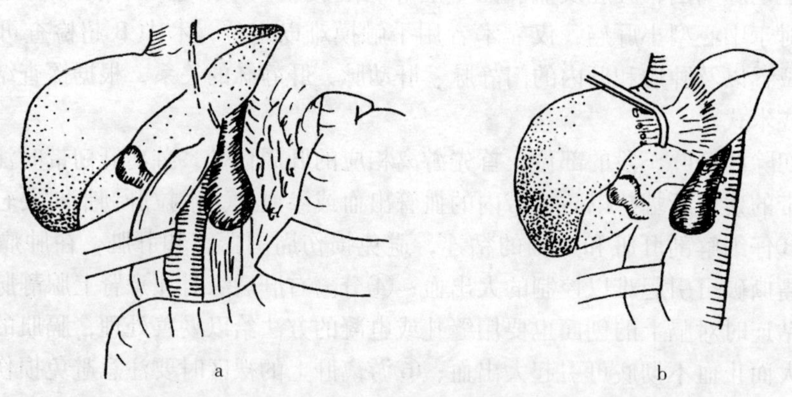

图3－5－2　第Ⅰ肝段切除左侧入路示意图

二、第Ⅳ肝段切除术

第Ⅳ肝段，即通称所称的左肝内叶，或肝中叶，其左侧以镰状韧带为界，其右侧以肝正中裂为界，前缘为肝脏的前缘，后缘为第一肝门的横裂。第Ⅳ肝段的下部可称为Ⅳb 段，即通称的方叶，第Ⅳ肝段的上部可称为Ⅳa。第Ⅳ肝段切除时，通常先切断肝圆韧带，然后切断镰状韧带一直达第二肝门处，必要时可将左、右冠状韧带和三角韧带切断，游离肝脏向下牵引，这样可以充分显露第Ⅳ肝段。

1. 第Ⅳb 段即肝方叶切除术　此术式常用于方叶的肿瘤或显示第一肝门区上方的解剖结构。右肋缘下切口，或上腹肋缘下屋顶形切口，探查后，先钳夹切断肝肝圆韧带，然后断扎镰状韧带，将近肝端的肝圆韧带向下牵引，如肝脏下移有困难时，可将左右冠状韧带和三角韧带都切断。游离肝脏并阻断肝脏血供后，在镰状韧带的右缘用电刀切开肝膈面被膜及1cm 以内的肝实质，所遇到的段间小管道予以结扎切断；再将肝圆韧带向上提起，离断肝圆韧带下方第Ⅲ、Ⅳ肝段间的桥状肝组织，并沿肝圆韧带的右缘向纵深解剖，此时可遇到来源于左肝动脉的 2 ~3 个小分支和来自门静脉左支角部或矢状部的 3 ~4 根小分支，均给予离断结扎。在肝圆韧带的末段深部为纤维组织，此处有两根细小的肝胆管，给予切断结扎。在少数情况下可发现来源于肝固有动脉或肝左、肝右动脉的肝中动脉进入肝方叶，此动脉如发现应给以结扎切断。当肝方叶的左侧处理完毕后，开始解剖正中裂，即方叶的右缘。为了解剖方便，可先行胆囊切除术，自胆囊窝顶部的中点向肝上下腔静脉的左前缘作一连线即正中裂，沿此连线偏左侧约 0.5 ~1.0cm 处切开肝脏面被膜和实质，在此裂中没有门静脉，唯一重要的是肝中静脉，此裂隙偏左处主要是肝中静脉向方叶的几根分支，边解剖肝实质，边分离肝中静脉的分支予以结扎切断。注意不要损伤肝中静脉的主干。对肝方叶的下缘即第一肝门横裂的前侧的解剖，应首先切开此处的腹膜，用手指钝性分离肝方叶与肝管和门静脉左右支，当可看清左、右肝蒂时，可在门裂的前方填放一块纱布，然后转向方叶的前侧在肝膈面的表面横形切开肝被膜，将左右两个切开的裂隙连接，由浅至深的解剖肝实质，并结扎肝中静脉向方叶的分支,接近肝门横裂处时要注意保护左右肝蒂,直至肝方叶切除(图3 -5 -3)。

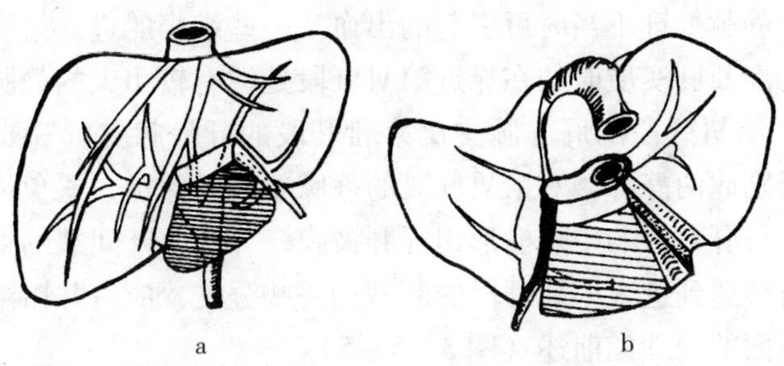

图 3 -5 -3　第Ⅳb 段切除示意图

2. 第Ⅳ肝段切除　此术式的操作步骤和肝方叶的切除大致相同，但切除范围扩大，两个肝裂的切缘向上延展到肝上下腔静脉的左缘，汇合后形状如⌒。第Ⅳ肝段完全切除后，肝中静脉的主干可以裸露，肝中静脉的左侧分支均被一一结扎切断。如肝中静脉和肿瘤粘连紧密，难以分离，或肝中静脉的主干穿过第Ⅳ肝段的上部的实质，可以在肝中静脉的根部结扎切断肝中静脉，一般不会影响第Ⅴ、Ⅷ肝段的静脉回流。第Ⅳ肝段的后方紧靠尾叶，此两个肝段间一般无明显的界限，分离时要小心，所有管道结构的组织都应该给以结扎切断。第Ⅳ肝段完全切除后，肝脏几乎被分为左右两部分，可将左右两个切缘缝合，肝下放置引流管(图 3 -5 -4)。

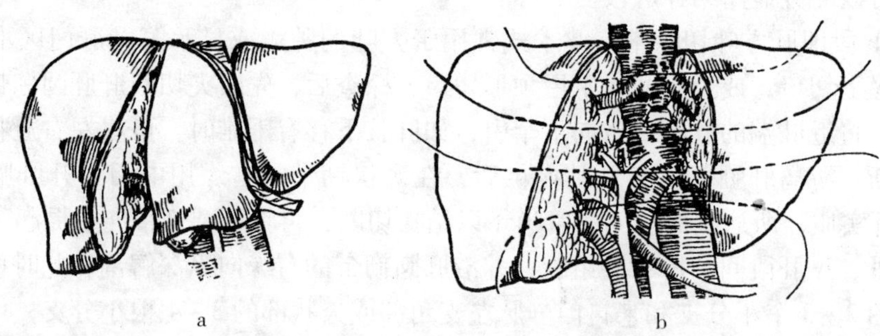

图3－5－4 第Ⅳ肝段切除示意图

三、第Ⅶ肝段切除术

肝脏第Ⅶ肝段即右后叶的上段。其左界为右叶间裂，下界为右段间裂，右界和上界为肝脏的膈面。切除第Ⅶ肝段时，首先游离右冠状韧带、右三角韧带、肝结肠韧带和肝肾韧带，并充分游离肝脏的裸区，使右半肝完全游离，此时才可充分显露第Ⅶ肝段。第Ⅶ肝段的切除常需阻断入肝血流。切肝的操作步骤：①术者将左手伸入到第Ⅶ肝段的后方，用手托起肝脏并向左推拉，拇指放在第Ⅶ肝段的前方，以便控制出血。术者的左手放入有困难时，可用纱垫将肝脏托起；②自肝上下腔静脉右缘沿右叶间裂向下切开肝被膜，轻轻离断肝实质，如有出血可用左手暂时控制或缝扎，逐步显露肝右静脉主干后可见其右侧壁有一支较粗的分支进入第Ⅶ肝段，此即肝右静脉的第Ⅶ肝段分支，将其结扎后切断，此步骤是第Ⅶ肝段切除的关键，主要危险在于肝静脉处理不当时可引起的出血。一些细小的进入第Ⅶ肝段的血管分支也应一一结扎切断；③离断肝实质时如在靠近第Ⅵ肝段处遇有较粗大的静脉支，可能是引流第Ⅵ肝段的肝静脉支。第Ⅵ肝段的肝静脉支比第Ⅶ肝段的肝静脉支位置要低，先从上往下解剖，一般比较容易区别此两静脉。对第Ⅵ肝段的静脉要给以保护，避免损伤或撕裂；④当肝右叶间裂隙解剖后，自肝右缘的中点横形切开肝被膜，并与右叶间裂的切口汇合，然后向深部离断肝实质，此时会遇到进入第Ⅶ肝段的肝蒂和一些分支，应一并钳结扎切断，直至切除整个第Ⅶ肝段。肝断面的处理如前述（图3－5－5）。

四、第Ⅷ肝段切除术

第Ⅷ肝段即右肝前叶上段，此肝段的左侧为肝中静脉，右侧为肝右静脉，深方为肝段下腔静脉的右侧壁，手术时一定要注意保护此三根静脉。手术步骤如下：①切断肝圆韧带后离断镰状韧带直至第二肝门，并离断右侧冠状韧带、三角韧带、肝结肠韧带、肝肾韧带、分离裸区，使右半肝完全游离，这样的游离虽然比较广泛，但有利于充分显露第Ⅷ肝段和切除时控制出血。肝脏游离后主刀者左手插入右肝后方将右肝向下向前托起，或用大块纱布垫将右肝后方垫起，使第Ⅷ肝段显露满意；②自第二肝门处起始沿正中裂切开肝被膜，止于相当于肝右缘的中点水平，轻轻离断肝实质，显露肝中静脉的主干及其分支，并于肝中静脉主干近第二肝门处找出进入第Ⅷ肝段的第一较大的分支，将其结扎切断；③在近第二肝门处沿肝脏的右叶间裂切开肝被膜，离断肝实质，显露出肝右静脉，于肝右静脉的左侧壁显露出第二分支，即进入第Ⅷ肝段的分支，将其结扎切断；④在两个肝裂的纵行切开的中间，横行切开肝被膜，并连接两纵行切线，沿横行切线离断肝实质，遇到较粗大的上行管状结构即为第Ⅷ肝段的肝蒂，应结扎切断；⑤在结扎切断两支肝静脉和肝蒂后，仅有少量的肝组织在肝段下腔静脉的右侧壁处形成第Ⅷ肝段的基底部，第Ⅷ肝段的形状似一锥状体，应轻轻用手提起其下部，在肝段下腔静脉的前方离断其基底，此时一定注意不要损伤肝段下腔静脉。第Ⅷ肝段切除的关键步骤在于游离与肝中静脉、肝右静脉和肝段下腔静脉，此时如有出血都很严重，因此要特别注意（图3－5－6）。

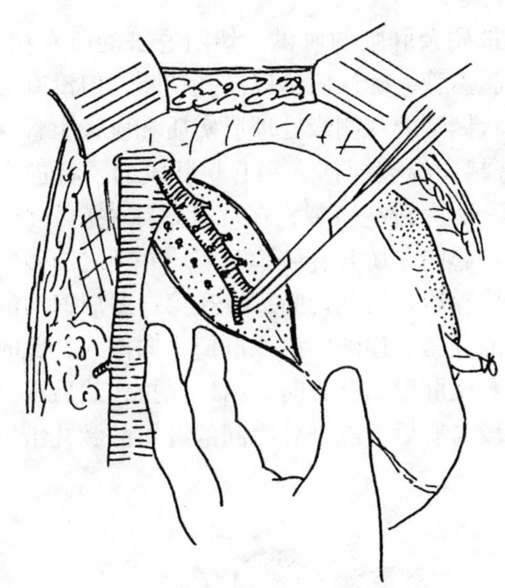

图3－5－5　第Ⅶ肝段切除时的右肝静脉处理

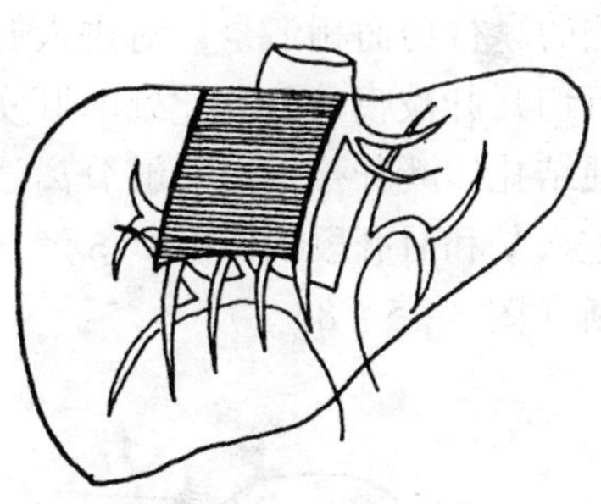

图3－5－6　第Ⅷ肝段切除范围

五、第Ⅶ＋Ⅷ肝段切除术

肝脏的右叶如果分为上下两部分时，前后叶的上半部分加在一起即为第Ⅶ＋Ⅷ肝段，此两肝段的联合切除困难步骤是肝右静脉的结扎切断及肝中静脉的保护。术前及术中B超扫描对确定此两静脉的位置极为重要。同时要了解是否有肝右后下静脉，大约20%～24%的人有此静脉，此静脉主要是引流右半肝下部的血流即第Ⅵ肝段的静脉和部分第Ⅴ肝段的血流，直接进入下腔静脉。有肝右后下静脉者，结扎肝右静脉后不会影响Ⅴ、Ⅵ肝段的回流障碍。

手术步骤：①先切断肝圆韧带、镰状韧带、右冠状韧带、右三角韧带、肝结肠韧带、肝肾韧带，分离肝裸区，充分游离右肝；②在肝上下腔静脉的右缘切开肝被膜，分离肝实质，显露肝右静脉的主干，沿其主干分离一周，分离过程中结扎切断进入第Ⅶ和Ⅷ肝段的分支，当肝右静脉的主干完全分离好后，在距下腔静脉壁约1.0cm处结扎切断；③在第二肝门处，沿正中裂的右侧

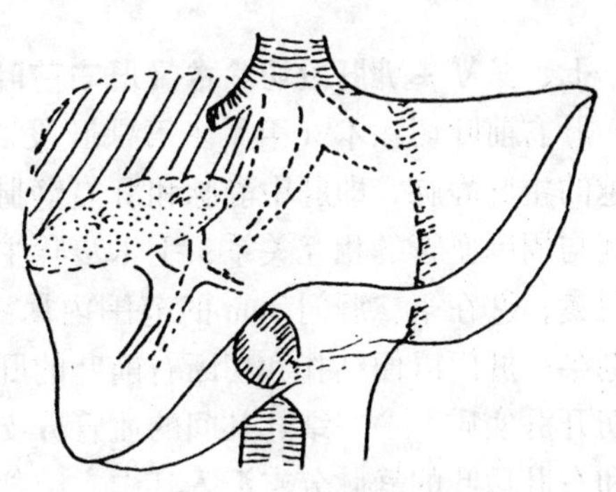

图3－5－7　第Ⅶ＋Ⅷ肝段切除范围

切开肝被膜，分离肝实质，解剖肝中静脉的主干，然后沿肝中静脉的右侧壁分离并注意寻找进入第Ⅷ肝段的静脉分支给以结扎切断；④在肝脏右侧膈面缘的中点，向右横行切开肝被膜并分离肝实质，对进入第Ⅶ和第Ⅷ肝段的三管结构逐一给以结扎切断；⑤在肝脏的横切面要和正中裂切面汇合时，要注意肝后下腔静脉，在正中裂的切面快要接近肝后下腔静脉时要注意有无肝短静脉。如有肝短静脉要给以一一结扎切断，然后才能将右肝的两个上段联合切除（图3－5－7）。

六、第Ⅵ＋Ⅴ＋Ⅳb肝段切除术（肝脏横型切除术）

此3个肝段的联合切除困难之处主要在于保护剩余肝脏的血供。切断肝脏的所有韧带，游离肝脏后，手术步骤如下：①游离胆囊动脉和胆囊管，确认后给以结扎切断，但没有必要从胆囊床上将胆囊剥离下来；②在肝圆韧带和镰状韧带的右侧缘处理肝实质和血管胆管，在脐沟内，肝内血管、胆管的分支是从第Ⅲ肝段跨越左纵裂而回入第Ⅳb肝段的。将进入第Ⅳb肝段的血管、胆管予以结扎切断，在剖面的深处达到左横裂，在此处显露左门静脉带，方法如第Ⅳ肝段切除；③自肝脏的膈面右侧缘中点起向左切开肝被膜和实质并使之与镰状韧带右侧的纵行切面相汇合，对进入此3个肝段的静脉给以结扎切断；④在第一肝门横沟的上缘横行切开肝被膜，分离此处的肝实质和左右肝的肝蒂，逐渐向第二肝门方向深入，此时不要随便结扎切断肝蒂，当能够分离清楚进入第Ⅶ和Ⅷ肝段的肝蒂时，给以保护，然后再结扎切断进入Ⅴ和Ⅵ肝段的肝蒂；⑤解剖分离第Ⅵ肝段与肝后下腔静脉之间的肝短静脉并给以结扎切断（图3－5－8）。

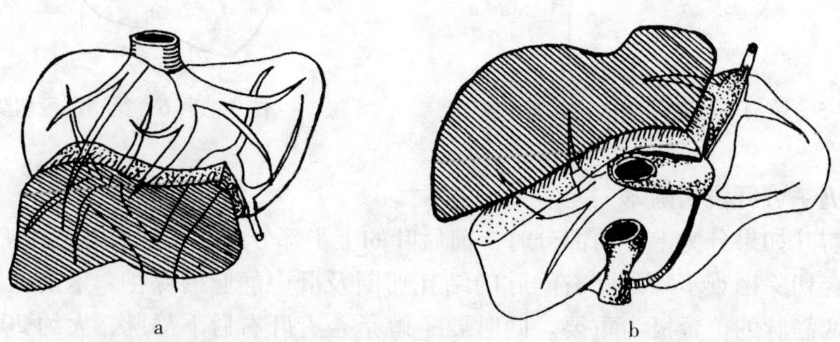

图3－5－8　第Ⅵ＋Ⅴ＋Ⅳb肝段切除术（肝脏横型切除术）

七、第Ⅴ＋Ⅷ肝段切除术（肝右前叶切除术）

肝右前叶切除术（第Ⅴ＋第Ⅷ肝段切除术）的困难是因为两个切除平面必须避开两条穿越的主肝静脉，即肝中静脉和肝右静脉，因此术中可用B超扫描定位并估计肿瘤的范围及其与周围血管的相互关系；手术步骤主要包括：①游离、切断右肝周围的韧带，必要时切除胆囊；②在第二肝门2cm的范围内暴露肝右、肝中静脉近段，以确保能够控制出血；③解剖第一肝门以便结扎和切断右前叶的肝蒂，可将后段的肝蒂用牵带牵引，以便阻断血供；④切开肝实质，一一结扎其间的血管分支，但注意保留肝中和肝右静脉的主干，因有第Ⅳ肝段和右肝后叶的静脉分支汇入其中，结扎主干后要影响保留肝段的静脉回流（图3－5－9）。

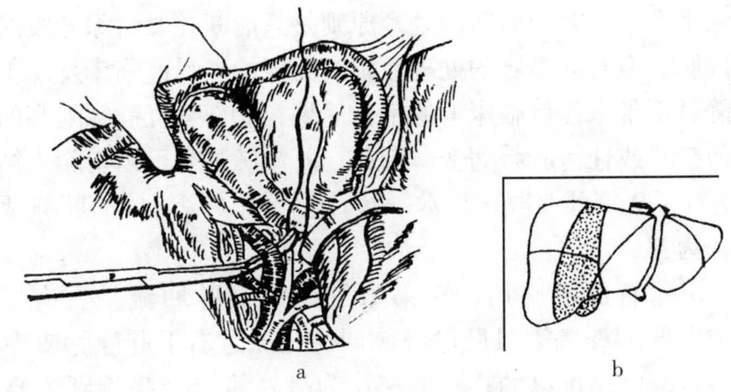

图 3-5-9　第Ⅴ+Ⅷ肝段切除术（肝右前叶切除术）

八、左三叶切除术

左三叶切除，也称扩大的左半肝切除，切除范围是将肝左叶和右前叶予以整块切除，该术式的技术要求甚高，主要难点在于术中难以确定右肝前后叶间的平面，因右叶间裂没有明显的解剖标志，若手术偏离此肝裂平面可造成欲保留的右肝后叶的门蒂或肝静脉受损，正确的切肝平面是在右肝静脉的主干和右门静脉主干的前面，保护此两静脉以免损伤。为了能正确的辨认切除平面，可预先在肝门处解剖右门静脉分支的前侧支，使第Ⅴ、Ⅷ肝段缺血、变色，显露出右肝前后叶的分界线。因手术危险性较大，其适应证仅为病变紧邻肝左静脉、肝中静脉和肝后下腔静脉间，或病变位于左肝但超过正中裂累及右肝前叶，但病变比较局限，肝硬化不明显。

具体手术方法：①手术中可先用 B 超探查病灶和肝内主要管道间的关系，显示肝内的解剖结构，评价切除的可能性；②游离全肝，显露肝上和肝下下腔静脉，肝十二指肠韧带，做好采用全肝血流阻断的准备；③解剖第一肝门，结扎切断左侧的肝动脉、肝管及门静脉；④在第一肝门横裂的右侧向肝实质内解剖，结扎和切断右前叶的肝蒂，并将后叶的肝蒂用牵带牵引，以便保留其血供；⑤解剖第二肝门，于肝实质内显露左、中、右肝静脉，结扎切除左肝静脉和肝中静脉，保留肝右静脉；⑥将肝脏向右牵拉，切断第Ⅲ、Ⅳ肝段和尾状叶之间的联系，因其分界不明确，所以应多保留一些肝组织于尾状叶上，这样可以保护肝段下腔静脉；⑦将肝脏向左侧牵拉，切开右纵裂，切开的平面在右肝静脉和右肝后叶肝蒂的前方，保护此主要的两个肝内结构，仔细的分离右纵裂平面的肝脏实质，向左侧与尾状叶的平面汇合。

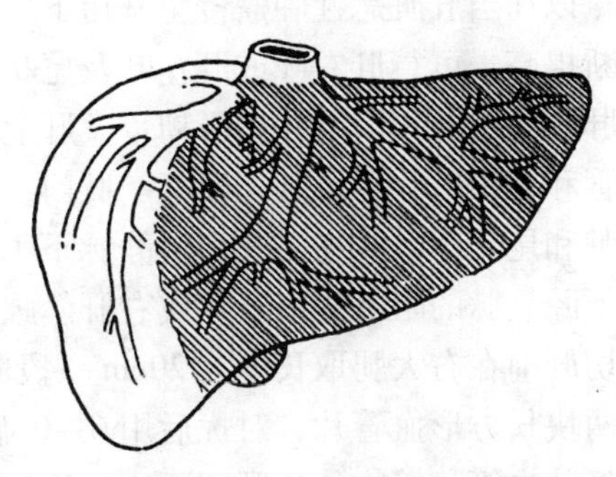

图 3-5-10　左三叶切除术切除范围

右三叶切除术与左三叶的切除相比要容易些，因左肝内叶和左肝外叶间的解剖分界比较明确。具体手术步骤在此不再累述（图 3-5-10）。

九、肝静脉的结扎或切除问题

在各种肝脏切除手术中，对门静脉的处理原则是只能断扎要切除肝段的门静脉，必须保留要保留肝段的门静脉。但对肝静脉的处理原则尚无定论。目前临床发现①在肝脏创伤病例中结扎一主要的肝静脉不带来任何临床上的不良后果；②部分肝静脉阻塞的 Budd－Chiari 综合征不发生临床任何症状或任何肝脏病变。因此，肝静脉是否可以切除或结扎是一个仍在争论的问题。Beppu 施行了 9 例肝亚段切除术，同时还切除了一主要的肝静脉，术后均未发生并发症。因此作者认为：

1. 右肝静脉　切除右肝静脉后，对第Ⅵ肝段的静脉回流是否有影响，尚有争论，Couinaud 在 100 例中发现 34% 的第Ⅵ肝段静脉回流是通过右下肝静脉或中肝静脉，如属这种类型，结扎切除右肝静脉是可以的；一般都认为另外的 66% 病例则主要是由右肝静脉回流，切除右肝静脉是有害的。但是实际上右肝静脉结扎后结扎点远侧的静脉和右后下肝静脉间可产生侧支循环。

2. 中肝静脉　结扎中肝静脉可损害第Ⅴ肝段的静脉回流。但第Ⅴ肝段的右半是由右肝静脉回流的，估计中肝静脉结扎点的远侧静脉与右肝静脉之间可发生侧支循环。此外第Ⅴ肝段靠近尾叶，尾叶是最易发生输出血流侧支循环的所在，并起代偿性增生功能。

3. 肝静脉阻塞后，血液可逆向经门静脉支流向未阻塞的肝静脉区而被引流入下腔静脉。肝静脉阻塞区组织的功能部分由此逆向门静血流补救，逐渐建立侧支循环，如无侧支循环建立，阻塞肝静脉区可能发生组织萎缩。

这些观点对手术中处理肝静脉有一定的帮助，但原则上应该是能保留时，尽全力保留，如遇难以控制的肝静脉出血时可以结扎出血的肝静脉。

十、肝后下腔静脉切除及修补

以往当肝脏恶性肿瘤侵犯肝后下腔静脉时，通常放弃手术治疗，但随着切肝手术技术的不断提高，可行肝右叶或肝左叶及尾状叶和肝后下腔静脉的整块切除。手术步骤：①首先游离肝脏并解剖出肝十二指肠韧带、肝上、下下腔静脉；②解剖并切断病侧肝动脉、门静脉、肝管和肝静脉；③分别阻断第一肝门、肝下和肝上下腔静脉，到达全肝血流阻断，切除病侧肝脏和尾状叶；④在左或右肝静脉下 1.5cm 和右肾静脉上 2.0cm 处切断下腔静脉；⑤将肝上下腔静脉的阻断钳移至左或右肝静脉以下，松开第一肝门的阻断，恢复保留肝叶的灌注；⑥切肝前在右大腿取长度为 20cm 一段股浅静脉，剪成等长的两截，并分别纵向剪开，使之成两块长方形血管片，对拢后用 6－0 血管缝合线连续缝合使成一 10cm 长、2.5cm 直径的自体静脉血管移植物；⑦肝切面止血后，将自体静脉移植物与上段下腔静脉行连续外翻的端端吻合，其下端可行外翻吻合，这样便于内膜一内膜吻合并使所需移植静脉的长度更精确。

下腔静脉阻断后出现低血压和肉眼血尿，解除阻断后很快消失。下腔静脉的修复也可采用髂静脉或其它部位的自体静脉血管，自体新鲜静脉具有不易引起血栓和抗感染能力。采用人造血管，有时可因膈下积液及异物反应而引起感染。肝脏恶性肿瘤侵犯主要肝静脉时也可行肝段及肝静脉切除，切除后如余肝的回流受到影响可行肝静脉自体血管移植物的重建和修补。

（侯宽永）

第六节 肝移植术

一、概述

1955 年 Welch 等首先施行了狗的同种异体异位肝移植，在狗的下腹部植入一个新的肝脏。1959 和 1960 年，美国的 Moore 和 Starzl 分别报道了施行狗的同种异体原位肝移植成功的实验研究结果，为临床肝移植奠定了基础。1963 年，Starzl 等在科罗拉多大学进行了世界上第一例人类原位肝移植，病人为患有先天性胆管闭锁症的 3 岁儿童。术后不久患者即死亡。1964 年美国的 Absolon 首次在临床施行了同种异体异位肝移植，随后的 4 年内全球共施行同种异体原位肝移植 12 例，同种异体异位肝移植 6 例，均未长期存活，最长仅生存 34 天，病人均死于多器官功能衰竭。1967 年 Starzl 等经过对近 4 年实验研究和临床经验的总结，成功地为一位肝癌患儿（1.5 岁）施行了原位肝移植，该例患儿术后存活 400 天，最终死于肝癌复发。同一时期英国剑桥大学的 Calne 也开始了肝移植的研究，并且报道了临床肝移植成功的病例，与 Starzl 一起成为肝脏移植事业的先驱。1969 年，美国的 Fortner 等为一例患者施行异位肝移植，术后获得 8 个月的存活，但之后因异位肝移植总体效果不如原位肝移植，一直没有得到普及。20 世纪 90 年代，辅助性肝移植重新受到人们的重视，特别是对于暴发性肝功能衰竭的病人，辅助性肝移植提供了一种避免长期使用免疫抑制剂的方法。

在 20 世纪六七十年代，由于肝移植术后存活率低，肝移植一直处于临床研究阶段，没有成为一种常规临床治疗方法而得到广泛应用。后来由于以下几个方面的重大进步，肝移植逐渐成为终末期肝病的一项常规治疗方法：①抗免疫排斥治疗的进展：1979 年，Calne 首先将环孢素应用于人类移植的免疫治疗，成为肝移植史上一个重要的里程碑。1980 年，Starzl 首先联合应用环孢素和皮质激素抑制免疫排异反应。在 1 年时间内，病人 6 个月生存率提高 1 倍，即从原来的 35% ~40% 上升至 70% ~80%。1989 年新型免疫抑制剂 FK506 应用于临床，之后又有 OKT3、雷帕霉素、白介素 -2 受体阻断剂等相继应用于临床，使肝移植后的排斥反应得到了有效、安全的治疗；②受体选择指征进一步明确：早期肝移植主要用于治疗肝脏的晚期恶性肿瘤和先天性胆管闭锁，由于肝脏恶性肿瘤病人行肝移植后常因肿瘤复发转移而死亡，效果不满意，故国际上肝移植的主要适应证已由肝脏的恶性肿瘤转为各种终末期肝硬化。同时，对终末期肝病病人行肝移植术的时机也逐渐明确，从而提高了术后生存率；③器官保存液的发展：1987 年美国 Wisconsin 大学 Belzer 创制了一种新的器官保存液，称作为 UW（university of wisconsin）液，使肝脏低温保存时间大为延长，肝脏低温保存时的损害明显减少，甚至可以使人肝脏冷保存安全时间达到 30 小时之久；④新技术和新手术方式的出现：为解决术中血流动力学紊乱，Griffith 和 Shaw 等创立的在体外泵辅助下的静脉 - 静脉转流技术，现已在全球范围内运用于成人原位肝移植。保留受体下腔静脉的背驮式原位肝移植术可以使术中血流动力学紊乱减轻。活体部分供肝移植，减体积式肝移植和劈裂式肝移植已部分解决了供肝来源困难问题；⑤麻醉技术和术中监测手段的发展：多种新型麻醉药物和有创、无创监测仪器的应用使病人能够平稳地度过手术期；⑥抗乙肝病毒的治疗：乙型肝炎患者行肝移植术后乙型肝炎的复发一直是一个非常棘手的问题，随着抗乙肝表面抗原免疫球蛋白（抗 - HBsIg）和 Lamivudine（拉米夫定）等药物的应用，肝移植术后获得理想的长期无肝炎复发存活成为可能。而 Adefovir（阿地福韦）的出现，则使乙肝病毒 YMDD 变异同样得以良好控制。

随着肝脏外科技术、移植免疫学、药物学等学科的迅猛发展，全世界迄今已施行肝移植约 10 万例，1 年生存率达 85% ~90%，许多病人可长期存活，越来越多的医学中心可以进行肝移植手术，由早期出现的三个有影响的肝移植中心（美国匹兹堡大学 Starzl 组，英国剑桥大学 Calne 组和德国汉堡大学 Pichlmayr 组）逐渐普及开来。肝移植已经成为治疗终末期肝病的惟一途径。但供肝来源匮乏成为影响肝移植深入发展的世界性难题。在欧美国家，由于供肝来源严重不足，每年只能有 1/5 ~ 1/4 的患者能获得移植的机会。为缓解供肝来源匮乏问题，移植学家进行了不懈的努力。早在 1969 年，美国的 Smith 就提出过活体肝脏移植的设想，即将成人的左外叶肝脏移植给患有先天性胆管闭锁的小儿。1989 年，巴西的 Raia 报告人类首例活体肝移植；同年，澳大利亚的 Strong 成功实施 1 例活体肝移植，患儿在 1 年后因病毒性肝炎及慢性排斥导致移植肝无功能，接受尸肝移植后长期存活。1993 年，日本的 Makuuchi 首先报道了一例成功的成人间活体肝脏移植。1994 年，日本的 Tanaka 等首先报道将成人右半肝（不包括肝中静脉）。成功移植给儿童。1996 年，香港范上达教授完成世界首例成人间扩大右半肝肝移植（包括肝中静脉）。近年来，活体肝移植已在许多国家和地区，如日本、中国香港、中国台湾等广泛开展，占移植总数的 90% 以上。截至 2002 年底，全世界共施行活体肝移植约 2000 例，其中日本约 1000 例。受体生存率与尸体肝脏移植大致相仿甚至超过尸体肝脏移植，接受成人肝左外叶移植的儿童成活率可达 95%，成人间左半肝或右半肝脏移植后受肝者存活率为 85% ~95%。

我国的肝移植亦经历了一个漫长、曲折的发展过程。1973 年武汉华中科技大学同济医院器官移植研究所率先在国内开展了犬的同种异体原位肝移植研究。1977 年上海第二医科大学附属瑞金医院开展了我国的首例肝脏移植。之后，又有多家单位陆续开展了肝移植，最长的一例存活 264 天。因为效果不佳等原因，我国的肝脏移植自 1984 年起基本处于停滞状态。20 世纪 90 年代，随着手术方式的改进、安全有效的免疫抑制药物的开发和使用以及肝移植围手术期治疗的综合进展，肝移植在全世界进入成熟时期。我国学者受世界肝移植进步的影响，自 1991 年至 1998 年掀起了肝移植的第二个高潮，共有 22 个单位施行了 72 例临床肝移植，但仅 13 例成功，效果仍不佳。自 1999 年起，我国肝移植才开始进入成熟期。全国肝移植单位逐年增多，例数逐年扩大，截至 2005 年底，全国已施行肝移植约 3000 例。全国开展早、例数多的单位有：天津第一中心医院、浙江大学第一附属医院、四川大学华西肝脏移植中心、华中科技大学同济医院器官移植研究所等。良性肝病肝移植术后 1 年和 3 年生存率分别达到 85% 和 78%。最长一例已存活 10 年。无论从肝移植例数还是生存率，都已步入世界先进行列，成为肝移植大国。然而，我们的活体肝移植与世界相比，仍处于相对落后的位置。1995 年，王学浩教授主持完成了国内首例活体肝移植。截至 2005 年，国内共完成活体肝移植约 60 例，例数较多的单位有：南京医科大学第一附属医院（33 例）、四川大学华西肝移植中心（16）例等。

二、肝移植的手术适应证

肝移植的适应证，按照原发疾病可分为肝恶性肿瘤和终末期良性肝病两类，后者以各种类型的肝硬化为主。从年龄来说，儿童的主要适应证是先天性胆管闭锁和一些先天性代谢缺陷病；成人的主要适应证是各种类型的终末期肝炎、肝硬化和原发性肝癌。在肝移植的最初阶段，肝脏恶性肿瘤如肝细胞肝癌和胆管细胞癌等，是肝移植的主要适应证之一，但术后极高的复发率导致很低的长期存活率。在西方主要肝移植中心，因恶性肿瘤接受肝移植的患者的比例越来越低；在我国，因多数肝移植中心尚处于起步阶段，可供选择的肝移植受体受到限制，而肝脏肿瘤患者的一般情况往往好于终末期肝病患者，对手术耐受性较好，围手术期并发症和死亡率低，因此肝脏原发性恶性肿瘤仍是主要的适应证之一，但比例也在逐渐减少。

（一）终末期良性肝病

1. 终末期肝硬化　是现在首要的适应证，包括原发性胆汁性肝硬化、坏死后性肝硬化自身免疫性肝硬化、特发性肝硬化和原发性硬化性胆管炎所致的肝硬化。

2. 肝炎后肝硬化　此处系指慢性活动性肝炎逐渐形成慢性肝功能衰竭者。

（1）乙型肝炎后肝硬化：对乙型肝炎后肝硬化行肝移植曾经存在争议，主要原因是在缺乏有效预防措施的前提下，肝移植后短期内乙型肝炎极易复发（可达80%以上）。目前认为乙型肝炎肝移植的复发和预后与人种有极大关系，亚洲人组较非亚洲人组的复发率高，复发时间短，死亡率也高。随着抗－HBsIg 和 Lamivudine 等药物的应用，肝移植术后已可获得理想的长期无肝炎复发存活率。

（2）丙型肝炎后肝硬化：丙型肝炎病毒（hepatitis C virus，HCV）感染较乙型肝炎病毒（hepatitis B virus，HBV）感染可能有较好的自然过程，只有15%～20%的患者在感染 HCV 后发生肝硬化。移植前抗－HCV 阳性患者行肝移植后 HCV－RNA 阳性者可达90%以上。导致肝移植后移植肝感染 HCV 病毒的原因很多，但这些患者的预后显然要比再感染 HBV 病毒的预后要好。目前尚无有效的方法预防肝移植受体移植后 HCV 病毒的再感染，应用抗病毒制剂如干扰素等进行治疗，部分病人治疗中 HCV－RNA 水平可下降，但治疗停止后往往恢复到治疗前水平。

3. 急性或亚急性肝功能衰竭　急性肝功能衰竭是指肝功能急剧衰退，在6～8周内发展到Ⅲ期或Ⅳ期肝性脑病；而亚急性肝功能衰竭是指病程在8～26周发展至不可逆损害。两种类型均无明显的慢性肝病史，可能系病毒感染、药物中毒所引起，预后非常差，以前认为不适用肝移植，1985年才将本病列为肝移植适应证，往往在急性或亚急性病程期中予以施行。

4. 先天性胆管闭锁　肝移植适用于不能作肝门－空肠吻合术（Kasai 手术）的胆管全闭锁型，也适用于曾行 Kasai 手术，但并无效果，肝功能进行性失代偿，或并发门静脉高压症者。一般在患儿1～2岁时施行移植。

5. 先天性代谢障碍性疾病　这是一组少见的幼儿疾病，包括肝豆状核变性、抗胰蛋白酶缺乏症、酪氨酸血症、血红蛋白沉积症、乳蛋白酶血症、家族性非溶血性黄疸、糖原贮积综合征、海蓝色组织细胞综合征、原卟啉血症、H 型高脂蛋白血症、长短链脂肪酰转移酶缺乏病、家族性铁贮积性疾病、血友病甲、血友病乙等。先天性代谢障碍性疾病病理过程特别，最终将引起肝硬化、肝功能不全，威胁生命。诊断明确后行肝移植多可治愈。因患者多为儿童，极适合行活体部分肝移植。

6. Budd－Chiari 综合征　肝上下腔静脉阻塞伴有进行性肝功能不全而无凝血功能障碍或骨髓增生症时，是此病肝移植的适应证。

（二）肝脏肿瘤

1. 肝脏良性肿瘤　包括肝巨大血管瘤、肝多发性腺瘤病，切除后残肝不能维持患者生存者宜行肝脏移植术。

2. 肝脏恶性肿瘤　原发性肝脏恶性肿瘤包括肝细胞癌、胆管细胞癌、胆血管内皮肉瘤、肝囊腺癌、平滑肌肉瘤、黑色素瘤等范围广泛或伴有重度肝硬化而肝外尚无转移者可施行肝移植。继发性肝脏肿瘤中，来自类癌肝转移者肝移植后效果较好。肝转移性神经内分泌癌病变广泛，疼痛剧烈或伴严重激素相关症状也可施行肝脏移植以改善生存质量和延长生存期。因早期施行的肝癌肝移植，术后肝癌复发率高，生存期短，所以人们开始采用严格的标准来选择受体，被普遍接受的是米兰标准。

三、肝移植的手术时机

（一）慢性终末期肝病

慢性肝病肝脏移植的最大困难是决定手术时机，1983 年美国国家卫生评估开发会议首次对肝脏移植的时机做了原则性概述：肝移植术应该在疾病有足够的发展病程以使患者有充分的机会通过其它方法来稳定或恢复病情，但又要使手术能成功地施行的阶段进行。一个肝硬化患者，一旦内科医生认为用保守治疗已无生存希望，即是外科医生下决心做肝移植的时刻。德国 Pichlmayr 主张的具体时机是：①肝功能失代偿，估计会继续恶化，如血胆红素、血糖会升高，凝血酶原时间、凝血因子Ⅱ、Ⅳ会下降；②复发的肝功能失代偿；③预后严重与不能治愈的并发症（脑病、顽固性腹腔积液）的出现和发展；④高度危及生命的并发症（如食管胃底曲张静脉破裂出血）的出现。目前普遍的看法是，病人反复出现并发症，仅能生存半年到一年，即“住院依赖期”时宜进行肝移植，抢在进入“ICU 依赖期”前施行肝移植。对有些慢性肝病患者，可能尚未出现上述临床症状，但实验室检查发现血浆白蛋白＜30g/L，PT 较对照延长 3 秒以上，也有肝移植指征。

1997 年，专家们推荐将 Child－Turcotte－Pugh 评分作为决定终末期肝病患者美国器官共享网络（UNOS）肝移植候选人名单先后的标准。2002 年，终末期肝病模型（model for end－stage liver disease，MELD）评分取代 Child－Turcotte－Pugh 评分成为决定终末期肝病患者肝移植先后顺序的标准。MELD 公式如下：3.8×1oge［胆红素（mg/dl）］+11.2×1oge（INR）+9.6×1oge［肌酐（mg/dl）］+6.4×（病因：胆汁性或酒精性 0；其他 1）。数值范围从 6（较轻的肝病）到 40（较重的肝病），超过 40 与 40 同等对待。MELD 评分越高，死于肝病的可能性越大。

（二）急性肝功能衰竭

暴发型肝功能衰竭约 5%～20% 经内科治疗可恢复，判定病变能否逆转是移植的关键，以往多采用肝穿刺活检方法。伦敦 King 医院认为病因与年龄是决定预后的重要因素，丙型肝炎、乙型肝炎、药物中毒所致的暴发性肝功能衰竭，11 岁以下与 40 岁以上的病人预后极差，应考虑移植。其他指标如严重凝血功能障碍、严重代谢性酸中毒、3 级或 4 级肝性脑病、影像学见肝影明显缩小、心血管功能不稳定、感染，具备上述情况者恢复可能性极小，不必行肝活检即可行紧急肝移植术。并且如果检测及临床发现有：①血清胆红素高达 171～342μmol/L，并具有增高倾向；②凝血酶原时间比对照组延长 10s 以上，且有继续延长倾向；③至少为 3 级以上的进行性肝性脑病等 3 点同时存在，更应尽快行移植手术。

（三）肝脏恶性肿瘤

肝移植开展初期认为，尚未发生远处转移或腹腔广泛转移，但已不能用肝切除手术来治疗的各种中晚期肝癌，是采用肝移植的适宜时机。随着病例数的增加和随访时间的延长，肝癌肝移植后复发率高，生存时间短的缺点暴露出来。人们开始采用严格的受体选择标准，在这些标准中，被大多数移植中心接受的是米兰标准，主要包括以下几点：①单一癌灶直径 < 5cm；②癌灶不超过 3 个，每个直径 < 3cm；③无血管浸润；④无肝外病灶。采用米兰标准后所取得的结果是相当满意的。

米兰标准也有一定的缺陷：①标准太过严格，还有扩展的空间：许多报告显示，采用米兰标准会使相当一部分肝细胞肝癌患者失去肝移植的机会。Yao 等认为适当扩展肝细胞肝癌受体的标准并不明显影响肝移植后的生存率，即将米兰标准扩大为：单个肿瘤直径不超过 6.5cm 或肿瘤数目不超过 3 个，最大直径不超过 4.5cm，总的肿瘤直径不超过 8cm（即 UCSF 标准)，用此标准肝移植后所获得的 1 年及 5 年生存率分别为 90% 和 75.2%，而超出此标准后 1 年生存率只有 50%；②米兰标准主要从形态学方面判断，即根据肿瘤的大小和数目来判断肝细胞肝癌患者的预后，从而来选择受体。一系列研究调查显示，即使一些认为符合米兰标准的肝细胞肝癌患者行肝移植后其复发率仍相当高，另外发现影响肝细胞肝癌肝移植预后的最主要因素是微血管是否已受到浸润以及其他相关因素。匹兹堡移植中心的标准就考虑多方面因素：按照肿瘤有无静脉浸润，有无两叶受累，最大肿瘤直径，淋巴结情况，有无转移等分成Ⅰ、Ⅱ、ⅢA、ⅢB、ⅣA、ⅣB、共 6 期，认为Ⅰ至ⅢB 期适合肝移植（即匹兹堡标准)。

对于伴有肝硬化的早期肝癌，目前认为肝移植效果较肝切除好，原因是原发性肝癌多是多中心生长的，切除一处，另一处会发生迟发性肝癌，而且肝硬化病变是进行性的，切除术后常会发生大出血和肝功能衰竭，其严重性不亚于肝癌复发。因此，越来越多的移植中心将伴有肝硬化的早期肝癌列为肝移植的适应证。

四、肝移植术前检查

（一）常规检查

1. 血液检查　血常规、血型、肝型、肝功能、肾功能、电解质、血脂、凝血功能、血培养（细菌和真菌)、血氨、动脉血气分析。

2. 尿液检查　尿常规、尿培养（细菌和真菌)。

3. 粪便检查　粪便常规、潜血试验。

4. 痰液检查　痰液培养（细菌和真菌)。

5. 胸部 X 线平片、立卧位腹平片。

6. 心电图、超声心动图和肺功能。

（二）病原学检查

包括甲、乙、丙、丁、戊肝炎病毒、巨细胞病毒、单纯疱疹病毒、腺病毒、弓形虫等，如为乙肝患者，需要加查 HBV - DVA 和病毒变异株。

（三）肿瘤相关检查

包括血特异性肿瘤标志物检查（AFP、CA125 和 CA19 - 9 等)、全身骨扫描。

（四）影像学检查

1. 超声检查　彩色多普勒超声检查是肝移植前最有用的影像检查手段之一，它可以用来评价肝脏病变、肝脏内外管腔结构和肝外情况，并综合各种情况得到与肝移植密切相关的各方面资料，包括病肝的位置、大小、质地，以及门静脉、肝动脉、肝静脉及胆管的情况。对于肝脏肿瘤，超声检查可以明确病灶的部位，了解有无肝内转移、有无瘤栓等。对于活体肝移植，术中超声尤为重要，可以通过探查供者及受者肝脏的比例及内部的血管情况来确定术中供肝的切线；可在关腹前了解各管道情况，尤其是肝动脉通畅情况。

2. 电子计算机断层扫描（CT）：

（1）CT 在肝供体的应用：肝移植如为尸体供肝，如果供体腹部曾受过较大的钝伤，可考虑做腹部 CT 检查，以排除肝损伤。一般的尸体供肝则不需做 CT 检查。对于活体肝移植供体，CT 是其供肝术前必不可少的影像检查方法。因为供肝体积的大小是影响移植后肝脏存活的一个重要因素，而 CT 可于术前对供体肝体积进行测量。通过测量供体各肝叶体积，则可准确估计供体可供定、肺毛细血管楔压测定和心排出量测定。

（2）CT 检查在肝移植术前受体的应用：肝移植受体的术前 CT 检查，常用的有胸、腹部 CT 扫描以排除受体胸腹部存在的病变，例如胸部 CT 可用于协助肺部和纵隔病变的诊断和定位；腹部 CT 可协助肝脏原发病变的诊断，以及排除胆管及胆囊的病变，例如胆石症、胆囊炎等。肝移植受体术前特殊的 CT 检查主要是应用螺旋 CT 的先进功能进行增强扫描后的血管三维重建，以了解肝脏的血供情况、门脉的大小、有无门静脉血栓、有无侧支循环及海绵样变、以及有无腹部复杂的血管畸形；术前了解这些病变，对手术方案的制订具有重要的帮助。

3. 磁共振检查（MRI）　肝移植前对受体行磁共振影像学检查，可以在无创的情况下从多个方向观察肝内、外血管的走向、大小、位置以及排除是否并有血管畸形，特别是显示门静脉系统的走向及门静脉是否受侵犯和有无门静脉海绵样变更具优越性，在横断和冠状平面门静脉系统的显示更为清楚，如果应用增强期的 MRI 血管造影技术，则图像更为理想。MRI 在移植术前的应用还有磁共振胰胆管造影（MRCP）检查，通过 MRCP 检查可了解胆管的走向、直径以及诊断胆管病变，为临床提供更多的资料。对于活体肝移植的供体，术前同样需行 MRI 检查以了解肝门静脉、肝动脉、肝静脉、下腔静脉的解剖和胆管情况。

4. 其他　对于活体肝移植，需对供受体均作腹腔动脉和肠系膜上动脉造影，以了解肝门静脉、肝动脉、肝静脉和下腔静脉的解剖。

五、肝移植的麻醉

（一）麻醉前准备

1. 术前评估　接受肝移植的病人，多为晚期肝病，一般情况较差。术前麻醉医师应对拟接受肝移植的患者进行术前病情评估，准确了解病人的术前诊断和既往的诊疗经过，确切了解所要进行的术式和要求，综合判断病人是否适合肝移植的麻醉及麻醉危险程度。

2. 各种管道的安放　患者进入手术室后，除安置多种无创监测仪器外，尚需根据手术需要安放多种有创管道，如经皮桡动脉穿刺留置套管（监测直接动脉血压的变化）、中心静脉置管（及时了解血容量的变化）、Swan - Ganz 漂浮导管（可及时了解术中不同阶段的循环参数，包括心排出量、心脏指数、肺动脉压、肺毛细血管楔压等）。为了防止术中体温波动过大，需在患者下肢放置保温毯以随时调节患者的体温。因为肝移植手术出血量的不可预测性，我们必须在术前建立充足的静脉通路，除了上面所提到的中心静脉置管外，通常需在外周静脉中放置较粗的静脉导管，以备快速大量输血。

（二）术中监测　终末期肝病患者除肝脏功能衰竭外，全身其他系统、器官功能均受到不同程度的影响，肝移植手术很可能导致体内大量的液体转移，血液丧失，血流动力学波动，凝血功能紊乱，电解质和酸碱平衡失调以及体温严重下降。术中密切监测各系统、器官功能，对术中及时发现和处理各种功能紊乱，保证术中患者的生命安全都是必需的。

1. 循环功能监测　包括多导联心电图、直接动脉血压测定、中心静脉压测定。

2. 呼吸功能监测　包括呼气末二氧化碳浓度测定、脉搏血氧饱和度测定、动脉血气分析等。

3. 血液系统监测　包括血常规、血电解质、肝肾功能、血糖、凝血功能测定等。

4. 其他　如中心体温、尿量等。

（三）术中麻醉管理

原位肝移植手术的麻醉管理可分为无肝前期、无肝期和新肝期三个阶段。各个阶段病理生理改变各不相同，麻醉医师需对这些改变深刻认识并制定相应的对策。

1. 无肝前期　无肝前期是指从手术开始至肝脏血管完全阻断这段时期。由于大量侧支循环和分离肝门碰到的困难常发生较大量的外科出血。大量出血和大量腹腔积液的放出可导致低血压。大量输血、输液使凝血因子被稀释，加重凝血障碍，引起体温下降。此期的麻醉管理需注意以下几点：①根据失血、失液情况补充血容量，维持血流动力学稳定；②调整内环境稳定，根据监测结果，纠正电解质和酸碱紊乱；③维持体温和保护肾功能；④纠正凝血功能；⑤根据术中情况，再次评估是否需要静脉转流。

2. 无肝期　无肝期是指从肝脏切除至下腔静脉和门静脉吻合完毕，准备开放移植肝循环这段时期。在未行体外转流的情况下，此期下腔静脉和门静脉系统回流受阻，影响肾脏功能和肠道功能。阻断门静脉、下腔静脉和肝动脉瞬间，可使回心血量减少 50% ~60%，并使患者心排血指数、平均动脉压、肺毛细血管楔压和中心静脉压显著下降，而使心率、外周血管阻力、肺动脉血管阻力明显升高，其变化幅度与患者容量负荷状态、心血管的代偿反应情况及侧支静脉循环的建立及流量有关。此期特征表现为血流动力学和酸碱平衡、电解质的显著变化。无肝期的麻醉管理应注意：①维持血流动力学稳定，麻醉不能过深；正式阻断前应试探性阻断下腔静脉，如阻断下腔静脉后，平均动脉压下降 30% 以上或心排血指数下降 50% 以上，表明血容量不足或需使用血管活性药物或需静脉转流；阻断下腔静脉时，可加快补液速度，同时给予血管活性药物；此期若无明显出血，不应大量输血、输液，必要时给予小剂量血管收缩药维持血压，避免仅依靠容量维持循环稳定，致开放门静脉和下腔静脉时，心肺负荷过重，发生肺水肿；②调整内环境稳定，纠正酸碱和电解质紊乱，无肝期末保持血钙 1.0mmol/L、血钾 <4.0mmol/L，减轻再灌注综合征（详见下述有关再灌注综合征内容）；③维持体湿和保护肾功能；④纠正凝血功能。

体外静脉转流技术是指肝脏移植时，完全阻断肝静脉，应用体外循环方法将下半身及门静脉系统静脉血引流至上腔静脉系统，以维护无肝期血流动力学稳定。其优点是：①减少无肝期下肢淤血；②防止阻断下腔静脉时回心血容量减少而出现循环不稳定现象；③有利于肾功能的保护；④明显减少术中的输血；⑤使手术者有充分时间从容不迫地完成血管重建，对提高手术成功率具有重要作用，也为麻醉医师控制无肝期血流动力学变化提供了良好条件。但它亦有一定缺点：引起体温下降，心率和动脉血压降低，中心静脉压升高；导致血液浓缩，转流时间越长，血液浓缩程度越高；加重代谢性酸中毒。随着手术技术的提高和对肝脏移植认识的增加，静脉转流技术的常规使用逐渐减少，一般仅在合并以下情况时才选择应用静脉转流：①肾功能不全，肾小球滤过率＜20ml/min，Cr＞2.5mg/dl，不考虑行肝肾联合移植者；②术中下腔静脉或肝静脉试阻断时出现严重血流动力学不稳定者；③伴有心脏疾患，心功能不全者。

3. 新肝期　新肝期是指从移植肝循环开放至手术结束。此期主要是预防和治疗移植肝“再灌注后综合征”，维持循环功能稳定及纠正电解质、酸碱平衡紊乱和凝血功能紊乱，维持体温，保护移植肝功能和肾脏功能。

“再灌注后综合征”表现为血压下降，心率减慢，心律失常，严重者发生循环衰竭和室颤。“再灌注后综合征”的发生可能与以下因素有关：①随着移植肝循环开放，大量冷的、酸性高钾肝脏保护液直接进入右心，抑制心脏导致心排出量降低、心动过缓和心律失常；②无肝期胃肠和下肢淤血，循环开放后大量酸性代谢产物进入循环，舒张外周血管。较轻的“再灌注后综合征”持续时间短，不需特殊处理，如发生严重的“再灌注后综合征”，可加快输血，必要时静脉注射肾上腺素100～200μg，多能纠正低血压和严重的心动过缓。由于外周阻力明显降低，心排出量恢复后低血压仍可能持续，应根据情况选用肾上腺素、去甲肾上腺素或多巴胺持续静脉滴注，以维持正常的动脉血压。预防“再灌注后综合征”的措施包括在开放移植肝循环前应补足血容量，作血气分析和血电解质测定，纠正酸中毒和低钙血症，无肝期血钾偏低应暂缓补钾，钙的补充非常重要。为防止开放时引起致命的高血钾，应在灌注恢复前以冰白蛋白生理盐水冲洗肝脏的保存液，开放肝上下腔静脉前，先开放门静脉，并从肝下下腔静脉放出高钾的血液300～500ml。当出现高血钾时，适当过度通气，经静脉注射氯化钙和碳酸氢钠可对抗高钾高酸对心脏及全身的不良作用，必要时应用葡萄糖胰岛素溶液。低温也是引起“再灌注后综合征”的原因之一，可通过缓慢开放门静脉降低低温血液及保存液快速回心的速度来避免低温的影响。

（四）凝血功能紊乱的处理

肝脏移植患者术前凝血功能差，手术创伤大，出血量大，术中凝血功能调控是手术成败的关键之一。

无肝期内凝血功能的改变非常明显。内皮细胞损伤、活化的巨噬细胞及血小板溶酶体蛋白释放等使凝血过度激活；组织纤溶酶原激活物释放增加和肝清除缺乏产生纤溶亢进；血液稀释、凝血的激活和纤溶亢进使凝血因子和血小板数量极度降低，导致出血和渗血。新肝期移植肝再灌注后可出现严重的凝血功能障碍，即再灌注后凝血病，多发生在新肝期早期。与无肝期类似，新肝期早期同样存在凝血过度激活和纤溶亢进。

肝移植手术过程中应加强对凝血功能的监测，根据监测结果纠正凝血功能异常，需注意无肝期尽早纠正凝血功能异常，以免门静脉、下腔静脉开放后增加移植肝的负担。移植后新肝脏凝血酶原的合成功能比纤溶酶原合成功能恢复早，因此术后24小时内有发生血液高凝状态的趋向，应严密监测，防止发生新肝动脉系统血栓形成。

六、同种异体原位肝移植术

（一）供肝的切取

肝移植手术的第一步是获取同种移植物。从理论上来讲常温下肝完全缺血20分钟即失活，实际上离体全肝的热缺血时间应小于5分钟。目前供肝主要来自有心跳存在的脑死亡患者和心跳刚停止的新鲜尸体。视供体来源不同，供肝切取方法分为标准供肝切取和快速供肝切取两种方法。

1．供肝的获取

（1）标准供肝切取技术：标准供肝切取技术是针对脑死亡供者施行的取肝技术。

1）供肝的评估：采用胸腹联合切口，上自胸骨上切迹到耻骨联合。开腹后切断肝圆韧带，并切开心包和双侧横膈，打开右侧胸腔，充分显露肝上部。全面检查肝脏，明确肝脏形态，质地和色泽是否正常。正常的肝脏应呈红褐色、质地柔软、表面光滑、边缘锐利。胆汁分泌的质、量是判断肝脏是否有损伤的一个有价值的指标，水样胆汁往往提示有明显的肝脏损伤。此外，术前肝脏活检不仅可判断肝细胞有无脂肪变性，而且能明确供肝在脑死亡前有无缺血性肝坏死，是否存在肝硬化等，帮助对供肝的选择。

2）胆总管的解剖：游离胆总管，在近十二指肠上方切开胆总管，对胆总管周围组织不能过多分离，以免影响其血供。为防止胆总管内胆汁损伤胆管粘膜，术后发生肝内外胆管粘膜自溶，术中应切开胆囊底部，用生理盐水反复冲洗，同时经胆总管断端插入细管灌洗肝内外胆管。

3）肝动脉解剖：结扎、切断肝圆韧带，分离左三角韧带及小网膜，这是要特别注意检查有无胃左动脉分出的左肝动脉。如果有，必须保留其与胃左动脉、腹腔动脉干的连续性。通常情况下能触诊到肝总动脉、肝固有动脉的搏动。有报道，10%的供肝的肝动脉（肝固有动脉或肝右动脉）来自于肠系膜上动脉，如此解剖异常可以通过触诊门静脉后方或右侧有无动脉搏动来判断。如果肝动脉的解剖正常，分离、结扎胃右动脉；游离胃十二指肠动脉，在确切判断为非肝动脉（在用无损伤血管钳钳夹后，肝门部仍然有动脉搏动）后方可结扎；分离肝总动脉直到腹腔动脉干、腹主动脉；分离、结扎脾动脉及胃左动脉，注意在腹腔动脉干处常常发出几只小的膈动脉，若损伤则易导致大出血。

4）门静脉解剖及插管：在结扎、离断胃十二指肠动脉后，很容易分离出门静脉主干，采用胰十二指肠切除时的方法游离出门静脉的胰后段，并在胰颈部切断胰腺，结扎冠状静脉及走向胰腺的分支。门静脉游离后，从肠系膜上静脉插入灌注管。

5）腹主动脉解剖及插管：游离腹主动脉下段及左、右髂动脉，自左髂动脉向近心端插入灌注管。分离膈肌，游离一段腹腔动脉上方的腹主动脉，以备阻断。

6）器官的灌注及联合切取：各项工作准备就绪后，肝素300U/kg，静脉注射。放置一吸引管于右胸腔内。几乎同时，近右心房水平剪断肝上下腔静脉，阻断腹腔动脉上方的腹主动脉，经腹主动脉及门静脉行UW液灌注。快速在肝周围、腹腔、右胸腔内放入碎冰，使肝脏快速降温。在肾静脉以下结扎下腔静脉，结扎肠系膜上静脉和动脉（经肠系膜下静脉插管时）。按顺序分别切除肺、肝脏、胰腺及双侧肾脏。将供肝放入盛有UW液的消毒塑料袋，置容器内于4℃保存。

（2）快速供肝切取技术：快速供肝切取是针对心跳刚停止的新鲜尸体或者血流动力学

不稳定的脑死亡供体施行的取肝技术。主要的手术步骤如下：

1）碘伏快速消毒胸腹部皮肤，铺巾。

2）腹部大十字形切口，上起剑突，下达耻骨联合，左右到腋后线。迅速探查肝，了解供肝是否适用，肝表面及周围放入已准备的碎冰。

3）腹主动脉灌注：自髂血管分叉上方剪开腹主动脉前壁置入弗雷导尿管15cm，前端气囊注水约20ml，远端结扎。开始4℃UW液灌注，灌注高度100cm，速度为200ml/min，总量3000ml，剪开膈肌并剪开右心房或膈上下腔静脉，开放流出道。

4）门静脉灌注：剪开十二指肠侧腹膜，游离十二指肠上部及降部，紧贴十二指肠切断胆总管，充分暴露胰腺头颈部，在胰颈部分离胰腺实质暴露肠系膜上静脉及脾静脉，在与脾静脉汇合处下方肠系膜上静脉处向上插入门静脉灌注管，灌注4℃UW液，灌注高度100cm，速度为200ml/min，5分钟后改为100ml/min。

5）剪开胆囊底部，UW液充分灌洗肝内外胆管。

6）肝脏颜色开始变白并逐渐冷却后即开始行肝切除，在胰腺上缘切断脾动脉并解剖至腹腔干近端。在小肠系膜根部切断肠系膜上动脉，横断其前方的胰腺后追踪至主动脉。分离主动脉后组织及腰动脉至膈肌，横断远端胸主动脉。肝下下腔静脉在肾静脉水平横断，肝上下腔静脉在心包内横断。仔细检查肝质地正常，血管、胆管无损伤，把取下的肝脏放置于有4℃UW保存液的无菌塑料袋中，在外加两层无菌塑料袋，塑料袋间盛有少量的无菌碎冰，每层袋口分别结扎，然后置于冰桶中转运。

7）同时切取左右髂动、静脉，移植时备用。

肝移植部分体积的大小，同时可预测所供肝体积是否能满足受体对肝功能的需要，尽可能地避免受体因移植肝体积不够而引起的肝功能衰竭。

（3）供体肝肾联合切取技术：供体肝肾联合切取时，1～4步同快速供肝切取术，之后步骤为：游离双侧输尿管，并在其远端切断，向上游离超过腹主动脉插管处。再提起乙状结肠，沿肠壁向上游离至回盲部，剪断小肠系膜，将肠管全部翻至左侧，在Treiz韧带处向上紧贴十二指肠游离十二指肠升部和水平部。沿胃小弯侧游离肝胃韧带至食管膈肌裂孔并剪开食管膈肌裂孔。切断肝镰状韧带，沿冠状韧带在膈面附着处向两侧切开膈肌并向脊柱方向游离，遇膈静脉处稍留长。剪开右肾脂肪囊，钝性分离右肾，在左肾外侧剪开后腹膜，将所有组织向脊柱方向游离。解剖左肾周围组织，使之游离。在腹主动脉插管处，紧贴椎体前缘向上游离主动脉和腔静脉至膈肌，紧贴右心房剪断下腔静脉和主动脉，将肝肾供体连同胰腺和脾脏整体预取出。将供肝、肾放入容器中，周围置冰，门静脉灌注持续至保存液面超过供肝。此间术者轻轻按摩供肝可使灌注更加满意。从腹主动脉背侧剪开，找到腹腔动脉干。由腹腔动脉干进一步灌注UW液300～500ml，沿腹主动脉将左、右肾动脉和肠系膜上动脉、腹腔动脉干分离。向下游离下腔静脉，在右肾静脉出口上方横断肝下下腔静脉。将双肾从整块切除的器官中分离。将肝脏和肾脏放置于有4℃UW保存液的无菌塑料袋中，在外加两层无菌塑料袋，塑料袋间盛有少量的无菌碎冰，每层袋口分别结扎，然后置于冰桶中转运。

2．供肝的修整　标准及快速供肝切取后均需要对肝进行修整。主要步骤包括如下：

（1）供肝运到手术室后，将供肝置于盛有4℃UW液的无菌不锈钢盆中，然后将此无菌盆放置于一个较大的无菌不锈钢盆中，两个无菌钢盆间放满无菌碎冰，以确保UW液的温度在4℃左右。如有条件最好有特制的供肝修剪台。

（2）修剪下腔静脉，剪取膈肌组织。修剪下腔静脉时，注意结扎或缝合许多小静脉的开口，包括开口于肝上下腔静脉的膈静脉及开口于肝下下腔静脉的右肾上腺静脉。有时肝后下腔静脉有腰静脉的开口。必须仔细检查，否则在供肝植入后会发生大出血，而这样的出血，由于植入后手术野暴露困难，止血非常不易。肝上下腔静脉保留1.5cm长度，肝下下腔静脉先尽量保留长度，待植入时根据受体情况再做修剪。剪去膈肌组织过程中，仔细结扎或缝合供肝韧带中可疑的有血管区，特别注意有时右肾上腺同肝组织紧贴，在剪去右肾上腺时可能会损伤肝组织，这时候需要缝合肝组织，以免移植后出血。

（3）修剪肝动脉。肝动脉的修剪是供肝的修剪过程中最关键所在。肝动脉常常有解剖上的变异，所以在修剪肝动脉时，要时刻考虑到有肝动脉解剖上变异的可能性。我们的经验是：从腹主动脉开始解剖，对发自于肾动脉以上的腹主动脉的任何一支较大的血管及其分支均应进行跟踪解剖，看清其走向。当肝动脉的解剖确认后，结扎所有其他分支，剪取带有腹主动脉袖片的腹腔动脉干，以备吻合。当肝动脉的解剖异常时，则要进行肝动脉的整形。

（4）修整胆总管时不宜剥离范围过大，以免影响管壁血运状态，导致移植术后胆管并发症。

（5）仔细结扎门静脉分支，尽量保留门静脉长度。门静脉内放置一条内径3~5mm硅胶管，结扎固定，经此管注入UW液，检查下腔静脉，门静脉有无渗漏。保留此管，供移植时滴注白蛋白溶液，冲洗肝内含高钾的保存液。

（6）将修整完毕的供肝放入装有UW液的灭菌塑料袋中，放置冰盒中待用。

（二）标准原位肝移植术的受体手术

1．病肝切除

（1）病人仰卧位，双侧肋缘下切口，中间垂直向上延至剑突，一般不需要开胸。切口不要距离肋弓过近。因为多数病人有严重的门静脉高压和凝血障碍，甚至有些病人以往有多次手术史，在手术分离过程中可能出现严重出血，故应强调仔细并妥善的止血。开腹时除皮肤外，皮下组织、肌层均用电刀切开，充分电凝。切口右侧应尽量拉长，以利术中下腔静脉显露。左侧切口达到腹直肌外缘即可，尤其是在脾肿大情况下，左侧切口不应超出此范围，以避免术中脾脏损伤。

（2）双侧肋缘下安置悬吊式腹腔自动拉钩，充分显露术野，应特别注意使第二肝门和右肝区充分显露，以方便肝上下腔静脉的重建与肝后腔静脉区域的解剖操作。

（3）对于肝脏恶性肿瘤接受肝移植的患者，应仔细检查有无肝外转移灶，门静脉与腔静脉内有无癌栓。

（4）首先解剖分离胆总管，从胆囊管和胆总管交汇处切开肝十二指肠韧带表面腹膜，分离出胆囊管和胆囊动脉，分别结扎切断，向上分离胆管至左、右肝管汇合部，预留足够长度的受体胆管，切断肝总管。注意保护好胆总管周围组织和血供。在肝十二指肠韧带左缘解剖游离肝动脉。从肝固有动脉根部一直游离至肝左、右动脉分叉部以上，避免对动脉牵拉及钳夹以保护动脉内膜。应尽量靠近肝脏结扎肝动脉，保留左、右肝动脉分叉处，以备吻合所需。最后分离门静脉，需向上分离至门静脉分叉部以上。在游离过程中，多采用结扎以减少出血及术后淋巴漏的发生。

（5）电刀切断镰状韧带直达肝上下腔静脉，进而切断左三角韧带，该韧带往往有侧支血管需结扎或缝扎。切断左冠状韧带，向右侧翻开左外叶，结扎切断肝胃韧带，此韧带中有时有起源于胃左动脉的迷走肝左动脉。门脉高压症的病人此处常有大量的曲张静脉存在，分离过程中可能会有较多的出血。既往曾接受过脾切除及断流术者，此处的分离难度会进一步增加。显露右三角韧带和冠状韧带，电刀切断。向左侧托起右肝，切断肝结肠韧带和肝肾韧带。在接近肝后下腔静脉处，分离出右肾上腺静脉，结扎后切断。直至游离出肝后下腔静脉的右后缘。然后把左叶和尾叶向右侧翻起，沿肝后下腔静脉左缘切开腹膜返折，显露下腔静脉左后缘。游离肝上下腔静脉，注意勿伤及膈静脉引起出血。游离肝下下腔静脉至右肾静脉平面，此处有数支肝短静脉，仔细分离结扎。注意在游离肝上下腔静脉时，应仔细、耐心，切忌使用暴力。游离肝周韧带时应特别强调紧贴肝脏进行解剖。此时，肝脏已被充分游离，仅剩肝上、肝下下腔静脉及门静脉相连。

（6）在切除病肝前，应检测是否需建立体外静脉转流。试探性阻断肝上下腔静脉，如阻断肝上下腔静脉后，平均动脉压下降30%以上或心脏指数下降50%以上，且经快速补液及应用血管活性药物后无法改善者，应进行体外静脉转流。合并有以下情况时，必须应用体外静脉转流：①肾功能不全患者，肾小球滤过率 <20ml/min，Cr >2.5mg/dl，不考虑行肝肾联合移植者；②术中下腔静脉或肝静脉试阻断时出现严重血流动力学不稳定者；③伴有心脏疾患，心功能不全者。体外静脉转流步骤如下：显露右侧大隐静脉及左侧腋静脉，分别置入预充肝素生理盐水的导管，门静脉于左右分叉处横行切开，置入导管，经一个Y型管将门静脉和左大隐静脉导管相连，借助 biopump 建立体外静脉转流，转流量以1.0～1.5L/min为宜（图3－6－1）。

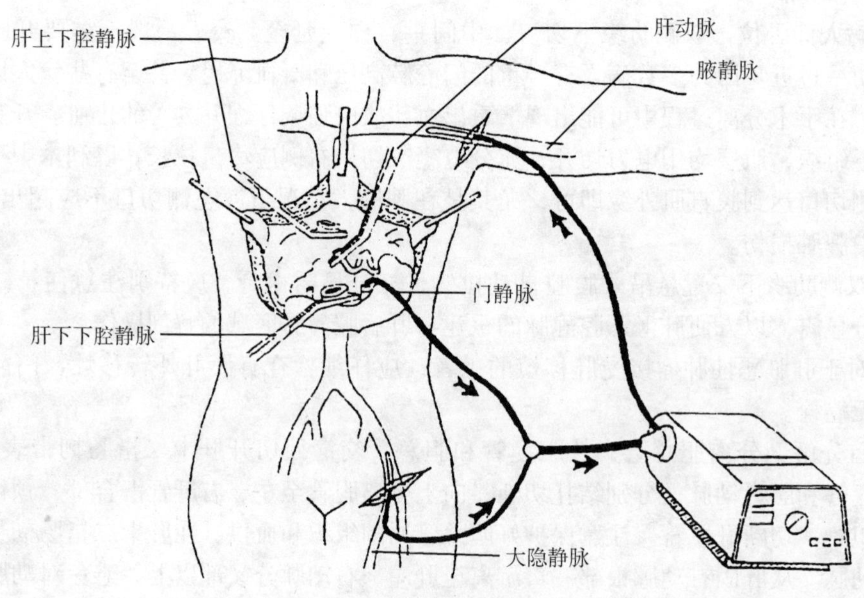

图3－6－1　体外静脉转流示意图

（7）体外静脉转流建立后，准备切除病肝。切除前应再次仔细确切止血，以减少无肝期止血时间，缩短无肝期。阻断肝上下腔静脉和肝下下腔静脉，阻断时肝脏应处于解剖位置，无损伤血管钳处于水平位，阻断肝下下腔静脉时不能夹住左、右肾静脉。为防止肝上下腔静脉阻断钳意外滑脱，应用丝带将钳尾系紧。靠近肝组织结扎切断门静脉。切断下腔静脉，将病肝切除。尽量多保留肝上下腔静脉。

（8）仔细检查肝床，确切止血，尤其对腰静脉、右肾上腺区以及来自膈肌、小网膜的静脉必须予以缝扎。此期止血非常重要，一旦新肝植入，则很难显露该创面。

2. 供肝植入

（1）肝上下腔静脉吻合：用3-0 Prolene线分别缝合供受体下腔静脉的两个角，把供肝放到原位后再打结。从右角开始连续缝合后壁至左角，与左角固定线打结，然后转至前壁连续缝合至右角，与右角固定线打结。在缝合过程中需要注意：①缝合之前，应修剪供受体肝上下腔静脉至适当长度，如果过长，吻合后会引起肝上下腔静脉折叠和梗阻；②吻合口应对合良好，避免扭曲；③缝合时应行外翻缝合，使内膜对合良好，防止术后血栓形成；④前后壁打结处应与腔静脉壁保留约1.0cm的距离，即“扩张因子”（growth factor），让腔静脉充盈后得以充分扩张，而不至于在吻合口处形成一个狭窄环。

（2）肝下下腔静脉吻合：使用4－0 Prolene线连续缝合完成肝下下腔静脉的吻合。在下腔静脉吻合过程中，自门静脉插管处持续滴入低温白蛋白盐水，目的是将含钾的灌注液自腔静脉吻合口处冲出。吻合完肝下下腔静脉后，即将之关闭。

（3）门静脉吻合：停止门静脉转流，在受体门静脉用Bladlock钳低位阻断，在近肝门处切断供肝门静脉。将肝脏拉钩松开，恢复肝脏的自然位置，这对吻合门静脉非常重要。如卷起的袖套样，把两侧断端外翻缝合，缝线采用5－0 Prolene线，缝合方法同腔静脉吻合方法。在最后打结之前，用一把Bladlock钳钳住供肝门静脉后，松开受体门静脉钳，让100～200ml血液经门静脉吻合口流出，然后收紧缝合线并打结。此时应当注意缝线不能过度收紧，保留适当的“扩张因子”，防止门静脉吻合口狭窄。切记在打结之前放出适量的门静脉血，以防止吻合期间形成的血栓直接进入供肝，引起局灶肝坏死。对于存在门静脉血栓、癌栓、门静脉海绵样变性、纤维化的受体，正常门静脉可能太短，此时需选择替代血管，间置于供受体门静脉之间，通常选择的替代血管是供体的髂静脉。如果受体曾行门体分流手术，则应将替代血管间置于受体的肠系膜上静脉和供体的门静脉之间。

门静脉吻合完毕后，即应告知麻醉医师，准备让肝复流。停止全部体外转流，依次开放肝上下腔静脉、肝下下腔静脉和门静脉。开放后，麻醉师要注意“再灌注后综合征”的发生，并给予相应的处理。对于“再灌注后综合征”明显的情况，可采用间断阻断门静脉血流的方法，来降低低温血液及保存液回心的速度，从而减小低温的影响。手术医师要用温水持续浇淋新肝，并不断按摩新肝，以使新肝灌注更充分、更均匀，同时要观察新肝的张力，警惕流出道梗阻的发生。恢复血流的早期，新肝会有轻度的肿胀，但很快就会变软。此时，可能会出现明显的出血，常见的部位是：吻合口出血、创面出血和新肝表面的出血。在供肝切取时切开冲洗胆汁用的胆囊切口也是常见出血部位，应注意结扎。对于吻合口的出血，可根据严重程度采用局部压迫或加针的方法止血。对于创面的出血，可采用压迫、电灼或缝扎的方法。对于新肝表面的出血，多可用结扎的方法止血。

（4）肝动脉吻合：肝动脉重建的成功是肝移植成功的重要步骤之一。如果肝动脉吻合后存在狭窄、血流不足或血栓形成则会导致移植肝无功能、严重感染或胆管并发症。肝动脉重建的方式有两种：①端端吻合方式，选择口径相近的供受体动脉进行吻合，此时应将供肝的所有入肝动脉均与受体动脉进行吻合，避免遗漏，导致部分肝脏缺血坏死。受体端可供选择的动脉有肝固有动脉、肝固有动脉胃十二指肠动脉分叉部，肝总动脉、脾动脉等；②替代血管搭桥方式，如果受体肝总动脉闭塞或肝动脉变异不适合做重建，需要把供肝的肝动脉通过替代血管吻合在腹主动脉上（肾下水平较容易），通常选择供体的髂动脉作为替代血管。

我们对肝动脉重建的体会是：在吻合肝动脉时尽可能选择较粗的血管，早期的肝移植我们通常选择肝总动脉，近期内我们所行的动脉吻合，多选择左右肝动脉分叉处，将吻合处修整成盘状，以利于吻合，这样做既可以避免游离肝总动脉，减少出血，又可以保留肝总动脉以方便再次肝移植时使用（图 3－6－2）。对于肝动脉变异要有充分认识，从供肝切取时就注意保护变异的肝动脉。在修整供肝动脉时，一定从腹腔动脉及肠系膜上动脉的起始部开始，使其“骨骼化”，保留任何指向肝脏的动脉分支（图 3－6－3）。受者肝动脉变异多不会造成严重的后果，但行肝切除时应注意保留管腔较大的异位起源动脉，为肝动脉的重建提供更多的选择。

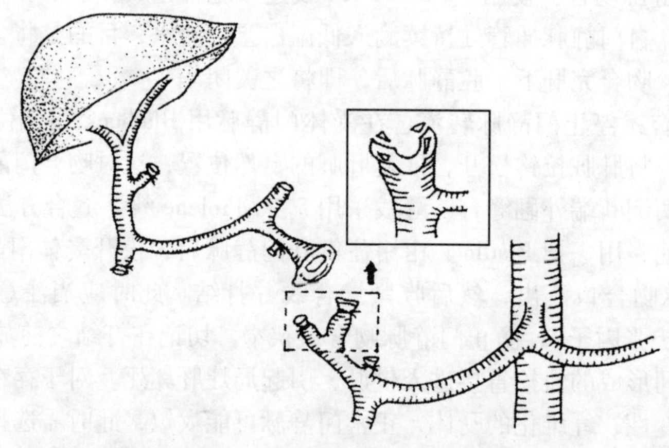

图 3－6－2　肝动脉吻合示意图

（5）胆管吻合：首选的重建方式是胆管－胆管对端吻合，但在下列情况下，采用胆管－空肠 Roux－en－Y 吻合：①肝动脉重建后供受体胆管仍相距甚远，胆管－胆管对端吻合会使吻合口张力较大；②原发性硬化性胆管炎患者，肝外胆管扩张与胆管炎明显的患者及胆总管下端通畅性不明确的患者。

胆管重建中是否放置“T”管引流，目前仍有争议。Scatton 等通过 180 例肝移植患者的前瞻性研究比较胆总管对端吻合放与不放置“T”管的胆管并发症，结果发现放置“T”管的胆道并发症（主要是胆漏及胆管炎）发生率比对照组高，但两组患者生存率相似，故建议在肝移植中采用不放“T”管的胆管－胆管对端吻合。但也有一些医师提倡术中放置 T 管以防止吻合口处胆管狭窄，尤其对于胆管细小者，同时也便于术后观察胆汁的性状，间接观察和评价肝脏功能。但由于移植病人免疫抑制剂的使用，影响了“T”管周围窦道的形成，

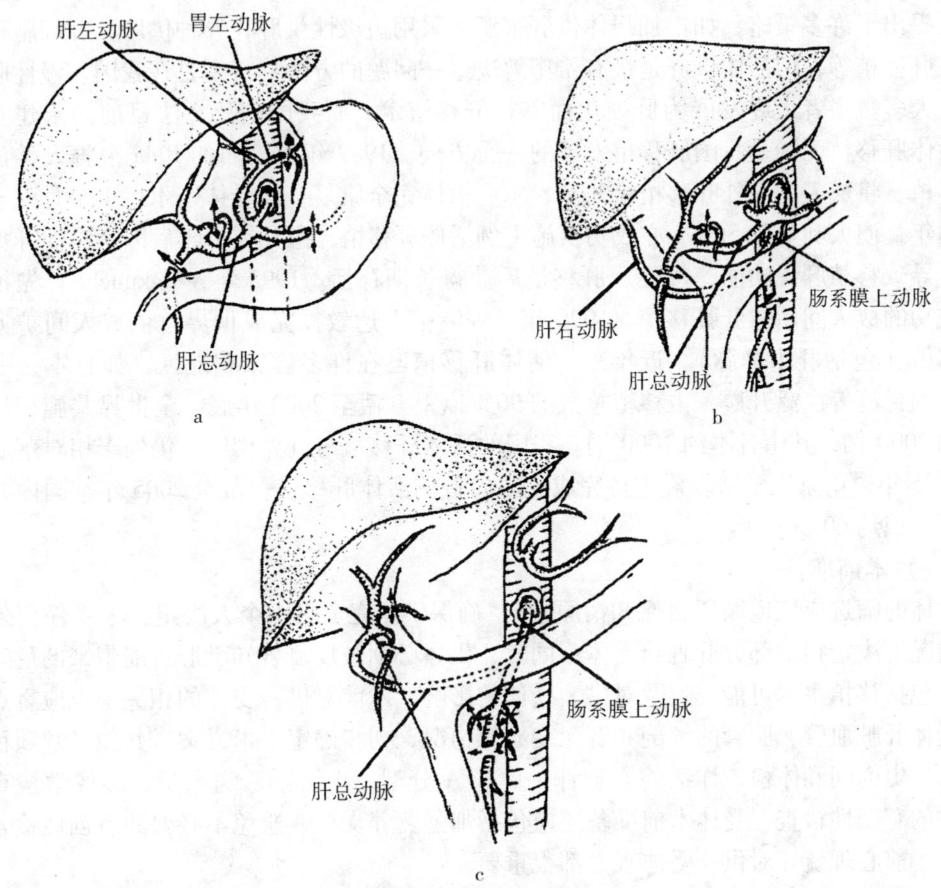

图 3－6－3　常见的肝动脉变异

a. 肝左动脉起源于胃左动脉　b. 肝右动脉起源于肠系膜上动脉　c. 肝总动脉起源于肠系膜上动脉

故术后及拔除“T”管时，发生胆漏的机会较普通病人高，应在术后 4～6 个月时拔除 T 管。对于供受体胆管过细，不适合放置“T”管者，可采用直乳胶管。放置“T”管时，短臂应置于吻合口下方起到支撑作用，长臂从受体胆管打孔引出。因为胆管支撑管留置时间较长，不管采用“T”管还是直乳胶管，均应在出胆管处用可吸收线与胆管壁缝合固定，皮肤出口处同样应妥善固定，防止脱出。

（6）放置引流与关腹：彻底仔细检查，证实手术野无出血后，放置腹腔引流管。放置引流管的原因是：手术创面大；肝移植受体术前及术中通常存在严重的凝血功能障碍，虽然新肝植入后，凝血功能会有改善，但这需要时间；腹腔内积存的血液会继发感染；通过对引流液的量和性质的观察可以判断是否存在活动性出血。通常我们放置三根引流管，第一根置于右肝后下腔静脉的右侧，第二根置于左侧肝膈之间，第三根置于右肝下、小网膜孔，然后逐层关腹。一般来说，供肝体积较病肝体积稍大，但不至于影响关腹。

七、活体供肝移植手术

随着技术的进步，术后生存率的提高，越来越多的人接受肝移植，UNOS 的有关资料表明，等待器官移植的人数逐年上升。供体的缺乏是阻碍肝移植发展的障碍。为了解决这个问题，已提出了许多策略，如增加尸体供肝来源，采用边缘性供肝，异种供肝，肝细胞移植和劈裂式肝移植等，但活体供肝是最有希望解决这一问题的方法。特别是在我国，慢性肝病者众多，大多数患者最终发展为肝硬化而需行肝移植术，而我国脑死亡法目前尚未建立，因此，活体肝移植无疑是我国肝移植发展的一个方向。1989 年，巴西的 Raia 报告人类首例活体肝移植，将成人的左外叶移植给儿童，术后供体完全康复，而受体于术后 1 个月死于并发症；同年，澳大利亚的 Strong 亦成功实施 1 例活体肝移植，患儿在 1 年后因病毒性肝炎及慢性排斥导致移植肝无功能，接受尸肝移植后获得长期存活。1993 年，Makuuchi 首先报道了一例成功的成人间活体肝脏移植。1996 年，香港范上达教授完成世界首例成人间扩大右半肝肝移植（包括肝中静脉）。近年来，活体肝移植已在许多国家和地区，如日本、中国香港、中国台湾等广泛开展，占移植总数的 90% 以上。截至 2002 年底，全世界共施行活体肝移植约 2000 例，其中日本约 1000 例。我国的活体肝移植与世界相比，仍处于相对落后的位置。1995 年，南京王学浩教授主持完成了国内首例活体肝移植。截至 2005 年，国内共完成活体肝移植约 60 例。

（一）术前准备

供体的筛选应该遵循“自愿知情原则”，确保供体完全出于个人决定，未受任何外界影响的情况下决定捐献部分肝脏给受体；同时，供体必须被反复告知献肝可能带来的危险性及影响，包括移植手术可能失败及对供、受体的影响。术前对供、受体的相关检查应重点了解供、受体肝脏血管、胆管的解剖和有无变异等情况，初步确定手术方案。其他必须项目包括详细的病史询问和体检，详细的心理评估、HLA 分型、血清学、病毒学、影像学检查，以及必要的有创性检查。受体术前准备还应包括加强营养支持、避免不必要的有创性检查和治疗等。术前心理疏导对供、受体双方都很重要。

活体肝移植术前的影像学评价应包括：①对活体肝移植供体肝体积的精确测量；②对供、受体肝脏主要血管系统（门静脉主要属支、肝静脉、下腔静脉、肝动脉系统）的清晰显示；③对供、受体肝脏（尤其是供肝）肝内、外胆管系统的准确显示；④对供、受体肝实质的评价；⑤对受体肝外（特别是上腹部区域）解剖和病理方面的评价。各种影像检查手段在活体肝移植中的应用前面已有叙述，不再重复。

（二）供体手术

供体手术的基本原则是：①确保供体的生命安全；②最大限度地保证供肝的活力。

供肝的切取方法：取双后侧肋缘下切口并向剑突延长，术中 B 超检查以确定肝中静脉的定向及分支，以确定肝切线。如取左外叶，肝切线在镰状韧带右侧 1cm；如取左半肝或右半肝，则肝切线应在正中裂。切除胆囊，经胆囊管行术中胆管造影，了解胆道结构及变异。首先解剖肝动脉的左右分支，注意副肝左动脉可能来源于胃左动脉，副肝右动脉可能来源于肠系膜上动脉应辨清第Ⅳ段的肝动脉，应尽量保留第Ⅳ段的肝动脉分支。再解剖左右肝管。如胆道造影显示胆道无变异，取左半肝者可先切断左肝管（取右半肝者切断右肝管），以便解剖门静脉，同样要注意第Ⅳ段及尾状叶门静脉的起源及走向。解剖肝左、中静脉；解剖第三肝门，结扎肝短静脉。如取右半肝，对直径 >0.5cm 的肝右后下静脉应予保留以待重建。用超声外科吸引器离断肝实质，对所遇血管、胆管逐一结扎。对右半肝来说，如遇直径 0.5

~1cm 的肝中静脉分支应予保留以待重建。离断肝实质后，经门静脉分支插管灌注 UW 液 1 000ml，分别切断肝静脉和门静脉，迅速将移植肝放入盛满碎冰的容器中。切断门静脉，注意应保留约 0. 3cm，以免缝合关闭后引起保留侧门静脉狭窄。

供肝的获取是活体肝移植中的一个特殊问题。供肝切取主要考虑肝中静脉的取舍和肝动脉及门静脉、胆管是否存在变异。早期活体供肝是切取左外叶，相对较易，只需考虑是否有副肝动脉。当行半肝切取时，肝中静脉的取舍就成为关键技术问题。香港大学的经验是包括肝中静脉的右半肝切取，其优点是可扩大静脉流出道，保证供肝植入后肝静脉回流通畅。北美的多数中心则采用不包括肝中静脉的右半肝以减少供体危险，但Ⅴ、Ⅷ段回流到肝中静脉的分支就不得不切断，同时肝右后下静脉也需切断。因此对于大于 0. 5cm 以上的静脉分支保留以备重建。门静脉的变异相对较少，但仍有 12% ~15% 门静脉右支是直接分为右前、右后支，处理时要极为当心。处理肝动脉时主要要辨清是否有副肝左、右动脉存在，以及Ⅳ段的动脉血供的保留问题。胆管变异较多，可能有多支或交叉分支的可能。

活体肝移植中供肝的切取是一项非常复杂的工作，术中出血可能较多，从而危及供体的生命。近年来，随着一些新型断肝器械的应用，术中出血明显减少，有些移植中心可做到取肝过程中仅出几十毫升血。这些器械包括超声外科吸引器（CUSA）、水刀、超声刀和等离子超脉冲发生器（PK 刀）等，将这些器械联合应用，既可以缩短手术时间，又可以减少术中出血量。下面简单介绍一下这些器械。

CUSA 可产生 23000 次/秒的振动，这种极高速的振动通过连接体放大，传导至手术刀头将病变组织粉碎，同时探头周围有适量的生理盐水溢出，与组织碎屑混合乳化，并经探头上的吸引装置吸除。根据手术部位组织的质地、血运及周围有无重要结构，选择恰当的振荡强度、吸引负压和冲洗流量，以满足手术需要。肝实质内直径 2mm 以上的管道不能被 60% ~80% 的特定频率振碎切断，尤其肝实质深部及靠近某一肝门的一些较大的管道可被清晰地解剖、剥离及显露出来，门静脉内癌栓及重要管道周围的小卫星灶可被安全切除。但是，CUSA 本身无止血作用，常需与电凝、微波或激光等配合使用。

水刀是利用一定压力范围内的高压水柱产生的切割力，达到切割组织目的。水刀切肝可使肝脏断面显露清晰，对组织内的管系结构予以保留，便于准确的切断、结扎或缝扎。水流冲出喷嘴后先保持约 5cm 长的均匀射流，机械作用恒定，最适合分离。水刀的特点为一些特殊部位的精细解剖创造了条件，如肝门部的解剖，紧贴腔静脉的右肝后叶和尾状叶的解剖等。水刀切肝时不用阻断肝门，可减少肝功能损害的机会。部分严重的肝硬化肝组织较坚韧，在安全压力范围内，水刀难以切割，并且切肝时间明显延长，出血量也明显增多。另外，操作不慎易引起水溅、水雾和气泡，水溅在断面有癌组织时易致癌细胞播散，而水雾和水泡导致断面显露不清影响操作。

超声刀是以特定频率机械振荡，导致组织振动产生 70 ~100℃高温，使组织内水汽化，蛋白氢键断裂，细胞分解，而使组织被切开或凝固。不仅能切开肝、脾、肾等实质组织，更能切断结缔组织和封闭直径 <3mm 口径的血管。超声刀的优点是切割精确，凝血好，仅产生少量汽化水雾，但无烟、无焦痂，无电流通过受术者，对周围组织的热能传导不超过 0. 5mm，无传导性组织损伤，可在重要脏器附近进行分离，特别适用于腹腔镜外科中分离组织和肝脏切除。超声刀切割组织时，须充分凝血，时间以 6 秒左右为宜，每次钳夹组织不宜

过多，以免影响凝血切割效果。遇较大血管时，仍需上钛夹或丝线结扎后方可切断，以免术后大出血。

PK 刀类似双极电凝，通过射频电流来凝固和切割组织。不同于传统手术电刀的技术在于超脉冲式高能量输出，使电极间水分瞬间汽化，器械与组织表面不易粘连。阻抗反馈功能在每次脉冲间隙检测组织的电凝程度从而调整下一次输出的大小，智能的输出与器械压力，使人体组织内胶原蛋白和纤维蛋白变性，血管壁形成一透明带，产生永久性闭合。PK 刀可对大至直径 10mm 的任何静脉、动脉组织进行快速、安全、永久的闭合。PK 刀主要优点在于优异的止血能力，可以控制活动出血和组织渗血，不产生烟雾和焦痂，热扩散小至 1mm。PK 刀禁用于起搏器和肢体末梢，包括包皮环切。

（三）受体手术

1. 病肝切除　与背驮式肝移植术基本相同。

2. 供肝植入

（1）肝静脉的吻合：肝静脉的重建与术后流出道梗阻密切相关。早期肝静脉重建是采用端端吻合方法，为了吻合的方便，供受体预留的肝静脉均较长，但吻合后就会发现太长的肝静脉极易扭曲、成角，且移植肝难以固定。此后采用将供肝静脉直接与下腔静脉行端侧吻合，且将受体肝静脉成形后再吻合，将受体肝左和肝中静脉成形为一个大的吻合口，然后将移植物置入自然的解剖位置，可以获得有效和稳定的回流。必要时可将肝左、中、右静脉完全劈开成形以扩大吻合口，这样不仅获得一个很大的吻合口，而且可允许移植物适当的变动。

（2）门静脉的吻合：一般来说，门静脉的解剖变异较少。人多数门静脉进入肝门后分为左、右两支，如取左半肝或左外叶，则将门静脉左支与受体的门静脉主干行端端吻合。如取右半肝，则存在两种特殊类型，一种是门静脉分为左支、右前叶支和右后叶支，呈三叉型，另一种情况是门静脉分为左支与右后叶支，而右前叶支起于左支，无门静脉右支本干。这两种情况处理较为困难，可在后台将两个开口成形，再与受体主干吻合，也可先用右后支与主干吻合，右前支则用血管移植物搭桥。对于供受体门静脉不匹配，尤其对婴幼儿受体门静脉直径不足 0.15cm，如直接采用主干吻合，往往会引起门静脉狭窄。常用的方法是：①采用同种异体血管如髂静脉搭桥；②将受体门静脉纵形劈开后，再用血管补片将门静脉管径扩大后再吻合；③将门静脉向下游离到脾静脉汇合口，将脾静脉劈开部分后再吻合，这样可保证门静脉的回肝血流。

（3）恢复供肝血流：完成肝静脉和门静脉的吻合后，则可恢复供肝的血供，需注意下列事项：①按先肝静脉后门静脉顺序开放血流，以免在血液流出道梗阻的状态下开放门静脉血流导致移植肝脏的再灌注损伤；②开放血流前需再次检查吻合口情况；③开放血流前需排除吻合口及血管内血栓；④开放血流前后视患者凝血功能状态应给予及时的调控；⑤开放血流前务必请麻醉医师调节患者的循环功能；⑥观察移植肝脏的色泽及弹性；⑦以超声多普勒检查仪了解肝脏的血流状态，并记录有关参数及图像，以便作动态观察比较。

（4）肝动脉的吻合：在活体肝移植中，通常供肝的动脉较受体肝动脉为小，且有时供肝还不止一条肝动脉，常需用显微技术才能进行较满意的肝动脉重建。吻合前动脉的修整是必不可少的准备。吻合多在放大镜或手术显微镜下进行。吻合完毕后应仔细检查，一是有无搏动，二是采用超声多普勒确认吻合成功。

（5）胆管的吻合：胆管重建是肝移植术中最具挑战的部分，也是最易发生并发症的环节，国外报道活体肝移植早期胆管并发症高达32%。胆漏最常见，吻合口漏、肝剖面胆漏均有可能。近年来，随着技术的改进，并发症逐步降低。肝移植中胆管重建的方式有两种，一是Roux-en-Y肝管空肠吻合，二是肝管-胆总管端端吻合。供肝为左叶肝脏时，左肝管细且长度有限，行端端吻合的条件多不具备；若供肝为右叶时，胆管较粗大，可考虑行胆管端端吻合。近来越来越多的移植中心开始采用肝管-胆总管端端吻合，置"T"管外引流，其优点是技术上端端吻合简单易行，术后仍保留行胆管镜检查的可能，术后可观察胆汁，以了解移植肝功能。为了确保胆管的血供，尽量减少对胆管的分离。如受体胆管条件不佳，或供体有2支以上的胆管需重建，仍选择Roux-en-Y法重建胆管。

（6）肝脏固定和腹腔引流放置：左肝肝移植，关腹前需妥善固定肝脏，一般将供肝的镰状韧带或肝圆韧带缝合至受者上腹前壁或膈肌，防止移植肝扭转进入右膈下腔隙。右侧供肝视情况可不作固定。腹腔引流管通常放置两根，分别置于右膈下和肝下方。

八、其他手术方式

近十几年来，在经典的原位肝移植技术日益成熟的情况下，围绕着拓展供肝来源，减少术中生理紊乱和增加肝移植的适应证范围等方面，肝移植技术取得了很多进展。

（一）背驮式肝移植

背驮式肝移植即保留受体下腔静脉全部及肝静脉共干，将后者与供肝肝上下腔静脉作吻合的肝脏移植。1968年由Calne首先描述，1989年，Tzakis在临床首次采用该术式。由于术中无需阻断下腔静脉，不必同时使用体外静脉转流，采用该术式的单位逐渐增加。尤其在活体肝脏移植以及小儿肝脏移植中，背驮式肝脏移植成为主流术式。该术式的弊端是对技术要求较高，肝短静脉的处理费时；同时，因3支肝静脉的开口不在一个平面，通常只能采用肝左、肝中静脉或肝中、肝右静脉共干吻合，吻合口直径不够宽畅；加上肝脏易于旋转造成下腔静脉扭曲，故移植肝流出道梗阻发生率较高。此外，对于大肝癌患者，由于在分离肝短静脉时不可避免地会较多挤压肝脏，而保留肝后静脉则可能有肿瘤残留，对肝癌尤其是大肝癌或尾状叶肿瘤患者不宜施行背驮式肝脏移植。

供肝切取方法与传统的方法相同。病肝切除时，首先游离第一肝门，方法与经典原位肝移植术相同；然后游离第三肝门逐一结扎汇入下腔静脉的各条肝短静脉，直至暴露肝右静脉，这是整个手术的难点，肝短静脉数量不一，管壁薄，长度短，极易撕裂造成出血和空气栓塞。部分肝移植中心在解剖分离第三肝门前，主张建立下腔静脉和腋静脉的转流，以防止在处理第三肝门失败时，可及时阻断下腔静脉进行止血或改行经典肝移植；最后解剖第三肝门，细心游离出肝左、肝中、肝右静脉共干汇合部，贴近肝脏将其切断；迅速离断第一肝门，切除病肝。

背驮式肝移植供肝植入术式与经典术式的不同之处在于肝静脉流出道重建方式。背驮式原位肝移植手术供受体之间的下腔静脉的吻合方式是供肝肝上下腔静脉与受体肝左、肝中静脉共干行端端吻合，或者供肝的肝上下腔静脉与受体的肝右、肝中、肝左静脉整形后行端端吻合，供肝肝下下腔静脉缝合关闭。由于肝右、肝中、肝左静脉不在一个解剖平面上，肝右静脉位于腔静脉的右侧，比肝左、中静脉汇合部稍低。将二者整形，必将切开腔静脉前壁，而整形后的肝中、肝左静脉或肝右、肝中、肝左静脉之残端长度不超过5mm。由于残端比较短，钳夹残端的血管钳需部份阻断受体肝后下腔静脉，在与紧贴肝脏上缘修剪的供体肝上下腔静脉行端端吻合时，因肝静脉合于残端钳夹外露部份短，故吻合较为困难。如残端保留过长虽便于吻合，但可造成吻合口扭曲和压迫而导致静脉障碍，这是背驮式原位肝移植较为常见的并发症。针对上述缺点，有人对背驮式肝移植术式进行了改良：保留受体腔静脉，将肝静脉开口贯通成型，修整多余的边缘，以其上缘作为底边，向下在腔静脉前壁做等腰三角形（腰长与底长比为1.5:1或视情况调整），剪除部分腔静脉前壁。供体的腔静脉以同样的距离、同样的方法将其后壁剪开，将供肝腔静脉近端与受体下腔静脉作端－侧吻合（图3－6－4）。供肝肝下下腔静脉远端缝合关闭，再行供受体门静脉、肝总动脉、胆总管端－端吻合。这一改进除保留了经典术式的所有优点外，还有以下优点：①无需对受体肝静脉进行整形，操作更为简单，减少了一个肝下下腔静脉吻合口，手术时间进一步缩短；②无需特殊的器械，如特制肝静脉钳；⑧能避免供受者肝静脉与肝静脉或腔静脉与肝静脉行端－端吻合时可能产生的扭曲，保证供肝血液回流通畅。

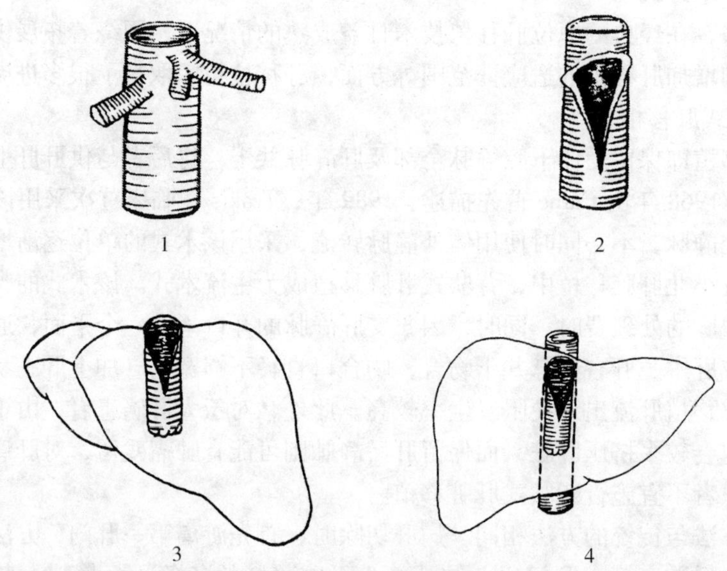

图3－6－4　腔静脉吻合术

1．受体三支肝静脉示意图；2．受体腔静脉前壁等腰三角形成型图

3．供体腔静脉后壁等腰三角形成型图；4．供受体腔静脉吻合后示意图

（二）劈裂式肝移植

劈裂式肝移植是将一个尸体供肝分割成两半，分别移植给两个不同的受者，简称“一肝两受”。1988年，德国Pichlmayr报告首例劈裂式肝移植。一个供肝一般可分割成左半肝和右半肝两个移植物。最初，多数肝移植中心把供肝劈裂后，右半肝移植给成人患者，而左半肝移植给小儿受体。近年来已有不少中心尝试将成人肝一分为二，分别移植给两个成人受体。

右侧供肝通常移植给成人受体。手术方式与经典原位全肝移植基本相同。由于切除了左半肝或左外叶，肝上下腔静脉重建时显露好，便于操作。门静脉主干保留在右侧供肝时，直接做门静脉的端端吻合多无困难；若门静脉主干保留在左侧供肝，通常需要先在供肝修整时连接一段同种异体血管，才能保证门静脉重建后无张力。肝动脉重建也是同样的情况。胆总管多保留在右侧肝，胆管重建多采用供受体胆管端端吻合，可不放置“T”管。

左侧肝受体多为儿童或体重较小的成人。左侧肝不带肝后下腔静脉，移植肝做成背驮式术式。根据情况供肝的肝左静脉可与受体左中肝静脉整形成的共同开口吻合；也可与受体腔静脉壁做端－侧吻合。左侧肝带有门静脉和肝动脉主干时，重建与全肝移植无差别；不带血管主干时，多需“架桥”吻合。左侧肝胆管重建都采用左肝管空肠 Roux－en－Y 吻合术，吻合口处放置支架管。

（三）减体积性肝移植

减体积性肝移植源自原位全肝移植，两者不同之处是切除全病肝后，减体积肝移植仅移植部分肝于原位。受者多系儿童，而当时仅有成人供肝，因供体太大，无足够的空间可以容纳，可采用此术式移植部分肝于解剖原位。1984 年法国 Bismuth 与德国 Broelsch 分别做了报道。

从理论上讲，肝的 8 个段都可以作为一个独立部分肝加以移植，但实际常用的是带血管蒂的左半肝、左外叶和右半肝。因移植于原位，移植的部分肝均可带有与原位全肝移植时供肝相同或相似的血管：门静脉一级分支，肝动脉主干，肝后下腔静脉全段。胆道行供肝胆管和受体空肠 Roux－en－Y 吻合。在肝左外叶移植时亦可以采用另一术式，供肝仅带肝中、肝左静脉共干，不带下腔静脉，但此时施行受者全肝切除时，必须保留其下腔静脉，以便与肝中、肝左静脉共干吻合，重建静脉回流。

（四）辅助性肝移植

辅助性肝移植系指在保留患者肝脏或部分肝脏的情况下，将供体肝异位或原位植入受体内，以使肝功能衰竭的病人得到临时的生命支持或使原肝缺失的代谢、解毒功能得到代偿。因辅助性肝移植不切除病肝或仅切除部分肝脏，也不解决肝后静脉流出道梗阻情况，所以该术式适用于除肝脏恶性肿瘤和布加综合征外的所有终末期良性肝脏疾病。1955 年 Welch 实施了第一例狗的辅助性全肝移植；1964 年，Absolon 进行了人的首例辅助性异位肝移植。

辅助性肝移植按照供肝植入部位可分为辅助性异位肝脏移植和辅助性原位肝脏移植。按照植入肝的体积多少，可分为辅助性部分肝脏移植和辅助性全肝移植。在 20 世纪 60 和 70 年代，主要的术式是辅助性异位全肝移植。由于全肝体积大，难以在腹腔内找到大小合适的植入位置，80 年代以后施行的手术方式主要为辅助性异位部分肝脏移植和辅助性部分原位肝脏移植。

辅助性异位部分肝脏移植的供肝切取方法与原位肝移植相同，然后将供肝Ⅱ、Ⅲ段切除。将供肝置于受体右肝下方，结肠肝曲的外侧。将供肝的肝上下腔静脉与受者的肝下下腔静脉行端侧吻合，缝闭供肝肝下下腔静脉；将供肝门静脉与受者的门静脉行端－侧吻合，吻合完毕后先后开放门静脉和下腔静脉，恢复入肝血流；接着行供肝动脉与受体肾动脉平面下方腹主动脉端侧吻合；最后行供肝胆总管与受体空肠 Roux－en－Y 吻合，吻合口放置支撑管。

辅助性原位部分肝脏移植是将受者的Ⅱ、Ⅲ段或Ⅱ、Ⅲ、Ⅳ段切除，然后将供肝的Ⅱ、Ⅲ段行原位肝移植。管道重建为：①供受者肝左静脉行端－端吻合；②供受者门静脉左支作端－端吻合；③供肝肝动脉与受者肾动脉平面以下的腹主动脉作间置血管的端－侧吻合；④供肝左肝管与受者空肠行 Roux－en－Y 吻合。

辅助性肝移植与经典肝移植相比具有以下优点：①手术损伤小而且简便，时间短，没有无肝期；②在某些情况下，所需肝脏体积小，增加了移植肝的来源；③可以帮助暴发性肝功能衰竭者渡过危险期，并保留原肝，等到原肝恢复功能后可撤消免疫抑制剂或切除移植肝，避免终生免疫排斥；对于某些不能耐受原位肝移植的肝衰患者，可先行辅助性肝移植，待机体肝功能恢复后再考虑是否行原位肝移植，这也是辅助性肝移植在近十年来重新获得青睐的主要原因。

暴发性肝功能衰竭病人辅助肝移植术后原肝再生的时间由病因决定且长短不一。一旦原肝肝功能恢复即应考虑切除植入肝，常用的方法有两种：①通过缓慢减少免疫抑制剂的用量，人为的造成慢性排斥反应而使植入肝丧失功能并萎缩，但在减量过程中出现强烈的超急性排斥反应并有全身症状时，应改为外科切除；②手术切除植入肝。若原肝无功能，植入肝有功能，则应维持植入肝的功能，需终生服用免疫抑制剂。

（修典荣　孙　涛）

参考文献

1. 夏穗生. 肝移植. 实用外科杂志，1991，11（3）：147～148.
2. 胡　以. 肝内胆管解剖与手术显露. 实用外科杂志，1991，11（4）：178～181.
3. 高必有. 微波技术的肝癌手术中的应用. 实用外科杂志，1991，11（5）：261.
4. 余业勤. 第Ⅷ肝段切除术30例体会. 实用外科杂志，1991，11（5）：259～260.
5. 胡国治. 氩气凝血器在肝脏手术中应用5例报告. 实用外科杂志，1991，11（5）：265.
6. 余业勤. 我国肝癌外科治疗进展. 实用外科杂志，1991，11（8，9）：457～459.
7. 梅铭惠. 门静脉主干癌栓的诊治分析. 实用外科杂志，1991，11（12）：650～651.
8. 陈孝平. 肝段切除术120例. 中华外科杂志，1990，28（10）：599～601.
9. 刘树伟. 肝右后静脉的应用解剖. 中华外科杂志，1991，29（11）：708.
10. 韩明. 常温下长时间阻断肝脏血供在非肝硬化肝切除手术中的应用. 中华外科杂志，1992，30（6）：329～331.
11. 刘永锋. 应用吸引刀行肝段切除术7例报告. 中华外科杂志，1992，30（6）：378.
12. 尹登平. 原位部分肝移植. 国外医学外科分册，1990，（1）：1～2.
13. 尹登平. 小儿临床原位肝移植. 国外医学外科分册，1990，（3）：141～143.
14. 陈孝平. 常温下阻断入肝血流形肝切除术81例临床观察. 中华外科杂志，1991，29（2）：84～86.
15. 黄洁夫. 改良式常温下无血肝切除的实验与临床研究. 中华外科杂志，1991，29（10）：643～645.
16. 邹　夫. 常温下全肝血流阻断无血肝切除术治疗肝癌的体会. 腹部外科，1991，4（1）：42～43.
17. 陈　汉. 肝切除手术危险性的预测方法. 腹部外科，1991，4（3）：120～121.
18. 李广华. 超声刀在肝脏手术中的应用. 腹部外科，1992，5（3）：112.
19. 邢　雪. 现代外科切肝技术治疗肝脏恶性肿瘤. 国外医学外科分册，1990，5：267～270.
20. 刘华安. 常温下全肝血流分步阻断行第Ⅷ肝段肝癌切除的体会. 普外临床，1992，7（4）：218～219.
21. 何　生. 微波肝段切除术14例. 普外临床，1992，7（4）：215～217.
22. 高志清，扬继震. 有关肝切除术的若干体会. 普外临床，1992，7（4）：201～204.
23. 陈　汉，吴孟超. 肝叶切除手术前后的处理. 普外临床，1990，5（1）：6～11.
24. 夏穗生. 腹内脏器移植的新进展. 普外临床，1994，9（2）：117～122.

25. 连锦州．微波刀行肝段切除的经验（附33例报告）．1994，3（8）：284～285.
26. 刘永锋．肝脏功能性解剖及选择性肝段切除术．实用外科杂志，1991，11（5）：284.
27. 李朝龙．刷吸切肝法．肝胆胰脾外科临床，1994，2（1）：12～13.
28. 陈孝平．有关肝段切除的几个问题．中国实用外科杂志，1994，14（3）：153～155.
29. 夏穗生．临床肝移植新进展．中华移植杂志，1994，15（1）：3～4.
30. 吕新生．肝硬化病人肝切除时的肝脏血供阻断．中国普通外科杂志，1994，3（4）：193～196.
31. 黄洁夫．改进的肝脏原位低温灌注无血肝切除术．中华外科杂志，1994，32（5）：28～30.
32. 许　敏．肝脏外科解剖与现代肝切除及肝移植术．国外医学外科分册，1992，（2）：80～82.
33. 纪宗正．原位肝移植的临床经验．中华器官移植杂志，1994，15（2）：76～78.
34. 杨　连．B超引导下的选择性肝内门静脉支血流阻断的肝段切除术．国外医学外科分册，1991，（1）：2～3.
35. 杨　连．体外肝切除自体余肝原位再植入术．国外医学外科分册，1991，（4）：202～204.
36. 廖康恕．带蒂大网膜肝外科中的应用体会．中国实用外科杂志，1994，14（10）：592～593.
37. 吴孟超．肝脏外科进展．临床外科杂志，1993，1（1）：2～3.
38. 夏穗生．对严重闭合性肝外伤手术的几点意见．临床外科杂志，1993，1（1）：11～12.
39. 张寿熙．肝外伤的分类．临床外科杂志，1993，1（1）：12～13.
40. 史海安．肝外伤的早期处理—早期诊断和抗休克．临床外科杂志，1993，1（1）：13～14.
41. 张应天．严重肝外伤手术中要点．临床外科杂志，1993，1（1）：14～15.
42. 王竹平．肝外伤的再次手术问题．临床外科杂志，1993，1（1）：15～16.
43. 丁志强．外伤性肝破裂的处理．临床外科杂志，1993，1（1）：16.
44. 戴宗晴，等．多向双重水流手术刀的研制实验与临床应用．临床外科杂志，1993，1（1）：17～19.
45. 彭淑雍，等．不同肝脏功能状态下人肝热缺血时限研究．临床外科杂志，1993，1（1）：20～21.
46. 郑光琪，等．提高肝段切除术安全性的研究．临床外科杂志，1993，1（1）：22～24.
47. 杨连奥，等．机遇性肝脏肿瘤的外科处理．临床外科杂志，1993，1（1）：25～26.
48. Mallcy KJO. Combined resection of the inferior vena cava and cxtended right hepatectomy for leiomyosarcoma of the retrohepatic cava. British J Surg, 1994, 81 (6): 845～846.
49. Ezaki T. Hepatic resection with a long sheathed needle: a simple technique. British J Surg, 1994, 81 (4): 578.
50. Cogbill TH, et al. Severe hepatic trauma …a multicenter experience with 1335 liver injuries. J Trauma, 1988, 28: 1433.
51. Cox EF, et al. Blunt liver trauma to the liver: analysis of management and mortality in 323 consecutives patients . Ann Surg, 1988, 207: 126.
52. Keith A Kelly. New Directions in gastrointestinal surgery. Ame J Surg, 1994, 167 (1): 2～7.
53. Harry M Delany. Contrasting Effects of Identical Nutrients Given Paraenterally or Enterally After 70% Hepatectomy. Ame J Surg, 1994, 126 (1): 135～144.
54. Babineau T J. Rolc of Staging Iaparoscopy in the treatment of hepatic malignancy. Ame J Surg, 1994, 126 (1): 151～155.
55. N A HABJB, N E MICHAII, T BOYLE and A BEAN. Resection of the inferior vena cave during hepatectomy for liver tumours. Br, J Surg, 1994, 81: 1023～1024.
56. F G QUE and D M NAGORNEY. Resection of recurrent′colorectal metastases to the liver. Br J Surg, 1994, 81: 255～258.
57. T OCHIAI, M SASAKO, S MIZUNO. Hepatic resection for metastatic tumoursfrom gastric cancer: analysis of

prognostic factors. Br J Surg, 1994, 81: 1175 ~ 1178.

58. Li Qing Wang M. D, Bo G. Persson M D et al. Rearterialization of liver tumors after various dearterialization procedures. J Surg Research, 1994, 57: 454 ~ 459.

59. Seiji Kawasaki M D, et al . Resection for multiple metastatic liver tumors after portal embolization. Surgery, 1994, 115 (6): 674 ~ 677.

60. Takashi Yagyu (M1), et al. Reconstruction of the hepatic vein to the prosthetic inferjor vena cava in right extended hemihepatectomy with ex situ procederu. Surgery, 1994, 115 (6): 740 ~ 744.

61. Mitsuo Shimada (M1), Repeat hepatectomy for recurrent hepatocellular carcinoma. Surgery, 1994, 115 (6): 703 ~ 706.

62. Masahiro Suenaga MD, et al. Repcated hepatic resection for recurrent hepatocellular carcinoma in eighteen cases. Surgery, 1994, 115 (4): 452 ~ 457.

63. James V, Sitzmann (M1), et al. Perioperative Predietors of Morbidity Following hepatic resection for ncoplasm. Ann. Surg, 1994, 219 (1): 13 ~ 17.

64. Jacek Rozga M (1), et al. A Bioartifical liver to treat severe aeute liver failure. Ann. Surgery, 1994, 219 (5): 538 ~ 540.

65. Janel Tsao (M1), et al. Trends in morbidity and Mortality of hepaticresection for mallgnancy. Ann. Surg, 1994, 230 (2): 199 ~ 205.

66. Stephen W Chung MD. Liver transplantation for hepatoeellular carcinoma. Am J Surg, 1994, 167: 317 ~ 320.

67. Stefano Bona MD, et al. The role of abdominal drainage after Major hepatic resection. Am J Surg, 1994, 167 (6): 359 ~ 353.

68. Miin - Fu Chen MD. Postoperative recurrence of hepatocellular carcinoma. Arch Surg, 1994, 129 (7): 738 ~ 742.

69. L Capussotti, et al. Results of major hepatectomy for large primary liver cancer patients. Br J Surg, 1994: 81: 427 ~ 431.

70. Kenji Takenka, MD, et al. Liver resection for hepatocellular carcinoma in the elderly. Arch Surg, 1994, 129 (8): 846 ~ 850.

71. Shogo Okamoto MD, et al. Triiodothyronine Resuscitates the impaired liver function after pringle′s maneuver. Arch Surg, 1994, 129 (8): 851 ~ 836

72. 朱志军，沈中阳. 肝脏移植的适应证. 中华肝脏病杂志，2004，12: 371.

73. 郑树森. 我国肝脏移植外科的发展. 中华肝胆外科杂志，2004，10: 293 ~ 295.

74. 严律南，李　波，曾　勇，等. 采用不含肝中静脉的右半肝行成人间活体肝移植. 消化外科，2006,5: 17 ~ 22.

75. 王学浩，李国强. 活体肝移植的历史、现状和发展前景. 中华肝脏病杂志，2004，12: 380 ~ 381.

76. 宋世兵，张同琳，修典荣，等. 原发性肝癌行同种异体原位肝移植治疗的疗效评价. 中华医学杂志，2004，84: 1533 ~ 1535.

77. 宋世兵，袁炯，修典荣，等. 原位肝移植术中肝动脉变异及术后肝动脉血栓形成的处理. 中华器官移植杂志，2004，25: 336 ~ 338.

78. 彭承宏. 肝移植胆道重建的体会. 肝胆外科杂志，2005，13: 169 ~ 170.

79. 王昌明，宋世兵，修典荣，等. 原位肝移植术后胆道并发症分析及处理. 中华普通外科杂志，2005，20: 251 ~ 252.

80. 王伟林，范上达. 活体肝移植的供肝切取手术 40 例临床分析. 中华普通外科，2000，15: 421 ~ 423.

81. 窦科峰，王德盛. 肝脏手术中止血方法的新进展. 中国实用外科杂志，2005，25: 62 ~ 64.

82. 叶启发，陈知水，曾凡军. 50 例次背驮式肝移植技术回顾分析. 中华器官移植杂志，2001,22:282～284.

83. White SA，Al – Mukhtar A，Pollard SG，et al. Progress in living donor liver transplantation. Transplant Proc，2004，36:2720～2726.

84. Sharma P，Balan V，Hernanderz TL，et al. Liver transplantation for hepatocellular carcinoma：the MELD impact. Liver Transplant，2004，10:36～41.

85. Wu YM，Uoigt M，Raykill S，et al. Suprahepatic venacavaplasts with retrohepatic cava extension in liver transplantation：experience with first 115 cases. Transplantation，2001，72:1389.

第四章 胆道外科新手术

第一节 胆囊癌手术

一、概述

胆囊癌并非少见。其尸体解剖发现率为0.5%左右，恶性肿瘤尸检率的4% ~5%，手术切除胆囊标本中1.7% ~2.7%为癌。

长期以来胆囊癌的手术切除率很低，约75%以上病人失去手术治疗机会。诊断后的平均生存期仅为5个多月，术后5年生存率也只有1% ~6%，是所有消化道恶性肿瘤中预后最恶劣的一种。

胆囊癌的大体形态学与胆管癌一样可分成3个基本类型。①硬化型：为胆囊壁的浸润性、弥漫性病变，常见於胆囊壁钙化的“瓷瓶样”胆囊，晚期病变者胆囊呈皮革状；②结节型：为胆囊壁的局部增厚，早期表现仅为胆囊壁的限局性增厚，或呈小隆起性病变，肉眼观察不仔细很容易忽略，有时仅表现为胆囊粘膜表面一片很小的硬的斑块；③乳头型：表现为胆囊壁向腔内突出的肿物，早期病变可为息肉状，大小不足1cm，外观与息肉样腺瘤难以鉴别，诊断依靠病理切片，病理为癌而并非腺瘤恶变，因此也称息肉状癌。长大的肿瘤可充满胆囊腔。

组织学上主要有3种分类。腺癌占胆囊癌80%左右，绝大部分为分化较好的腺癌，低分化腺癌占腺癌的10%左右；腺鳞癌约占胆囊癌的9.5%；小细胞癌约占4.5%。

胆囊癌的早期扩散途径，也是其主要扩散途径是淋巴转移。特别是发生在胆囊颈体部、颈部的癌通过胆囊管淋巴结向肝门部淋巴结转移，再向下通过胆管周围淋巴结向胃、十二指肠、胰头区淋巴结转移，再向肠系膜淋巴结扩散。有时胆囊局部的恶性病变仅限于粘膜、粘膜下的早期阶段，但已经发生远处淋巴结的转移。淋巴结是否有转移，及转移的程度与预后好坏关系密切。

胆囊癌很容易发生肝脏浸润性转移，当肿瘤位于胆囊底部、底体部，特别是邻近肝脏的胆囊壁一面时，很容易直接侵入肝脏，这是胆囊癌预后恶劣的原因之一。

胆囊癌发病的高峰年龄段国外报告为60 ~70岁。我国综合报告病理证实胆囊癌共714例的结果表明，好发年龄段为51.8 ~58.6岁，男女之比仅为1:(3 ~4)。由于一半以上的胆囊癌病人合并胆囊结石，因此以腹痛、胆囊炎发作为主要临床表现而误诊为胆囊炎者约占全部病例的40%，表现为梗阻性黄疸者约占27%，上腹部肿物占23%，其他以发热、消瘦、乏力、腹腔积液等非特异性恶性肿瘤的晚期临床表现者也不少见。

胆囊癌早期缺乏特异症状和体征，常表现为慢性胆囊炎及慢性胃病症状。特别是合并胆囊结石的病人很容易满足于胆囊结石，慢性胆囊炎的诊断。因此必须提高认识。早期诊断的关键是对胆囊癌的高危人群加强监测。

由于胆囊癌与胆囊结石之间关系密切，因此胆囊结石病人应视为本病的高危人群。对有症状胆囊结石病人，在目前没有有效药物治疗和其它非手术方法可以根治胆囊结石的条件下，胆囊切除是治疗本病的金科玉律，特别是腹腔镜胆囊切除已成定型手术。我们强烈反对有症状胆囊结石的保守治疗观点；主张积极手术，并对常规切除的胆囊标本进行肉眼检查。对可疑病变立即送冷冻切片检查。大宗病例胆囊切除标本检查发现胆囊癌的可能性为1%～5%，其中绝大部分为早期癌。

对无症状胆囊结石病人，多数人认为胆囊切除的并发症死亡率与胆囊癌的发生率相差无几，因此总体上不主张对无症状者作预防性胆囊切除，但是对这部分病人加强随诊，并定期B超检查。这部分病人有以下几条危险因素存在者应行胆囊切除：①50岁以上老年女性；②瓷瓶样胆囊；③结石大于3cm；④胆囊有局限性增厚；⑤伴腺肌病；⑥伴息肉样病变者；⑦曾有胆囊造瘘手术史。

胆囊息肉样病变包含了20多种病理改变，其中藏匿了一部分早期胆囊癌患者。因此对胆囊息肉病变患者应进行筛选，从中识别出胆囊癌患者。临床上提出判断胆囊癌的高危因素为：①年龄50岁以上；②单发病变；③直径超过10mm；④病变广基或蒂粗大；⑤病变增大；⑥合并结石。对有上述危险因素的患者尚可用彩色多谱勒超声检查，肿物及胆囊壁可检测到速度较快的动脉血流时提示胆囊癌可能较大。

胆囊癌缺乏特异癌标志物，但一部分胆囊腺癌可出现CEA、CA19－9血清阳性反应。其中CA19－9的阳性率较高。CEA及CA19－9的测定对胆囊病变的可疑癌患者的鉴别诊断有一定价值。

胆囊癌的分期和预后有明确关系。Nevin将胆囊癌分成Ⅴ期。Ⅰ期：病变局限于粘膜，即原位癌；Ⅱ期：病变侵及肌层；Ⅲ期：侵及全层；Ⅳ期：侵及全层，伴淋巴结转移；Ⅴ期肝脏局部侵犯或侵犯邻近脏器。Tashiro报告Ⅰ～Ⅴ期的5年生存率分别为97.3%，57.8%，25.2%，19.5%和10.9%。

但是，Nevin分类中对有无淋巴结的转移重视不够，而有无淋巴结的转移与预后关系也很密切。Ogura对1686例切除胆囊的病理复习表明，Nevin Ⅰ期时已有3%病例有淋巴结转移，NevinⅡ期淋巴结转移占16%。按照国际癌症协会Union International Contre le Cancer，（UICC）和美国癌症联合委员会（AJCC）的胆管癌及胆囊癌的TNM分类规定，即使是原位癌，已有胰头区，或肠系膜淋巴结转移者，其分类等级为预后最差的Ⅳb。其分类的优点为重视淋巴结的转移，要求对淋巴结进行清扫。使手术趋向于根治，因此能准确地用于预后判断。AJCC和UICC胆囊癌TNM分期标准更为严格，有可比性，应提倡应用（表4－1－1）。

二、胆囊癌手术

胆囊癌手术的原则目前还不统一。不同分期的肿瘤手术的方式是不同的。

（一）隐匿型或称亚临床型胆囊癌

主要是指术前、术中均无胆囊癌的临床证据，行单纯胆囊切除术后由病理切片确诊的胆囊癌。这部分病人是否需要再次行根治性手术取决于胆囊癌侵犯胆囊壁的深度和肿瘤在胆囊上的部位。按国际TNM分类的0期、Ⅰ期、Ⅱ期，即原位癌，侵犯粘膜，侵犯肌层及肌层周围结缔组织而未超出浆膜者。相当于Nevin分类的Ⅰ、Ⅱ期。由于单纯胆囊切除后5年生存率可高达90%～100%，绝大部分意见认为单纯胆囊切除已达根治目的而不必再行二次根治手术。但是肿瘤部位如果在胆囊颈部或胆囊管，因较早向 Calot 三角淋巴结转移，术后复发率较高，所以该部位的病变无论其浸润的深度均应再次手术，行肝十二指肠周围淋巴结清扫。包括肝门区，胰头后淋巴结，达到肝十二指肠骨骼化。肝门区淋巴结包括 Calot 三角淋巴结，胆总管门静脉淋巴链，再将十二指肠后及胰头后淋巴结清扫（图 4 – 1 – 1）。

表 4 – 1 – 1　胆囊癌 AJCC – UICC TNM 肿瘤分期标准

原发肿瘤（T）

T_X　原发肿瘤难以评定

T_0　无原发肿瘤证据

T_{is}　原位癌

T_1　肿瘤侵犯粘膜或肌层

[ ]　T_{1a} 肿瘤侵犯粘膜

　　T_{1b} 肿瘤侵犯肌层

T_2　肿瘤侵犯肌层周围结缔组织，尚未超出浆膜，也无侵入肝脏

T_3　肿瘤超出浆膜，或侵入邻近脏器，侵入肝脏 2cm 之内

T_4　肿瘤侵入肝脏 2cm 以上，或侵犯 2 个以上邻近脏器

淋巴结（N）

N_X　区域性淋巴结转移情况不清楚

N_0　无局部淋巴结转移

N_1　局部淋巴结转移

[ ]　N_{1a}　肝十二指肠淋巴结，如胆囊管淋巴结，胆管周围及肝门淋巴结转移

　　N_{1b}　胰头淋巴结，十二指肠周围，门静脉，腹腔动脉淋巴结转移或有肠系膜上血管周围淋巴结转移

远处转移（M）

M_X　有无原处转移不清楚

M_0　无原处转移

M_1　有原处转移

分期

分期	T	N	M
0	T_{is}	N_0	M_0
Ⅰ	T_1	N_0	M_0
Ⅱ	T_2	N_0	M_0
Ⅲ	T_1	N_1	M_0
	T_2	N_1	M_0
	T_3	N_0 ~ N_{1a}	M_0
Ⅳa	T_4	N_0 ~ N_{1a}	M_0
Ⅳb	任何 T	N_{1b}	M_0
	任何 T	任何 N	M_1

（二）早期胆囊癌

术前、术中确诊为胆囊癌，病理组织切片检查肿瘤侵犯未侵及浆膜层的病例。主要指 Nevin Ⅰ、Ⅱ期，国际 TNM 分期的 0、Ⅰ、Ⅱ期。由于单纯胆囊切除的 5 年生存率已达到癌

根治的要求。一般认为只需做单纯胆囊切除。但是如果不对肝门区淋巴结进行清扫就难以确定是否已有淋巴结的转移。我们认为根据 TNM 分期定义的要求，对这个阶段的早期胆囊癌也主张在胆囊切除后对肝十二指肠淋巴结进行清扫，做到肝十二指肠韧带骨骼化。从技术上来讲不复杂，费时也不多。这种胆囊切除加肝十二指肠淋巴结清扫即为扩大胆囊切除术（extended chole cystectomy）。这种术式清扫了可能转移的淋巴结，并有助于用 TNM 标准分期，并达到根治目的。

（三）中期胆囊癌

NevinⅢ期，Ⅳ期或 TNM Ⅲ期 T_3 N_0 ~ N_{1a} M_0 病变。中期病人胆囊癌虽已侵犯至浆膜并有肝门区淋巴结的转移，或已有肝脏小于 2cm 的浸润者可行胆囊癌根治术。但是胆囊癌根治术的标准至今无统一标准。综合各家的意见应包括①胆囊切除；②淋巴结清扫：肝门部，肝十二指肠骨骼化、胰头后淋巴结，腹主动脉区淋巴结；③胆囊床肝楔形切除 3cm。Chijiiwa 用这种术式使胆囊癌的 5 年生存率达到 53%。

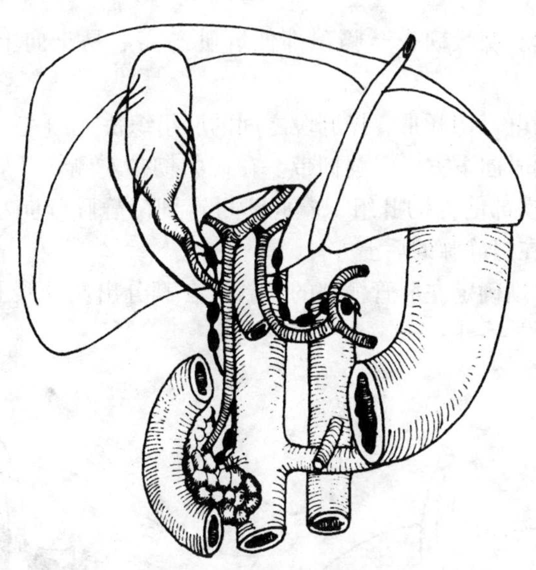

图 4－1－1　肝外胆道及胆囊淋巴引流通道

（四）进展期胆囊癌

该期指 NevinⅤ期及 TNM 分期中Ⅳa 病人。肿瘤虽已侵犯肝脏；邻近脏器，但全身情况尚好能耐受较大手术者。进展期胆囊癌的部分病例施行扩大胆囊癌根治术。Nakamura 等报告 33 例 NevinⅤ期胆囊癌行扩大根治 13 例生存率明显改善。扩大根治手术是指在根治术式基础上：①扩大肝脏切除。扩大肝脏切除的范围尚有不同意见。由于胆囊正好附着于Ⅳ、Ⅴ肝段之间，在左右肝的分界线的两侧。因此有做扩大右半肝切除者。但普遍认为此种手术创伤太大，多数主张肝切除以仅限Ⅳ、Ⅴ肝段切除合理；②侵犯邻近脏器的切除。如横结肠切除，如十二指肠受侵犯则扩大根治包括了胰十二指肠切除；③肝外胆管侵犯、左右肝管尚正常者应做肝外胆管切除，行肝门部胆肠重建术。

扩大根治术是创伤很大的手术，手术死亡率很高，在13%～24%之间。扩大根治能否改善生存率仍有不同意见。Cubertabond 报告扩大根治术行不规则肝切除的Ⅳ期病人平均生存期为5个月；行Ⅳ、Ⅴ段肝切除者为7个月；行右半肝切除者平均生存期6个月，认为各种术式的扩大根治术预后无明显差异。对扩大根治术的不同观点争论还需通过积极进取实践结果来验证。

（五）晚期胆囊癌的姑息性手术

大部分晚期胆囊癌患者已无根治可能，姑息性手术也不能延长患者生存时间，但可以改善生存期的生活质量。

姑息性手术应尽可能争取以胆肠内引流的方式解除梗阻性黄疸。采取圆韧带途径显露左肝管横部，切开左肝管横部行左肝管 Roux－en－Y 空肠吻合术。在该处行胆肠吻合术距离肿瘤部位较远。左肝管横部因其解剖特点显露方便，因此这种姑息性胆肠吻合内引流术采用较为普遍。

手术步骤

1．断圆韧带，剪开肝镰状韧带至膈顶部使肝脏游离后易于向上翻起。将圆韧带向上牵引。

2．在圆韧带根部用电刀切开Ⅲ、Ⅳ肝段之间的肝组织桥（图4－1－2）。

3．向上牵引肝脏同时向下方牵引圆韧带。在镰状韧带左侧切开肝脏左外叶下段前面的肝包膜，并分离左肝管横部前方的肝组织。此时可遇到门静脉分向左内叶和左外叶的小分支，结扎切断。左肝管在门静脉的后上方。

4．用注射器穿刺以助确定左肝管横部的位置，在其分出左外叶上、下段肝管的近端沿左肝管长轴切开肝管（图4－1－3）。

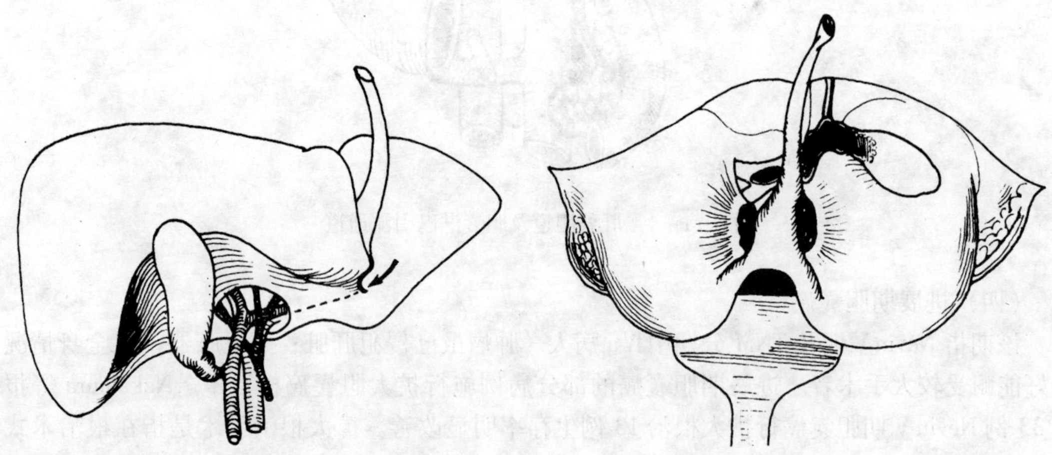

图4－1－2　切断肝组织桥显露脐裂底部　　图4－1－3　在扩张的肝胆管上做一与长轴平行的切口

5．截取空肠袢经横结肠系膜开孔提至肝下行左肝管空肠侧侧吻合，吻合用小圆针1号丝线一层间断缝合。再行空肠空肠端侧半周Y型吻合，胆肠吻合口至肠肠吻合口距离60cm（图4－1－4）。

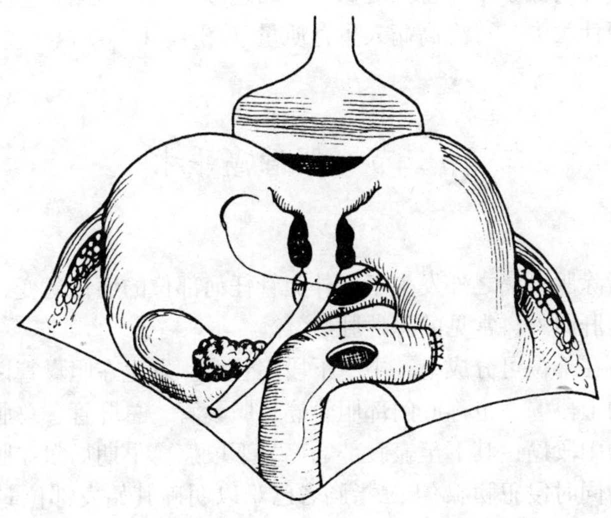

图4－1－4　左肝管Ⅲ、Ⅳ段与空肠行 Roux－en－Y 吻合

对全身情况很差不适宜做胆肠吻合术的病人，肝外胆管的阻塞尚不完全有可能通过胆管探子逐步扩张的病人，可用“U”形管做成内引流（图4－1－5）。

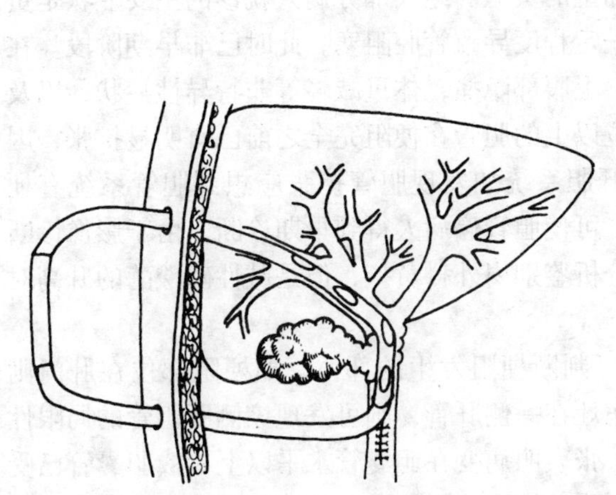

图4－1－5　胆囊癌 U 形管内引流术

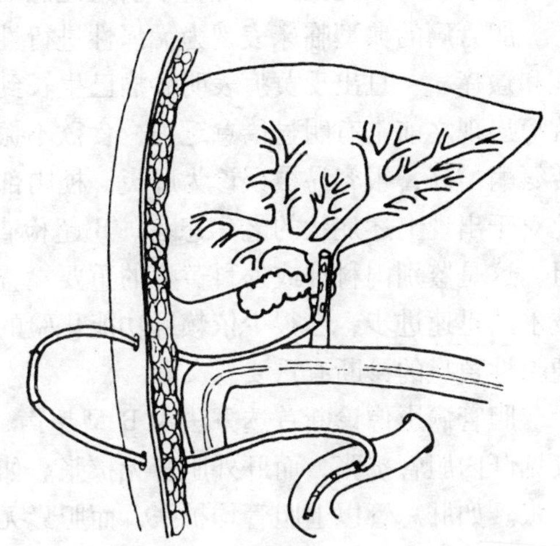

图4－1－6　外引流空肠造瘘胆汁回输

近年来记忆合金支架管已应用于胆管外科的治疗。对已经开腹探查的病人，用胆管探子扩开肿瘤浸润狭窄的胆管部位，置入合适管径的记忆金属支架引流胆汁，金属支架可长期支撑，避免“U”形管给病人造成的不便。

由于介入放射治疗技术的进步，有些病例可试行经皮，经肝胆管穿刺置管引流，然后在X线下，导丝引导下对狭窄部进行扩张后，经皮经肝置入记忆合金内支架于狭窄部位引流胆汁。这一技术在我院已成功用于临床。

如以手术置管行外引流手术，宜同时做一空肠造瘘，使外引流管与空肠引流管对接，胆汁回输空肠，避免胆汁丢失，可提高病人生存质量（图4－1－6）。

（邓绍庆）

第二节 胆管癌手术

一、概述

肝外胆管癌是指除胆囊癌之外发生于肝外胆管任何部位的癌性病变，包括胆囊管癌及总胆管壶腹部癌。它是肝胆外科常见的恶性肿瘤。

肝外胆管癌按所在部位可分成上、中、下段胆管癌。发生在胆囊管以上总肝管，左、右肝管及汇合部的癌为上段癌，也称肝门部胆管癌；胆囊管、总肝管、总胆管三管汇合部至总胆管十二指肠上段为中段癌；其下至壶腹部的癌为下段癌。早期局限在胆总管壶腹部的癌可归入胆管癌，但肿瘤同时侵犯胰腺/十二指肠者已难以明确其始发部位时只好统称壶腹周围癌。胆管下段癌根治手术方式为胰十二指肠切除。发生于中段的胆管癌，早期局限者局部切除加肝十二指肠淋巴结清扫可望取得较好疗效，范围较大延及总胆管十二指肠后段时也需加做胰十二指肠切除术。因此，胆管中下段癌的治疗问题比较明确。肝门胆管癌占肝外胆管癌的50%～75%，诊断困难，其所处部位的解剖复杂，手术难度高，手术治疗原则上目前仍有一些争议，因此是腹部外科中引人注意的难题之一。

胆管癌的典型临床表现为无痛性进行性加重的黄疸。绝大部分病人就诊的主要症状是黄疸和瘙痒，一旦出现黄疸表明肿瘤已生长到一定程度导致管腔阻塞，此时已非早期阶段。在黄疸出现之前常有明显倦怠乏力，食欲不振，上腹部隐痛，体重减轻等非特异性症状，以及转氨酶增高，很容易被误诊为肝炎。梗阻部位以上的胆管在梗阻完全之前已有明显扩张，因此对于出现上述症状的老年患者，B超检查肝胆系统如发现胆管扩张应想到胆管系统有梗阻，这是鉴别内科抑或外科黄疸的重要检查，可使胆管癌病人得到早期诊断。由于影像诊断技术的迅速进步，已很少依赖肝功能化验的分析鉴别内外科黄疸，但是碱性磷酸酶的升高对梗阻性黄疸的诊断有重要意义。

胆管癌影像诊断首选方法为B型超声，可判断梗阻发生的部位，如梗阻部位在肝门则仅见肝内胆管扩张，而肝外胆管无扩张。如病灶在一侧肝管，则可发现该侧肝胆管的局限性扩张。如肝总管以上胆管均扩张，而胆囊无扩张表明病变在胆囊管水平以上，或胆囊管已受累及。胆囊管开口以下水平胆管梗阻，胆囊可明显增大。因此，B型超声对确定梗阻的部位常有明确提示。对向胆管腔内生长的肿物B超显示良好，腔外型生长的结节型癌B超对肿块的显示不如CT，浸润型胆管癌B超难以显示，CT较B超敏感。CT在评价肿瘤对周围侵犯和转移方面优于B超。高分辨率的薄层动态CT能清晰显限局部结构，对判断能否手术切除很有意义。一组研究报告表明，CT对不能切除判断的阳性预测值为89%，对能切除的阳性预测值为80%，在这方面B超不及CT。

磁共振可显示较小的胆管癌病灶及与门静脉结构的关系，较CT更为敏感。

经皮经肝胆管造影（percutaneous transhepatic cholangiography，PTC）对胆管癌，特别是肝门部胆管癌肿瘤的部位和范围的提示非常直接，是术前判断肿瘤范围，能否切除及拟定手术方案必不可少的依据。当左、右肝管汇合部不通时应进行选择性 PTC，分别穿刺两侧胆管造影。对梗阻严重时间较长的病人 PTC 针穿刺后尽可能抽吸胆汁，使胆管压力降低再注射造影剂可减少胆漏、胆管炎并发症。也可于 PTC 后置管引流，即 PTCD。PTCD 的目的是减少 PTC 并发症，此外很重要的一条是 PTCD 引流管可作为手术时肝门胆管解剖的引导标志。目前有一部分研究表明，术前 PTCD 并不能减少手术并发症和死亡率，但严重的梗阻性黄疸是造成许多严重手术后并发症的原因，如血胆红素超过 255μmol/L，黄疸时间持续两周以上，拟施行根治性手术的病人，PTCD 可以减少手术死亡率。

内镜下逆行胰胆管造影术（endoscopic retrograde cholangiopancreaography，ERCP）对胆管癌病人是一项危险的检查，检后可引起严重的上行感染，引致重症胆管炎，丧失手术机会。因此认为是禁忌证。较低位胆管癌引起的不全梗阻 ERCP 同时放内引流管能达到引流目的者可行 ERCP。

选择性腹腔动脉造影可显示肝动脉，门静脉受累的程度，对预计能否手术切除有一定意义。但不少学者发现术前血管常可因肿瘤包绕外压而不显影，手术中发现血管并未受累。因此血管造影结果不应当否定手术探查。

每一种影像诊断手段都有各自的优点和局限性，因此合理选择甚为重要，一般 B 超和 CT 对大多数恶性梗阻作出定位及定性检查，可以作为首选。PTC 在肝门部胆管癌的诊断中有重要意义。

胆管癌从大体形态上可分为 3 型：①硬化型胆管癌表现为管壁明显增厚，管腔狭窄、细小乃至闭锁。沿胆管壁浸润，而无明显肿块，如浸润周围组织可形成纤维性硬块。此型胆管癌最常见，与硬化性胆管炎常难以鉴别，甚至活检冷冻切片病理学检查也常误诊为“慢性炎症”。Blumgart 建议术中细针穿刺行细胞学检查结合组织学检查使 94 例硬化性胆管癌中的 91 例获阳性诊断结果；②结节型较少见，是胆管壁上结节状肿块向粘膜表面呈坚韧的局限性突起，粘膜表面呈颗粒状，与正常粘膜分界较清楚。肿瘤细胞侵入胆管壁并有纤维结缔组织增生。此类肿瘤向周围侵润生长，但其程度不如硬化型胆管癌重，根治切除机会较多；③息肉型为肿物向腔内突出生长也称乳头型，此型最少见，肿瘤一般比较局限，很少向周围浸润，根治切除机会最多。

肿瘤转移途径主要为直接扩散，向管壁上、下方向浸润，向周围组织浸润，可侵犯门静脉，在门静脉腔内形成瘤栓再向肝内转移。其次向淋巴间隙转移至淋巴结。通过血运的远距离转移较少见。

胆管癌的生物学特点为分化较好，低分化较少，生长缓慢，造成病人死亡的主要原因是梗阻性黄疸对肝细胞造成较严重损害及由此引起的一系列病理改变，导致病人衰弱，死于胆系感染。

Altemeier 最早报告肝门部硬化性胆管癌，Klatskin 1965 年报告 13 例，是指原发于胆囊管开口以上，侵犯肝总管及其汇合部以上左、右肝管的胆管腺癌。Klatskin 认为此类胆管癌具有瘤体小，生长慢、转移晚及由于肝门区解剖结构复杂，切除困难的特点，认为解除胆道梗阻的姑息治疗能显著缓解症状并延长寿命。此后肝门部胆管癌以 Klatskin 命名。Klatskin 的这种观点使姑息性治疗的观点影响了很长一段时间。当前，由于影像诊断技术的进步，手术技术的提高，手术切除率日益提高，达到 47% ~92%，手术死亡率也下降到 2% ~3%。

但在不同国家，不同术者术中切除率的差异仍然较大，多数报告的切除率仍然较低。Nimura报告一组肝门胆管癌66例中55例切除，切除率达到83.3%。治愈性切除（curative resection）46例，占69.7%。Ogura报告57例手术，切除率96.4%（55/57），根治性切除49.1%（28/57）。目前国内切除率约为20%，全国肝门胆管癌调查材料1977～1989年的切除率为10.4%。近年来国内文献中报告有明显提高。孙占琪报告99例，切除率达81%（80/99例），死亡率5%。彭淑牖报告切除率达88.8%。胆管癌切除，特别是根治性切除使5年生存率明显提高。Ogura组病例的1、3、5年生存率最好，达83.5%，37.1%，23.2%，联合肝切除的根治手术死亡率降至5%左右。

二、肝门部胆管癌根治术

根治性切除的定义为切除全部肿瘤，达到肿瘤切除后胆管上下切缘无癌，周围组织无癌，并廓清肿瘤局部引流区的淋巴组织。

为了达到这一目的，不同发展阶段的肝门胆管癌的手术范围有所不同。甚为局限的早期癌可行局部切除，胆管端端吻合即达到根治性切除目的。但绝大部分胆管癌的手术应切断左右肝管（要求在瘤体以上1cm，病理证实切缘无癌），包括肿瘤在内的总肝管、胆总管、胆囊、肝十二指肠韧带除血管以外所有软组织。若累及一侧Ⅱ级肝管，需加做该侧肝叶切除，尾状叶肝管及肝实质最易受到侵犯，此时需附带部分尾叶肝的切除。

肝门部胆管癌除了有以下禁忌证外，一般都应积极开腹探查行根治性切除。肝门部胆管癌根治术的禁忌证为：①已有癌性腹腔积液，腹膜转移；②双侧肝内转移；③双侧Ⅱ级肝管受累；④肝门血管浸润；⑤一侧Ⅱ级肝管受累，同时对侧血管受累；⑥已有远隔转移。

肝门部胆管癌早期诊断困难，所以梗阻性黄疸较为严重，肝功能受损明显，一般均有凝血功能障碍，低蛋白血症，营养不良，甚至继发感染，因此术前必须积极准备：①肌内注射或静脉补充维生素K，使凝血酶原时间恢复正常；②术前行周围静脉营养，尽可能纠正低蛋白血症；③术前口服熊去氧胆酸片50mg，每日3次，术前3天肠道抗生素准备，减少肠道菌丛，预防细菌移居，降低术后感染机会；④术前1天应用全身抗生素；⑤术前保肝治疗；⑥存在胆管继发感染，抗生素不能控制及梗阻性黄疸超过15mg/dl（255μmol/L），持续2周以上者行PTCD减黄引流。

手术步骤：

1. 切口　右侧肋缘下斜切口，向下至右侧第11肋前端，向左越过中线至左侧肋缘。进腹后切断圆韧带，剪开镰状韧带。此种切口便于肝门显露，便于进行肝叶切除，较腹直肌切口优越。

2. 肝脏探查　注意肝实质内有无硬块，肝脏表面有无黄白色的硬块或结节，必要时应作活组织冷冻切片检查，证实是否已有肝转移。

3. 肝门部探查　肝门部探查的目的是探查肿瘤的位置和范围，了解肿瘤与主要入肝血管之间的关系。由于肝门部解剖关系复杂，必须进行解剖性探查方能达到目的。①自Wins Low孔及肝门蒂的后方，剪开肝实质的间隙，用手指行钝分离达到左右肝管汇合部的上方，用左手示指、中指垫在肝门蒂后方，用左手拇指捏在肝门蒂前方触摸肿瘤范围；②自肝门横沟顶沿胆管的前方剪开其间的间隙达到横沟顶，用手指触摸肝总管分歧部以明确肿瘤范围，特别注意探查左右肝管，了解肿瘤主要以哪一侧为主，并初步估计能否切除；③探查总肝管、总胆管、肝十二指肠韧带，了解肿瘤向下侵犯的程度及是否有肿大转移的淋巴结。通过上述初步探查，未发现有肝门胆管癌根治的明显禁忌证时，可进一步进行解剖性探查。至于最终能否切除及切除的范围，有赖于手术的逐步进行。

4. 解剖肝十二指韧带，分离出胆总管，在胰腺上缘切断胆总管下端，远端缝闭。沿胆总管近切端向上解剖胆总管，分离出肝动脉、门静脉，使上述三根管道游离。用细纱布条悬吊肝动脉及门静脉。用血管钳钳夹切断的总胆管向上翻起，略加牵引，逐步分离，进一步将总胆管与其深方的门静脉分开，并结扎切断肝动脉分向胆总管的小分支，到达胆囊管水平（图4－2－1）。

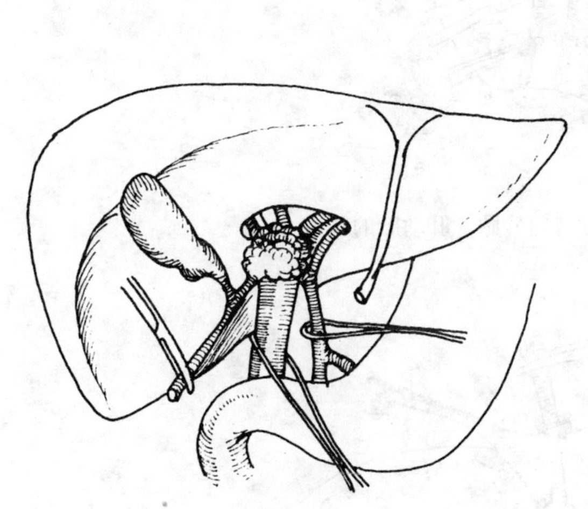

图4－2－1　游离胆总管、门静脉、肝动脉

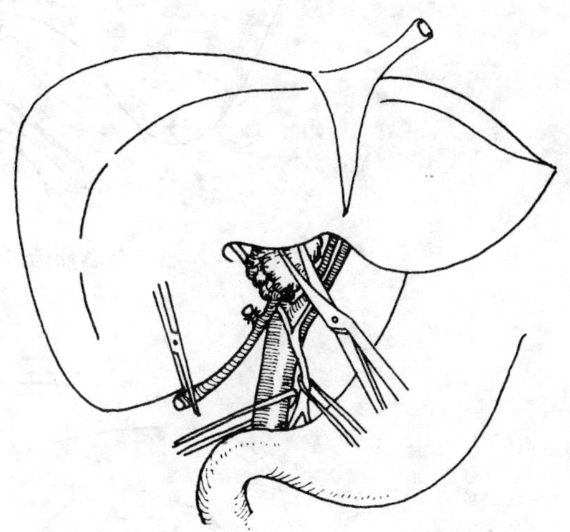

图4－2－2　将瘤体从肝方叶下缘分离

5. 将胆囊从胆囊床上游离，可先切除胆囊以免遮挡视野。

6. 继续向上分离总肝管，到达瘤体，将瘤体与其后方的门静脉，肝动脉做进一步分离。一般进行到这一步才能确定能否进行根治性切除。门静脉被瘤体侵犯，被侵犯的门静脉不可能行局部切除直接进行吻合或用颈内静脉移植吻合时，或肝门部左右肝动脉均被侵犯时，根治切除已不可能。如瘤体能与门静脉、肝动脉分开则继续进行肝门部解剖。

7. 将瘤体从肝方叶下缘逐步用剪刀或小刀分离，分离时将圆韧带向上方牵引，胆总管向下牵引，以利显露。如肝方叶肥大影响左右肝管及分叉部显露，可行肝方叶楔形切除，以增加手术野的暴露（图4－2－2）。

8. 向上牵引胆总管，分离胆总管，肝总管与门静脉的间隙，有时有粘连，分离时注意勿损伤门静脉壁。分离肝动脉：如门静脉完整未受累及，一侧受侵犯的肝动脉可予结扎。如一侧门静脉、肝动脉均受累而对侧血运完整，肝管切缘可达到无瘤切断，则可行受累侧肝叶切除。如能顺利将瘤体与入肝血管分开到达肝门横沟深部，显露左右肝管，则瘤体可望全部切除（图4－2－3）。

成功分离瘤体后可见通向肝尾叶的左右尾叶肝管，此时应注意探查尾叶肝管或尾叶是否受瘤体侵犯。由于肝门胆管癌容易侵犯尾叶肝管及尾叶肝实质，因此，要达到根治性切除约

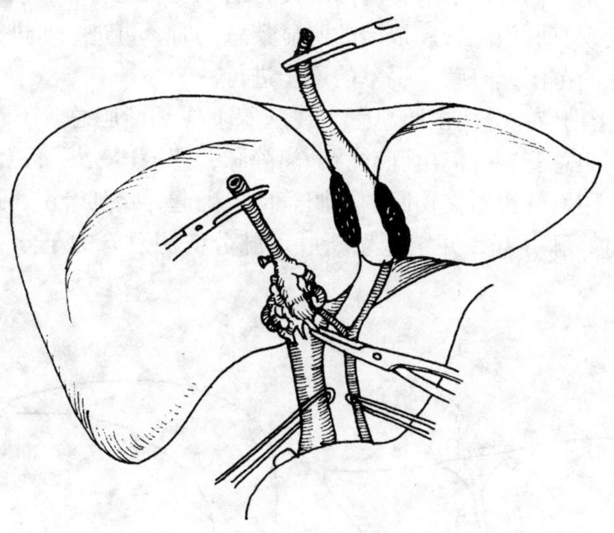

图4－2－3　分离瘤体后方与门静脉、肝动脉的粘着

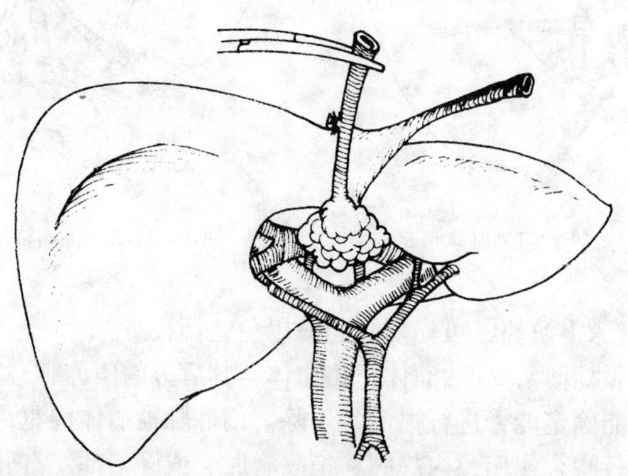

图4－2－4　瘤体分离至肝门横沟水平可见左右尾叶肝管

有30%左右病人要行尾叶肝切除（图4－2－4）。

9. 距离瘤体上方1cm切断左、右肝管，切缘残端应送冷冻切片检查，力求达到切缘无癌（图4－2－5）。

10. 瘤体整个切除后行左右肝管端，空肠侧Roux－en－Y吻合术。用小圆针0号细丝线行间断一层吻合，左右肝管内分别放置内引流管，自空肠袢引出。行胆管空肠吻合时为使吻合进行得顺利，可在胆管前壁先缝合3～4针作为牵引，使后壁显露清楚，方便操作。待后壁吻合完毕再将前壁预置缝线逐一穿针完成前壁吻合（图4－2－6）。吻合完毕后在吻合口下方妥善安置好双腔套管引流管，以备发生吻合口瘘时可以冲洗加负压吸引。

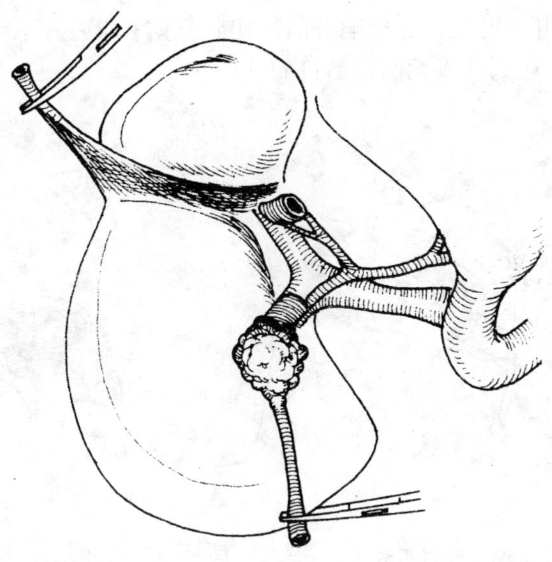

图 4－2－5　在瘤体上方 1cm 切断左右肝管

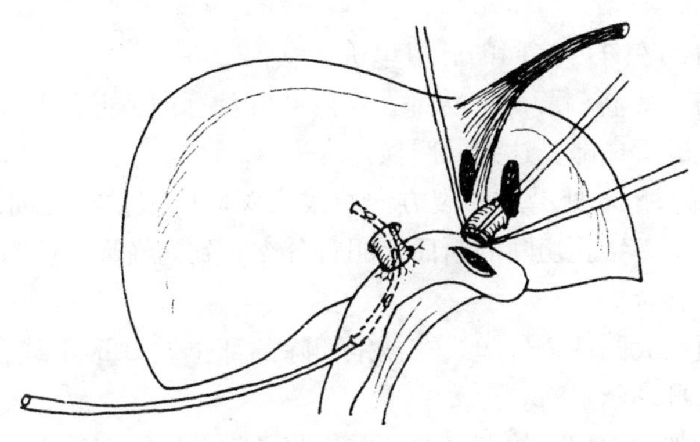

图 4－2－6　左右肝管空肠 Roux－en－Y 吻合术

三、肝切除术治疗肝门部胆管癌

肝门部胆管癌能否获得根治性切除常常取决于是否能同时进行肝切除。能否通过肝切除达到治愈性切除取决于：①肝门部胆管癌的范围；②病人全身情况是否允许做较大的肝切除；③外科医师的技术水平。越来越多的报告表明根治性切除存活率优于非根治性切除，切肝组优于非切肝组。由于外科技术的进步，切肝治疗肝门胆管癌的手术死亡率逐步下降，文献报告为 0～27%。日本 Koyama 统计近 10 年来施行肝门胆管癌切除术 372 例，同时行切肝手术者占 47%，手术死亡率为 4%；Ogura Mizumoto 等也取得优秀结果，5 年生存率达到 23.2%，手术死亡率仅 1.9%。因此，选择适当的病例，采取联合肝切除达到治疗性切除是提高肝门部胆管癌的必要手段。

（一）附加肝方叶切除

1. 手术指征　①肝方叶肥大，影响肝门部胆管显露；②主要侵犯左肝管的胆管癌，以增加对左肝管的显露，达到切缘无瘤根治目的（图4－2－7）。

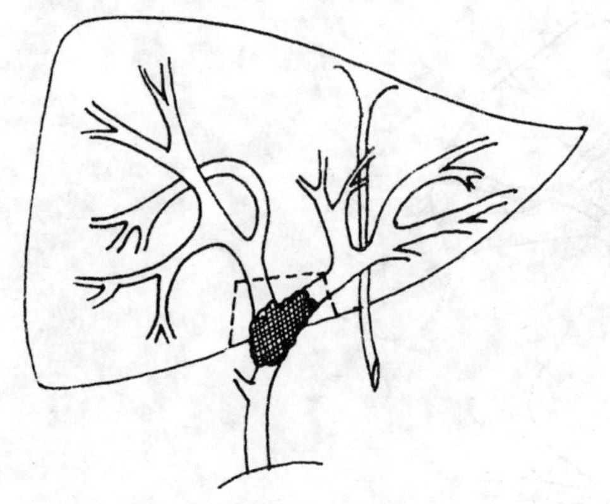

图4－2－7　肝门部胆管癌主要侵犯分叉部左肝管，可行方叶切除

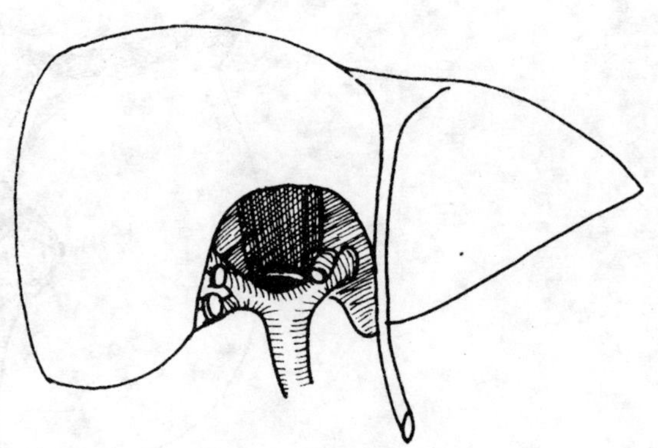

图4－2－8　肝方叶切除后增加肝胆管显露

2. 手术步骤

（1）切断左内叶与左外叶之间的肝组织桥。

（2）分离脐静脉窝，将门静脉矢状部、左内叶肝动脉向方叶发出的分支一一分离结扎，剪断，逐步深入到左肝管横部，达到肝门横沟水平。

（3）在胆囊左侧1.5cm处沿正中裂方向由浅入深向肝门横沟方向分离肝实质。需切断肝中静脉左内叶下段支，结扎切断肝断面上胆管分支，到达横沟右侧右肝管水平，与左侧肝切缘在肝门横沟水平会合。

肝方叶切除时可用大圆针7号丝线在预定切除的部位做U形重缝合，结扎，减少出血，也可分别将门静脉、肝动脉阻断。

方叶切除后可增加肿瘤切除的彻底性，并使胆肠吻合比较容易进行（图4－2－8）。

（二）肝中叶下段部分肝切除

1. 手术指征　用于左右肝管1级肝管及分支受侵犯的胆管癌，主要增加右前叶肝管，右后叶肝管的显露，及左肝管显露。切除方叶及右前叶肝组织。

2. 手术步骤

（1）肝方叶左侧切缘方法同肝方叶切除。

（2）肝右切缘在肝门横构的右侧沿右肝管及其右前叶分支将肝组织自前向后方向深入分离，右肝管内可置入金属探子为指引，使肝组织的分离恰好到达右肝管，右前叶肝管的前壁水平，再沿右前叶下段支肝管向右前叶下缘分离，将胆囊右侧的右前叶下段，方叶切除。分离过程需切断肝中静脉左内叶下段支和右前叶下段支。注意勿损伤肝中静脉主干，也勿过分深入损伤下腔静脉。至肝方叶和右前叶下段切除，右肝管上的瘤体可望达到无瘤切除（图4－2－9）。

（3）肝中叶下段切除后，左右肝管及分支的胆管均暴露在肝门创面上。如有可能可将邻近的两个肝胆管开口并拢缝合形成一个较大的开口（图4－2－10）。

（4）行肝门部肝胆管空肠 Roux－en－Y 吻合术（图4－2－11）。

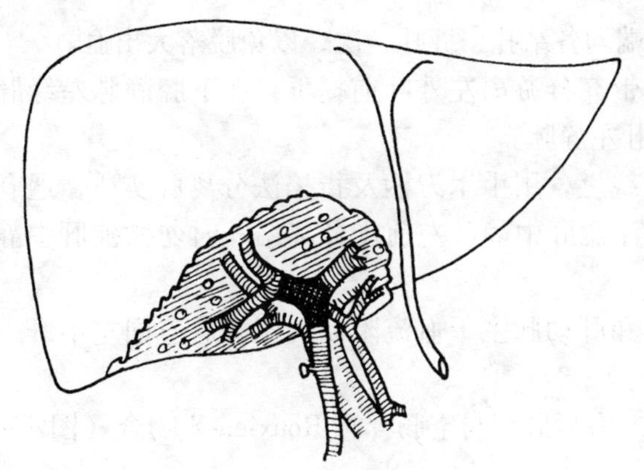

图4－2－9　肝中叶下段切除

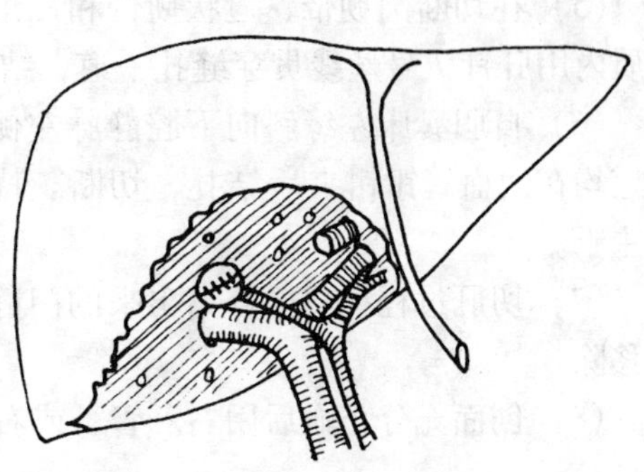

图4－2－10　肝门部胆管癌切除后，右前、右后肝管并拢成形

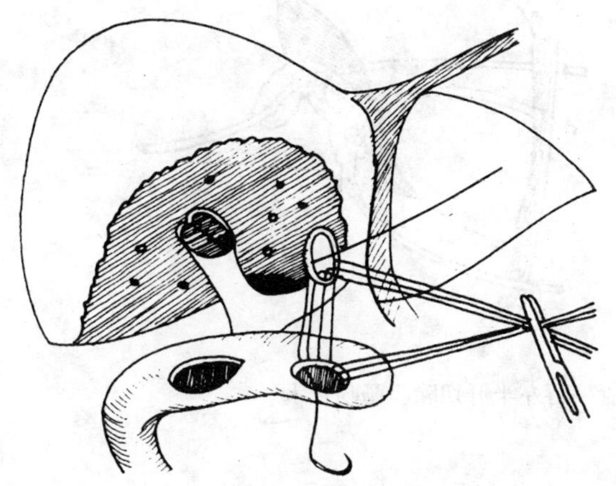

图4－2－11　肝中叶下段切除后行胆肠 Roux－en－Y 吻合

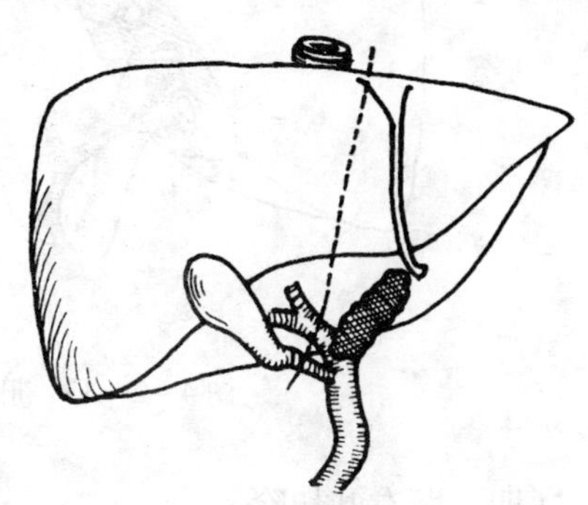

图4－2－12　肝门部胆管癌主要侵犯左肝管，可行肝左叶切除

（三）肝左叶切除

1．手术指征　肝门部胆管癌主要侵犯左肝管，或仅有左肝内转移，右肝管能有希望作到无瘤切除。右门静脉，右肝动脉未受肿瘤侵犯。或虽有右肝动脉肿瘤侵犯，但门静脉血供正常时可考虑左半肝切除（图4－2－12）。

2．手术步骤

（1）在肝门部胆管进行解剖性探查时确定瘤体主要侵犯左肝管，右肝管未被侵犯或较少累及；通过肝十二指肠解剖将瘤体游离主肝门，瘤体能与右门静脉主干分开即可着手左半肝切除。

（2）在瘤体上方1cm处断右肝管，将瘤体连同肝总管，胆总管向左上牵开，使门静脉、肝动脉入肝处解剖更清楚。

（3）分离结扎左肝动脉及肝中动脉，如右肝动脉受累，右门静脉完整，可将肝右动脉也结扎切断。

（4）分离并结扎门静脉左干，近端和远端均各结扎、缝扎一次，以免脱落大出血。

（5）在切断圆韧带、冠状韧带和三角韧带充分游离左外叶前提下，在下腔静脉左缘肝实质内用肝针7号丝线贯穿缝扎一道，结扎肝左静脉。

（6）自胆囊床左缘斜向下腔静脉左侧连线上，用手术刀柄及指掐法分离肝实质，遇有管道均在两血管钳钳夹后结扎，切断。特别注意肝中静脉左前支分离结扎时勿撕破肝中静脉主干。

（7）切肝过程可将已分离出来的门静脉和肝动脉主干血流阻断。胆管癌连同左半肝一并移除。

（8）创面充分止血后用右肝管，或右前、右后肝管与空肠袢行Roux-en-Y吻合（图4－2－13）。

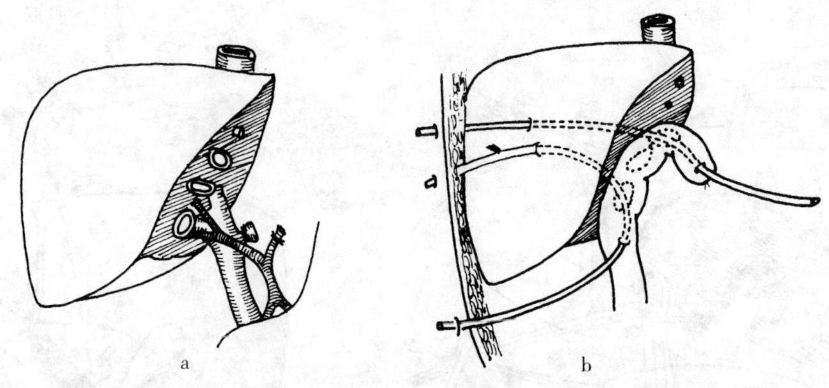

图4－2－13　肝门部胆管癌行左半肝切除胆肠吻合术

（四）肝右叶切除

1. 手术指征　适用于瘤体主要侵犯右肝管，左肝管未受侵犯，左半肝血供良好，门静脉左干及肝左动脉未受侵犯，全身情况允许做较大手术的病人（图4－2－14）。

2. 手术步骤

（1）肝门部胆管解剖及总胆管向肝门部游离均表明瘤体主要侵犯右肝管，左肝管可达到无瘤切除，瘤体能与门静脉分开时先切断左肝管将瘤体及总胆管向右上牵引，以清楚显露肝门部血管。

（2）结扎切断肝右动脉，门静脉右干，门静脉两残端均缝扎、结扎各1次(图4－2－15)。

（3）游离右冠状韧带、三角韧带，向左翻转右肝，分离出肾上腺，显露肝后下腔静脉段以及注入下腔静脉的肝短静脉，分别用1号丝线结扎后剪断。

（4）肝右血管结扎切断后右肝脏上出现一条明显界面。沿该界线切开肝包膜及表层肝实质。用刀柄分开肝实质，遇有管道均在两钳钳夹下切断，结扎。

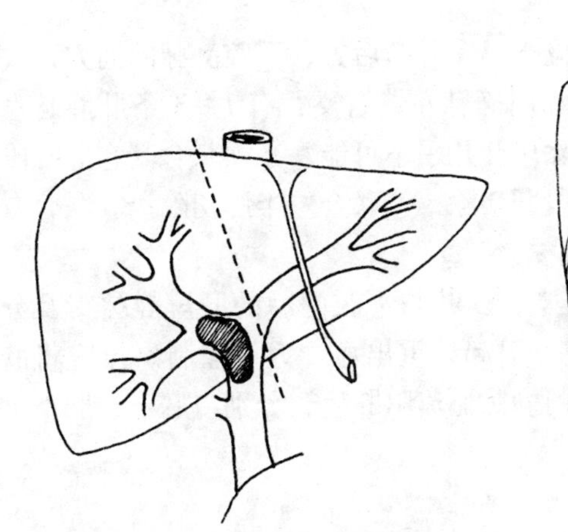
图 4－2－14　瘤体主要侵犯右肝管、左肝管未受侵犯，可行肝右叶切除

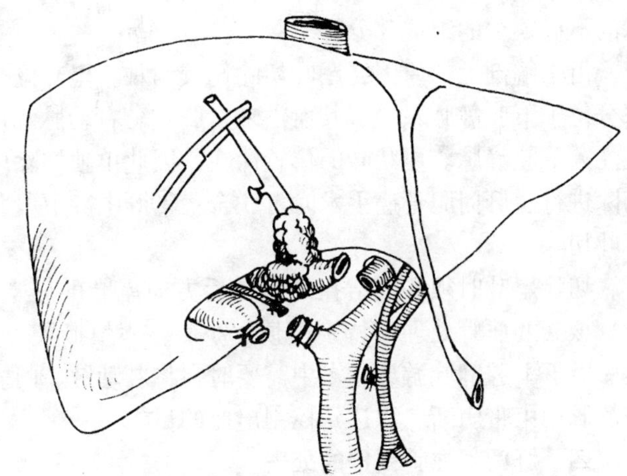
图 4－2－15　结扎切断肝右动脉，门静脉右干

（5）将肝静脉从肝实质中剖出，先将其牢靠结扎，然后在两钳间切断，再在近端结扎一道。

（6）移除右肝及标本后，肝断面仔细止血，膈下区放置双套吸引管及潘氏（Penrose）管引流。

（7）左肝管与空肠行 Roux－en－Y 吻合，肝管内放内引流管（图 4－2－16）。

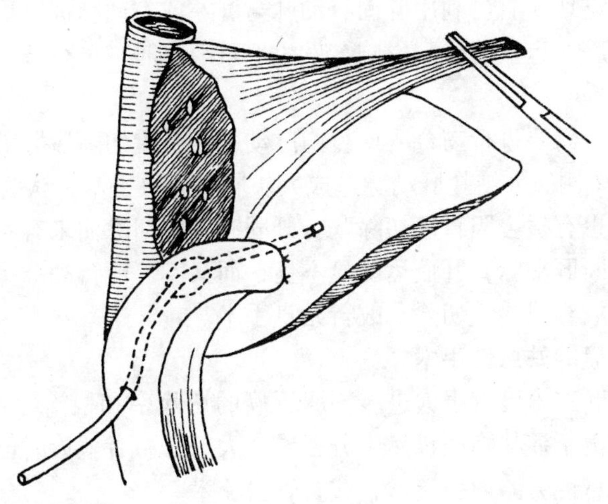
图 4－2－16　切除右半肝，行左肝管空肠 Roux－en－Y 吻合

（五）肝尾状叶切除

发生于肝门部的胆管癌由于与尾叶邻近，因此容易侵犯尾叶。其侵犯尾叶有 3 种形式：①直接侵犯尾叶肝实质；②侵犯尾叶胆管；③转移主尾叶。Mizumoto 等报告肝门胆管癌侵犯尾叶的发生率为 30%～45.8%，因此要做到彻底根治，切缘无癌，尾状叶切除是根治手

术的不可缺少的组成部分。

由于解剖上的原因，尾叶切除比较困难。尾叶位于第一肝门后方，下腔静脉的前方，大部分位于下腔静脉左侧。其血供来自肝左、右动脉和门静脉左、右支，有1～3条肝静脉直接注入下腔静脉。尾状叶的位置深在，因此单独切除尾叶几乎不可能。必须联合其它肝叶段切除进行。肝门胆管癌手术时可联合：①肝中叶下段肝切除；②联合左半肝切除；③联合右肝叶切除。

切除尾叶时须仔细结扎门静脉后方向尾叶的分支，尾叶与下腔静脉的肝短静脉支及分支。该处的血管处理应特别谨慎、小心。不慎撕裂可引起严重出血。为了控制出血应将肝上、肝下下腔静脉游离。术中需要时在将肝动脉、门静脉血流阻断后，分别将肝上、肝下下腔静脉用束带阻断，以达到控制出血的目的。

四、肝门部血管受侵的处理

肝门胆管癌与肝门部血管关系密切，肿瘤容易直接侵犯肝动脉和门静脉，过去认为肝门血管被侵犯后应放弃根治手术改行姑息切除或引流术。现已有不少作者报告联合肝切除，门静脉前壁切除修补术；门静脉局部切除，端端吻合或自体颈内静脉移植术；在一侧肝动脉受侵犯而门静脉未受侵犯情况下可联合切除肝动脉，或肝动脉切除重建术。日本宫崎胜报告45例肝门胆管癌切除术，15例行门静脉切除重建术，及肝动脉切除重建术3例。联合血管切除重建术使根治性胆管癌的切除率进一步提高，从已有的成功报告来看技术上是可行的。（图4－2－17，图4－2－18）。

门静脉壁局部切除后如不能直接缝合，可考虑用自体静脉片修补缺损，以避免单纯修补后门静脉狭窄。门静脉切除段较长不能进行端端吻合时可用自体静脉，如颈内静脉等进行吻合。

肝动脉的左或右支切断后可利用肝固有动脉与肝左或右动脉进行重建，如双侧肝动脉切除后重建不可能，肝脏血运显著受到影响，发生严重缺血时，可行肝固有动脉与门静脉吻合达到门脉动脉化。

肝动脉切除后是否需要进行吻合，或行门脉动脉化要看切除后肝脏血运是否受到明显影响，Blumgart曾报告2例病人结扎肝动脉造成大块肝坏死再手术，认为是长期梗阻性黄疸时肝血流量减少所致。也有报告胆管癌切除联合肝固有动脉切除而未有不良影响者。妥善的办法是切断前先暂时阻断肝动脉，肝血运明显不良，而又不可能行动脉重建或肝动脉门静脉吻合门脉动脉化时，应放弃根治性切除，改行姑息手术。

五、肝门部胆管癌的姑息性手术

目前虽然影像诊断技术已有很大进步，胆管癌的切除率和根治性切除率也有较大提高，但是本病的早期诊断由于症状隐匿仍然十分困难，大部分患者就诊时已经失去了切除达到根治的目的，只能做姑息性旁路内引流术，或置管引流术。

尽管文献上及我们自己的经验中均有一些置管引流病人获得数年以上长期生存的个例，但各种形式的姑息治疗均不能显著延长生存期。Bismuth报告手术旁路内引流术后疗效最好，平均生存期9.2个月，健康存活期平均8个月，满意指数达90%左右；手术置U形管平均生存期为8个月，健康存活期4.4个月，满意指数为55%。外引流（经皮经肝）生存期仅为2个月。因此，各种姑息治疗方法中以内引流术效果最好，U形管引流次之，外引流手术最差。凡有可能，有条件的患者应争取旁路内引流术作为姑息手段。

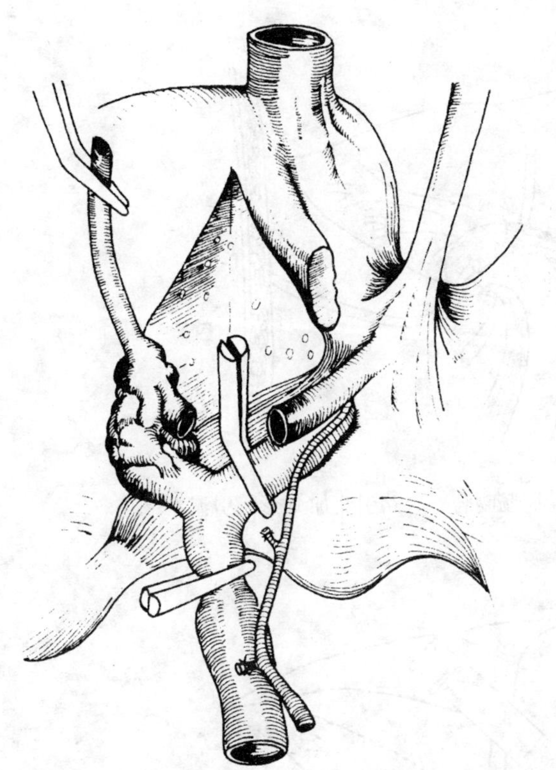

图 4-2-17　胆管癌侵犯肝门分歧部、右肝管及右门脉干行右肝扩大切除、门静脉切除

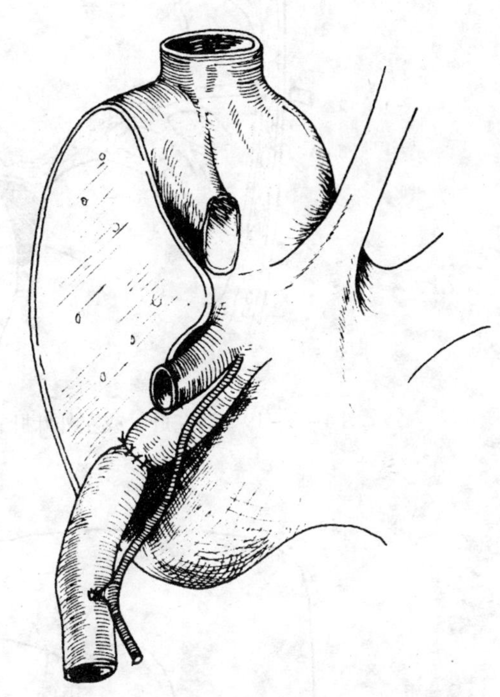

图 4-2-18　门静脉切除后端端吻合，左肝管准备行胆肠吻合术

姑息性治疗能使少数病人获得长期存活的意外疗效，对绝大部分晚期肝门部胆管癌的病人主要目的是改善生存期的生活质量。

（一）旁路内引流术

1. 经圆韧带途径，左肝管或左外叶下段肝管空肠 Roux-en-Y 吻合术（第一节）　适用于左右肝管汇合部虽已受累，但仍然相交通的病人，以及通过扩张使左右肝管汇合部能够相互交通的病人。切开左外叶或左肝管后，用金属胆管探子逐步扩张，通过肿瘤狭窄段进入右肝管，再经右肝表面戳创引出，导入引流管，另一端经吻合口从空肠袢引出，形成 U 形管内引流（图 4-2-19）。

2. 经胆囊中介右肝管空肠吻合术　右前叶肝管距离肝脏脏面深 5~10mm，其走行方向为向右向前，指向胆囊床，与胆囊之间仅隔一层较薄的肝组织，其间并无重要血管通过。这种恒定的解剖关系使我们可以通过切开右前叶肝管与胆囊后壁吻合，再利用胆囊与空肠或十二指肠吻合，引流梗阻近端的肝胆管。手术比较简单易行，有较好内引流效果。

主要手术步骤为：

（1）将胆囊颈体部内侧缘与肝脏附着的腹膜剪开，将胆囊从肝床上部分游离。

（2）在胆囊颈体部附着部游离出来的肝床上，相当肝横沟的右端用注射器穿刺，抽出胆汁即可确定右前叶肝管的位置和深度（图 4－2－20）。

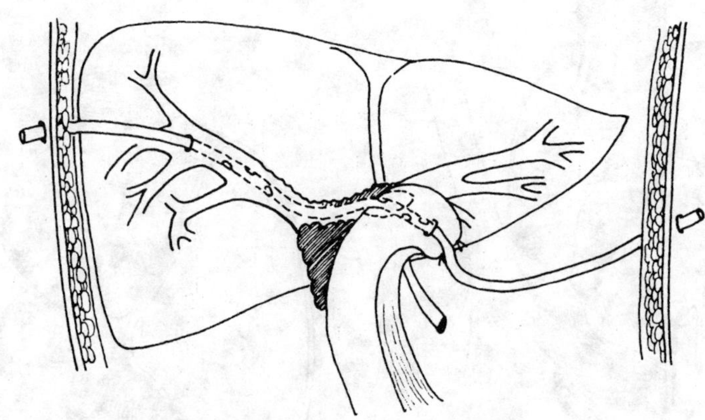

图 4－2－19　经左肝管或左外叶肝管胆肠吻合，旁路引流加 U 形管引流术

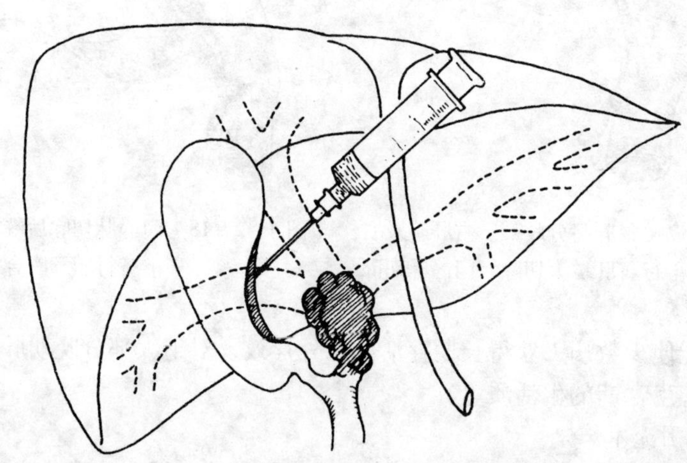

图 4－2－20　将胆囊颈体部内侧部分从胆囊床分离，在该处穿刺找到右前叶肝管

（3）切开该处胆囊床的肝组织即可发现扩张的右前叶肝管。在两针缝线牵引下切开胆管前壁，向下剪开约 1.5cm（图 4－2－21）。

（4）切开胆囊前壁，再将胆囊后壁与右前叶肝管切开部位相对应处切开，用小圆针 1 号丝线行胆囊后壁，右前叶肝管间断缝合，形成吻合口（图 4－2－22）。

（5）将胆囊前壁与空肠行 Roux－en－Y 吻合术，经胆囊空肠吻合口置入引流管，通过胆囊后壁右前叶肝管吻合口置入肝内胆管，作内支架引流（图 4－2－23）。考虑到将来肿瘤可能侵犯吻合口，该引流管术后应长期保留，必要时可经此引流管窦道引入胆管镜进行治疗。

（二）U 形管引流术　大部分晚期胆管癌的病人不能耐受胆肠内引流术时可行 U 形管引流术。

1．经胆总管放置 U 形管　探查明确肝门胆管癌切除不可能进行后可直接切开胆总管放

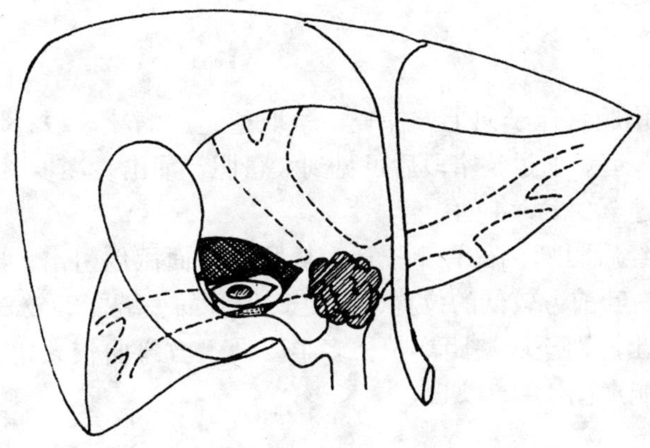

图4－2－21　切开肝组织，显露右前叶肝管并切开1.5～2cm

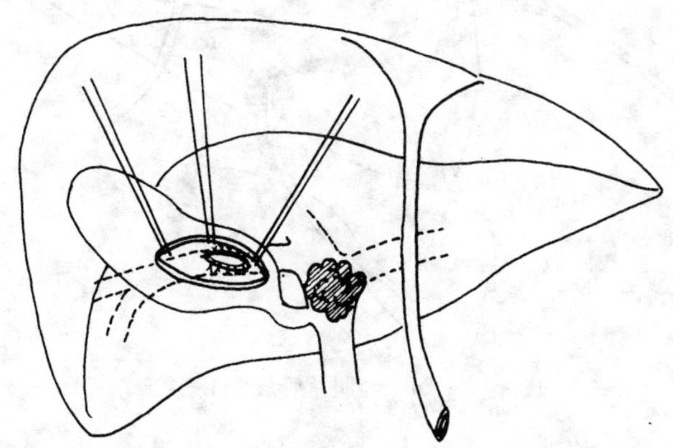

图4－2－22　胆囊后壁与右前叶肝管吻合

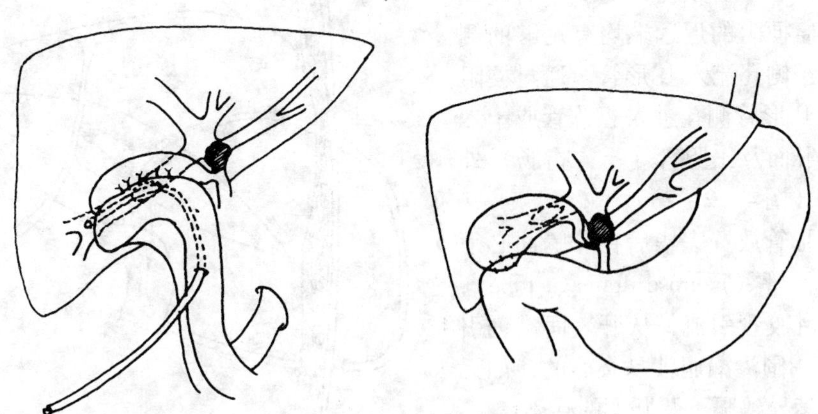

图4－2－23　胆囊空肠吻合，胆囊十二指肠吻合

置U形管。适用于肝门部胆管虽广泛侵犯，但尚有可能用胆管探子扩张通过肿瘤段肝胆管到达梗阻近端的病人。

主要手术步骤为：

（1）切开胆总管用胆管探子向上方探查，争取通过肿瘤狭窄段，切忌胆管探子突破胆管壁进入肝脏而造成假道。通过狭窄段后可见到大量胆汁涌出，逐步用大1号的胆管探子扩张狭窄段，达到能通过至少Fr. 14的导管。

（2）用胆管探子经后胆管，右前叶肝管后从肝脏表面戳创引出，出肝部位应是胆管最接近肝脏表面、肝脏右叶前方较低的位置，以使U形管的一端能够较直接地通过腹壁引出。出肝面过高时U形管出肝面至腹壁距离长，多半要向下方弯曲较大角度，均可产生引流不畅及增加术后胆漏可能（图4-2-24）。

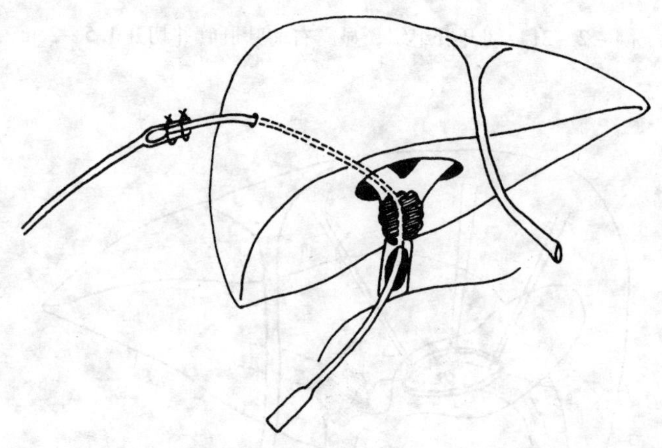

图4-2-24　经胆总管放置U形管

（3）U形管的下端可通过总胆管切口引出，更理想的途径是通过Oddi括约肌，经十二指肠前壁引出。

（4）U形管上剪小孔，使U形管放置完成后在肿瘤梗阻的近远端均有足够的侧孔，使胆汁经侧孔流入U形管，通过梗阻段胆管，出U形管侧孔进入胆总管或十二指肠。在出肝面及出胆管（十二指肠）外不可有侧孔（图4-2-25）。

（5）U形管放置完毕后在肝膈面必须放置潘氏引流管（Penrose drainage tube），在肝下放置乳胶管引流，从肝表面戳创引出的U形管周围渗漏胆汁是必然的，如无充分引流必然导致膈下及肝下的感染。

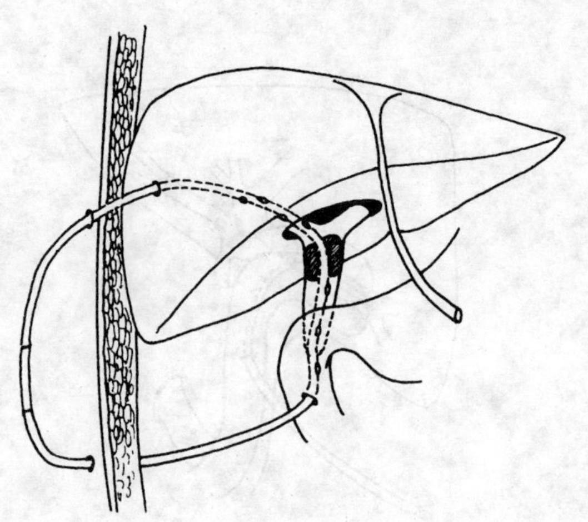

图4-2-25　U形管经胆总管、十二指肠引出

经总胆管引出U形管的缺点为，在胆

总管较细的条件下只能放置一根引流管，使左侧肝内胆管的引流不充分，或不可能，因此可以横断胆总管，远端关闭，近端与空肠做 Roux – en – Y 吻合，如此可分别向左、右肝管放置 U 形管，分别从空肠袢引出。事实上在绝大部分情况下均试图切除胆管癌，横断胆总管在进行向癌肿方向深入解剖过程发现肿瘤切除无望，或者至多行肿瘤姑息性切除时，都已必须以胆肠吻合术完成手术。因此通过空肠失功能肠袢放置 U 形管的姑息引流也是一种常规术式。

2. 经胆肠吻合口放置 U 形管　适用于：①肝门部胆管癌侵犯总肝管、左或/右肝管以后壁肿瘤及向后方的浸润为主，使门静脉受侵犯而达不到根治，左、右肝管前壁尚有外观较正常的组织时；②主要侵犯总肝管，其后方门静脉干受侵犯，不能做门静脉局部切除修补或重建术时。

主要手术步骤为：

（1）将已横断的胆总管远端结扎，横断的总胆管近端也结扎。

（2）将肝门部胆管前壁切开，并尽可能向右，向左扩大切口，形成吻合口。

（3）截取空肠与肝门部吻合口吻合，后壁吻合完成后，自左右肝管分别用金属胆管探子顺主要肝胆管深入到接近肝面的胆管戳创，将 U 形管引入，自左、右肝管分别引出，两根 U 形管分别自失功能空肠袢引出，完成前壁胆肠吻合（图 4 – 2 – 26）。

（4）左、右肝膈面 U 形管出肝部位附近放潘氏管（penrose drainage tube）引流，吻合口下放双套管引流。

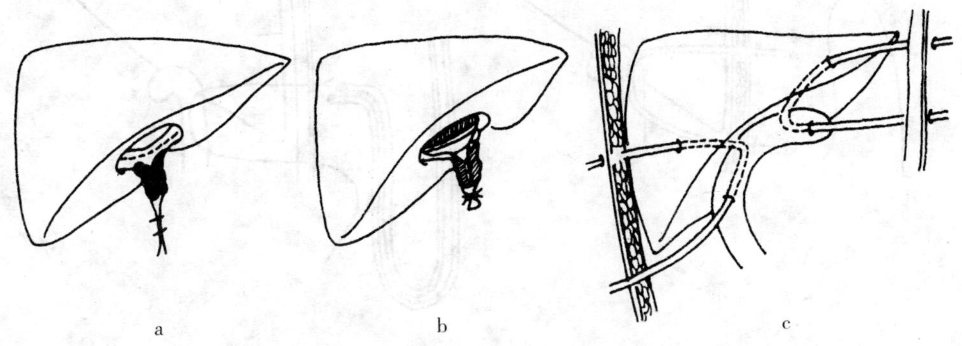

图 4 – 2 – 26　经胆肠吻合口放置 U 形管

a. 横断胆总管　b. 在肝门部切开左右肝管，形成吻合口

c. 完成胆肠 Roux – en – Y 吻合，左、右肝管分别放置 U 形管

3. 经总胆管放置 T 管引流　切开总胆管经瘤体扩张打通梗阻后单纯放置 T 形管，使 T 管一壁经过肿瘤达到梗阻近端达到外引流减黄。除非病人情况不能耐受其它任何形式的内引流术，一般不采取这种外引流手术方式。迫不得以行此手术时，务必加做一空肠造瘘术，以使日后将 T 形管与空肠造瘘管连接，使 T 管引流胆汁回输空肠。否则大量胆汁长期丢失，使水电解质平衡紊乱，生活质量不高。

4. U 形管的术后处理　U 形管一般均选择用硅橡胶管，手术置管后的早期阶段必须有周密的护理。

（1）妥善固定避免脱落、松动，因此引出皮肤端均应缝线结扎牢靠，松动后 U 形管位置变化可能使引流孔出肝面或肠管壁外引起严重胆漏。

（2）在U形管周围放置的各种引流保证通畅引流充分。

（3）可对U形管进行冲洗和负压吸引。U形管的一端接生理盐水，每分钟10～20滴速度缓慢滴入，U形管另端接负压吸引。既可保持引流通畅，又可减少U形管在肝创面周围渗出。U形管冲洗可进行一周左右。

5．U形管的置换　胆管癌置U形管后是终生带管，一般3个月时间管子会老化，也可因胆色素沉积在管腔内使引流不畅，获得较长期生存的病人尚可用纤维胆管镜经U型管窦道进行检查，必要时可取病理切片检查。

U形管置换方法：①在旧U形管出皮肤的两端用细线结扎作好标记，一端缚一根粗丝线，将U形管拔出，粗丝线引入窦道；②将新U形管按旧管作标记并剪孔，将旧管弃去，用粗线缚好新管，用粗线将新管拽入，两端标志线正好在两端皮肤出口处（图4－2－27）。

（三）介入放射治疗

部分晚期胆管癌病人或已失去手术治疗机会，或有严重伴随疾病的高龄病人不堪耐受手术时，可选择非手术方法置管引流术。对于梗阻性黄疸严重，预计要做根治性或联合肝切除根治术的病人，也可用此方法引流，使高胆红素血症改善，以减少手术并发症。Nimara对

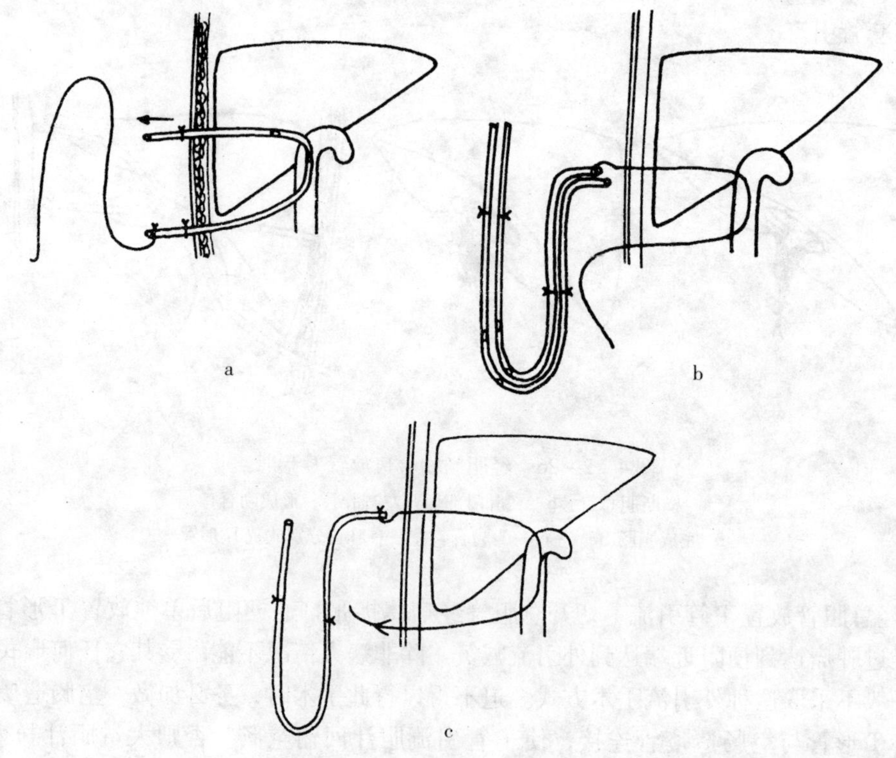

图4－2－27　U形管的置换

a．旧U形管两端出皮肤处标记，一端缚一条粗丝线，拽出U形管

b．新U形管也做标记并按旧管位置剪侧孔，将新管缚在丝线上

c．用粗丝线将新管拉入窦道

66 例肝门胆管癌病人用经皮经肝胆道引流（percutaneous transhepatic biliary drainage，PTBD）使病人胆红素降至正常后行根治手术切除率达 83.6%。对胆红素超过 255μmol/L 以上病术前减黄可减少手术并发症和病死率。特别是介入放射方法如能达到内引流的目的，避免胆汁丢失及感染机会，是严重梗阻性黄疸病人术前准备的有利措施。

1. 经皮经肝置管胆道内引流

（1）PTCD　插管成功后引流 3 ~7 天。

（2）经 PTCD 管插入可控方向的导丝，在 X 线指引下调整方向使导丝通过肿瘤部位狭窄的胆道，并将导丝放入十二指肠。

（3）经导丝引入硬质塑料制成的扩张管，扩张狭窄部位胆管；至 Fr6 ~9 号导管粗细引流管能通过肿瘤部位。

（4）拔出扩张管，顺导丝将带有多数侧孔的引流管通过肿瘤部位放入胆总管，如有可能最好放入十二指肠腔内。

置管成功后再次造影调整引流管的位置，使引流管在肿瘤的近、远端均有多数侧孔，使胆汁经肿瘤近端侧孔进入引流管，自肿瘤远端侧孔进入胆总管或十二指肠，达到内引流目的。

2. 金属内支撑管放置　近年来由于介入放射治疗学的进展，利用记忆金属内支撑管（stent）可治疗几乎任何部位的管腔狭窄病变。胆管癌金属内支撑管置入治疗已有报告。一般均先经过经皮经肝胆管引流（PTCD）通道，在 X 线指引下对肿瘤狭窄部位胆道进行扩张后，直接在肿瘤部位施放金属支架，达到内引流的效果。

3. PTCD　对无条件进行经皮经肝胆道置管内引流及置入金属内支撑管的病人，PTCD 虽然可以达到外引流减黄的目的，但伴随着胆汁大量丢失带来的水电解质平衡紊乱，食欲不振等一系列问题使生存质量不高，只能作为一种不甚理想的姑息治疗手段。

（邓绍庆）

第三节　肝门部胆管狭窄的手术治疗

一、概述

胆管良性狭窄除了较为少见的先天性胆管狭窄及胆管闭锁和原发性硬化性胆管炎之外，较为常见的原因是手术造成的胆管损伤。胆囊切除术和胆总管探查手术又是其中最常见的原因。近年来腹腔镜胆囊切除术的广泛开展，使胆管损伤的发生率呈增加趋势，值得引起重视。其它造成肝门部胆管损伤的手术如胃大部切除术。胆肠吻合后再狭窄也是胆管外科经常遇到的问题。在我国原发肝胆管结石和反复发作的胆管炎是造成肝门部胆管狭窄需要手术治疗的最常见原因。

肝门部胆管狭窄的定义是指肝总管以上水平的胆管狭窄。Bismuth 依据狭窄的水平与左右肝管汇合部的关系将肝门部胆管狭窄分成 5 型。Ⅰ型：狭窄以上肝管至左右肝管汇合部距离大于 2cm，属低位肝门胆管狭窄；Ⅱ型：左右肝管汇合部未累及，残存总肝管长度小于 2cm；Ⅲ型：肝总管缺损或狭窄、左右肝管汇合部被累及，但左右肝管仍然相通；Ⅳ型：汇合部被破坏，左右肝管不再相通；Ⅴ型：右肝内胆管受累及。Madden 提出第Ⅴ型为包括右肝管狭窄在内的各种肝内胆管狭窄（图4－3－1）。

肝门部胆管狭窄的诊断除依据胆管先天性狭窄、手术胆管损伤及肝胆管结石等各自特殊的临床表现进引病因学诊断外，尚需对病人的整体情况及肝脏功能进行全面检查。对梗阻时间较长，肝功能损害较重的病人应注意是否并发肝硬化、门脉高压症，这对于病人的手术风险及预后估计是非常重要的。Blumgart 等对 78 例胆管损伤后胆管狭窄治疗病人的术前预后估计进行了分析。依据病史及生化检验指标分析结果表明梗阻时间越长，胆管炎发作越频繁，发生门脉高压症的可能性越大。手术死亡率与肝硬化、重症胆管炎发作及低蛋白血症关系十分显著。重症胆管炎发作又与既往手术次数关系密切。梗阻部位较高者愈后也较差。

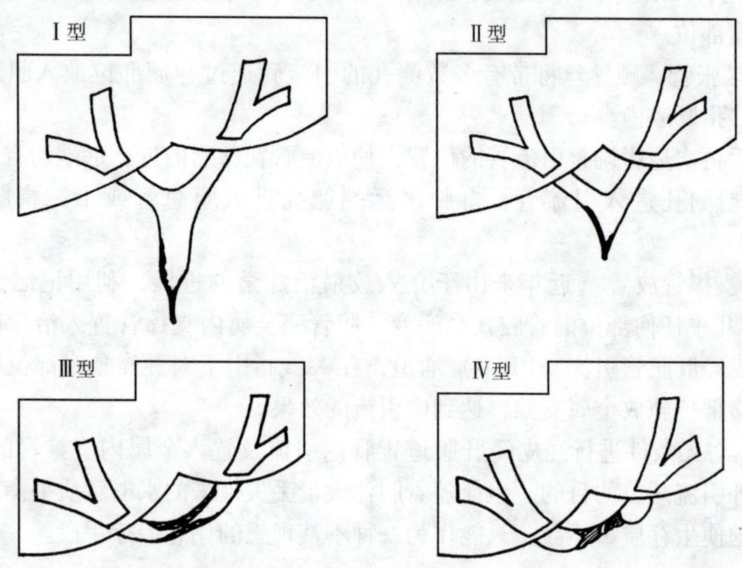

图4－3－1　Blumgart 改良 Bismuth 胆管狭窄分型

胆管狭窄的影像学诊断有：

1．B 型超声　能对狭窄以上部位以上胆管扩张及扩张程度提供无创、快捷的检查。较低位的胆管狭窄可探查到扩张的肝外胆管，而高位狭窄特别是 Bismuth Ⅲ、Ⅳ型探不到肝外胆管，而肝内胆管的扩张显著。Ⅴ型狭窄可发现左或右一侧肝胆管扩张。B 超对狭窄的直接定位诊断较困难。B 型超声检查对有无肝硬变，肝脏肝叶的萎缩及肥大，是否有门脉高压症的超声影像诊断依据，如脾大，脾静脉、门静脉增宽、肝硬变、腹腔积液等以及有无肝胆管结石均可提供重要资料，不应仅仅满足胆道本身的情况的了解。

2．CT　对肝门部胆管狭窄诊断方面所能提供的信息并不比 B 超更多。但作为梗阻性黄疸的鉴别诊断方法，在除外肝脏、胆管，胰腺等的占位病变方面有重要价值。

3．HIDA（^{99m}Tc 标记的 iminodlicetic acid）　胆管扫描对胆管狭窄但梗阻不完全的病例是一种重要检查手段。它可呈现肝实质有无充盈缺损区，肝叶肥大或萎缩，胆管扩张程度及分布，狭窄部胆流受阻的部位等。HIDA 胆管扫描对胆肠吻合术后再发生狭窄的病例是一种很好的检查、诊断方法，也可作为胆肠吻合术后吻合口通畅性随访的可靠方法。

4. ERCP　可提供狭窄段以下胆道情况、狭窄程度的检查方法，因此可据此推测狭窄发生的部位。如狭窄不完全，造影剂逆行进入狭窄以上胆管，则可以全面了解狭窄的部位和程度。但是因胆管梗阻行 ERCP 检查后并发重症胆管炎而贻误择期手术时机，甚至导致死亡的报告不少见，因此 ERCP 检查应慎重。如果必要宜选择在决定进行手术的前 1 ~ 2 天进行，以便一旦发生重症胆管炎时尽早按原方案手术，否则将失去择期手术的时机。

5. PTC　虽然是一种有创的检查方法，但能对狭窄段以上的胆管情况提供直接清晰的图像，对定位诊断，确定狭窄程度最有参考价值，必要时可对左右肝管分别进行穿刺，对Ⅴ型狭窄的手术治疗方案很有帮助。虽然有一定并发症，如胆瘘，出血，胆管炎的可能，但由于肝门胆管狭窄时肝内胆管扩张显著，在 B 超引导下成功率高，并发症反而较少。注造影剂前应尽可能抽吸胆汁减压、引流，造影剂中加抗生素可减少并发症。应当争取在 PTC 基础上置管引流，即 PTCD，除达到引流减黄目的外，置入的 PTCD 引流管对手术时肝门部胆管的解剖定位非常有帮助，这是一条很重要的经验。

胆管狭窄病人往往有较长时间的梗阻性黄疸病史和胆管炎反复发作病史。一些病人刚刚经历过一次胆管损伤造成的严重并发症，或多次手术的折磨，大部分病人全身情况较差，除了梗阻性黄疸造成的损害外尚有营养不良，低蛋白血症、甚至门脉高压等症、在经受再次大手术之前必须尽可能地改善病人全身情况，否则术后并发症发生率很高，文献报告肝胆管狭窄的手术死亡率可高达 3% ~9%，术前准备措施为：①对梗阻性黄疸超过 8 周，血胆红素高于 255μmol/L 的病人行引流减黄措施减少梗阻性黄疸引起的系统性损害；②静脉补充 $Vitk_1$，改善凝血机制，使凝血酶原时间恢复正常；③通过胃肠及胃肠外途径结合的方式改善全身营养状况，纠正低蛋白血症；④口服胆盐制剂，熊去氧胆酸片 50mg，每日 3 次；⑤口服肠道抗生素，手术前 3 天开始口服新霉素和甲硝唑（灭滴灵）；⑥术前 3 天开始用全身抗生素；⑦加强保肝治疗。

二、肝门部胆管的显露

（一）切口选择

除非病人的肋弓比较窄小，一般均选用右肋缘下斜切口，这种切口对肝门部的显露较右侧经腹直肌切口优越。必要时可向左肋缘延长形成屋顶形（roof top）切口，对左肝外叶切除、左肝管胆肠吻合术提供满意的暴露。对多次胆管手术的病人，肋缘下切口尤为首选切口。多次胆管或上腹手术史病人，经腹直肌切口进腹腔之前就会遇到麻烦，切口下方肠管脏器的粘连十分严重，在达到肝脏下缘解剖肝门之前分离粘连就十分费时费事，并增加肠管损伤和出血的机会。此时从右肋缘下切口进腹较少遇到肠管粘连，较容易找到右肝肝缘，沿肝缘贴肝脏脏面向下逐步深入解剖，比较容易接近肝门。并且由于操作均在结肠上区，对腹腔的污染较小。术后切口并发症，及术后粘连性肠梗阻也较少。吴金术等用上腹正中切口约 5cm 后再向右侧横断腹直肌的“J”形切口，对肋弓较窄的病人既可提

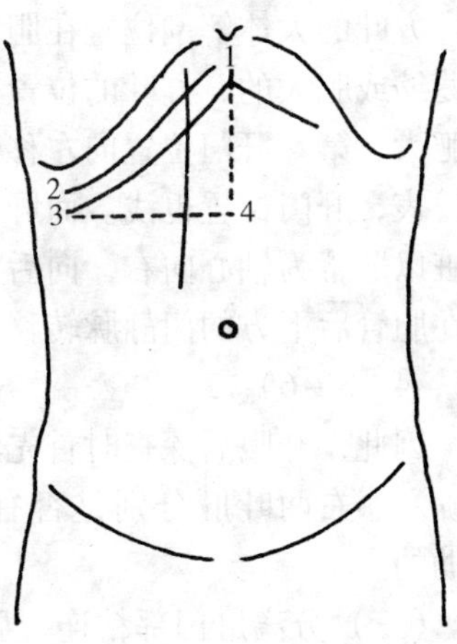

图 4 -3 -2　肝门部手术的切口选择

1. 经腹直肌切口　2. 右肋缘下切口　3. 屋顶形切口　4. J 形切口

供较好的肝门部显露，又可较方便地进行左肝外叶的手术，用于肝胆管结石的肝门部胆管显露，有一定优点（图4－3－2）。

高位肝门部胆管狭窄的修补、成形手术是以接近肝门、找到狭窄部位与扩张胆管的交界外为起点的。下面介绍几种复杂条件下肝门区胆管解剖的方法，以供参考。

（二）判断第一肝门的位置

第一肝门在胆管外科中简称肝门，位于肝门横沟部。横沟的位置恰在肝方叶和尾状叶之间。因此肝门的位置与肝方叶的关系是恒定的。肝门位置的深浅又与肝方叶的大小和厚度有关。肝方叶肥大时肝门的位置可以变得高而且深。方叶如萎缩时则正向反，肝门位置较低较浅而容易接近，并使其后的手术操作较为容易（图4－3－3，4－3－4）。

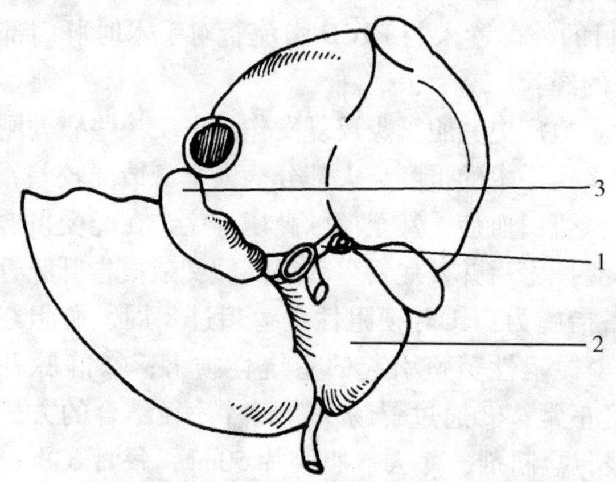

图4－3－3 肝方叶与肝门深度的关系

1．肝门横沟 2．方叶 3．尾状叶

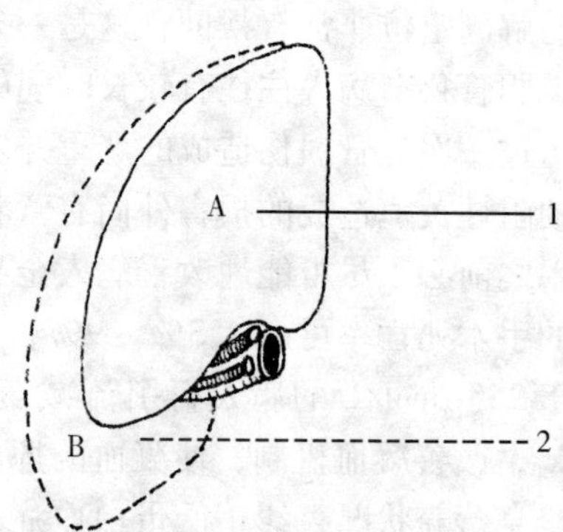

图4－3－4 肥大方叶使肝门位置变深

1．正常方叶 2．肥大方叶

方叶的大体解剖位置在胆囊窝中线与圆韧带之间。如左、右两叶肝分别因病理改变而发生萎缩或肥大的，方叶的位置可因此而发生向左或向右偏移，左肝因病变萎缩时，右肝代偿性肥大，第一肝门位置向左移位，并因左肝萎缩方叶体积变小而使肝门位置偏向左，并且变得浅表，肝门位置也浅。而肝右叶病变萎缩，左肝代偿肥大时肝门不仅向右偏移，此时整个肝脏以肝蒂为轴心向右，向后发生顺时针方向的转位，使肝门部胆管位置更加深在，并使原来在胆管后下方的门静脉转移至胆管的前方，使肝门部胆管的解剖难度大大增加（图4－3－5，4－3－6）。

因此，开腹后探查时首先注意胆囊窝和圆韧带、镰状韧带的位置，以确定方叶的位置，明确左、右两叶肝分别是否有萎缩或肥大，对初步判断肝门位置所在及手术的难易是有帮助的。

（三）分离肝门部粘连，显露肝门

多次胆管手术或因肝门部反复炎症发作导致肝门部与横结肠，网膜，十二指肠和胃粘连而被掩蔽、封冻、有时可因纤维结缔组织增生使瘢痕十分致密，肝门解剖困难重重。如该处粘连紧密遇到困难，将肋缘下切口向右延伸至十一肋，从右肝外侧缘开始分离粘连就比较容易，此处较少发生粘连，即使有粘连也较轻微，必要时可将肝结肠韧带剪断，稍事分离即可

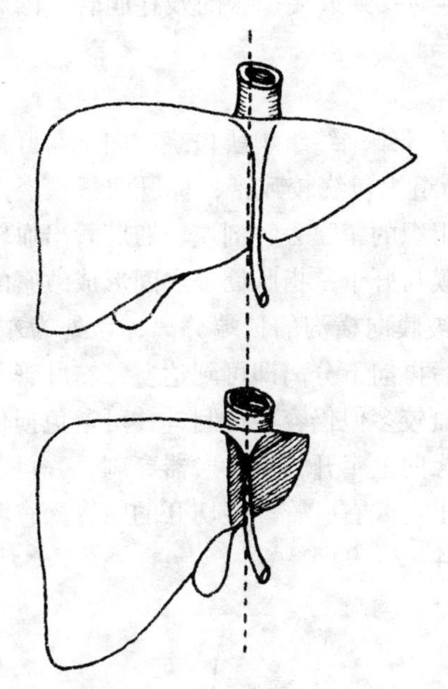

图4-3-5 左肝萎缩，肝门左移变浅

在肝下，结肠上找到一间隙。此时术者用左手伸入肝和结肠之间，在左手拇指和示指感触之下寻找空隙，紧贴肝脏脏面，自右向左分离粘连。待左手中指、示指能探入到小网膜囊内，触知肝十二指肠韧带内肝动脉搏动，或触及胆管内的结石时再进一步解剖肝门就变得容易而在控制掌握之中。当自右向左的肝门部解剖因粘连严重而受阻时，尚可将肝胃韧带打开，用右手将胃和十二指肠从后面捏住并向下牵引，紧贴肝下缘自左向右分离粘连，最后左、右两个方向会师。切断圆韧带和镰状韧带至膈顶，用大弧形拉钩将方叶向头侧牵引拉开，用左手拇指和示指触知肝动脉的搏动后在其右侧进行锐加钝的分离，常可使肝门部粘连松解。分离肝缘处粘连的正确入路是紧贴肝脏包膜进行。如若不然在网膜中分离粘连，损伤肠管和血管的机会增多，使操作困难重重。因此宁肯沿肝被膜进行分离伤及肝包膜及肝表面组织，或在瘢痕性粘连十分致密时切开肝包膜在肝包膜下剥离，渗血反而较少而且容易控制（图4-3-7）。

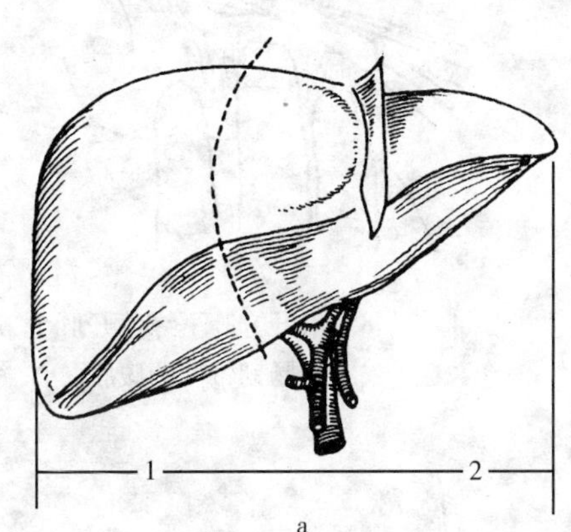

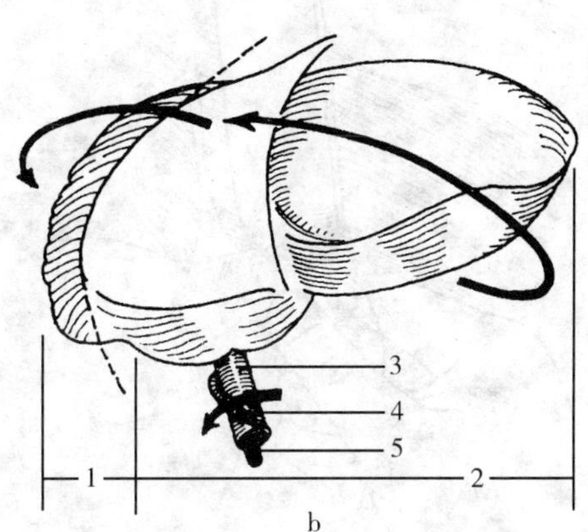

图4-3-6 右肝萎缩、左叶肥大，肝门移位

1. 右半肝 2. 左半肝 3. 门静脉 4. 肝动脉 5. 胆总管

为了分离十二指肠与肝门部的粘连，将十二指肠降段侧腹膜切开，游离十二指肠降段，左手拇指和示指伸入到十二指肠和下腔静脉之间，将十二指肠捏在手中，用小刀锐性分离其与肝门部的粘连。分离时应紧贴肝表面进行，凭借左手示指和拇指的精细触觉，注意感觉肝动脉的搏动，或触知胆管中的结石常可成功分离出肝门部，并避免损伤十二指肠和肝动脉。

将肝门部粘连的脏器分离后，用大弧形拉钩保持对方叶向头侧的牵引，显露肝门，沿方叶下缘剪开肝十二指肠韧带上的腹膜，便可对肝门做进一步解剖（图4-3-8）。

肝门部粘连分离后对 Bismuth Ⅰ、Ⅱ型胆管狭窄较容易找到近端扩张的残存胆管，困难更多在于 Bismuth Ⅲ、Ⅳ型肝门胆管的切开。

（四）经肝横沟解剖肝门部胆管

进入肝脏的门静脉、肝动脉和出肝的胆管在横沟部为纤维结缔组织所包绕，向上与肝被膜及肝内 Glisson 鞘是连续的。胆管在横沟处的纤维结缔组织包绕较致密，称肝门板，炎症情况下肝门板增厚尤其严重。此时如通过打开纤维结缔组织的鞘膜去解剖左、右肝管出血较多，也很容易将胆管壁分破。胆管多次手术后肝方叶被膜与肝十二指肠韧带之间形成致密的粘连，使肝门部胆管的显露非常困难时，靠近肝方叶的被膜向横沟的顶端分离，该处为左、右肝管及进入肝脏血管的中间空隙地带，达到横沟顶端后再向下分离即可到达左、右肝管及交汇处，必要时宁可在肝包膜下深入向上分离，虽然渗血较多但仍容易控制，并可避免损伤肝门部血管。达到肝横沟顶端后用弧形拉钩将肝方叶下缘向上牵开，用注射器穿刺，一旦获取胆汁即可在丝线牵引下将胆管切开，而不强调先解剖出左或右肝管。经切开的胆管探查明确左或右肝管后再逐步将肝门部胆管做进一步解剖（图 4－3－9）。

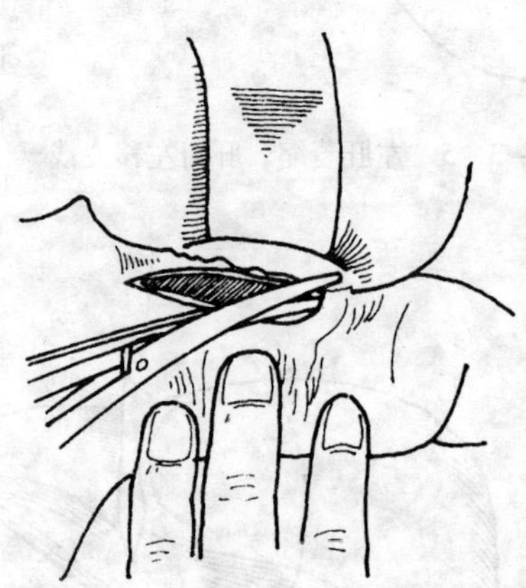

图 4－3－8 沿肝方叶下缘剪开肝十二指肠韧带上的腹膜

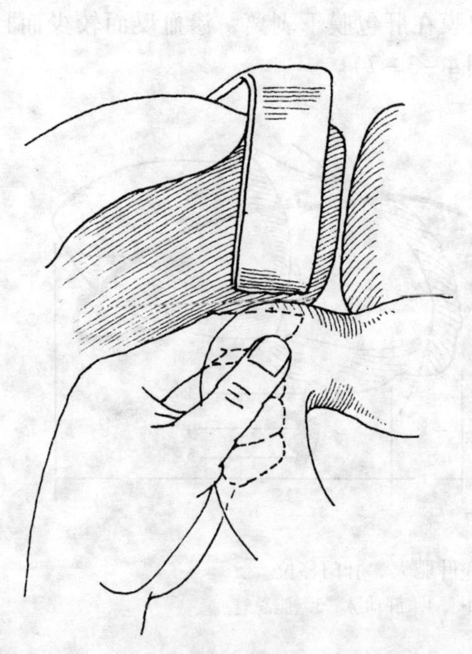

图 4－3－7 用左手捏住十二指肠，将其与肝门粘连分离

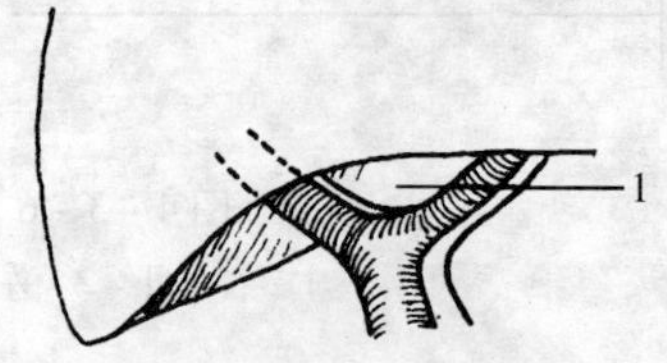

图 4－3－9 解剖肝横沟

1. 肝横沟顶端的空隙地带

（五）右肝管及其分支的切开

50%～70%病人的右肝管是右前叶、右后叶肝管在肝内汇合后出肝，肝外右肝管的长度一般为 0.84～0.9cm，因此一般均可在肝外先显露出右肝管。在肝外右肝管较短的情况下可

用钝分离肝实质的方法，通常用“花生米”推开肝管旁肝组织，以显露右肝管的全长（图4-3-10）。

绝大部分情况下右门静脉及右肝动脉均在右肝管的后方，因此右肝管的切开大多数情况下是安全的。偶尔也可有肝中静脉右前支在右肝管前方跨过，遇此种情况可将血管与胆管前壁用圆针细丝线一并缝扎切断。右肝管切开时可用直角钳将胆管壁撑开，并稍向下方保持牵引，结合边缝扎，边切开，边牵引的方法逐步深入切开。将缝扎线保留，分两排顺序排列牵引，既有利显露，又便于切开、止血，为其后的胆肠吻合创造良好条件。

（六）右前叶肝管及分支切开（经胆囊床途径）

右前叶肝管一般均汇入右肝管，右门静脉前支在右前叶肝管的左后方。因此沿切开的右肝管继续向前深入，用钝分离法推开肝实质或联合胆管切开肝实质可较容易地切开右前叶肝管。伴行的肝动脉和门静脉发出的小分支用缝扎方法较容易控制出血。

右前叶肝管进入肝实质后分出右前叶上、下段支。下段支沿胆囊床方向行走。在未行胆囊切除的病例表面肝组织一般不超过1cm，已经切除了胆囊的病例由于纤维结缔组织增生而变得稍厚，但切开时出血反而较少而更容易将该支胆管切开。当遇有狭窄需切开，或欲通过右前叶下段支在直视下探查右后叶肝管或右尾叶肝管处理狭窄或结石时，沿胆囊床方向作右前叶下段支肝管切开是一条很好的径路。切开成形后可在肝门部形成一较宽大的吻合口，因此这一径路广泛用于肝胆管狭窄，及右肝内胆管结石的处理，并联合左肝管的切开成形，在肝门部形成更为宽大的肝胆管吻合口（图4-3-11）。

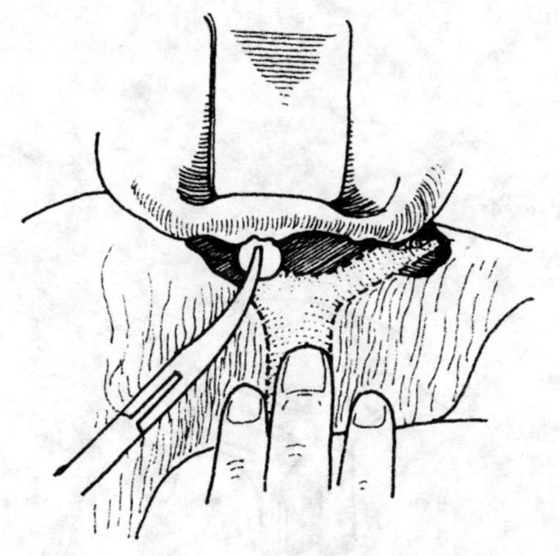

图4-3-10　用钝分离方法推开右肝管旁肝组织

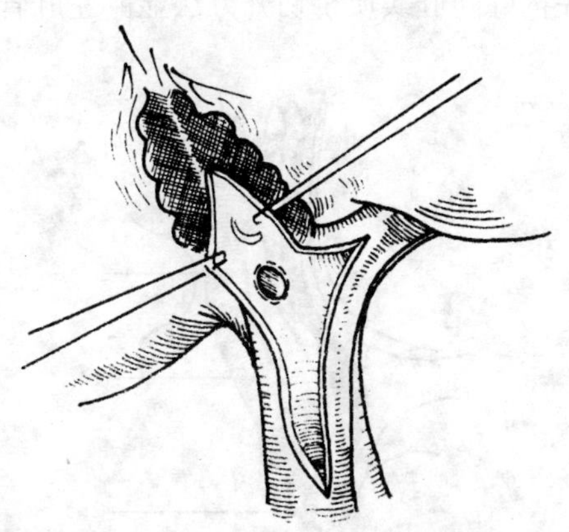

图4-3-11　右肝管及右前叶肝管联合切开

（七）左肝管的显露切开

左肝管肝外部分较长，约为1.5cm，正常情况下左门静脉干及左肝动脉在左肝管深方入肝，偶可有肝中动脉跨越左肝管横部的前面，进入左内叶，左肝管前面有时有通向左内叶的门静脉小分支，这些血管的缝扎切断对肝血运无不良影响。左肝管的横部切开应以门静脉矢状部为限，至此左肝管发出左外叶肝管行走于左门静和左肝动脉的深部，损伤这些血管易导致严重出血，结扎门静脉矢状部及左肝动脉会导致左内叶肝脏血供不足而导致萎缩或坏死。如有伴随左外叶肝管的狭窄或结石，将左外叶切除是更好的选择，而不应以损害左内叶血供为代价。

左肝管显露在切断圆韧带，镰状韧带使左肝较为游离后分离肝方叶与十二指肠的粘连，将方叶用弧形拉钩牵向头侧，沿肝方叶下缘剪开肝十二指肠韧带腹膜，使可进一步寻找并解剖左肝管横部。由于可能经过多次手术或反复发作的炎症，纤维结缔组织增生而使寻找左肝管有一定困难。此时用注射器试穿刺抽吸方法，确定左肝管横部，如其内有结石在触及结石处切开左肝管即较容易。如果左内叶不肥大，左肝管位置较右肝管浅表，横行于肝方叶和左尾状叶之间，表面即为覆盖于肝方叶和尾叶表面的肝包膜皱折，在炎症、增厚不严重时即使有肝组织覆盖也很薄，切开时很少出血。

左肝管切开后可按照右肝管剖开相同的技术，向纵深进行，用直角钳撑开向下牵引，结合细丝线边缝扎，边牵引，使解剖在控制出血状态下进行。如此可一直切开到门静脉矢状部的右缘，一般已可获得足够大的吻合口。如仍嫌不够充分，须解剖门静脉矢状部并向左牵开，结扎切断门静脉矢状部向左内叶的分支，沿左肝管横部继续向上切开左内叶肝管，以增加左肝管切开的长度（图 4－3－12）。

在方叶肥大的情况下，左肝管横部显露常受到肥大方叶的掩盖，此时有必要将肥大的方叶行部分肝组织切除，以便较容易地显露左肝管横部（图 4－3－13）。

（八）切开左外叶与肝方叶肝实质桥显露左肝管

当在肝门部直接解剖左肝管横部或右肝管遇到严重粘连而难以进行时，可选择将左外叶和左内叶间肝实质桥切开方法显露左肝管横部。

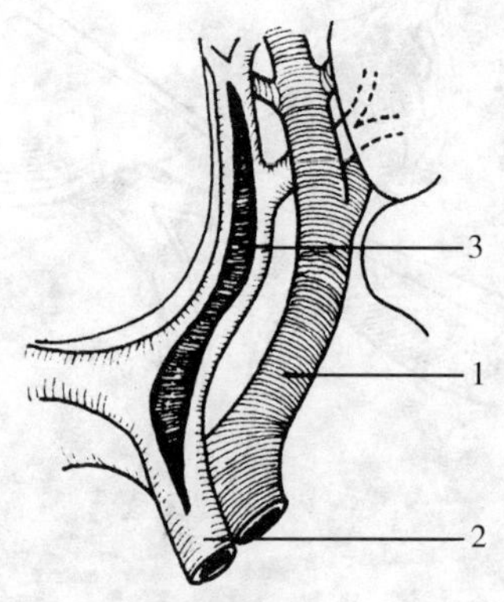

图 4－3－12　左肝管横部切开，向左内叶肝管方向延长，增加左肝管切开长度

1. 门静脉　2. 肝总管　3. 左肝管

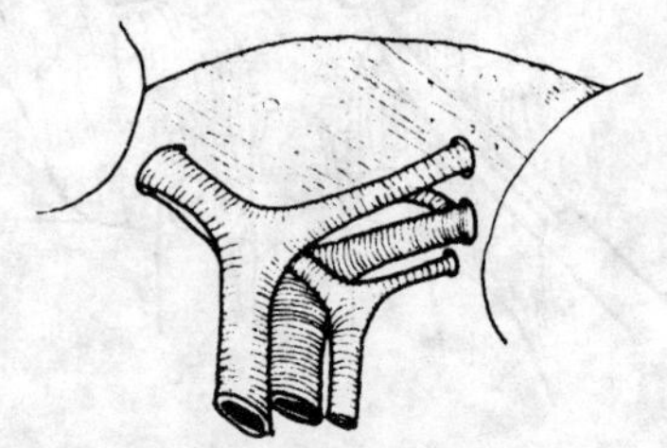

图 4－3－13　肥大方叶肝部分切除以增加左肝管横部显露

将圆韧带结扎剪断，将镰状韧带剪开至膈顶部，以增加肝脏游离度。肝方叶和左外叶之间在圆韧带之间的联合部较薄而且没有重要结构。将圆韧带向上牵引，术者右手示指自圆韧带根部，左内、左外叶之间插入，示指伸向肝门，将肝组织桥用手指掐断。或用大弯钳在左内、左外间插入撑开，用电刀切断肝组织桥，使方叶游离。将方叶向上牵引，圆韧带拽向下

方，沿肝方叶的下缘，紧贴肝脏包膜分离粘连达到肝门横沟的左侧。切开覆盖在左肝管主干上的肝包膜反折。在该水平切断左门静脉矢状部通向左内叶的门静脉分支。如遇有肝中动脉横跨可将其结扎切断。这一显露左肝管横部及左内叶肝管的方法在肝门部粘连严重情况下是一个可供选择的径路。在此处解剖出左肝管后再向肝门部左右肝管汇合部逐步解剖，或向上切开左肝内胆管即比较容易（图4－3－14）。

三、肝门部肝组织切除显露肝门部

当肝门部胆管狭窄位置很高，如 Bismuth Ⅳ型狭窄病例，或因肝方叶肥大而使肝门部位置高而且深时，经肝门部显露切开胆管非常困难，即使能够勉强显露也不能充分切开狭窄进行肝门胆管成形时，需将肝方叶做部分切除。根据需要及肝方叶切除的多寡可分别行肝中裂分离，肝门中央部肝切除或肝方叶切除，有时为了更好地显露右肝管及右前叶胆管，可将方叶部分切除扩大至右前叶下段肝组织。肝门部肝组织切除是治疗各种原因引起的肝门部狭窄必须掌握的手术。

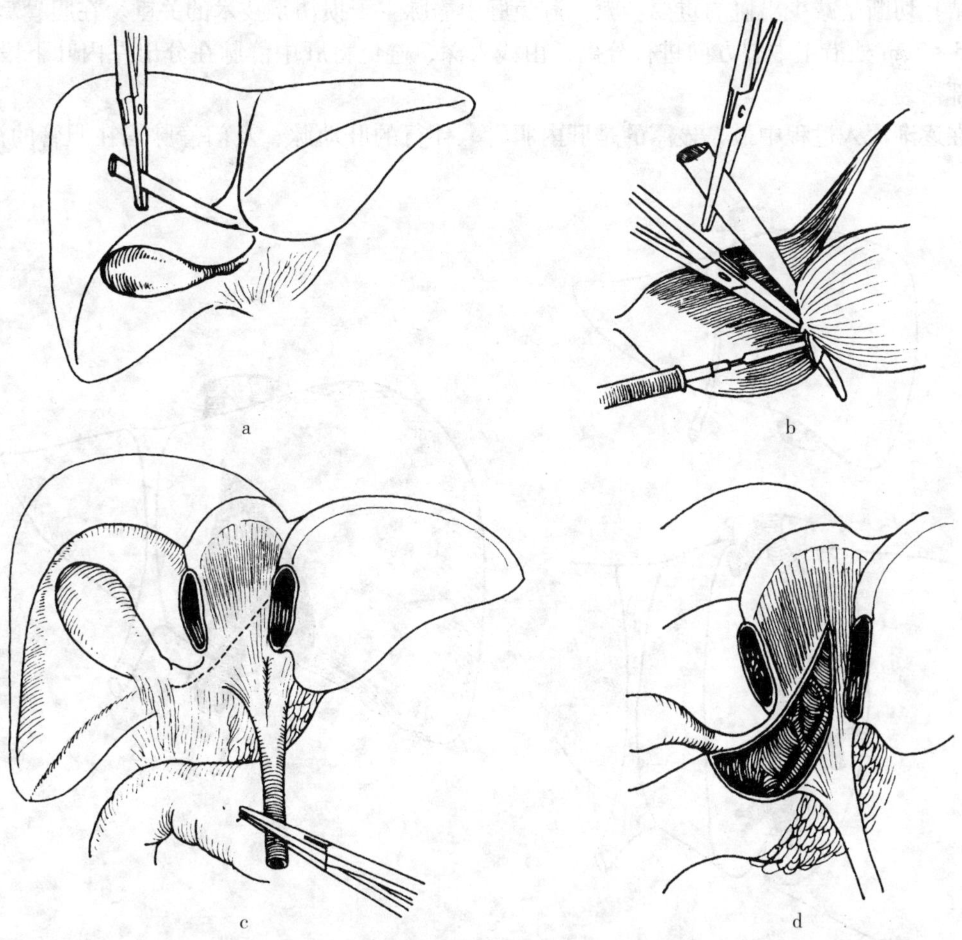

图4－3－14　切开左外叶，肝方叶肝实质桥，显露左肝管

a 将圆韧带向上牵引　b 用电刀切断肝组织桥　c 切开覆盖在左肝管表面的肝包膜反折

d 切断左门静脉矢状部通向左内叶的分支

（一）肝正中裂分离

肝正中裂分离径路经常在肝门部粘连严重不能在肝门部直接解剖出左、右肝管情况下；或虽已初步显露出肝外胆管，但不能充分切开左、右肝管汇合部的狭窄，并进行成形和胆肠吻合时方采用。

1. 确定肝门横沟的位置　如果肝外胆管已显露并切开，可通过切开的胆管伸入胆管探子作标记了解肝门横沟位置所在。在肝门部粘连严重无法寻及肝门部胆管时，可先将肝方叶下缘与肝十二指肠韧带前腹膜粘连分离，再沿肝方叶肝被膜下进行分离，达肝门横沟顶端的空隙地带。进行肝正中裂分离手术时肝组织分离的深度如超越横沟水平，也即过分深入时可损伤胆管及血管。

2. 在胆囊左侧缘切开肝包膜，通常在横沟水平能确定时，分离从肝门部开始向上，向膈面进行，肝门显露有困难时亦可自膈面向肝门方向进行。用手术刀柄及指掐法钝分离肝实质，将肝内小胆管及小血管分支钳夹切断、结扎。在此过程会遇到肝中静脉左内叶下段支，将其结扎切断是减少出血的重要步骤。避免肝中静脉主干损伤是技术的关键。在胆囊窝左侧缘 1.5 ~ 2cm 处沿正中裂方向进行分离，由浅入深，避免将肝中静脉在分出左内叶下段支的分叉部撕裂。

在逐渐深入过程中最先显露的是肝内胆管。伴行的肝动脉、及门静脉均在胆管的深方，

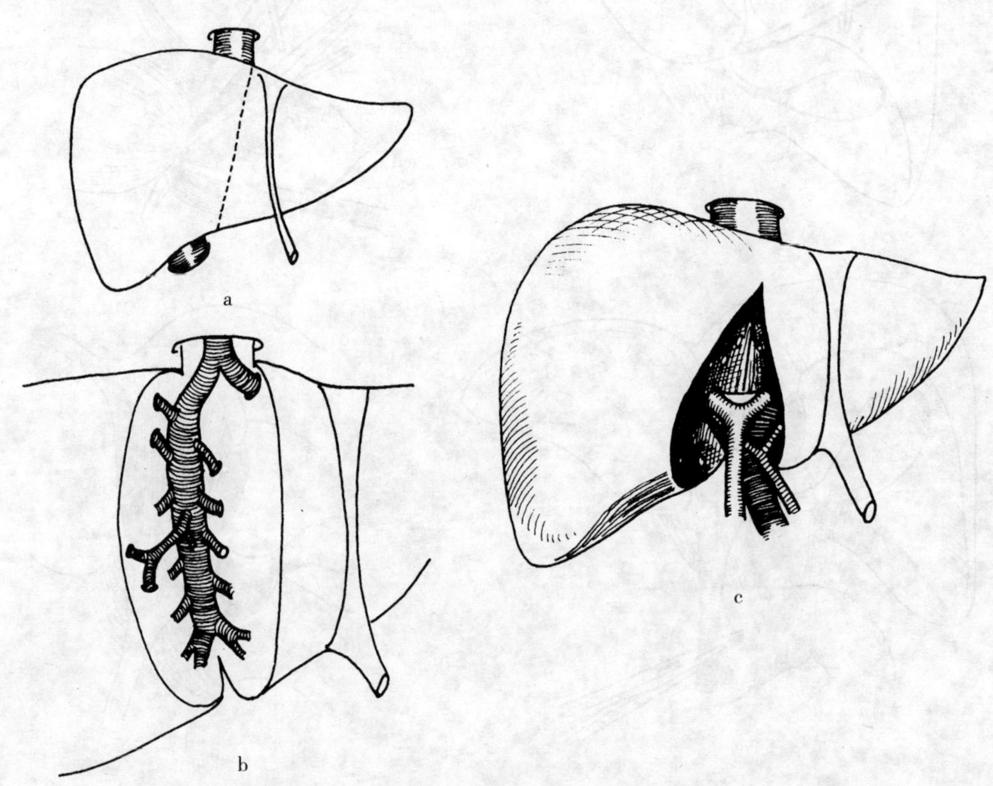

图 4-3-15　肝正中裂分离，显露肝门结构

a 肝正中裂体表投影　b 肝正中裂内的肝中静脉　c 显露左、右肝管汇合部

因此肝中裂分离径路操作比较容易。左、右肝管分叉部容易显露。有时也可楔形切除一小块方叶，以增加显露和吻合的空间，亦称肝方叶尖楔形切除（图4－3－15，图4－3－16）。

在向肝门部深入进行分离时应时时对肝门横沟所在位置加以留意，避免肝门部胆管及血管的损伤。

分离肝组织应在肝门血流控制情况下进行，但肝中静脉损伤必须缝合止血。创面渗血可用热盐水纱垫压迫，如有氩气电刀喷射止血效果更佳。

（二）肝方叶部分切除及右前叶下段肝切除

当处理 Bismuth Ⅳ、Ⅴ型胆管狭窄需要显露肝胆管二级以上分支时，或肝方叶肥大，影响肝管汇合部及左、或右肝管的显露时，可将方叶做部分切除，这较之肝正中裂分离对肝门部胆管的显露更满意。

1. 确定肝门横沟即第一肝门的位置。

2. 通过圆韧带径路，先断圆韧带，将镰状韧带剪至膈顶，切断左内、左外叶之间的肝组织桥后即可分离肝方叶的左侧缘。分离脐静脉窝——左矢状裂的前部，镰状韧带左侧的肝组织。将门静脉矢状部、左内叶肝动脉向方叶发出的分支一一分离结扎切断，逐步深入到左肝管横部和肝门横沟水平（图4－3－17）。

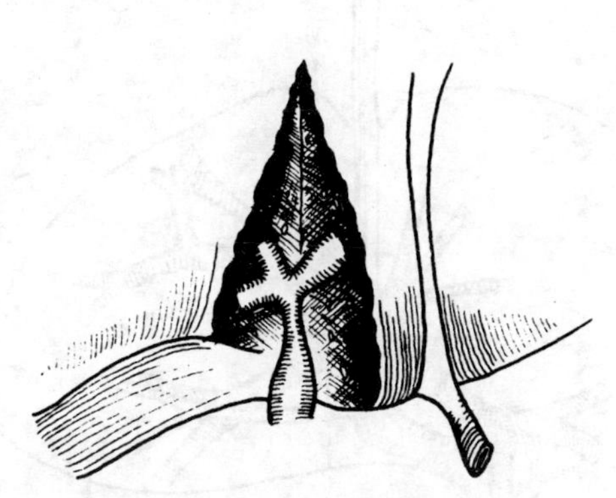

图4－3－16　肝方叶尖楔形切除

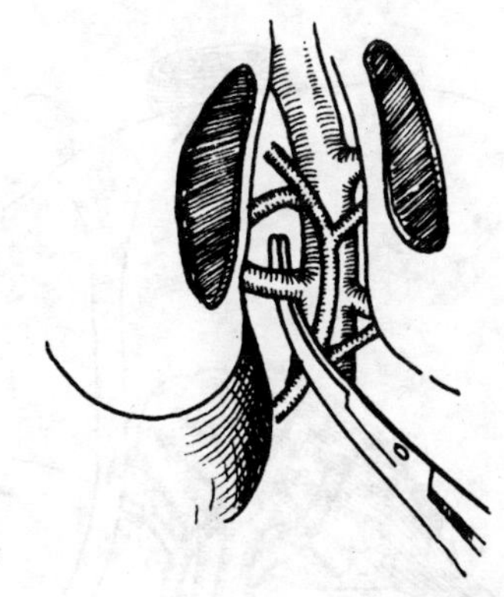

图4－3－17　经圆韧带途径分离左矢状裂前部

3. 在胆囊窝左侧1.5～2cm处沿正中裂方向由浅入深向上将肝组织作钝性分离，与正中裂分离的方法一样，需结扎切断肝中静脉左内叶下段支，并避免肝中静脉损伤，结扎切断肝断面上的胆管分支，达横沟右侧及右肝管水平。

4. 左、右两侧分离在肝门横沟的顶端汇合。方叶前下部切除后肝门完全敞开，有利于狭窄的切开、成形及胆管肠吻合的进行。

在进行肝方叶部分切除时可采取控制肝门部血流的方法控制出血，也可用缝肝针预先环肝方叶预定切除的范围进行“U”形交叉重叠褥式缝扎后再分离肝组织以控制出血。

5. 如果特别需要显露右前叶肝胆管，则右侧切缘可扩大包括右前叶下段。在沿右肝管，右前叶肝管分离前方的肝组织时，需切断肝中静脉左内叶下段支和右前叶下段支（图4－3

-18）。

（三）经左外叶肝管途径

经过影像学诊断，特别是术前PTC检查证实肝门部胆管虽狭窄但未累及左右肝管汇合部（BismuthⅢ型），或虽已累及但左右肝管仍然相通，狭窄又不甚严重时，如果术中发现经肝门部各径路显露肝胆管确实存在条件不允许，如严重粘连，门脉高压导致肝门部静脉曲张，或者术者缺乏经验技术上有困难者，可选择左外叶肝管显露途径，先找到左外叶肝管开口，再用胆管探子逆行探向肝门部，作为进一步解剖肝门部的标志；或直接利用左外叶肝管行胆管肠吻合术（Longmire手术）引流狭窄段以上胆管。

1. 切断肝圆韧带，镰状韧带至膈顶部后再转向左冠状韧带前后叶及左三角韧带，切断上述诸韧带后左外叶即告游离。

2. 在肝门部血流暂时阻断情况下，在镰状韧带左侧2cm处切开肝包膜，再用刀柄及指掐法钝性分离肝组织，结扎切断肝实质中所有小分支，切除部分左肝外叶即很容易显露扩张的左外叶肝管。如发现左外叶肝有病变，如肝内胆管结石或已经纤维瘢痕化萎缩，则可将左外叶切除。切除左外叶时在下腔静脉左侧缘处理左肝静脉时注意勿损伤下腔静脉。在切除左外叶时还应避免损伤左门静脉的矢状部（图4-3-19）。

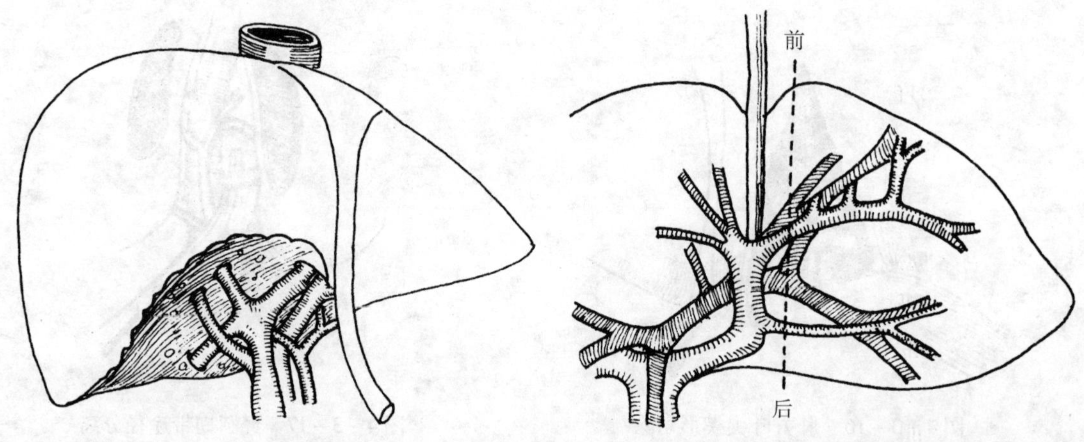

图4-3-18 中肝叶下段切除显露肝门

图4-3-19 距镰状韧带左侧2cm切开肝实质，避免损伤门静脉矢状部

3. 将已显露的左外叶肝管继续向左侧推开分离肝组织，进一步显露左外叶上下段肝管的分支，分别切断（图4-3-20）。

左外叶肝管途径寻找肝内胆管比较简单，在阻断肝门血流情况下施行，所需切开，切除的肝组织量较少，又无重大血管，比较容易掌握。找到左外肝管开口后尚可逆行切开左肝管横部及左肝管，甚至右肝管。

四、肝门部狭窄胆管的切开成形

通过上述各径路完成了肝门部或肝内胆管的显露后，必须将狭窄段胆管充分切开，并且进行成形，以纠正狭窄，形成尽可能宽大的肝门部胆管吻合口，准备施行胆肠吻合术，保证

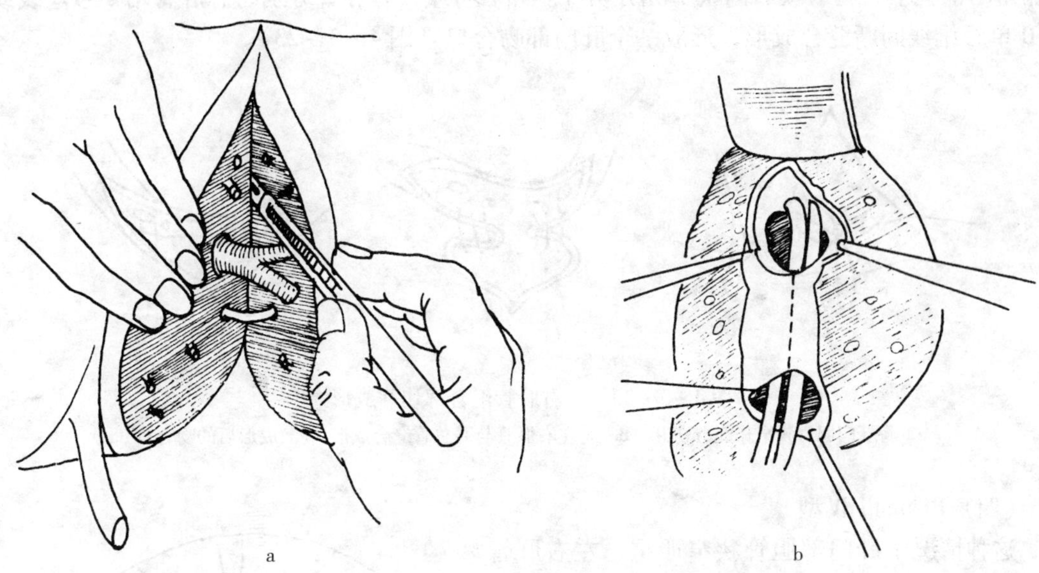

a　　　　b

图 4－3－20　显露左外叶肝管

a. 用刀柄分离出左外叶肝管，进一步显露左外叶上下段胆管

b. 切断左外叶上下段肝管，并将上下段肝胆管剖开，形成大开口

胆肠吻合口引流通畅，才能获得较好的预后。

（一）Bismuth Ⅰ型

此种狭窄上端肝门部肝外胆管可直接提供吻合。但仅以横断的胆管直接吻合，尽管狭窄段以上肝管已明显扩张，但吻合口发生向心性狭窄，造成吻合口再狭窄的可能仍然存在。正确的方法是将近端肝管前壁切开至左右肝管汇合部下方，使吻合口更加宽大（图 4－3－21）。

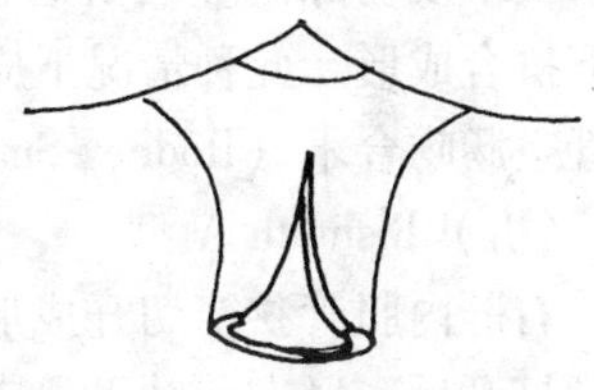

图 4－3－21　将肝管前壁剪开以增大吻合口

（二）Bismuth Ⅱ型

尽管总肝管可能尚有可供直接吻合的肝管，但正确的方法是将总肝管前壁切开并向左、右肝管延伸，使吻合口呈“鱼嘴状”（图 4－3－22）。

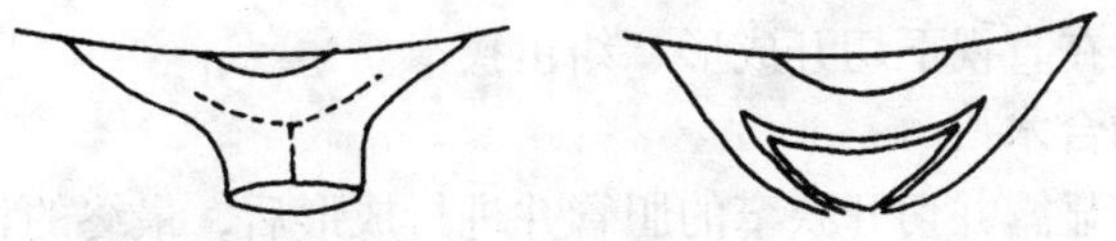

图 4－3－22　总肝管及左右肝管前壁切开使吻合口扩大，呈鱼嘴状

（三）Bismuth Ⅲ型

狭窄已累及左右肝管汇合部，因此切开狭窄并进行成形是必不可免的。在肝门部胆管充

分显露的前提下，将一级肝门狭窄充分切开。然后将左、右肝管分别与总肝管用0号丝线或3-0单纤维线间断缝合成形，形成一个肝门部吻合口（图4-3-23）。

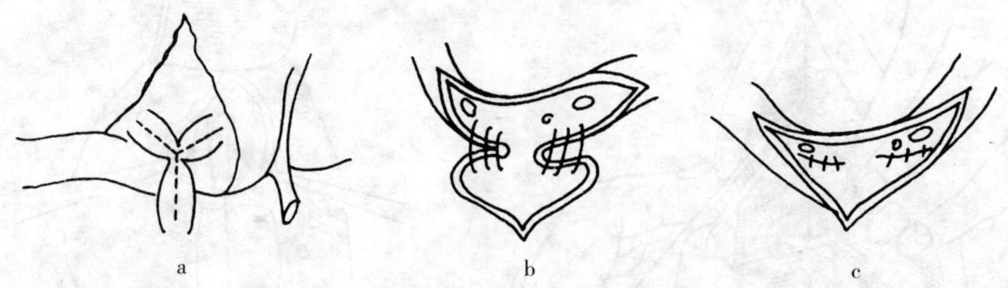

图4-3-23　左右肝管汇合部切开成形

a. 将肝门胆管狭窄作充分切开　b. 将左右肝管与肝总管缝合成形　c. 成形后的吻合口

（四）Bismuth Ⅳ型

这种情况下肝门部胆管狭窄严重，左右肝管汇合部被累及并已不再相通。但是如果左、右一级肝管的显露充分，狭窄段范围较小，狭窄段切除后左、右一级肝管仍有可能在没有张力情况下进行拼合时，可将左、右两肝管的断端用0号丝线或000号单纤维线间断缝合（图4-3-24），以形成一个单一的吻合口，进行胆肠吻合术。但如果狭窄段切除后左右肝管已不能在无张力的情况下拼合成形，此种情况下应将左、右肝管的开口分别与空肠进行吻合，或者只能做肝门部肝管空肠吻合术（Rodney Smith手术），这将在胆肠吻合术中进行介绍。

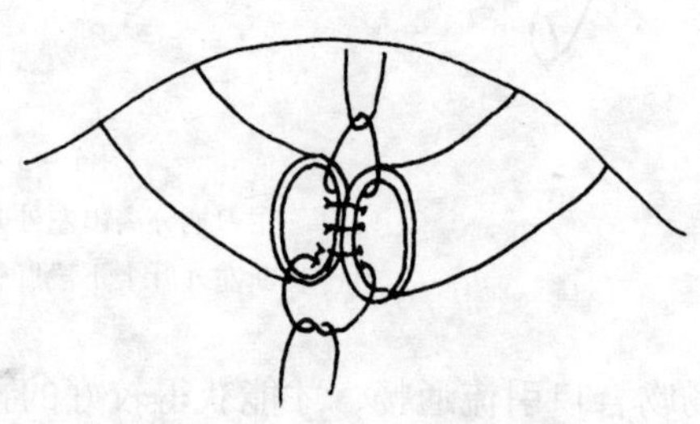

图4-3-24　左右肝管断端拼合

（五）Bismuth Ⅴ型

右肝内胆管狭窄切开成形。经胆囊床途径在右肝管，右前叶下段支胆管充分剖开，将狭窄段打开后，经右前叶下段支肝管可在直视下将狭窄的右后叶肝管开口也切开（图4-3-25），成形后形成吻合口。通过切开的右前叶下段支肝管可在直视下探查右尾状叶肝管，并将其狭窄的开口联合成形（图4-3-26）。

右肝管的二级分支解剖约有40%为不规则型，约12%右前叶或右后叶肝管开口于左肝管，遇有此种情况经切开左肝管横部可能找到右前或右后叶肝管开口，经切开的左肝管横部也可将尾状叶左段开口在直视下切开成形、纠正狭窄。

五、肝胆管空肠吻合术

经过上述各种径路显露并切开狭窄的胆管并进行成形后，最终的目的是纠正狭窄并恢复胆管肠引流的通路，因此肝胆管空肠吻合术是处理肝胆管狭窄的最后手术步骤。最理想的情况是胆管狭窄纠正后在肝门部形成一宽敞的吻合口，与空肠袢吻合。但如果局部条件或技术条件不能解剖出狭窄段胆管进行成形，则有时不得不设法找至狭窄段以上扩张的肝胆管，切开后与空肠袢进行吻合，如Longmire手术等。

肝胆管空肠吻合术是处理肝胆管狭窄的关键步骤，也是技术要术较高的步骤。为了保证

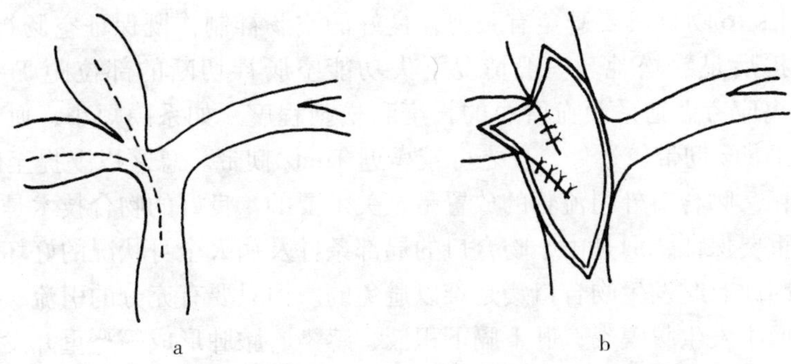

图 4－3－25　右后叶肝管开口切开成型

a. 右肝管、右前、右后肝管狭窄作广泛切开

b. 右肝管、右前、右后肝管成形，形成新吻合口

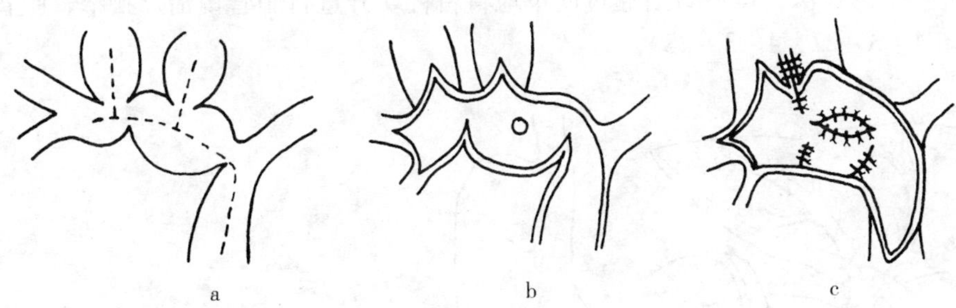

图 4－3－26　右肝内胆管联合成形

a. 联合切开右前、右后肝管，右肝管及肝总管　b. 切开后可直视下切开三级肝管狭窄

c. 联合成形，右尾叶肝管狭窄切开后也成形

肝胆管空肠吻合的顺利进行并取得满意的远期疗效，以下几点应引起重视：①要求吻合时有良好的显露。达到良好的显露要求切口选择合理，助手良好的配合，以及必要时进行肝门部肝组织部分切除。充分地显露能使手术野开阔、变浅，困难的操作变得比较容易；②要求吻合口足够大，因为胆管狭窄后反复发作的炎症使吻合口部位的胆管存在慢性炎症、纤维结缔组织增生，吻合后吻合口常因慢性炎症的存在使吻合口有发生再狭窄的倾向。胆管狭窄的手术疗效评定结果表明，发生再狭窄的时间并不在手术的近期，而在术后二、三年之后。认识到这一特点，在治疗胆管狭窄时应尽可能地充分显露狭窄胆管，尽可能地充分切开，使成形后的吻合口足够大这点十分重要；③正是由于同一理由，胆肠吻合口内应放内支架支撑，并至少保留 3 ~6 个月。特别是局部条件差而使吻合口较小的病例，内支撑管应留置更长的时间。如考虑到内支架需存留较长时间，可以 U 形管的形成放置，以便手术后可以更换。也可考虑放置带气囊的导管，必要时手术后可利用气囊导管扩张吻合口；④吻合时力求粘膜对粘膜，选用细丝线或 3－0 单纤维线作单层间断缝合，较粗的缝线残存可导致吻合口异物反应较重，使吻合口狭窄以及将来可能成为结石形成的核心；⑤吻合口要求有良好的血运及彻底的止血。吻合口胆管的过分游离会影响吻合口胆管的血运障碍，使愈合受影响，并也造成

远期吻合口狭窄。另一方面不彻底的止血是造成吻合口出血的原因。吻合口的出血点应用3－0丝线进行缝扎；⑥吻合口要避免有张力，良好的空肠袢制作既保证空肠袢有良好血运，又保证空肠袢上提后足够松弛。一般情况下失功能空肠袢切断的部位距Treitz韧带20～30cm，但实际距离应考虑到系膜血管弓的长度和松弛程度，如系膜短小，血管弓狭小，截取空肠部位应距Treitz韧带较远处，反之可较靠近Treitz韧带。总之以上提至肝下进行吻合时没有张力为度；⑦吻合口外引流管的放置是至关重要的。良好的吻合技术是减少或避免吻合口瘘发生的最重要保证，但是由于吻合口的局部条件及病人全身状况的好坏对吻合口的愈合也非常重要，因此有时发生吻合口瘘是难以避免的。但只要有充分的引流，绝大部分情况下瘘可自行愈合而不发生腹膜炎，肝下膈下积液、感染、脓肿形成等严重并发症。作者习惯放置自制双套管引流管，可同时滴注生理盐水，稀释漏出的胆汁、肠液减少局部刺激，避免单纯负压吸引造成局部炎性渗出物干固阻塞引流管孔而使引流管失去引流作用；⑧当肝胆管肠吻合口不够理想，或因狭窄并伴有肝胆管结石而使术后仍有结石残余之可能时，应当为以后胆肠吻合口狭窄或残余结石导致胆管炎复发的治疗留一条后路。通常可通过将空肠袢留一段盲袢埋置皮下的作法，以便日后通过简单地将盲袢切开进行胆管镜治疗狭窄、胆管炎及残余结石（图4－3－27，4－3－28）。

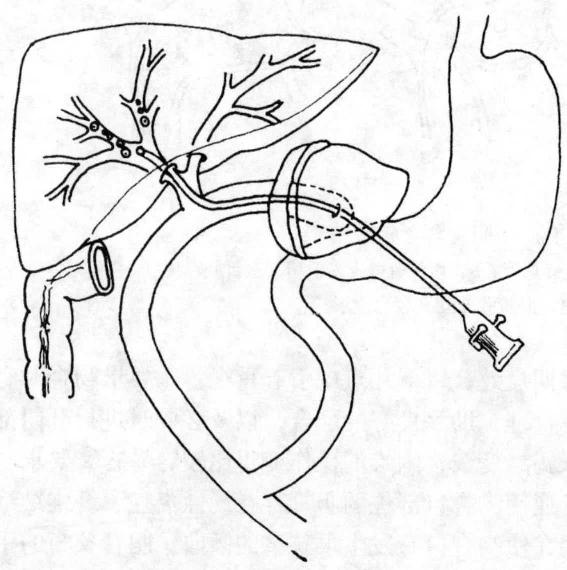

图4－3－27 皮下盲袢，经皮下盲袢纤维胆管镜进入胆管治疗残余结石

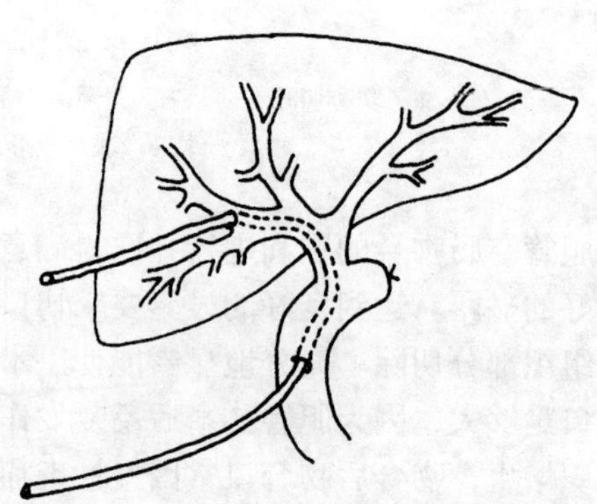

图4－3－28 胆肠吻合，U形管内支架引流

（一）肝胆管Roux－en－Y吻合术

肝门部肝胆管空肠Roux－en－Y吻合术是最经典、目前广泛采用的标准术式。

1. 空肠袢的截取 在横结肠系膜根部，脊柱的左侧缘将近端空肠袢提出，将提出的肠袢向近端方向探查直至明确见到空肠的超始端标记Treitz韧带。

2. 在距离Treitz韧带20cm左右处截断空肠。将近端空肠袢提起，借助灯光的透照了解肠系膜血管的分布情况。实际截断空肠部位取决于每个具体病人的情况，如肠系膜的长短，病人的胖瘦。作者习惯将空肠袢试提至肝下，选择肠系膜较为松弛的部位截断空肠，而并不强调距离 Treitz 韧带的距离。原则是尽可能靠近 Treitz 韧带，但以完成吻合时无张力为度。

3. 处理空肠血管弓时一定要保证空肠袢上一级血管弓的完整。为了使上提的失功能空肠袢的系膜松弛而不发生向系膜缘的弯曲，可切断 2～3 支 2 级血管弓。

对肠系膜比较肥厚的病人，宜用小刀将系膜划开，将血管小心分出后上钳剪断，血管近端应上 2 支血管钳，用 4 号线双重结扎。不预先切开肥厚的系膜即钳夹切断，血管一旦因脂肪组织太多结扎不紧而退缩进系膜内，出血的处理就比较困难。

4. 旷置空肠袢的长度：对于失功能肠袢的长度究竟多长合适仍有一些不同的观点。旷置肠袢越长，食物反流进胆管的机会就越少；但对生理的干扰就加大。一方面使小肠粘膜的吸收面积减少，另一方面已有研究表明旷置空肠袢越长，胃窦部分泌胃泌素量也增多，使胃酸分泌量增多，Roux－en－Y 手术后胆汁流改道不再流经十二指肠，使十二指肠粘膜受酸性胃液损害的保护机制丧失，因而 Roux－en－Y 胆肠吻合术后十二指肠发生消化性溃疡的机会增多。

从抗反流的角度来看，失功能肠袢的长度在 40～60cm 即可达到预防反流的目的，更长的距离已属多余。为了解决胆肠吻合术的返流问题，国内外不少学者设计了一些抗反流装置，如在旷置的空肠袢上加做人工套叠，人工乳头，活瓣形成术及曾宪九提出的近端空肠与远端空肠的半周端侧吻合术，改变了 Roux－en－Y 经典吻合时近远端空肠吻合后呈 T 形，不利于抗反流的缺点。改良后的吻合方法并加上近远端空肠的同步并扰浆肌层间断缝合，形成真正的 Y 形，具有良好的抗反流性能（图 4－3－29）。

近端失功能肠袢套叠，人工乳头及矩形瓣等抗反流装置的远期疗效仍缺乏临床研究结果的支持。但以作者之见，对于吻合口上游已经没有狭窄存在及残余结石的病例，抗反流装置是不必要的。因为胆管的压力高于小肠内压力，即使有间断性逆蠕动使肠内容反流，胆汁的

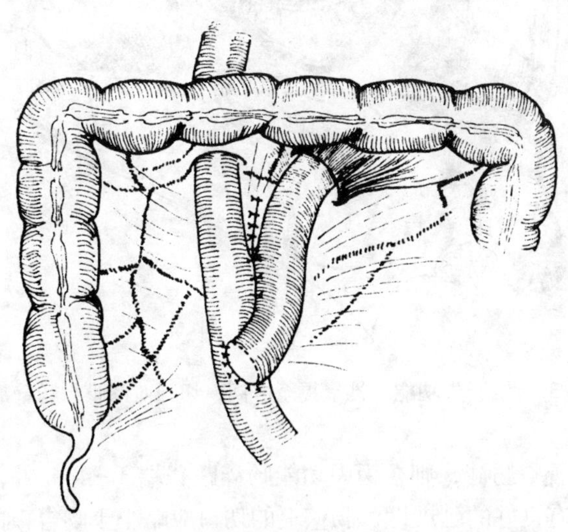

图 4－3－29　曾宪九空肠半周端侧 R－Y 吻合术

分泌及胆液的流动具有自然冲洗，清洁的作用，不致引起胆管炎和结石复发。对于胆肠吻合术后吻合口及吻合口以上胆管内残余结石和狭窄未能纠正者，由于抗返流装置并不能完全阻止反流，其结果是反流首先发生于抗反流装置处而又影响排空，在抗反流装置上游的胆肠液发生淤滞，及肠道细菌的生长，结果使吻合上游因狭窄引流不畅的胆管炎更加频繁发作，并使残余结石下降至抗反流装置处而不能排入肠道，残余结石于抗反流装置部位嵌顿引起梗阻造成急性化脓性胆管炎已有报告。

上述各种抗反流的手术设计中以曾宪九对 Roux - en - y 经典术式的改良，即同步半环吻合法的设计最合理。

5. 空肠肝胆管吻合　在肝胆管狭窄得到良好的整形后一方面提供了满意的吻合口，另一方面通常也就获得了良好的显露，有利于吻合的施行。

将旷置空肠袢经结肠后提至肝下间隙。作者习惯将十二指肠降段的侧腹膜打开，沿十二指肠侧后方，经后腹膜途径用左手示指、中指将横结肠系膜用手指钝分出一个小孔，经此将横结肠系膜打开，无损伤中结肠动静脉和其它横结肠系膜血管的危险；空肠袢在十二指肠的右后方到达肝门部，对十二指肠无压迫。

将空肠袢上提过程中用右手将肠袢向上方推送，避免提拉使肠系膜边缘小血管损伤而影响肠袢血运（图 4 - 3 - 30）。

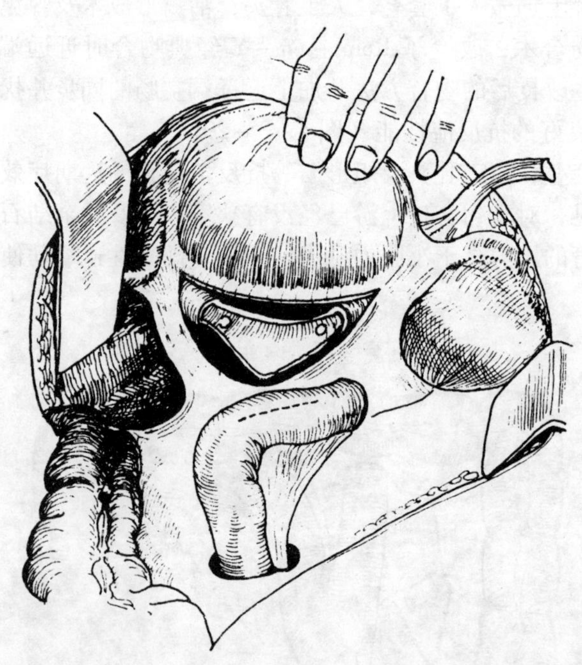

图 4 - 3 - 30　空肠失功能肠袢上提至肝门，切开对系膜缘肠壁准备吻合

如不计划在皮下埋置空肠袢，则在距失功能肠袢距残端 3 ~ 4cm 处，肠系膜对侧缘用电刀切开肠壁。由于肠壁具有良好的延展性，肠壁上的切口应略小于吻合口的长度，宁可边吻合边调整切开，也不要在一开始时肠壁上切口过大，使肠壁开口大于吻合口而使吻合不满意。

先吻合后壁。用1-0丝线或3-0聚羟基乙酸线行后壁间断线合。一针一线，每根缝线长50cm左右，先缝合不打结，用蚊式钳将每对缝线钳夹后按顺序逐一套到一把卵圆钳上，以避免未结扎的线互相缠绕，待后壁缝合全部完成后再逐一打结。打结时应将肠袢向上向肝门部推送，避免结扎过程将肝胆管后壁撕裂。打结完成后将缝扎线集束上提，以显露吻合口之后壁吻合口对合是否满意，必要时可加针修补（图4-3-31）。

保留后壁吻合口最外侧的缝线作为前、后壁的分界标志后即可开始前壁之吻合。为保证吻合两侧顶端吻合口粘膜对粘膜、内翻，以使吻合可靠，应将缝针由胆管粘膜面进针、浆膜面出针，再经肠壁之浆膜面进针、粘膜出针，打结在吻合口内，如此缝合2至3针后再间断缝合前壁，结打在吻合口外。

前后壁吻合时每针间距约3mm，一层缝合即可（图4-3-32）。

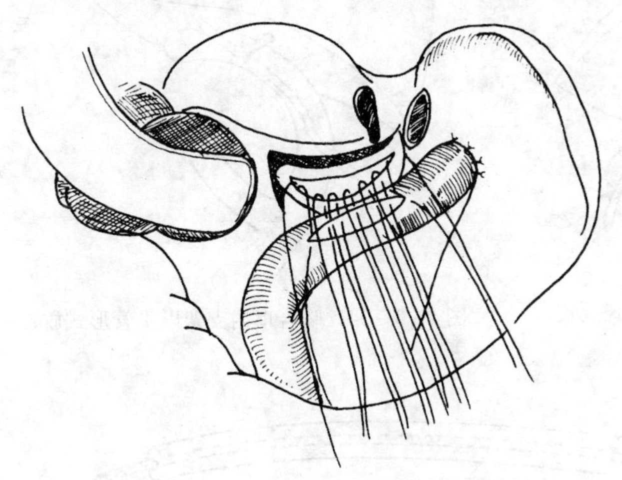

图4-3-31　吻合后壁每对缝线用蚊式钳钳夹顺序套在卵圆钳上

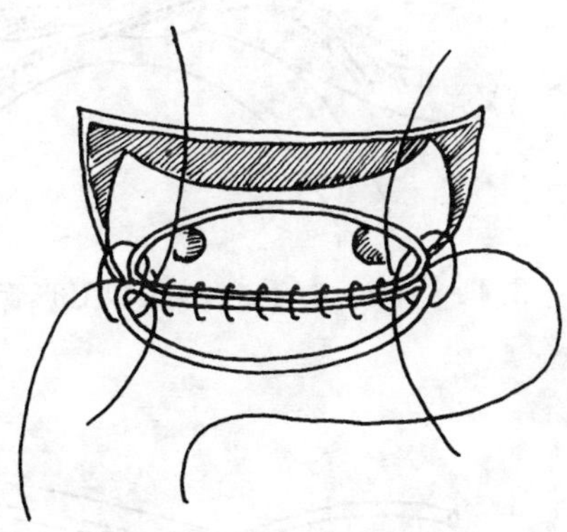

图4-3-32　前壁吻合

胆肠吻合口内一般均应放置内引流管，以减少胆汁经吻合口漏出的机会，除此之外术后可通过内引流管造影，冲洗，以及作为将来纤维胆管镜治疗的通道。

引流管可以U形管形式安放（图4-3-33），也可经失功能肠袢放入吻合口内（图4-3-34）。可安放T形管，带气囊导管等。带气囊导管可在必要时对狭窄胆管或吻合口进行扩张治疗。

腹腔引流管的放置非常重要。虽然良好的外科吻合操作技术是减少吻合口瘘的首要条件，但患者全身状况对愈合的影响以及胆管局部条件较差时吻合口瘘有时难免，因此吻合口外腹腔引流管的放置是一件不容轻视的重要举措。吻合口瘘并不可怕，可怕的是瘘发生后未能得到充分的引流。其结果是一系列并发症接踵而至，如胆汁性腹膜炎，膈下感染，吻合口瘘又是造成远期吻合口狭窄的原因之一。位置恰当能达到充分引流目的引流管是保证病人术后顺利康复的重要条件。作者习惯用自制双套管。即用一根乳胶管前端每间隔1.5cm左右剪一侧孔，约需5~6个侧孔，将一根Fr 8~10号导尿管经乳胶管之侧壁插进乳胶管的内腔，使其前端超出乳胶管开口约1cm（图4－3－35）。将此双套管放在吻合口的后面、下方，沿肝下缘，经肝肾间隙至第十一肋上方相当腋中线位置引出体外，用缝线妥善固定。乳胶管接负压引流瓶，导尿管术后先用无菌纱布包裹封闭，如果有胆瘘发生则可经此导尿管滴注生理盐水，每分钟10～20滴（图4－3－36），既可稀释漏出的胆汁减少刺激，又可避免持续负压吸引使胆汁及炎性渗出液干固凝结堵塞引流管口。获得充分引流的胆瘘多可在1～2周自行愈合。

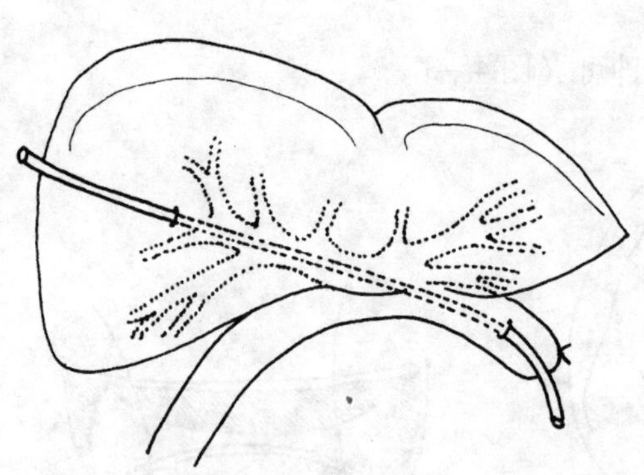

图4－3－33　吻合口内支架以U形管形式放置

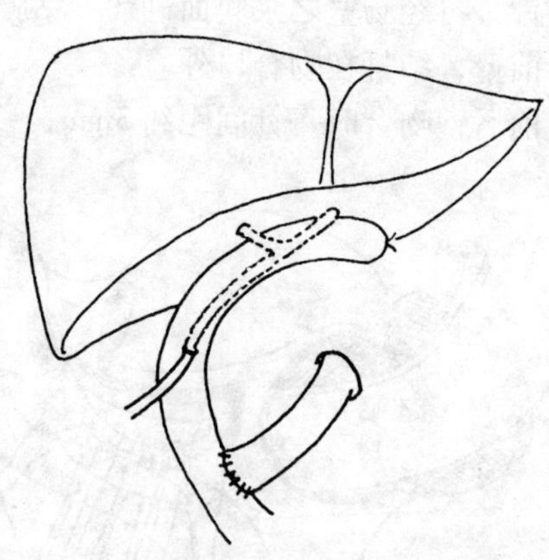

图4－3－34　吻合口内支架以T管形式放置

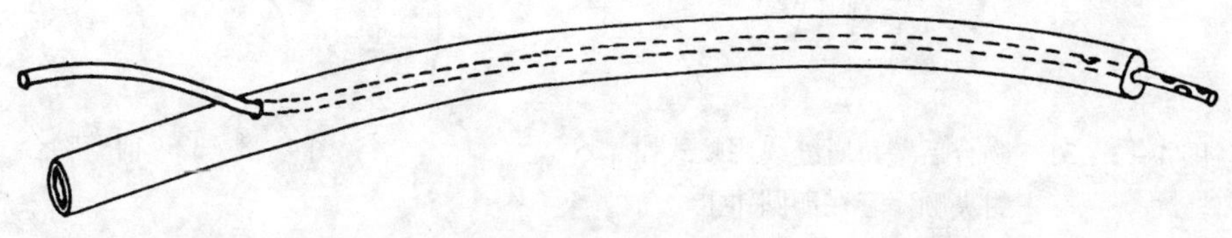

图4－3－35　自制双套管

（二）左肝管空肠吻合术

左肝管空肠吻合术是处理高位胆管狭窄常用的一种术式。Bismuth、Blumgart及国内黄志强均报告用于肝门部胆管显露困难的Bismuth Ⅲ型肝胆管狭窄病例，取得良好疗效。

至于左肝管显露，切开的手术径路前面已作介绍。左肝管空肠吻合术的主要手术步骤如下：

1．切开左肝管，必要时切开左内叶肝管，吻合口可达3～4cm。

2．用Roux－en－Y旷置空肠袢经结肠后上提至肝下，与切开左肝管横部进行吻合（图4－3－37）。对手术野较浅，显露良好操作较容易的病例可先行后壁的吻合。术野较深的病例为了使后壁吻合较容易进行，可在胆管前壁先间断缝合一排缝线不结扎，每对缝线用蚊式钳钳夹后依次排列向上牵引开，使吻合后壁时视野清楚，操作方便。后壁吻合完成后将前壁缝线依次穿小圆针后与相对应的空肠前壁全层缝合、打结。吻合完成后可将吻合口两旁空肠

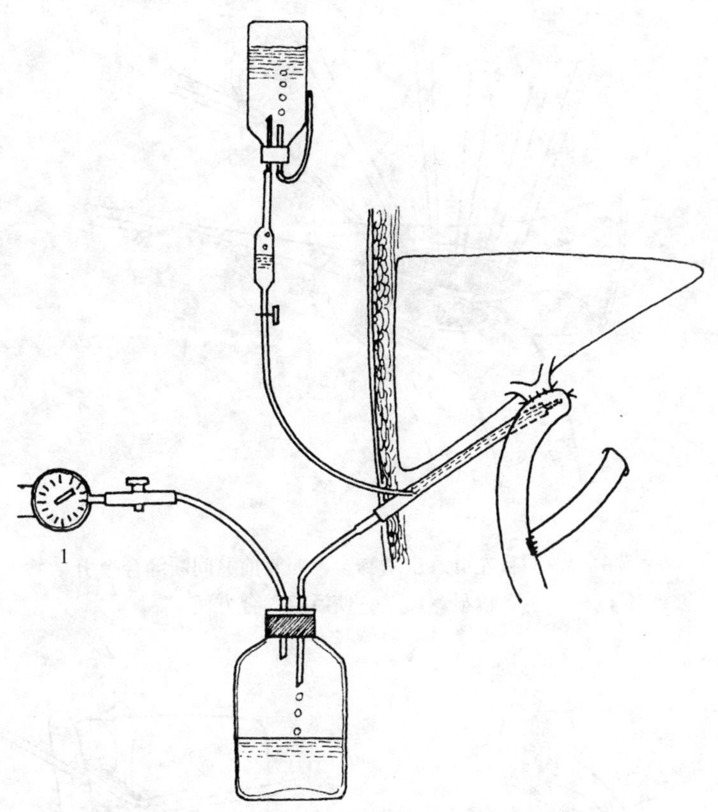

图 4-3-36 吻合口后下方双套管引流、冲洗、负压吸引装置示意

1. 中心负压

缝合固定于周围组织，以减少吻合的张力。

左肝管空肠吻合时内引流支架管可经吻合口经右肝管再从肝表面戳创引出，引流管两端通过腹壁皮肤戳创引出成U形管，必要时术后6周后可通过U形管窦道用纤维胆管镜对汇合部狭窄进行治疗。

（三）左肝内胆管空肠吻合术

处理高位胆管狭窄时往往由于病人已经过多次手术，肝门部粘连严重，经肝门部解剖左、右肝管十分困难，或因长期梗阻性黄疸合并门脉高压使肝门部胆管成形，胆肠吻合不可能时，为达到引流的目的可选用这种术式。Longmire 和 Sandtord 于 1948 年描述了左外叶上段支胆管空肠 Roux-en-Y 吻合术，因此此种术式命名为 Longmire 手术。其最初形式为将肝左外叶切除，显露左外叶上段支及下段支胆管，再用 Roux-en-Y 吻合。如果左外叶胆管口径较细，胆肠吻合有困难，也可做成左肝断面与空肠袢的肝肠吻合（图 4-3-38）。由于这种术式对肝内胆管的引流欠满意，肝内胆管仍有胆汁停滞，因而不是一种满意的治疗肝门部胆管狭窄的术式，对 Bismuth Ⅳ型病人由于左右肝管汇合部已被累及且互不相通，Longmire 手术不能引流右肝，此种情况 Longmire 手术也属不宜。

1. 行左外叶肝切除。肝门部常温下血流阻断，在镰状韧带左缘 2cm 处切除左外叶。在

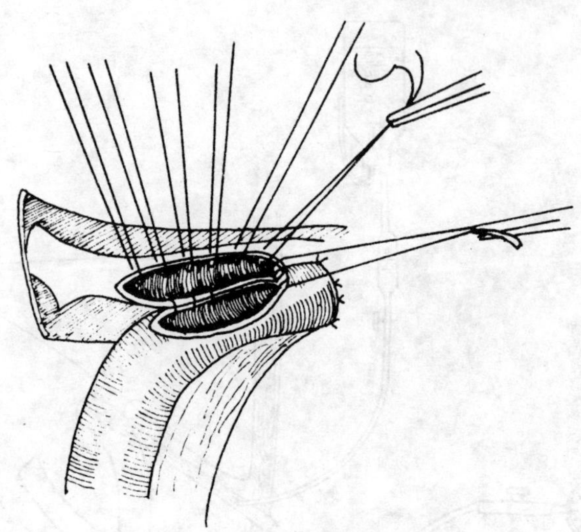

图 4－3－37　左肝管空肠吻合，胆管前壁间断缝合牵引以显露后壁，使后壁吻合方便

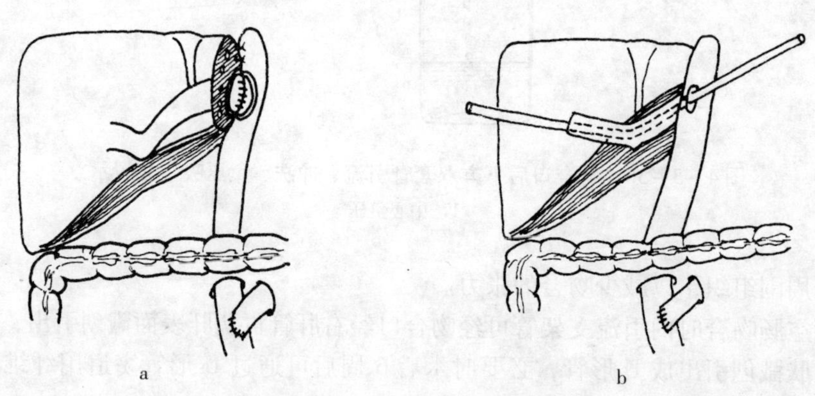

图 4－3－38　Logmire 手术

a. 左肝管空肠吻合　b. 吻合口内放“U”形管

左外叶上、下段肝管汇合部的左缘约 2cm 处断肝胆管，切除左外叶（图 4－3－39）。

2．将左外叶上下段肝管分叉部剪开（图 4－3－40），成形后形成一较为宽大的吻合口。

3．将旷置段失功能空肠袢上提（结肠前、后均可），将左肝断面成形的左肝管吻合口与空肠吻合。将空肠袢与断面做间断缝合加固吻合口。

4．经空肠失功能袢引入内引流管，通过吻合口，经左肝管，争取通过左右肝管汇合部，以引流左右两肝胆流。如左右肝管汇合部有相对狭窄，则在后壁吻合完成后、前壁吻合前用金属胆管探子通过左、右肝管汇合部，至右肝管后经肝表面戳创引出，将内支架引流管缚扎固定在金属探子前端，反相拽入内支架引流管，形成“U”形管引流。

（四）左外叶下段支肝管空肠吻合

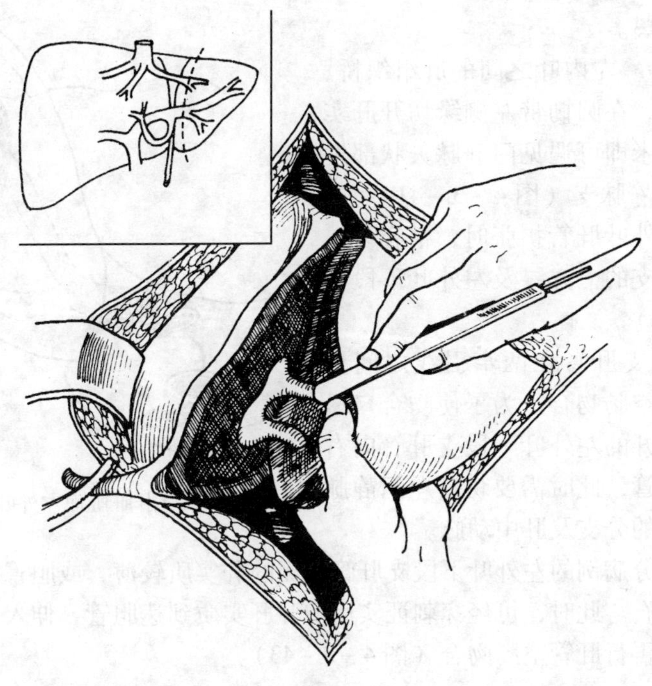

图 4-3-39　在左肝管上、下段汇合部左缘 2cm 处断肝胆管切除左外叶

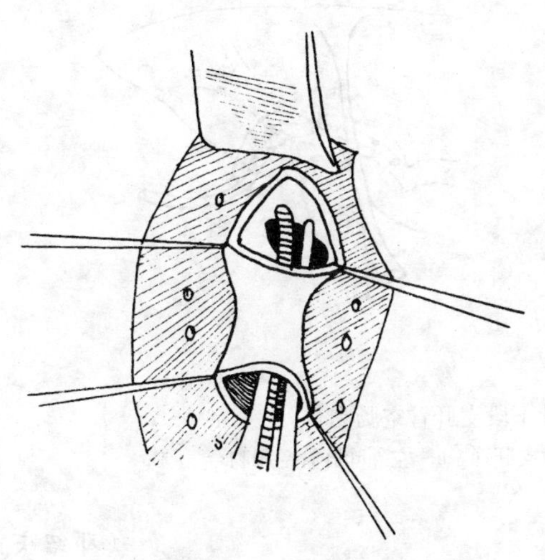

图 4-3-40　将左外叶上下段肝管分叉部剪开成形

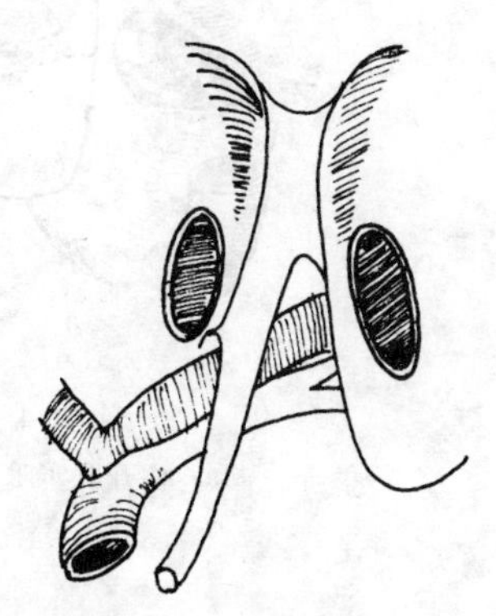

图 4-3-41　门静脉左外叶下段支与左外叶下段肝管的解剖关系

由于 Longmire 手术需要切除左外叶肝脏，手术较大，一般适合于高位胆管狭窄伴左肝内胆管结石的病例。左外叶切除将病灶切除并可彻底清除肝内胆管结石。如单纯为了引流肝内胆管的梗阻，更常选用圆韧带途径，切开左外叶下段支肝管行肝胆管肠吻合术。

1．切断圆韧带，镰状韧带及左肝三角韧带，使左肝外叶游离。

2．切断左外叶、左内叶之间的肝组织桥。将圆韧带向上牵引，在圆韧带左侧缘切开肝实质，逐步深入数厘米即可遇见门静脉矢状部发出的左外叶下段门静脉支（图4－3－41）。当左肝管梗阻而使左外叶肝管扩张时，很容易在左外叶下段门静脉支的上方寻及左外叶下段支胆管（图4－3－42）。

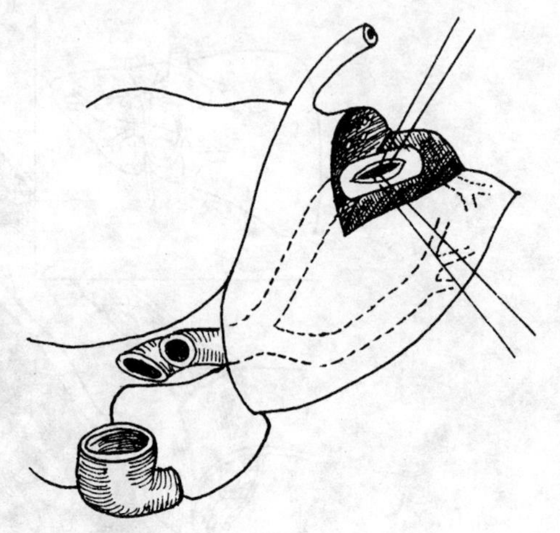

图4－3－42　肝脏脏面左外叶下段支肝管的位置

将左外叶下段支肝管在两牵引线之间切开，即可进行肝管空肠吻合。为了使吻合口尽可能地大，可将切开的左外叶下段支肝管向右侧剖开至左内叶肝管，此时需要切断左门静脉矢状部通向门静脉的分支及肝中动脉。

有时可见到部分病例的左外叶下段支肝管表面的肝实质较薄，或胆管扩张明显，或扩张的胆管内可扪及结石。此时，可经穿刺证实后切开肝实质到达胆管，伸入一探子在其表面沿肝管之长轴切开，再行肝管空肠吻合（图4－3－43）。

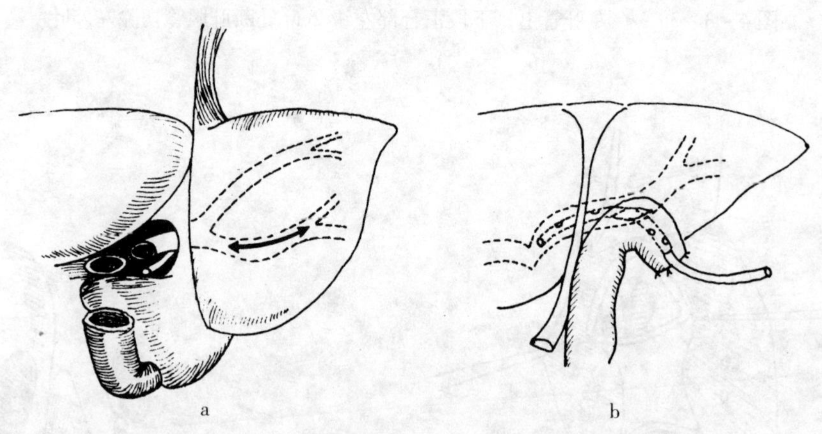

图4－3－43　左外叶下段支肝管空肠吻合

a．切开肝实质，切开左外叶下段支肝管　b．左外叶肝管空肠吻合

（邓绍庆）

第四节　肝胆管结石的手术治疗

一、概述

原发肝胆管结石的主要临床表现是急性梗阻性化脓性胆管炎。因为胆管系统在解剖上的特点，即毛细胆管与肝血窦之间仅仅间隔一层窦侧膜，所以当胆管系统发生梗阻性感染时，

胆管内压力骤增，窦侧膜因高压破裂，致使大量含细菌及毒素的脓性胆汁进入血窦，通过肝静脉涌入血液循环，造成严重脓毒血症，致使本病的发病非常迅猛，十分凶险。它是我国良性外科疾病导致病人死亡的重要疾病之一。

流行病学资料表明，本病主要分布在东南亚国家，欧美及世界其它地区罕见此病，因此也称为东方型胆管炎（Oriental Cholangitis）。病因学上曾一度认为与种族因素有关。日本曾经一度是本病发病率很高的国家，但80年代之后本病已属少见，只占胆石病的1%，且病人多为农村地区的老年患者。发病率明显下降的原因归结为“农村都市化，饮食结构欧化”。由此可见本病与种族因素无关。在我国，本病主要见于长江流域及华南地区，如四川、两湖、两广及台湾、香港等地。

发病机制研究表明，本病的发生与胆管感染关系明确。感染的主要来源是胆管蛔虫和中华分支睾吸虫。前者广泛见于上述地区的农村，后者见于浙江、广东和香港等地。胆管寄生虫病引起胆管感染，感染造成胆管的炎性病变及肝细胞损害，进而造成胆管病理改变，胆管狭窄，同时也引起胆汁成分理化性质的改变，胆汁中胆红素及钙等金属离子形成难溶的胆红素钙复合物，沉淀形成结石。感染和结石又互为因果，使本病越演越烈，造成分布广泛的胆内胆管结石，严重的胆管狭窄，肝脏化脓性感染，肝脏纤维硬变，梗阻性黄疸，肝硬变门脉高压等多种严重的病理生理和病理解剖改变。较少的原因是肝胆管解剖的先天性异常为始动病因，因此欧美等国也偶见此病。近年来人民生活水平提高及卫生条件的改善，饮食结构中脂肪、蛋白质成分增加，饮用水遭粪便污染情况改善，使本病的发病率有下降的趋势。但它仍然是一种威胁病人生命的外科常见病。

肝胆管结石由于其病理改变的复杂性和严重性，以及肝胆管解剖的复杂性，外科治疗比较困难。虽然我国在本病的外科治疗方面已经取得了很大进展，但残余结石率仍然高达约30%，术后胆管炎复发率高，再手术率也高达37.14%，手术死亡率较高，达5.24%。使临床医师极为关注本病的临床治疗问题，探索不同的手术方法来治疗本病，尽管手术方式上各家有一些不同的观点和意见，但一致认可黄志强教授提出的手术治疗原则。理想的肝胆管结石手术治疗的五条原则可以概括为：①清除结石；②纠正狭窄；③切除病灶；④通畅引流；⑤留有后路。这5条标准20个字可以认为是衡量某一种术式，某一个特殊病例的手术处理方案是否合理、全面的金科玉律。达到这一标准不是一件容易的事。要求胆管外科医生要熟悉胆管，特别是肝胆管的解剖，能对肝门部胆管及肝胆管作广泛的解剖，达到一至三级肝胆管的切开，这样才可能达到手术清除结石，并纠正肝胆管狭窄的目的。要求掌握肝叶、段切除技术，以达到切除病灶，特别是当结石集中分布于某一叶、段时，唯有将其切除才能达到降低残余结石率的目的。蔡景修等报告联合应用肝叶、段切除使残石率明显下降。在高位肝胆管狭窄的病例，必须辅以肝正中裂切开。方叶切除，及至Ⅳ、Ⅴ、Ⅵ段肝联合切除才能显露狭窄段胆管进行成形，取石的目的。因此，肝叶段切除也是肝胆管结石手术治疗的一项重要技术。在肝门部胆管切开成形后要求胆道外科医生选择并完成合理的胆肠吻合术，以达到通畅引流，减少复发的目的。

除了上述技术上的要求之外，还要求具备术中胆管造影，术中胆管镜检查及取石，术中B型超声探查等辅助设备和技术，协助定位诊断和治疗，才能进一步提高手术治疗效果，降低残石率。

尽管采取了上述种种复杂的技术，并具备这些设备和条件并在术中应用，残余结石的发生仍难以完全避免，因此本病的再次手术率仍然较高。在纤维胆管镜的应用日渐普及的今天，术后胆管镜治疗残余结石已成为一种十分重要的手段，也可以说是手术治疗的必要后备手段，是肝胆管结石外科治疗不可分割的一个组成部分。所以，在设计手术方案时要为残余结石的胆管镜治疗留下一个方便进入胆管的通道，也即“留有后路”的方针。为此，方干首先设计了皮下盲袢的埋置手术。手术后近期残石可通过 T 管等引流管窦道进入胆管镜治疗，但残余结石的远期治疗及复发结石的治疗的最简便方法是通过切开预先埋置在皮下的盲袢引入胆管镜治疗，使病人免受一而再，再而三的手术之苦。在胆肠吻合时，设计皮下盲袢留置是胆肠吻合术的一部分。这对于复杂病例及预计残石遗留可能较大的病例尤为重要。

关于胆肠吻合术的术式目前还存在一些问题和不同看法，需要作一个概括的总结和介绍，以提高我们的认识。

在清除肝胆管结石，狭窄纠正之后胆管肠吻合最常采用的术式是肝胆管空肠 Roux – en – Y 吻合术。这种术式并非一种完美的术式。其缺点有以下几个方面：①为了避免 R – Y 吻合术后小肠内容反流进胆管，要求旷置的失功能空肠袢至少 40cm 长，一般为 50 ~ 60cm。已有实验研究和临床研究表明，旷置肠段越长，胃泌素越高，造成术后高胃酸分泌；②R – Y 吻合术后胆汁绕过十二指肠发生转流，直接流入空肠，使十二指肠失去碱性胆液中和胃酸的保护机制。上述两重因素均可使 R – Y 吻合术后消化性溃疡发生率增加，术后发生溃疡出血等严重并发症已有不少报告；③R – Y 术后一般均将胆总管横断，与所有切断胆总管后的胆肠吻合术一样，由于失去了胆总管远端 Oddi 括约肌的天然抗反流结构而使胆肠吻合术后反流造成胆管感染。R – Y 胆肠吻合术后较长的旷置空肠袢内菌群失调，细菌数量及厌氧菌属的增加均是导致术后胆管感染的病因。由此可见目前最普遍，最多采用的这种术式并非十分理想的术式。

Grassi 1969 年介绍间置空肠胆管十二指肠吻合术克服了 R – Y 吻合术的缺点而被认为是一种更为理想的术式。黄志强、施维锦推崇这一术式，我们在临床上应用也取得满意的疗效。目前，国内对这种术式应用还不普遍，对 R – Y 吻合术后副作用方面的评述研究也不多。今后应加强对这两种术式疗效的比较研究。但推广这一术式的临床应用是进一步研究的起点。为此我们在这专题内特别加以介绍。

原发肝胆管结石手术治疗的另一个颇具争议的问题是失去了 Oddi 括约肌抗反流机制后肠内容的反流是否引起胆管感染，以及对抗反流装置应如何评价。事实上，胆管内的压力高于肠道内压力，在引流通畅的前题下胆汁不断地自上而下流动，使胆管具有自净作用，因此反流不是造成胆管感染的根本原因。只有在胆管仍然存在狭窄病变和残余结石时，引流不畅使反流的肠内容滞留于狭窄或结石阻塞的胆道上游，才引起感染。在这种情况下抗反流装置因其功能尚不完善而不能绝对阻止反流，其结果是胆汁引流反而会在抗反流处受阻而增加胆管感染机会。残余结石下降至抗反流装置处使结石在该部位嵌顿引起急性化脓性胆管炎已有临床报告。我们自己肝胆管结石临床资料回顾性分析表明，保留了胆总管末端的 Oddi 括约肌结构和功能，即使有残余结石和肝胆管狭窄未予纠正，其术后胆管炎发作的频度和严重程度要比失去了 Oddi 括约肌抗反流机制的胆肠吻合术后者轻得多。在目前肝胆管手术治疗后残余结石率仍然较高的情况下如何设计有效的抗反流装置仍然是一个需要研究解决的临床问题。为此，我们在动物实验的基础上设计了保留 Oddi 括约肌结构和功能，以游离空肠袢行肝胆管成形术治疗肝胆管结石的术式。临床应用均取得满意的治疗结果，在本节也将加以介绍。

二、肝胆管结石手术

（一）术前准备

1. 术前常规准备及配血。

2. 术前重要伴随病如糖尿病，慢性肺部感染等的治疗和满意控制对手术的安全施行，减少术后并发症很重要，如合并门脉高压宜先行分流手术，恢复后再考虑胆管手术。

3. 术前有梗阻性黄疸的病人应注意保肝治疗，肌注或静脉用维生素 K，改善凝血机制，使凝血酶原时间恢复到正常范围。

4. 术前常规驱虫，以免术后蛔虫进入胆管引起感染等并发症。

5. 术前 1 天应用抗生素，术前 3 天用肠道抗生素，对有梗阻性黄疸病人可以减少细菌移居，减少术后感染。

6. 做好术中造影，术中胆管镜应用的准备工作。

（二）手术切口的选择

肋缘下切口对胆管系统的显露最满意，操作局限于结肠上区，减少了对游离腹腔的污染和干扰，术后腹腔感染，肠粘连等并发症明显较经腹直肌切口减少，术后疼痛较轻，肺部感染并发症较少。必要时切口向左侧或左肋缘下延长对左肝的手术显露十分满意。对已有胆管手术史或上腹部手术史的病人，预计肝门部粘连较重的病人，右肋缘下切口有助于对肝门部解剖的进行。术前计划要切除左肝或左外叶的病人，可采取剑突下至脐中点的正中再转向右肋缘下的“J”形切口。

（三）手术主要步骤

1. 进行有序探查　对于曾经有过胆管手术史的病人除非有特别的指征外，在结肠以下的腹腔不宜花费时间分离粘连进行探查。相反，这些粘连常将结肠下区的游离腹腔与手术时污染较重的肝下，结肠上区隔开，减少对游离腹腔的污染。

应当注意探查肝膈之间有无渗出和粘连，特别是镰状韧带左侧的左肝外叶，肝胆管结石的好发部位的探查不可忽略。肝膈之间的渗出和粘连是肝胆管结石引起化脓性胆管炎，肝脏化脓性感染的病理表现。肝叶、段的萎缩及纤维性硬变是肝胆管结石导致肝细胞破坏，纤维结缔组织增生的表现，是肝胆管结石肝脏重要病理改变。对肝脏仔细扪诊，特别是左外叶扪诊，可触及肝内结石，肝内结石一般均可在扩张的胆管内移动而与其它肝占位病变鉴别。必要时可用注射器进行穿刺，抽吸，抽出脓性胆汁、胆泥、胆色素颗粒有助诊断。胆管癌的硬块与肝脏纤维性瘢痕性硬块的鉴别有时需借助冷冻切片病理学检查确定。右肝叶的探查扪诊因肝组织丰厚比较困难。探查重点应特别注意将肝膈之间粘连用剪刀彻底分离，必要时剪断右冠状韧带，对右后叶进行探查。右后叶是肝胆管结石好发部位，但位置隐蔽，特别是该段萎缩时右前叶代偿增大可将之掩盖而难以发现。

肝门的位置与方叶肝的位置相对恒定。方叶肝位于胆囊窝和圆韧带之间。当左叶肝或右叶肝一叶萎缩时，相对正常的另一叶肝发生代偿性肥大而使肝门位置发生移位。左叶肝萎缩右叶肥大时肝门位置左移，肝门变浅使手术容易接近肝门。右叶肝病变萎缩，左叶肝肥大时肝门右移，胆囊向右移位明显，以致使胆囊切除发生困难。此时肝门位置深在，第一肝门沿下腔静脉为轴线向反时针方向旋转，使门静脉转位移到总胆管的浅面，肝门部解剖发生困难。

2. 第一肝门的解剖　肝胆管结石病人肝门部也经常有炎性粘连，特别是有过胆管手术的病人肝门常有封冻性粘连。仔细分离粘连，必要时分离小网膜孔处的粘连，游离十二指肠，横结肠与肝门的粘连，切开十二指肠侧腹膜，用左手手心向上插入肝十二指肠韧带深方，以左手拇指，示指触摸肝门、左、右肝管汇合部，左肝管及横部。用拉钩将方叶肝牵引开，进一步明确肝动脉、门静脉与肝总管之间解剖关系，及肝外胆管是否可扪及结石。

3. 切开总胆管初步探查肝外胆管　取尽肝外胆管结石后用 Folley 气囊导尿管阻断总胆管远端行术中肝胆管造影。造影时切忌高压推注造影剂，采取缓注、缓吸，反复进行——“涮”的方法，避免高压推注造成细菌进入血循环，并可获得更加清楚的胆管影像。我院手术间设有立体 X 线摄相像机及洗片机，术中行立体 X 线胆管造影既方使又可明确结石及病变肝胆管的解剖定位，对确定手术方案很有帮助。

将 Folleg 导尿管气囊阻断近端胆管，行总胆管远端胆管造影，了解下端有无结石，狭窄，我们行动态胆管造影，在监视器屏幕下连续观察 Oddi 括约肌收缩，开启情况，判断 Oddi 括约肌的功能是否健全，以确定是否采取保留 Oddi 括约肌结构、功能的术式。

4. 一级肝管的解剖　大多数情况下左右肝管的解剖并无困难。但肝胆管结石病人如有多次手术史，肝门部粘连严重，总胆管及肝门部解剖可能十分困难。以下途径和方法有助于一级肝管的显露和解剖。

（1）经肝横沟解剖肝门部胆管（参考第 3 节）。

（2）通过切开左肝管横部显露肝门部胆管：左肝管横部的肝外部分较长，约 1.5cm，并较右肝管位置浅表，横行与肝方叶和左尾叶之间，表面是覆盖于方叶和尾叶之间的肝包膜皱折（图 4－3－13），解剖比较容易。将圆韧带结扎剪断并将镰状韧带剪至膈顶部。用电刀切断左内，左外叶之间的肝组织桥（图 4－3－14），使肝方叶游离，将方叶向上方牵开，将覆盖在左肝管横部表面的肝包膜皱折即可找到左肝管。表面粘连严重时可用注射器试行穿刺抽吸方法确定位置所在，将左肝管切开后逆行向肝门部逐步切开至右肝管。

（3）肝门部粘连严重，解剖困难时可切开十二指肠降部，找到乳头，通过 Oddi 括约肌插入胆管探子找到总胆管，切开后顺行找到一级肝门部胆管。

（4）经肝正中裂切开，或方叶部分切除法显露左右肝管及汇合部。

（5）经左外叶肝管途径逆行解剖寻找肝门部胆管。

5. 二至三级肝胆管的切开

（1）经胆囊床途径显露右前叶肝管和右前叶下段肝管：在探子或扁弯血管钳的指引下，采取边缝，边结扎，边牵引的方法，步步为营，控制出血，逐步剪开右肝管、右前叶肝管进入肝实质，用钝分离法将肝实质推开或用缝扎法将肝管肝组织一并缝扎后切开。右前叶肝管与胆囊床之间的肝组织一般不超过 1cm，右前叶门静脉和肝动脉一般均在右肝管的深方，沿前壁切开右前叶肝管及表面肝组织时甚少出血。沿此方向可将右前叶下段肝管切开。右尾叶肝管和右后叶肝管均开口于右肝管，可在直视下进行探查。

（2）经圆韧带途径切开左内叶肝管：左肝管切开后同样用边缝，边结扎，边切开的方法逐步深入，至圆韧带右侧向上逐步深入切开部分肝组织切开左内叶肝管。此时要注意门静脉矢状部有通向左内叶的门静脉分支，需一一结扎切断。如遇肝中动脉横跨在前可将其结扎，切断。左肝管，左内叶肝管切开后左尾叶肝管，有时汇入左肝管的右前叶肝管开口均已在直视之下，可直视下取石，切开狭窄。

（3）左尾叶肝管切开：左尾叶肝管开口于左肝管后壁，左尾叶肝管狭窄时远端常有扩张及结石。用弯血管钳轻轻撑开，向上挑起，用小刀将狭窄环逐步切开，也采取边缝、边扎，边牵，边切开的方法。左肝管近端有左门静脉伴行。因此切开位置一般在左尾叶肝管开口的12点位置上，以切开狭窄的胆管壁为限，切缘用小圆针细丝线仔细缝扎止血，缝扎过程也进行了成形，使狭窄得以纠正。

（4）右尾叶、右后叶肝管切开　通常右尾叶肝管在右肝管分出右前叶肝管前开口于右肝管后壁。右后叶肝管开口也在距肝总管分叉处1．5cm左右。当右肝管系统有扩张时这一途径对显露右肝管1～3级肝管开口，直视下取石，行肝胆管整形是可行的。右后叶下段支肝管经开口插入金属探子后可在右肝后叶的脏面触到金属探子的位置，在指引下切开分离肝实质1～2cm即可达到右后叶下段支肝管的切开。右后叶上段支肝管结石处理较困难，如不能行右后叶上段肝切除，则一般用金属探子探入右后叶上段支肝管并从肝面捅出，经此放置“U”形管，术后进行冲洗，引流及胆管镜取石。

6．肝胆管解剖技术要点

（1）肝门部要仔细解剖，力求弄清总肝管、肝动脉、门静脉三者关系，特别是右肝萎缩、右肝肥大时，门静脉可能转位至胆总管前方容易损伤。

（2）切开肝胆管应在明确其走行方向的前提下逐步进行。用金属探子探查肝胆管走向时切忌用力过猛形成假道，使胆管的切开误入岐途。

（3）采用边缝、边扎、边牵、边切的方法，将缝线保留，集束牵引，起到良好止血，牵引显露作用。每次切开的距离以3mm为度，在两结扎线间剪开胆管壁。排列有序的缝线对以后的成形、吻合均十分有帮助。

（4）术中胆管造影并认真分析胆管X线解剖，找出应开口狭窄或结石阻塞未能显影的肝胆管，进行手术探查，勿使遗漏，必要时台上胆管镜检可协助发现3级肝管以上的病灶，努力降低残余结石率。

（5）发生出血时切忌盲目钳夹、缝扎，造成更严重的出血和胆管医源性损伤。必要时用束扎肝十二指肠韧带止血法阻断肝门部血流，吸净积血，直视下用止血钳止血，或小圆针细丝线缝扎。

（6）切开管道前必要时用穿刺方法探路，以避免切开血管发生大出血。

7．肝门部胆管成形术　肝胆管结石常伴有1～3级肝胆管的狭窄，在狭窄切开之后需要进行肝胆管整形，在肝门部形成一个宽敞的开口，以供胆管肠吻合的施行，达到“纠正狭窄，通畅引流”的宗旨。如不纠正狭窄病变，即使“取尽结石”，手术后仍可引起结石复发。将切开的肝胆管邻近的边缘进行拼拢，缝合成形是手术的重要步骤。吴金术将成形后的宽敞肝胆管开口称之为“肝胆管盆”。肝胆管成形术的具体操作已在肝门部胆管狭窄的手术治疗一节中作了详尽介绍，在此不赘。

8．胆肠吻合术　经过肝门胆管的解剖，狭窄环的切开，整形，需要建立新的胆肠通道，恢复胆肠引流。Roux－en－Y 胆肠吻合术已有一百多年历史。1893 年 Cesar Roux 首先应用于胃空肠吻合。由于上段空肠中细菌数量较少，蠕动推送功能强而使肠腔保持空虚状态并由此得名“空肠”；空肠能截取游离较长一段肠袢仍保持良好血运而能在腹腔内转移较远的距离，所以在消化道外科中广泛用于胃、食管、胰腺，胆管进行吻合。胆道外科中可利用这一特点旷置较长的失功能肠袢作为胆汁输送管道并达到抗反流的目的。所以，Roux－en－Y 胆肠吻合术是当前我国最经常采用的术式。国外临床和病理研究结果认为，这种术式有术后消化性溃疡发病率及并发症增高的缺点，以及旷置肠袢中菌丛改变，细菌数量增多引致胆管感染发生之虞。国内这方面报告不多，有一些学者持不同看法，有待进一步研究比较。由于这种术式已在很多手术学中进行了介绍，本节省略。考虑到间置空肠胆管十二指肠吻合术胆汁仍排入十二指肠，能与食物中的脂肪充分混合并将之乳化，有利于胰脂肪酶的消化，理论上避免了 R－Y 胆肠吻合术引起消化性溃疡发病率增加的缺点。Pappalado，国内黄志强、施维锦均认为较 R－Y 吻合术更理想，而国内尚不普及，在本节中专门介绍，希望有更多的人实践，并与 R－Y 吻合术比较优劣。

三、间置空肠胆管十二指肠吻合术

主要手术步骤

1．空肠袢的制备　游离空肠袢长度如不作人工乳头，以长度来抗反流，一般取 50～60cm。如做人工乳头抗反流则为 20cm 左右，还视胆肠吻合口至肠肠吻合口的实际距离而定。距 Treitz 韧带 20cm 左右处截断空肠。为保证游离空肠袢有良好血运，应保留两支肠系膜血管供应游离肠袢血运，一级弓必须保持完整（图 4－4－1）。切断的两空肠断端行端端吻合，注意关闭系膜上的空隙，防止术后发生内疝。游离空肠袢经横结肠系膜无血管区剪开的孔上提至肝下间隙。

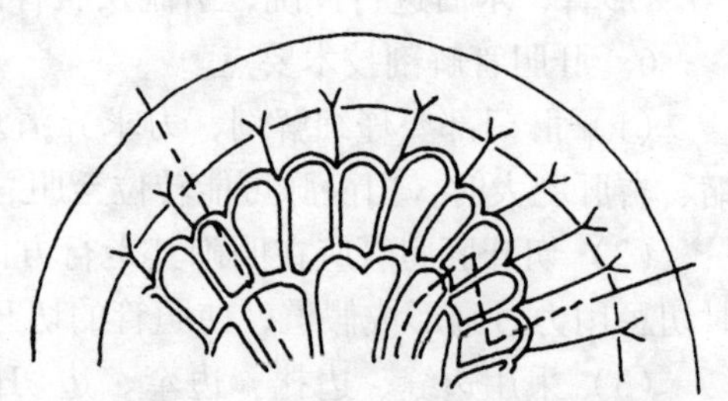

图 4－4－1　间置空肠袢截取，保持两支肠系膜血管

2．将空肠袢近端关闭，用电刀切开近端空肠袢的对系膜缘肠壁，切开大小视吻合口大小而定。用 1 号细丝线圆针行肝胆管，空肠端侧一层间断缝合（吻合技术参考第三节）。

3．游离空肠袢与十二指肠吻合　多数学者主张吻合部位在十二指肠降部前壁，与十二指肠乳头相对应的部位。但体形肥胖病人的十二指肠降部位置深在，操作困难时也可选择十二指肠横部进行吻合，操作比较方便。

将十二指肠侧腹膜切开，游离十二指肠降部及胰头，将横结肠肝曲之肝结肠韧带剪断，进而游离十二指肠横部，使十二指肠位置变浅方便吻合进行。在降部前壁作一横切口与间置空肠远端用 1 号丝线圆针行间断吻合，加浆肌层缝合（图 4－4－2）。

4．人工乳头成形术　如以人工乳头代替抗反流装置空肠段长度约为 20cm。黄志强设计人工粘膜乳头，将空肠远端浆肌层切除约 4cm，再将粘膜向上翻转 2cm，以 0 号丝线间断缝合于空肠浆肌层的边缘，形成乳头。

也可将浆肌层保留，全层翻转 2cm，以 0 号丝线间断缝合在浆肌层上，适用于空肠较细，壁较薄的病人，称人工全层乳头。

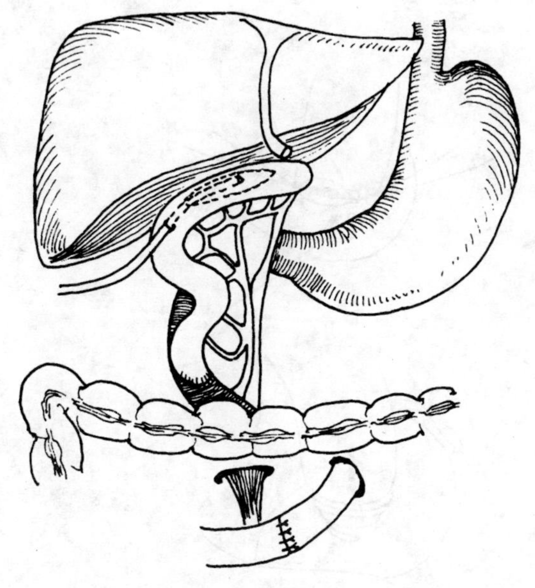

图4-4-2 间置游离空肠胆管十二指肠吻合术

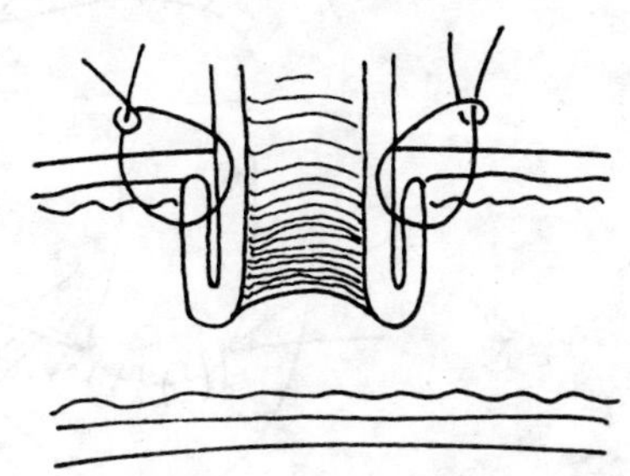

图4-4-3 间置空肠乳头与十二指肠第一层丝线间断缝合，乳头已埋入十二指肠腔内

5. 人工乳头与十二指肠吻合 十二指肠前壁横行切开1.5～2cm，横切口可避免肠壁环行肌损害。先将乳头的系膜缘和对系膜缘与十二指肠横切口两端缝合固定。再以小圆针一号丝线间断缝合十二指肠切口上缘肠壁全层，人工乳头后壁外翻空肠边缘的浆肌层，共10针左右，逐一打结。同法完成十二指肠切口下缘与空肠乳头前壁的间断缝合（图4-4-3）。

第一层吻合完成后乳头已埋入十二指肠腔内。再用圆针1号丝线做十二指肠、间置空肠的间断浆肌层缝合，使乳头进一步插入肠腔内。乳头开口的尖端方向应朝下方(图4-4-4)。

吻合完成后注意关闭游离空肠系膜与横结肠系膜间的孔隙。

如肝内胆管结石处理比较困难，估计残余结石可能性较大，应将空肠袢近端埋置在上腹部剑突下的皮下，以备术后残余结石引起胆管炎复发时，切开盲袢行胆管镜治疗（图4-4-5）。

四、保留Oddi括约肌的结构和功能游离空肠袢胆管成形术治疗肝胆管结石

切断胆总管后各种形式的胆肠吻合术后均存在肠内容反流进入胆管的问题。对于肝内胆管有残余结石及狭窄胆管未彻底纠正的病人，反流肠内容能进入结石或狭窄阻塞胆管的上游，但排出发生障碍而导致术后胆管炎的频繁发生。各种不同形式的抗反流装置因此而产生。抗反流装置大部分均是通过缩小胆肠通路的口径，如旷置空肠袢套叠和人工乳头等。施维锦动物实验研究结果表明，抗反流效果越好其残余结石排出的阻碍越大，而且长期观察结果表明抗反流装置都发生萎缩和退行性变而使抗反流功能逐渐丧失。临床上也有抗反流装置使残余结石排出受阻于此而引起急性梗阻性化脓性胆管炎的报告。因此人工抗反流装置虽然种类繁多，但均不理想。

我们对91例肝胆管结石的回顾性研究表明，虽然存在胆管残余结石及肝胆管狭窄，如

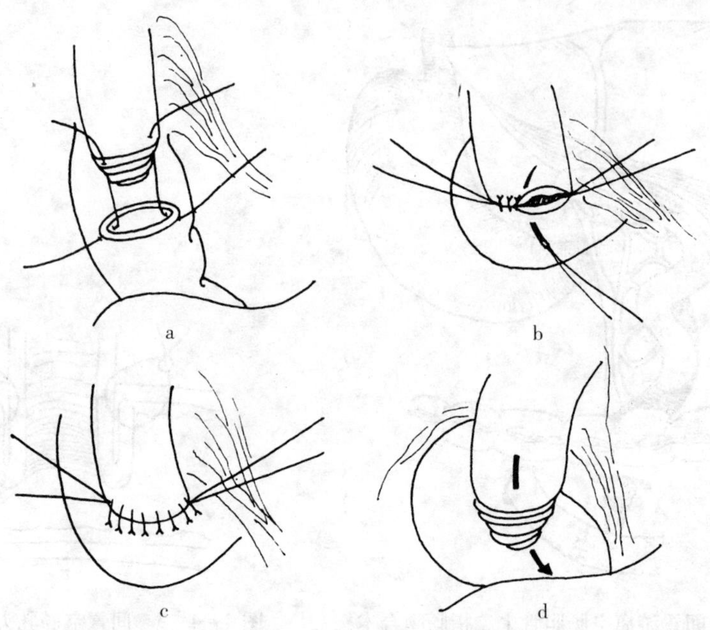

图 4－4－4　人工乳头与十二指肠吻合

果胆总管未横断，Oddi 括约肌功能和结构都得以保存者，其胆管炎发作的频度和严重程度均比失去 Oddi 括约肌功能结构存在残余结石和肝胆管狭窄者重。这一结果启发我们在尽可能彻底清除结石、纠正狭窄后不破坏胆管、肠原来的生理性通道，而采用游离空肠袢进行肝胆管成形术的设想，并设计将游离空肠端的近侧端以盲袢形式埋置皮下，作为残余结石和胆管炎胆管镜治疗的通道。这种术式符合黄志强教授提出的肝胆管结石治疗的五句话，廿字的标准——即清除结石，通畅引流，消除狭窄，去除病灶，留有后路的原则。自 1994 年以来我们应用这种术式对 12 例肝胆管结石病人进行了治疗，取得了满意的临床疗效。

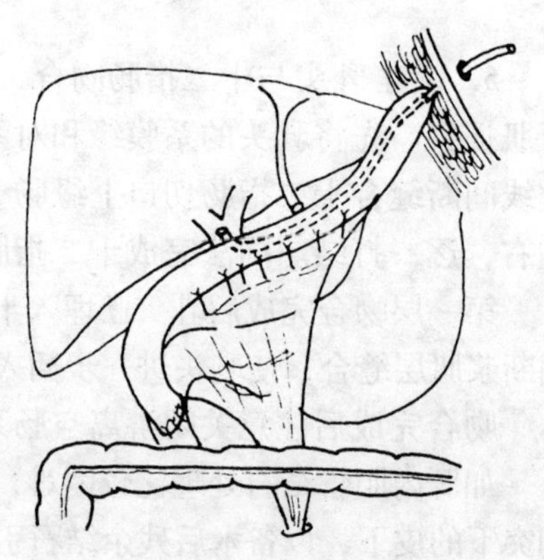

图 4－4－5　皮下盲袢间置空肠胆管十二指肠吻合术

（一）适应证和禁忌证

肝胆管结石伴有肝胆管狭窄，Oddi 括约肌的结构和功能正常者均可应用这种术式。但总胆管下端狭窄，Oddi 括约肌痉挛及括约肌松弛者均为此种术式的禁忌证。

（二）术前检查

一般检查同前，特殊检查主要针对 Oddi 括约肌的功能是否正常，因此术前应做 ERCP 检查。ERCP 除了解胆管影像学之外应特别注意总胆管下端有无狭窄或痉挛。注入的造影剂排空情况应动态观察，正常情况 45 分钟后总胆管内造影剂应排空，如有滞留表明排空有障碍。有条件时应在 ERCP 同时测定总胆管末端压力，在狭窄或痉挛时压力增高，超过 2 ±

1.07kPa。有条件时选择^{99m}Tc HIDA 肝胆扫描，对了解胆管的通畅度很有帮助，^{99m}Tc 在胆管末端的排清受阻，单位时间内被同位素标记的胆汁流量减少及总排空时间延迟均为总胆管末端狭窄或痉挛的提示。胆管核素扫描不能确定总胆管下端狭窄的原因，因此必须结合其它影像学诊断方法对梗阻原因做出诊断。

（三）术中检查

为进一步确定总胆管下端的通畅性和 Oddi 括约肌的功能需要做以下检查：①切开总胆管探查：取尽结石后先用 Fr 10 导尿管试通过总胆管下端，如不能通过，再用 Bake 3 号胆管探子检查，两者均不能通过时可肯定 Oddi 括约肌狭窄；②术中胆管测压；术中胆管测压，测流量对了解 Oddi 括约肌功能，结构很有帮助。如压力超过 1.57kPa（16cmH_2O），流量小于 30ml/min 可以肯定诊断；③术中胆管动态造影：我们最常采用此法确定 Oddi 括约肌的功能。用点滴胆管造影剂观察总胆管末端 Oddi 括约肌的开启情况及造影剂随着开启排入十二指肠的动态，正常功能的 Oddi 括约肌可观察到规律的开启和收缩，造影剂顺利排入十二指肠，每分钟 2~6 次。总胆管下端狭窄可观察到造影剂排清受阻，Oddi 括约肌缺乏节律性的开启收缩交替现象；④术中胆管镜检查：用胆管镜可直接观察总胆管及远端，Oddi 括约肌结构功能正常时可见到总胆管末端壶腹部的开口并可见到明显的舒张和收缩活动。如对压力改变无反应，见不到节律的舒张，收缩活动者提示括约肌结构功能可能异常。

以上 4 项检查中用 Bake 胆管探子探查总胆管远端的通畅性是必作的常规检查，其余 3 项可选 1~2 种作为辅助性检查。术中胆管动态造影既方便又可靠。

（四）手术主要步骤

1. 胆囊切除，总胆管切开探查，肝门部胆管切开取石，成形，必要时附加肝、叶段切除。

2. 截取一段游离空肠袢，长 15~20cm。具体每一个病人游离空肠袢的长度取决于吻合口大小及吻合口至埋置皮下空肠盲袢部位的距离。游离空肠袢经结肠后提至肝下间隙。截取空肠袢的方法同间置游离空肠胆管十二指肠吻合术。

3. 关闭游离空肠袢远端，在对系膜缘切开空肠，仔细止血后行肝胆管，空肠侧侧吻合。因为没有横断总胆管，而是将总肝管、左右肝管及肝胆管切开取石，成形，所以空肠袢是吻合在成形后肝胆管的前壁，这种吻合是利用游离空肠袢做前壁的修补成形，而不是建立新的胆肠通道。

4. 关闭游离空肠袢的近端，根据病人的体形，游离空肠袢系膜的长短选择盲袢埋置的部位在右侧腹壁或剑突下腹壁（图 4-4-6）。

手术操作时应特别注意用游离空肠袢的远端与肝门部胆管吻合，近端作为盲袢埋置皮下。如此使游离空肠袢的蠕动方向与胆流方向一致。对胆流排空有促进作用。术后病人经胆肠吻合口内引流管行胆管动态造影时观察到，游离空肠袢的蠕动具有推送胆流排空的“泵”样作用，吻合方向相反即可影响胆流排空。所以，吻合方向十分重要，在截取肠袢时应在近端做好标记。

在埋置空肠盲袢的皮肤表面用小刀划“+”作标记，并在手术记录中明确记载部位，以备将来需要时可顺利找到盲袢切开，用胆管镜治疗。

注意保护空肠袢的血运。要求充分游离系膜，在吻合时系膜不承受张力，空肠袢不要

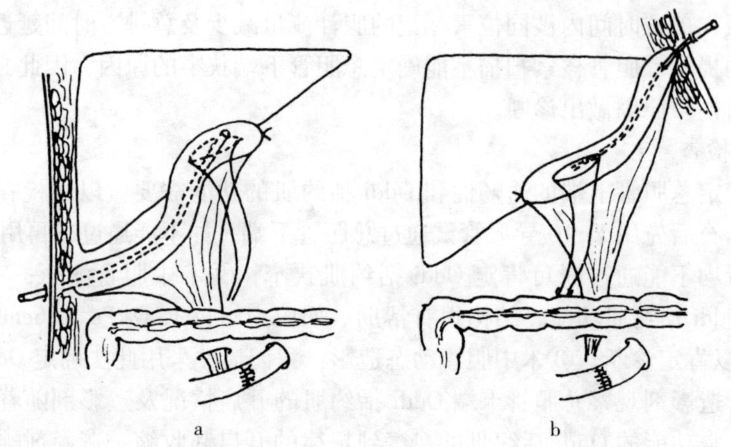

图 4-4-6　保留 Oddi 括约肌结构与功能游离空肠袢肝胆管成形术模式图

a. 近端空肠盲袢埋置右侧腹部　b. 近端空肠盲袢埋置剑突下腹部

扭曲。

在吻合口外放置有效的引流管，通过游离空肠袢向胆肠吻合口内放置内引流管；术后早期引流胆汁减少对吻合口的刺激，有预防吻合口漏的作用。术后可通过内引流管行胆管造影。

五、肝胆管结石病人的术后处理

肝胆管结石手术病人宜进行重症监护，指导术后护理、治疗、最大限度预防、减少术后并发症。

肝胆管结石病人术前病程往往较长，有多次手术的病史。反复发作的胆管炎，梗阻性黄疸使肝功能受损害，严重者合并肝硬变，术后容易发生肝衰。肝胆管结石手术复杂，手术时间较长，创伤较大，对呼吸、循环、肾脏功能均有较大的负面影响。在有些病人的心、肺、肾功已有潜在损害或已有功能不全的前提下，手术后应激高潮期，特别容易出现多脏器功能衰竭，在已有肝功受损的基础上出现肝衰及肝肾综合征；容易出现应激性溃疡；容易发生感染；近期手术并发症如出血，胆瘘等也较其它手术容易发生。因此，全面监护，致细观察，细心护理，采取预防措施，做到未雨绸缪，才能保证顺利康复。

1. 进行心电，脉搏，血压，呼吸监测及无创血氧饱和度监测。术后早期注意保持气道通畅，良好换气。必要时监测血气。

2. 注意监测肾功　要记录每小时尿量。肾功能是内脏血流灌注、循环血量是否充分的直接反映指标。肾脏对低血容量状态的反映也非常敏感。手术早期尿量如少于 30ml/h，应特别注意是否有低血容易因素。综合分析尿常规、比重，心率，中心静脉压，肺动脉楔压等监测指标，判断是血容量不足还是肾功不全。如有循环不全或低血容量应及时扩容或改善心脏功能。手术后应激反应高潮期应警惕肾衰发生的可能，它可因创伤、麻醉、缺氧、低血容量肾灌注不良引起，也可因肝功能不良引起肝肾综合征，这在有长期梗阻性黄疸的病人容易发生。因此，应着重预防措施的采取，要保证充分的血容量，及时纠正低血容量。黄疸严重病人应在术中循环血量充分前提下用20%甘露醇250ml静脉点滴，术后回病房后可重复1次。术后应保证尿量50ml/h以上。对少尿病人肯定血容量充分前提下用呋塞米（速尿）20～40mg静脉点滴，观察利尿效果。及时检查尿常规、比重，血生化及BUN，对肾功能不全作出早期诊断及时治疗。

3. 肝功能监测　术后常规监测肝功能，特别注意血清胆红素的动态变化，血清胆红素在胆肠吻合术后持续增高是肝功能严重不良的表现，有可能发生肝衰。内引流管，T管胆汁的量和性状是肝功能的反映指标。胆汁量少，色浅是肝功能不良的反映，术后加强护肝治疗，避免用损害肝功能的药物和抗生素。对有肝功能不全的病人避免用含有芳香族氨基酸的普通复合氨基酸，选用高支链氨基酸更为合理。

4. 维持水、电解质平衡　严格记录出入量，监测血生化保持水，电解质和酸碱平衡。在有肝功能不全低蛋白血症的病人可能出现组织水钠潴留，腹腔积液，组织水肿。临床上表明低钠，低钾血症。应注意适当输注白蛋白和冻干血浆，适当用利尿剂，注意补钾。

5. 营养支持　术后病人可用外周静脉营养方法支持，以减轻负氮平衡。一周以上仍不能恢复经口饮食的病人可行中心静脉插管营养。

6. 预防应激性溃疡　对有严重梗阻性黄疸的病人及合并全身性感染病人应常规应用H_2受体拮抗剂如雷尼替丁等以预防发生应激性溃疡。

7. 全身使用广谱抗生素　由于胆管感染厌氧菌常见，应联合应用甲硝唑。

8. 各种引流管的护理　应妥善加以固定，以免发生意外脱出造成严重并发症。对每根引流管应及时用标笺标明作用。如“内支架引流管”、“吻合口下引流管”等，并准确记量和性状，保持其通畅，必要时进行冲洗或负压吸引。

（邓绍庆）

第五节　改良胆总管十二指肠吻合术

一、概述

胆总管十二指肠吻合术作为一种胆肠吻合手术方式已经有一百多年历史，为Riedel首先倡导，而真正成功地应用于临床应归功于Sanders。虽然这种手术方式至今仍然在临床上被广泛地应用，但对这种术式的疗效褒贬不一，有很多争议。不同的意见，不同的评价，造成人们对这种术式认识上的混乱。分歧的产生有以下几方面的原因：总胆管十二指肠吻合术有其严格的适应证，适应证掌握得好，临床效果就好，反之亦反。欧美国家对这种术式疗效的总的印象较好，主要用于总胆管下端的狭窄。国内非原发胆管结石流行区及手术指征掌握严格者取得良好疗效者较多。除此之外总胆管十二指肠吻合术发展至今已有不少改良的术式，对不同术式的总胆管十二指肠吻合术的疗效不加区分地泛泛而论也造成了对这种术式认识的混乱。

这种术式之所以至今仍在应用就表明它有继续存在的价值。总胆管十二指肠吻合术操作技术比较简单，容易掌握，手术并发症发生率及死亡率较之同类手术如Oddi括约肌切开术，总胆管空肠Roux-en-Y吻合术等明显较低，因此对于高龄、手术耐受能力差的病人，只要符合手术适应证可能是一种更合理的选择。

进入到90年代以来，随着十二指肠镜在胆道外科的应用日益广泛，地位日益重要，胆总管十二指肠吻合术后吻合口情况可用十二指肠镜随时进行检查，吻合口狭窄也可通十二指肠镜得到治疗，残余结石尚可通过十二指肠镜行括约肌切开取石及引流术，如出现“盲端综合征”（sump syndrome）也可因为有十二指肠镜的治疗得到解决。因此在内镜外科时代这一术式在胆道外科中的地位应当重新评价。

盲端综合征是经典胆总管十二指肠吻合术的缺点。在吻合口的下方的总胆管盲端中可积存反流入胆道的十二指肠内容，如食糜、菜叶等残渣，使胆总管下端阻塞导致胆管炎、胰腺炎发作及胆石形成。如这种术式应用于肝胆管结石未被彻底清除的病例，结石可排入盲端中以至于使吻合口阻塞。胆管炎反复发作也可使吻合口再发生狭窄。传统的术式是采用总胆管纵切口，十二指肠壁上横切口的侧侧吻合术，结果使吻合口在总胆管的前壁呈裂隙状，因此不够通畅。除此之外这种吻合方式常引起十二指肠的扭曲变形，造成十二指肠内胆汁淤滞，并容易向胃内反流而引起反流性胃炎。由于以上缺点，在十二指肠镜临床应用尚未广泛普及的前提下，经典十二指肠总胆管吻合术的缺点仍是我们广泛应用这种经典术式的主要顾虑。

针对上述缺点，不少作者对术式进行了改良。经过改良的术式不仅克服了缺点，仍然保持了操作简便、创伤小、并发症少的优点，并取得了良好的临床治疗效果，使胆总管十二指肠吻合术在今天种类繁多的胆肠吻合术中仍有其一席之地。内镜时代的到来使这种古老的术式可能获得新的生命，关于这一点需要前瞻性的研究去做出客观的评价。

经典术式的改良有多种形式，但主导思想是消除盲端综合征，即尽可能在总胆管的低位与十二指肠后壁形成一个尽可能宽大的吻合口，使胆汁引流通畅，避免食物残渣滞留。吻合口增大后，由于胆管内压力高于十二指肠压力，加上十二指肠内容比较粘稠，因重力作用及十二指肠顺蠕动的推送下移，术后发生反流引起胆管炎的可能性减少。不少研究表明，改良的胆总管十二指肠吻合术上部胃肠钡餐无反流进胆管征象，个别情况下因逆蠕动造成钡剂的返流随顺行蠕动的推送又迅速从吻合口排空。

胆总管十二指肠吻合术的改良有冉瑞图的抗反流活瓣成形术；钱礼的胆总管十二指肠后洞式吻合术；以及在此基础上陈仲齐等设计了胆总管十二指肠间舌样切除术；施维锦等推崇Rizzuti十二指肠后总胆管十二指肠侧侧吻合术。作者认为后两种术式符合胆肠内引流手术方式的评估标准，即胆流符合生理，消除了盲端综合征的可能性；近期手术并发症低；吻合口狭窄可能性小；上行感染机会少；手术操作比较简单等。术后如果必要可通过十二指肠镜检查吻合口并进行治疗而具有一定的优点。只要严格掌握适应证，胆总管十二指肠吻合术仍不失为一种可产生良好临床效果的术式，对老龄患者尤为适用。其主要适应证为：①胆总管末端的良性狭窄；②不伴急性胰腺炎的胆总管下端结石嵌顿；③不能切除的胆总管下端肿瘤；④近乳头旁十二指肠憩室。

胆总管十二指肠吻合术要求胆总管增粗至少在15mm以上，吻合口达2.5cm。壁薄，胆总管不增粗的病人不宜采用此种术式。胆总管下端狭窄并发胰腺炎或慢性胰腺炎的病人应采用Oddi括约肌成形术，用胆总管十二指肠吻合术疗效不满意。

经典胆总管十二指肠侧侧吻合及端侧吻合已有许多手术学专门进行了介绍，其优缺点已在前面作了讨论，以下主要介绍十二指肠后胆总管十二指肠侧侧吻合术及胆总管十二指肠间舌样切除吻合术。

二、十二指肠后胆总管十二指肠侧侧吻合术

1. 切口　根据病人胖瘦及术者习惯可采用右上腹经腹直肌切口或右肋缘下斜切口。

2. 胆总管切开取石、探查，必要时行术中胆管镜或术中造影，应除外有3位胆管或肝内胆管狭窄，及肝内胆管结石。

3. 切开十二指肠侧腹膜，用手指在胰腺后、胆总管及十二指肠横部后方进行钝性分离，充分显露胆总管十二指肠后段和胰腺段（图4-5-1）。

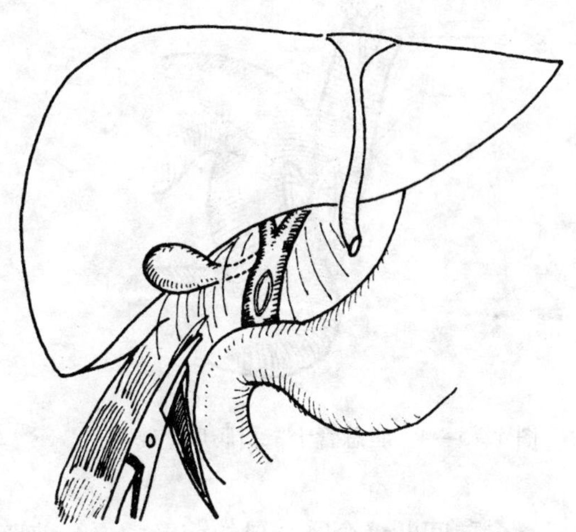

图4-5-1　切开十二指肠侧腹膜，充分游离十二指肠降部

4. 将十二指肠翻向左侧，显露胰头，将胰头和十二指肠间的小血管分别用蚊式钳钳夹切断结扎。自胆总管切口处向下伸入胆管探子，直达Oddi括约肌，作为指示及支撑。胆总管表面的胰腺组织大多数情况下很薄，切开胰腺组织暴露胆总管胰腺段很少出血。如胰腺组织较厚分离时出血可用细丝线缝扎止血（图4-5-2）。

5. 以胆管探子作为支撑，在Oddi括约肌的上方纵行切开胆总管前壁约2.5cm。在十二指肠降部后壁与胆总管下段切口相应部位纵行切开十二指肠壁，切口大小与胆总管切口相当，但因小肠切口松弛有延展性，切口应略小于胆总管切口（图4-5-3）。

6. 用1-0丝线全层间断缝合胆总管切口及十二指肠切口的后壁，注意吻合口后壁两尖端部位进行8字缝合减少漏的可能。后壁吻合完成后自胆总管上段切口放入T形管，T形管下臂经吻合口放入十二指肠（图4-5-4，4-5-5）。

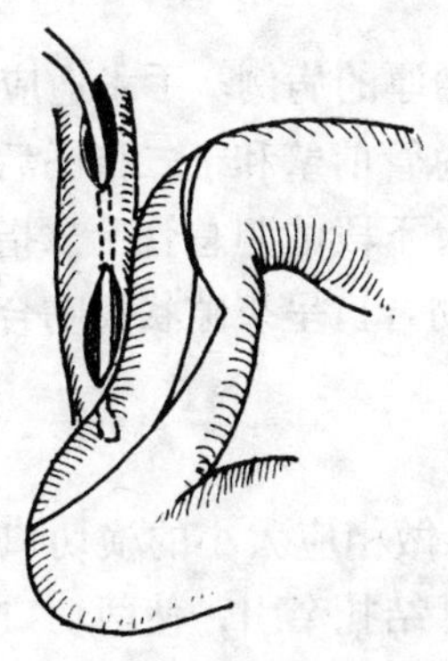

图4-5-2　用胆管探子支撑指示，分离胰腺组织显露胆总管下段

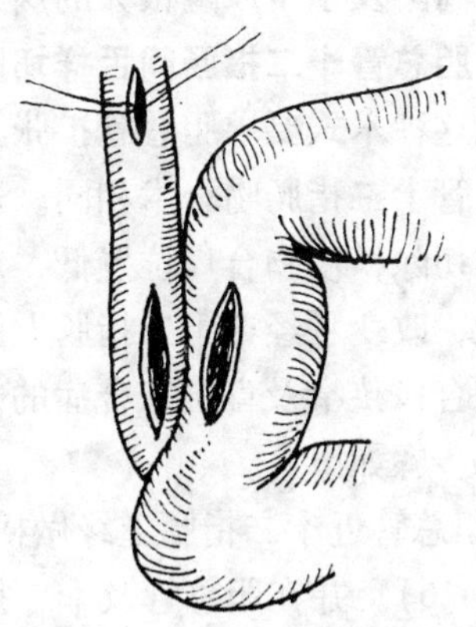

图4-5-3　切开胆总管下段及相对应的十二指肠壁

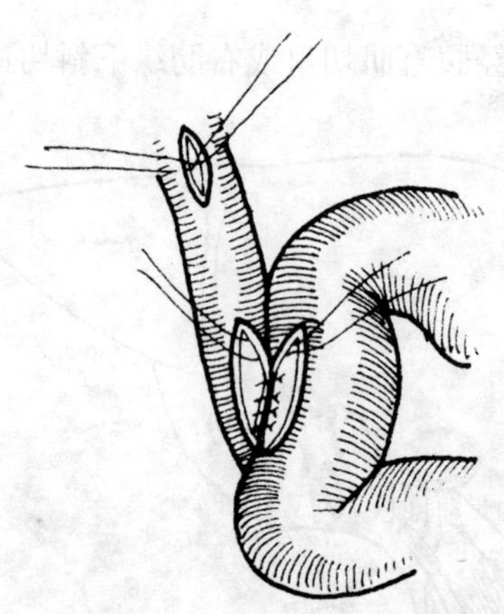
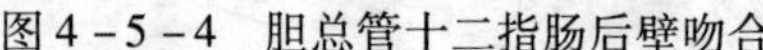
图4－5－4　胆总管十二指肠后壁吻合

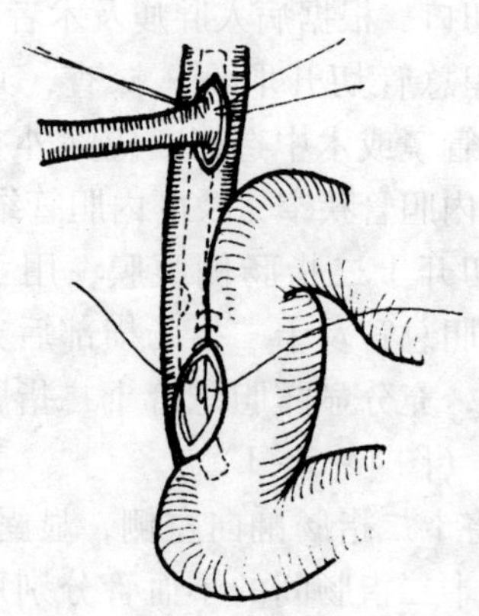
图4－5－5　将T形管下臂经吻合口放入十二指肠

7．全层间断缝合吻合口的前壁，再行前壁丝线浆肌层间断缝合。将T形管周围胆管壁间断缝合后，经T形管注水检查吻合口是否有瘘。

8．在吻合口的后方放置双套管引流。如有瘘发生可获得充分引流并进行局部生理盐水滴注加负压吸引，绝大部分瘘均可自行愈合。

此手术操作虽较十二指肠上胆总管十二指肠吻合复杂，但仍是一种较易掌握的手术方式，要求十二指肠第二部及胰头作较充分地游离，使手术野变浅，操作方便；要求吻合口尽可能低位，减少盲端综合征发生之可能；要求吻合口应达到2.5cm大小，避免吻合口狭窄发生；要求吻合前仔细止血，避免吻合口出血；要求良好的粘膜对粘膜吻合技术，避免吻合口漏的发生；最后强调在吻合口后下方放置双套管引流，以使万一发生瘘的情况下能获得充分引流而避免再次手术及由瘘而产生的一系列严重并发症。

对于高龄及手术风险很大的病人以选择经典胆总管十二指肠侧侧吻合为妥。

三、胆总管十二指肠间舌样切除吻合术

应用这种术式要求胆总管扩张直径大于2cm，胆管壁增厚的病例。手术适应证与其它术式的胆总管十二指肠吻合术相同。这种方式的特点是将胆总管前壁和十二指肠后壁楔形切除——舌样切除，使吻合口位置低，成为十二指肠后，胆总管下段的胆总管十二指肠吻合。吻合口增大，改变了经典十二指肠上胆总管十二指肠吻合术吻合口呈裂隙状及吻合口较小，容易发生吻合口狭窄及盲端综合症的缺点。

手术步骤如下：

1．胆总管近十二指肠上缘做横切口，在十二指肠上缘做相应大小的横切口，切开全层（图4－5－6）。并在胆总管及十二指肠切口两端各缝合一针结扎牵引，使两切口并拢。

2．自并拢的切口两侧各插入一把弯血管钳，将胆总管前壁及十二指肠后壁一并夹住，并使两把弯钳的钳尖汇合（图4－5－7）。

3．在弯血管钳的外侧用小刀每次切开约3mm，边切、边缝，两侧交替进行，缝合后打结，保留缝线作牵引。两把弯钳汇合处最终切断后，在该处即吻合口后壁的最下端做8字贯穿缝合，以防该处发生瘘。缝线可用3－0肠线或其他可吸收缝线。以这种方法将胆总管的前壁，十二指肠后壁楔形切除一块，加大吻合口，缩小盲端（图4－5－8）。

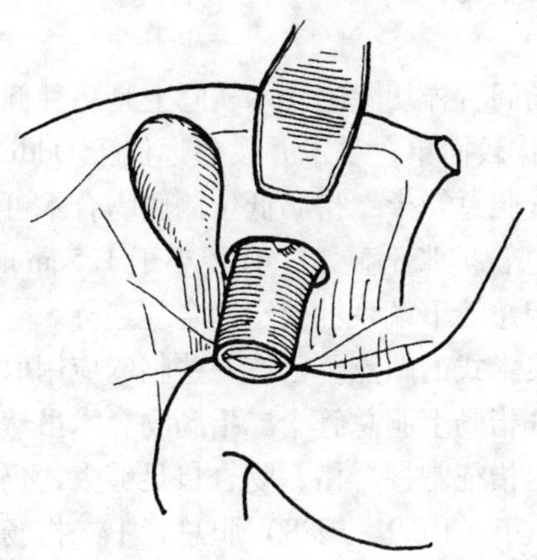

图4－5－6　胆总管，十二指肠各作一横切口

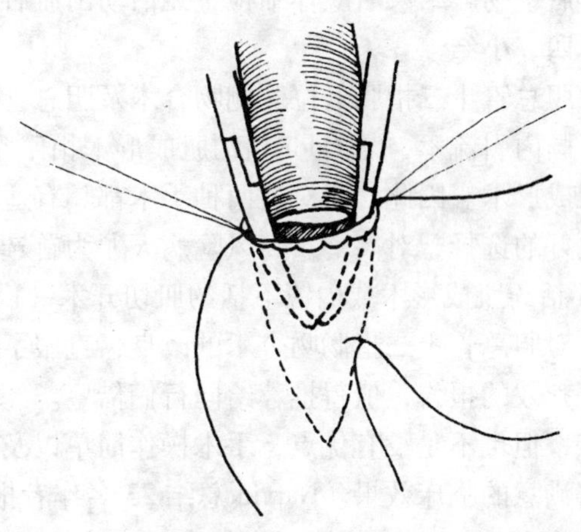

图4－5－7　自并拢的切口两端各插入一把弯血管钳，将胆总管前壁及十二指肠后壁一并夹住

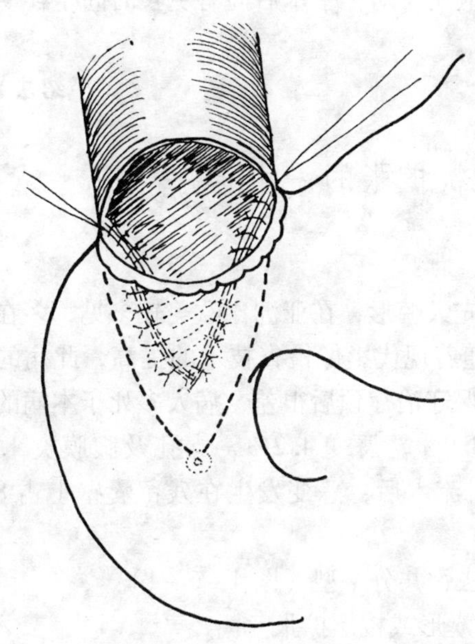

图4－5－8　将胆总管前壁与十二指肠后壁边切边缝，行楔形切除

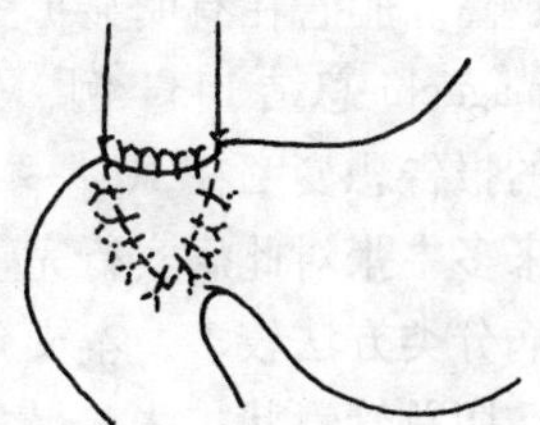

图4－5－9　吻合完成图

4．检查后壁吻合口之吻合和止血是否满意，必要时加缝数针止血或使吻合更加满意。

5．胆总管前壁与十二指肠前壁间断全层缝合，完成吻合口前壁的吻合，再加浆肌层间断缝合包埋吻合口前壁。在吻合前壁时尚可在吻合口上方胆总管作一切口引入T形管，T管长臂通过吻合口放入十二指肠内（图4－5－9）。

6. 注意事项　在两把弯血管钳的外侧用小刀切开时每次不可大于3mm，边切边缝合要求粘膜对粘膜，结扎可靠。十二指肠后壁和胆总管前壁间血运丰富，因此结扎止血十分重要，后壁吻合结束后应仔细检查无活动出血后方可行前壁吻合。

四、小结

胆总管十二指肠低位侧侧吻合术及胆总管十二指肠间舌样切除吻合术实际上是一种低位胆管肠内引流术，与Oddi括约肌成形术相比，手术操作较简单，手术并发症远低于Oddi括约肌成形术。因此，当对这两种手术都具有适应证时，胆总管十二指肠低位侧侧吻合术可能是更好的选择，对高龄、高风险病人尤为首选。但胆总管扩张不显著，直径小于1.5cm时，Oddi括约肌成形术或内镜下括约肌切开术（EST）是胆总管下端良性狭窄的合理选择。

对胆总管十二指肠吻合术的改良，克服了这种经典术式的缺点，已有一些临床应用取得良好疗效的报告，值得推荐给同行们借鉴。经典的十二指肠上胆总管十二指肠吻合术虽然有缺点，但也不是没有优点，手术操作简单以及只要手术指征掌握严格，吻合口足够大，仍能获得满意的临床效果。Narvin总结23名作者报道近20年（1969～1988）胆总管十二指肠吻合术1882例，手术后胆管炎的发病率为0.9%，手术死亡率为1.9%。特别应当指出的是，所有病人的年龄均在65岁以上，取得这样的结果应当说是十分满意的。特别是在内镜将越来越普及的今天，这种经典术式的缺点可以通过内镜治疗加以克服，不能因为其有缺点而全盘否定。改良的低位胆总管十二指肠吻合术主要应用于对于手术后尚有更长时间生存期的中青年病人。

（邓绍庆）

第六节　先天性胆管囊状扩张的手术治疗

一、概述

先天性胆管囊状扩张症是最常见的一种胆管先天畸形，在亚洲比欧美较多见，多在婴幼儿及少年时期出现临床症状。男女之比为1:4。随着现代影像检查技术的提高，此病的发现率越来越高。胆管在有明显扩张和胆汁淤滞时，保守治疗预后很差，病人多死于本病的并发症。Yamaguchi总结1433例，发现其合并结石8.0%，恶变4.2%，穿孔及腹膜炎1.8%。而其他的报告恶变率在10%～19%不等。在内引流术后，恶变发生在残留囊壁上占85%。故近年来多主张对此病实行完整切除囊肿的术式。

此病分类方法较多，本文介绍Flanigan分类法，共分Ⅴ型（图4－6－1）：

Ⅰ. 胆总管囊状扩张　最常见，占77%，呈囊形或梭形扩张。

Ⅱ. 胆总管憩室状扩张　可以是胆总管或是胆囊的憩室状扩张，多为胆总管侧壁的囊状扩张，以狭窄的基底或短蒂与胆总管侧壁连接，占2%～3.1%。

Ⅲ. 胆总管末端囊状扩张　亦称胆总管膨出，胆总管末端扩张并疝入十二指肠内，此种占1%。

Ⅳ. 肝内外胆管囊状扩张　包括Caroli病，占18.9%。

Ⅴ. 肝内胆管囊状扩张　即Caroli病。

由于本病常发生频繁发作的胆管炎及各种上述并发症，故一旦诊断明确，应及早行手术

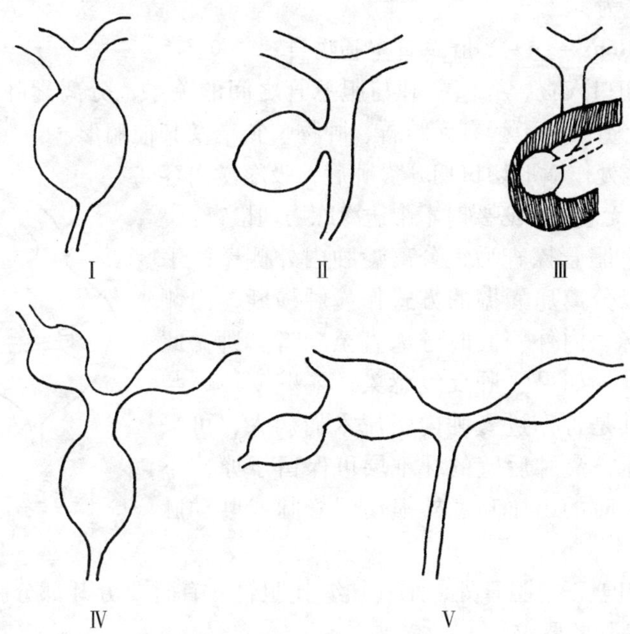

图 4－6－1　先天性胆管囊性扩张 Flanigan 分类法

治疗。

在 20 世纪 50 年代，对胆管囊肿行囊肿空肠吻合术的死亡率较高，在 30% 左右，近年来的死亡率明显降低，在 4% 左右；哈尔滨医科大学附属二院 1986 年报告胆管囊肿切除 41 例，无 1 例死亡。我们至今也作了 30 余例，无死亡病例。

70 年代以前常用囊肿肠吻合或囊肿部分切除加肠吻合。由于胆管囊肿发生恶变的报告逐渐增多，国外报告在 10% ~20% 之间，国内也有散在病例的报告。原发性的囊肿恶变平均年龄为 50 岁，但囊肿肠道内引流术后恶变的平均年龄为 35 岁；内引流术时病人的平均年龄为 25 岁，故内引流至恶变的平均时间约为 10 年。原发性的恶变发生的部位可在胆管（53%）或在胆囊（46%），但在内引流术后，85% 的恶变均发生在残留的囊肿上，在胆囊者只占 9%。施行囊肿部分切除时，遗留的部分囊壁也可发生恶变。而囊肿肠吻合术后易发生癌变的原因，可能在于胆胰管汇合畸形时，胰液容易流入囊腔内，胰酶受来自小肠的肠激酶的激活，可加重囊肿内的炎症改变和加快癌变的发生。所以，囊肿内引流及部分囊肿切除的内引流均不可取，即使已行此类术式的病人，也应考虑再行囊肿切除的手术。

至于 Caroli 病，过去的治疗比较悲观，多行针对囊肿的内外引流术。随着影像技术的提高，此病的早发现率逐渐增多，在囊肿出现并发症之前采取积极的囊肿切除、囊肿敞开内引流及盲攀皮下埋置术，对减少并发症的发生，提高生活质量等都有益处。如能行肝移植术，也就治愈了本病。

二、手术步骤

由于本病分型较多，故对不同的分型要作不同的术式，分述之。

（一）Ⅰ型胆管囊状扩张

目前公认的术式为：

1. 囊肿切除、Roux－en－Y 肝总管空肠吻合

（1）胆管探查切口入腹，弄清囊肿与胆总管之间的关系，分离囊肿与周围的粘连，尽可能作胆管手术台上造影，了解有无结石、肿物、狭窄及其他畸形。

（2）在囊肿最宽处作横形切口切开囊肿后，吸净囊内容物，仔细探查囊壁有无恶变，必要时术中送冷冻病理检查。

（3）作囊肿上下胆管探查后，分离囊肿内外侧壁，手指在囊内作引导，以分离疝囊壁的方式作囊肿横断，内侧注意保护肝固有动脉，内外侧同时分离直至二者会师，此时注意勿伤及门静脉。如果囊肿反复感染，囊壁变厚，与周围粘连紧密，尤其是曾作过囊肿内引流术的病人，可采用囊肿内膜下剥离术，囊肿后壁的纤维层可保留于原位不作切除，以减少分离时的出血和意外损伤门静脉或肝动脉（图 4－6－2）。

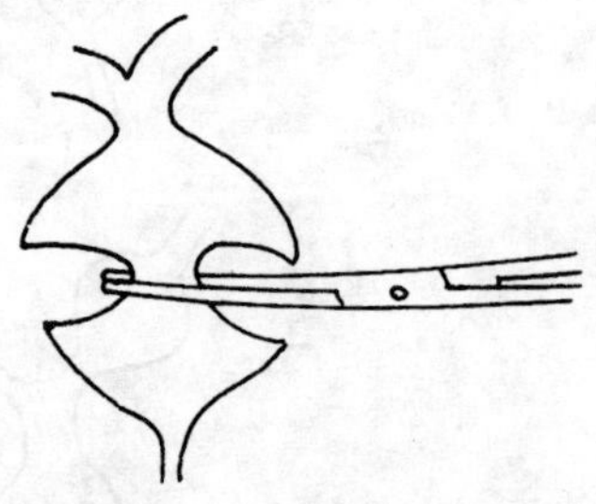

图 4－6－2 胆管囊肿切除，止血钳分离囊肿后壁

（4）囊肿下端追至正常胆管处，结扎加缝扎胆管。有时要分开部分胰头外侧胰腺组织，才能达到切除全部囊肿的要求。

（5）囊肿上端也要追至正常胆管处，如肝总管过细，把肝总管前壁“∧”形切除一部分以扩大吻合口径，避免吻合口狭窄。有时囊肿可至左右肝管分叉处，须作肝门部胆管成形后再作胆管空肠 Roux－en－Y 吻合术（图 4－6－3）。

2. 囊肿切除、肝总管十二指肠间置空肠吻合术：此种术式是近年国内外所常用的胆管空肠吻合术式，它的主要好处是能较好地抗反流且胆汁流通途径较符合生理。具体步骤如下：

（1）囊肿的处理同上。

（2）找到 Treitz 韧带，从其下 15cm 处断空肠，取一长 15cm 的游离空肠，把原空肠两端行两层间断缝合。把游离空肠从结肠后拉至肝下，依顺蠕动把游离空肠的近端空肠与近端胆管行。

（3）把远端空肠与十二指肠第二段作两层间断缝合（图 4－6－4）。

（二）Ⅱ型胆管囊肿

可作囊肿切除，胆管－胆管吻合术（图 4－6－5）。若为胰段胆总管侧壁憩室，可切开十二指肠侧后壁，找到胰管予以保护，切除部分胰头组织、胰段胆管及憩室，利用胆总管的切端与十二指肠的切口作胆总管－十二指肠间置空肠吻合术。

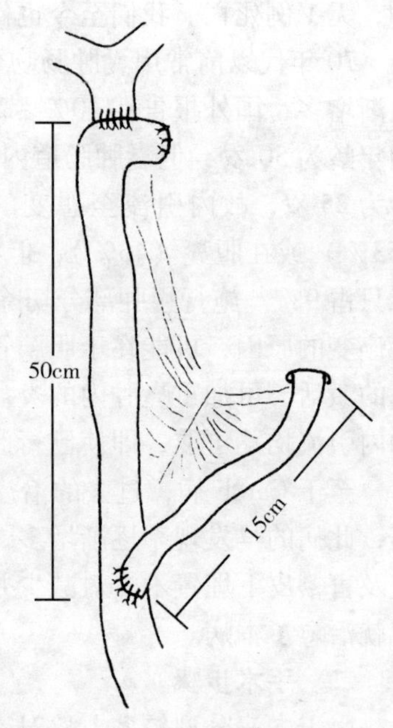

图 4－6－3 肝总管空肠 R-Y 吻合

（三）Ⅲ型胆管囊肿

可切开十二指肠前外侧壁，在肠腔内作囊肿腔内壁的半球状切除，因囊肿壁本身除有胆管壁外，还有一层十二

指肠壁，可直接将残缘胆管壁与十二指肠壁作一层间断缝合，即十二指肠内囊肿十二指肠的内引流术（图4－6－6）。

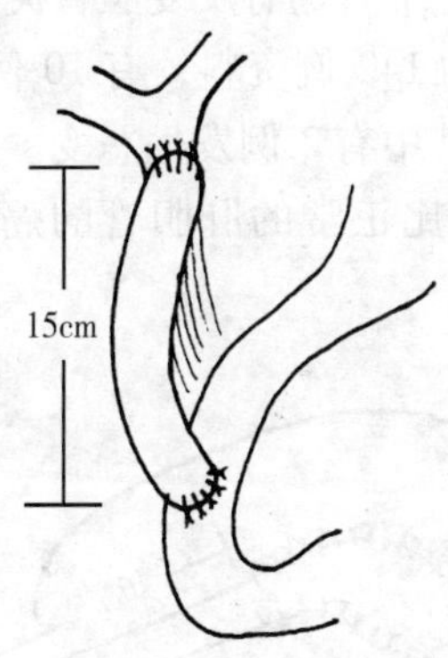

图4－6－4　肝总管十二指肠间置空肠吻合术

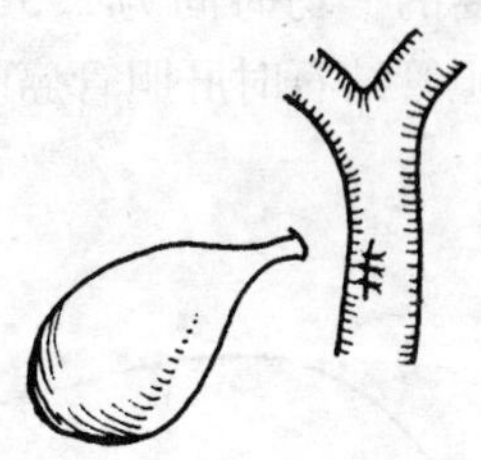

图4－6－5　囊肿切除，胆管－胆管吻合术

（四）Ⅳ型胆管囊肿

肝外囊肿可根据上述处理，而对于肝内囊肿，根据病变范围，可分为单侧型和双侧型。单侧型为局限在一叶或半肝的病变。双侧型为左、右肝均受累者。

1．单侧型　尽可能早期切除病灶，仅局限在一叶肝脏者，可行肝叶或半肝切除（图4－6－7）。但此种机会较少，<3%。

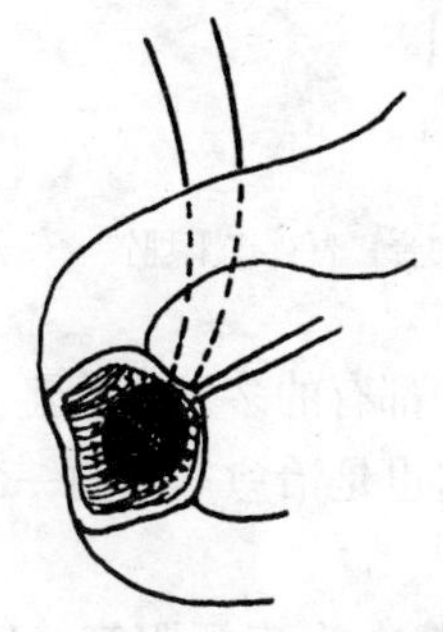

图4－6－6　经十二指肠作囊肿腔内壁的半球状切除

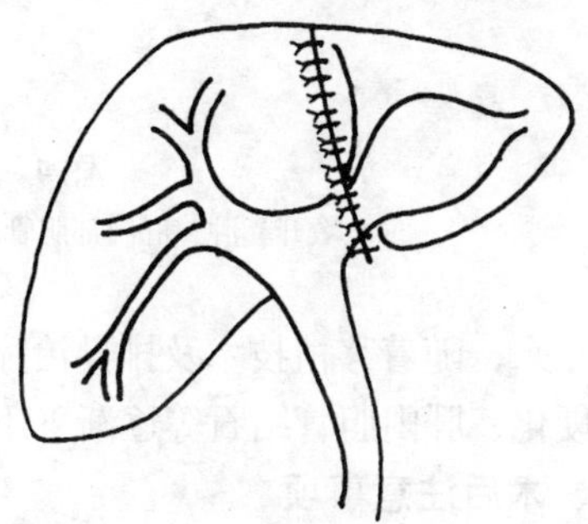

图4－6－7　局限于一叶肝，可行肝叶切除

2．双侧型

（1）若一侧病变局限，另一侧病变广泛，可行局限侧肝叶或半肝切除，病变广泛侧行囊肿敞开、肝门部胆管成形、大口径Roux－en－Y胆肠吻合、盲袢皮下埋置术（图4－6－8），留待以后作胆管镜处理的通路。我们曾用此法处理1例病人，随访近1年，效果满意。

（2）若两侧肝病变都很广泛，无法作肝切除，可行双侧囊肿敞开、肝门部胆管成形、大口径Roux－en－Y胆肠吻合、盲袢皮下埋置术，留待以后作胆管镜处理的通路。

值得提出的是，肝内型胆管囊肿（Caroli病）如不及早进行治疗，将出现各种各样的合并症，如肝硬化门脉高压、肝内胆管多发结石、复发性胆管炎、甚至癌变等，给手术带来难以想象的困难，有时仅能作胆管切开取石、置管引流，预后极差。我们也有 1 例病人 Caroli 病合并严重肝硬化、肝内胆管多发结石及反复发作的胆管炎，术中渗血多，仅行左肝管囊肿与空肠 Roux－en－Y 吻合、T 管引流及右肝内囊肿引流术，术后仍有反复胆管炎发作。

还要注意的是，Caroli 病易发生恶变，据 Dayton 收集的 142 例资料，有 10 例发生恶变，恶变率为 7%。解放军总医院 20 世纪 80 年代治疗 10 例，其中有 2 例发生恶变。从发现本病至诊断为癌变的平均时间为 3.3 年。故 Caroli 病的恶变率比正常的肝胆管的癌变率高 100 倍，比肝内胆管结石时肝胆管癌的发生率高 10 倍以上。

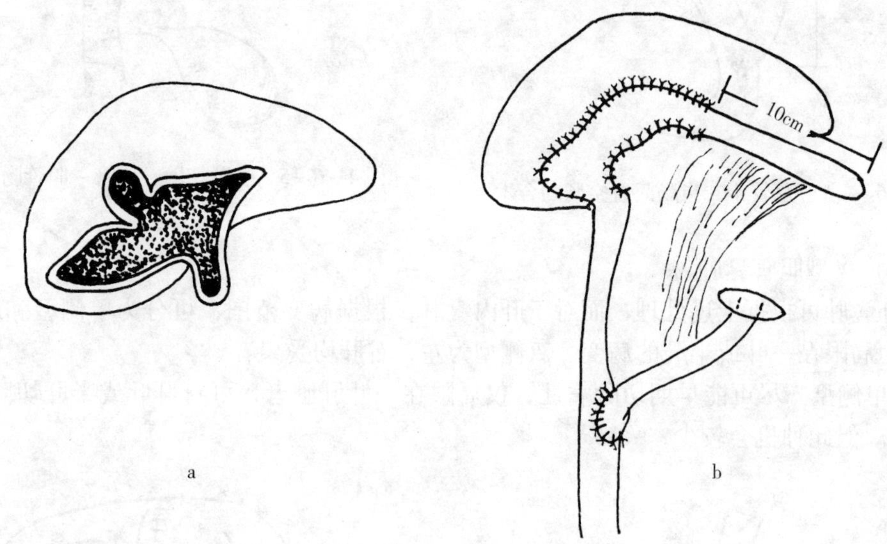

图 4－6－8 Ⅳ型胆管囊肿手术

a. 敞开囊肿，肝门部胆管成型 b. 大口径 R－Y 胆肠吻合，盲袢皮下埋置

近年来，随着移植技术及排异治疗的进展，国外对左右肝都有的多发胆管囊性扩张并发难治的肝硬化、肝内胆管结石等逐渐采用肝移植来治疗本病，这也是治愈本病的一个有效方法。

三、术后注意事项

1. 防治胆瘘 因胆管囊肿切除之后，所作吻合的胆管基本为正常胆管，壁很薄，腔较细，吻合口容易发生瘘，术后引流管的放置时间要 >7 天。如出现了胆瘘，加强引流，多可保守治愈。

2. 防治水电解质及酸碱平衡紊乱 尤其对 Caroli 病，其肝内胆管分泌旺盛，胆管的肝内引流管引流量过多，丢失的液体多，容易出现水电解质及酸碱平衡，应定期复查血生化，及时补充。

3. 如肝内胆管囊肿未敞开、仅行外引流术，引流管要长期保留、经常冲洗并可加用消炎、溶石等药物。

4. 定期复查 如出现胆管炎或肝内胆管结石等，可经皮下盲袢或外引流的窦道行胆管镜取石或经皮下盲袢置管引流。

（徐 智 邓绍庆）

第七节　腹腔镜胆囊切除术

一、概述

腹腔镜胆囊切除术（laparoscopic cholecystecfomy，LC）是近年来胆道外科的最重要进展之一。不仅如此，LC 的成功开展在外科学上引发了一场革命，开创了微创外科的新纪元。LC 经过了近 7 年广泛的临床实践检验，与传统开腹胆囊切除（open cholecystecfomy，OC）相比具有其明显的优点。LC 免去了 OC 必须的腹部大切口对机体造成的创伤及由此引起的对代谢及生理的严重干扰和切口并发症，具有创伤小、痛苦小、瘢痕小、恢复快的特点。在欧美国家有些医院采取了救护车外科（ambulatory surgery）的形式或门诊手术的形式来处理 LC 病人。早晨将病人用救护车接到手术室手术，LC 当天再用救护车把病人送回家中，因此也称 1 日手术（day surgery），或至多在医院里观察一夜，第 2 天出院，因而大大缩短了住院天数。病人 1 周左右即可恢复正常生活或工作，受到病人的欢迎，也被越来越多的外科医师所接受。

LC 已经成为一种标准定型的手术，大约 90% 以上的胆囊切除可用 LC 完成。由于 LC 技术本身的局限性和缺陷，对一部分困难病例如胆囊萎缩，Calot 三角广泛纤维结缔组织增生而使解剖不清楚的病例，有胆囊肠内瘘的病例，坏疽性胆囊炎等情况下，以及 LC 操作过程发生出血及其它用腹腔镜技术难以处理的情况时，仍需要用传统开腹的方法切除胆囊。

LC 是高科技发展在外科领域中应用的结果，是摄像技术、电子集成电路、计算机、光学及自动控制等多种学科发展的结晶。摄像机的微型化是腹腔镜图像在电视屏幕上显现的关键，使得腹腔镜技术从单人单镜观察用于诊断及简单操作，转变成术者与助手互相配合共同进行操作而使完成复杂手术成为可能。除此之外，LC 的完成还依赖气腹机，高频单、双极电刀，激光、光源等仪器，以及一些特殊的器械，因此可以说 LC 技术是高度仪器依赖性的。其所使用的器械及止血、缝合、打结等外科技术也与传统外科技术大有区别。再加上 LC 时术者不是面对患者，看着术者自己的手而是根据监视器图像进行操作，从而产生了腹腔镜外科“眼手分离”的特点。三维立体图像摄像系统虽然已经面世，但价格昂贵，一时尚难普及，迄今为止绝大部分外科医师仍然只能在二维图像条件下工作，因此手术野中的深度感和距离感的判断要依靠经验的积累。鉴于上述特点，LC 技术必须经过一定的培训才能掌握仪器、器械和技术，达到手眼协调（eye - hand coordination），安全施行 LC。

在强调 LC 新技术优越性的同时，还必须指出，LC 与 OC 相比有其局限性而不能完全替代 OC，而且 LC 由于其技术特点和局限性有其本身特有的并发症，此外，LC 还需配置整套的设备和器械，费用昂贵，对此均应有充分的认识。

二、LC 的适应证和禁忌证

1. LC 的适应证　①有症状的胆囊结石，慢性胆囊炎；②有手术指征的胆囊息肉样病变，有明显症状者，怀疑为肿瘤性病变，如良性腺瘤，腺瘤可疑恶变者。LC 术后应立即送冷冻切片检查，如果为恶性病变，按 Neivin 分类，Ⅰ期病变仅限于粘膜者可行 LC，Neivin Ⅱ期及以上者应中转开腹，按胆囊癌治疗原则完成根治手术；③伴有糖尿病的无症状胆囊结石；④直径大于 3cm 的无症状胆囊结石；⑤瓷瓶样胆囊；⑥急性胆囊炎发作 48 小时以内者。

需要特别强调的是，无症状胆囊结石除非结石较大，超过了 3cm 及瓷瓶样胆囊由于恶变率较高需要手术外，大约60%左右的患者可无症状终生带石，其中相当一部分病人的胆囊仍有功能，因此大部分学者认为无症状胆囊结石病人不需要任何治疗。对这部分病人不应当认为LC创伤小而扩大手术指征。为追求LC的经济效益而扩大手术指征是更加错误的。

急性胆囊炎发作48小时之内均可尝试用LC处理，但操作难度增加，因而中转开腹率较高，可达30%左右。

2. LC的禁忌证　随着LC经验的积累和技术提高，LC开展初期被视为禁忌的一些情况，现仍有可能以LC的方式完成而视为相对禁忌。

（1）相对禁忌证　①急性胆囊炎超过48小时；②慢性萎缩性结石性胆囊炎；③有上腹部手术史；④继发胆总管结石；⑤病态肥胖；⑥腹外疝；⑦早期肝硬化，肝功能代偿良好者；⑧轻度出血倾向。

列为相对禁忌症是因为上述情况一方面需要术者有一定经验，另一方面还依赖一些特殊的条件。如对继发胆总管结石患者，胆总管直径 >10mm，<20mm，具备LC术中经胆囊管或胆总管切开纤维胆管镜取石条件者可考虑LC同时处理胆总管结石；如具备用十二指肠镜行Oddi括约肌切开取石（EST）条件者，也可先行EST，成功后再行LC。如不具备上述条件者宜选择开腹手术或中转开腹手术。对于胆总管直径大于20mm者，因其胆总管下端可能存在器质性狭窄而需做胆肠吻合术，LC同时行胆总管切开取石应经过LC术中胆管造影，证实下端通畅方可进行，否则应选择开腹手术。

（2）LC的绝对禁忌证：①严重并发症的急性胆囊炎，如胆囊积脓坏疽、穿孔等；②胆源性胰腺炎；③伴急性胆管炎；④伴肝胆管结石；⑤梗阻性黄疸；⑥Mirizzi综合征，胆囊与肝总管或胆总管之间粘连致密，胆囊与胆总管之间有内瘘；⑦胆囊癌Nevin分期Ⅱ期以上者；⑧肝硬化门脉高压症；⑨早、晚期妊娠；⑩严重出血性疾病，凝血功能障碍；⑪重要脏器功能不全，难以耐受手术和麻醉；⑫膈疝；⑬胆源性胰腺炎的急性期应选择开腹手术。但部分病人可保守治疗缓解，缓解后稳定期可行ERCP检查，如发现胆总管结石可同次行EST取石，4天后再行LC，ERCP未发现结石者可择期行LC。

3. LC手术难度预测　①病史病程越长，急性发作越频繁，持续时间越长者困难较大；②近期内、一般指1周之内有胆绞痛发作或胆囊炎发作者困难较大，炎症程度越重者越困难；③年龄越大中转开腹可能性越大；④男性较女性中转开腹率为高；⑤B超胆囊壁增厚 >4mm以上者，胆囊结石充满型，液性暗区消失，轮廓不清、胆囊颈部结石嵌顿，胆囊测量显著增大，特别是横径测量大于5cm的急性炎症患者均提示较为困难。萎缩性胆囊中转开腹率较高；⑥口服胆囊造影有浓缩和收缩功能者操作较容易，否则较困难。

通过综合评估LC手术的难易及中转开腹的可能性，医生和病人可对中转手术均有充分的思想准备。

三、腹腔镜胆囊切除术前准备

1. 影像学诊断　术前数日之内应重复做1次B超检查，这对近期有胆绞痛或胆囊炎发作者尤为重要。了解胆囊壁是否水肿增厚，颈部有无结石嵌顿，胆囊结石的大小及数量，胆总管是否增粗，有无结石等，对手术难易的估计和手术方案的确定有重要参考价值。此外，口服胆囊造影，静脉胆管造影，胆管动态核素扫描等检查也可提供胆囊是否有功能，胆囊管或胆总管是否阻塞等资料。对于病史中曾有胆管炎或胆源性胰腺炎发作的病人，术前ERCP

是进行LC之前的一项必要检查，如发现并发胆总管结石可同时行EST取石，或确定LC同时行腹腔镜下胆总管切开取石T管引流术，或决定放弃LC而行OC手术。

2. 实验室检查　肝功能检查如有酶值升高伴血胆红素及碱性磷酸酶值增高提示有胆管结石可能，尽管病人不一定有胆管炎发作的临床表现，ERCP应视为术前检查的指征，或选择LC术中胆管造影。乙型肝炎病毒抗原、抗体化验也应视为常规，乙肝病人手术后器械和手术室均应特别处置、避免交叉感染。

其它化验同一般择期手术的常规化验。

3. 常规心电图、X线胸透检查。

4. 病人心理准备及术前签字　术前应介绍腹腔镜胆囊切除术的手术特点，使病人既对LC充满信心，又对中转开腹作好思想准备。术前谈话应客观介绍并发症发生的可能性并签署手术和麻醉同意书。

5. 进手术室前常规放置胃管、尿管。术中保持胃的空虚状态对显示手术野很有帮助，留置尿管对Veress针安全穿刺和避免术后尿潴留很重要。正常情况下麻醉完全清醒后即可拔除胃管尿管。

四、麻醉

全身麻醉条件下腹壁的完全松弛是造成良好气腹的必要条件。此外二氧化碳气腹使腹内压增高，膈肌升高、运动幅度减小均对肺的气体交换造成不良影响。全麻可保证适当的潮气量，保证充分换气避免气腹及二氧化碳吸收造成的高碳酸血症，非常重要。硬膜外麻醉难以达到上述要求，尤其对老年及心肺功能较差的患者不利。即使已有一些采用硬膜外麻醉完成LC的报告，也不宜提倡。

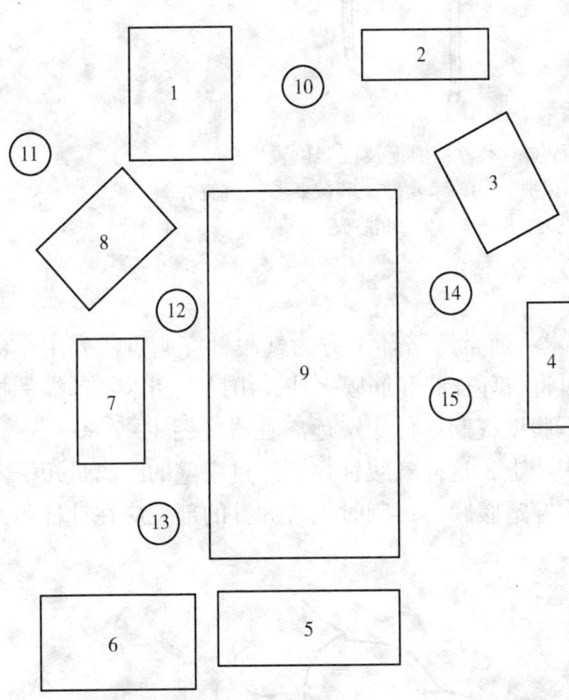

图4-7-1　术者、助手、护士位置、仪器安排

1. 麻醉机　2. 麻醉工作台　3. 监视器，摄录像光源系统　4. 冲洗吸引器　5. 器械台　6. 器械车　7. 高频电刀　8. 监视器，气腹机　9. 手术台　10. 麻醉师　11. 二氧化碳钢瓶　12. 助手　13. 护士　14. 术者　15. 扶镜手

五、腹腔镜胆囊切除的基本操作步骤

（一）病人的体位

病人取仰卧体位，头高脚低倾斜20～30°，左前斜15～20°，使胃肠因重力下垂，肝下间隙得以较充分的暴露。术者和扶镜手站病人左侧，助手站术者对侧。仪器和器械护士的位置如图所示。欧洲和日本习惯采用截石位，术者站在病人两腿之间。截石位腿架对小腿静脉回流有影响，加上腹内压增高而使下肢深静脉血栓并发症的机会增多

（图4－7－1，4－7－2）。

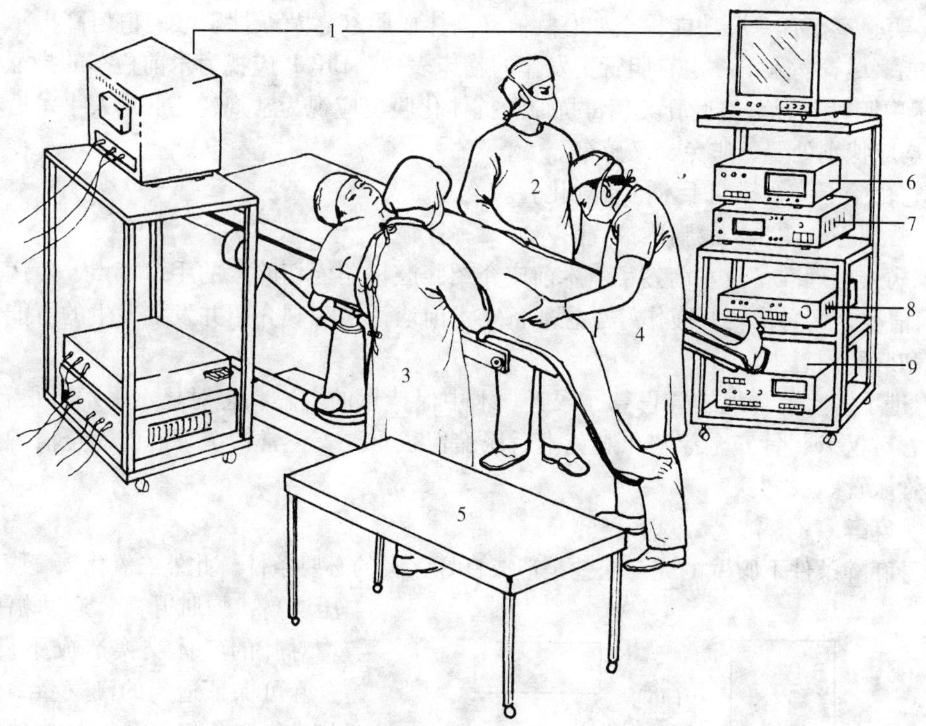

图4－7－2　截石位，术者、护士及仪器位置

1．监视器　2．助手　3．器械护士　4．术者　5．器械桌　6．气腹机　7．光源　8．电刀，电凝器　9．冲洗吸引器

（二）造气腹

1．气腹针 Veress needle 常规穿刺技术　通常选脐环下方为气腹针穿刺点。先用小尖刀做一个10mm 的皮肤切口，用两把布巾钳将脐环皮肤和筋膜夹住，由助手和术者各提一把将腹壁提起，也可由术者用左手捏住病人下腹壁提起，使腹壁远离脏器（图4－7－3）。

穿刺针方向应与腹壁垂直，保持在中线上，这样气腹针穿刺经过腹壁的距离最短。术者有两次突破感，第1次穿透筋膜，第2次穿透腹膜。穿刺时术者握针的部位应在针杆用力要

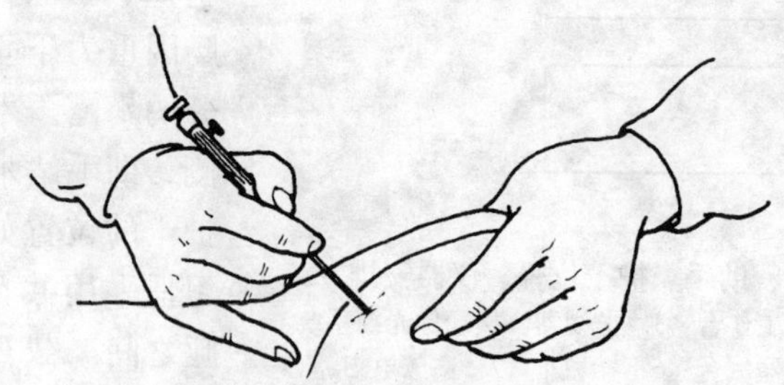

图4－7－3　提起病人下腹壁用气腹针穿刺

均匀，避免暴力穿刺损伤肠管和血管。

气腹针是否保证在游离腹腔可进行以下试验：①气腹针连接拔掉针芯的注射器，注入生理盐水5ml，穿刺针进入腹壁层内后打开气腹针开关再继续穿刺，在有突破感同时盐水自动流入腹腔，这是气腹针穿刺进腹腔的明确指示；②回吸无水、无肠液及血液，再注入生理盐水无阻力；③气腹机压力指标：开始注气时气腹机上腹腔内压力指示应低于0.667kPa，如超过1.2kPa则穿刺针可能在腹壁内或在后腹膜间隙；④注气量超过500ml后腹部叩诊为鼓音，肝浊音界消失，腹部膨隆匀均，表明气腹针在游离腹腔内（图4-7-4）。

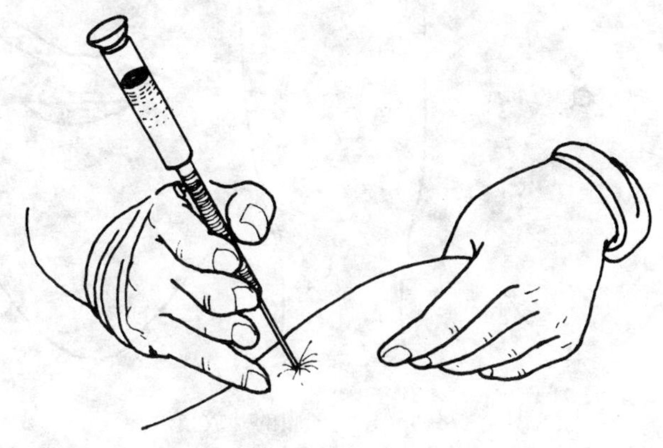

图4-7-4　气腹针连接注射器，注入生理盐水行气腹针穿刺

2. 注气　气腹针穿刺成功后开始注气，流速为1L/min，确定气腹针在游离腹腔无疑后改成3L/min流量，由于气腹针较细可通过的最高流量为2.5L/min，此时更高的流速是不必要的。一般注气3.5L左右压力达到1.87kPa即可。开始操作后气腹机流量摄定在>9L/min，确保操作过程气体泄漏时腹内保持恰当的二氧化碳气容量和压力，保证操作顺利进行。过多的CO_2气及>2.0kPa的压力对呼吸循环的影响加大，下肢深静脉血栓发生机会增多，术后也可造成患者肩部酸胀疼痛的不适反应。

3. 腹部曾有手术史，脐周有肠管粘连时气腹针穿刺有损伤肠管的危险。术前可用B型超声做“脏器移动试验”（visceral slide test），探查出肠管与腹壁有无粘连及粘连部位，可帮助确定气腹针穿刺部位。如脐部可能有肠管粘连则气腹针穿刺点可选择在右上腹肋缘下，气腹建立成功后，先穿刺剑突下点穿刺套管针，引入腹腔镜后可明确脐部有无肠管粘连。脐部有肠管粘连时最安全可靠的气腹建立方法是开放技术（open fechnique）：开放法即脐部小切口方法，直视下切开筋膜、腹膜后先用手指探查腹腔有无粘连，并可同时用手指分离疏松粘连。直视下将钝圆头的Hasson套管置入腹腔，用圆针缝合腹膜及筋膜层后将粗丝线固定在Hasson套管的拴柱上。如无Hasson套管可用一次性套管针代替，在置入套管时先在腹膜筋膜层缝一荷包，然后收紧荷包缝线将套管周围口封闭并将套管固定（图4-7-5），即可开始注气。

（三）套管针穿刺及部位

LC通常需要穿刺4枚套管针（trocar）其位置分别为A. 脐部；B. 剑突下；C. 右锁骨

中线肋缘下；D. 腋前线中点。A、B 两枚套管一般为 10mm 内径，C、D 为 5mm 内径（图 4-7-6）。

第 1 枚刺套管的部位即在造气腹的脐部切口。该部位套管针穿刺为盲穿，因此需特别谨慎。穿刺时用巾钳或直接用手提起腹壁，以手腕旋转用力穿刺，切忌肩部下压用力过猛刺入，否则可损伤腹内脏器，特别是大血管如腹主动脉，下腔静脉，髂血管，导致严重并发症，甚至造成病人死亡。用有保护套鞘的一次性套管针穿刺安全程度大大提高。

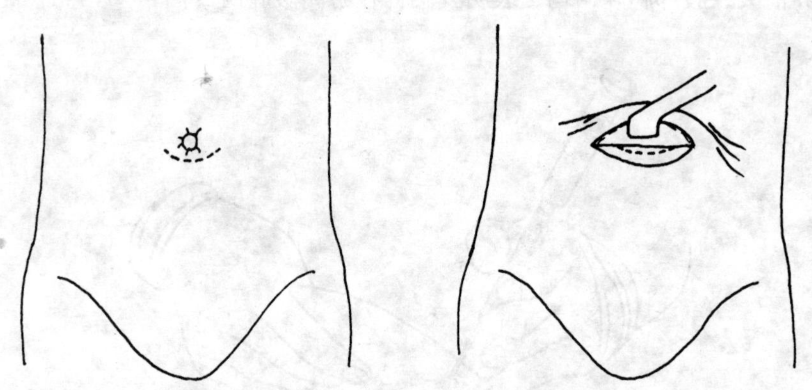

图 4-7-5　建立气腹的开放技术

a. 脐下缘弧形切口　b. 切开皮肤筋膜、腹膜　c. 插入 Hasson 套管针，荷包缝合　d. 缝线固定在 Hasson 套管栓柱上

第 2 枚套管针穿刺点在剑突下，其高低取决于肝脏下缘的位置，如肝脏位置高穿刺点应接近剑突，反之宜远离剑突，过高或过低都会给操作带来困难。剑下套管针穿刺在腹腔镜监视下进行，方向指向 Calot 三角，在腹壁上的通道是斜的，如此腹膜上，腹直肌及前鞘上的创口不在同一垂直面上而可避免腹壁疝发生。穿刺时力求避免通过圆韧带而刺伤脐静脉造成术后出血。

第 3 枚套管针位置在锁骨中线肋缘下 3～4cm，第 4 枚在腋前线约平脐处，均在监视器屏幕下直视穿刺。

A 套管引入腹腔镜，B 套管为主操作通道，C 套管伸入抓钳夹持胆囊颈部牵引以助显露，D 套管伸入抓钳夹持胆囊底，将肝推向头侧，暴露肝下间隙和胆囊。

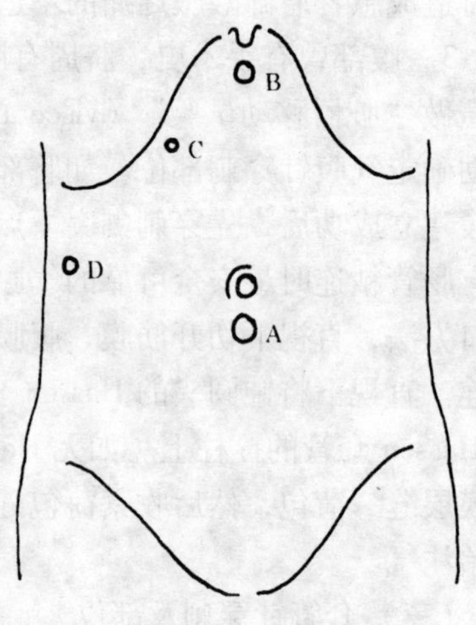

图 4-7-6　套管针穿刺点

（四）探查腹腔

套管针穿刺完成后应对整个腹腔进行有序的探查：从左上腹部开始在圆韧带左侧可见到肝的Ⅱ、Ⅲ段，胃底体部，脾脏，转至圆韧带右侧观察肝脏的Ⅳ、Ⅴ、Ⅵ段，初步审视一下胆囊的大致情况及有无粘连，可见到十二指肠球部，胃幽门部，右半结肠，将镜子继续反时针方向旋转可见到回盲部，阑尾，右髂窝，然后是盆腔和左半结肠。巡视一周后回到脐的正下方，

观察是否有气腹针和套管针穿刺造成的脏器损伤和出血。

（五）胆囊的显露

自腋前线套管伸入有齿抓钳将胆囊底钳夹住后向上、向头侧推起，使肝的脏面掀起以拉展胆囊，显露 Hartmann 袋和 Calot 三角（图 4－7－7）。

自锁骨中线套管伸入抓钳，抓持胆囊颈部向右、下方牵引，以利 Calot 三角显露及解剖（图 4－7－8）。

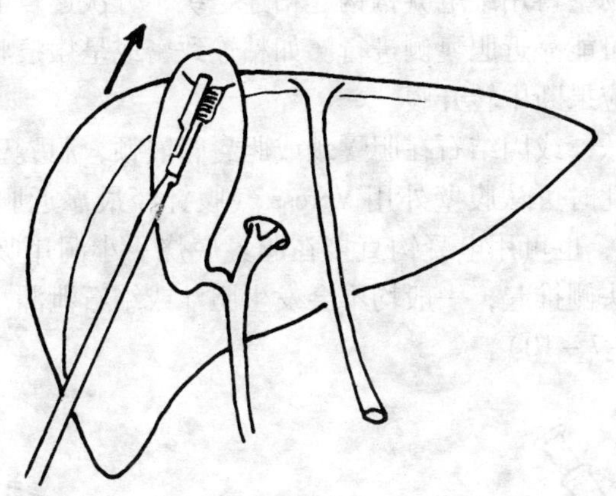

图 4－7－7 有齿抓钳夹住胆囊底向头侧推举

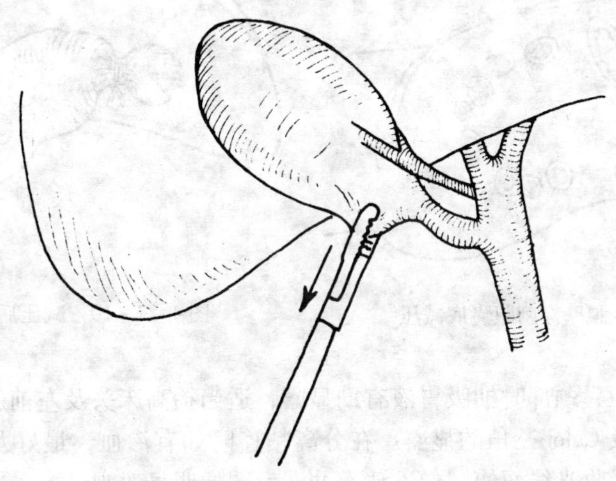

图 4－7－8 抓钳抓持胆囊颈部向右下方牵引以利 Calot 三角显露

胆囊可因炎症反复发作而与周围脏器发生粘连。大网膜与肝脏、胆囊的粘连最常见。在分离网膜与肝脏粘连时切忌用钝性撕拉的方法，肝脏很容易因此撕裂出血。应当用电凝钩或剪刀接电凝，边钩、边剪、边凝。必须将粘连在肝下缘的网膜全部分离开，否则结肠和网膜不能因重力而自动下降，肝下区间隙不能充分显露而使胆囊颈管部和 Calot 三角不能暴露。

因此，这一步骤是不容忽视的。

胆囊与网膜的粘连一般较为疏松，可用无齿抓钳紧贴胆囊壁轻轻撕剥下来，必要时分离钳可与电凝器相连结，边凝边撕，减少渗血。分离时应保持胆囊底抓钳适度向头侧牵引保持一定张力，使分离容易进行。分离过程中渗血可用电凝止血，较大出血点可用 Roeder 套扎器套扎止血。

胆囊与十二指肠，结肠之间的粘连绝大多数情况下是疏松的，准确辨认胆囊壁与肠壁之间的间隙，用抓钳牵住肠壁再用细电凝钩钩起粘连组织，分次逐点电凝电切分离。电凝钩每次钩起组织要少，要尽可能靠近胆囊侧进行。如粘连致密或呈瘢痕状粘连，分离可能损伤肠管时切忌勿勉强行事，应果断中转开腹。

胆囊如有积液、积脓，或因结石在胆囊颈或胆囊管嵌顿，胆囊壁水肿，腔内压力增高而使抓钳无法夹持胆囊。此时可从腹壁外用 Veress 气腹针经最靠近胆囊底的腹壁处行胆囊穿刺减压术（图 4－7－9），也可用电凝钩直接在胆囊底烧一小洞用吸引器吸出积液。然后再用抓钳将小洞夹闭再向头侧推起，一般均不会发生胆汁或结石泄漏。如洞较大，可用缝合或套扎法关闭破孔（图 4－7－10）。

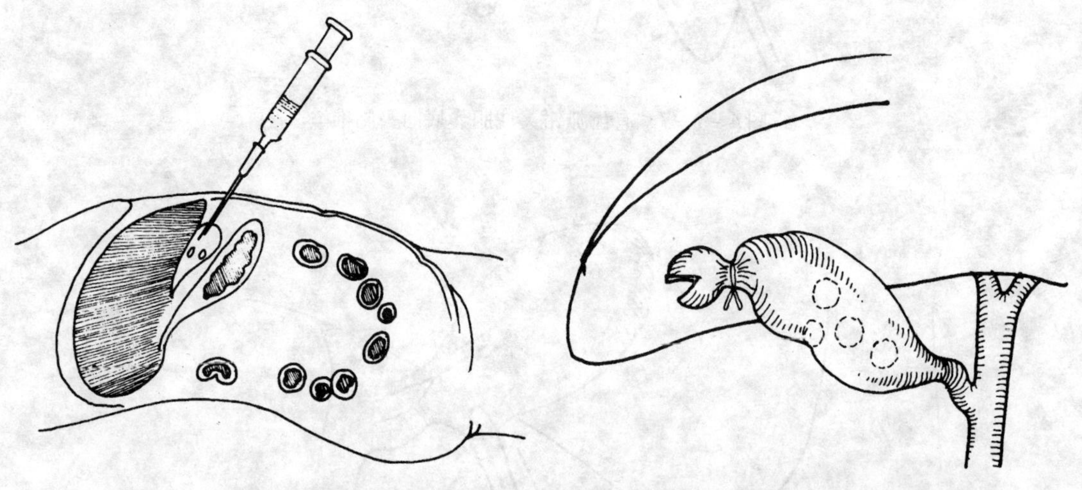

图 4－7－9　经腹壁穿刺胆囊底减压　　　图 4－7－10　减压后胆囊底部结扎

当胃胀气遮挡胆囊颈部时抽吸胃液有助显露，适当抬高床头及左前斜体位均有助于肝下间隙、胆囊颈、管及 Calot 三角的显露。在分离粘连时如有渗血，最好及时冲洗吸引，渗血造成红色的背景会吸收光线而使图像不清，冲洗后图像明显改观。

（六）解剖胆囊管和胆囊动脉

解剖 Calot 三角，分离出胆囊管（CD）和胆囊动脉（CA）是 LC 的关键步骤。除术者要有良好训练和技术外，助手和扶镜手的熟练配合也十分重要。由于周边图像的焦距比中心部位差，而且照度较暗，应将操作部位始终保持在图像中心。当镜头沾污图像模糊时，应及时将镜头擦洗干净。由于 30 度镜视野较宽，并可通过旋转镜身达到从各个不同方向、角度观察同一目标的不同部位的优点，并克服 0 度镜遇到前方遮挡即难以观察其后方目标的缺点，因此我们提倡应用30度镜（图4－7－11）。

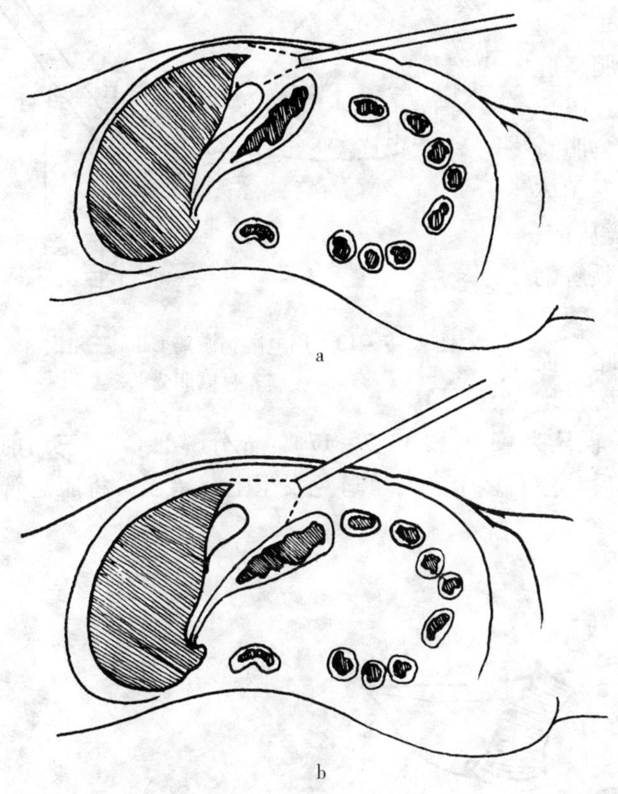

图4－7－11　30度镜视野优于零度镜

a. 零度镜，前相视野，视野较小，常因受前方胃肠阻挡而使其后方的视野难以显示目标

b. 30度镜，前相斜视，视野扩大，可越过前方阻挡脏器而显示其后方的目标

充分的牵引是解剖CD和CA的保证，腋前线套管伸入的抓钳应维持胆囊底部向头侧牵引。锁骨中线套管伸入的抓钳保持Hartmman袋或颈部向病人的右侧做适度牵引，分离Calot三角前叶腹膜时该抓钳向外、下方向，分离后叶时向前、内牵引。

先分离Calot三角前叶腹膜，用弯无齿抓钳从胆囊颈部开始将胆囊管表面的腹膜逐点向胆总管方向撕剥，待CD可分辨后用弯钳尽可能贴近CD在Calot三角开窗。将可旋转360°的弯钳的弧形面朝向胆囊管，沿CD长轴方向紧贴CD钝性分离胆囊管。直至分离弯钳越过CD。此后将CD的解剖转向CD管外后方的腹膜。将胆囊颈部抓钳向左向上牵引以显露CD后方，将360°可旋转弯钳的弧形面向左旋转仍朝胆囊管，用钳将CD后方腹膜撑开（图4－7－12），即可用电凝钩分离Calot三角后叶腹膜，并向胆囊肝床方向继续分离至胆囊底部（图4－7－13，4－7－14）。后叶腹膜分离

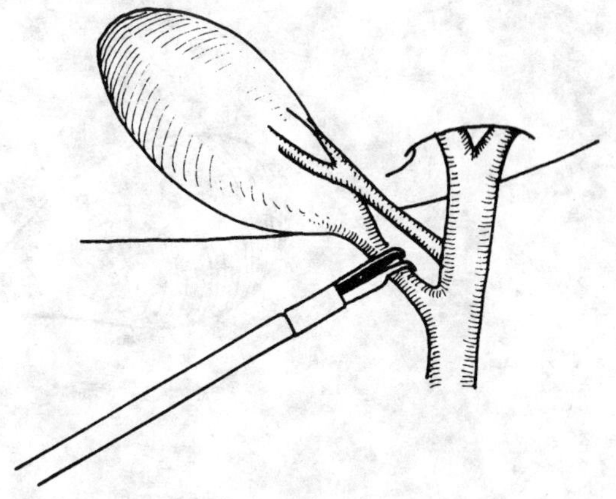

图4－7－12　用弯分离钳分离胆囊管

后胆囊管被充分显露，前叶腹膜及其中隐藏的 CA 的解剖就比较容易。分出 CA 后用电凝钩贴近胆囊颈继续分离 Calot 三角前叶腹膜，继续向上贴胆囊体分离胆囊肝床上的腹膜（图 4 – 7 – 15，4 – 7 – 16）。经上述方法解剖后胆囊管与肝总管，胆总管的关系即十分清楚，胆囊管与胆囊颈体部的关系也非常清晰。利用 30 度镜从前、右、左 3 个方向审视可确定自胆囊颈解剖出的“CD”是否为颈部发出的惟一管道结构——“惟一管道征”，惟有如此才能无误地肯定为 CD。当胆囊管极短而且增粗或者 CD 缺如时，很容易将胆总管误认为 CD（图 4 – 7 – 17）。充分解剖 Calot 三角前后两叶腹膜，用 30 度镜观察 CD 的前、后、左右多个方向可避免发生上述错误，将胆总管误认为 CD 上夹剪断。

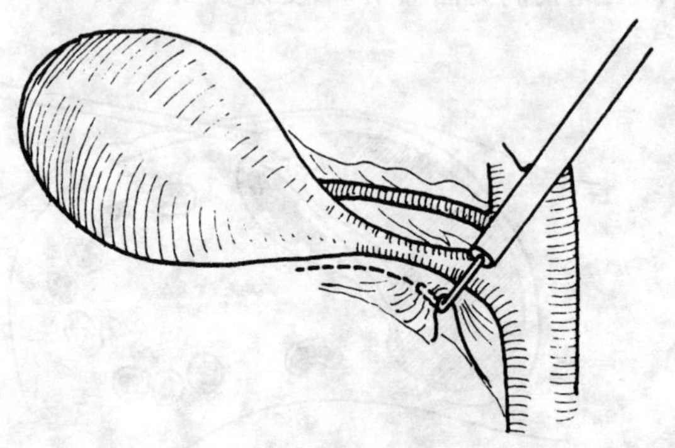
图 4 – 7 – 13　用电凝钩游离 Calot 三角后叶腹膜、显露胆囊管

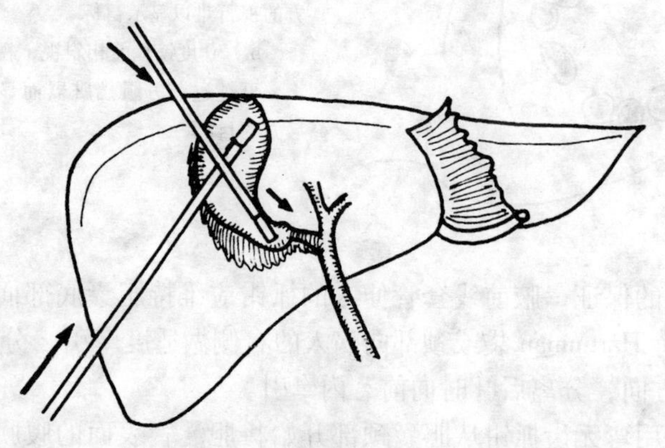
图 4 – 7 – 14　胆囊及胆囊管后叶腹膜用电灼钩分离，对显露胆囊管非常重要

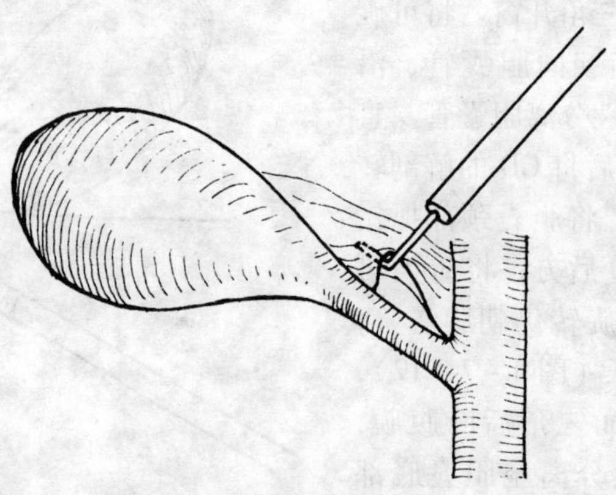
图 4 – 7 – 15　用电凝钩游离 Calot 三角前叶腹膜

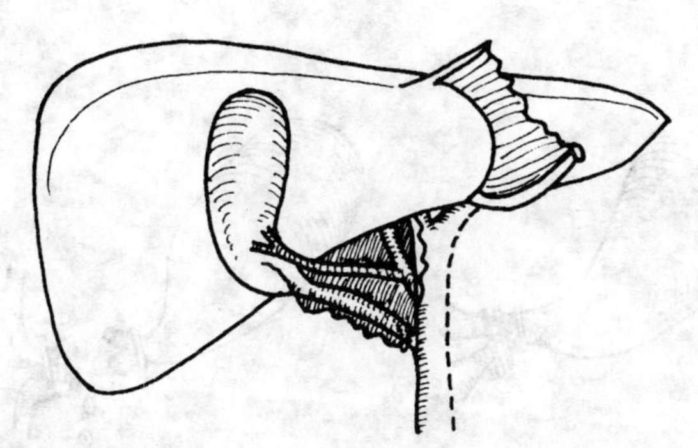

图 4-7-16　胆囊 Calot 三角前叶腹膜用弯组织钳进行钝分离，结合电灼钩分离显露出胆囊管及胆囊动脉

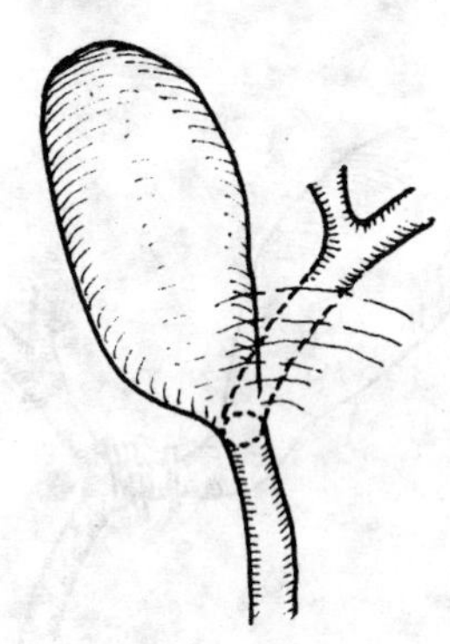

图 4-7-17　胆囊管缺如，极易将胆总管误认作胆囊管

在胆囊管的上方 Calot 三角内很容易找到 CA，有时 CA 的位置可在 CD 的后方，或者 CD、CA 相互贴近，遇有这种情况可不强求将 CD，CA 分开分别上夹，可用钛夹同时将 CA、CD 夹闭剪断。绝大部分情况下都是分别施夹、分别剪断。用施夹器夹闭 CD、CA 时很重要的一点是在上夹之前必须见到施夹器的两个尖端才能确保 CD 被夹闭完全（图 4-7-18）。CD 上施夹三枚，第一枚钛夹应紧贴胆囊颈部，这样可为以后上两枚钛夹留出尽可能多的位置，必要时又可便于施行经胆囊管的胆管造影。上靠近胆总管侧钛夹时应将胆囊颈部的牵引钳放松，避免牵拉过度将胆总管拉成角后上夹将胆总管侧壁损伤，造成术后胆管狭窄，牵拉过度最严重时可将胆总管完全断离，和开腹手术胆管损伤的机制一样（图 4-7-19）。

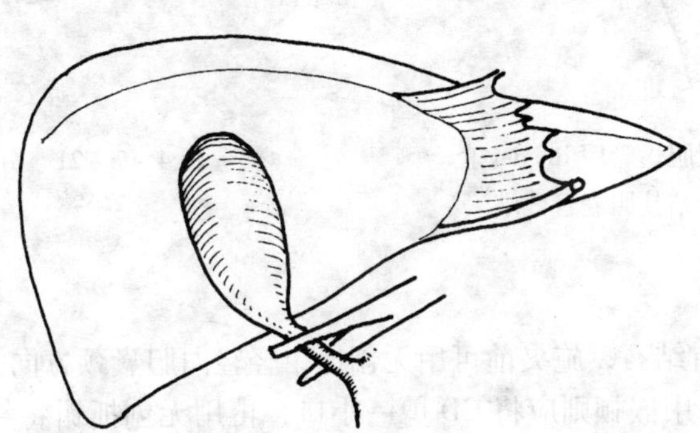

图 4-7-18　施夹器夹闭胆囊管时应见到施夹器的两个钳尖

如果胆囊管较粗，中大号夹不能夹闭完全，有两种方法可供选择。一是先用剪刀将 CD 靠近胆囊侧剪断，胆囊颈部开口用有齿带锁的抓钳暂时夹闭，自剑下套管引入 Roeder 套扎器套扎胆囊管残端（图 4-7-20），胆囊颈侧 CD 施夹关闭。作者习惯用腹腔镜内打结法结扎 CD，近胆总管侧和近胆囊颈侧各打一结后剪断，再在近胆总管侧 CD 残端上施夹；二是采用分次重叠上钛夹法（图 4-7-21）。

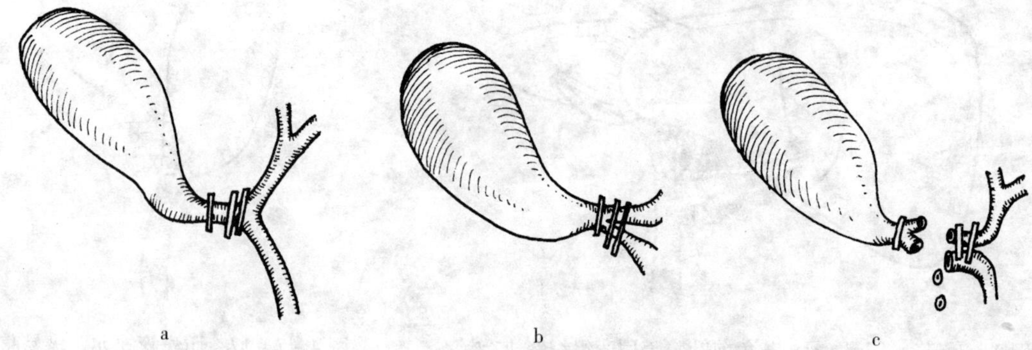

图 4－7－19 过分牵引胆囊颈部施夹时造成胆总管损伤

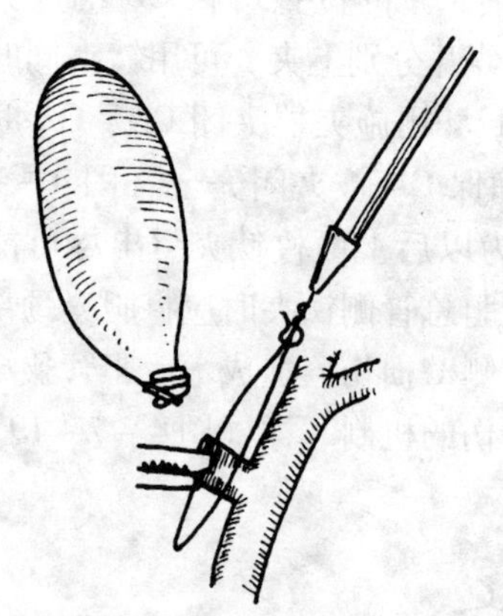

图 4－7－20 短粗胆囊管用 Roeder 套扎器结扎胆囊管残端

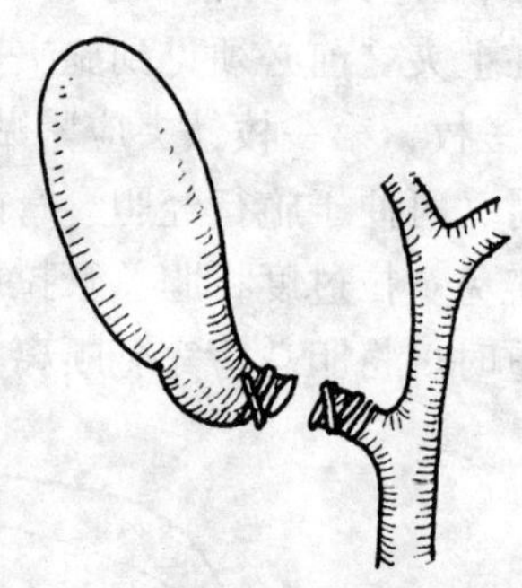

图 4－7－21 分次重叠上钛夹法

如发现胆囊管内有结石，施夹前可用无创抓钳轻轻向胆囊颈方向推送，使之回到胆囊腔内后再施夹。如在 CD 中嵌顿则应将 CD 剪一小口，再用无创抓钳将结石自小口排出再施夹（图 4－7－22）。CD 管结石嵌顿切开取石时应避免将结石挤入胆总管内。

分离 CD 施夹后 CD 必须用剪刀剪断。用电凝钩烧断是错误的，电凝时热传导可使施夹部位的 CD 灼烧坏死，钛夹脱落造成术后胆漏；电凝的热传导还可波及胆总管、肝总管，使之灼烧发生术后胆管狭窄。

胆囊管一般均先于 CA 解剖分离施夹剪断。CD 剪断后只要不过份牵引胆囊颈即不至于将 CA 拉断。对剪断后的 CD 残端轻柔、适度地向外上方向牵引可使在自然状态下可能迂曲的 CA 拉直，有助于辨认、解剖，施夹和剪断。

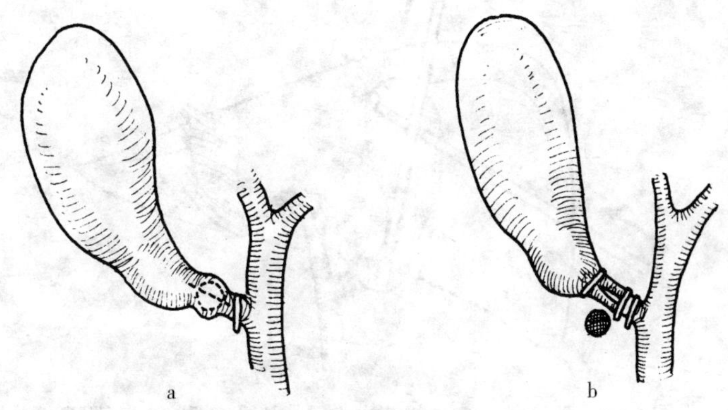

图4－7－22　胆囊颈管内结石处理

a. 近胆总管侧胆囊管先施夹　b. 在远端胆囊管上剪一小口，挤出结石，再施夹

（七）游离胆囊床

用经锁骨中线部位套管伸入的抓钳钳夹住胆囊颈部，向外上牵引，胆囊底部抓钳尽可能向头侧牵引，此时胆囊左侧浆膜与肝床附着处显露良好并且有一定的张力，便于用电凝钩分离（图4－7－23）。将锁骨中线部位抓钳向左内上方牵引胆囊颈部，胆囊底部抓钳保持向头侧牵引有助于胆囊体部右侧浆膜与肝床附着处的显露和分离（图4－7－24）。

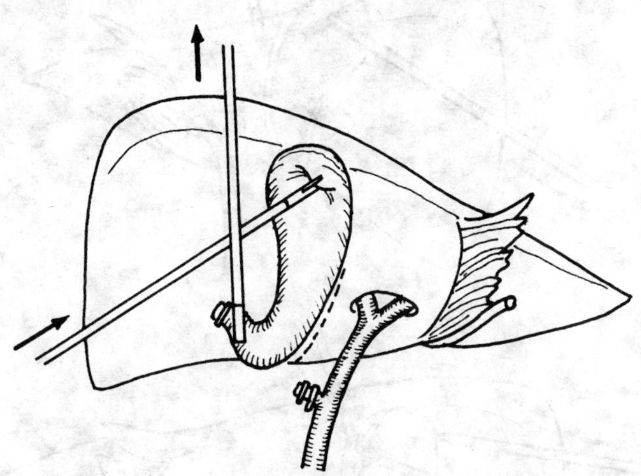

图4－7－23　锁骨中线抓钳向外上牵引，以利胆囊床左侧腹膜反折分离

分离可用电凝钩或剪刀接电凝电刀进行。距离肝脏边缘3～5mm分离两侧浆膜，遇有血管时先电凝后电切可明显减少渗血，直至分到胆囊底部，然后再贴胆囊将胆囊后壁与肝床之间纤维结缔组织层用电凝钩电凝分离，肝床上的渗血及时电凝止血。胆囊底体部的分离经此途径有一定的困难，此时宜改换方向从底部开始向下分离。此时用锁骨中线部位抓钳紧贴胆

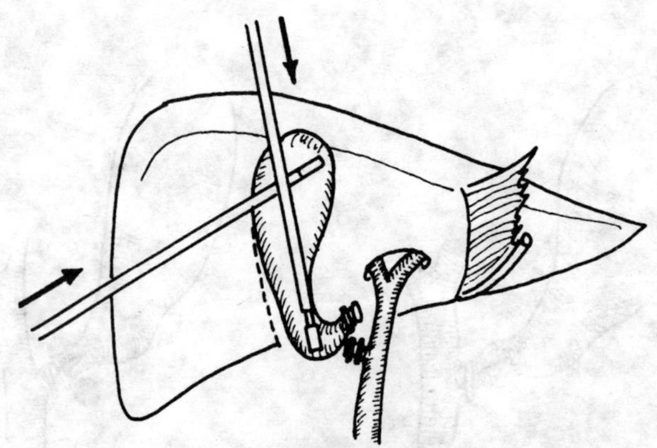

图4－7－24　锁骨中线抓钳向左、内上方牵引，以利胆囊床右侧腹膜反折分离

囊底附着在肝脏上的浆膜钳夹并向上牵引，胆囊底部抓钳向下作适度牵引，如此在胆囊底和肝缘之间能造成一定间隙，电凝钩的根部点触电切即可出现一个良好的分离层次，使电凝钩分离时既不深入肝实质也不灼穿胆囊壁顺利与自下而上分离的层面会师（图4－7－25）。

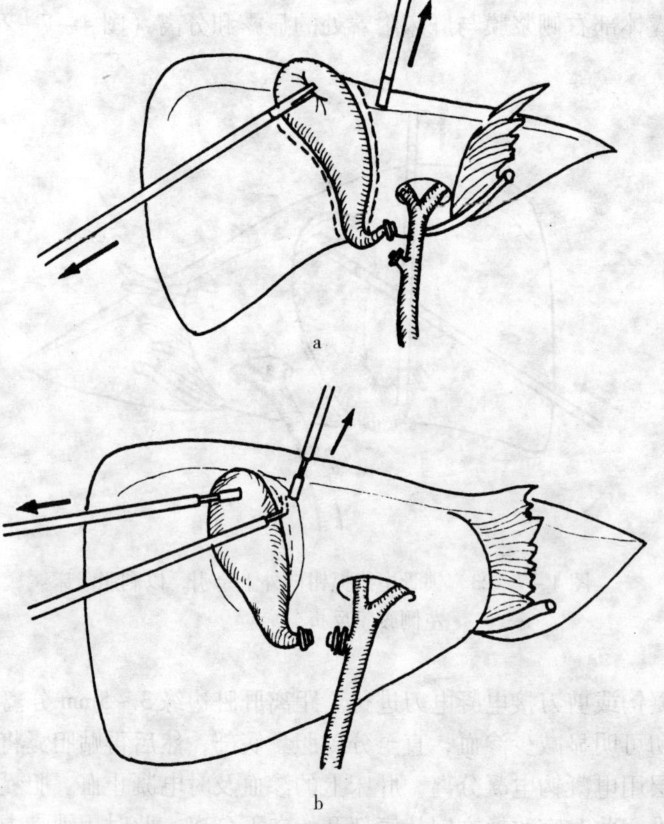

图4－7－25　从胆囊底部分离胆囊床的方法

分离胆囊床时有几点需要注意：①分离胆囊颈体部腹膜返折时应紧贴胆囊壁进行，避免损伤右肝管和右肝动脉；②分离右侧颈体部肝床时注意此处常有一支胆囊管后动脉（posterior cystic artery）应保持警惕，如发现应在近肝床侧上钛夹后剪断，否则会引起喷射状的出血；③避免进入肝实质，这在没有明显炎症，胆囊肝床之间浆膜比较松弛的病例很容易做到，在慢性炎性增厚的胆囊则层次可以很不清楚，尽可能地贴近胆囊壁进行分离是避免深入肝实质的要点。深入肝实质后造成渗血，肝实质内的静脉窦损伤可造成比较严重的渗血；④尽可能避免分破胆囊造成胆汁和胆石漏出；在胆囊床分离即将完成时，保留一束浆膜，以使将胆囊推向胆囊床，保持肝脏向上掀起，检查胆囊床上有无活动出血，如有即可用电凝止血，再次检查胆囊管、胆囊动脉夹闭是否完全、可靠，有无出血、胆瘘，与此同时对肝下间隙，肝门部用生理盐水进行冲洗，清除血凝块、积液，直至经冲洗后吸出的盐水清亮为止，注意肝膈之间积液的吸除。

（八）取出胆囊

通常情况下胆囊可经过剑突下小切口取出，如胆囊颈管部因炎症而水肿增粗、胆囊 Hartmann 袋部位较大结石嵌顿无法解除，胆囊结石较大，胆囊颈管部短粗、或有较多脂肪结缔组织堆积附着者估计上述情况下从剑突下切口取出有困难时，应选择脐部为胆囊取出部位，此时需将腹腔镜移至剑突下套管。

大多数情况下取出胆囊并无困难，但有些时候取出胆囊会遇到不少麻烦。取出胆囊应有一把特殊抓钳，用 Semm 有齿抓钳最理想。将胆囊颈管部夹紧，注意避免钳夹钛夹，钛夹很容易被从 CD 上拽脱造成胆汁外溢污染腹腔及腹壁。将胆囊颈管部尽可能多地拽入套管中，如能拽入 2～3cm 或更多则取出胆囊较容易。将套管连同抓钳一起拔出腹腔，用弯血管钳将露出腹壁外的胆囊颈夹住，将胆囊壁上剪一小孔伸入吸引器将胆汁吸尽，如胆囊腔内结石较多或较大可用卵圆钳伸进胆囊腔内取石，较大结石可用卵圆钳夹碎取出。以上步骤均应在监视器直视下进行，避免将胆囊底体部捅破。

结石较大时，可用大弯钳沿胆囊壁外伸进腹壁进入腹腔后将腹壁切口撑大有助胆囊取出。较大结石胆囊取出困难时，尚可将腹壁切口稍加扩大，一般用小刀或弯剪将筋膜切开或剪开有助于胆囊拽出。

当胆囊从剑突下切口取出有困难时，应改从脐部取出，该处没有肌肉，只有一层筋膜，腹壁最薄，易于扩大，改变腹腔镜的位置即可起到事半功倍的效果。

胆囊取出后应用手指将孔道堵塞重建气腹再次检查腹腔，必要时可再插入套管进行冲洗、放置引流。解除气腹前应常规检查各套管针穿刺部位有无向腹腔内的活动出血后方可逐枚拔除，腹腔内气体释放以剑下孔为主，待气体排除差不多后最后拔除脐部套管和腹腔镜，避免在脐部骤然减压时网膜或小肠疝入腹壁。

剑突下及脐部切口均缝合关闭，锁骨中线和腋前线小切口用创可贴直接拉合即可。

各切口在关闭前用长效局麻药如布比卡因作局部浸润麻醉，有利于全麻解除后切口缝合，并使病人术后减少切口疼痛。

（九）引流

放置引流的指征为：①急性胆囊炎 LC 时腹腔已有炎性渗出；②胆囊切除过程渗血较多，特别是胆囊床渗血止血不满意；③术中胆汁溢出或结石散落污染腹腔较重；④手术过程不顺利疑有出血、胆瘘可能发生。

引流管选用硅胶扁平瓦楞管（Penrose 管）最佳。引流管引入腹腔的方法为：经剑下套管引入 5mm 粗的抓钳，将该抓钳的钳尖插进腋前线部位的套管内，将腋前线套管连同抓钳一起拔出腹壁外；在体外将 Penrose 管夹住后拽入腹腔内，经结肠上放置在肝下胆囊床部位。引流管腹腔外部分用缝线固定，必要时可接负压，一般应用市售螺旋负压瓶引流效果良好（图 4－7－26）。

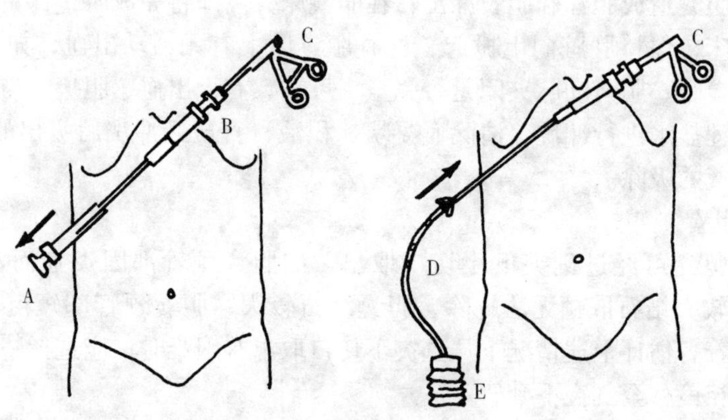

图 4－7－26 腹腔引流管的放置

A. 腋前线套管 B. 剑突下套管 C. 抓钳 Penrose 引流管 E. 负压螺旋瓶

六、LC 术中胆管造影术

胆囊切除术中是否需要进行常规胆管造影同样也是 LC 所遇到的问题。无人否定术中胆管造影的必要性。在 LC 已取代绝大部分 OC 的情况下掌握 LC 时术中胆管造影技术是十分必要的。同开腹手术时术中胆管造影（IOC）一样，目的是发现并存的胆总管结石，以便作相应处理，减少胆总管残余结石率；术中造影还可了解胆管解剖以避免或发现胆管损伤。

（一）经胆囊管胆管造影

确定要进行 IOC 的病人剑突下和锁骨中线部位的套管针宜选择透 X 射线的一次性套管针，避免金属套管遮挡胆管影像。

胆囊管分离出来后即可进行 IOC。术者宜站到病人右侧操作，第一助手站左侧协助。

经锁骨中线套管用左弯微型剪在胆囊管近颈部钛夹下 3mm 处剪一侧孔，侧孔大小约为 CD 周径的 1/3～1/2，超过 1/2 周径胆囊管易被抓钳撕断，使插管造成困难。如 CD 上开口在后壁，既增加插管困难，又使 IOC 完成后施夹时因看不到后壁开口而有钛夹夹闭不全，术后发生胆漏之虞（图 4－7－27）。胆囊管 CD 插管有以下两种方法：

1. 用 Olsen 钳经锁骨中线套管伸入，经 Olsen 钳后方的防漏气孔插入 4Fr 输尿管导管经剑突下抓钳协助下将导管经 CD 开口插入 2～3cm。插管有时会遇到 CD 内螺旋瓣的阻挡而发生困难，此时可用左剪微型剪经开口插入 CD 中，使剪刀针朝向前壁轻轻开启剪刀将螺旋瓣破坏即可使导管顺利插入。

导管插入后用 Olsen 钳环绕 CD 抱住后夹闭 Olsen 钳，使导管固定，并防止造影剂外溢。（图 4－7－28）。

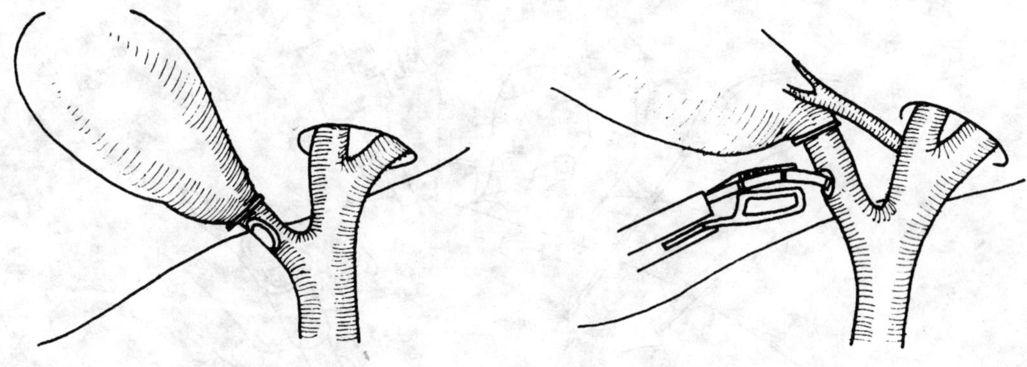

图 4-7-27　在胆囊管前壁剪一侧孔　　图 4-7-28　用 Olsen 钳插管行胆道造影

插管成功后先回抽吸出气泡，并注射生理盐水证明在胆管内并无渗漏即可注射 30% 泛影葡胺进行造影拍片。

2. 经腹壁套管针穿刺插入导管　Olsen 钳价格昂贵，较易损坏。我们采用套管针经皮穿刺直接引入导管法造影简便有效。具体操作方法为：在剑突和锁骨中线之间肋缘下腹壁上寻找 CD 在体表投影的相应位置，用小尖刀做一皮肤小切口，用小弯钳将皮下及肌肉略加分离扩张后用 17 号套管针穿刺进入腹腔（图 4-7-29，4-7-30）。拔除针蕊后将 4Fr 输尿管导管经套管插入腹腔，经剑突下操作通道用抓钳将导管插入 CD 进入胆总管（图 4-7-31）。引入丝线用内打结法将导管固定，也可轻轻施一枚钛夹固定，既不将导管闭死也不宜太松而固定不牢。

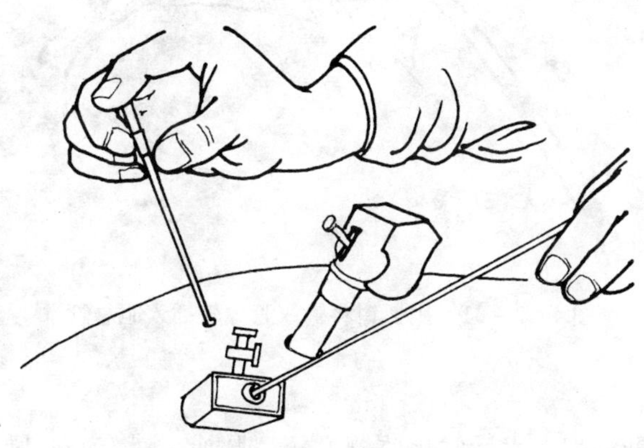

图 4-7-29　套管针经皮穿刺

（二）经胆囊胆管造影

这种方法的优点为无需先解剖胆囊管，缺点是注射造影剂时小结石有可能被冲进胆总管，造影剂用量较大，萎缩胆囊及胆囊管闭塞时胆管不能显影。方法较简单，可用穿刺针经腹壁直接穿刺胆囊注入造影剂。

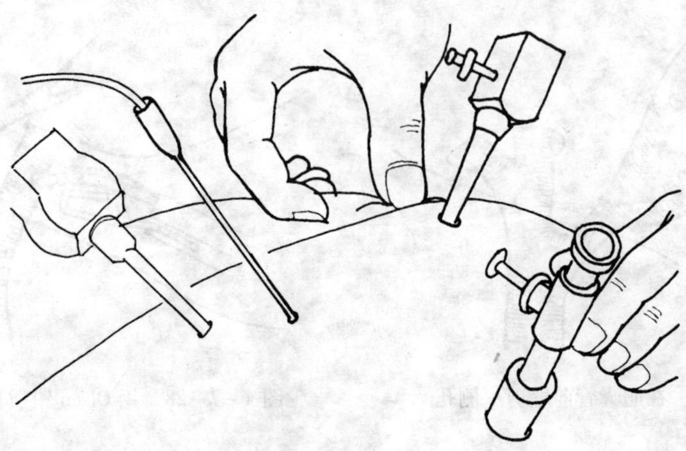

图 4－7－30　经套管针插入输尿管导管

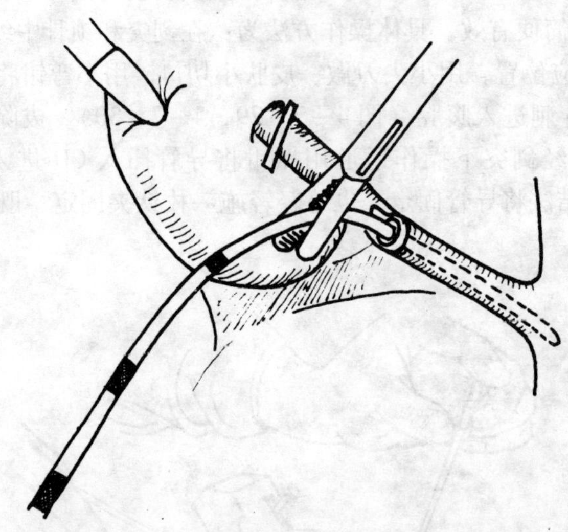

图 4－7－31　用抓钳将输尿管导管插入胆总管

七、术后处理

1．全麻清醒后返回病房，术后常规监测血压、脉搏，对有心、肺等伴随病症者应使用心电图、血压、脉搏监测仪监护，必要时用无创血氧饱和度仪监测，使病人安全度过术后麻醉反应期。

2．术后应密切观察腹部体征，注意有无手术并发症出现。

3．术后麻醉反应消除后，一般术后 6 小时即可拔除胃管和导尿管，手术当日可进清流质饮食。

4．术后次日晨即可恢复饮食，鼓励下床活动。

5．术后恢复正常病人，术后第 1 天即可出院。

6. 有腹腔引流的病人，引流物中无胆汁、肠液，引流量少于20ml、无腹膜炎体征者可拔除引流。必要时可在B超检查证实腹腔内、特别是右肝下无积液后拔除。

7. 术后1周恢复正常生活。

八、手术并发症与处理

（一）气腹并发症

常见并发症有：①刺伤血管，如腹主动脉、下腔静脉、髂血管等大血管，可造成严重出血；②刺伤肠管；③皮下气肿，造气腹失败；④气栓。

以上并发症的发生是由于穿刺时用力太猛失去控制及腹壁没有充分提起，使腹壁与脏器间未能产生足够的空间。有腹部手术史的病人脐周可能有肠管粘连，用Veress针直接穿刺是造成肠管损伤的原因，此种情况可采用开放造气腹技术，即在脐下作一小切口将Hasson套管直接插入造气腹，我们用Auto Suture带螺旋固定装置的一次性套管针代替Hasson套管；也可避开原手术部位的腹壁用Veress针穿刺，保证Veress针准确无误地穿刺进入游离腹腔，我们的经验是将Veress针的针尾连接5ml注射器的套管拔除针芯，套管内注生理盐水5ml，Veress针刺入腹壁设开通Veress针开关，进入腹腔后注射器套管内的水即自动顺利流入腹腔；拔除注射器套管，用另一支已吸入生理盐水的注射器与Veress针连接后先回吸，再注水，回吸时应无液体吸出，注水无任何阻力。与气腹机联接开始注气时气腹机指示腹腔的压力应低于5mmHg，如一开始即超过0.667kPa甚至1.2kPa则气腹针可能在腹壁内或后腹膜，不仅使造气腹失败，还可形成腹壁或后腹膜广泛气肿。应拔出重新穿刺。

（二）套管针穿刺并发症

套管针（Trocar）穿刺腹腔建立观察及操作通道时套管针可刺伤腹壁血管造成腹壁血肿，甚至出血性休克。这种出血顺穿刺道流入腹腔，因此不容易发现，尽管此种情况很少发生，但手术结束在逐一拔出各套管时应常规用腹腔镜再次检查穿刺道有无活动出血。为了便于观察，每一支套管拔除时用手指堵住腹壁孔道，保持一定量的气腹。拔出顺序为剑突下（自剑突下取出胆囊），锁骨中线套管，腋前线套管，最后先拔出脐下套管再逐步退镜，镜子退出脐部切口时可观察有无活动出血。拔除套管发现活动出血可用电凝止血，或用大三角针自腹壁外做贯穿缝合止血。

套管针穿刺最严重并发症是脐部第1枚套管针穿刺刺伤膜腔内大血管如下腔静脉或腹主动脉、髂血管，病人因此死亡也时有报告。脐部第1支套管针穿刺是盲穿，因此有一定危险性。避免此种并发症的措施有：①穿刺时用腕部力量旋转刺入，切忌肩部用力及操作粗暴；②气腹一定要充分，使腹壁与脏器间形成一个足够大的空间；③提倡使用一次性的套管针，其前端有保护性鞘，一旦穿刺进入腹腔保护鞘自动弹出罩住套管针的尖锐针芯；④其余各支套管针穿刺必须在腹腔镜直视监控下进行；⑤有下腹部手术史疑有肠管与脐部腹壁粘连时采用直视下小切口放置套管法；⑥脐部套管穿刺完成导入腹腔镜后观察脐正下方脏器有无出血及损伤，如有异常应密切观察而不是急于切除胆囊，观察如有问题应及时中转开腹处理。

（三）解剖Calot三角时的并发症

1. 胆管损伤　由于LC时不可能像OC那样充分解剖胆囊管、肝总管、明确三管关系，一般LC时均从颈部开始解剖出胆囊管，这种方法潜在的危险存在于当胆囊管特别短粗甚或缺如时，特别容易误将胆总管误认为胆囊管，尤其是在Calot三角区有炎症，纤维结缔组织增生导致肝总管与胆囊颈部粘连时，更容易误认胆总管为胆囊管。避免此种情况下对胆管的损伤措施为，对胆囊两侧的腹膜进行充分的分离，特别是将胆囊后叶腹膜充分分离，分出胆囊管后方的 Calot 三角区，继而沿胆囊颈用电灼钩将胆囊肝床后叶腹膜尽可能地向胆囊底部分离。再在胆囊 Calot 三角区用弯钳贴胆囊管开窗很容易分出胆囊管，为了明确肯定胆囊管无疑，应在胆囊颈部开始用电灼钩将胆囊前叶腹膜向胆囊底部分离。如能做到这一步，胆囊管内外侧脂肪结缔组织被清除后辅以用 30 度镜对胆囊管的后面和前面从两个方向对管道的四周进行观察，确定该管是从胆囊颈发出的“惟一管道”则可确认为胆囊管，如颈部的后方及上方不能清楚的显示“惟一管道”而有可疑管状结构，应想到胆囊管可能短小缺如，或胆囊颈与肝、胆总管之间有致密粘连可能。这种情况下分离出来的“胆囊管”往往较粗，而且可以分离较长一段管道。因此，当分出“胆囊管”又粗又长时应立即引起警惕。将胆囊颈的后方和内侧反复审视往往可发现不符合“惟一管道征”，此种情况下果断中转开腹是惟一选择。即使行术中造影也往往已先在胆总管上施夹，并在胆总管上剪孔插管，损伤已经造成。

胆管损伤的其他原因为施夹时对胆囊颈部的过度牵引，上钛夹时使三管交汇处被部分夹闭，日后发生狭窄，如完全夹闭，则术后发生梗阻性黄疸；施夹完成后用电刀或激光灼断时热传导可将胆管烧伤，因此施夹后必须用剪刀剪断，电刀及激光刀切割应视为禁忌；在分离 Calot 三角时过多使用电凝钩，特别是发生出血时电凝钩及激光盲目止血最易造成胆管损伤；胆管变异是造成部分胆管损伤的原因，但胆管变异的情况比较少见，常规术中造影才能发现，如术者仔细环绕胆囊颈、胆囊管多做钝分离常可避免损伤，即使习惯使用电灼钩解剖，每次挑起分离的组织切忌过多、过厚，分离出异常管道时应及时中转开腹，有条件的医院应选择性地在 LC 术中行胆管造影，辨清异常管道的来龙去脉再做相应处理。

胆管损伤在 Calot 三角有纤维化瘢痕形成，胆囊萎缩的病例最容易发生，避免此种情况下导致胆管损伤的最好办法是中转开腹。有一些作者介绍在此种情况下处理胆囊管避免胆管损伤的经验，但需花费较长的时间，冒很大的风险。对萎缩胆囊如果颈管部解剖困难不大，可以用 LC 完成手术，除此之外应果断中转开腹。实践证明，有时此种胆囊即使开腹直视下手术也有一定难度，因此 LC 已非最佳选择。凡是在解剖 Calot 三角遇到困难，即使是对 LC 有丰富经验的医生，也应明智地中转开腹，才能使胆管损伤率及其它严重并发症发生率降低。追求 LC 的成功率而以并发症为代价是不可取的。

胆囊管残端瘘时有发生，发生的常见原因为胆囊管较粗，钛夹夹闭不全。此种情况除了分次重叠施夹夹闭胆囊管技术外，应采用胆囊管结扎处理。结扎方法有先断胆囊管再用 Roeders 套扎法结扎；用丝线外打结法结扎；及将线引入腹腔后在腹腔内行内打结法结扎。结扎一次后再视情况在结扎的近端或远端上钛夹一枚。急性胆囊炎常伴胆囊管水肿，施钛铗时有可能割裂胆囊管造成术后胆漏，术者遇有一例，值得引以为鉴。因此当有胆囊管壁水肿时应选用打结法结扎胆囊管。

胆管损伤除了经验和技术因素外，仪器因素也是原因之一。我们提倡不使用零度镜，因为 30 度镜可以大大改观术者的视野，从各个角度环绕胆囊管观察，特别是对胆囊管后内方和前方的观察可以明确是否为胆囊颈部沿伸出来的“惟一管道征”而确定其为胆囊管，这是零度镜做不到的。建议新开展 LC 的同道一开始就使用 30 度镜，仍在使用零度镜的改用

30 度镜。

LC 时胆管损伤应在同次手术予以处理，其处理原则与开腹手术胆道损伤的处理原则一致。小的缺损或裂伤如局部缝合后不引起胆管狭窄则可在腹腔镜下缝合；用腹腔镜技术难以处理的胆管损伤，包括术者缺乏腹腔镜下缝合技术时，应及时中转开腹处理。完全横断的胆管原则上应当行胆管、空肠 Roux-en-Y 吻合术，由于大部分情况下胆管直径较细，吻合时宜放置内支架引流管，引流管应在术后半年拔除，以避免吻合口瘢痕狭窄造成胆管梗阻。无胆管缺损的胆管横断行对端吻合 T 管引流术，常因吻合部位发生狭窄而远期治疗效果不如胆肠吻合术。缺损胆管用脐静脉，圆韧带，带蒂胃浆肌层瓣修补，对条件及技术允许者可以应用。

LC 术后发现胆管损伤，出现黄疸，腹膜炎等临床表现时应毫不犹豫地尽早手术处理，争取一期修补或行胆肠吻合术，对全身情况和局部条件不允许者，找到损伤胆管的近端插管行外引流术，待病人病情平稳，全身情况改善后Ⅱ期手术修补或行胆肠吻合术。胆管损伤后能否妥善正确处理，直接关系到病人的生命和预后。因此 LC 手术必须由有经验的胆道外科医生作后盾才能确保 LC 的顺利开展。

胆管损伤的预防技术上很重要的一条是尽可能近地贴近胆囊颈部壶腹解剖分离胆囊管。但对 Calot 三角粘连不重的病例，作者强调尽可能地仔细解剖见到胆囊管与胆管的结合部，这在绝大多数情况下都可做到，无危险，但不必以此为目的而刻意解剖胆总管。

胆囊颈管部解剖显露可因左肝方叶或舌叶肥大、十二指肠或结肠粘连而发生困难，此时可在左肋缘下加一 5mm 辅助套管协助暴露，使困难迎刃而解。胆囊颈部结石嵌顿或急性炎症使胆囊积液、胆囊张力过大操作困难时，应先行胆囊穿刺减张，使牵引显露分离容易进行，减少胆道损伤的危险因素。

2. 胆囊动脉出血　胆囊动脉主干损伤出血的可能很小，在行 LC 时往往与开腹手术的程序不同，需先断胆囊管，胆囊动脉才更容易分离施夹，胆囊管剪断后过分牵引胆囊颈部可拽断 CA，应予注意。

胆囊动脉主干断裂出血，大部分情况下必须中转开腹处理。胆囊动脉分支经常是后干出血较易控制，助手准确夹住出血点，术者用吸引器吸引加冲洗，而后准确施夹即可控制。胆囊床小动脉出血可用抓钳夹住后电凝止血，直接用电灼钓止血常会因电凝钓与血管焦痂粘连而导致焦痂脱落再度出血。胆囊动脉施夹后应当用剪刀剪断。电凝切割可因热传导使已夹闭的血管钛夹脱落出血。

胆囊动脉 80% 起自肝右动脉，但除了 Calot 三角内胆囊动脉外尚可以从肝固有动脉，胃十二指肠动脉及肠系膜上动脉发出胆囊动脉或胆囊动脉分支，在胆囊颈管部后叶腹膜近肝床部是这些动脉进入胆囊的最常见部位，因此在 Calot 三角已经解剖并切断胆囊动脉后仍应警惕该部位有起源于肝右动脉以外的胆囊动脉分支存在。忽略这种情况是造成术中出血的常见原因。除了第 2 胆囊动脉外，3 至 4 支分支型胆囊动脉也偶可遇及，但多数较细，用电凝止血可以控制。较为粗大血管（≥1mm）者施夹止血更为安全。

在解剖 Calot 三角时可因小血管出血、渗血而导致光被吸收，视野不清楚。改善视野清晰的方法是止血后用生理盐水冲洗，吸除积血，视野清晰度立即大为改观。

在难以控制的出血，如胆囊动脉主干出血、严重的渗血及术者缺乏经验、助手配合不熟练等情况下，应毫不犹豫立即中转开腹。

3．分离胆囊粘连时的并发症　大网膜与胆囊粘连大多数情况下较为疏松易于分离，但如果不紧贴胆囊壁用抓钳撕剥常可引起网膜上血管出血。

网膜与肝脏粘连时切忌用撕剥方法分离。这种分离是造成肝损伤出血的原因之一。此时，助手用腋前线抓钳将胆囊向头侧推起，锁骨中线抓钳向下轻轻牵引网膜，术者用电灼钩电凝、电切分离，避免网膜血管和肝脏出血。

胆囊颈部与结肠、十二指肠之间粘连如为疏松粘连，或有明确间隙可循，可紧贴胆囊壁进行分离，用电灼钩分离时必须注意幅度要小，因此时最容易造成十二指肠、结肠的穿孔，不可掉以轻心。遇有致密粘连应中转开腹。强行分离可损伤肠管。已有胆囊肠内瘘的病例，腹腔镜手术应视为禁忌。

胆囊颈部与肝总管之间的解剖即使在处理完胆囊管后仍可能损伤肝总管，原因为分离胆囊时远离胆囊壁；胆囊颈部与肝总管之间粘连致密，在该处用电凝钩分离时一定要紧贴胆囊壁，以宁可分破胆囊壁也不能损伤肝总管为原则。如果因胆囊管慢性阻塞或急性炎症导致胆囊张力大而使分离困难，应穿刺胆囊减张，用长粗针经右上腹壁在腹腔镜监视下穿刺胆囊底部抽吸积液减张，减张后 Calot 三角的间隙增宽有利于解剖。致密粘连间隙不清时应及时中转开腹。

（四）分离胆囊床时的并发症

1．肝损伤　①分离网膜与肝粘连时撕裂肝脏；②电凝钩深入肝实质造成肝损伤出血。此种情况见于胆囊积液张力大，胆囊壁慢性炎症增厚、甚至瘢痕化萎缩使浆膜与肝脏之间失去间隙。此种情况下分离胆囊有时不可避免地会伤及肝床，但应尽可能地避免过分深入肝实质，紧贴胆囊壁分离，宁可分破胆囊，甚至行胆囊大部切除保留肝床上部分胆囊，开腹手术应用的技术，在 LC 时同样可以应用。但对于胆囊内充满大量较小结石的病例，由于分破胆囊后大量小结石散落腹腔，应避免采用这种技术。绝大部分情况下循正确的肝脏和胆囊之间筋膜间隙分离胆囊是较为容易的。张力过大时穿刺减压后有助于分离减少肝脏损伤出血。如有弥漫的肝床渗血，有条件时可用氩气刀止血，否则应放置引流避免发生肝下积血积液继发感染。

2．迷走胆囊动脉损伤出血　此种情况表现为循正确间隙分离时遇到较明显的管道结构，切断后出血呈喷射状，如为较小出血由助手用钳子夹住后电凝钩点触抓钳电凝止血，而不是直接用电凝钩点触出血血管，直接点触后血管形成的焦痂与电凝钩粘连，可使焦痂撕脱。较粗或较大的喷射状出血可以施夹止血。

3．迷走胆管损伤　胆囊肝床与胆囊之间的交通小胆管称为迷走胆管，尸检报告发现率 25%～30%。较细的迷走胆管在电凝电切分离胆囊床时均可闭锁，不致发生胆瘘，偶尔可有较粗（1～2mm）迷走胆管在电灼不充分的情况下发生术后胆瘘。分离胆囊床时，电切分离电灼钩切忌每次钩起组织过多，因为，这一方面不能辨认其中较粗的迷走胆管，另一方面过多的组织在电切功率一定的条件下电灼的热力不足，使一些迷走胆管闭锁，造成术后胆瘘。胆囊从脏床上游离后用抓钳夹住肝床上的筋膜维持肝脏头向牵引，仔细用生理盐水冲洗胆囊肝床检查是否有胆瘘和出血，必要时用电凝铲将胆囊肝床行地毯式电凝，有条件时用氩气电刀喷射肝床均有助于闭锁迷走肝管而避免胆瘘。经上述处理后，如有较多渗出，应放置扁的硅胶瓦楞引流管引流（Penrose 管）。迷走胆管胆瘘都能自行闭合。

（五）切除胆囊时的并发症

1. 胆囊穿孔　LC 时有 15% ~ 20% 病例可发生胆囊穿孔。这主要是在分离胆囊肝床时电凝钩破胆囊造成胆汁外溢。穿孔发生后应立即吸尽外溢胆汁。穿孔较小时将胆囊底部抓钳移至破口处大部即可关闭并不影响继续操作。如果破口较大应该用套扎或缝扎法关闭，避免胆石散落进腹腔。胆囊切下后应置入标本取出袋，或避免套中再从腹壁取出，取出后如腹腔有胆汁污染，应重建气腹后进行冲洗、吸引。

2. 结石散落腹腔　散落进腹腔的结石应该如数取出，少数结石散落时可用钳子逐枚取出，当数量较多或多结石较大时应将结石拣进标本袋或避孕袋中后取出，否则由于结石大多含有细菌可造成腹腔感染。结石在腹腔内遗留而发生腹腔脓肿已有报告。对结石遗落未能寻及的病人，应术后静脉用抗生素 5 天，并记录于手术志。

（六）内脏损伤

LC 时内脏损伤是仅次于胆管损伤造成严重并发症和病人死亡的原因。

1. 胃肠道损伤　损伤胃肠道的部位最常见为十二指肠、结肠，特别是当它们与胆囊之间有粘连需要分离时，电凝钩灼烧是主要原因。助手用无创钳，肠钳或 Babcock 钳轻轻牵引肠管，术者用电凝钩紧贴胆囊壁进行。粘连致密时应放弃 LC 而中转开腹。胃肠道的损伤绝大部分报告均在术后出现弥漫性腹膜炎后才发现。这是造成病人死亡的主要原因。这种损伤绝大部分情况是电凝钩在操作过程中动作幅度过大，离开了视野造成的。因此，特别强调电凝电切过程电凝钩应始终在监视器屏幕直视下进行。肠管损伤于 LC 术中发现可在内镜下进行缝合修补，如未掌握缝合技术应中转开腹处理。

造成肠管损伤的少见原因有气腹针，套管针穿刺时损伤，预防措施前面已经提及。

单极电凝电刀 LC 术中应用时可因“趋肤效应”而造成空腔脏器损伤穿孔。所谓“趋肤效应”是由于单极电刀工作时在电刀和病人身体贴附的电极板之间构成电流回路。处在电刀和电极板间的脏器因此可造成损伤。但国内及作者本人的经验中均未见有此种情况发生，其损伤机制可通过动物实验进一步研究。

2. 实质性脏器损伤　可能损伤的部位为肝脏、膈肌、肾脏、子宫等，主要为肝脏和膈肌。肝脏损伤最常见的原因是电凝钩分离胆囊床时过分深入肝床，分离肝脏与网膜及脏器粘连时用钝分离，预防治疗措施已经提及。膈肌的损伤是电凝钩造成的。如严格遵守电凝钩的操作规则可避免膈肌损伤，如术后病人出现呼吸困难，呼吸急促应立即摄 X 线胸部立位平片，如发现液气胸诊断即可明确。少量积气积液可行胸腔穿刺抽吸治疗，如情况严重应行胸腔闭式引流。效果不好的病人应剖腹修补膈肌。LC 术中发现者可直接缝合修补，无此能力者应中转开腹处理。

（七）胆总管残余结石

胆囊结石患者中约有 5% 病人继发胆总管结石。其中一部分病人术前有胆管炎，胰腺炎发作病史，出现过黄疸临床表现而后消退，曾有过高胆红素血症及碱性磷酸酶（AKP）增高或近期肝功检查 AKP 升高；B 超检查提示胆总管增粗，直径大于 7mm。有以上临床表现者单纯行 LC，胆总管残余结石的可能性很大。此种病人术前应行 ERCP 检查，有明确胆总管结石者可同时考虑行 Oddi 括约肌切开（EST）取石术，恢复后（2 周）行 LC；如胆总管直径≥12mm 并发胆总管结石，可行 LC 同时腹腔镜下胆总管切开取石术；对曾有胆管炎临床表现的病人可行 LC 术中经胆囊管胆管造影，如发现胆总管小结石，可用气囊导管扩张胆囊管后用细的胆管镜或输尿管镜经胆囊管取石。对胆囊结石继发胆总管结石的病人应依据病人的情况和医院的设备及技术条件，选择恰当的方法处理胆总管结石，避免残余结石的发生。无上述条件处理胆总管结石，LC 应视为禁忌，选用开腹常规手术。

（邓绍庆）

第八节　腹腔镜胆总管切开取石术

一、概述

在内镜外科年代，胆总管结石的处理方法除了传统的开腹胆管探查取石外，对直径小于 1.0cm 或结石嵌顿于胆总管末端的病人最适于行内镜十二指肠乳头或 Oddi 括约肌切开取石；对胆囊管较粗者可以在腹腔镜胆囊切除的同时经扩张的胆囊管用输尿管镜或细胆管镜取石；对胆总管直径大于 1.0cm，其内结石较多且大于 1.0cm 者，则最好行腹腔镜胆总管切开取石、T 管引流。

腹腔镜胆囊切除术成功地应用于临床之后不久，1990 年即有作者陆续报道经腹腔镜处理胆总管结石。最近，Berci 等综合了 19 家医院 226 例腹腔镜胆总管探查取石的经验，其中 1/4的病人为急性期处理。97% 的病人接受了 B 超检查，只有 12% 的病人在扩张的胆总管内发现了结石影像；碱性磷酸酶升高与血胆红素升高者分别占 41% 与 28%。所以上述方法术前诊断胆管结石远不能替代 ERCP、PTC、术中胆管诊断造影这些直接影像学检查。8.5% 的病人在术前接受了内镜 Oddi 括约肌切开取石术，结石取出的成功率低于 50%。226 例病人中 99.5% 的病例实施了胆管造影，94% 发现胆管内确有结石。83% 经胆囊管探查取石，17% 是切开胆总管取石，中转开腹率前者为 5%，后者为 19%。34% 的病人单纯使用取石网取石，33% 单纯使用冲洗胆管的方法，33% 的病人是两者兼施。术中发生胆管损伤 2 例，24 小时内并发症发生率为 5.7%，死亡 1 例（0.4%）；30 天内并发症发生率为 7%，无死亡。术后胆道残余结石发生率为 2.6%。

Cuschieri 等综合了 7 篇文献报告的 274 例腹腔镜胆总管探查取石，68% 经胆囊管途径，21% 为切开胆总管取石，6% 中转开腹手术，5% 经内镜下 Oddi 括约肌切开取石。

综上所述，腹腔镜胆总管切开取石术经过 5 年多的探索已基本成熟。实践证明它在合适的病例，可使胆囊、胆管并存结石的病人一期经腹腔镜手术处理，同样享受到内镜外科手术的微创效益。这项技术因而也就成为一位腹腔镜胆腔镜胆管外科医师所应掌握的基本技能。我们坚信，随着有关器械、设备与技术的日益完善、成熟，该项新手术会造福于越来越多的病人。

二、手术指征

1. 继发于胆囊结石或原发于胆总管的结石。
2. 经胆囊管取石失败者。
3. 伴发少量肝内胆管结石者。

三、麻醉与手术室设置

1. 麻醉　气管插管、静脉复合全麻。

2. 病人体位　仰卧、头高脚低的反屈氏体位，右侧腹抬高，腰部垫高。

3. 设备的设置　与腹腔镜胆囊切除术相同。

四、手术步骤

（一）造气腹

脐下缘做一1.0cm的纵切口或弧形切口，常规插入Veress气腹针造气腹。

（二）腹腔镜探查

完成气腹后经脐下缘切口插入10mm直径的穿刺套管并置入腹腔镜。首先探查脐下方有无腹内脏器的意外损伤，然后探查肝、胆、胃十二指肠。

（三）放置副套管

确定可以行腹腔镜手术后，直视下分别在剑突下肝下缘水平、右肋缘下锁骨中线上放置一枚10或11mm的穿刺套管作为主操作孔与插入纤维胆道镜的操作孔；在右侧腹腋前线上放入5mm穿刺套管一枚作为牵引胆囊的操作孔。必要时可在左肋缘下置入5mm穿刺套管插入抓钳协助暴露肝门与胆总管（图4-8-1）。

（四）术中胆管造影

凡未在术前经ERCP或PTC证实胆总管结石者，均应在切开胆总管之前行术中胆管造影以明确胆管结石的诊断，同时也可明确胆管解剖有无变异。具体方法是先解剖Calot三角，游离出胆囊管。若胆囊动脉容易游离也顺便游离出来并先施夹离断以免在之后反复牵拉胆囊颈部时造成意外的撕裂出血。在胆囊管的远端尽量靠近胆囊夹闭胆囊管，稍离开2～3mm用微型剪剪开胆囊管1/3～1/2周径，必要时可用分离钳稍加分离并加压冲洗直至显露出胆囊管缺口，用Olsen造影钳插入造影管。先回抽吸，然后注入生理盐水，检查有无液体自插管处溢漏。确保无漏后注入25%～30%泛影葡胺10～20ml，透视观察胆管内有无结石负影、胆总管下端通畅与否，然后摄X线片明确胆管有无结石。

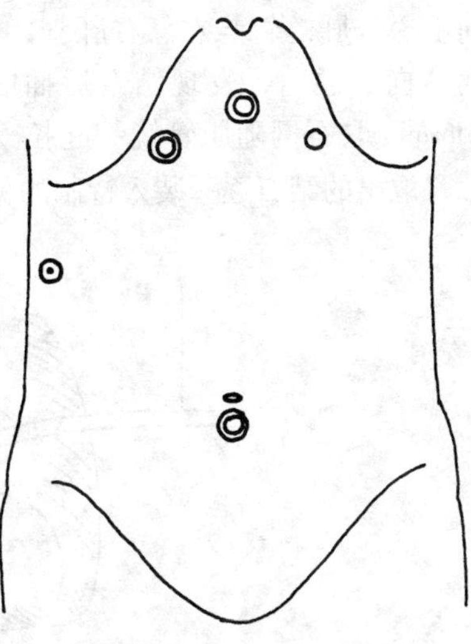

图4-8-1　穿刺套管的位置
（◎10mm；∘5mm；·备用）

（五）切开胆总管

术中胆管造影证实胆管结石后，若造影管已插入胆总管可保留供切开胆总管后加压冲洗使胆管内结石随水溢出；否则宜拔管夹闭或结扎胆囊管残端，但不宜离断以便于牵引胆囊颈部暴露胆总管。如果肝十二指肠韧带浆膜下疏松结缔组织较厚，应沿胆囊管前方解剖至胆囊管、肝总管、胆总管三管汇合处的前方，然后向下解剖出2～3cm的胆总管，露出蓝绿色的胆总管上段。为安全起见，最好用细针穿刺抽出胆汁确认不是变异的门静脉后，再用微型剪刀斜向前上方挑剪胆总管前壁。胆管内如无巨大结石，一般只需剪开1.0～1.5cm的切口。如果胆总管扩张不明显（直径≤1.5cm），则宜剪成斜切口；如果胆总管扩张明显（直径≥

1.5cm)，则剪成纵切口亦可（图4－8－2）。切开胆管时一般不需缝牵引线，只需用尖头分离钳提拉牵引即可。对肝十二指肠韧带与胆管切口边缘的出血要在冲洗吸引清楚地显露出出血点后，用尖头分离钳夹住接电凝或用小块纱布团压迫1～2分钟，一般均可安全地止住出血。

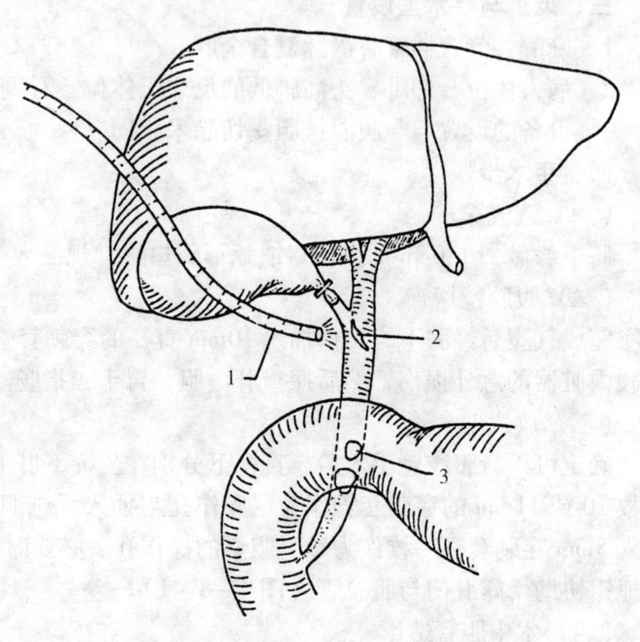

图4－8－2　切开胆总管

1. 纤维胆管镜　2. 胆管斜切口　3. 胆管内结石

（六）纤维胆管镜探查胆管并取石

经胆总管切口插入4.8mm直径的纤维胆管镜，用一把带锁定功能的抓钳牵拢胆管镜周围的肝十二指肠韧带浆膜，以便于生理盐水充盈起胆管（图4－8－3）。先向上探查肝总管与左、右肝管，继而转向胆总管，发现结石后插入Dormia取石网随胆管镜一起拉出。将取出的结石逐一装入特制的标本取石袋内或乳胶手套的拇指套内，最后一并取出。对

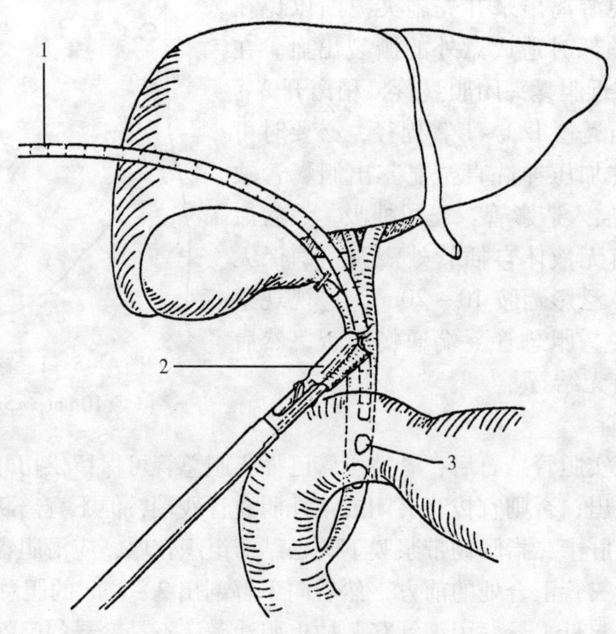

图4－8－3　插入胆道镜取石

1. 纤维胆管镜　2. 牵拢胆管镜周围的胆管壁组织　3. 结石

于嵌顿于胆总管末端的结石，可用球囊扩张导管或 Foley 球囊尿管插入胆总管结石上方逐渐膨胀结石上方的胆总管以使嵌顿的结石松嵌。

（七）放置 T 管并缝合胆管切口

根据胆总管的粗细选择 14 ~ 18 号的 T 管。做成短小单壁的 T 管，上臂长约 5mm，下臂长约 10mm。用一把抓钳与一把分离钳分别夹住 T 管下臂根部与胆管切口的一侧壁，先塞入略长的下臂，然后向上向后塞入 T 管短臂。上下抖动几下 T 管并在腹腔内将冲洗管插入 T 管顶端，注入生理盐水充盈起胆管以使 T 管放置妥当（图 4 – 8 – 4）。

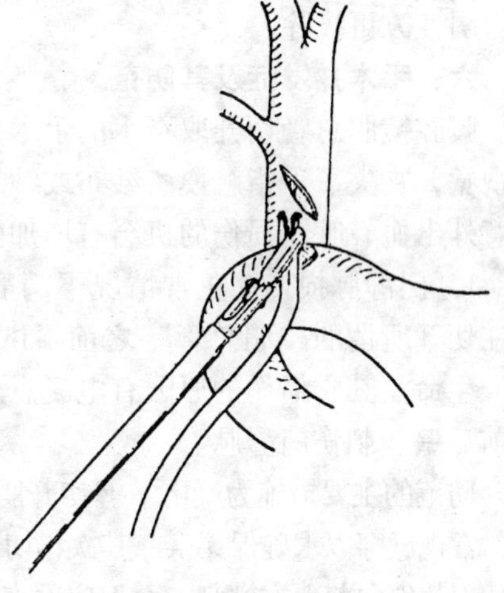

图 4 – 8 – 4　放置 T 管

用 4 – 0 的可吸收缝线 10 ~ 15cm 先在 T 管上方缝合一针，直针、雪撬针、弯针均可。然后再在 T 管下方间断缝合 2 ~ 3 针。靠近 T 管的 1 针应缝合成 V 字形，可有效地防止 T 管周围漏。缝合时应将胆管壁与其前方的浆膜一并缝合（图 4 – 8 – 5）。打结时用针持夹住针尖侧 1/3 处，在抓钳或分离钳头转绕 2 圈，打标准的外科结。

对于胆囊管较粗又能确保胆总管结石已清除干净者，也可经胆囊管插入 8 ~ 10 号的硅胶管代替 T 管引流胆管。胆总管切口则同时缝合。这一经胆囊管引出的硅胶管需要结扎固定于胆囊管上，最后均需注水检查胆管切口有无漏出。

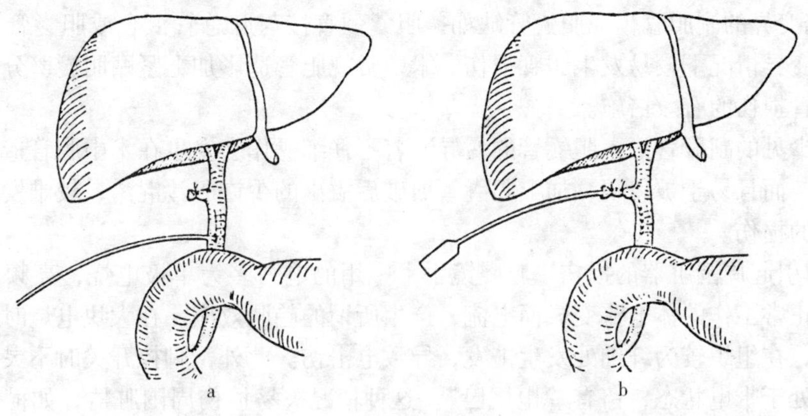

图 4 – 8 – 5　缝合固定 T 管

（八）切除胆囊

完成胆总管切开取石、T 管引流后，常规方法经腹腔镜切除胆囊。

（九）冲洗手术野、放置引流管

冲洗手术野、充分止血。查无活动出血与胆汁渗漏后，在肝门、T 管周围，经肝肾间隙放置 Penrose 引流管，由腋前线穿刺孔引出体外。T 管则经右肋缘下切口引出。

最后，解除气腹，局麻药浸润诸小切口，创可贴或医用 ZT 胶闭合皮肤裂口。

五、术后处理

与开腹胆总管切开取石基本相同。但拔管时间不应过早，宜在术后 14 天前后常规胆管造影阴性方可拔除。

六、手术并发症及其防范

腹腔镜胆总管切开取石术的手术并发症与开腹手术相比由于三维立体视觉变成了二维平面视觉，丧失了手指触摸、纱布或纱垫压迫止血等优势，加上对电刀的依赖性增加，术中发生意外出血、脏器损伤的机会有增加的危险。值得高度警惕防范的有以下几个并发症：

1. 门静脉损伤　正常情况下门静脉位于胆总管后面。少数病人可见胆总管前方走行。若在切开所谓的“胆总管”之前不试先穿刺，即会导致误切门静脉引起大出血，甚至危及病人生命。其它损伤的原因有电凝意外地在分离 Calot 三角与胆总管用力不当也会贯通胆总管前后壁、刺伤门静脉。

防范的主要措施为严格掌握切开胆总管前要搞清解剖，想到有门脉变异到胆管前方的可能性，常规试穿以求确保无误。其次，切开胆总管时要用一尖头分离钳牵引，微型剪或可伸缩的镰刀状刀片斜向前上方挑刺，而不应垂直向下用力。再者，解剖 Calot 三角与胆总管时要尽量少用电烧与纤细的电钩，仔细分离。遇有出血，切勿盲目乱夹、乱烧，应冲洗吸引看清出血点准确夹住然后点凝或用纱布压迫，否则只能造成更大的损伤，损伤门静脉即是其中一种可能。

2. 损伤变异的胆囊动脉　变异的胆囊动脉可横跨胆总管前方进入胆囊。切开胆总管前面的浆膜时若不注意会损伤到它，造成出血。

防范的方法是仔细解剖分离肝十二指韧带前叶，对任何稍粗的条索要小心处理，切勿大块电烧或剪切。

3. 损伤变异的副胆管　在胆囊管缺如，胆囊颈直接与肝总管汇合或胆囊管汇入左肝管或右肝管的变异情况下较易发生胆管损伤。术中常规胆管造影加上紧贴胆囊壁分离的原则是防止发生胆管损伤的有效措施。

有一种少见的副肝管汇入胆囊管的变异。若不仔细操作会发生在术中胆管造影插管前的解剖分离中，而且易于被忽视，加上胆囊管剪破后溢出的少许胆汁混淆，较难发现这种少见变异副肝管的损伤。

4. 电刀引起周围脏器的损伤　腹腔镜手术中用的电刀多为单极电烧，高频电高到一定程度即会由正常工作的体电流变成面电流，产生所谓的趋肤效应。在大块电烧时就会传导至邻近的脏器，在组织较为纤细处发生击发，导致电击伤。此外，脚控开关时不灵活，电钩剥离组织后仍处于带电状态，留有“电尾巴”。这种情况极易损伤周围脏器，如横结肠、十二指肠、胃、胆管、肝脏、膈肌等。

防范的措施是充分熟悉电刀的工作原理与性能，掌握其安全操作规范，切忌大块电烧组织，切忌留有“电尾巴”。

5. 胆瘘　主要原因有 T 管周围缝合不紧、变异副胆管或迷走胆管损伤后未发现处理、胆管下端残余结石或狭窄。因此，T 管周围的缝合要牢靠，胆管镜探查要仔细，常规在 T 管周围与肝肾间隙放置腹腔引流管。即使发生小的胆瘘，也较易在保证 T 管、腹腔引流管通畅的情况下保守治愈。

（王秋生　邓绍庆）

第九节 腹腔镜胆囊空肠吻合内引流术

胰头癌等引起的恶性低位胆管梗阻手术切除率仅约30%，多数病人只能行姑息性减黄治疗。现有的减黄措施主要有经皮经肝胆道外引流（percutaneous transheptic biliary drainage，PTBD），经十二指肠镜胆管末端内支架引流与手术胆肠吻合内引流术。外引流存在电解质紊乱、消化不良等问题，内支架引流常因再狭窄与胆管炎需要多次住院，开放手术胆肠吻合内引流疗效可靠，但对已失去手术切除机会的中晚期阻塞性黄疸病人而言仍存在创伤相对较大的问题。现代腹腔镜外科不仅可以对此类患者进行病理活检、肿瘤分期、切除的可行性探查，而且还可以进而实施治疗性的腹腔镜胆肠吻合内引流术，从而使之享受到微创外科手术的优越性。

一、手术指征

1. 中晚期胰头癌、壶腹周围癌，失去手术切除机会者。
2. 低位恶性胆道梗阻在切除前需减黄内引流者。
3. 胆囊管通畅者。
4. 能耐受全麻者。
5. 伴有十二指肠梗阻者可同期行腹腔镜胃空肠吻合术。

二、术前准备

与开腹手术基本相同。如：胸透、心电图、B超、必要时ERCP或PTC检查，血尿常规、肝肾功能、凝血酶原时间、钾、钠、氯、钙等检查。保肝、营养支持、对症处理、备血、放置胃管、尿管。

腹腔镜手术设备、器械的准备在腹腔镜胆囊切除基础上增加主、副针持、进口针线（如：雪橇针、弯针等），ENDO GIA30、肠钳、阑尾钳，30°镜优于0°镜。

三、麻醉与手术室设置

1. 气管插管、静脉复合麻醉。
2. 病人体位：仰卧、头高脚低的反屈氏体位。
3. 设备的设置与腹腔镜胆囊切除术相同，置于病人头侧右外上方。

四、手术步骤

（一）造气腹

脐下缘Veress气腹针常规造气腹，使腹内压维持在1.6～2.0kPa。对心肺功能差者可改用非气腹装置提拉起前腹壁，显露出手术野上方的空间。经右肋缘下2～3cm的小切口，用传统的开腹手术器械行腹腔镜辅助的胆肠吻合术。

（二）安置穿刺套管

脐部切口置入腹腔镜穿刺套管，其余的3个副套管直视下逐一置入（图4－9－1）。

（三）腹腔镜探查

首先检查脐部盲穿区有无意外的脏器穿刺伤。继而探查全腹腔，肝、大网膜、盆腔，若有转移灶直接取活检病理，若有腹腔积液应吸取作细胞学检查。最后集中探查胰头周围，用一无创抓钳或阑尾钳提牵十二指肠检查肿物的活动性与对周围组织脏器的侵犯程度（图4－

9－2)。如果缺少组织学证据，可经大网膜或小网膜的无血管区开窗探查整个胰腺并做穿刺活检。

（四）胆囊造影检查胆囊管的通畅性

在拟作胆肠吻合的胆囊底体交界处做一刺口，吸引器置于刺口旁吸除溢出的胆汁。缝合一针，待插入12号导尿管后系紧固定。吸除胆囊内胆汁并用生理盐水冲洗胆囊，然后注入25%泛影葡胺50ml左右，透视、必要时摄X线片了解胆囊管通畅与否。若胆囊管狭窄、阻塞，则应改行胆管空肠吻合术。

（五）胆囊空肠吻合

首先选择距屈氏韧带45～60cm的一段空肠经结肠前无张力地提至胆囊下方以备吻合。具体方法有两种：连续缝合法和钉合器法。

1．连续缝合法

（1）连续缝合后壁：用雪橇针与可吸收线作浆肌层的连续缝合3cm（图4－9－3)。

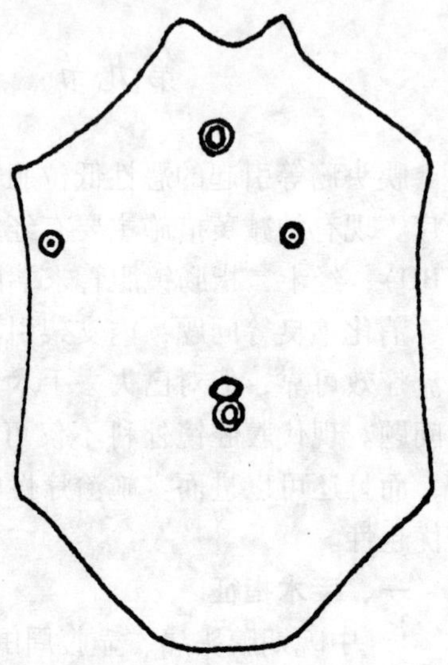

图4－9－1　穿刺套管的位置

（◎10mm、⊙5mm、○备用）

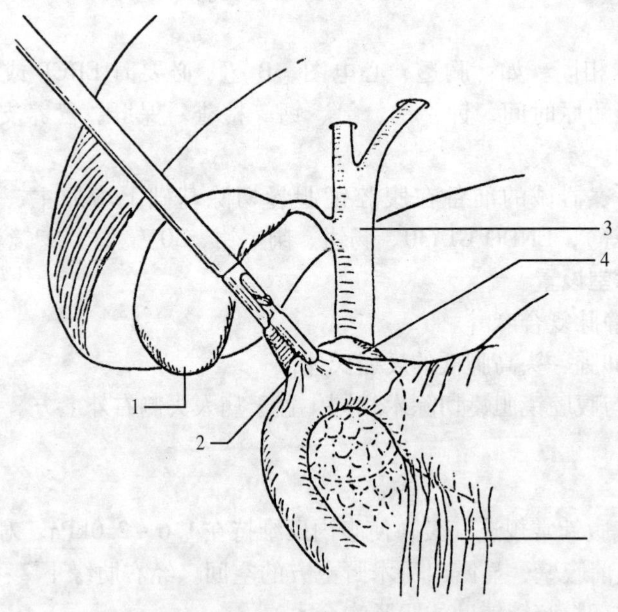

图4－9－2　提牵十二指肠探查肿瘤侵犯范围

1．胆囊　2．无创抓钳　3．扩张的胆管　4．胰头肿瘤　5．大网膜

（2）作胆囊、空肠的切口：用电剪或电钩切开两个2.5cm的口，注意切缘止血要彻底。切开胆囊时要及时吸引溢出的胆汁与血污，冲洗胆囊内可能残余的淤胆块或血块。切开空肠时由于肠袢被提起一般不会有肠液溢出。

（3）连续缝合前壁：用另一雪橇针线作前壁的连续缝合3cm（图4－9－4)。

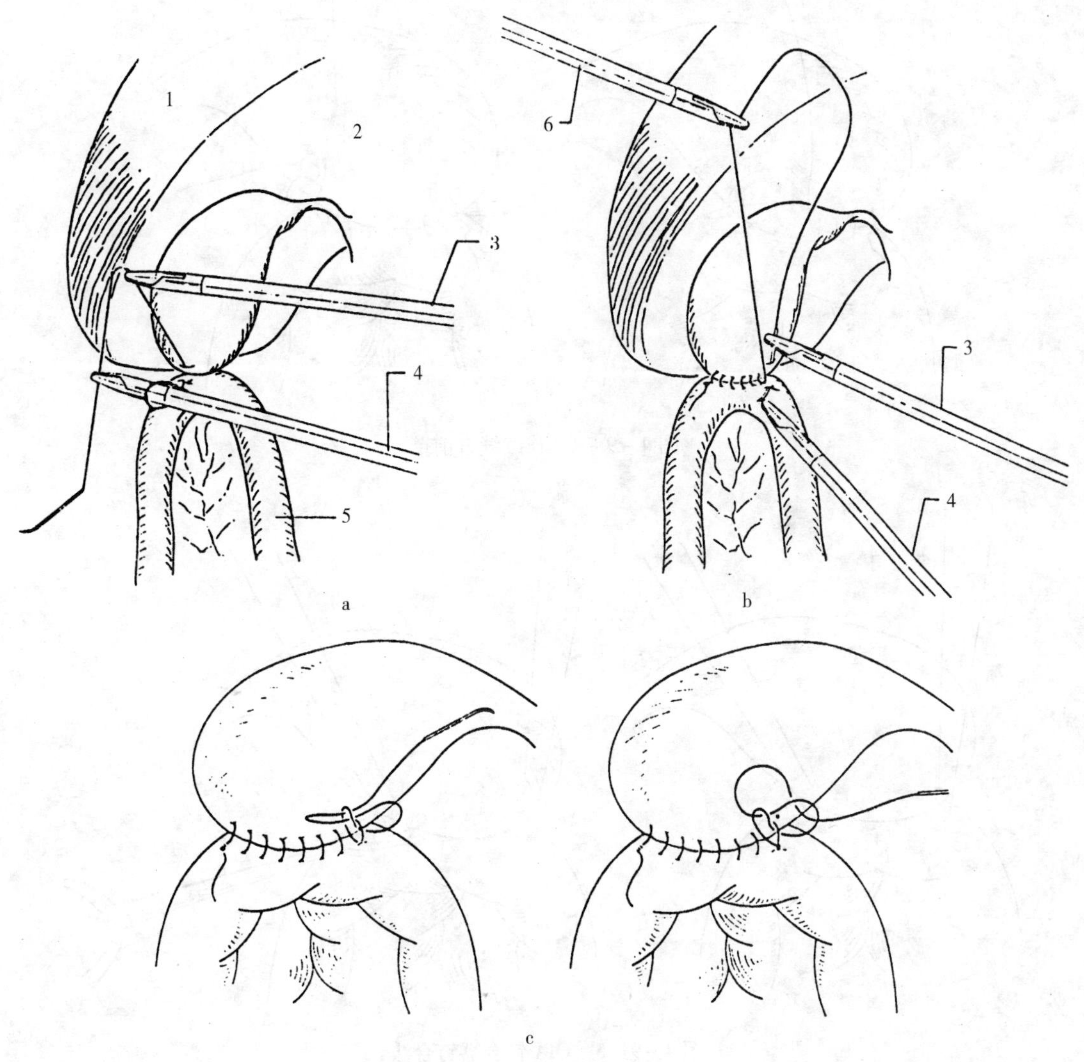

图4-9-3　连续缝合后壁

a. 用Jamming结开始后壁的连续缝合　b. 浆肌层连续缝合作为吻合口后壁　c. 用Aberdeen结结束后壁的连续缝合

1. 肝　2. 胆囊　3. 主针持　4. 副针持　5. 空针　6. 牵线钳

2. 钉合器法

（1）缝牵引线、刺口、插入钉合器：在胆囊、空肠拟作吻合的两端各缝一针牵引线，各做一个1.0cm的小切口以插入钉合器（图4-9-5）。

（2）击发钉合器：关闭钉合器口，检查要钉合的组织无误后击发钉合器。吻合口两侧各有三排交错排列的钛钉线。

（3）缝闭残口：用间断、连续或“8”字缝合法均可关闭残口（stab wound）。

（六）检查吻合口、放置引流管

冲洗吻合口周围仔细检查有无胆汁、肠液漏出。确认吻合满意无张力后于吻合口后方、

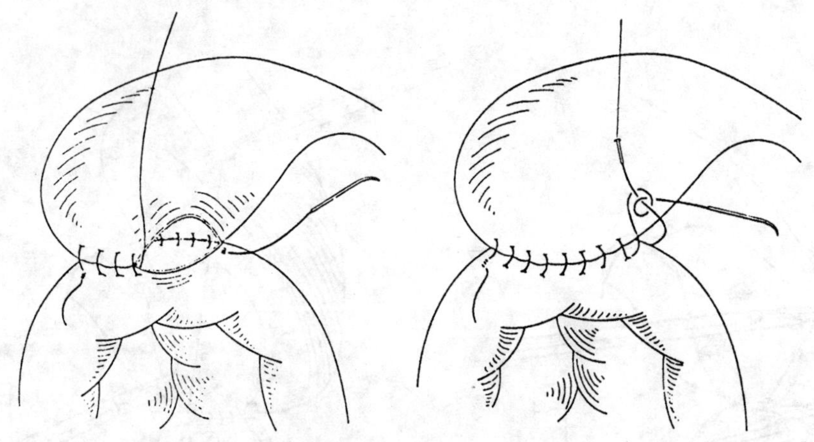

图4-9-4 连续缝合前壁

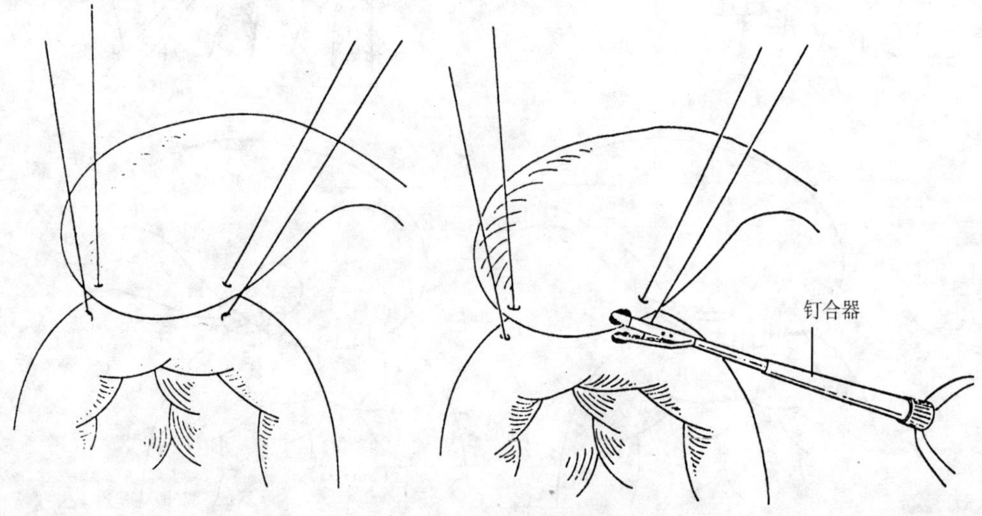

图4-9-5 GIA钉合器钉合法

肝肾间隙放置双套管引流一根。

（七）解除气腹、关闭戳口

腹腔镜直视下拔除所有副套管，检查戳口有无活动性出血。最后拔出腹腔镜。大些的戳口（>1.0cm）需缝合筋膜、皮下，皮肤裂口用创可贴或医用ZT胶粘合。

五、术后处理

与开腹胆肠吻合术相比胃管、尿管拔除早，次日即可下床活动，一般不需镇痛药。由于胃肠功能恢复较快，饮食恢复也较早。由于气腹增加了心肺负担，所以术后要常规持续低流量吸氧3~6小时。引流管一般在术后第3天前后，引流中无胆、肠液，引流量明显减少，B超检查腹腔内、引流管周围无积液方可拔除。因不需拆线，故此出院较早。

其它如术后补液、补充电解质、给予抗生素、继续加强营养支持、血生化监测黄疸与肝肾功能的恢复情况等与开腹手术相同。

六、并发症及其防范

除了腹腔镜手术共有的套管穿刺伤、电刀误伤内脏外，主要有吻合口出血，吻合口狭窄、梗阻，逆行性胆管感染，吻合口漏。

1. 吻合口出血　主要原因是吻合口止血不完全。所以，在进行吻合前一定要仔细、认真地检查胆囊与空肠切口的边缘有无活动出血或渗血，边冲洗边检查，一旦发现即应认真止血。电凝不能有效止血时，应缝扎止血。

2. 吻合口狭窄、梗阻　主要原因有吻合口太小、缝合边距太宽使组织内翻太多、胆囊冲洗不彻底致淤胆块残留、吻合口出血产生血凝块阻塞吻合口等。改良缝合技术、认真冲洗胆囊腔、对吻合口进行有效的止血是防范这一并发症的有效措施。

3. 逆行性胆管感染　主要与吻合口狭窄有关。逆流肠液不易返回时容易发生。防止发生此并发症的方法是有效地防止吻合口狭窄并适时地给予抗生素。

4. 吻合口瘘　吻合口缝合不整，缝线选择不当或牵引不当致缝线断裂，血运不佳，病人营养差等多种因素均可造成该并发症。因此，掌握良好的内镜缝合技术，切勿牵夹吻合口内的缝线十分重要。对营养差的病人宜加用医用 OB 胶以减少吻合口漏的危险。

其它与开腹手术相同的并发症还有应激性溃疡、肝肾功能衰竭等，此处不再赘述。

（邓绍庆　王秋生）

第十节　胆囊化学灭活的治疗

随着光导纤维技术及外科手术技巧的发展，对胆囊结石及胆囊炎病人实行常规腹腔镜下胆囊切除（laparoscopic cholecystectomy，LC）或开腹胆囊切除已经成为一种安全、可靠、应用广泛的术式，但对年迈体弱、伴随疾病多、难以耐受麻醉及手术的打击的病人，过去多采用胆囊造瘘的方法以尽可能缩短手术及麻醉时间，把手术及麻醉的风险减少到最低限度，2～3 个月后再行择期胆囊切除术。在短短的 3 个月内施行两次手术对此类病人来说打击较大，胆囊切除术本身也有较多的术中术后并发症。若造瘘的胆囊不切除，可有胆囊结石产生或复发，胆囊炎的再发作及有可能癌变的危险。寻找一种创伤小、简单易行、安全可靠的方法替代胆囊切除术，使胆囊丧失功能，已经成为外科临床需要解决的一个问题。我科从 1989 年开始进行了这方面的实验研究，并在实验研究的基础上应用于临床，至今已作了近 20 例，取得了较好的效果。现将这种术式作一叙述。

一、适应证

本术式主要为胆囊造瘘术后的胆囊的再处理而研究设计的方法，无明显手术禁忌证，只要病人能搬动即可进行操作。

二、主要手术步骤

（一）胆囊管闭塞

1. 时间　从胆囊造瘘到进行胆囊管闭塞的时间间隔要 >6 周，以使窦道能长得牢固，利于进镜操作。

2. 造影　先经胆囊造瘘管注入造影剂（30% 泛影葡胺）使整个胆管都显影，如胆总管无结石、狭窄等需手术处理的疾病，确定胆囊管的长度及与胆总管的关系后，即可准备作胆囊管的闭塞。

3. 仪器　南京产的 YWY 医用微波仪，其上用于产生微波的电流和时间都可调节，便于控制。德国产 Karl – Storz 经皮胆镜。日本产 Olympus 胆管镜。

4. 热凝电流和时间　根据在离体胆囊上的实验结果，电流 50mA、时间 10 秒为最好的热凝条件，病理报告此条件下粘膜及粘膜下层组织坏死，而肌层及浆膜层完好。

5. 胆囊管闭塞方法　拔除胆囊造瘘管，先插入胆管镜了解管囊内有无结石，如有结石先用取石网取石；用胆管镜确定胆囊管的位置后，再换用经皮胆镜，在监视器引导下或直视下找到胆囊管的开口，从经皮胆镜的治疗孔中插入微波探头至胆囊管口内，热凝 3 ~ 4 次，再把探头退至胆囊管口周围分别在 3、6、9、12 点处各热凝 3 ~ 4 次。一开始我们仅用经皮胆镜，取石操作不便，且胆囊管开口观察也较模糊。后来我们改为先用胆管镜观察胆囊内的情况及取石，均比经皮胆镜操作方便且清楚可靠，但从胆管镜的治疗孔中无法插入微波探头，不得不再改用经皮胆镜操作。胆囊管闭塞后再置管引流。

（二）胆囊化学灭活

1. 时间　刚开始我们想胆囊管闭塞后的时间越长，胆囊管的闭塞越好，故第 1 例我们从闭塞 72 小时以后作造影，却发现胆囊管是通的，从而提示用微波胆囊管闭塞主要是引起胆囊管局部的水肿，而这种水肿在术后 24 小时最重，至 72 小时水肿就明显减轻，所以闭塞的胆囊管会再通。最后我们定为胆囊管闭塞后 20 ~ 72 小时进行化学灭活。

2. 造影　胆囊管灭活后 20 小时至 72 小时内，需再作经胆囊造瘘管的胆囊及胆管造影，一是了解胆囊管是否已闭塞，如胆囊管仍然畅通，胆总管显影，需再作胆囊管闭塞，如胆囊管已闭塞，就可以作胆囊的化学灭活；二是测定胆囊腔的容量，即注入造影剂至胆囊管刚显影的量大致为胆囊腔的容量，以此作为注入硬化剂的最大量，以保证硬化剂不进入胆总管。

3. 注药灭活　造影确定胆囊管已闭塞并测出胆囊腔的容量后，通过胆囊引流管注入与胆囊腔等量的硬化剂。可用两种方法：一是单用 95% 乙醇，每隔 4 ~ 6 小时重复注入，重复注入前先引出前一次的硬化剂，可重复 5 ~ 6 次；二是先注入 95% 乙醇，4 小时后引出，再注入 5% 四环素，反复交替使用二种硬化剂，交替 3 次。值得强调的是，注入硬化剂的量只能等于或稍少于所测定的胆囊腔的容量，绝对不能多，以免硬化剂在过量注入的情况下通过水肿的、但在高压情况下仍可开通的胆囊管而进入胆总管，引起胆管损伤。

三、术后注意事项

1. 胆囊化学灭活后 1 周，可再行经胆囊造瘘管造影，如胆囊腔已闭死，紧紧围绕引流管而形成一窦道，提示灭活满意。如胆囊腔未闭死，说明灭活不满意，需重新按上述操作处理。

2. 胆囊引流管中引流物不含胆汁，且每日引流量 < 10ml，提示胆囊管已闭死，胆囊腔亦闭死，灭活满意。如引流物中含胆汁，引流量 > 10ml，说明胆囊管仍通畅，胆管内的胆汁可通过胆囊管进入胆囊，需重新灭活。如两项都满意，即可拔管。

（邓绍庆　徐　智）

参 考 文 献

1. 吴孟超. 腹部外科学. 上海：上海科技出版社，1992. 453.

2. Seymour I Schwards. Carcinoma of the Gallbladder. In Maingot Abdominal Operations. 9th Edi. Appleton & Lange, USA, 1990, 1534.
3. 张铭链. 胆囊癌 714 例诊治综合分析报告. 中国实用外科杂志, 1995, 15 (1): 30.
4. Nagoney D. Biliary Tract Tumors. In Surgery of Biliary taact. Longman Group J Tooli, 1993, UK, 363.
5. Tashiro S, et al. Treatment of Carcinoma of the Gallbladder in Japan. Jpn J Surg, 1982, 12: 98.
6. Ogura Y, et al. Radical operations for carcinoma of the Gallbladder in Japan. World J Surg, 1991, 15: 337.
7. Beahrs OH et al. Manual for staging of Cancer JB Lippincott PA Ch13 - 13, 1988, 87.
8. Chijii Wa K, et al. Carcinoma of the Gallbladder an appraisal of Surgical resection. Surgery, 1994, 115: 751.
9. Nakamura S, et al. Aggressive Surgery for carcinoma of the Gallbladder. Surgery, 1989, 106: 467.
10. Cubertafond P, et al. Surgical treatment of 724 carcinoma of the Gallbladder. Ann Surg, 1994, 219: 275.
11. Kopelson G, et al. The role of radiation therapy in cancer of extrahepatio biliary system. An analysis of thirteen patients and a review of literature of the effectiveness of Surgery. Chemotherapy and radiotherapy. Inter J of Radiation Oncology and Biologic physics, 1977, 2: 883.
12. Todoroki T, et al. Resection combined with intraoperatnie radiation therapy (IORT) for staging Ⅳ (TNM) gallbladder carcinoma. World J Surg, 1991, 15: 357.
13. Hourg S, et al. Gallbladder carcinoma: the Role of Radiation therapy. Br J Surg, 1989, 76: 448.
14. Sako K, Seitzinger GL et al. Carcinoma of the extrahepatic duct. Review of the literature and report of six cases. Surgery, 1957, 42: 416.
15. 何三光. 全国梗阻性黄疸学术研讨会. 1995, 青岛.
16. Blumgart LH. Tumors of the Gallbladder and Bile ducts in Schwartz SI Maingot's Abdominal Operations 9ed Califonia. Appleton & Lange, 1990, 1542.
17. Nimura Y, et al. Hepatic Segmentectomy with caudate lobe resection for bile duct carcinoma of the hepatic hilus. World J Surg, 1990, 14: 535.
18. Ogura Y, et al. Surgical treatment of carcinoma of the hepatic duct confluence: Analysis of 55 resected carcinoma. World J Surg, 1993, 17: 85.
19. Koyama K, et al. Experience in twenty patients with carcinoma of hilar bile duct treated by resection. Targeting chemo therapy and intra cavitary irradiation. SGO, 1993, 176: 239.
20. 宫崎胜, 他. 肝门胆管癌 - 血管合并切除および在考虑した, 尾叶全切除术の意义と问题点, 胆と膵, 1992, 13: 1237.
21. Bismuth H, et al. Resection or palliation: Priority of surgery is the treatment of hilar cancer. World J Surg, 1988, 12 (1): 39.
22. Cameron J. L. et al. Management of proximal cholangiocarcinomas by surgical resection and radiotherapy. Am J Surg, 1990, 159: 91.
23. Iwasaki Y, Okamura T, et al. Surgical treatment for carcinoma of confluence of major hepatic ducts. SGO, 1986, 162: 457.
24. Oberfield RA, Rossi RL, et al. The role of chemotherapy in the freatment of bile duct cancer. World J Surg, 1988, 12: 105.
25. 曾宪九. 空肠 Y 型吻合后返流的预防. 中华外科杂志, 1977, 15: 51.
26. 张长弓: 肝内胆管结石治疗时失功能肠袢人工套叠作用的评价. 中国实用外科杂志, 1993, 13 (1): 60.
27. Nimura Y, et al. Hepatic segmentectomy with candate lobe resection for bile duct concinoma of the hepatic hilus. World J Surg, 1990, 14: 535.

28. 黄志强. 黄志强胆道外科手术学. 北京：人民军医出版社，1991.
29. 蔡景修. 肝内胆管749例外科治疗临床分析. 肝胆胰脾外科杂志，1995，1（2）:77.
30. 方干，等. 皮下盲袢肝管空肠吻合术治疗双侧肝内胆管结石. 中华医学杂志，1977，（1）:15.
31. Pappalardo G，et al. long－term results of Roux－en－Y hepaticozejunostomy and hepaticojejunoduodenostomy. Ann Surg，1982，196:149.
32. 施维锦. 胆道外科学. 上海科学技术出版社，1993.
33. Berlatzky Y，et al. Prinary choledochoduodenostomy for benign obstructive biliary tract diseases. J Clin Gastroenterol，1990，12（4）:420.
34. 王训颖. 胆肠内引流术在胆系感染中应用评价. 实用外科杂志，1990，10（12）:651.
35. Akiyama H，Ikezawa H，et al. Unexpected problem of external choledochoduodenostomy：Fiberscopic examination in 15 patieits. Ann J Surg，1980，140:660.
36. 冉瑞图. 总胆管末端十二指肠活瓣成形术. 中华外科杂志，1964，12（12）:1133.
37. Rizzuti RP，et al. Choledochoduodenostomy. A safe and efficacious alternative in the treatment of biliary liract disease Am J Surg，1987，53（1）:22.
38. Thomas CG，Nicholson CP et al，Effectiveness of choledochoduodeuostomy and transduodenal sphincterotomy in the heatment of benign obstruction of the common bile duct. Am Surg，1971，173:845.
39. Marvin LG，Michel SG. Choledochoduodenostomy. in Seymour IS ed. Maingot's Abdominal Operations. Ninth ed，Califonia，Appleton & Lange，1990. 1451.
40. Bagnato J. Laparoscopic common bile duct exploration. J Missr State Med Assoc，1990，31（1）:361.
41. Berci G，Morgenstern L. laparoscopic management of common bile duct stones. A multi－institutional SAGES study. Surg Endosc，1994，8（10）:1168.
42. 陈训如，Peter Mack，主编. 腹腔镜外科理论与实践. 第十九章：腹腔镜胆肠吻合术和胆囊造瘘术. 昆明：云南科技出版社，1995. 380～386.
43. 彭宣芙，邓绍庆，周孝思. 胆囊化学切除－硬化剂选择的动物实验. 第五届全国胆道外科学术会议论文摘要汇编. 中华医学会，1991，28.
44. 陈怀仁，嵇振岭，王凤臣，等. 化学性胆囊切除术8例临床报告. 中国实用外科杂志，1993，15:549.
45. Martin EC，Getrajdman GI. Does the gallbladder have a future? Radiology，1989，170:969.
46. 周孝思. 肝胆管残余结石防治措施的探索和演变，中国实用外科杂志，2000，20（9）:518～521.
47. 李海民，窦科峰，周景师，等. 不同胆肠吻合术式与远期疗效比较分析. 中国实用外科杂志，2003，23（6）:364～366.
48. 梁力建，李绍强. 关于胆肠吻合术的思考. 中国实用外科杂志，2004，24（1）:41～42.
49. 吴金术. 对"肝肠大口径内引流术"的再评价. 肝胆外科杂志，2002，10（1）:3～4.
50. 黄志强. 对我国胆道外科几个焦点问题的思考. 外科理论与实践，2001，6（1）:3～5.
51. 周宁新. 胆肠吻合术后肝外胆管重建技术的初步体会——对保留胆道生理通道重要性的反思. 中国实用外科杂志，2002，22（1）:42～44.
52. Kusano T，Isa T，Muto Y，et al. Long－term results ofhepatiojejunostony for hepaticolithiasis. Am Surg，2001，67（3）:442～446.
53. Tanaka M. Advances in reseach and clinical practice in motor disorders of the sphincter of Oddi. J Hepatobil Pancreat Surg，2002，9（5）:564～568.
54. Uchiyama K，Onishi H，Tani M，et al Indication and procedure for treatment of hepatolithoasis. Arch Surg，2002，137（2）:149～153.

第五章　胰脾外科新手术

第一节　慢性胰腺炎手术

一、概述

慢性胰腺炎是一种处理上十分棘手的疾病，治疗较为困难。临床上主要表现为反复或持续性上腹痛，伴随胰腺内，外分泌功能的不足。在组织学上表现为难以恢复的胰腺实质破坏，包括胰腺腺泡数量减少，腺泡萎缩，胰腺实质纤维组织增生，腺体钙化及胰管狭窄。胰石，囊肿形成等。

慢性胰腺炎最常见的症状是腹痛，可见于95%的病人。疼痛位于上腹部，可呈绞痛、钻顶痛、钝痛等。约半数以上病人疼痛可放射至背部。疼痛可以几天或几周发作1次，间隔越来越短，而每次发作持续时间延长，最后将疼痛终日而无缓解期。约1/3病人，病情发展至外分泌完全损毁程度时，疼痛可自发停止。采用跪姿，腹部垫枕有些病人疼痛可消失。大多数病人将用麻醉性镇痛剂镇痛，终致麻醉药物依赖，使疼痛程度判断极困难。

约2/3的慢性胰腺炎病人表现内分泌功能损害，表现为糖耐量异常。其中一半病人出现糖尿病。由于内、外分泌功能受累常同时发生，部分病人也可有吸收不良的表现，如腹泻、腹胀，便次增多，便内有脂肪滴及未消化之肌纤维。

除此之外，长期患病之慢性胰腺炎病人多有人格异常，这一点在决定治疗方法时十分重要。

慢性胰腺炎无本身特有之体征。一些病人表现为上腹压痛、消瘦。合并囊肿形成时，可以扪及上腹部包块。病变累及胆管时可有黄疸出现。

辅助检查项目中，X线腹平片为常规检查，30%～50%的慢性胰腺炎病人可显示胰腺钙化。我国钙化性胰腺炎少见，但一旦发现胰腺有钙化灶存在，即有确诊意义。B超检查简便无创，可重复检查，对提示胰腺大小，有无钙化，胰管扩张与否，有无囊肿形成等有帮助，但胰腺为腹膜后器官，受其前方胃肠道内积气影响，有时影响检查。CT检查在慢性胰腺炎诊断及决定治疗方法上有极重要的意义。它可显示胰管之扩张、囊肿或假性囊肿大小、位置及与相邻脏器的关系，有胆管梗阻时尚可判定阻塞部位及胆总管扩张之程度，是慢性胰腺炎时提供综合信息最多的检查手段。在病变形成早期，ERCP检查显示胰管异常的情况少见。在大多数晚期病例，主胰管可扩张达1cm左右，梗阻部位更为扩张。另外，主胰管狭窄，囊肿及胰腺结石等均可为ERCP显示。ERCP尚可同时发现胆管受累情况。本检查可提供关于胰管情况的关键信息，因此，如慢性胰腺炎病人考虑手术治疗，一般应列为术前常规检查。如术前检查失败，则应以术中胰管直接穿刺造影替代。

对于慢性胰腺炎的治疗，应是内外科结合的综合治疗。包括消除致病因素，胰酶之替代治疗及饮食调节，糖尿病的控制，镇痛治疗，以及采用外科手段行各种胰管引流术及胰腺切除术等。

内科治疗之主要目标是针对腹痛。禁食并给以胃肠外营养可使疼痛在一定程度上减轻。然而，对慢性胰腺炎造成的不间断的疼痛，常需给以麻醉性镇痛剂，这经常导致麻醉药物成瘾。戒酒可使疼痛发作的频度及严重程度减轻。口服大量胰酶制剂，在一小部分中等程度严重的慢性胰腺炎病人中可能通过负反馈调节机制，减少内源性胰液分泌，使胰腺处于“休息状态”而减轻疼痛。此外，CT 引导下行腹腔神经丛阻滞，内镜括约肌切开成形辅以取石篮套出胰石，体外震波碎石后再行内镜取石等方法也有报道有一定疗效。以上方法均告失败时，应采用外科治疗。

除止痛外，脂肪泻的治疗可以给适量的胰酶制剂。如脂肪泻较严重，给低脂膳食(<40g/d)可改善症状。食物中加中链脂肪可改善能量摄入。严格饮食控制加胰岛素治疗，慢性胰腺炎伴发的糖尿病一般不难控制。

外科治疗的主要任务是处理内科治疗无效的顽固性疼痛和慢性胰腺炎的并发症，如胰腺假性囊肿，胰源性腹腔积液，胆管梗阻及胰源性门静脉高压症等。

慢性胰腺炎理想的手术治疗方式应是既能解除疼痛，又尽可能多地保留胰腺的内外分泌功能。为达到这一目的，许多手术方式曾被试用，并有新方法不断提出。但只有胰腺的切除术和胰管引流术被证明可有效地解除疼痛。这两类手术何者为佳，仍在不断争论。由于顽固性疼痛是胰腺慢性炎症各种不同病理改变的最终表现，外科医师必须灵活地选择适合具体病理和解剖学变化的术式来处理不同的病人。术式选择的依据，应结合病史及术前影像学检查结果。

二、胰管引流术

（一）胰管引流术的历史回顾

早年人们认为梗阻扩张的胰管是慢性胰腺炎疼痛的根源，并且认为梗阻的部位是在 Oddi 括约肌，因而采用了括约肌切开术治疗慢性胰腺炎引起的疼痛。由 Doubiler 和 Mulholland 于 1956 年首先倡导，然而随后进行的观察结果使人失望，促使人们寻求更直接的胰管引流方式。

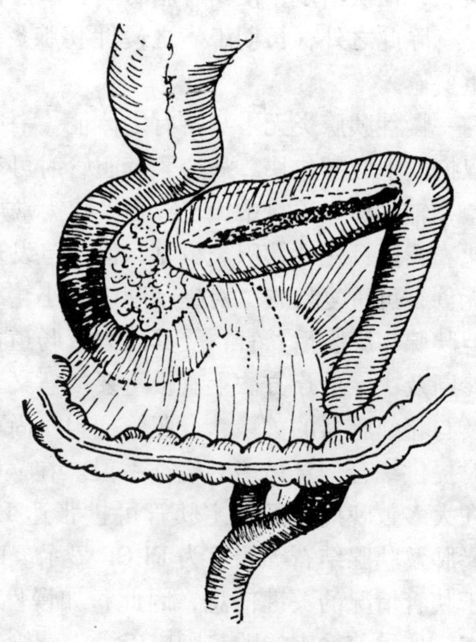

图 5－1－1　纵行剖开胰管，行胰管空肠吻合

早在 1947 年 Cattell 曾行胰管空肠吻合术治疗胰头癌所致胰管梗阻引起的疼痛。1954 年，Du Val 和 Zollinger 几乎同时报道采用胰管逆引流术治疗慢性胰腺炎。即先将脾脏及一小段胰尾切除，再将空肠袢与胰断端行端端吻合术。空肠空肠行 Roux－en－Y 吻合。尽管初始结果令人振奋，但随时间推移，术后疼痛再现者逐渐增多，现已基本摒弃不用。随后 Puestow 和 Gillesby 提出慢性胰腺炎时，胰管存在多处狭窄和扩张，呈“串湖样”现象(chain of lakes)，常累及胰管全部，经胰尾逆行胰管空肠引流常不完全，他们提出由切断之胰尾处将

胰管完全纵行剖开，直至肠系膜上动脉右侧，以使引流效果最佳，再行胰管空肠纵行吻合(图5－1－1)。1960年，Partington 和 Rochelle 将 Puestow 术式改良，不需切除脾脏及胰尾，开放胰管全程，直至接近十二指肠和 Vater 壶腹处，再将胰管空肠行侧侧吻合。这一术式称改良 Puestow 术式，在胰管引流术中被广泛采用，效果良好（图5－1－2）。

此手术适用于内科治疗无效的慢性胰腺炎所致腹痛，伴主胰管明显扩张者。术前应对慢性胰腺炎病人进行全面评价。这包括对病人一般状况，人格及精神状态和疾病本身进行全面系统之估价。病人一般状况的评价，可通过体格检查及实验室检查加以评估，如营养不良的状况，贫血，低蛋白血症之程度，糖尿病之有无及严重程度等。严重之营养不良，术前应予纠正，可以行胃肠道外营养支持，多次少量输以新鲜全血，以改善病人一般状况，利于术后康复。有糖尿病者，术前给以正规胰岛素。长期疼痛的折磨，嗜酒成瘾以及麻醉药物之依赖性，常使病人表现为人格或精神状态异常，术前的正确评估及治疗对手术疗效将产生有益的影响。对疾病本身及相关疾病的检查，评价是术前准备的重要一环。如查血钙、血磷、血脂，以排除甲旁亢及高脂血症等。X 线腹平片、B 超、CT、ERCP 等影像学检查是术前评价必不可少的步骤，不仅对胰腺本身病变，胰管扩张程度，胰石有无及部位等情况在术前可做到心中有数，尚可同时发现并存的胆管病变，以便术中同时加以处理。

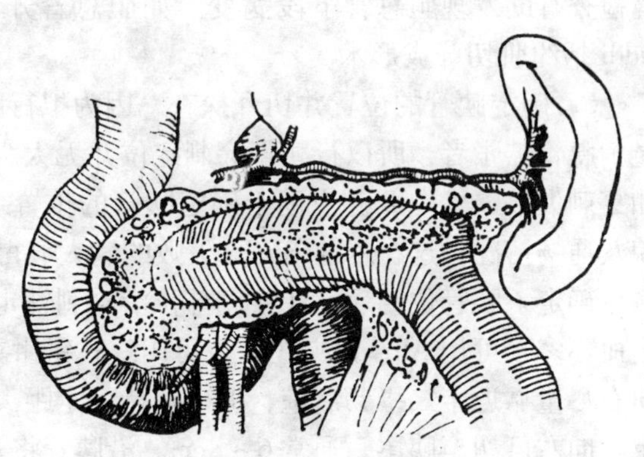

图5－1－2　改良 Puestow 术式

一般来说，胰空肠侧侧吻合术是一安全的操作，手术死亡率一般为0～5%。术后疼痛明显减轻者，占接受手术病人的65%～90%，而且症状缓解是长期的。经本手术后无效者占10%～35%，对这部分病人应进行综合分析。多种因素可影响疗效，如麻醉药物依赖性，继续酗酒，胰腺持续的炎症病变累及其感觉神经等。对手术后疼痛不缓解或一度缓解又再出现者，必须重新评价：诊断是否无误，有无其它致痛疾病，如消化性溃疡，胆管病变存在，有无胰腺癌的可能。慢性胰腺炎常与胰腺癌并存，并掩盖后者，因此，应强调在术中对可疑处行活检的必要性。如引起疼痛的其它原因已被除外，则引流手术是否有效，需重新评价。这可由 ERCP 作出正确判断。证实引流不完全后，可考虑再次手术引流。再次手术引流胰管有效率可达71%。因首次引流不畅而行胰腺切除之结果并不令人满意。

（二）手术步骤

1. 麻醉　全身麻醉。

2. 体位　平卧位、胸背部垫一薄垫。

3. 切口　上腹正中切口和上腹横弓形切口均可有良好显露。

4. 全面而有重点地探查腹腔脏器　注意胃与十二指肠有无消化性溃疡；注意胆囊外观，壁有无增厚，囊腔内有无结石；胆总管有无增粗，其内有无结石，以 Kocher 手法游离十二指肠及胰头，探查胆总管胰后段，通常温氏孔在慢性胰腺炎病人已粘连闭合。离断胃结肠韧带，将胃和横结肠向上，下分别牵拉。胃后壁与胰腺可粘连，需锐性剥离。尽可能将胃窦与胰腺分开，以利于胰腺之显露，便于全面探查和下步操作。

5．如发现胆囊或胆总管内有结石，需同时切除胆囊，并由胆囊管注入造影剂行术中胆管造影，以了解胆管有无狭窄。如发现胆总管内结石，应切开胆总管探查、取石，术中胆管镜检查有助发现胆总管下段病变。如胆总管开口（Vater 乳头）狭窄，可作相应处理，如 Oddi 括约肌切开成形术。

6．确定胰管的位置并切开探查　因为拟行胰管引流的病人，术前检查应是 CT 或 ERCP 显示胰管扩张者，所以行胰管穿刺定位并无太大困难。如穿刺成功，可吸出水样清亮液体；如穿刺失败，术中 B 超有助于确定胰管的位置。穿刺成功后也可以注入造影剂了解胰管全貌及通畅情况，这在术前 ERCP 失败的病人显得尤为重要。

确定了胰管位置后，在穿刺部位沿穿刺针走向切开胰腺（图 5－1－3）。纤维化之胰腺出血不多，可用 Allis 钳夹住，也可用蚊式钳钳夹出血点后结扎。沿胰管走行扩大胰腺切口，向右尽量靠近十二指肠后壁，但应保持一定距离，否则有切断胰十二指肠动脉，造成出血之虞。向左可切至胰尾，通常 6～8cm。沿胰管将其狭窄处全部切开，取尽胰管内结石，尤应注意位于胰头部之结石，探查胰管与十二指肠是否通畅。胰管切开后，可将其边缘切除一窄条，达到胰管完全敞开之目的，以利于空肠吻合后引流通畅。切除之胰腺送病理检查以证实诊断（图 5－1－4，5－1－5）。

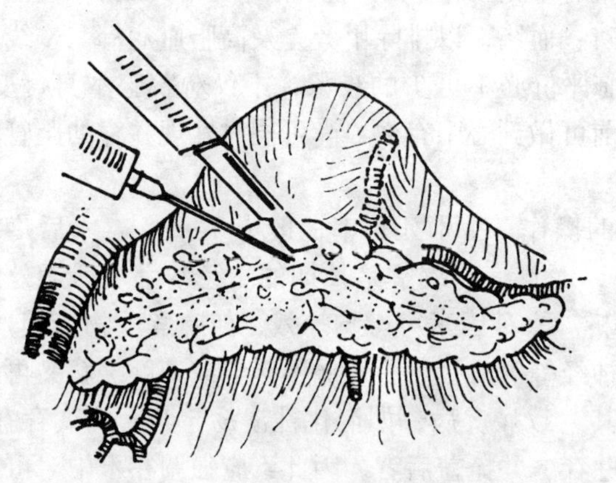

图 5－1－3　沿穿刺针走向切开胰腺

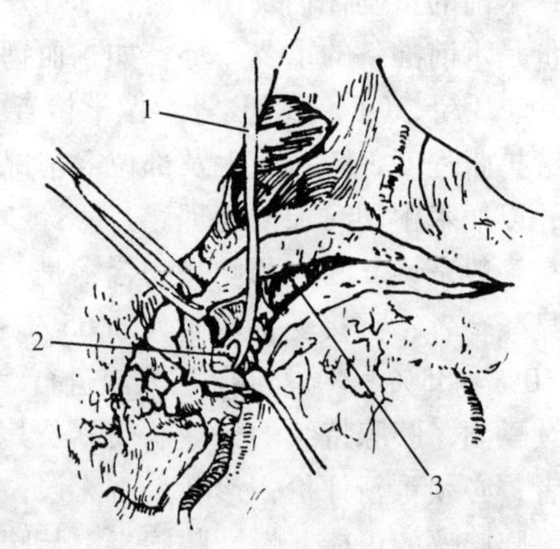

图 5－1－4　取尽胰管内结石

1．刮匙　2．胰结石　3．扩张的胰管

7．胰腺空肠侧侧吻合　于屈氏韧带下 10～15cm 处切断空肠，准备 Roux－en－Y 吻合用之空肠袢。留意上端空肠血运，切断系膜缘上数个血管弓，将一段足够长之空肠袢由结肠中血管左侧结肠系膜无血管区戳孔牵至结肠上方。将此空肠袢近端关闭，以对系膜缘肠壁与胰腺吻合。胰腺空肠吻合通常采用单层缝合法（图 5－1－6）。

先沿肠管纵轴将肠管壁与切开之胰管下缘以 1 号丝线间断缝合。进针可全层通过肠壁，而胰腺侧只可缝位紧邻胰管切缘之被膜层。待肠管与胰腺切口下缘缝合完毕，紧邻此层缝合纵行切开空肠袢全层，肠壁切口稍长于胰腺切口再将胰腺切口上缘和肠袢切口之下缘以相同之进针方式，行间断内翻缝合。切忌不能将纤维化之胰腺与胰管一并与肠管行全层缝合，否则胰实质内一些小胰管可被阻断，胰液不能顺利进入肠腔而流入胰周。

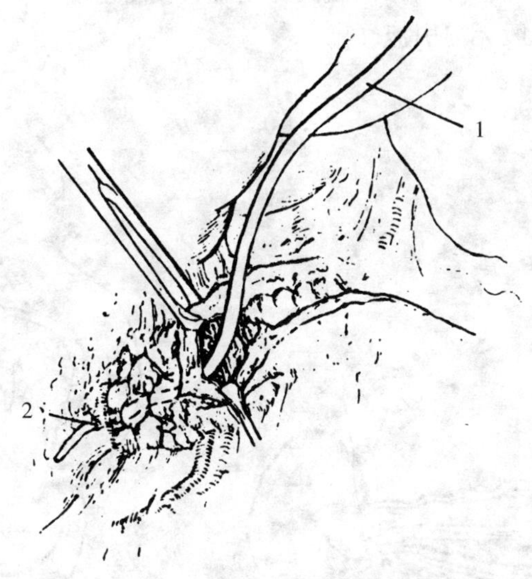

图 5 - 1 - 5　探查胰管与十二指肠是否通畅

1. 导管　2. Voter 乳头

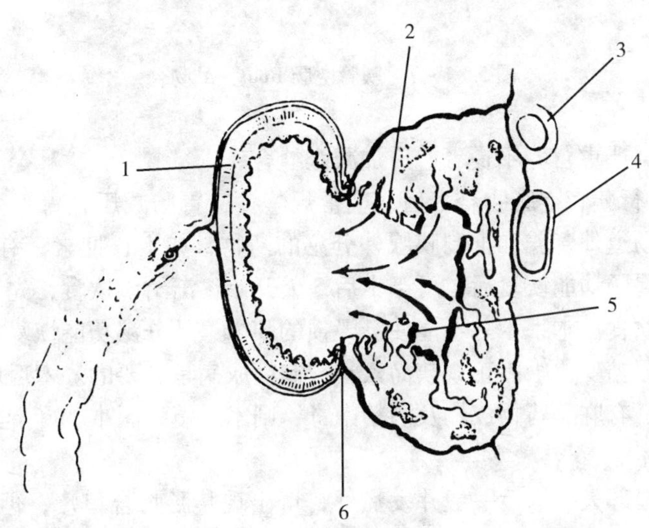

图 5 - 1 - 6　空肠对系膜缘与胰腺吻合

1. 空肠　2. 敞开的胰腺　3. 脾动脉　4. 脾静脉　5. 胰管　6. 空肠缝合在胰包膜上

切断之空肠近端与远端空肠行端侧吻合，吻合口与胰肠吻合口距离应在 30cm 以上。吻合完毕后，“Y”型肠袢之两臂再间断缝合数针，以使吻合后之肠袢为 Y 型而非 T 型。空肠系膜断缘所形成的裂隙应予关闭，防止日后形成内疝。横结肠系膜开口处边缘也应与穿过之空肠袢缝合数针固定（图5－1－7）。

如已行胆囊切除及胆总管探查，则温氏孔处宜置胶管引流与“T”管分别戳孔引出右侧腹固定。胰管空肠吻合一般无需引流。

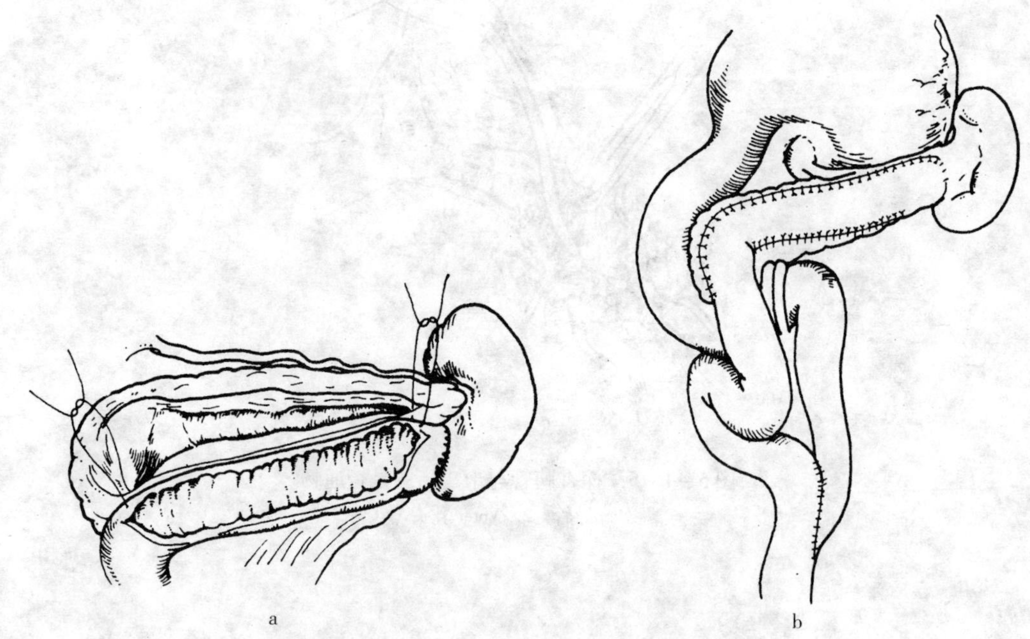

图5－1－7　胰管空肠 Roux－Y 吻合

常规方法关腹。严重营养不良者，应加减张缝合。

8. 术后处理　行胰管空肠吻合术后，应常规禁食，胃肠减压，胃管待胃肠功能恢复后去除。术后给以胃肠道外营养和抑制胰腺外分泌的药物，如生长抑素，有利于吻合口愈合。常规给以抗生素。胃肠功能恢复后，可于术后5天开始逐渐给以饮食，先流质饮食，逐渐经半流食过渡到普通饮食。本手术并不能使已毁损的胰内、外分泌功能恢复，因此，口服胰酶制剂以及按血糖、尿糖变化给以正规胰岛素，控制糖尿病是必要的。术后应监测血、尿淀粉酶值。如术前病人已有麻醉药物成瘾及酒精中毒，则术后镇痛困难。麻醉药物依赖性如可能应在出现前予以纠正。

术后并发症除腹部大手术后一般并发症外，可出现胰肠吻合口瘘，但极少见。如发生，则表现为术后腹痛，腹部出现有压痛的肿块及发热，血尿淀粉酶值升高。如腹部有引流管，则引流物淀粉酶值增高。处理参阅第三节。

三、胰腺切除术

慢性胰腺炎病人如果胰管缩窄或正常，可考虑行胰腺切除手术解除顽固性疼痛。如曾经行胰空肠吻合术而疼痛术后再发；或病变主要集中于胰腺的一部分而胰腺其它部分病变较轻；或不能除外恶变，也应行胰腺切除术。

拟施行胰腺切除术治疗慢性胰腺炎时，需对病人进行更为完整的评估。除前文提到的内容之外，胰腺切除术后造成的胰腺内、外分泌不足，甚至全胰切除后无胰状态的处理条件等均应被考虑到。如能用其它方法解除疼痛的可能性，当尽量不作胰腺切除术。

如果病变主要累及胰头部，经典的胰十二指肠切除术可使79%的病人疼痛得到解除，但胰岛素依赖型糖尿病发生率达40%，不过糖尿病病情较稳定且易控制。

近年来，国外许多医学中心采用保留幽门的胰十二指肠切除术治疗病变主要局限在胰头部的慢性胰腺炎。其解除疼痛的疗效与经典之胰十二指肠切除术相似。术后除早期一过性胃排空延迟外，边缘溃疡发生率不增高。胃容积及幽门的保留。病人营养状况得到较好维持。(详见第三节)。

最近，Beger等人报道了一种保留十二指肠的胰头切除术，用以治疗慢性胰腺炎所致胰头部的炎性肿块。胰腺由肠系膜上血管向右切除，仅在十二指肠边缘留一薄层胰腺与十二指肠内皆相联，以保留胰十二指肠动脉和胆总管完整，胰腺远端与空肠行Roux－en－Y吻合。残留于十二指肠上胰腺与空肠行侧侧吻合。长期观察可使80%以上的病人于术后解除疼痛，而手术死亡率仅0.8%，远期死亡率为4.7%。

胰体尾切除治疗慢性胰腺炎，切除范围为50%～60%，如继续向右侧切除胰腺仅在十二指肠缘保留一薄层胰腺，以使十二指肠血供和胆总管完整者，为胰腺次全切除或称90%～95%胰腺切除。一般而言，切除范围较小（如60%）时，术后疼痛缓解率为20%，如切除范围较为广泛一些，疼痛缓解的比例随之增加，切除范围如达90%～95%，缓解疼痛效果更好，但不幸的是大量胰腺丧失后代谢合并症随之增多。

由于全胰切除术后无一例外地出现胰岛素依赖型糖尿病，并严重干扰了消化和吸收功能，近年来已极少用全胰切除治疗急性胰腺炎。

因此，究竟采用何种胰腺切除方式治疗慢性胰腺炎引起的顽固性疼痛，应根据具体病人的情况加以综合判定，不能一概而论。

（一）远端胰腺切除术

此手术适用于病变局限在胰腺尾体部。尤其是：①合并胰体尾部囊肿；②严重之胰体尾部病变合并胰管于腹颈部狭窄；③胰体部由腹部钝性伤所致断裂；④胰体部胰管狭窄等情况下更为适合。

手术步骤

1. 选用上腹正中切口或沿肋缘下之倒“V”字切口均可获得良好的显露。

2. 开腹后全面探查腹腔内脏器，然后切断胃结肠韧带及脾结肠韧带；以Kocher手法游离十二指肠和胰头，全面扪摸探查整个胰腺，以最终确定诊断。如怀疑胰腺上有恶性病变之可能，应针吸或切取活检，送冷冻切片检查。

3. 剪开胰腺下缘之后腹膜，以手指游离胰腺下缘至脾门处。依次切断结扎脾胃韧带，脾肾韧带及脾膈韧带以游离脾脏。胃大弯侧血管应逐一缝扎，以防胃膨胀时线结由结扎处滑脱造成出血。将脾脏和胰尾牵向右侧，以钝锐交替进行将胰尾，胰体与腹膜后脏器分开。在脾动脉起始处先以7号丝线结扎脾动脉，再于结扎线远端钳夹切断之，近心端再以4号丝线缝扎一次。肠系膜下静脉于胰体下缘汇入脾静脉，可于胰下缘结扎切断。于胰腺后方清理脾静脉，在其与肠腹膜上静脉汇合部左侧结扎，切断。近心端尚需再缝扎一次（图5－1－8，

5－1－9）。

4．此时将胰腺与肠系膜上静脉分离，并以肠系膜上静脉为标志切断胰腺，较大的出血点需逐一以 1 号丝线缝扎（图 5－1－10）。此时 50%～60% 胰腺已被切除。探查主胰管（可以用小号胆管探子，或行术中胰管造影）。如主胰管通畅，可将其结扎，胰腺断缘先以 1 号丝线间断褥式缝合，再将胰前后缘以 1 号丝线结节缝合。如主胰管不通畅，最好行空肠胰管之 Roux－en－Y 吻合。

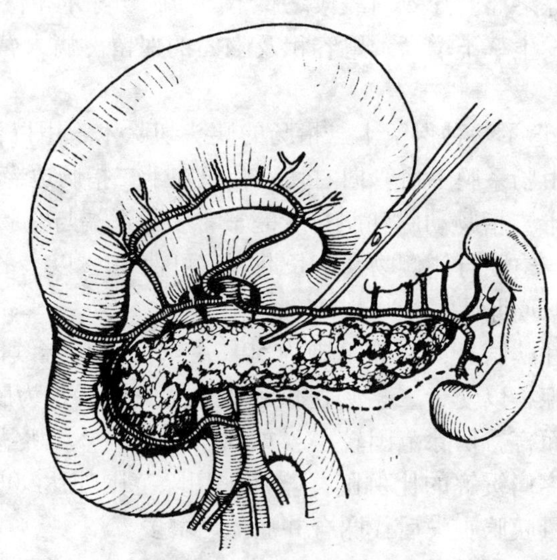

图 5－1－8 结扎切断脾动脉

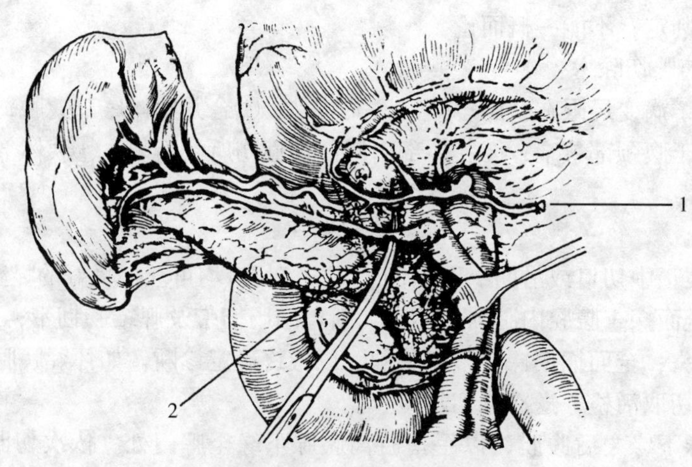

图 5－1－9 结扎切断脾静脉

1．脾动脉（已结扎） 2．脾静脉

5．冲洗手术野，再次止血、脾床及胰床各留置一根胶管引流，分别经后侧引出固定。常规方法关腹，并加张力缝线。

6. 如病变已累及全部胰腺，或其他术式不能缓解疼痛，且术前已存在胰岛素依赖型糖尿病者，可行90% ~95% 胰腺次全切除。将胰腺由肠系膜上静脉前方游离，并继续向右，将胰钩与肠系膜上静脉分离，两者间常有小血管分支，需逐一结扎切断。将肠系膜上静脉牵向左侧，有助于显露胰钩与肠系膜上静脉间小血管。解剖肝十二指肠韧带，显露胆总管前壁，并纵行切开2cm，以便置入胆管探子，为保证十二指肠血供，需保留胰十二指肠上下动脉；胆总管也应保证完整，因此，需在十二指肠降部内缘保留一带状胰腺组织。胆总管中置入金属胆管探子，有助于术中确定保留胰腺之界限。沿十二指肠降部内缘1cm 处先作一C型切口，摸清胆管内金属探子走向，保护胆总管勿受损伤，渐次切断胰腺，移出标本。用探子再探查胰管近端，证实通畅后结扎远端。胰断面以细丝线间断缝合。胆总管内置“T”管引流（图5－1－11）。

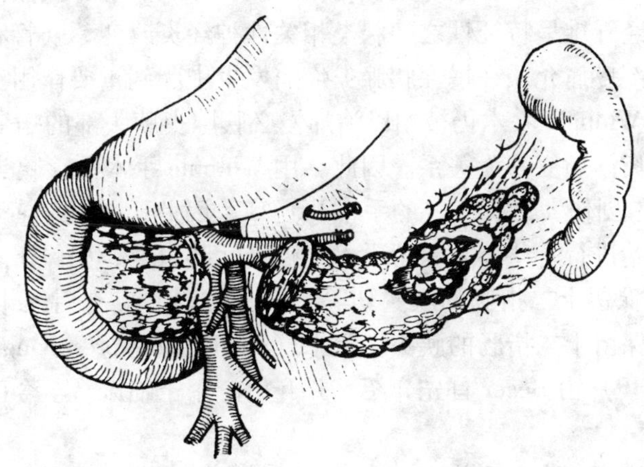

图5－1－10　切断胰腺

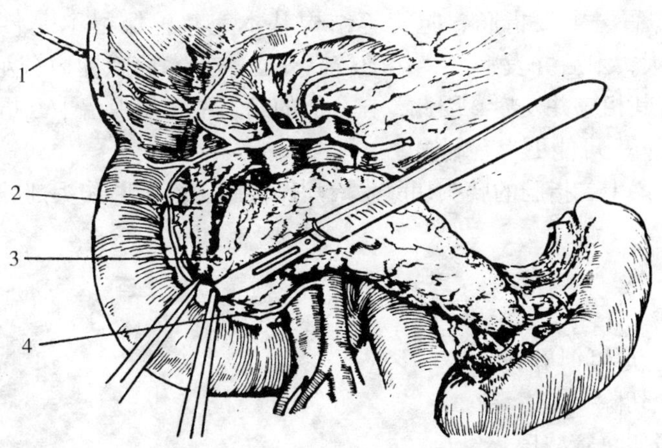

图5－1－11　95%胰次全切除

1. 胆总管内有韧性的Bakes扩张器　2. 胆总管　3. 胰管（已结扎）　4. 切除线

7. 术后处理　远端胰腺切除术后常见的并发症是腹腔脓肿和胰瘘。引流物的放置目的是一旦胰切面有胰液漏出，可得到有效的引流。引流物位置得当，常可减少腹腔脓肿的形成。一旦脓肿形成，应给以有效的引流。胰瘘的处理及预防可参阅第四节。术后常规给以广谱抗生素至体温正常。待引流物逐渐减少，淀粉酶值正常后，可予以拔除。持续胃管减压至胃肠功能恢复。术后给以胃肠道外营养，对病人术后恢复有利。术后监测血糖、尿糖，必要时给以正规胰岛素，调整用量至血、尿糖稳定。进食后如出现胰外分泌不足，需及时补充胰酶制剂。

（二）保留十二指肠的胰头切除术

在10%~20%的慢性胰腺炎病人中胰腺头部炎症性肿大，肿大的胰头常压迫胆总管，在炎性肿块区域常致胰管闭塞或狭窄。极少数情况下可压迫十二指肠和门静脉，引起相应临床改变。在胰头部的炎性肿块中，胰腺实质钙化、胰石形成、囊肿或假性囊肿形成，区域性坏死灶并存，其中神经纤维呈特征性之胰腺炎相关性神经炎改变。胰管和胰组织内压力的升高，炎性包块释放局部疼痛介质在慢性胰腺炎疼痛发生中起到重要作用。

直至晚近，经典Whipple手术仍被用以治疗慢必胰腺炎胰头部的病变。但是胃、十二指肠和胆总管与胰头部炎性病变并无关系。因此，用Whipple手术治疗胰头部炎性病变显然过分。而且Whipple手术创伤大，有一定的手术死亡率。因此，新近学者们在认识到Whipple手术的不足后，已开始进行一些器官保留手术治疗慢性胰腺炎，如保留幽门的胰十二指肠切除术（见第三节）和保留十二指肠的胰头切除术。在实验研究和对人十二指肠外科切除标本血供研究基础上，保留十二指肠的胰头切除术（duodenum - preserving resection of the head of the pancreas，DPRHP）由Beger首先介绍，并开始应用于临床，至今已达百余例，收到较好疗效。

保留十二指肠的胰头切除术可使89%接受本术式的慢性胰腺炎病人疼痛明显长期改善。其中77%病人疼痛完全消失。术后因胰腺炎复发再次入院者较少。80%病人术后体重增加，67%的病人恢复工作。本术式与经典的胰十二指肠切除术相比，保留了十二指肠和大部分胰腺的内分泌功能，胃、十二指肠、胆管等结构基本完整，保留了完整的消化功能单位。Whipple手术创伤大，术后并发症多，伴随较高死亡率。术后晚期内分泌功能不足较多见。半胃切除术后也有其相应并发症。因此，在合适的病人中选用保留十二指肠的胰头切除术较之Whipple手术对病人可能更为有利。

手术步骤　保留十二指肠的胰头切除术治疗慢性胰腺炎合并胰头部肿块的外科操作步骤如下：

1. 显露胰头。

2. 切除胰头

（1）于胰头，胰体间切断胰腺。

（2）胰头次全切除。

（3）胰腺内段胆总管减压。

3. 重建

（1）准备间位空肠袢。

（2）左侧残留胰腺与空肠袢端端吻合。

（3）间位空肠袢与十二指肠上留的壳状胰腺吻合。

（4）如胆总管有狭窄，在间位空肠袢与胆总管间加作侧侧吻合。

（5）空肠输出，输入肠袢的 Roux - en - Y 吻合。

以下对各手术步骤的要点加以说明：

1. 切口选择　以上腹横弓形切口为佳，经右腹直肌直切口也可以获较好之显露。

2. 胰头的显露　切断胃结肠韧带，特别应注意保护胃网膜血管弓勿受损伤。切断十二指肠与结肠间的韧带，仔细操作勿伤及横结肠系膜上血管。于十二指肠外侧作 Kocher 切口，以游离十二指肠与胰头。在合并十二指肠狭窄的慢性胰腺炎病人，常由于十二指肠乳头上方之十二指肠前壁为大片水肿的纤维组织或纤维条索覆盖。除去十二指肠前壁的这些纤维板层常可使肠腔恢复到正常管径，同时可以显露出胰头和十二指肠内壁边界，以利其后操作。随后，在胰颈下缘解剖出肠系膜上动脉、肠系膜上静脉；于肠系膜上静脉与胰颈背侧无血管区内，以钝头血管钳小心由胰下缘试探分离，到达胰腺上缘，将一牵引带由此隧道绕过胰头。这一过程通过无太大困难，即使是在胰头部较严重之炎症和水肿情况下亦然。解剖肝固有动脉，将其由胰腺表面牵开，在胆汁淤积综合征和胆总管狭窄的病人，最好于胰上缘肝十二指肠韧带内解剖出胆总管，并用牵引带牵开（图 5 - 1 - 12）。

3. 切断胰腺　将绕过胰颈的牵引带牵起，由门静脉与十二指肠交叉处胰背开始，沿门静脉走行横行切断胰颈。胰腺左侧断端的出血点以细丝线逐一缝扎。切除线紧邻十二指肠，可保留尽量多的胰实质。

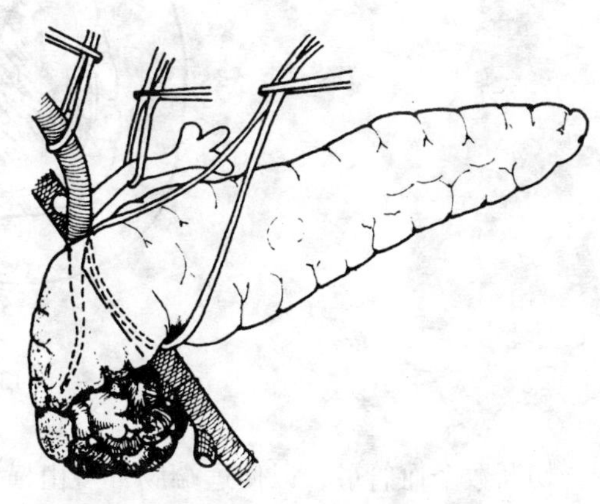

图 5 - 1 - 12　显露胰头

4. 胰头次全切除　施行胰头次全切除时，将胰颈切缘下胰腺右切缘与门静脉小心分离，将切断之胰头断缘向前方旋转，此时，胰头，一些直接汇入门静脉的小血管分支需逐一结扎切断。先在拟切除线上缝标志线，切缘应距十二指肠 5 ~ 8mm，并与十二指肠缘平行。实践证明，胃十二指肠动脉保留与否，在本术式时并不重要，因为十二指肠血供可由十二指肠上血管，背侧胰十二指肠血管方与肠系膜十二指肠血管共同供应。在次全切除胰头之前，如先行切开胆总管，置入一金属探子，可使切除胰头部腺体时胆总管免受损伤。胰头次全切除后，在胆总管与十二指肠间应有一薄层胰腺如壳状。胰钩部与十二指肠三、四部相邻处，同样也应留有胰腺薄层。切除之标本应即送冷冻切片检查，以排除可能合并之恶性肿瘤。切面应仔细缝扎止血（图 5 - 1 - 13）。

5. 胆总管减压　慢性胰腺炎造成胆总管狭窄多为外压性，极少数情况下是炎症侵犯胆总管壁实质所致。因此，由胰上缘肝十二指肠韧带内，沿胆总管壁和胰腺实质间疏松组织加以分离，多数情况下可成功解除胆总管之压迫。如胆总管为炎症侵犯造成下段器质性狭窄，则需附加胆总管空肠侧侧吻合以解除梗阻。

6. 胰腺空肠吻合　于 Treitz 韧带下方 40cm 处切断空肠，在维持肠袢有效血供的前提

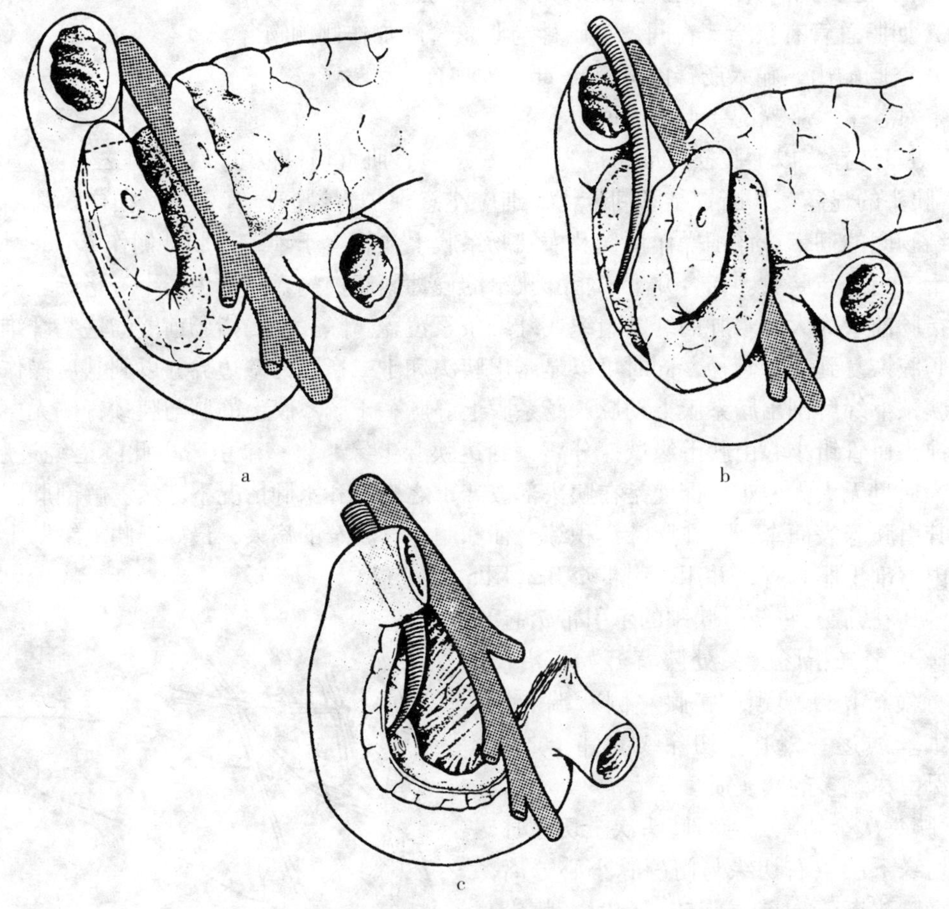

图 5－1－13　胰头次全切除

下，切断数个血管弓，以便远端肠袢可由横结肠系膜根部裂隙提上。远端胰腺与空肠袢采用端端套入式双层吻合。（参阅第三节）。如果远端胰管在术前检查中证实明显扩张或已纤维化狭窄，应将胰管全长沿纵轴切开，行胰管空肠侧侧吻合术（参阅前面 Puestow 手术）。

仔细止血之后，在空肠袢与胰头部残留胰腺应行侧侧吻合。此吻合口长 5cm 左右，先将残胰背侧包膜与空肠浆肌层沿纵轴缝合数针，沿肠管纵轴切开肠壁，再将残胰后切缘与空肠切口后壁全层缝合。吻合口前壁先将残胰前缘与空肠壁切口前缘间断内翻缝合一层，再加一层空肠浆肌层与胰包膜之缝合。此操作使用 1 号丝线（图 5－1－14）。

7. 如果胆总管下段因炎症侵犯已器质性狭窄，需附加一胆总管与空肠之侧侧吻合。通常以细丝线行单层缝合。附加胆总管空肠吻合术时应同时切除胆囊，并安置 T 管引流胆管（图 5－1－15）。

8. 距胰空肠吻合口 40cm 处行空肠之端侧吻合。常规采用双层内翻缝合技术，并在输入输出肠袢吻合口上再行数针浆肌层缝合，使吻合口保持 Y 型，减少逆行感染之机会。

9. 右上腹应置带侧孔乳胶管引流，冲洗手术野、止血、常规方法关腹。病人严重营养

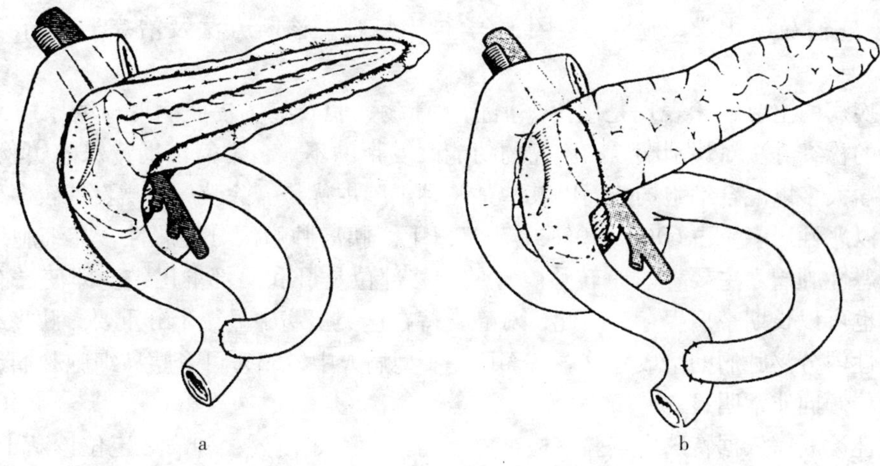

图 5-1-14　胰腺空肠吻合

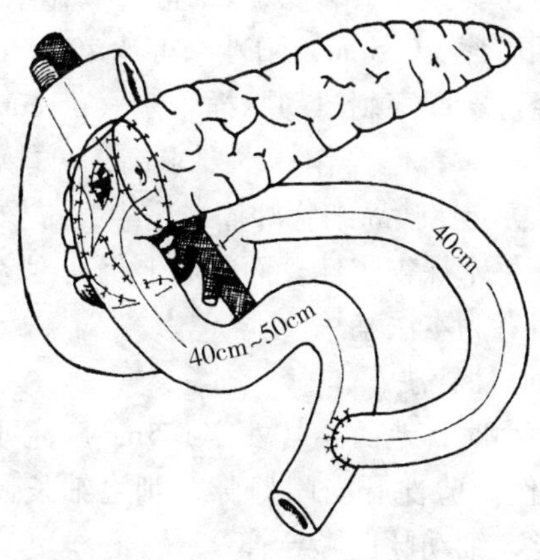

图 5-1-15　附加胆总管空肠侧侧吻合

不良者加减张缝线。

10. 术后处理　一般处理同腹部大手术后，如胃肠减压、禁食及补液，注意维持水电解质及酸碱平衡，监测血糖尿糖水平，必要时给以胰岛素。常规给以广谱抗生素。给予抑制胰腺分泌的药物和抑制剂，如生长抑素，H_2 受体拮抗剂，可减少胰腺外分泌，降低胰瘘的发生。可能出现的并发症如腹腔内感染、胆瘘、胰瘘等参见本章其它部分。

（李　澍　冷希圣）

第二节　胰岛细胞瘤手术

一、概述

胰腺由内、外分泌两部分组成。内分泌部分即胰岛，包括多种具有内分泌功能的细胞。

这些细胞皆来源于原始神经嵴，属 APUD 细胞。胰腺内分泌肿瘤源于此类细胞，故可统称为 Apudoma。它们在组织学、遗传学、生物学行为特征，诊断方法及治疗上具有某些共同特点。

此类疾病的主要临床表现是腹泻、消化性溃疡、胆石症、皮肤病变，糖尿病或低血糖等。一般的检查方法对识别胰岛细胞瘤的功能改变帮助不大，常需借助特殊的实验室手段。胰岛细胞瘤大多以混合细胞构成而以其中某一种细胞占优势。除胰岛素瘤良性较多外，其它胰岛肿瘤以恶性居多，占 60% ~70% 或 70% 以上。胰岛肿瘤区分良恶性，在细胞形态上很难鉴别。恶性肿瘤之主要标志是转移。常见转移部位是肝和局部淋巴结。即使已有远处转移，病人也可以长期带瘤生存，因此，对症支持在这类疾病中显得十分重要。胰岛细胞瘤可以是多发性内分泌肿瘤的组成部分。在 MEN - I 型病人中，80% 可有胰岛细胞肿瘤，此种疾病家族遗传倾向非常明显。

除定性诊断需依据特殊之实验室检查外，为治疗上之需要，肿瘤之定位诊断十分重要，而这一点往往十分困难。B 超简便无创，可重复检查，但如肿瘤直径小于 1cm，或较为隐匿，如位于十二指肠后，常难以发现。CT 目前采用较多，属无创方法，定位准确，但肿瘤直径如小于 1cm，发现亦属不易。如已有转移，CT 常可以显示肝转移灶或肿大淋巴结。选择性动脉造影属有创检查，如肿瘤 >0.5cm，阳性率可达 70% ~80%。定位诊断最准确且同时可以定性诊断的方法，为经皮经肝穿刺门静脉插管法（percutaneous transhepaticportal catheterization，PTPC），准确率达 90%，但操作技术要求高，可能出现并发症，不应视为常规方法。应用 PTPC 的指征，为功能性胰岛细胞肿瘤或增生，影像学检查未能定位，而周围血中相关激素检测升高，或首次手术探查阴性，而临床上仍高度考虑胰岛肿瘤或增生者。肝肾功能异常明显或凝血机制障碍者为本法禁忌。

〈附〉经皮经肝穿刺门静脉插管法

1. 术前准备　禁食 4 ~6 小时，地西泮（安定）5mg 肌注或静注，一般无需输液。

2. 用具　无菌器械包，作试验性肝内门静脉穿刺之细长针头（7 号，12cm）。经皮肝穿刺胆道置管的穿刺针及导丝，细动脉造影导管。

3. 操作　需在 X 线下，利用影像增强装置，于荧光屏上显示导丝导管在门静脉内的移动。

4. 步骤

（1）仰卧，于右腋中线第 7 或第 8 肋间进针。

（2）0.5% ~1% 普鲁卡因于穿刺点浸润局部各层次，达腹膜及肝包膜，进针方向对准第 12 胸椎右侧，先以细针试探性穿刺，作正式穿刺之导向仅探测进针深度，一般以第 12 胸椎右侧 3cm 为宜。

（3）令病人暂停呼吸，以套管针对准肝门部迅速进针，进入肝实质达目标附近时拔出针芯，接 5ml 注射器回吸，以无阻力吸到血液为止，如无回血，可将针头稍向前推进。注入造影剂证实穿刺针位于门静脉内，即将头端可变向导丝置入，送至脾静脉起胎部；也可用普通导丝导入选择性动脉造影导管，在荧光屏监视下的手法推进入脾静脉。

（4）行脾门静脉造影后，将导管由脾静脉起始部后撤，每撤 1cm 抽血一次测定所需了解之肽类激素，直至门静脉主干分叉部，一般抽 10 个血标本。

将导管退至肝实质内，注入少许明胶海绵碎块阻塞针道，达到止血目的。

(5) 如第1次穿刺未得回血，可调整穿刺方向，穿刺针不宜退出肝外，只需退出数厘米，仍留在肝实质内改变针尖方向。如反复数次仍未成功，视情况决定暂停检查。

5. 术后平卧休息6～12小时，严密观察，一旦出现意外情况及时处理。本操作可发生气胸、胆汁性腹膜炎、腹腔内出血等并发症，观察时应有针对性。

胰岛细胞瘤的治疗，最好是手术切除原发肿瘤，如有肝或局部淋巴结转移，条件如许可亦应尽量切除。无法切除的肝广泛转移，应行肝动脉栓塞，并辅以药物治疗，以缓解临床症状，延长病人生命。这是胰岛细胞病治疗上的共性。

虽然胰岛细胞瘤均起源于胰岛，但构成肿瘤之细胞不同。决定了不同细胞来源的肿瘤分泌不同的肽类激素，从而造成了不同的临床综合征。因此，不同的胰岛细胞肿瘤在诊断、治疗上也各有特点，认识这些特点，在具体之诊断与治疗上十分重要。

二、胰岛素瘤

胰岛素瘤（insulinoma）来源于胰岛之B细胞。1929年Graham第1次成功地切除了功能性胰岛素瘤，治愈了1例低血糖病人。胰岛素瘤是胰岛肿瘤中最常见者，占全部胰岛肿瘤之70%～75%。良性者居多，占90%以上。

胰岛素瘤以瘤细胞产生大量胰岛素为特征，从而产生一系列临床症状。对胰岛素瘤的诊断，依靠临床表现结合实验室检查及影像诊断。由于血中大量胰岛素的作用，引起低血糖，引发两组临床综合征。其一是脑组织缺乏葡萄糖，出现脑细胞能量代谢障碍，表现为神志改变、昏睡、昏迷、抽搐发作等。往往起病隐匿，间歇发作，常在清晨空腹或劳累后出现。有些病人表现为精神异常，如情绪易激惹、定向障碍痴呆、精神失常，甚至被误诊为精神分裂症。因此，医师对本病的警惕性甚为必要。其二是由低血糖诱发的交感神经兴奋症状，如出汗、心慌、脉速、面色苍白等。另外，由于病人常加餐以控制低血糖症状，且胰岛素也促进脂肪合成，病人常较肥胖。

胰岛素瘤的诊断，常需结合发作时临床表现，发作时血糖水平及血浆胰岛素水平测定来判定。Whipple三联征对提示本病具有重要意义，即：①症状往往于饥饿或劳累时发作；②重复测定血糖在0.5g/L（50mg/dl）以下；③口服或静注葡萄糖后症状缓解。有时低血糖由其它疾病引起，需注意鉴别。如多次重复查空腹血糖在临界水平，临床症状也欠典型，此时诊断常需借助其他检查方法。

常用检查方法包括饥饿试验、葡萄糖耐量试验、D860试验、亮氨酸试验、胰高糖素试验、钙激发试验、血浆胰岛素水平测定及血浆胰岛素与血中葡萄糖浓度比值测定等。也有报道可测定低血糖发作时游离脂肪酸和酮体以及血浆直链氨基酸水平辅助诊断的。其中饥饿试验简便易行，无需特殊设备，可观察到Whipple三联征；胰高糖素试验安全，适用于小儿；血浆胰岛素水平及胰岛素与血中葡萄糖浓度比值测定具有高度诊断意义，简介如下。

饥饿试验　阳性率达80%～95%。病人除饮水外，禁食24～48小时，70%病人在24小时内出现症状，其余可在48小时内出现低血糖症状。如出现Whipple三联征，则高度怀疑本病。

胰高糖素试验　肌肉注射胰高素1mg，15～20分钟后病人血糖上升，但2～3小时可降至0.5g/L（50mg/dl）以下。正常人注射后血糖也有上升，但无血糖降低至低水平的现象。此检查阳性率约70%。

血浆胰岛素测定　血浆胰岛素水平在本病具有确定意义。正常人血浆胰岛素 5～30μU/ml，胰岛素瘤病人血浆胰岛素多数增高，少数在正常范围。但饥饿试验时，正常人血浆胰岛素水平下降，本病患者保持升高或维持正常。当病人禁食后每 6 小时取血作血浆胰岛素和血糖测定，至出现低血糖时止。计算血浆胰岛素与血中葡萄糖浓度之比，如此值大于 0.3，则有高度诊断意义。

如通过临床表现及实验室检查，对胰岛素瘤已做出定性诊断，常需在术前作出肿瘤之定位诊断，以期提高手术成功率。B 超可作为粗筛，意义不大，尤其当肿瘤较小时。CT 应作为常规检查手段。选择性动脉造影阳性率在 70% 以上，属有创检查。如肿瘤太小，影像学检查难以发现，经皮肝门静脉置管（PTPC）取血测定胰岛素水平，与肿瘤部位的符合率达 88%。如 CT、选择性动脉造影和 PTPC 联合应用，定位正确率达 90% 以上。

一旦胰岛素瘤之诊断明确，应尽早手术摘除肿瘤。因为胰岛细胞瘤虽良性居多，但仍有 10% 恶性，且本病不除外由良性转变为恶性之可能，一旦发生肝转移，预后明显为差。再者，反复低血糖发作，大脑能量代谢障碍，时间过久，将造成不可逆损害。如已行探查手术，而术后仍有症状，应行 PTPC 检查，而不应放弃再次手术治愈的机会。胰岛素瘤手术探查方式在胰岛细胞瘤中具代表性，可为其它胰岛细胞肿瘤手术借鉴。

（一）术前准备

包括：①明确诊断，尽可能明确肿瘤部位；②术前给以富含蛋白质和碳水化合物饮食，睡前及夜间适当加餐，预防出现低血糖昏迷；③手术开始前和术中尽可能给以无糖输液，以利血糖监测。如持续严重低血糖，则应给以 5% 葡萄糖溶液，由术前晚始滴注。

（二）麻醉选择

复合麻醉安全可靠，肌松效果好，有条件时最好选用。硬膜外麻醉也可选择。

（三）手术步骤

1. 切口选择　常用的是上腹部弧形横切口，可获得对胰头、胰尾及脾脏的良好显露，便于手术操作。经右腹直肌切口加左侧横切口也可选用。

2. 探查　首先是对肝脏进行触扪探查。如肝脏已触及肿块，应切取送冷冻切片检查，如位置深在，可以术中针吸活检。一旦诊断明确为胰岛细胞瘤肝转移，应将体积大又易于摘除者切除。难以摘除或散在结节，应行肝动脉插管化疗或栓塞。

无论肝脏探查结果如何，下一步应对胰腺及其区域淋巴结进行探查。此时配合以术中 B 超效果较佳。以 Kocher 切口切开十二指肠外侧腹膜，充分游离胰头和十二指肠，越过下腔静脉及腹主动脉水平。此过程中注意勿误伤精索内静脉。由结肠肝曲始至结肠脾曲，将大网膜全长由横结肠上离断，这样便于将胃及大网膜向上牵开而显露胰腺。如网膜组织过于肥厚，也可以在胃网膜血管弓下切断大网膜，将网膜及横结肠向下牵开，也可以很好地暴露胰腺。切断结肠肝曲之腹膜返折，将结肠肝曲牵向下方，即可显露出胰头前面全貌、十二指肠第 2、3 部。此时在结肠中动脉起始处可见到肠系膜上血管横越十二指肠第 3 部。如肿瘤位于胰腺前表面，且肿瘤血运丰富，可见瘤体较周边胰腺组织色深，质较硬。如肿瘤血管少，可呈灰白色。肿瘤一般有完整包膜，与胰腺组织分界清楚。如肿瘤位置深在或位于胰腺背侧，尚需切开胰腺下缘之腹膜，充分游离胰体尾，以手指伸入胰腺后方，由肠系膜上血管至脾门仔细扪诊。

如一开始探查即发现肿瘤，切不可放弃进一步的探查，应警惕多发肿瘤的可能。探查时不应漏过胰腺组织的任何部分，因为肿瘤位于胰头、体、尾的机会大致相等。一些隐匿的部位。如胰尾的探查，有时需游离脾脏；钩突部之完全显露，尚需游离肠系膜上血管，并以牵引带牵向左侧。探查过程中遇到肿大淋巴结，也应切除送病理检查。如淋巴结受累，则为恶性胰岛细胞瘤。有学者认为，仔细之手法探查，可以发现90%之肿瘤，为最基本之定位方法。

3. 如经过全面、仔细之探查仍未发现肿瘤，应采用辅助手段。

(1) 术中细针穿刺行细胞学检查：对术中不能肯定的部位行细针穿刺细胞学检查是一有效方法，阳性率达90%以上。应围绕可疑处行多点、多次穿刺，以提高阳性率。本法创伤小，不易出现胰瘘等情况，可作为术中明确诊断之首选方法。

(2) 术中B超检查：超声诊断正确率与肿瘤大小及部位有关。由于后腹壁脂肪、胃肠道内气体干扰，加以此种病人均较肥胖，术前B超检查阳性率不高。术中检查无上述干扰因素存在，阳性率提高，达90%以上，并可引导穿刺细胞学检查。本法简便、定位准确，可减少盲目之胰腺部分切除，为目前推崇之方法。

(3) 术中脾静脉分段穿刺检测胰岛素水平：术中在脾静脉上每隔一定距离抽取脾静脉内血液，快速测定胰岛素水平，于峰值处寻找隐匿之肿瘤，如行B超或细针穿刺检查，可以提高阳性率。

如经过以上检查仍未发现肿瘤，则需注意隐匿部位发生肿瘤或异位胰腺存在。如脾门、胰钩、十二指肠降部、升部之内缘、结肠系膜根部、小肠系膜根部、大网膜上。如仍无发现，应注意到胰岛弥漫增生性病变之可能。

4. 胰岛肿瘤的切除：如果经过以上探查，发现了胰岛肿瘤，应尽可能行肿瘤之摘除术。位于胰头较深部位之肿瘤，除非不得已，尽量不做胰十二指肠切除术。术中如证实肿瘤为恶性，应行胰腺区段切除，如胰体尾切除或行保留幽门的胰十二指肠切除或保留十二指肠的胰头切除术。多个肿瘤如位置集中，或肿瘤体积过大，也宜行胰部分切除。

单个肿瘤摘除，先切开瘤体表面之胰包膜，再于肿瘤上缝一根丝线作为牵引，以钝剥离或钝锐交替剥离法，沿肿瘤界面与周边胰腺组织分离开来。瘤床血管逐一结扎。分离过程中注意勿伤及胰管。如果已有损伤，应予妥善结扎。瘤床可不予缝合，但需以网膜组织覆盖并放置腹腔引流。

如临床上确诊为胰岛素瘤，而术中又未发现肿瘤，处理意见存在分歧。一种意见为暂关腹，待日后再行PTPC，确定肿瘤位置再手术。另一种意见是在术中血糖监测和脾静脉血胰岛素水平监测下行自左至右之胰腺切除。第1步可将肠系膜上动脉左侧胰腺并脾脏切除，切除胰腺55%～60%。标本送快速切片检查，并观察血糖、门静脉血内胰岛素水平变化。如果在切除标本内发现肿瘤，血糖在短时间内回升（观察时间不应少于90分钟），门脉血中胰岛素峰值消失，说明肿瘤已被切除。如快速连续切片未见到肿瘤，且血糖仍未升高，而病人情况又许可，可继续向右切除胰腺达80%后，关腹。胰腺切缘以稍呈V型为好，便于缝合。如术后病人仍有症状，可给以药物控制症状，如氯甲苯噻嗪（diazoxide）3～6mg/(kg·d)，也可以应用链佐霉素（streptozocin）使肿瘤缩小，缓解低血糖症状。新近生长抑制激素长效类似物sandostatin也见用以治疗胰岛素瘤，效果较好，剂量为50～500μg/8～12h。

（四）术后处理

1．一般处理　术后禁食、补液，待胃肠内能恢复后进食。监测血糖变化，功能性胰岛素瘤病人正常胰岛B细胞功能受抑，术后可出现一过性高血糖及糖尿，一般1周内可恢复。如血糖过高，尿中出现酮体，应酌情给以胰岛素。给以抑制胰腺分泌的药物sandostatin，抑制胰腺外分泌，减少胰瘘发生。腹腔引流管一般在术后3~4天引流量极少时拔除。

2．术后常见并发症及处理

（1）胰瘘：是术后最常见的合并症，发生率6%~26.7%，为术中损伤较大胰管而又未及时发现引起。瘤床过紧过密之缝合招致瘤床组织坏死，也可发生胰瘘。术中仔细处理瘤床，安置合适引流，是预防与治疗之关键。一般如引流通畅，多能自愈。给以胃肠道外营养及生长抑素可促进胰瘘愈合。

（2）急性胰腺炎：是胰岛细胞瘤手术最常见死亡原因，是术中创伤过大，损伤胰腺血运和胰管所致，它表现为术后上腹痛，牵涉至腰背部，血、尿淀粉酶值升高。术中操作轻柔是预防之关键。一旦发生，应胃肠减压，给以抑制胰腺分泌的药物及制酸剂，胃肠外营养等措施，按重症胰腺炎对待。

（五）不能根治切除的胰岛素瘤之处理　恶性胰岛素瘤如果已广泛转移至肝脏或腹腔内其他部位，根治已无可能，但应采取较其它恶性肿瘤更为积极的态度，因其预后较好，经积极对症治疗可存活多年。对肝脏广泛转移者，应用肝动脉结扎，栓塞及灌注化疗药物。给以氯甲苯噻嗪、链佐霉素及生长抑素长效制剂以控制症状。

二、胃泌素瘤

胃泌素瘤（gastrinoma）在胰岛细胞肿瘤中的发生率仅次于胰岛素瘤，占第2位。男性较多见。1955年由Zollinger和Ellison首先报道2例严重溃疡病合并胰岛非B细胞肿瘤的病人，并对其特点进行了描述：①顽固性溃疡，有时出现在非典型部位；②有大量胃酸分泌；③往往于胰腺部位发现非B细胞肿瘤。因此，又称作Zollinger－Ellison综合征。与胰岛素瘤不同，胃泌素瘤恶性者居多，占60%~70%；多发肿瘤多，占50%~70%。肿瘤好发部位也与胰岛素瘤不同，在胰头、体、尾分别为4∶1∶4，个别者也见于胃壁内、肝脏、大网膜等处。胃泌素瘤多位于肠系膜上动脉右侧，异位发生者也多在肠系膜上动脉右侧，约30%的位于肠系膜上动脉右侧的肿瘤不在胰内，而位于以胆囊管与胆总管交点、胰颈中心点联线，胆囊管与胆总管交点垂直向下之引线，与胰颈中心及十二指肠2、3部联成交点所构成的所谓胃泌素三角内。但有统计表明不在此三角内的肿瘤也不在少数（图5－2－1）。

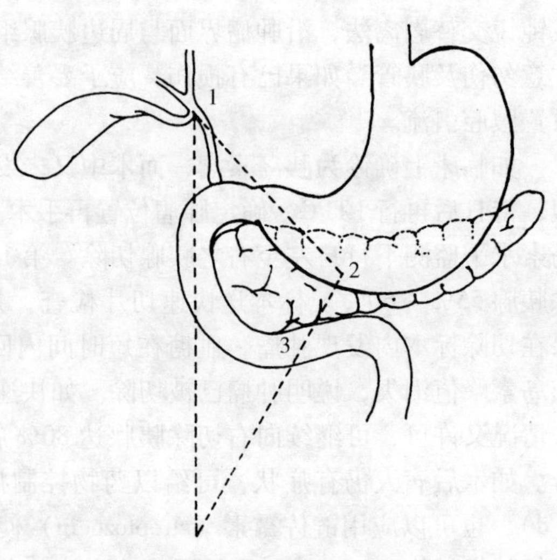

图5－2－1　胃泌素三角

除Zollinger－Ellison综合征的特征外，许多病人出现消化性溃疡的严重合并症如出血、穿孔等，行胃大部切除术后症状很快复发而需再次手术。文献报道60%病人初次手术都诊为溃疡病。我院 7 例病人中，5 例有两次或两次以上手术史。另外，大量分泌之胃酸进入肠腔，使肠道内呈酸性，招致腹泻。为水样便，有时为脂肪泻。如合并多发性内分泌肿瘤（MEN－I 型），则另有相应之表现。

本病诊断上除临床表现外，尚需行辅助检查以协助诊断。

1．胃镜检查　可发现消化性溃疡，尤其是非典型位置的溃疡，如胃底、十二指肠球后或空肠溃疡，已行胃大部切除者可能见到吻合口溃疡，常较深且多发。胃底体粘膜由于壁细胞受到胃泌素刺激增生，而使皱襞粗大。

2．五肽胃泌素试验　可见到 3/4 病人胃液酸度大于 100mmol/L，85% 病人平均基础排酸量（basal acid output，BAO）大于 15mmol/h，如已行胃大部切除，BAO 大于 11mmol/h 即有诊断意义，70% 病人 BAO/MAO 大于 0.6。

3．血清胃泌素测定　正常人血浆胃泌素为 50～200pg/ml，而胃泌素瘤病人血浆胃泌素在空腹时常达 1000pg/ml 以上，重复测定血浆胃泌素对本病具有诊断意义。

4．胃泌素升高并非胃泌素瘤所特有，在胃酸缺乏、幽门梗阻、肾功能衰竭以及胃大部切除旷置幽门及胃窦时，胃窦粘膜残留，甲状旁腺功能亢进症时均可见胃泌素水平升高。此时应行促胰液素试验及钙激发试验以资鉴别（疑有甲旁亢时，不宜使用钙激发试验）。此二试验可用于血清胃泌素水平在临界值，而临床表现高度提示本病时。

5．胃泌素瘤之定位诊断　与胰岛素瘤之方法相似，应综合 B 超、CT、选择性动脉造影及 PTPC 结果加以判定。

胃泌素瘤之治疗，与胰岛素瘤有相似之处，又有本身的特点。一旦已确诊为胃泌素瘤，可立即给以药物控制溃疡病症状。有 H_2 受体拮抗剂西米替丁、雷尼替丁、法莫替丁，H^+-K^+ ATP 酶抑制剂奥美拉唑（omeprazole），以及生长抑素之长效类似物善得定（sandostatin）可供选用。多数病人疼痛可停止，腹泻缓解，体重增加，一般状况得到改善。但药物用量大，需长期服用，一旦停药症状很快复发，对控制肿瘤之生长也无助。因此，本病一旦诊断明确，仍以早期手术为宜。

如能肯定为单发肿瘤或是多个肿瘤而位置较集中，且无肝转移者，手术处理方法同胰岛素瘤。早期肿瘤如术中切除干净，可以在术后密切观察，暂不行全胃切除。如术后仍有症状，可根据情况给以制酸剂或迷走神经切断术，必要时行全胃切除。如术中未能将肿瘤完全切除，通常应附加其它手术，如迷走神经切断术和全胃切除术，尤以后者效果可靠。

术中探查如肿瘤已广泛转移，或肿瘤为多发，或未能发现隐匿肿瘤，应行全胃切除术。肝脏广泛转移者行肝动脉栓塞。全胃切除后，胃泌素失去靶器官，去除了胃酸分泌之细胞基础，因而可避免消化性溃疡引起的严重合并症。全胃切除后尚可使肿瘤生长受到抑制，从而延长病人生命。行全胃切除时，注意勿使胃粘膜残留，否则术后仍可能出现症状复发。本病在合并溃疡穿孔、出血时，应以简单术式，如穿孔修补、出血点缝扎加迷走神经切断术加以处理，术后给以制酸剂，待日后情况稳定后进一步处理。此时如行全胃切除，死亡率达 20%～50%，不宜采用。

恶性胃泌素瘤未能完全切除之病人，在行全胃切除后，亦应给以药物，以减慢肿瘤生长。可用链佐霉素、5－FU 等。新近报道长效生长抑素类似物善得定也可以用于治疗。

三、其它类型的胰岛细胞瘤

除胰岛素瘤、胃泌素瘤外，尚有一些更为罕见的胰岛细胞肿瘤。如来源于胰岛 A 细胞之胰高血糖素瘤（glucagonoma）、来源于 D_1 细胞的血管活性肠肽瘤（vipoma）。其它如源于 PP 细胞之胰多肽瘤（ppoma）、D 细胞之生长抑素瘤（somatostatinoma）更属罕见。除临床表现不同外，其它检查手段与胰岛素瘤雷同。

胰高糖素瘤的特征表现，是皮肤坏死性迁移性红斑和糖尿病。1966 年 Mc Gavran 首先报道。皮肤病变主要位于下腹、会阴、臀部等处。皮损形态不定，先为红斑，后起水泡，泡破生痂，愈后色素沉着。组织学上见上皮表层角化不全，细胞肿胀、坏死、溶解形成水泡，真皮正常。糖尿病一般较轻，易控制，少有出现酮症者。血浆胰高糖素大于 30pmol/L，糖耐量异常，血中丙氨酸水平下降，锌水平降低以及精氨酸试验有助诊断。定位诊断同胰岛素瘤。

治疗与胰岛素瘤类似，不能完全切除或已广泛转移者除药物治疗外，应补充氨基酸和锌制剂。

血管活性肠肽瘤 1958 年由 Vermer 和 Morrison 首先报道，也称 Vermer - Morrison 综合征，又称为 WDHA（Watery Diarrhea，Hypokalemia，Achorohydria），还可称胰霍乱。80% 见于胰岛。突出表现为分泌性腹泻，量多，粘液少，无血液。每天 3 ~ 10L，大量电解质如 K^+、Mg^{2+} 随粪便排出，以致脱水、低钾，临床上出现倦怠无力、恶心呕吐、抽搐等症状。血钾可低至 1.2mmol/L ~ 3.6mmol/L。常合并代谢性酸中毒。其诊断除上述表现外，血中 VIP 测定有决定意义。正常 VIP 为 30pmol/L 以下，病人血中 VIP 为 48 ~ 760pmol/L。定位诊断同胰岛素瘤。手术治疗同前述。不能切除者给以药物治疗。最近报道生长抑素长效类似物控制症状最佳。

胰多肽瘤临床上往往无症状，或仅有腹泻。诊断相当不易。75% 病人胰多肽升高，胰泌素刺激试验有助诊断。以往所谓无功能胰岛细胞瘤中，极可能存在胰多肽瘤。治疗同胰岛素瘤。

生长抑素瘤由于其分泌之生长抑素大量入血，出现所谓抑制综合征。表现为贫血、低胃酸、脂肪泻、消瘦，有些病人患胆石症，也有低血糖之报道。生长抑素正常时 17 ~ 18ng/L，生长抑素病病人成百倍升高。定位诊断及治疗同胰岛素瘤。应用生长抑素无效。

总之，胰腺内分泌肿瘤少见，但其临床综合征却是由一般常见症候如腹泻、溃疡病、糖尿病等构成，一般检查方法难以确诊，常需特殊检查法。一旦常用治疗方法无效，应考虑到此类病变存在。

（李　澍　冷希圣）

第三节　保留幽门的胰十二指肠切除术

一、概述

壶腹周围癌标准的外科治疗是 Whipple 手术，包括胃部分切除、除头十二指肠切除及消化道重建。然而，在相当数量的病人中，因远端胃部分切除，发生脂肪泻和倾倒综合征，并可能加剧由术后胰腺功能不全引起的吸收不良。另外，吻合口溃疡也是一潜在的严重并发症。为克服这些问题，Traverso 和 Longmire 首先在 1 例合并胰头部假性囊肿的慢性钙化性胰腺炎病人和 1 例十二指肠第 3 部癌的病人，采用了保留幽门的胰十二指肠切除术式（pylorus – preserving pancreatoduodenectomy，PPPD）。继之，于 1980 年两人又报告 18 例以同样术式治疗慢性胰腺炎和较早期之壶腹周围癌而引起广泛重视。近年来，随此术式报道日渐增多，许多学者认为，保留幽门的胰十二指肠切除术式并不影响早期壶腹周围癌的切除范围。因为此术式的淋巴结清扫范围除保留了幽门及胃窦小弯侧的淋巴结外，其余与经典 Whipple 手术相同。本术式之中期、远期生存率与经典 Whipple 手术相似或稍佳。本术式优点还在于患者术后进食量可达术前水平，可维持体重，无倾倒综合征出现，吻合口溃疡发生率低。

然而，仍有学者对保留幽门的胰十二指肠切除术未持完全肯定的态度。主要原因是对切缘是否足够及对区域淋巴结是否能彻底清除有所顾虑。因此，术中行冷冻切片检查切缘组织，如为阴性，可行本术式，如有肿瘤细胞残留，仍以经典 Whipple 手术为首选。本术式另一常见缺点是术后胃排空延缓。术后胃肠减压时间可能较经典 Whipple 手术延长一倍以上。

二、手术适应证

最初，保留幽门的胰十二指肠切除术主要用于胰头部的良性病变，如慢性胰腺炎、胰腺结石病、局限在胰头的囊肿等。然而此手术方式也被广泛用于壶腹周围恶性病变的治疗，如十二指肠乳头癌、低位胆管癌以及胰头癌等。Sharp 等在 1989 年注意到，在应用保留幽门的胰十二指肠切除的病人中，有一小部分有显微镜下之十二指肠或胃窦壁内的胰腺癌播散，且出现了粘膜下复发。但是 Grace 和 Takada 等人的研究比较了采用经典 Whipple 手术和保留幽门的胰十二指肠切除的胰头癌病人的预后，发现两组手术病人的生存率并无差异，而且保留幽门的胰十二指肠切除术安全，较经典之 Wipple 显示出较多优越性。鉴于对保留幽门的胰十二指肠切除术式根治范围可能不足的顾忌，经典 Wipple 手术虽然仍在应用，保留幽门的胰十二指肠切除术的应用却有增加趋势。

三、术前准备

胰十二指肠切除手术侵袭性大，围手术期严重合并症多，手术死亡率高，术前准备工作甚为必要。

1. 病变的性质及范围的评价　术前对疾病的性质和范围作出一尽量完整的评价，对手术医师决定采用何种术式很有帮助。按疾病的诊断程序，通过详细的问诊、体格检查，结合多种影像学和内镜检查，一般应对疾病性质作出大致判断。多种影像学方法的综合判断，如 B 超、CT 或 MRI、低张十二指肠造影、PTC、ERCP 等，可显示病变大小，与周边脏器之关系，有无远处转移，淋巴结受累情况，从而在术前对疾病范围作出估价，手术时可心中有数。

2. 病人一般状况之评价与处理　拟施行胰十二指肠切除的病人，一般病情均较严重，常合并贫血、低蛋白血症、严重黄疸、肝功能损害、凝血机制异常等。因此，完善术前检查，了解病情，并根据检查情况给以相应处理甚为必要。

体质衰弱，严重低蛋白血症者，术前应少量多次输新鲜血；进食高热量、高蛋白饮食，胰腺功能不足者，加服胰酶制剂；已不能进食者，应给以胃肠外营养支持；肝功严重不良，凝血机制异常者，应给以保肝治疗，术前给以葡萄糖溶液、维生素 C、氯化钾和胰岛素，以增加肝糖原储备。补充维生素 K，以改善凝血机制。对重度黄疸者是否应行术前减黄，意见尚不一致。1978 年 Nakayama 介绍了术前行 PTBD（percutaneus transhepatic bilierry drainage）

的经验，其手术死亡率由28.3%降至8.2%～6%；国内协和医院钟守先等人进行的51例Whipple手术中，44例术前行PTCD，术后仅1例因心肌梗死死亡。高胆红素血症将导致内素毒血症，凝血异常、肾功衰竭及免疫功能损害，术前减黄，无疑可有助于肝、肾功能的维持，降低术后肝衰、肾衰的发生。然而，Braasch于1988年指出，术前PTCD并不能减少术后并发症及死亡率，且常因引流管的留置发生胆瘘、出血、感染等与PTCD有关的合并症，也有病人因此致死，或因减黄术后一般状况急剧下降而不能耐受根治手术者。因此，术前减黄与否，不能一概而论。如病程短，消耗轻，估计可耐受手术，减黄与否区别不大，故不主张常规采用。若病程长，严重之高胆红素血症已损及肾功能，应考虑术前减黄。术前尚应给以广谱抗生素，以预防术后感染。

四、手术步骤

（一）麻醉与切口选择

最好选择气管内插管，复合麻醉，禁用对肝功能有毒害的药物。采用平卧位，头较足部略高，胸背部可垫一薄垫。多种手术切口可供选择，总的要求是能保证对上腹部，尤其是右侧有良好的显露，并便于操作。上腹正中切口，右正中旁切口，右经腹直肌直切口均可供选择。尚有术者择用上腹部倒V型切口。

（二）全面而有步骤地探查

开腹后宜全面且有步骤地探查腹腔内器官。首先，应明确病变的性质，验证术前诊断，查明病变范围，在术中最后决定手术方式。探查时首先注意有无腹膜及其他器官的转移。由右上腹开始，顺序检查肝脏、肝十二指肠韧带、横结肠系膜、小肠系膜根以及小肠、大肠及盆腔脏器。如恶性病变已侵及上述器官，说明已不宜行根治性手术。其次，探查胰腺周围脏器，以确定能否行胰十二指肠切除术。沿横结肠上缘离断胃结肠韧带，由左而右，注意勿切断胃网膜左、右血管之交通。向上方牵开胃体，充分显露十二指肠第1、2部，胰腺头、体尾及胃后壁。如已发现位于胰头部的病变，应查明病变范围。此时做Kocher切口游离十二指肠。剪开十二指肠外侧之后腹膜，以钝性分离法将十二指肠连同胰头向前方游离，此时应注意病变是否已累及下腔静脉和腹主动脉。通常在胰腺背侧与腹膜后大血管间为疏松组织，易于分离。如病变与大血管粘连紧密，则已不能切除。假如十二指肠与胰头部游离完成，应进一步由病变前后两侧仔细扪诊，明确病变为良性或恶性。

如肿块较大，周边器官明显受累，则恶性肿瘤之诊断基本成立。如发现有受累肿大之淋巴结，切取送冷冻切片检查，有助于明确诊断。有时对位于胰头之病变性质，诊断甚为困难。其一如肿物较小，深埋于胰头内或位于壶腹内触摸不清；其二慢性胰腺炎和胆总管下端结石有时与胰腺癌鉴别不易。因慢性胰腺炎误诊为恶性肿瘤而行胰十二指肠切除或恶性肿瘤误诊为炎症或结石而将肿瘤漏诊的情况，在文献中不乏记载。

如肿物位于胰腺表面，可以切取组织块送病理检查。如肿块深在，切取过深时有可能招致出血或胰管损伤，在可能不行根治性切除的慢性胰腺炎病例，将招致不必要之麻烦。目前多主张在术中以细针反复多点穿刺可疑肿块，行细胞学检查，以期术中明确病变性质。但此方法仍有10%结果不能肯定。阴性结果时，不能否定恶性病变存在，此时需术者结合临床症状、体征、辅助检查结果和术中所见，综合判定分析。

肿块如位于十二指肠内或壶腹部，应剖开十二指肠，采取标本送检。手术中明确肿块良恶性之目的在于：良性病变无需清扫区域淋巴结，而恶性病变必须加行区域淋巴结清除。如在术中已证实病变为恶性，则应在十二指肠和胰头与腹膜后大血管分离后，仔细检查胰头后方及其附近的淋巴结，注意腹主动脉旁及小肠系膜根部有无淋巴结转移，并应于术中加以清扫。腹膜后淋巴结清除范围，应包括起自右肾动脉根部至肠系膜上动脉起始处范围内淋巴结、脂肪及神经丛。

在胰头前表面分离结扎切断胃网膜右动静脉，胃右动脉也邻近胰腺切断结扎。但胃右动脉结扎后，十二指肠残端血供仅来自沿胃小弯和幽门走行的胃左动脉，故存在十二指肠残端缺血的可能。因此，另有学者认为为保留幽门及十二指肠第1部完整之神经支配及血供，不应结扎胃右动脉，尤应避免损伤沿胃大弯的胃网膜血管和胃窦幽门的迷走神经分支。这样有助于减少术后胃排空延迟的发生率。

于胰腺上缘切开后腹膜，暴露肝动脉，清除脾动脉和腹腔动脉起始处之淋巴结。于胰腺下缘显露肠系膜上动、静脉及十二指肠第3部。因胰腺背侧无主要静脉汇入肠系膜上静脉—门静脉腹侧，但可能存在一些纤维性粘连。如能以手指由胰腺上缘将胰腺和肠系膜上静脉分离成功，即可决定胰头部病变可行切除。

（三）胰头十二指肠切除

当决心施行保留幽门的胰十二指肠切除时，应在与肝动脉相连处离断胃十二指肠动脉，胃网膜右动脉于胰十二指肠前动脉起始处邻胰腺表面切断。注意胃窦及幽门处迷走神经终末支的保留，于幽门环下4～5cm切断十二指肠（图5－3－1）。解剖肝十二指肠韧带，切除胆囊。恶性病变需清除肝十二指肠韧带内淋巴结。良性病变时，可于胆囊管下方切断胆总管；恶性病变时（胰头癌、十二指肠癌、壶腹癌）应在肝总管处切断；胆总管下段癌更需在左右肝管汇合处切断肝总管。胆总管或肝总管切缘送冷冻切片检查。如有肿瘤成份，需补充切除。某些情况下可能需行部分肝切除方能达到要求。

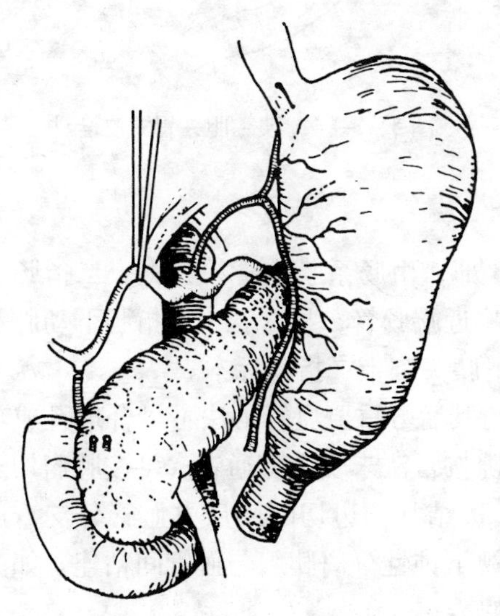

图5－3－1　切断十二指肠

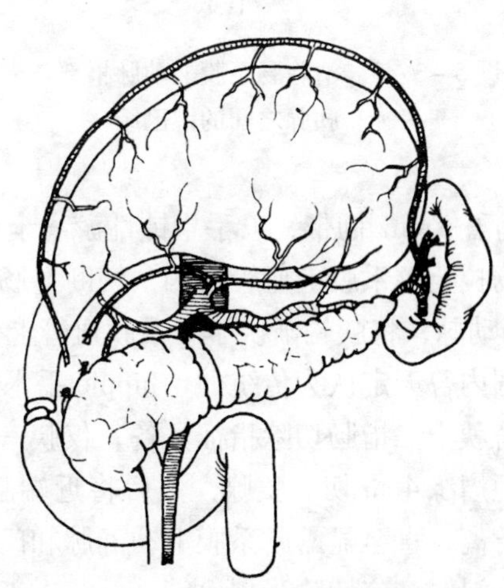

图5－3－2　切断胰腺

于肠系膜上静脉与胰腺间隧道内置入一牵引带，于肠系膜血管左侧胰腺上下缘多以4号丝线贯穿缝扎胰腺上下缘走行之动脉。在预定切线右侧以一长弯止血钳夹住胰腺，左侧则以心耳钳或无创血管钳含住胰腺，以控制胰腺切缘出血为度。切断胰腺，留意胰管所在，最好超出胰切缘3~5cm切断胰管，以利于后面操作。远端切缘出血点逐一结扎。切面可褥式缝合，也可不作缝合。这取决于下面胰肠重建的方式。胰管内暂置一硅胶管，胰液引至手术野外。胰腺切缘立即送冷冻切片检查，如仍有肿瘤残留，需向左侧补充切除胰腺（图5-3-2）。

以鼠齿钳依次抓提胆管之上下断端，使胆管、门静脉、肝固有动脉骨骼化，清除肝十二指肠韧带内脂肪及淋巴结。将切断之胰腺头部翻向右上，充分显露胰后方之门静脉和肠系膜上静脉。来自胰头及钩突处之小静脉均以0号丝线逐一结扎后切断。将肠系膜上动脉以牵引带绕过后牵向右侧（图5-3-3），这一手法可完全清除肠系膜上动脉根部与胰腺间的淋巴结，并可显露胰十二指肠下动脉及第1空肠动脉。只有在肠系膜上动脉起始处到胰十二指肠下动脉和第1空肠动脉间淋巴结清除后，才达到根治性切除要求。

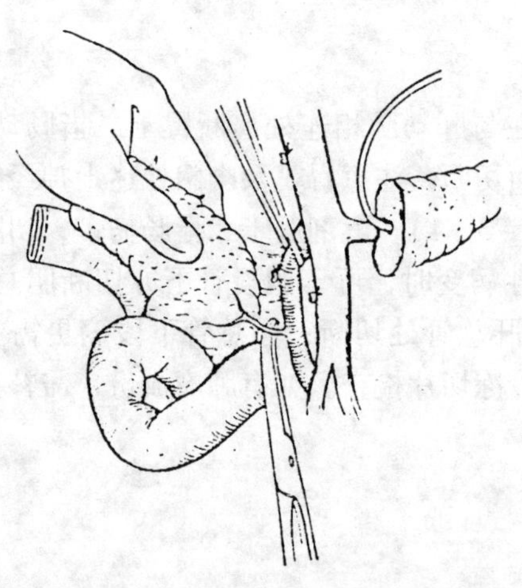

图5-3-3　清除肠系膜上动脉根部与胰腺之间的淋巴结

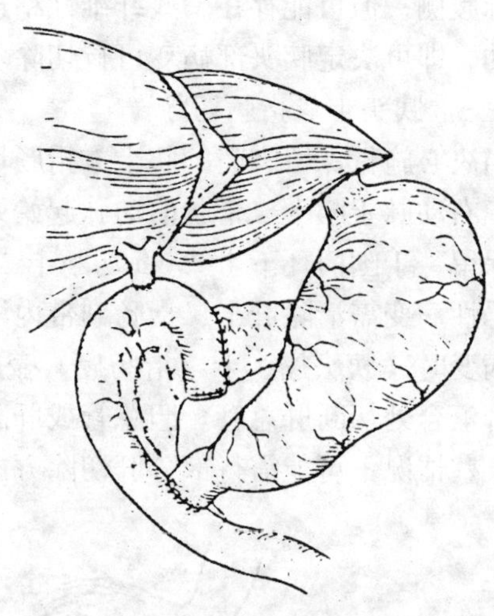

图5-3-4　胰-胆-胃式吻合法

剪开Treitz韧带，以手指钝性游离十二指肠第3部，由肠系膜血管后方将十二指肠和上段空肠拉至肠系膜上血管右侧，切断空肠。向右牵拉近端肠管，显露胰十二指肠下动脉及第1空肠动脉，将胰钩渐次于肠系膜血管上分离。移下胰头和十二指肠标本。

国内曾天定认为传统的Whipple手术探查胰头与其后方重要血管手法不尽合理且成功率低。若胰十二指肠切除指征具备，仅胰—门静脉间隙按常法未安全打通者，可按肿瘤切除原则，距瘤缘4cm切断胰腺，然后将近端胰缘翻起，边结扎、边切断胰后方血管分支，边向胰头游离，直至显露肠系膜上动静脉和门静脉，直视下钝性分离胰腺与血管间粘连。如为癌性粘连浸润，应切除受累血管，并行人工血管架桥吻合。

（四）胃肠道重建

保留幽门的胰十二指肠切除术胃肠道重建方式有胰-胆-胃模式（图5-3-4），胰-

胃－胆模式（图5－3－5），或胆－胰－胃模式。其中Traverso采用的胰－胆－胃模式应用较多。

1. 胰肠重建

（1）胰管空肠吻合法：双层缝合闭合空肠切缘。将空肠由肠系膜血管后方拉至右上腹结肠系膜之上方。距空肠盲端1～2cm处，根据胰腺切缘之大小，剥除相应大小之空肠浆肌片。以1号丝线间断缝合胰腺后壁包膜与空肠浆肌层切缘。与胰管对应之肠粘膜上切一小口，以3－0或4－0丝线间断缝合胰管后壁与空肠粘膜。胰管内置入一长10cm硅胶管，胰管内长3～4cm，余部置入空肠内，并利用后壁缝线捆扎固定之。仍以细丝线缝合胰管前壁与空肠粘膜，再以1号丝线缝合空肠浆肌层与胰腺前壁包膜（图5－3－6）。

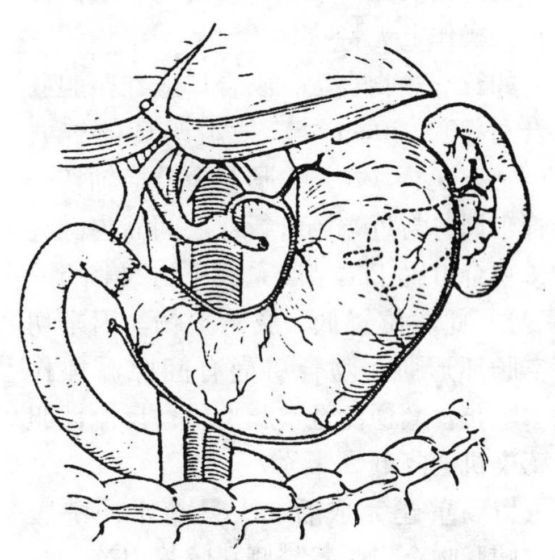

图5－3－5 胰－胃－胆式吻合法

（2）胰腺空肠套入式吻合法：即改进之Child法，适用于胰腺切缘不过于粗大，且胰管较细，行胰管空肠吻合困难者，为目前较流行方式。将胰背包膜与空肠断缘后壁浆肌层先以1号丝线间断缝合，肠系膜置于胰背中间位，针距0.5cm。打结后仅留胰上下缘缝线各一根为标志，其余剪去。再将胰切缘后壁包膜并少许胰组织与空肠行全层间断缝合。胰管内置入硅胶管3～4cm，另5cm位于肠腔内。再将胰断缘前壁包膜并少许胰腺组织与空肠壁全层以1号丝线间断缝合，结打在肠腔内。空肠浆肌层再与胰前壁包膜以1号丝线间断缝合一层，完成吻合（图5－3－7）。如技术得当，应用本法可使胰瘘发生率降低，并确保胰管开口通畅，胰断面浆膜化。

（3）胰胃吻合法：本法优点在于胃后壁与胰腺解剖上邻近，吻合便利，吻合口无张力。胃内酸性环境不利于胰蛋白酶作用，故较胰肠吻合牢固。操作要点是游离胰断端2cm左右，胃后壁相应部位全层切开一3cm切口，确切止血。吻合先由胰后缘开始。1号丝线全层缝过胰被膜、胰实质及胃浆肌层。胰管内亦如前述置入硅胶管。本法主要合并症是吻合口出血，故止血必须彻底。用此法行消化道重建时，胃空肠行端端吻合，近似生理状态，术后梗阻危险降低（图5－3－5）。

2. 胆管空肠吻合 胆肠吻合口位于距胰肠吻合口10cm左右之空肠对系膜缘上。先将胆管后壁与空肠浆肌层以3－0或4－0丝线行间断缝合，打结后除二端缝线外余线剪去。距缝线0.3cm左右，结合胆管口径，全层切开相应之空肠，仍以3－0丝线全层缝合胆管后壁与空肠后壁全层。于吻合口上方切开胆管壁，置入T型管并固定，T管之一臂应越过吻合口置入空肠内。3－0丝线全层缝合胆管前壁与空肠前壁全层，结打在肠腔外。再将空肠浆肌层与胆管前壁缝合一层，完成胆肠吻合（图5－3－8）。

3. 胃空肠吻合 根据胰空肠吻合方式，胃空肠的连续性重建有胃空肠端端吻合和端侧吻合两种方式。行胃空肠端端吻合或端侧吻合前应检查幽门下肠管血运。如有可疑，应切除至有新鲜出血处。端端吻合时为双层内翻缝合，操作上无特殊。

如行端侧吻合法，吻合口应在距胆肠吻合处 20 ~ 30cm 处。采用改良的曾式 Roux - en - Y 方式，空肠壁为沿横轴切开肠管半周，与近端肠管行双层间断内翻缝合，吻合口置于横结肠系膜下方（图 5 - 3 - 9）。此法位置低，肠管顺畅。因未切断空肠环形肌，吻合口尚有间隙瓣样作用，阻止食糜逆流至空肠上段，反流性胆道感染机会降低。

胃肠重建完成后，大量盐水冲洗腹腔。胰肠吻合口下置带侧孔胶管引流，与 T 管分别戳孔由右侧腹引出体外固定。常规方法关腹。营养不良者加减张缝合。

五、术后处理与术后并发症

（一）一般术后处理

胰十二指肠切除术手术时间长，创伤严重，术后处理事关手术成功与否。术后手术创面大量渗液，术后早期应给以足够的晶体液和胶体液，以维持有效血容量，防止出现肾功衰竭。给以护肝药物，补充维生素 K、B、C。给以广谱抗生素及抗厌氧菌药物，一般选用三代头孢霉素和甲硝唑。持续胃肠减压至胃肠功能恢复。术后给以抑制胰腺分泌的药物可能对减少胰瘘发生有益。常用生长抑素（somatostatin），市售产品为施他宁（stilamin）和善得定（sandosdostatin）。

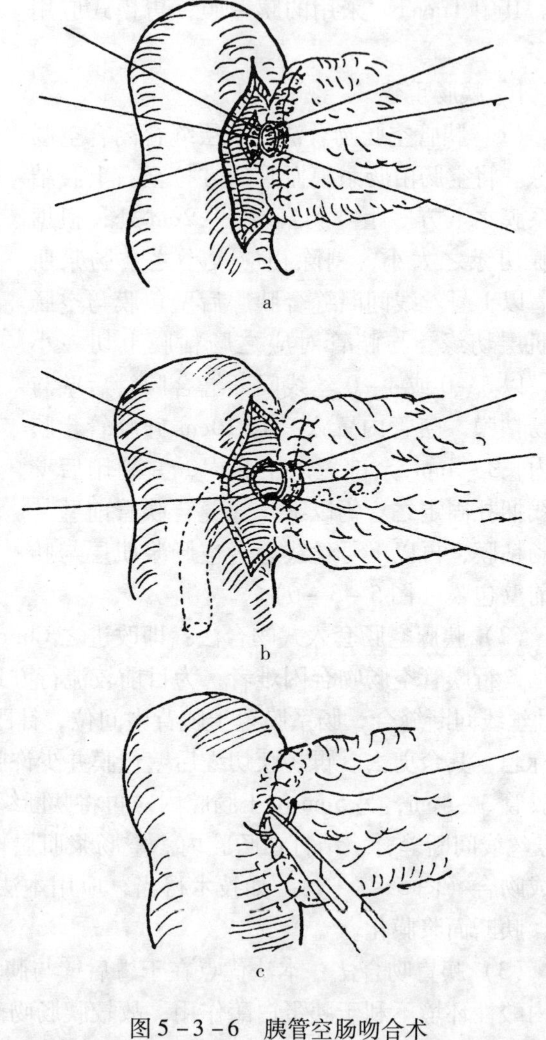

图 5 - 3 - 6 胰管空肠吻合术

（二）术后并发症的处理

保留幽门的胰十二指肠切除术与经典 Whipple 手术相似，可有胰瘘、胆瘘、术后消化道出血及一般大手术后的并发症，如腹腔内感染、肺内感染、肝肾功能衰竭等。而术后胃排空延迟是 PPPD 较为突出的问题。不过本术式也避免了经典 Whipple 术后胃肠吻合口溃疡的发生。

1. 胰瘘 是术后较为常见且严重的并发症。带强烈腐蚀性的胰液溢入腹腔，如引流不畅，常继发感染、腹腔内迟发大出血、严重消耗，危及病人生命。手术中细心、规范胰肠重建吻合，是预防胰瘘的最重要一环。术后给以胃肠道外营养和生长抑素，可以降低胰瘘的发生。

胰瘘一旦发生，首要问题是保持通畅的引流，采用持续负压吸引。注意维持水电解质平衡，因胰液中含大量 K^+、Na^+ 及碳酸氢根离子，尚需注意有无代谢性酸中毒发生。胰瘘发生后，必需禁食，给以胃肠道外营养，并给以生长抑素以抑制胰液分泌，促进瘘口早日愈合。腹壁瘘口周围应给以妥善处理，保持干燥，涂以氧代锌油膏防止皮肤糜烂。

2. 胆瘘　胆瘘常与胰瘘合并发生。预防及处理方法与胰瘘相同。术中胆管中置入 T 型管引流对预防胆瘘发生十分必要。

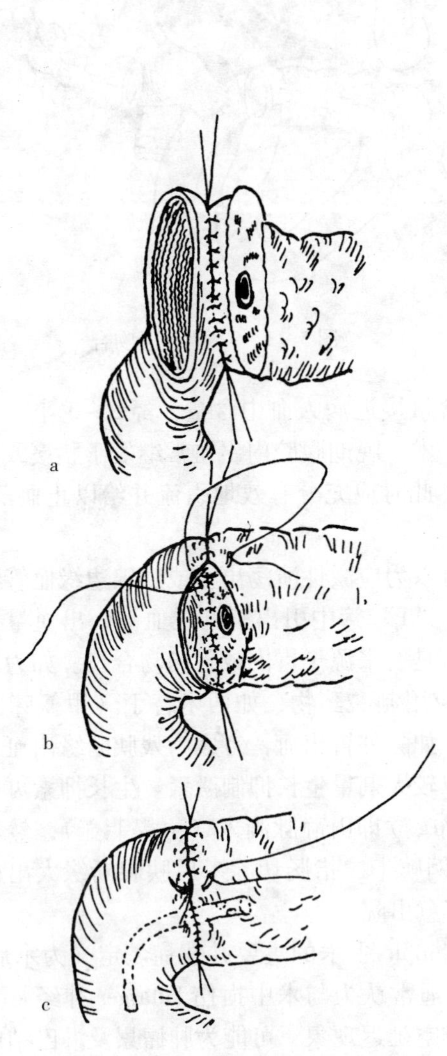

图 5－3－7　胰腺空肠套入式吻合法

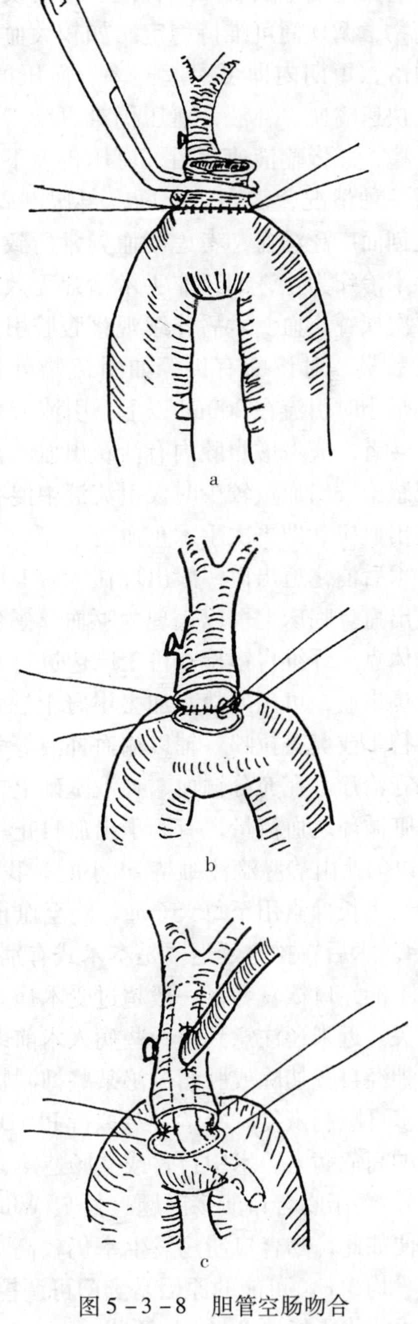

图 5－3－8　胆管空肠吻合

3. 出血　为一严重并发症，常威胁病人生命。可分为腹腔内出血和消化道出血。早期腹腔内出血，常为严重黄疸病人，凝血机制不良，创面广泛渗血或是术者血管处理不当所致。出血速度不快者，经补液、输血及给以止血药物，循环尚可维持稳定。如较大血管结扎线脱落，短期内即可引起心率、血压的改变，虽经快速输血、补液，血压仍难以维持，或一度平稳，减慢输液速度后，血压再度下降。如是后一种情况，需当机立断，再次剖腹止血。如是创面广泛渗血，考虑凝血异常所致，当以非手术治疗为主，如经非手术治疗无效，方考虑再次探查止血。术后连续观察腹腔引流的性状及数量，对诊断有助。如引流物外观似全血，每小时引流在200ml以上，引流液血红蛋白含量接近病人血中含量，经2~3小时观察无好转者，应考虑腹腔内有活跃出血，常需再次手术。晚期腹腔内出血常继发于胰瘘或严重腹腔感染。出血量较少时仅引流液中混有血性液，此时应充分有效地引流并给以止血药物，严重出血应立即再次手术止血。

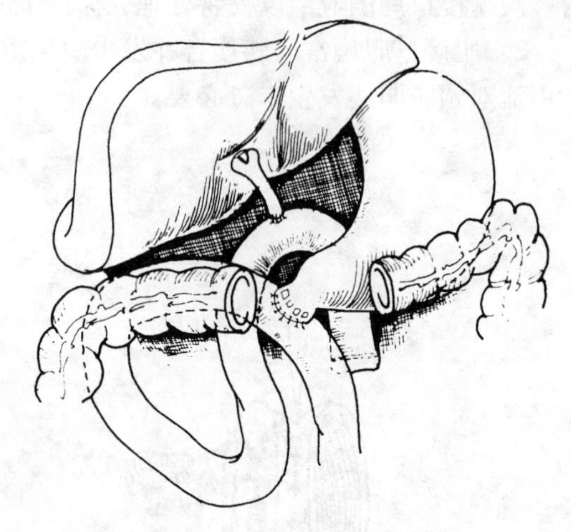

图5-3-9　胃空肠吻合

术后消化道出血一般出现在术后1周前后。可以为应激性溃疡出血或胰腺边缘血管缝线脱落出血。临床上可以表现为呕血，黑便，胃管、"T"管中引出鲜红之血液，出血量大时可致休克。纤维胃镜检查可于床边进行，查明出血是否来源于胃内或胃肠吻合口。如为应激性溃疡出血，可用冰盐水加去甲肾上腺素洗胃，应用制酸药物，如西米替丁（甲氰咪胍）、雷尼替丁或奥美拉唑，辅以输血补液等多可治愈。如除外胃出血，考虑为残胰断缘出血，应行保守治疗，在充分输血、补液基础上，立即给以较大剂量生长抑制激素。生长抑素可以降低内脏循环之血流量，有利于出血自止。常以300μg立即由静脉滴入（由墨菲壶），然后以2mg以匀速由静脉滴注维持24小时。我们曾遇1例胰十二指肠切除术后胰腺断缘大出血之病人，生长抑素用至每天6mg，终至血止，病人痊愈出院。

4. 术后胃排空延迟　是本术式有别于经典Whipple手术的主要并发症。定义为术后10天仍不能经口饮食者，一般超过受术病人之1/5。通常认为与术中损伤Latarger神经及其分支有关。近来还注意到有一些病人术前即已有胃排空延迟现象，可能为肿瘤累及淋巴结产生迷走神经自我切除或肿瘤分泌某些抑制物质所致。一般经过持续胃肠减压、胃肠道外营养支持，多可顺利恢复。有学者对拟行PPPD病人术前行胃肌电图检查，旨在筛选出术后胃排空延迟的高危病人，术中行胃或空肠造瘘，收到初步成效，有待继续观察。

5. 关于吻合口溃疡问题　经典Whipple手术切除胃50%~70%，以防止吻合口溃疡。但即便如此，吻合口溃疡发生率仍较高。Grace总结331例PPPD术后病例，吻合口溃疡发生率平均3%。可能的原因是幽门可调控胃排空，并阻止碱性胆汁返流到胃内有关。这一点上该术式优于经典Whipple手术。

（李　澍　冷希圣）

第四节　胰 腺 移 植

一、概述

胰腺移植的目的，是为胰岛素依赖型（1 型）糖尿病病人确立血糖正常化且不依赖外源性胰岛素状态，改善其生活质量，减轻糖尿病之继发病变。少数情况下，也用于因良性病变行全胰切除术后的病人，以纠正其内、外分泌不足。

自 1966 年 Kelly 等人首次进行人类胰腺移植以来，这项技术发展迅速。至 1993 年底，国际胰腺移植登记处（International Pancreas Transplant Registry，IPTR）接到的报告已超过 5000 例。其中胰肾联合移植（simultaneous pancreas－kidney，SPK）占总数 2/3，1/6 强的病例于肾移植后行胰腺移植（pancreas after kidney，PAK），其余为胰腺单独移植（pancreas transplants alone，PTA）。环孢素 A 应用于临床后，移植成功率显著提高。近年来病人 1 年生存率和移植物 1 年存活率已达 91% 和 71% 以上。

胰腺移植是唯一能使 1 型糖尿病病人长期停用胰岛素并使糖化血红蛋白正常的治疗方法。其代价是需行免疫抑制。因此，在无尿毒症的糖尿病病人行单独胰腺移植，必须慎重考虑，只能当糖尿病之严重程度已超过免疫抑制药物潜在副作用之威胁时，方可施行。然而在合并尿毒症的糖尿病病人如施行肾移植，术后必行免疫抑制，故此同时行胰腺移植较易为人们接受，通常没有理由不使病人同时摆脱透析和注射胰岛素的烦恼。

二、胰腺移植的适应证和禁忌证

胰腺移植的适应证为患有胰岛素依赖型（1 型）糖尿病的病人，年龄在 20～50 岁之间，糖尿病已发展至晚期而需接受肾移植治疗者，血液透析前血肌酐水平已达 300～500μmol/L。已接受肾移植的病人，由于移植肾迟早要受到糖尿病本身的威胁，如移植肾功能良好，无排斥反应或仅有轻微反应，血糖不易控制，且有其它系统合并症出现趋势者，也是胰腺移植的适应证。

病人一旦被列为接受胰腺移植之候选人，首先应除外心血管系统合并症，如冠状动脉粥样硬化。如发现明显病变需先行处理。胰腺移植的绝对禁忌证为同时并发有恶性肿瘤、全身活动性感染未得到控制、精神异常、晚期心血管疾病、严重肢体坏疽、严重神经系统病变导致卧床不起、胃肠功能麻痹、严重视网膜病变致失明者等。

三、供胰的获取及保存

（一）供胰标准

供胰多数来自脑死亡者，极少数为亲属提供之节段胰。供胰者应无糖尿病及任何代谢性疾病，无病毒性肝炎、结核、梅毒、AIDS、败血症。年龄一般以 8 岁至 40 岁为好。排除上述情况而又存在已知原因之不可逆转的脑损害，如创伤，蛛网膜下腔出血，原发脑肿瘤，脑缺氧可列为供胰之候选者。呼吸机支持下之脑死亡者，应是循环状态稳定，无自主呼吸，无脑干反射，无疼痛刺激反应，无自主运动，脑电图呈等电位。存在非脑部肿瘤，合并全身细菌、真菌及病毒感染者，循环停止或长时间低血压者，血脂升高，曾有胰腺疾病，胰、十二指肠手术史者不宜作为供胰者。

一旦选定为供胰者，应给以恰当的液体支持，维持循环稳定，在取胰之前使胰腺获得良好的血液灌注。控制供者血糖低于13.8mmol/L（250mg/dl）。

（二）供体手术

由于移植器官的供体来源极有限，大多数情况下一个供体将同时提供多个器官，如肝、胰、肾等，一般行多种器官同时采取的手术。此时与肝脏有共同血供之胰腺血管获取，必须迁就肝脏的获取。胰腺血管在器官灌洗后再设法延长。节段胰极少取自脑死亡供者。以下介绍节段胰及胰肾整块获取之方法。

1．节段胰腺采取　节段胰可取自脑死亡者或受体亲属。尸体供者可采用大十字切口以方便其他器官采取；活体供者选上腹横切口。入腹后全面探查，除外胰腺供体禁忌证之存在。尸全胰采取在采取肾脏以后进行。切断胃结肠韧带，胃腔内减压后牵向上方，横结肠牵向下方。切断脾周围之韧带的游离脾，以便将胰体尾与腹后壁分离。胰后间隙行锐剥离，轻柔操作以减少胰腺损伤。为保护脾血管不被损伤，需于主动脉裂孔处切开膈肌，以使腹腔动脉干有良好之显露。（活体供胰时不切开膈肌）。游离胰体尾过程中于胰体下缘处遇到肠系膜下静脉，予以结扎切断。至胰体尾完全游离，于胰颈处可见到肠系膜上静脉。于脾静脉与肠系膜上静脉汇合处切断之，于紧邻腹腔动脉干处切断脾动脉。切断上述血管前应辨清其全程。随后在胰颈处切断胰腺。随后供胰置入冰盐水内（图5－4－1）。切除脾脏，结扎远端脾动静脉或保持开放至移植时。由脾动脉灌注冷保存液（4℃），直至静脉流出之液体清亮为止。胰管之处理视下步手术方式决定。胰断面预以缝合。供胰保存于冷灌注液中。

2．全胰双肾共同采取　双肾、胰腺及十二指肠整块切取于呼吸机支持的脑死亡供体，可使胰腺受到较小的损害，减少热缺血时间。以大十字切口入腹后，依次探查，除外供胰禁忌证。胃腔由胃管减压后，以50% Betadine 200ml 注入后夹管以消毒胃腔。游离左半结肠，牵向右侧以显露腹膜后间隙及左肾。锐性解剖出左输尿管，至膀胱壁汇合处切断。向左肾门解剖左输尿管，解剖左肾于肾脂肪囊内。显露出左肾静脉。同样方法显露游离右肾及右输尿

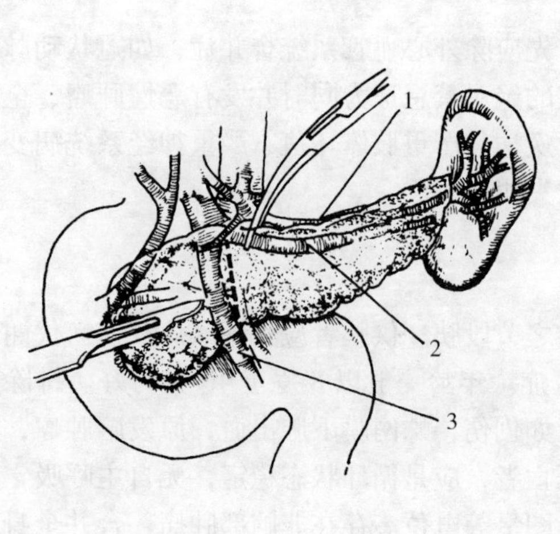

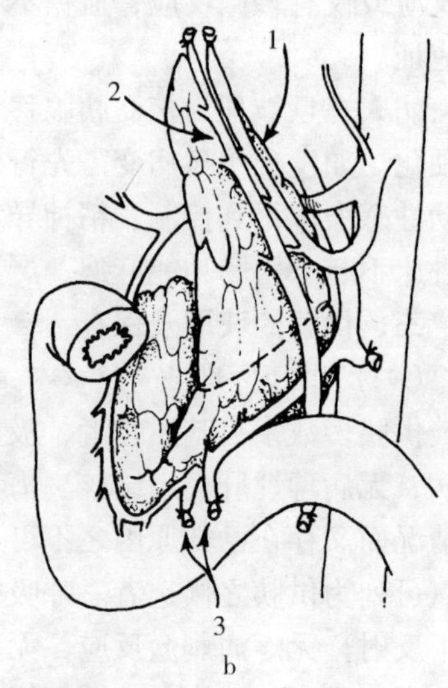

图5－4－1　节段胰腺采取

1．脾动脉　2．脾静脉　3．肠系膜上动静脉

管。仔细锐性分离主动脉及下腔静脉远端，腰动静脉钳夹后切断结扎。

待上述步骤完成后，开始胰腺及肝门处之操作。首先辨清胆总管并以锐性解剖，于十二指肠后方结扎切断。解剖肝总动脉在胃十二指肠动脉上方切断结扎。解剖门静脉全周与全程，尽可能靠近肝门处切断。以 Kocher 手法游离十二指肠及胰头。切断胃结肠韧带、脾结肠韧带、脾肾韧带及脾胃韧带，以便将脾与胰体尾游离。锐性分离胰后间隙，结扎切断肠系膜下静脉，直至胰颈。显露肠系膜上动静脉，以粗线结扎后切断。切断 Trietz 韧带，游离近端空肠及十二指肠 3、4 部，以残端闭合器切断十二指肠下端。于胰腺上缘切断胃左动脉，游离胃与十二指肠第 1 部，以残端闭合器切断十二指肠上端。沿主动脉裂孔处切开膈肌，显露腹腔动脉干起始处，于其上方以血管钳阻断腹主动脉后切断主动脉。于肝右静脉上方游离下腔静脉，于肝右静脉上方水平以血管钳阻断下腔静脉后加以切断，即可将整块供者器官一

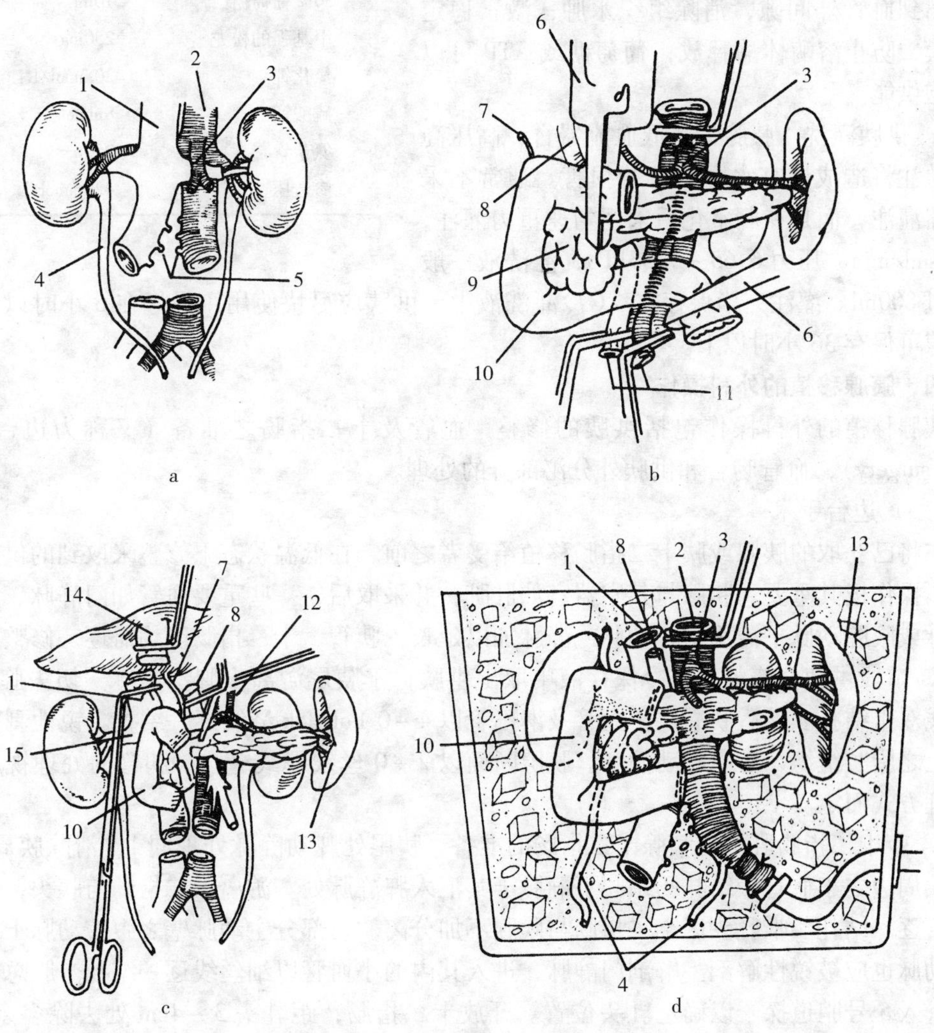

图 5－4－2　全胰双肾联合采取

1. 下腔静脉　2. 主动脉　3. 腹腔动脉干　4. 输尿管　5. 腰动静脉　6. 残端闭合器　7. 胆总管　8. 门静脉　9. 胰　10. 十二指肠　11. 肠系膜上动静脉　12. 肝动脉　13. 脾　14. 肝上下腔静脉　15. 右肾静脉

并移出置入4℃保存液中，开始灌洗（图5－4－2），直至门静脉及下腔静脉流出之灌注液清亮为止。分开肾与胰腺分别置入保存液中。

（三）供胰保存

1. 胰腺保存液 胰腺移植物需在低温（4℃）缺血状态下保存。肾脏之保存液不适用于胰腺保护。胶体保存液优于晶体保存液，高渗液优于等渗液。常用的保存液有TP系列、SGF系列及UW保存液等。其中以SGF－Ⅲ（SGFP，silica get filtered plasma，Silica胶体过滤血浆）（表5－4－1）和UW应用较多。

这些保存液特性一般是高渗液高钾液，以减少细胞肿胀及细胞内K^+丢失；Mg^{2+}可以稳定细胞膜，抑制代谢；高渗胶体可防止灌注过程中液体渗出到血管外间隙，消除组织水肿；激素稳定细胞膜，防止溶酶体酶释放；葡萄糖或ATP可以给细胞供能。

表5－4－1 SGFP组成成分

SGF血浆	400ml
25%人白蛋白	100ml
50%葡萄糖	10ml
甲基强的松龙	250mg
氯化钾	20mmol/L
硫酸镁	8mmol/L
氨苄青霉素	250mg
渗透压	420mmol/L

2. 供胰灌洗 胰腺为一低血流器官，高压高流量灌注将造成器官水肿及血管损害。通常不采用机器灌注，而是在肝素化后采用匀速重力灌注，流速4ml/min，压力6.65～9.33kPa，灌洗液一般不超过800ml。灌注完毕保存在4℃冷灌洗液中。供胰应尽快使用，最好在6小时以内。一般胰腺可保存36小时以上。

四、胰腺移植的外科操作

胰腺移植的外科操作包括供胰的修整，血管及十二指肠之准备（又称为边台手术，bench surgery），血管吻合和供胰外分泌部分的处理。

（一）边台手术

在将已获取的胰腺或胰十二指肠移植给受者之前，在低温状态下修整采取到的供体以适合下步操作极其重要。胰腺与其它器官如肝脏一并采取后，一些重要血管如门静脉、肠系膜上动脉或腹腔动脉干需用供者动脉或静脉加以延长，胰管、十二指肠等均需逐一修整。

1. 节段供胰之修整 自冷保存液中取出供胰，于胰尾游离出脾动静脉，切去脾脏以0号丝线双重结扎。随后胰周之小血管及淋巴管以4－0 Polydek缝线逐一结扎。锐性剥除附于胰腺上之脂肪组织，游离脾动静脉。胰腺断面以2－0丝线褥式缝合。胰管的处理视胰外分泌处理方式而定。

2. 带十二指肠乳头的胰腺十二指肠的准备 胰尾处脾动静脉处理同1。清除胰周脂肪，结扎胰周边之小血管。结扎肠系膜下静脉于其汇入脾静脉处。游离十二指肠与胰头，二者间小血管逐一结扎。唯乳头区十二指肠与胰腺不加分离。带部分主动脉壁之腹腔动脉干和肠系膜上动脉也应被锐性解剖。解剖门静脉，进入其内的小血管以细丝线逐一结扎。胆总管暂开放，置入5号胆道探子以确定乳头位置。开放十二指肠，距乳头3～4cm处去除多余肠壁。乳头切开使胰管与胆总管均位于乳头中央（图5－4－3）。

3. 血管重建 血管重建用同一供体同时提供肝脏和胰腺，为目前流行的方法。动脉重建有两种方式。①将供体肠系膜上动脉与脾动脉吻合；②取供体髂动脉分叉处，与肠系膜上动脉及脾动脉呈“Y”型吻合（图5-4-4，5-4-5）。均以6-0血管缝合线行连续缝合。缝合后注水检查有无渗漏。由于胰腺移植时，静脉血管不允许有任何张力，因此，供肝取走后残留的极短之门静脉需以供体的髂外静脉来延长5~7.5cm。常以5-0血管缝线行端端吻合（图5-4-6）。

4. 节段胰腺移植时胰管的处理　如节段胰采用胰管阻塞之方法，应在边台完成此步骤。以16F动脉导管置入胰管，注入栓塞剂栓堵胰管树。

（二）供胰移植手术

胰腺移植的最主要步骤是将供胰之血管与受者血管进行吻合，同时引

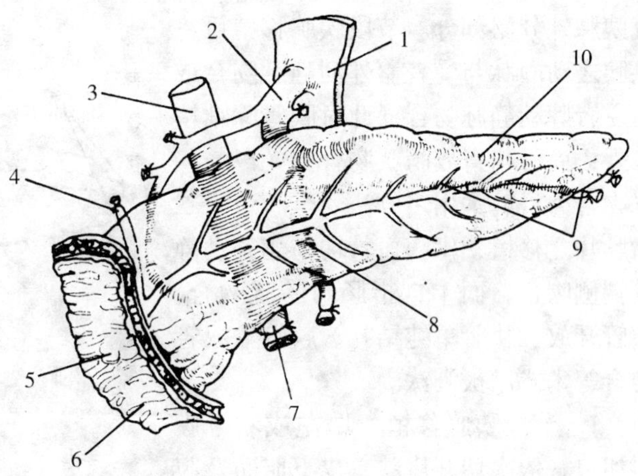

图5-4-3　带十二指肠乳头的胰腺十二指肠的修整

1. 主动脉片　2. 腹腔动脉干　3. 门静脉　4. 胆总管　5. 十二指肠乳头　6. 十二指肠片　7. 肠系膜上静脉　8. 肠系膜上动脉　9. 脾静脉　10. 脾动脉

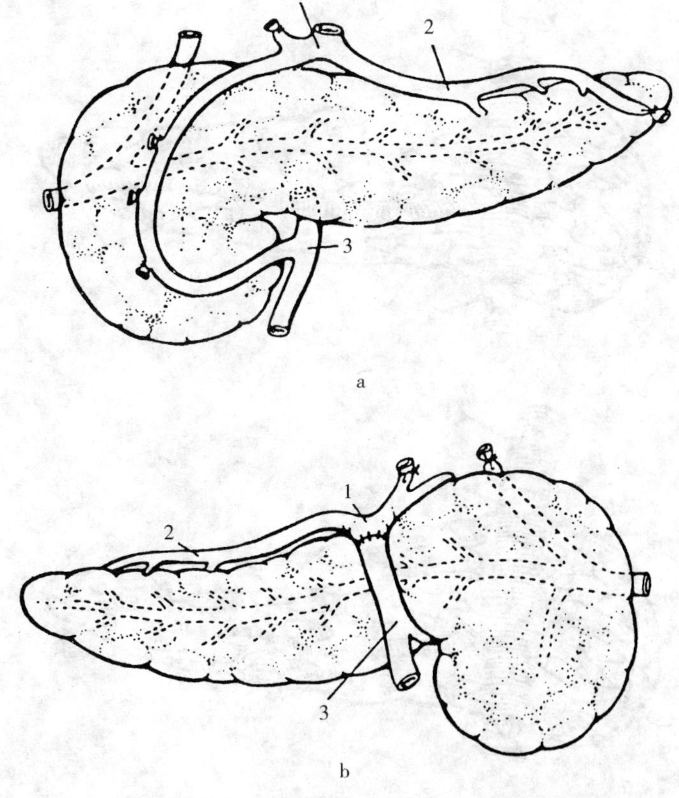

图5-4-4　供体肠系膜上动脉与脾动脉吻合

1. 腹腔动脉干　2. 脾动脉　3. 肠系膜上动脉

流胰腺外分泌部分。节段胰腺移植可将供胰之动静脉与受者髂外动静脉吻合或与受者脾动静脉吻合，此时胰管除粘堵法外，尚可与胃或膀胱吻合，尤以与膀胱吻合为目前常用之方法。全胰带十二指肠片之移植，供胰血管均与髂外动静脉端侧吻合，而十二指肠与膀胱吻合。胰管开放、胰管单纯结扎、胰管输尿管吻合等术式已被淘汰。

1. 节段胰腺移植　取左或右下腹斜切口，依次切开皮肤、皮下脂肪及腹外斜肌腱膜，切断腹内斜肌，显露腹膜后，将腹膜及腹腔内脏器向内推开。显露髂动、静脉，血管表面之淋巴结予以

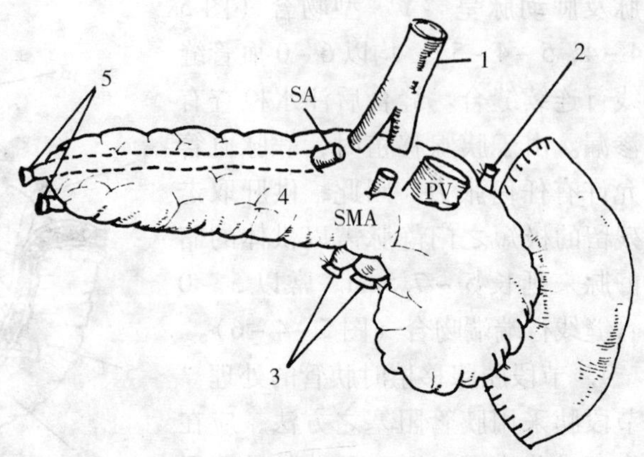

图 5-4-5　Y 型供体髂动脉与脾动脉和肠系膜上动脉吻合

1. Y 型供体髂动脉　2. 胆总管　3. 肠系膜上动静脉　4. 脾动脉干　5. 脾动静脉

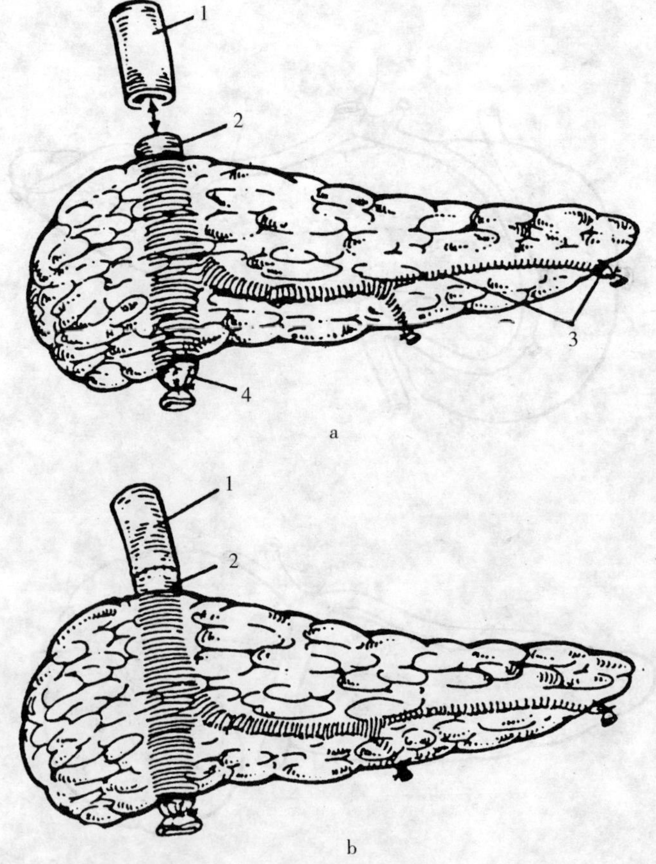

图 5-4-6　吻合供体髂外静脉以延长门静脉

1. 供体髂外静脉　2. 门静脉　3. 脾静脉　4. 肠系膜上静脉

切除。两血管远近两端均可控制后，先行静脉吻合。将髂外静脉远、近端夹闭，在静脉壁上切开一与供体脾静脉口径相匹配之切口，并以肝素盐水冲洗血管腔。将供体脾静脉与髂外静脉行端侧吻合。采用 5 - 0 血管缝合线，连续外翻缝合血管壁。去除髂外静脉两端之阻断钳。相同方法以 6 - 0 血管缝合线将脾动脉与髂外动脉行端侧吻合（图 5 - 4 - 7）。如采用胰管栓塞法，则已完成手术。而近年来最常用的方法是将胰管与膀胱吻合（图 5 - 4 - 8）。其方法与胰管空肠吻合类似。完成吻合后，膀胱内置入 Foley 尿管。胰腺血供恢复后，将转为粉红色，胰腺边缘的出血点应逐一结扎。除上述方法外，也有人采用原位并行节段胰腺移植，将供胰脾动静脉与受者脾动静脉端侧吻合（图 5 - 4 - 9），或将受者脾切除行血管之端端吻合（图 5 - 4 - 10）。

2. 全胰移植　全胰移植目前应用得越来越多，优点在于血液供应较好，且向受者提供的胰岛数量较多。其手术过程由切口选择到腹膜后大血管的显露与节段胰腺移植相同。血管吻合方式是

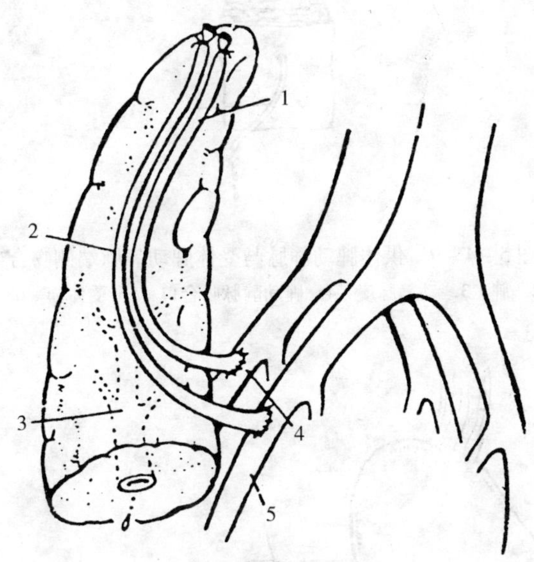

图 5 - 4 - 7　供体脾动静脉与髂外动静脉端侧吻合
1. 脾静脉　2. 脾动脉　3. 胰管　4. 髂外静脉　5. 髂外动脉

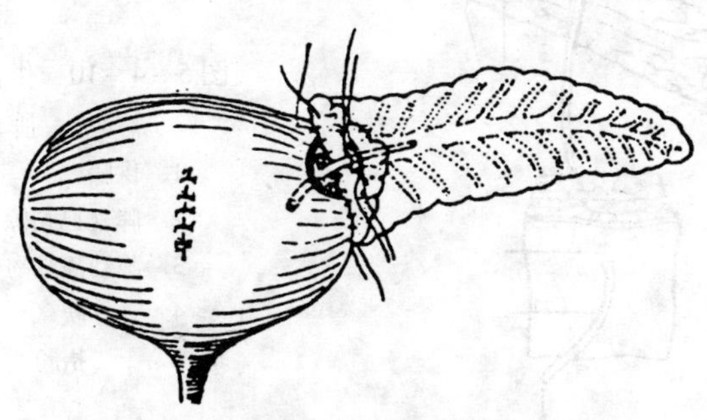

图 5 - 4 - 8　胰管膀胱吻合术

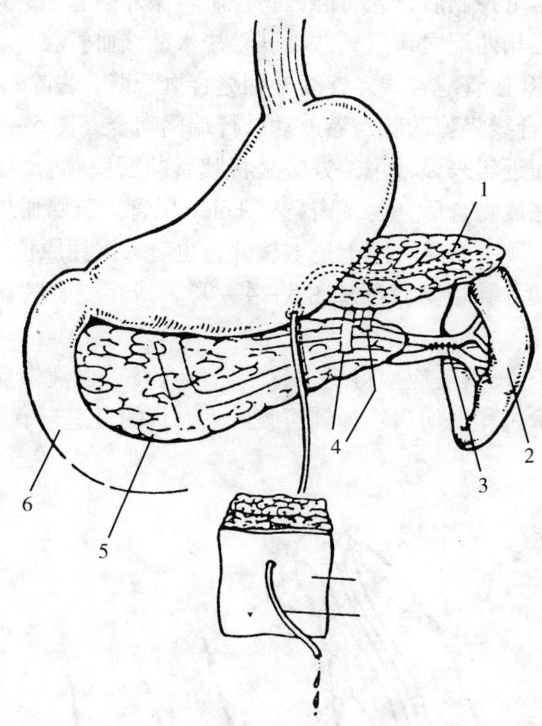

图5-4-9 供体脾动静脉与受体脾动静脉端侧吻合

1. 供胰 2. 脾 3. 动静脉瘘 4. 脾动静脉吻合口 5. 受体胰 6. 十二指肠

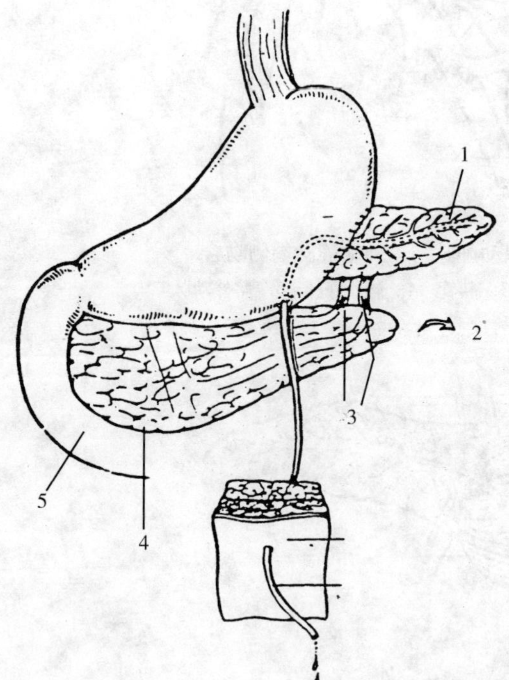

图5-4-10 供体脾动静脉与受体脾动静脉端端吻合

1. 供胰
2. 脾（已切除）
3. 脾动静脉吻合口
4. 受体胰
5. 十二指肠

将带有主动脉片之腹腔动脉干和肠系膜上动脉吻合于受者髂外动脉上（端侧吻合），将门静脉吻合于髂外静脉上。操作同节段胰腺移植中介绍。如供胰为切取肝以后获取的，则将修整后的“Y”型血管单臂与受体髂外动脉吻合，延长之门静脉与受体髂外静脉吻合。全胰移植时一般不采用胰管阻塞，而多将胰外分泌与消化道或膀胱吻合，尤以后者应用更广。以下介绍胰管膀胱吻合和带十二指肠段之十二指肠膀胱吻合。

（1）胰腺膀胱吻合：将膀胱前壁切开，再将膀胱后壁用电刀切开一十字小口，将带乳头的十二指肠片由此切口嵌入，将十二指肠片与膀胱后壁全层缝合，再缝合关闭膀胱前壁的切口。吻合前应将一末端J型的支架管插入胰管，将胰液引入膀胱，术后两周后再用膀胱镜取出此支架管（图5-4-11）。

（2）带十二指肠段之全胰与膀胱吻合较易，与肠管吻合法相似，第一层为连续全层以可吸收缝线缝合，外一层以不吸收成行间断浆肌层缝合。亦需放入“J”型管引流胰管（图5-4-12）。

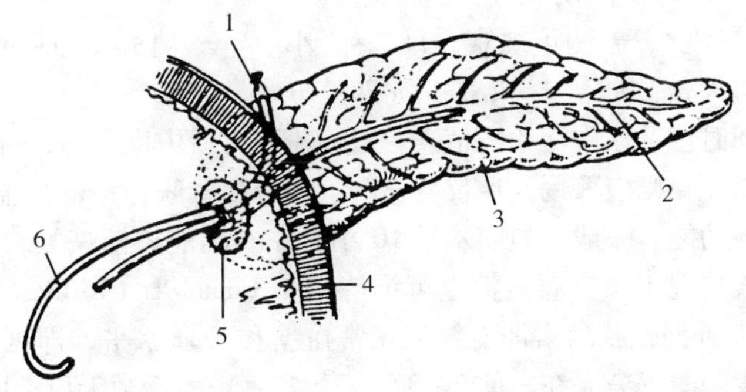

图5-4-11　胰腺膀胱吻合

1. 胆总管　2. 胰管　3. 供胰　4. 膀胱壁　5. 十二指肠片　6. J型支架管

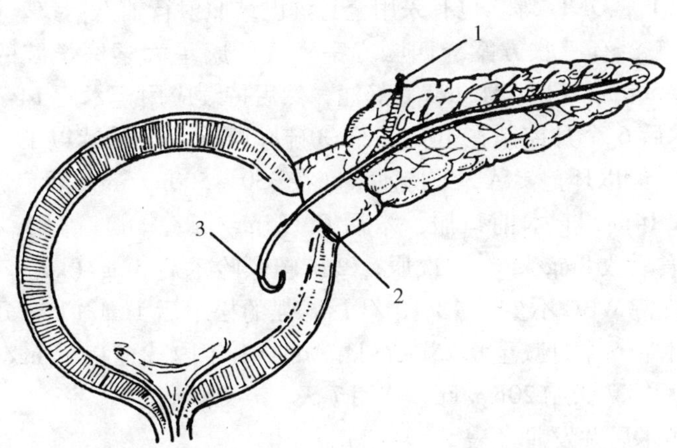

图5-4-12　供体十二指肠与受体膀胱侧侧吻合

1. 胆总管　2. 十二指肠膀胱侧侧吻合　3. J型支架引流管

以上概括讲述了目前常用之胰腺移植术式。就移植物大小来分有节段移植和全胰移植；就移植血管吻合方式来分又分为静脉回流入门静脉系或体循环；就胰管处理方式来看，有栓塞法与引流法，引流法又分引流入胃肠道或引流入膀胱。究竟哪种为优，各种方式均有利弊。目前一般倾向于采取带十二指肠段全胰移植、十二指肠膀胱吻合的术式，尤其是当胰肾联合移植时（图5－4－13）。

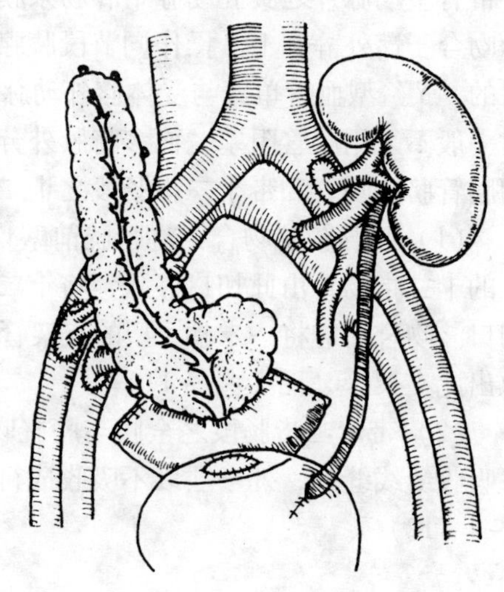

图5－4－13　胰肾联合移植

五、胰腺移植术后监测及并发症的处理

（一）术后监测

接受胰腺移植的病人一般状况常常不良，如贫血、代谢紊乱、免疫力低下等。因此，病人术后应先安置于ICU病房，全面监测病人情况。除监护生命体征变化外，糖尿病状态需侧重观察，每2～3小时应检查血糖值，每天查C肽值1～2次，如胰外分泌与膀胱吻合，应随时注意尿中淀粉酶值。一般淀粉酶术后中度升高，持续升高应注意移植胰胰腺炎发生，突然下降则应警惕排斥反应出现。如行胰肾联合移植，血肌酐值的变化也间接但准确地反映胰腺功能。一般移植胰术后10小时左右功能逐渐恢复，此时在输含葡萄糖液或应用糖皮质激素情况下，空腹血糖也可维持在8.3mmol/L（150mg/dl）以下。如受胰者术后仅用术前25%外源性胰岛素即能维持正常血糖和C肽水平，即可认为移植胰功能满意。应用广谱抗生素预防感染应在术前2～3天开始，术中术后数天应给以大剂量冲击治疗。抗凝治疗应由术中开始，持续至术后一段时间。可以应用肝素或甘露醇。长期抗凝治疗应用阿司匹林。术后常规采用免疫抑制治疗，防止排斥反应。常用药物有抗代谢药物硫唑嘌呤（AZA）；类固醇激素强的松、甲基强的松龙；真菌制剂环孢素A；生物制剂抗淋巴细胞球蛋白，单克隆抗体OKT_3，OKT_4等。也有采用全身淋巴结照射行辅助治疗。免疫抑制药物应用方案，各家报道不一，有三联方案与四联方案。威斯康星大学医学院的四联方案为：①OKT_3 3.5mg于注射500mg Solu－Medrol后静注，然后持续应用至术后14天；②强的松不超过30mg/d，移植术后6个月控制在10mg/d；③硫唑嘌呤术后持续以1～2mg/(kg·d)给予；④如肾功正常，给以环孢素A，维持血浓度在350～500ng/ml。明尼苏达大学采用方案如下：①环孢素A 14mg/kg术前口服，术后0.125mg/(kg·h)静滴，血药浓度维持在300ng/m左右。进食后改8mg/kg分2次服；②硫唑嘌呤术后5mg/(kg·d)，1周内渐减至2.5mg/(kg·d)，维持WBC不少于4×10^9/L；③强的松术后1mg/(kg·d)，1个月内减至0.5mg/(kg·d)，术后6个月减至0.25mg/(kg·d)，1年内减至0.15mg/(kg·d)；④抗淋巴球免疫球蛋白术后第7天始20mg/kg，连用7天。

（二）胰腺移植术后并发症（表5－4－2）。

1．排斥反应　胰腺移植后的排斥反应理论上有超急性、急性和慢性3种情况。可能因为胰腺较其它实质性器官较不易对体液免疫发生反应，因此极罕见。一旦出现，可在供胰血供恢复时发现。应立即切除供胰，修补血管。术后怀疑有超急排斥时，先行血浆透析法。术后排斥反应的监测可通过血糖，血淀粉酶及尿淀粉酶值来进行，确诊需行胰腺穿刺活检。怀疑存在排斥反应时，即以大剂量甲基强的松龙 500～1000mg 冲击治疗，并加用生物制剂 OKT_3、OKT_4、ALG 等联合应用。近来一种新型免疫抑制药物 FK－506 也可应用。严重的排斥反应采用 150cGy 剂量连续 4 天对移植胰外照射。

2. 血管并发症　胰腺移植后血管并发症有出血、血栓形成和动脉瘤形成。随外科技术的进步，现已渐少。术后出血立即出现可能是胰边缘小血管未结扎或线结脱落造成，也可能是抗凝治疗的后果。迟发出血常是血管吻合口感染的结果。术后立即出现活动性出血，可手术检查止血，而术后迟发的大出血常导致丧失移植器官。抗凝治疗不当引起的出血，可采取适当的对抗治疗。

表 5－4－2　胰腺移植术后并发症

术后近期并发症	
急性排斥	
出血	
急性血管阻塞	
败血症	
术后晚期并发症	
切口感染	腹腔脓肿
胰腺炎	淋巴液渗出
胰　瘘	大 出 血
血管栓塞	血管硬化狭窄
慢性排斥	心肌梗死
败血症	
腹膜炎	

术后血栓形成可出现在动脉、静脉或混合存在，发生在术后早期或晚期，尤其是节段胰腺移植更易出现。术后突然出现持续血糖升高，需外源性胰岛素控制，提示动脉血栓或急性排斥。血管造影或超声多普勒可以除外或证实动脉血栓。提示静脉血栓形成的临床表现有移植物肿胀和血糖升高。确诊同动脉血栓。如动脉血栓早期手术探查处理，有避免丧失移植胰腺的可能。部分静脉血栓可试用抗凝治疗，严重时导致移植胰丧失。

术后动脉瘤的形成是一较严重情况，可继发破裂、血栓形成，可因血肿、缝合技术不佳及感染而引起。临床上表现有压痛之搏动性包块及破裂、肢体远端栓塞、血栓形成等表现。血管造影可确诊。须立即手术修补并切除移植胰。如为细菌感染引起尚表现局部肿胀迅速，发热。白细胞数升高，局部可听到血管杂音。治疗也为切除移植物，修补血管，全身应用抗生素。

3. 术后败血症　是导致移植失败，病人死亡的重要因素。原发感染灶可在移植物周围、肺、泌尿道。确定感染部位，采集标本作细菌培养，选择合理抗生素及引流是治愈之关键。

4. 与移植胰部位及胰管处理有关的并发症　术后早期出现胰腺炎并不少见，表现为移植胰肿胀压痛，血、尿淀粉酶值升高。保守治疗通常有效。如症状持续，应警惕急性排斥。二者区分不易，治疗上应兼顾。

胰周积液常见于移植胰位于腹膜外和胰管栓塞或结扎者。通常是经未结扎的小胰管渗出的胰液或胰表渗出的淋巴液。如继发感染将形成脓肿。B 超可确诊，通常需引流。

移植胰纤维化只见于胰管结扎或栓塞者，可导致晚期移植失败。胰瘘见于胰空肠吻合或十二指肠膀胱吻合。胰空肠瘘将导致腹腔积液，继发腹腔内感染。一旦怀疑应探查，除引流外，吻合口或加固或另行 Roux－ey－Y 吻合。胰膀胱吻合口瘘常因吻合技术不佳或继发感染造成。膀胱造影可确诊。立即手术探查，修补裂口，留置 Foley 尿管 6 周。

（李　澍　冷希圣）

第五节　全胰腺切除术治疗胰头癌

一、概述

外科学界一般认为胰腺癌切除的标准手术是 Whipple 在 1935 年开创的，文献中统称为 Whipple 手术。其实，Whipple 等人当初所做的手术并非胰腺癌而是壶腹癌，因此可以认为 Whipple 建立的只是一种术式，而非治疗胰腺癌的特定手术。

Codivilla 在 1898 年第一个施行胰头及十二指肠切除术治疗胰头癌。随后 1899 年 Halsted 又采用局部切除及胆管、胰管再植的方法治疗壶腹周围肿瘤，这成为近年来又重新受到重视的壶腹周围恶性肿瘤局部切除术的先驱。到 1935 年为止，文献报告应用 Whipple 手术治疗包括胰腺头部癌在内的壶腹周围癌已达 80 例。当时这种手术一般分两期完成，即先行胆肠吻合以解除黄疸，再行胰头部，十二指肠切除及消化道连续性的重建。

直到本世纪 50 年代之前，Whipple 手术的死亡率曾高达 30% ~50%，其中的胰腺癌患者术后存活均小于 3 年。针对这种情况，1944 年 Priestly 报告了第 1 例全胰腺切除术长期存活的病例。不过，该例为胰腺内分泌恶性肿瘤患者。但是这种术式证明，患者在全胰腺切除之后通过外分泌酸及胰岛素替代疗法可以长期存活，生存质量也还满意，从而成为胰腺癌外科治疗的又一种可行选择。但是在本世纪 60 年代之前全胰腺切除术并不普遍，而 Whipple 手术则一直被认为是可切除的胰头癌的标准术式。只是后来由于该术式有不少不足之处，促使一些外科医生转而考虑采用全胰腺切除手术。

Whipple 手术在理论上及实际操作即手术程式上存在的问题可以归纳如下：

1. 90% 以上的胰腺恶性肿瘤来自胰腺小导管，即所谓导管腺癌。因此，理论上胰腺癌是多源性，多中心发生的。有人观察胰腺癌切除标本，结果发现在癌外“正常”的胰腺组织中 41% 存在差异异常的导管上皮增生等癌前病变，而在胰头癌行全胰切除的标本中 37% 存在多发癌灶，因此，在这些病人中若是仅行 Whipple 手术显然将会遗留癌灶导致术后复发。

2. Whipple 手术后胰腺断端残存肿瘤早期复发也是手术远期疗效不佳的主要原因之一。在不少病人，尽管肉眼判断其断面完全没有肿瘤组织，但在镜下却有癌细胞残留，有人认为系因肿瘤引起胰管梗阻，导致癌细胞向胰腺远端逆行扩散所造成。显然，若不切除整个胰腺就不能排除胰腺残端癌的危险。

3. Whipple 手术只切除了胰腺的头部，因而重建术需要行某种形式的胰腺残端与空肠吻合术以引流外分泌的胰液，呈有助于消化功能，但是该步骤费时费力，而且术后引流不畅及手术损伤的原因，残端胰腺炎及胰瘘发生率相当高。有人统计 Whipple 手术后死亡有 40% 左右为与胰漏有关的合并症所致。虽经不断改良吻合方式，但其在降低胰瘘发生率方面的效果从未在严格对照的研究中得到证实。由于胰腺癌患者多数不同程度地存在胰腺炎，胰腺断端肿大，质地硬而脆，做胰腺空肠吻合颇为不易。部分病例胰管并无明显扩张，各种胰管空肠吻合术也难以施行，因此，只有切除全胰腺才能从根本上排除术后胰瘘的发生。

4. 主张行 Whipple 手术的学者认为保留部分胰腺可以减少术后胰腺外分泌不足引起的营养吸收障碍和顽固性糖尿病的危险。但事实证明，大多数 Whipple 手术后病人由于胰肠吻合口的继发性狭窄，外分泌功能逐渐丧失。另外，大约有 1/3 以上的病人在术前本就已经存在严重的糖尿病，这就使该术式得以保留胰腺内分泌功能的设想难以实现。

5. Whipple 手术保留了胰体、胰尾，因而对于清除胰腺周围淋巴结有一定不利影响。有人曾比较过 Whipple 手术与全胰腺切除术在消除胰腺周围淋巴结数量上的差别，在前者为平均每例 28 个，而后者为 48 个，其间有显著差异，很可能对远期生存率有某种影响。

6. 全胰腺切除术的被重视主要是由于 Whipple 手术效果令人失望。大多数文献表明胰腺癌患者若施行 Whipple 手术，则对于胰腺头部导管腺癌的切除率不足 10%，术后 5 年生存率仅为 2% ~8%。不少文献报告的较高的切除率及术后较高的 5 年生存率与诊断不够确切有关。也有的文献未把胰腺癌与壶腹周围其它恶性肿瘤区分开来对待，结果使统计数字不仅不可靠而且相互之间无法进行比较。

在讨论全胰腺切除术之前有必要了解其确切的适应证，而在这方面文献中存在不少混乱的情况。首先，胰腺癌在过去被统称用来表示胰腺内各种恶性肿瘤，而这些肿瘤具有广泛的多样性，其自身生物学行为及恶性程度各不相同。其次壶腹周围恶性肿瘤仅是局部解剖上的概念，是为了便于说明 Whipple 手术的适应证而提出来的，其本身并无严格定义，更非病理学术语，传统上包括了壶腹周围多种恶性肿瘤，如果不加以区别，对讨论其治疗和预后是没有意义的。

Mayo 医院的 Heerden 等人主张从外科治疗的角度来看，应该放弃笼统的壶腹周围恶性肿瘤的概念，确定以下分类：

（1）胰腺腺癌（胰腺癌）

1）导管腺癌。

2）胰岛细胞癌（功能性或非功能性）。

3）胰腺囊腺癌。

（2）总胆管下端癌。

（3）壶腹癌。

（4）十二指肠癌。

（5）其它少见肿瘤如胰腺鳞状上皮细胞癌等。

这些恶性肿瘤在切除率及远期生存率等方面均有重大差别（表 5 -5 -1）。

表 5 -5 -1　胰腺及壶腹周围恶性肿瘤的切除率及 5 年生存率

类别	切除率（%）	5 年生存率（%）
胰腺导管腺癌	10	5
壶腹癌	95	40
十二指肠癌	50	45
胰腺囊腺癌	90	40
胰岛细胞癌	65	35

有关全胰腺切除术与 Whipple 手术之间孰优孰劣之争主要集中在胰腺头部区域内胰腺导管腺癌的处理上，而对于其它种类的壶腹周围恶性肿瘤，文献中的意见是比较一致的，即应

当采用 Whipple 手术。

主张对胰腺头部的导管腺癌患者一律施行全胰腺切除术的医师除了列举 Whipple 术式的上述缺点之外，还认为全胰腺切除术具有下列优点：

（1）技术上比较容易施行，所费时间较短，因为无须行空肠残胰吻合术。

（2）不存在手术后残端胰腺炎的麻烦。

（3）最主要的是肿瘤切除及淋巴结清除的彻底，这种优点至少在理论上可以反映在远期生存率的提高上。

（4）全胰腺切除术之后的胰腺内、外分泌不足的问题不是很难处理。

无须讳言，全胰切除术也存在诸多缺点：

（1）术后存在糖尿病问题，患者需终生依赖胰岛素。有些病人脆性糖尿病处理相当困难。

（2）胰腺外分泌缺乏导致营养吸收障碍，即使补充胰酶也难彻底纠正。

（3）术后应激性溃疡的发生率增加。

全胰切除术后最大的问题是糖尿病的处理。尽管有人认为，由于术后胰高血糖素血症不复存在，丧失了对抗胰岛素的因素，所以全胰切除术后糖尿病远不像脆性糖尿病那样难以控制。但无论如何，终生依赖胰岛素毕竟是极大的麻烦。据统计约有 1/4 的患者在全胰切除之后存在顽固的高血糖，有人甚至死于难以控制的高血糖或胰岛素过量的低血糖休克。

至于两种手术的死亡率因缺乏严格对照研究尚难以比较，但根据 Heerden 的经验，全胰腺切除术死亡率约相当于 Whipple 手术的 4 倍。而 Brooks 的 11 例 Whipple 手术死亡率为 21%，16 例全胰腺切除术死亡率为 12.5%。Moossa45 例全胰切除术 4 例死亡，19 例 Whipple 手术 1 例死亡。目前大多数文献报告 Whipple 手术死亡率 4% ~27%（10% ~20%），也有连续数十例手术无死亡的报告，术后存活 5 年以上者约 4%。全胰切除术的成绩与之相仿，最近有报告连续 51 例全胰切除术死亡率为 12%，3 年生存率 9%，5 年生存率为 2.3%。全胰切除术死亡率也有低于 6% 的，术后平均生存 34 个月，切除率高达 30%，这是 Whipple 手术所不能及的。根据 Moossa 本人连续 64 例胰腺头部癌切除术的经验，Whipple 手术后 3 年及 5 年生存率为 37% 及 16%，而全胰切除术后 3 年及 5 年生存率分别为 51% 及 21%。

关于手术前减黄问题，术前减黄措施分为手术胆肠吻合术或经皮经肝穿刺胆管引流术——PTCD。这些减黄措施目前已被大多数医师放弃，不仅因为减黄措施延误了决定性切除治疗的时间，也有治疗措施本身的合并症及危险性存在。不过仍然有作者主张当存在下列情况时应考虑术前减黄：

（1）术前血胆红素水平超过 0.2g/L（20mg/dl）的深度黄疸者。

（2）病人一般状况极差，无法在短期内耐受决定性手术打击而需要在一段时间内调整纠正营养不良，严重凝血障碍及水电解质平衡紊乱者。术前减黄有助于这类病人的恢复。

（3）我们自己的有限经验表明，阻塞性黄疸在短时间内比如说几个星期内尚不是很可怕，可怕的是合并存在胆管感染，病人高热不退，极易发生肝肾功能衰竭、休克、败血症及弥散性血管内凝血。对这些病人应及时进行有效而简易的减黄手术，根据情况施行胆囊或胆总管造瘘外引流，或胆肠吻合术或以专用的粗口径的导管行 PTCD 等。

二、手术适应证

开腹后应仔细探查腹腔，有无肝转移、网膜转移及腹膜转移，可疑者应行冷冻病理检查。若证实有转移则不宜行胰腺切除术。横结肠系膜或空肠起始段被癌浸润，腹腔动脉周围有淋巴转移、明显的门脉高压，也不宜行胰腺切除。

应该特别指出本文所述的全胰腺切除术乃是针对胰腺头部癌为了扩大手术切除范围减少残留胰腺组织内癌组织存留的危险，方便淋巴结的清扫而设计的，并非特别针对胰体尾部癌尤其是癌组织已经侵犯门静脉或肠系膜上动脉甚至腹腔动脉的情况，所以对于肿瘤可切除性的判断可以说如同胰头十二指肠切除术，其探查步骤及要点也与 Whipple 手术相同。

当然，全胰腺切除术是一种创伤和危险均很大的手术，只适用于恶性肿瘤，有疑问时进行术中冷冻活检是必要的，但胰腺癌往往与炎症并存，而且胰腺癌块越小越不易获得阳性结果。在这种情况下，外科医生的经验和判断能力极为重要。

按照目前大多数外科医师的意见，对于胰腺头部癌全胰腺切除术适用于以下几种情况：

1. 若胰腺头部肿瘤较大，做 Whipple 手术不可能将其切除干净或不可能保证安全施行残胰与空肠的吻合术。也有的病人远端胰腺有较重的胰腺炎，切除胰头之后造成空肠－残胰吻合的困难，估计术后胰瘘的危险性极大者。

2. 本拟施行 Whipple 手术的病人，当切断胰颈部，但胰腺断端冷冻切片证明有癌组织残留者。在这种情况下若不做全胰腺切除则术后肿瘤的局部复发将是不可避免的。从我们的经验来看，Whipple 手术后病理报告胰腺断端有癌残留并非罕见。

尽管胰腺癌切除术后长期生存率极低，平均生存期与单纯胆肠吻合等减黄手术相差无几，但是惟有切除手术才能给病人提供临床治愈的机会。所以很多病人还是宁愿选择风险大、治愈机会极小的胰腺切除术而不愿意采用风险虽小却绝无治愈希望的减黄手术。

三、手术步骤

1. 切除范围　应包括全部胰腺、胰腺周围淋巴结，胆囊、总胆管、脾脏及至少 50% 的远端胃。若胃的切除范围少于 50%，则必须加做迷走神经切断术。有人主张在门静脉或肠系膜上静脉部分受侵犯而肿瘤其它部分完全可以松动，又不存在远隔器官的转移时仍应尽可能切除，此时可以做血管壁部分切除再行缺损部分修补，甚至节段切除对端吻合或移植一段人工血管，但这已经超出了标准全胰腺切除术的范围，我们有限的经验表明，至少在某些病例，初步探查时发现肿瘤已经与血管壁尤其是门静脉右侧壁粘连，似乎也有实质性浸润，但仔细游离时发现仅仅是较紧密的粘连而未侵犯血管壁全层，切除肿瘤之后也无须修补血管壁，对这种病例是不应判断为血管受侵犯而放弃切除机会的。

2. 麻醉　采用气管内插管全身麻醉或硬膜外连续阻滞麻醉。

3. 体位　平卧位，腰下垫枕可使胰体部显露方便。

4. 切口　有几种选择，中线切口上自剑突下，下到脐可获满意显露。对于肋弓夹角很小的瘦长体型病人更适于采用这种切口。对于肋弓夹角较宽的病人采用横切口或倒 V 型切口更为满意。术后病人伤口疼痛较轻也不易发生切口裂开，但操作较费事。

5. 探查　对于胰头癌，全胰切除术的探查范围及步骤大致同 Whipple 手术。在决定手术切除前务必要先确立恶性肿瘤的诊断，尤其要排除慢性胰腺炎，并顺序探查肝脏、肝门、小肠及横结肠系膜、盆腔脏器等并确立无远隔脏器的转移。如肝脏上发现癌结节，不应考虑行全胰切除术，而对于肝门或胰腺上缘、脾门周围阳性淋巴结转移者其切除指征可以放宽。不少医师主张在胰腺周围淋巴结能广泛清扫的情况下，仍可施行全胰或胰腺头部十二指肠切除术。

再次就是确定切除的可能性，肿瘤活动，没有侵犯门静脉、肠系膜上静脉、横结肠系膜根部，尤其在胰腺上缘、胃胰皱襞处后腹膜没有浸润现象，该处胰腺可以被推动，即表示可以切除。必须明确本节所述的全胰腺切除术并不适用于伴有肠系膜上动脉，甚至腹腔动脉周围浸润、固定的胰体癌。在进行上述探查的过程中，需将胃结肠韧带切断结扎、向右直到显露出胰头及十二指肠球部、降部的下缘和内侧缘，然后将横结肠肝曲向下游离、显露出十二指肠横部与横结肠系膜之间的疏松组织。手术者用左手捏住十二指肠降部向横部移行的转角处向右向后牵拉，助手将游离的横结肠系膜根部向左推，仔细解剖肠系膜上血管跨越十二指肠横部进入小肠系膜根部的血管鞘，显露出肠系膜上静脉与胰腺钩突的关系（图5－5－1）。将肠系膜上静脉用小拉钩轻轻向左侧拉开，显露从肠系膜上静脉右侧向右后方进入胰腺钩突的1、2分支，这些分支通常短粗，壁薄，需仔细切断、结扎，不慎撕破时往往引起较大量出血、影响术野、不利于探查。尤其是钩突部位的肿瘤在该处可能粘连于肠系膜上静脉右后侧壁，在很多情况下并非癌灶的直接浸润、需仔细鉴别。

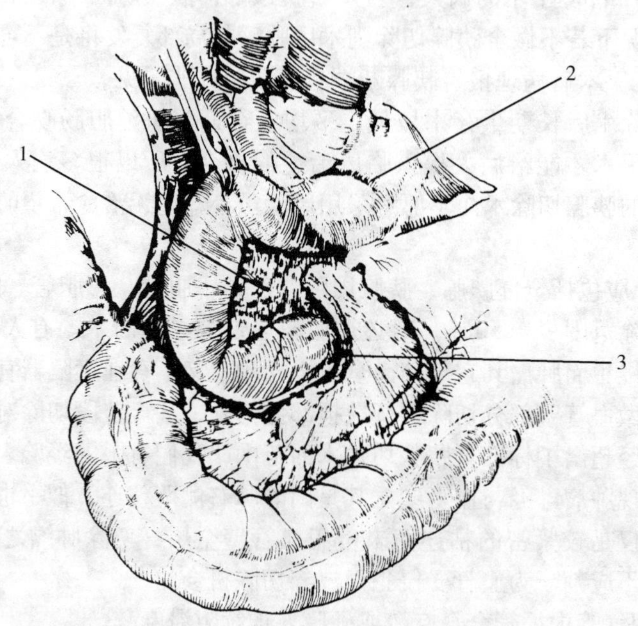

图5－5－1　横结肠系膜与胰腺钩突的关系

1. 肿瘤　2. 幽门　3. 结肠中血管

沿十二指肠降部外侧切开后腹膜，完全松动十二指肠降部及胰头，术者用左手四指在胰后，拇指在胰前方仔细扪摸肿物，确定肿物与门静脉之关系，在确定肿物没有越过门静脉且与门静脉没有实质性粘连后则基本可以断定全胰腺切除术可以施行（图5－5－2）。

6. 全胰腺切除术有几种施行方法，其中以先在胰颈部将胰腺切断、将胰腺分两部分切断较为方便。胰头部分的切除，如传统的Whipple手术，当胰头部，尤其是钩突部肿瘤有侵犯门静脉的可能，或虽无直接浸润却有紧密粘连时，用此法可以清楚显示门静脉后面，减少损伤、出血的危险。而切断后的胰体尾部既可以向右向左游离，也可以从游离脾脏开始，自左向右切除，以助于消除胰腺上缘的淋巴结、减少手术野出血。此外，也可以不先切断胰腺，从左向右将脾脏、半胃、整个胰腺连同十二指肠整块切除，以下重点介绍第1种方法。

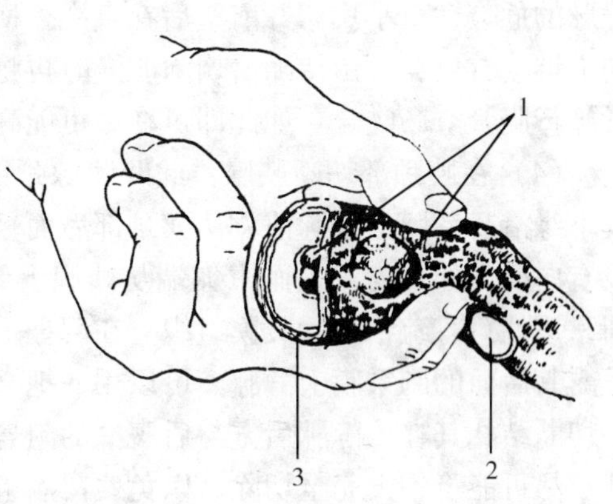

图5-5-2　探查肿瘤与门静脉的关系

1. 肿瘤　2. 门静脉　3. 十二指肠

(1) 将胃结肠韧带继续切断、结扎向左直到脾门、脾上极、切断、结扎胃短血管　预定做半胃切断、大弯侧切断线到无血管区、小弯侧在胃左动脉降支发出水平以下，相当于胃角与直立部交界偏下方、应注意残胃不得保留太多，以免术后发生应激溃疡及吻合口溃疡。早年提倡的仅做胃窦切除的方法不可取，除非加做迷走神经切断术。

(2) 切断、结扎胃右及胃十二指肠动脉：将胃远侧断端牵向右下，显露并切断结扎胃右动脉，继在胰颈部上缘，解剖后腹膜找出发自肝总动脉的胃十二指肠动脉，在此处需辨认出肝固有动脉，不可伤及。切断胃十二指肠动脉，双重结扎其近侧断端。预先切断胃十二指肠动脉不仅可以方便位于其后方的门静脉的显露及胆总管的切断，且可控制出血（图5-5-3）。

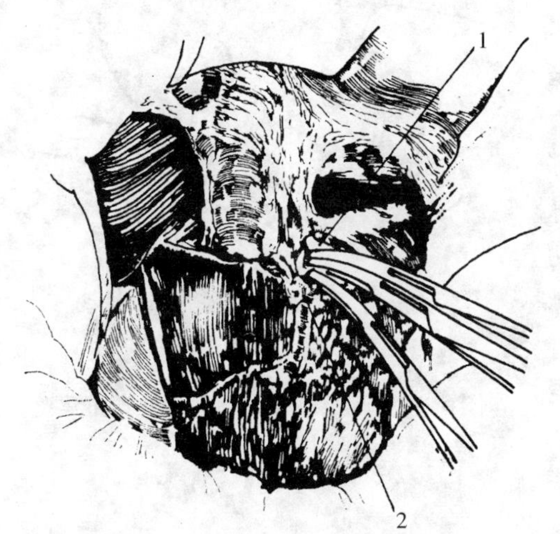

图5-5-3　显露胃十二指动脉

1. 肝总动脉　2. 胃十二指肠动脉

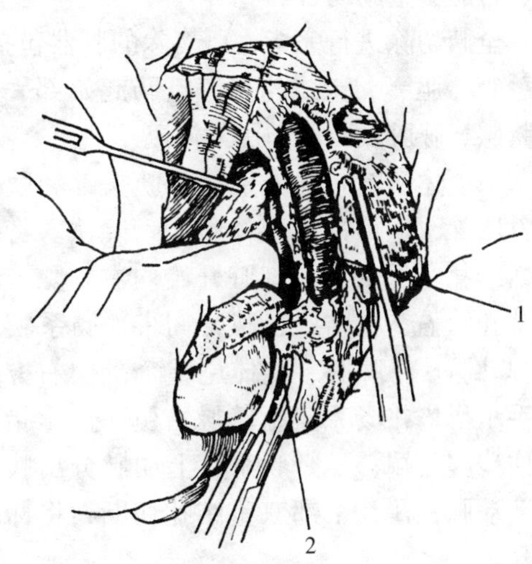

图5-5-4　切除胰头部及十二指肠

1. 肠系膜上静脉　2. 空肠系膜

(3) 切断胆总管：剪开十二指肠球部上缘的肝十二指肠韧带上被覆之腹膜，找到胆总管，先靠近其远端横行切开前壁，因为在该处胆总管与其左后方的门静脉重叠较少，伤及门静脉的危险性也小。切开前壁后在直视下横断其后壁。待胆总管完全横断后再提起近侧断端向上继续游离，可留待随后切除胆囊时再将胆管汇合以下的胆总管一起剪断，保留肝胆管以备施行胆管空肠吻合。如此即可在尽可能高水平地离断胆管，避免断端残留癌的危险。

（4）在胰颈部切断胰腺：此时胰腺颈部上下已经充分游离，用一把钝头长弯止血钳自其下缘沿肠系膜上静脉前方从胰颈部后面轻轻向上插入，门静脉及肠系膜上静脉在该处一般没有向前方的分支，止血钳尖端从胰腺上缘探出。因为胃十二指肠动脉及胆总管均已被切断，该处只有疏松的后腹膜组织。在两把平行钳夹胰颈部的有齿血管钳之间切断胰腺，完全显露其后面的肠系膜上静脉。可以用一把窄拉钩轻轻将静脉向左牵开，显露钩突，分多次逐一切断结扎其在该静脉后方与后腹壁的附着点，该处常有动静脉的分支需仔细结扎，甚至缝扎。尽可能将钩突完全切除，以免残留癌组织，也减少该处残留的胰腺分泌液腐蚀血管，继发术后手术野出血。这一步骤自上而下直到切断结扎空肠起始部的短系膜血管，使近端空肠完全松动，从肠系膜后提出。在适当部位切断空肠后即可将半胃，胆总管远端、十二指肠及胰头连同钩突完整切除移出手术野（图5－5－4）。

（5）切除胰体尾及脾脏：将钳夹胰颈部的有齿血管钳轻轻向左翻起，即可清楚显露脾静脉与肠系膜上静脉汇合部。在汇合处双重结扎切断脾静脉，继续向左翻起残胰就能看到发自肠系膜上动脉，沿胰下缘向右走行的胰十二指肠下动脉，双重结扎切断之。脾动脉系在胰颈部偏左一段距离由右上斜向左下走向胰体尾交界处的胰腺上缘，可在此处双重结扎切断。切断脾肾，脾结肠韧带、切断结扎肠系膜下静脉汇入脾静脉处。此时即将标本移出腹腔。

（6）随后行胆囊切除：在个别病人当胆总管不十分扩张时也可保留胆囊而结扎胆总管近侧断端、行胆囊空肠吻合。

全胰切除进行完毕，所切除的脏器包括半胃，胆总管、胆囊、十二指肠、空肠起始部一段，整个胰腺、脾脏及胰腺周围的淋巴结。

除上述横断胰腺分别切除胰头部和胰体尾部的方法外，也可采用胰体整体切除法。将脾静脉切断结扎之后从游离脾脏开始向右切除，顺序切断结扎脾膈、脾结肠、脾肾韧带，肠系膜下静脉及脾动脉。将脾脏、胰体尾整个翻向右方。术者左手示指垫在肠系膜上静脉右侧，用示指、拇指握住残胰断端，显露肠系膜上动脉分出胰十二指肠下动脉，在其根部双重结扎切断，将标本完全切除。

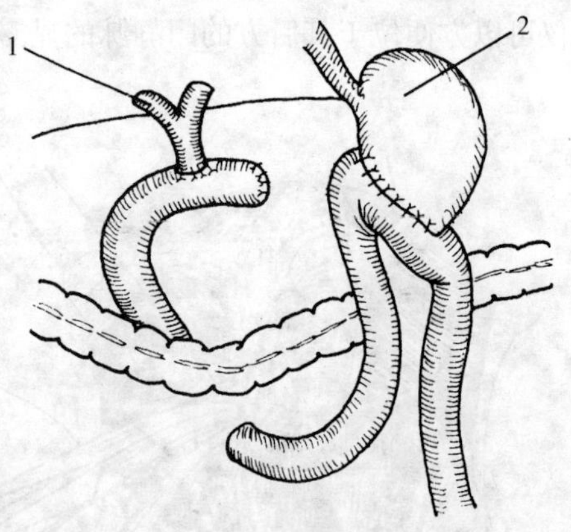

图5－5－5　全胰切除术后消化道重建
1．胆管　2．残胃

7．消化道重建　仔细清理手术野，彻底止血。消化道重建有多种方式，以采用结肠后空肠胆管端侧吻合，结肠前空肠残胃吻合为好。这似可减少胆道逆行感染的危险，也有利于胆汁中和胃酸（图5－5－5）。

四、术后处理

术后禁食、胃肠持续减压、静脉输液直到胃肠蠕动恢复正常。术后血糖、尿糖的监测及补充胰岛素非常重要。患者的营养障碍常较显著，需认真处理。

（冷希圣 李 澍）

第六节 壶腹周围肿瘤局部切除术

一、概述

此手术有时也被称为十二指肠乳头切除术（paplilloduodenectomy）。1899 年现代外科学的先驱 Halsted 施行了第 1 例壶腹肿瘤的局部切除手术。这种手术是将十二指肠的壶腹部分楔形切除并包括总胆管及胰管的汇合部分。但是该手术长期以来并没有确定的适应证及规范化的操作标准，虽然也有一些长期存活病例，由于手术死亡率较高，远期存活情况也不满意，所以一直未被广泛接受。自 1932 年 Whipple 设计并实施胰头十二指肠切除术以来该术式很快规范化并风行全世界，成为治疗壶腹周围癌的标准术式。但 Whipple 手术也有其巨大缺点，手术创伤大、死亡率比较高，对高危病人及高龄者不很适宜。另外对于壶腹周围良性肿瘤施行 Whipple 手术有时未免显得不很必要，因而近年来壶腹局部切除术又重新获得重视，有些学者甚至也将该手术用于经过选择的恶性肿瘤患者的治疗，取得了较好的效果。

目前来看，局部切除术由于创伤比较小，切除范围也不大，手术合并症及死亡率相对较低。对恶性肿瘤来说，术后 5 年生存率方面似乎也不比 Whipple 手术差很多，总的来看有其一定优越性。但是该手术毕竟切除范围有限，对恶性肿瘤来说，安全边界未免显得小了一些，对局部淋巴结的清扫显然做不到，对绝大多数胰腺头部癌显然并不适宜，即使对壶腹癌当侵犯范围稍广也显得力不从心。因此，对合适的病人还是应该优先考虑 Whipple 手术。局部切除术原则上应当保留给那些年龄大、体质差、重要生命器官有严重问题、手术风险高的病人。

对于壶腹周围良性肿瘤显然局部切除术有其用武之地。如壶腹周围十二指肠腺瘤，由于其高度恶性倾向需当做癌来处理，对这些病人做 Whipple 手术未免不值当。壶腹局部切除乃是最佳选择，特别对腺瘤样息肉或绒毛状腺瘤更是如此。81% 的腺癌标本中能检查到来自良性息肉恶变的证据，因此，需对壶腹及邻近十二指肠后壁做较广泛切除，这正是壶腹局部切除术的最好适应证。

有文献报告壶腹肿瘤局部切除术后，5 年生存率大约与标准的胰头十二指肠切除术即 Whipple 手术相当。根据最近的文献报告，标准的 Whipple 手术治疗壶腹周围癌其手术死亡率在 5% ~19%，而壶腹癌局部切除术后死亡率在 0 ~14% 之间。粗看起来两者手术死亡率相差不大，但是目前尚没有一组严格双盲法的前瞻性对比研究结果发表。从资料分析来看，由于选择做局部切除的病人多为年老、体弱、一般情况较差者，术后心、肺、肾、脑功能衰竭发生率自然很高，不好与 Whipple 手术相比较。

二、适应证

1. 十二指肠壶腹周围绒毛状腺瘤。
2. 十二指肠壶腹部位家族性息肉病。
3. 十二指肠壶腹周围范围较局限的恶性肿瘤，包括壶腹癌、胆管下端癌、胰管开口附近的胰腺癌、十二指肠腺癌等等。

有人主张局部切除术适用于恶性肿瘤位于距壶腹1cm以内的病例。但是该手术至今并未规范化，所谓局部切除术可能仅仅切除了壶腹部，也有的包括了壶腹、壶腹周围一部分十二指肠全层，总胆管下端，胰管的远端，切除后需行较复杂的十二指肠壁、胆管及胰管成形术，因此，又可以说是一种范围广泛的壶腹周围癌的局部切除术。

三、手术步骤

1. 开腹后腹腔脏器的探查需按常规进行　即使患者在手术前经系统的上消化道十二指肠低张气钡双重造影，逆行胰胆管造影，B型超声及CT等检查，确认肿瘤局限于壶腹部也应该仔细探查肝脏、胆管、胰腺及腹腔淋巴结，包括切开十二指肠降部外侧腹膜，从后面游离十二指肠降部及胰腺头部，并切开胃结肠韧带将十二指肠降部及胰头置于拇指及四指之间仔细扪摸。若有肿瘤范围超越壶腹部或腹腔淋巴结转移的证据，估计壶腹切除术无法完整切除肿瘤者则不宜贸然施行。因为对壶腹周围恶性肿瘤来说施行壶腹切除术虽然手术范围较小，创伤及危险性较小，乃是与胰头十二指肠切除术相比较而言。手术的目的仍然是为了完整切除肿瘤并需有一定的安全边界以防复发。因此，不应将其视为姑息手术或减黄手术。必要时应切开总胆管行术中胆管镜检查，确认肿瘤没有浸润到总胆管下段，原则上总胆管下端癌即肿瘤侵犯到总胆管十二指肠壁内段以上部位者并非手术适应证，当然胰腺癌也非适应证。需要指出的是，若经探查发现原发肿瘤局限在壶腹部，但胰腺后或肝十二指肠韧带内有孤立转移淋巴结，估计可以分别剔除干净者在慎重全面考虑后仍不妨施行壶腹肿瘤局部切除术。

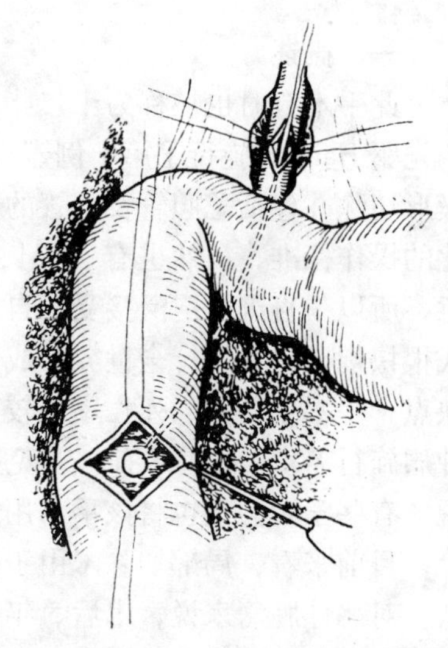

图5-6-1　切开十二指肠降部前壁

2. 经过探查初步认为可能施行壶腹局部切除术后进行下一步探查　即在两个牵引缝线之间纵行切开十二指肠降部前壁，长度约4~5cm，其中点相当于十二指肠乳头水平，与行Oddi括约肌切开成形术切口相当（图5-6-1），此时可将十二指肠切口两侧牵开仔细审视乳头部位病变。需特别指出的，是若病变并未涉及乳头如乳头附近的十二指肠粘膜息肉、憩室或十二指肠腺瘤、腺癌等，则与本术式无关。

若初步探查发现病变限于乳头则用一手4指伸到十二指肠胰头后将该部向切口外方向托起用另一手的示指仔细扪摸肿物，估计肿物大小、范围，向总胆管、胰管、胰腺方向侵犯的程度，确认肿物可以经乳头切除术切除干净，则进行下列操作。

用较粗丝线在乳头上方大约距乳头肿物基底0.5cm左右十二指肠粘膜上贯穿缝孔一针，穿透粘膜覆盖的胆管壶腹部，术前有较明显阻塞性黄疸的患者该部常可隐约看到粘膜下隆起的胆管，甚至可以摸到张力较大的扩张胆管。然后在与其相当对应的十二指肠降部后壁粘膜上沿胆管下端走行部位再缝扎一道，深度仍应以贯穿胆管壁为度。在两牵引线之间横行切开粘膜及其下覆盖的胆管十二指肠壁内段前壁，显然其切开位置高于通常Oddi括约肌切开成形术的最高点，甚至已经达到胆总管的胰腺内段，所以在该处可能看到十二指肠后壁被全层切开，并在与切开的胆管前壁之间露出薄层的胰腺组织。可以说这是乳头局部切除术所能切除的最大范围，若是在这个边界上仍然怀疑肿瘤没有切除干净则说明不适宜施行该手术，此时改行其它手术如 Whipple 手术还来得及。当然，从另一方面说绝不是每一例乳头切除术均应当达到这种范围。应当以保证 0.5cm 以上安全切除边界为度。因此，术者要非常熟悉十二指肠壶腹周围局部解剖尤其是壶腹、胆管下端、胰管开口与十二指肠之间相互关系，肿瘤是否被完整切除要以病理检查为准，术中冷冻活检为必不可少。保持手术野清晰亦为绝对必需，良好的吸引器，电灼止血均为必要。

3. 如上所述若在切开缘发现有胰腺组织则应边切开边用 0 号丝线将切口上缘胆管切开处，从后向前依次贯穿胆管粘膜→胆管全层→绕过胰腺组织→十二指肠肌层→十二指肠粘膜间断缝合打结，如同缝合 Oddi 括约肌切开成型时最高点的一针一样，这就是说决不使胰腺组织夹在胆管及十二指肠后壁之间，这是防止手术后致命的十二指肠瘘的十分必要的步骤。注意该步骤应当与十二指肠全层与胆管下端前壁切开同步进行，即切开一点，缝合一点，边切开边成形。

切开方向转向内侧直到显示胰管开口，仍然采用边切开边成形的方法，将胰管切开壁与胆管缝合在一起，中间若有胰腺组织则在成形时注意不要将胰腺组织夹杂在两层之间。

4. 完全切除壶腹及肿瘤（图 5-6-2）　胆管开口与胰管开口壁被缝合在一起，完全敞开到十二指肠腔内，固定在十二指肠后壁，所有裸露之胰腺组织均缝合关闭在新形成之壶腹之外即十二指肠壁外。有时也需用十二指肠后壁切开边缘之粘膜进一步修补缝闭，确保十二指肠后壁之完整不漏（图 5-6-3）。在很多情况下壶腹肿瘤切除并不需要如前述那样广泛即能达到完整切除肿瘤，且有一定安全边界，此时十二指肠后壁仅切开粘膜层，并未显露胰腺。肿瘤切除后，成形就简单得多，仅需扩大缝合胰胆管开口下端使其敞开并闭合十二指肠粘膜裸露面。

5. 至此壶腹切除即告完成，学者们一般认为按上述介绍的方法在合理选择适应证的情

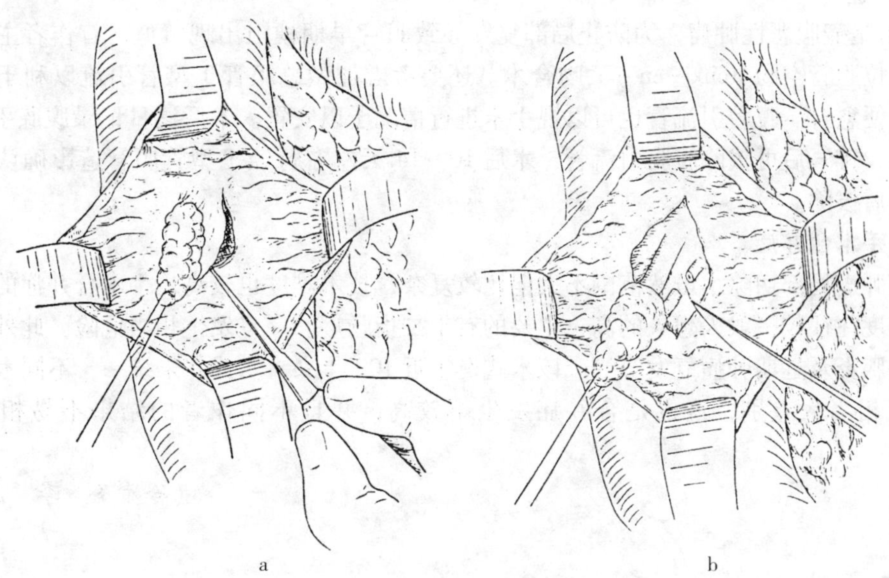

图 5-6-2　完全切除壶腹及肿瘤

况下，可以保证肿瘤切除后有至少0.5～1.0cm的安全边界。在关闭十二指肠前壁切开处之前，尚需用探子分别探入胆管及胰管开口确认其通畅无疑问。再将降部连同胰头翻向前方仔细检视十二指肠后壁，确认十二指肠后壁全层与胆管及胰管成形满意没有任何缺损及漏缝之处。

6. 常规关闭十二指肠前壁纵行切开处，尽量采用横行缝合，第1层全层内翻缝合，第2层间断浆肌层缝合，确保不使肠腔狭窄（图5－6－4）。

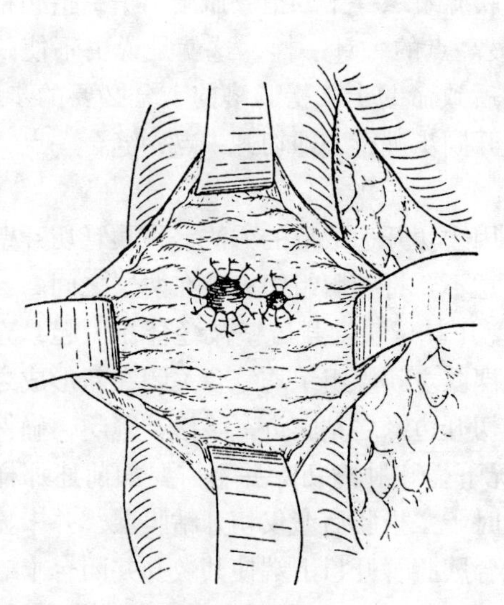

图5－6－3　重建壶腹周围与十二指肠壁缺损处

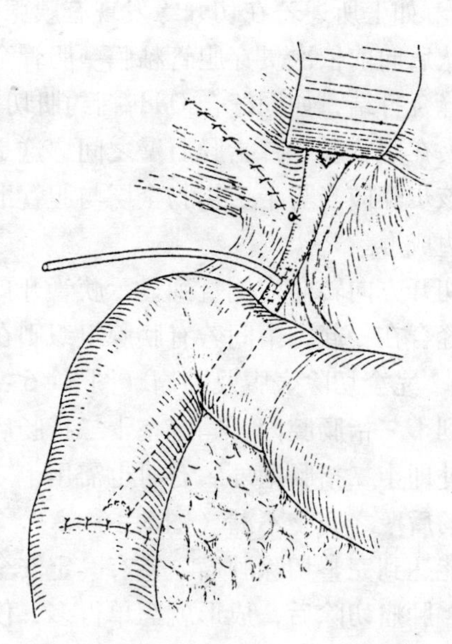

图5－6－4　横行缝合十二指肠前壁切口

7. 若是壶腹恶性肿瘤，为防止局部复发导致胆管早期梗阻出现黄疸，有作者主张加做胆囊或高位胆管空肠Roux－en－Y吻合术。还要考虑加做总胆管T型管引流以利于胆胰管减压，方便愈合。腹腔引流管也可以视手术进行情况予以安置。术后逐日记录腹腔引流及T管引流量，排气后可拔除腹腔引流管，术后10～14天左右行经T型管胆管造影确认胆胰管引流通畅后拔除。

四、手术合并症

壶腹肿瘤局部切除术虽然范围不大但比较复杂，技术难度也较高，手术合并症的发生率和严重程度往往较一般人想象的高，主要的有十二指肠瘘，一旦发生相当危险。此外，还有出血、胰腺炎及远期肿瘤复发等等。该术式诞生近100年来，术式并未统一，不同术者切除的范围有相当大差别，这也是合并症发生率较高，并且不同作者的结果不易相互比较的原因。

（冷希圣　李　澍）

第七节　胰腺囊肿手术

一、概述

胰腺囊肿是胰腺囊性病变的统称。胰腺之囊性疾病可以分为先天性或获得性，真性或假性。目前分类方法尚未统一。

通常胰腺囊肿分类如下：

（一）真性囊肿

1．先天性囊肿

（1）单个或单纯真性囊肿。

（2）多囊性病变

1）不合并其他先天异常。

2）伴囊性纤维化病。

3）合并小脑肿瘤及视网膜血管瘤。

4）合并其它器官多发性囊肿。

（3）皮样囊肿。

2．后天性囊肿

（1）潴留性囊肿。

（2）寄生虫性囊肿。

（3）新生物囊肿：囊腺瘤，囊腺癌，囊性畸胎瘤。

（二）假性囊肿

1．外伤后胰腺假性囊肿。

2．炎症后胰腺囊肿。

（三）特发性或原因不明的囊肿。

在胰腺囊性病变中，80%是胰腺假性囊肿。

二、包括脾、胰体尾的胰腺囊肿切除术

（一）适应证

临床上出现症状之先天性胰腺囊肿；位于胰体尾部之潴留性囊肿出现临床症状者，或考虑是由胰体尾肿瘤引起者；胰腺新生物囊肿；位于胰体尾部较小尤其是多发之假性囊肿。

（二）术前准备

首先尽可能明确囊肿位置、大小以及与周边脏器之关系。完善出凝血机制，肝功能及肾功能检查，营养状况欠佳者，术前应予以纠正。

（三）麻醉与体位

麻醉选择要求有良好的肌松效果，以复合麻醉和硬膜外腔阻滞较常用。手术体位要求仰卧，左腰背部以一软垫垫起。切口选择要求有良好的显露。上腹部横弧形切口较常用，左上腹或上腹正中直切口也可应用，必要时可向左肋缘下加一横切口，亦可获良好显露。

（四）手术步骤

1．开腹后全面而有重点地探查　检查腹腔内脏器情况，肝十二指肠韧带、腹主动脉旁、

小肠系膜根部、腹腔动脉旁有无肿大淋巴结，如发现可疑者，即应切取送冷冻检查。离断胃结肠韧带、脾胃韧带，将胃底牵向上方，横结肠向下牵引，全面暴露胰体尾，检查病变性质及范围。以Kocher手法游离胰头及十二指肠，仔细扪摸胰头部有无病变。明确病变性质及范围后，决定切除范围。一般如病变位于胰体尾部，应行包括病变在内的胰体尾、脾脏扫除。此手术需保留连接于十二指肠环之胰腺头部。胰腺头部血供之完整，至少应保留胰十二指肠上、下动脉中之一支及胰十二指肠动脉弓之完全。

2. 胰体尾与脾静脉存在许多细小血管之连接，分离时稍不慎，即可撕裂脾静脉，发生麻烦之出血，因此，行此手术时常将脾脏一并切除。手术操作的第1步是将脾脏游离。为使脾变小、易于游离，并减少出血，可在胰腺上缘先行将脾动脉以7号丝线结扎，暂不切断。将脾推向内上方，显露脾肾韧带，加以切断、结扎。

3. 脾脏完全游离后，连胰尾一并掀向右侧。胰尾、胰体与腹膜后分离时，可采用钝性或锐性解剖，或两者交替使用。游离胰尾、胰体过程中，依次可以见到左肾及肾上腺，部分左肾静脉。肠系膜下静脉于胰腺下缘汇入脾静脉，可邻近胰腺结扎、切断之。在脾动脉起始处，先以7号丝线双重结扎，再于结扎线间切断之。近心端尚需以4号丝线在7号结扎线远端再作一次贯穿缝扎。剪开脾静脉鞘，显露脾静脉全程，甚至与肠系膜上静脉会合处。以钝头直角钳由胰腺上分离脾静脉，邻近脾静脉与肠系膜上静脉汇合处先以7号丝线结扎脾静脉2次，再于结扎线间切断之。近心端仍需以4号丝线再行贯穿缝扎1次，以防晚期出血。完成以上步骤后，胰体、尾并囊肿及脾脏，可以完全游离出腹腔外（图5-7-1）。

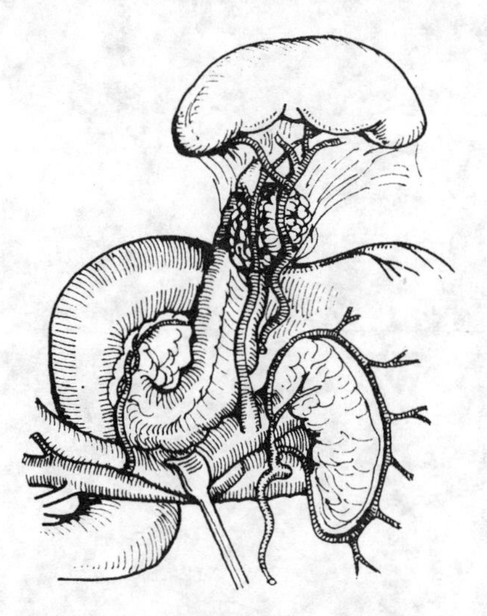

图5-7-1　将脾及胰体尾游离出腹腔外

4. 此时再次探查整个胰腺，尤应注意胰头区有无肿瘤侵犯。一般在门静脉左侧切断胰腺，需要时，也可在门静脉右缘切断胰腺，此时以手指在门静脉与胰后壁稍加分离，即可分开。以两把非压榨性钳，如心耳钳或无创血管钳在预定切除线处钳夹胰腺，再于两钳之间切断胰腺，移出标本。在取下近端胰腺之非压榨钳之前，先以1号丝线通过整个胰腺作一排间断褥式缝合。取下钳子，看到有较大血管活动出血时，应加以缝扎止血。主胰管应单独结扎。再以1号丝线间断对拢缝合胰腺之前后缘（图5-7-2）。

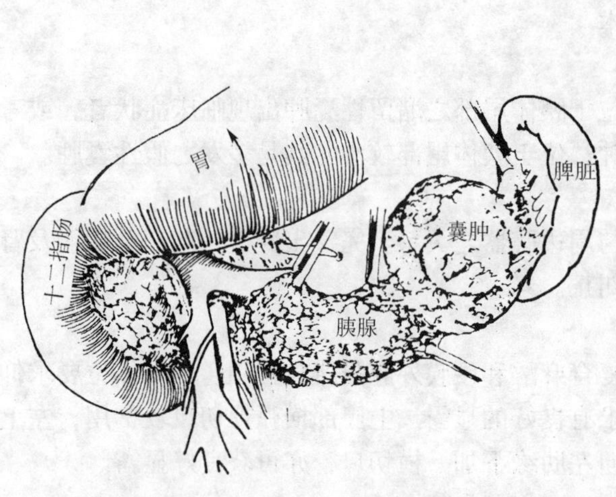

图5-7-2　切除脾、胰体尾及囊肿

5. 以生理盐水冲洗手术野，彻底止血，在胰断端置一带侧孔橡胶管引流，经左侧腹壁戳孔引出固定。逐层缝合腹壁各层。

（五）术后处理

除一般腹部手术后处理，如胃肠减压、补液外，应给以生长抑素以抑制胰液分泌。监测血、尿糖及淀粉酶，注意有无术后胰岛功能不足及胰腺炎的发生。进食后如有胰腺外分泌不足情况，应口服胰酶制剂。术后腹腔引流因手术创面大，头几天引流量较大，3 天以后引流量逐渐减少，至第 5 天如引流很少，淀粉酶不高，可以拔除。若引流量持续不减，淀粉酶胰部瘘在 3 周左右可自愈。如果胰管开口不畅（可行 ERCP 证实），常需进一步处理。有时引流位置不当，使引流不畅，拔出引流管后可形成胰腺假性囊肿，应再行引流术。

三、胰腺假性囊肿手术

继发于急性胰腺炎的急性胰腺假性囊肿，如无继发感染，约 40% 可以自行吸收消散，故对急性胰腺炎后新近发现之胰腺囊肿，可在密切追踪观察下，保守治疗。假性胰腺囊肿合并严重并发症一般均发生在较大囊肿，因此，当囊肿直径小于 5cm 或无症状时，不急于手术治疗。只有出现临床症状或在 B 超观察下持续增大的假性囊肿，应限期手术处理。常用的方法是囊肿的内引流术，为此，常需等待一段时间，待囊壁增厚“成熟”，以便于手术。通常要 6 周以上的时间。在此期间内如囊肿增长迅速，症状严重，可在 B 超或 CT 引导下，行囊肿穿刺抽液以缓解症状。如合并感染，需按脓肿处理，尽快引流。合并腹腔内大出血或囊肿穿破入腹腔，需立即手术处理。

根据胰腺假性囊肿的情况，可以采用下列几种方法：

（一）囊肿切除术

适用于位于胰体尾部之慢性胰腺假性囊肿，与周围组织粘连疏松易于剥离者。常需将囊肿并胰体尾及脾脏整块切除。

（二）囊肿的外引流术

简单易行，但复发率高，有形成胰瘘之可能。通常尽量不采用本方法。仅在假性胰腺囊肿继发感染，全身状况较差的病人应用。

手术可以在全麻、连续硬膜外麻醉下进行。如病情过于危重，也可局麻。上腹经左或右腹直肌切口，入腹后分开胃结肠韧带，显露囊壁，先行穿刺证实为囊肿，囊液送细菌培养及淀粉酶检查。于囊肿最低位切开囊壁，吸尽所有囊液，试以手指探查囊腔，分离其内间隔。注意有无乳头状新生物。切取小块囊壁行冰冻切片检查，以除外新生物囊肿。将一带侧孔之乳胶管或蘑菇头状导管置入囊腔内，囊壁切口以丝线环绕引流管间断缝合，引流管经腹壁戳孔引出固定。囊肿内引流管穿出囊壁处下方游离腹腔内另置乳胶管引流，由腹壁戳孔引出固定。逐层关腹。术后囊肿内引流可以加负压吸引。行本术式胰瘘的发生率约 20%，其中部分病人瘘管可在数月内自行闭合。

行外引流术的病人病情一般危重，合并较严重感染，术后应给以营养支持，给以广谱抗生素和抗厌氧菌药物，细菌培养结果回报后，改用敏感药物。给以生长抑素抑制胰液分泌，有助于囊肿闭合及瘘管关闭。

（三）囊肿内引流术

应用广泛，效果满意。较大的胰腺囊肿，囊壁已成熟且无继发感染者，均适用本术式。

囊肿可根据情况，引流入与胃肠道最邻近之处。有囊肿胃吻合、囊肿十二指肠吻合以及囊肿空肠 Roux－en－Y 吻合可供选择。后者有防止肠内容逆流入囊肿的优点，吻合口瘘机会较少，故应用较多。

1. 囊肿胃吻合术　适用于较大囊肿与胃后壁紧密粘连者。用上腹正中切口或偏向囊肿侧之旁正中切口入腹。全面而有重点地进行探查，应注意胆囊、胆总管有无病变。探查小网膜囊，了解何处与胃后壁粘连。在囊肿与胃后壁愈着处对应之胃前壁上缝牵引线，以纱布垫保护腹腔以免污染。切开胃前壁，沿切口边缘以鼠齿钳牵开，以利显露。

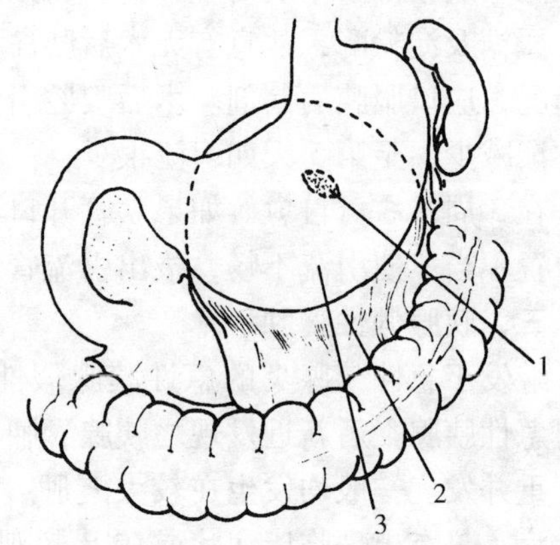

图5－7－3　与胃后壁紧密粘连的假性胰腺囊肿

1. 引流处　2. 囊肿　3. 胃

在胃后壁与囊肿粘连最紧密处行穿刺定位，抽取囊液后作细菌培养及淀粉酶测定。扩大切口，术者以手指探查囊腔，并吸尽囊内容，注意囊腔内有无新生物。切取部分囊壁，使胃后壁切口及囊壁切口直径达 4～5cm。切下之囊壁送冷冻切片检查，除外新生物囊肿。将囊肿壁与胃后壁以 4 号丝线行全层间断缝合或以铬制肠线连续缝合。再缝合胃前壁切口（图5－7－3，5－7－4）。

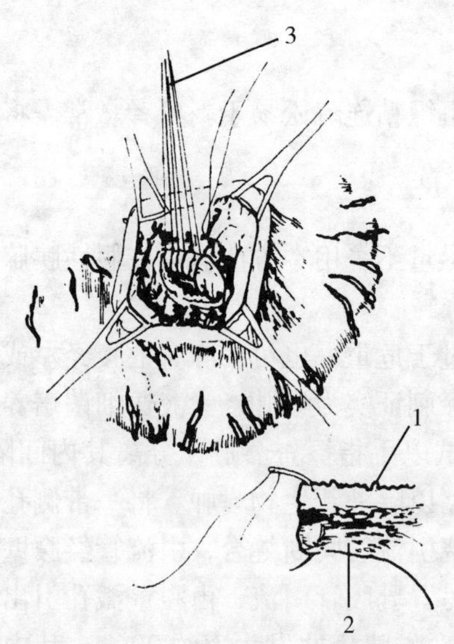

图5－7－4　囊肿与胃后壁缝合

1. 胃粘膜　2. 囊壁　3. 缝线

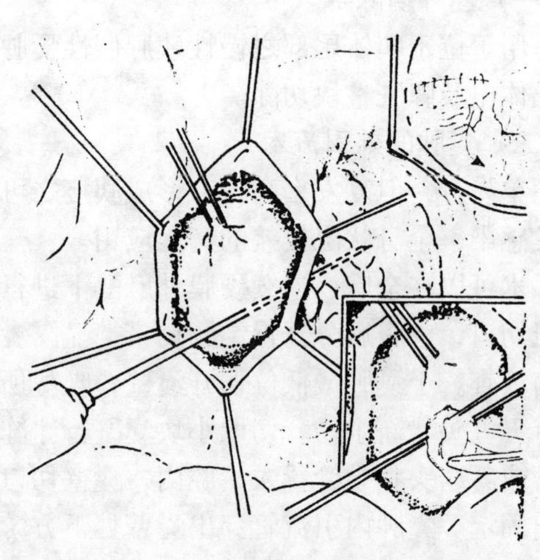
图5－7－5　十二指肠降部内侧壁拟与假性囊肿吻合

2. 囊肿十二指肠吻合术　位于胰头部的巨大假性囊肿，适宜用囊肿十二指肠吻合术。手术有两种径路。

（1）囊肿十二指肠吻合口作于十二指肠降部内侧壁　沿十二指肠降部前壁纵行切开肠

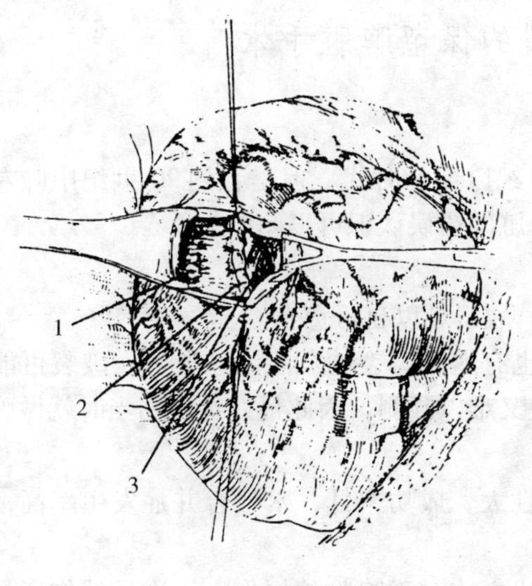

a.后壁缝合

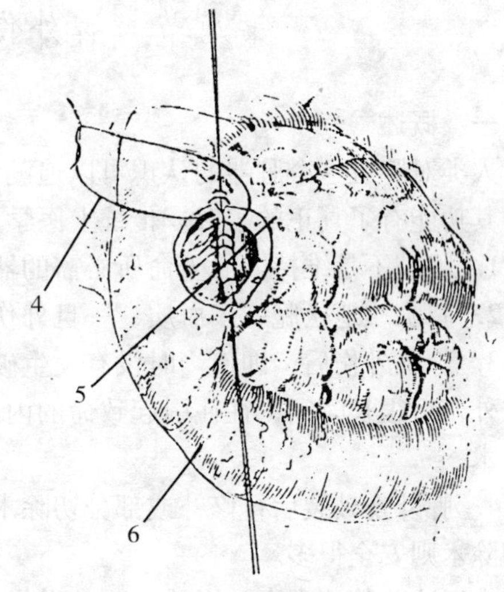

b.前壁缝合

图5－7－6　假性囊肿与十二指肠降部前壁吻合

1. Voter乳头　2. 后排缝线　3. 囊腔　4. 前排缝线　5. 囊壁　6. 十二指肠

壁全层。切口边缘以牵引线牵开。在胰头部囊肿与十二指肠降部紧贴处，先行诊断性穿刺，抽取囊内容送细菌培养及淀粉酶检查。沿针道以尖刀刺向囊肿，扩大十二指肠壁及囊壁切口，吸尽囊内容。切取囊壁切口边缘小块组织，送冷冻切片检查，并将囊壁及十二指肠壁切口扩大至直径2～3cm。以1号丝线将囊壁全层与十二指肠壁全层行间断缝合。再缝闭十二指肠前壁切口（图5－7－5）。

（2）囊肿十二指肠吻合口作于十二指肠前壁：以纱布垫保护腹腔，切开囊肿前面的大网膜。在拟行吻合处穿刺囊肿抽取囊内容送检。缝牵引线，切开囊壁，吸尽囊内容，探查囊腔内有无新生物。游离十二指肠降部，与囊肿切口相对应处切开降部前壁，行囊肿十二指肠两层吻合（图5－7－6）。

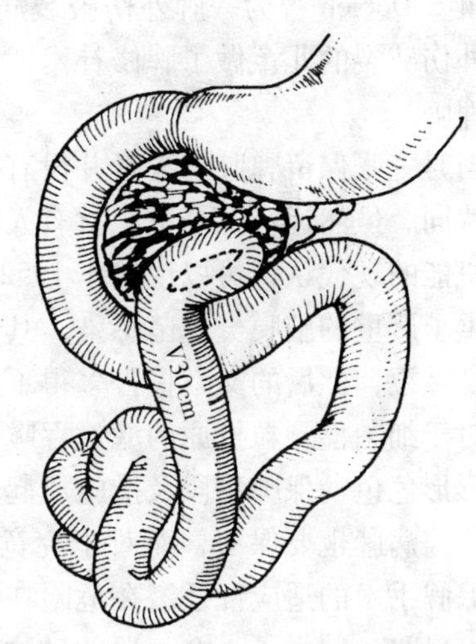

图5－7－7　假性胰腺囊肿空肠Roux－en－Y吻合术

3. 囊肿空肠Roux－en－Y吻合术　应用最多。几乎可用于任何部位的假性胰腺囊肿。本术式有防止肠内容逆流入囊肿的优点，为多数外科医师所喜用。吻合口应足够大，应切除部分囊壁使吻合口直径达4～5cm（图5－7－7）。

（李　澍　冷希圣）

第八节 脾外伤破裂的保留脾脏手术

一、概述

人类对脾脏这个脏器的认识可以追溯到中世纪以前的时代，但是直到20世纪中叶左右才对其功能有了真正的了解。传统上医学界对脾脏的错误认识可以归结为：

1. 脾脏不是维持人的生命所必需的器官。

2. 脾脏质地松脆、多血质，一旦外伤破裂，裂口难以自行愈合。

3. 脾脏外伤后，即使当时没有发生破裂，也有迟发破裂的危险。这种迟发破裂可能发生在外伤后很长时间，往往引起致命的内出血且又难以预测，因此最好在受伤当时就做脾切除手术。

4. 脾外伤破裂后行修补或部分切除术危险性大，成功率低，术后合并症发生率高，而脾切除术则安全得多。

由于这些传统观念的影响，到本世纪60年代之前对于脾脏的损伤，不论是外伤还是手术中医源性损伤，不管损伤程度如何，基本上都是施行脾切除手术，而且手术效果似乎均很好。

但从另一方面看，据文献记载，脾外伤后的保脾手术也同样历史悠久，可以追溯到1787年，Dorsch曾为一脾外伤破裂病人成功地施行脾大部切除术。1945年也有Mazel为两名脾外伤破裂的儿童做了脾修补术，并认为脾脏既然有贮血功能，应当对脾外伤者尽力设法保留脾脏。

当时主张保留脾脏的学者并没有提出有力的病理生理基础，因此，这些观点没有得到广泛的认同。虽然远在上个世纪就有人注意到脾脏对于机体抗感染免疫的重要功能，但是对于脾脏机能的现代认识可以说始于1952年King与Shumacker的报告，5例幼儿因脾切除之后4例发生了严重的脑膜炎球菌感染，其中2例死亡。他们的发现在文献中被一再地引用，引起了高度重视，此后的文献报告多得不胜枚举，涉及实验室研究及临床观察方方面面。现在，脾脏对于细菌性颗粒抗原的滤过吞噬，及免疫活性物质和抗体生成方面的重要作用已无人怀疑。形形色色的保脾手段及措施风起云涌，有人甚至主张在任何时候、任何情况下都要保留脾脏，连病脾也要保留，而对于究竟怎样保脾，保留多少脾才能发挥正常的抗感染免疫功能，保脾手术的适应证及潜在危险在认识上也有进一步澄清的必要。

Bradshaw曾做了一个经典的动物实验，得出的结论是至少要保留25%的脾脏才能维持机体正常的滤过、吞噬细菌等免疫功能。当今大多数学者均同意脾脏的极限重量应当不少于30%甚至50%。随后的一些观察更提出脾脏正常的和充分的血液供应是保证脾脏行使上述免疫功能的解剖基础。所以至今还没有令人信服的证据表明脾破裂后零星种植在肠系膜和网膜面上的脾组织以及游离脾片移植再生的脾组织能真正发挥抗感染和免疫调节作用，尽管在游离脾片移植之后某些免疫指标的测定表明脾组织已经成活。推定其主要原因恐怕有两个：一是这样移植的脾组织尚不能达到上述最低有效重量，二是这样再生的脾组织虽然能维持生存却没有能建立充分有效的血液循环，因此难以发挥滤过颗粒抗原的功能。可以说在当今的认识水平下从维持机体正常抗感染免疫功能的角度出发，不能认为游离脾片或脾细胞移植是有效的保留脾脏的手术。

不过有些情况表明脾脏的再生能力也似乎是惊人的，我们自己就曾观察过一名军医在战争年代因外伤脾破裂行脾切除术。在随后几十年时间里超声波及CT随访观察患者的“脾脏”不断长大直到从外形上甚至在解剖部位上都与正常脾脏一般无二。但这也极有可能是副脾不断长大所致，恰如正常脾脏在诸如门静脉高压症等异常生理情况下可以发展成巨脾一样。与没有固定血液供应的游离脾片殊不相同。

人的脾脏位于左上腹，深藏在肋弓下，是体内最大的淋巴器官。脾质地松脆、多血、色暗红、外被膜薄而脆弱。成年人脾脏略呈长椭圆形，约13cm×8cm×4cm大小，相当于拇指与小指对掌的轮廓大小，重100~180g。

脾脏与胃底、胰尾、结肠脾曲及左肾毗邻，靠脾蒂，胰尾及胃脾，脾结肠，脾肾及脾隔韧带固定。

脾脏的血液供应丰富而多源，血流量约占心排出量5%~7%，按单位重量计脾脏的血流量是极大的，这是脾脏发挥重要生理功能的物质基础。脾动脉是脾脏的最重要的动脉，脾动脉在入脾门后分成2~3支进入脾实质，因此脾脏血液供应有节段性，这是脾脏可以分段切除的解剖基础。但脾动脉在脾内分支并非终末动脉型，而是有较广泛的交通支。而且在脾外，脾脏尚通过胃短动脉、胃网膜左动脉这些脾动脉分支及胰腺动脉，甚至膈下动脉、结肠动脉及肾脏、肾上腺动脉有交通支。这些广泛的交通动脉的存在可以说明脾破裂出血时结扎脾动脉可以止血，但不致造成脾脏梗死。不过脾内外交通动脉的存在对保证血供虽然是重要的，但若同时结扎了胃短动脉和胃网膜左动脉，在多数情况下脾虽不至于坏死却招致缺血、萎缩。在脾内交通支严重破坏诸如脾脏粉碎性破裂情况下，若要保脾止血而结扎了脾动脉就有引起脾坏死的危险。

所谓外伤性脾破裂是指健康的脾脏在外伤后脾实质的连续性发生不同程度的破坏，或包膜的撕裂或血管断裂等。破裂必然伴有不同程度的内出血。至于病理性脾脏发生的自发性或外伤后破裂则不包括在本节讨论范围之内。

脾破裂的分级没有统一标准，本节采用Cogbill的5级分类法，简述如下：

Ⅰ度：稳定的被膜下血肿，被膜受伤面积不超过脾表面积10%，或被膜小面积撕裂，合并深度不超过1.0cm的实质一、二处裂伤，出血量很少。

Ⅱ度：被膜下血肿面积<50%脾表面，或稳定的脾实质血肿直径<2.0cm，或脾实质孤立裂伤深度<3.0cm，不伴有脾小梁动脉的破裂。大部份Ⅰ、Ⅱ度破裂可以经保守治疗治愈。

Ⅲ度：被膜下血肿不断扩大，超过脾表面50%以上，或实质裂伤深度>3.0cm，伴有脾小梁动脉破裂的搏动性出血。

Ⅳ度：脾实质不规则裂伤超过体积1/3，伴有较大量出血，或脾动脉段间血管断裂大量出血并造成1/3以上脾实质缺血，一般认为Ⅳ度裂伤不再适于行脾修补术，而应当行脾部分切除术。

Ⅴ度：大部分脾实质已经破碎或从脾门处断裂下来，出血量通常极大，脾脏实质丧失了血运，显然本节所叙述的保脾手术不适宜于Ⅴ度裂伤，而应不犹豫地施行脾切除术。

这些分级标准当然不是绝对的，从脾修补术的角度来看规则的和边缘锐利的脾破裂即使深一些，也较破碎的如所谓星状破裂易于成功。

从受伤机制来看，引起脾破裂的腹部外伤又可分为：①锐器贯通伤，如枪弹伤、刀刺伤等。这类脾破裂合并其它腹内脏器甚至空腔脏器如胃、结肠、小肠破裂的机率很高，有人统计可占90%以上；②钝挫裂伤如车祸、坠落伤、挤压伤等。在这一类创伤中，合并脾以外其它脏器损伤率在60%～70%。

脾破裂的症状及体征可以概括为以下几点：

（1）低血压及脉搏加快，因内出血引起，尤其在病人坐位或头高位时更为明显。脾破裂的内出血在成人甚至可达数千毫升之多。但若出血速度不太快，病人获得某种代偿也有的保持相对正常的血压。

（2）腹痛、腹肌紧张，即使是单纯性脾破裂也可因内出血的刺激出现全腹痛，左上腹更明显，并伴有腹肌紧张、压痛及反跳痛。少数病人主诉左肩部疼痛，系膈肌受刺激引起，可视为脾外伤破裂的特征表现。

（3）左肋下包块及浊音区，有不少病人因脾被膜下出血及局部血凝块，大网膜包裹等，局部出现触疼包块，边界不清楚及叩诊浊音区也是脾破裂的有力佐证。

实验室及影像检查：

（1）因出血的刺激，病人常有WBC计数上升，可达$15\times10^9/L$以上。在早期，血红蛋白水平可能正常，因此重复检查至为重要。

（2）创伤累及左侧胸壁者，有时伴有肋骨骨折，除了胸部的严重损伤外，还要注意脾破裂的可能性，此时在X线腹平片上可见左膈肌抬高，透视下活动度下降，脾脏阴影增大，胃影向中线移位，有时可见大弯侧轮廓呈锯齿状及因为脾床积血，腹平片上往往见到脾曲结肠与腹膜外脂肪垫之间距离扩大等。当然，若看到膈下游离气体则说明有空腔脏器损伤。

（3）CT及B超检查有时还有脾脏放射性核素扫描，不仅可以确认脾破裂的存在，甚至可以精确描绘脾破裂的范围、深度、破裂的形态等，为治疗措施的选择提供巨大的帮助。

（4）腹腔穿刺、腹腔灌洗。因脾破裂必然伴有内出血，不少作者主张一律行腹腔穿刺甚至腹腔灌洗。但是穿刺并不能对出血部位做出决定性诊断，穿刺有血也对估计出血量帮助不大，因此只能做为内出血的证据，用于诊断不够明确的病人。

本世纪60年代以来，保留脾脏手术的理论与实践有了长足的进展。动物实验及临床观察都证明脾脏的节段切除及脾动脉结扎术是安全可行的，同时由于局部止血药物及止血敷料的开发使脾实质破裂修补术及粘合凝固止血等技术进入实用阶段，打破了外伤性脾破裂的外科治疗就是脾切除术的固定模式，使相当多的病人保留了脾脏，避免了无脾状态招致免疫功能缺损和致命感染的危险，这可以说是现代脾脏外科的一大进展。但是应当指出脾外伤破裂引起出血若延误治疗往往造成致命的后果。因为治疗方法的改变如非手术疗法或脾修补术等费时费力的手段使输血量过度增加也是不适宜的。这不仅浪费血源，更增加输血感染肝炎及其它传染病的危险。无论如何，脾切除术后致命感染的发生率尤其在成年人是相当低的，也是远期的，不顾病人的安危而追求保脾率显然是不可取之举。在这方面夏穗生教授的意见比较中肯：处理脾外伤破裂的态度应当是抢救生命第一，保脾第二。实际上自从保脾治疗措施兴起以来学术界就一直在进行深入地研究，简单说就是审时度势、权衡利弊。Luna观察到不少脾破裂患者因行非手术保守治疗输血量显著增加，因此这些非手术疗法是否可取值得研究。对比非手术疗法及脾切除手术后暴发性感染，输血后肝炎的发生率及脾外伤幸存者的相对死亡率。非手术疗法及脾切除手术的输血量，得出的结论是患者每输一个单位（300ml）全血，患输血后肝炎而死亡的危险性是0.14%，而儿童期脾切除手术后，患脾切除术后暴发性感染的死亡危险是0.052%，在成年人是0.026%。假定有一个脾破裂儿童患者行非手术保脾治疗，因输血患肝炎的远期死亡危险为0.17%。若该儿童行脾切除术包括输血患肝炎（输血量远小于非手术保守疗法）及切脾后暴发性感染的死亡危险性为0.06%。这还没有包括保守治疗所花费的钱财多、住院时间长等缺点在内。Lunar的态度比较明确，就是怀疑非手术保守治疗的价值。

从另一方面来看，如前所述，外伤性脾破裂患者有极高的腹内其它脏器合并损伤的发生率，因此若一味强调非手术保脾治疗是有相当危险的。不过，主张非手术保脾治疗的学者坚持说85%以上的儿童外伤性脾破裂患者可以经非手术疗法治愈，需要开腹手术者仅占15%。唯这种保守治疗需要较长时间，平均在2周左右，晚期迟发性脾破裂的发生率低到可以忽略不计。而成年人脾破裂可经保守疗法治愈的则不足35%，说明在成人的腹外伤应倾向于更积极的剖腹探查术。

从以上针对外伤性脾破裂究竟应采取何种治疗方式的争论足以说明，我们有必要对脾脏破裂治疗方法的选择及结果做出科学评价，就是说只有当保脾疗法无论是非手术的还是手术的与脾切除术相比在输血量、再次手术率、合并症及死亡率，甚至费用均相当才是可取的，这就是“抢救生命第一、保脾第二”的含义。目前在有条件的医院及有经验的医生手中，各种保脾手术已经可以安全地施行，因此，我们主张对确定有脾破裂的腹外伤病人应当积极采取手术探查，相机施行保脾手术为佳。

儿童脾外伤剖腹探查者绝大多数可行某种保脾手术，诸如脾段切除、脾修补术等，如Linne的46例脾外伤剖腹探查中只有1例需要脾切除，其它均保脾成功。在另一组326例脾破裂手术中孤立性脾损伤即不合并脏器损伤者85%可获保脾成功，综合大多数文献保脾手术成功率在50%以上。

保脾手术与传统脾切除手术近期死亡率与合并症的比较，目前为止尚缺乏严格的前瞻性对照研究结果。文献报告保脾手术死亡率在0~10%之间，平均5.9%，手术后再出血率0~3%左右。而孤立脾外伤行脾切除手术死亡率约为1%，脾脏钝性破裂切除手术死亡率可高达5%~20%，有的甚至40%。粗看起来保脾手术死亡率较低，但应考虑到保脾手术多来自近期文献，是外科综合治疗水平提高的结果。更何况选择做保脾手术者腹腔创伤多不太严重，复合脏器创伤比率也较低，故两者难以严格比较。

二、术前准备

保脾手术的术前准备一如其它腹部外伤病人，术前应对病人受伤原因、伤情、全身状况、主要生命器官的功能有全面的了解。在迅速有效地实施复苏治疗的同时对全身其它部位的伤情区别轻重缓急、统一安排治疗方案。

术前病人需要安放胃管行充分胃肠减压，对脾脏外伤行仔细探查十分必要，因为胃胀气会极大妨碍脾脏的显露。有的病人胃肠减压有咖啡色内容物，这并不一定说明有胃损伤，有时脾破裂者因胃短血管受损可能引起胃粘膜局部出血。

安放尿管一方面监测尿量做为扩充血容量的指标，也是为了减轻腹胀，利于术中腹腔探查，同时必须行尿常规检查，尿中有红细胞是肾或尿路损伤的指标。

术前血常规、血型检查、配血均不可缺少，腹外伤内出血的病人若血压和其它基本生命体征不稳定，在剖腹探查之前应当有充分地准备，包括短时间内大量输血、输液的静脉通路的建立，以免术中措手不及。

三、手术步骤

1. 切口及体位　脾外伤剖腹探查术的切口及体位同脾切除术，一般采用平卧位，左上腹L型切口，即从剑突下中线开始先做正中切口到左肋下两指处向左差不多沿肋弓斜行、到腋前线为止。在肋弓比较窄的瘦长型病人以行左旁正中切口或左侧上腹斜切口为宜，上起剑突下到脐水平，需注意切口上端不可过低，否则不易显露胃底和脾上极。

2. 开腹后先顺序探查腹腔脏器　若有其它脏器损伤，应进行相应处理。需要注意的是，若伴有胃或结肠等空腔脏器穿孔、腹腔污染比较严重或病人复合创伤严重、腹腔内出血过多、循环状况不稳定、急需迅速结束手术者，则一般不宜施行较为费时费力的脾修补术。

3. 若经过探查发现为单纯性脾破裂，则先对脾脏情况做全面了解，对于仍然有活动性较大量出血者应先打开胃结肠韧带，将胃大弯向上翻起，用深拉钩拉开显露胰腺上缘靠近脾门处的脾动脉主干，在其最表浅部分剪开后腹膜用无创伤血管钳或动脉夹（叭儿狗－Bulldog钳）暂时阻断脾脉血流，可以大大减缓出血速度，然后再从容不迫地探查。

将胃结肠韧带继续分离、切断、结扎直达脾门。术者用左手将脾脏推向右侧，助手向外上拉开切口显露脾外侧的脾肾及脾膈韧带，在该处均没有较大血管，可以用剪刀沿脾后缘弧形剪开，将脾从后面松动，移出切口。脾保留手术必须将脾脏做必要的较充分地游离，才能对伤情有充分全面的了解，同时才可能从容地进行脾修补或脾部分切除等种各种保留脾脏的手术。应特别指出：不经满意地游离和显露就企图在脾窝处进行原位修补和部分切除不仅费时费力出血多，而且极不安全。当然也不应对脾脏盲目过度地游离，譬如说将胃底血管、胃网膜血管、甚至脾上极与胃底的血管、脾结肠韧带均行离断。一旦查明伤情欲行脾动脉结扎术则陷于被动境地，因为此时若结扎了脾动脉，因其所有侧支均已离断，极易引起脾坏死，因此这一步骤应放在最后做。

4. 此时审视一下脾脏裂伤及出血情况，在相当多的情况下，可见裂伤部位出血已大部分停止，伤口夹着血块，将血块小心清除，如果裂伤比较整齐，即使较深，只要不深达脾门，均可以考虑行单纯缝合修补术。通常有各种可吸收的敷料和局部应用的粘合止血剂，如微细纤维胶原胶，Tissel，解尔芬思膜，特可靠及种类繁多的粘合剂，喷雾剂等等。但这些产品除特可靠有相对强度甚至可耐受缝线的拉力之外，多半只对处理渗血有用。有些价格又非常昂贵，使用不方便，只有部分价值。而游离大网膜片却是随手可得的比较满意的缝合垫料。裁取一定大小的网膜块，置于破裂伤口的两侧，用平肠线行裂伤间断对合缝合（图5－8－1）。采用这种方法即使是不够规则的较深的星状裂伤，必要时结合脾动脉结扎也可能获得满意地止血。此时应在脾动脉结扎前行阻断后确认脾上下极动脉仍有搏动，此是侧支血管的作用，若是不能触及搏动则应慎行脾动脉结扎术。

5. 若是脾脏的一部分，甚至半个脾脏破裂严重，估计修补术或缝合术均无法施行，则需施行脾脏部分切除，这种部分切除对处理脾上极或下极损伤较为适用。可将破碎损伤的部分剪除，切口使成鱼口状，对合拉拢缝合。仍可应用激离大网膜片加垫缓解拉线的切割力。

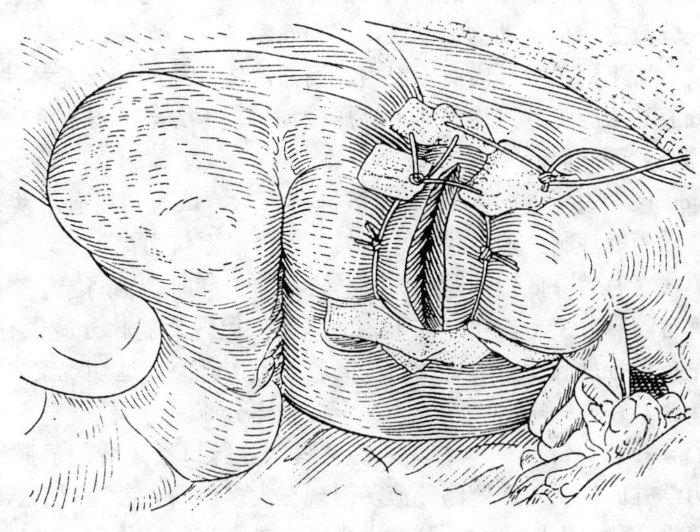

图5－8－1　脾缝合术

6. 对于波及脾门的裂伤，出血多且凶猛，也可试行阻断脾动脉止血加修补术。但若脾组织破碎严重不可用脾动脉结扎法，否则因脾内动脉交通支损伤重易致脾坏死，此时应该当机立断行脾切除术，转而试行游离脾组织片腹腔内移植法以求至少部分保留脾脏功能，但对于有空腔脏器破裂、腹腔污染严重的应列为游离脾片移植的禁忌证。

7. 术毕检查手术野，脾床放置橡皮管引流。术后仔细观察记录引流量，若出血较多，还应及时考虑重新开腹，不可坐失抢救病人的良机。

（冷希圣　李　澍）

第九节　小口径人工血管门腔静脉间搭桥分流治疗门脉高压症

一、概述

大口径门静脉下腔静脉分流术虽然有效降低门静脉压力，术后再出血的危险性大大减少，但是，脑病和肝功能衰竭发生率极高，近年来已被大多数外科医师弃用。临床观察和动物实验结果提示：肝硬化门静脉高压症患者门静脉压力在1.96kPa（$20cmH_2O$）以下时极少发生出血，这时患者虽然有明显曲张静脉和显著门体分流，但门静脉血对肝脏仍有一定程度灌流，自发性脑病的发生也较少。因此，预防曲张静脉再次出血未必需要将门静脉血完全转流到下腔静脉，也就是说可能找到一种方法使门静脉压力刚刚降低到危险水平以下，又能保持门静脉血对肝脏的适度灌注。这样在手术后，既能有效预防再出血，脑病发生率又不至于过高。

由此就提出了所谓门静脉血部分分流的概念。实际上追求部分分流并非新的构思。在早期，很多外科医生认为门腔侧侧分流同端侧分流不同，其在有效降低门静脉压力的同时还能维持部分门静脉血对肝脏的灌流。但是这种结论主要来自动物实验观察，这些实验性门静脉高压症动物的肝脏是正常或基本正常的，因而门静脉灌流压力也就是肝内血管阻力很低。在做门腔侧侧大口径分流之后很多动物仍能维持部分门静脉向肝血流。但是，在肝硬化门静脉高压症患者情况就有所不同，因肝内血管阻力很高。门体静脉侧侧分流术后，不管分流口位于何处如门腔、肠腔甚至脾肾分流均沟通了高压的门静脉系统与低压的腔静脉系统，因此，术后门静脉血流均有离肝倾向。

Whipple 及 Linton 等人倡用脾切除、脾肾静脉分流术，认为其在血流动力学方面较门腔静脉分流术优越，因为脾静脉一般口径较小，转流门静脉系统血流较少。我们多年的实践表明，脾肾静脉分流术在有效降低门静脉压力预防再出血的同时，脑病发生率确实较门腔分流术低得多，这是脾肾静脉分流术能够存在下来的基础。但脾肾静脉分流也有其固有的缺点，即操作比较复杂，技术难度高，失败率相对较高，而且国外有些远期观察表明脾静脉在高压作用下也会不断扩张，在有些病人最终成为完全性门体分流。

肠腔分流的倡导者如 Drapanas 等人认为肠系膜上静脉口径远较门静脉细，因而肠腔侧侧分流在血流动力学方面优于门腔侧侧分流。但现在大多数研究者均同意肠腔分流最终与门腔大口径侧侧分流没有什么不同，术后脑病发生率也是很高的，并且手术难度较门腔分流术大，成功率较低。

有鉴于此，早在60年代法国人就提出限制性门腔静脉侧侧分流的概念。但后来作者本人也承认这种小口径门静脉与下腔静脉直接侧侧分流并不能达到保证门静脉血对肝脏部分灌流的目的。随时间推移吻合口会逐渐扩大最终仍然成为完全性门腔静脉分流。经常可以看到小口径门腔静脉分流的病人手术后脑病的发生越来越频繁，肝功能进行性恶化，血管造影可以发现门腔静脉吻合口较手术时大得多，完全丧失了限制分流的作用。

在20世纪60年代及70年代，Vadot 及 Marion 等人曾根据肝硬化门静脉高压症患者门静脉压力、肝内阻力、血流量等血流动力学特点准确计算出门静脉、下腔静脉直接侧侧分流术后能够保证门静脉血流对肝脏灌注的吻合口直径。在完成一个较大口径的门腔静脉侧侧分流术后用一粗丝线缩窄吻合口直到门静脉与下腔静脉之间压力梯度达到术前设定值为止，也就是说将门静脉压力下降值控制在一定范围之内。按这种方法可使门静脉血液对肝脏灌流状态大为好转，但手术后血管造影随访发现门静脉向肝血流灌注随时间推移呈进行性恶化，提示吻合口仍然会扩张，因而不少作者怀疑这种方法并不能达到限制分流的目的。我们在动物实验中观察到血管吻合，即使是前后壁均采用连续缝合也仅在术后早期有限制口径的作用，几个月之后缝线脱落，吻合口在压力差作用下的扩张是必然的。这些观察提示，门腔静脉系统之间之直接侧侧吻合就目前所采用的这些方式来说无法达到长期限制分流的目标。何况侧侧分流的吻合口本身的形状是无法控制的，文献中所说吻合的大小仅仅是指其长度，而决定通过吻合口的血流量的却是吻合口的横截面积。有些严重肝硬化患者门静脉入肝阻力极高，加之肝内肝动脉与门静脉系统短路等特殊原因，侧侧分流术后甚至出现门静脉内血液倒流，即门静脉成为肝内血液流出道，经分流口进入下腔静脉的情况，就是说在这种情况下部分肝动脉血也经吻合口被分流到肝外。早年的一些门腔静脉端侧分流（即门静脉近肝端切断缝扎，远肝端与下腔静脉行端侧吻合），在预防脑病方面优于侧侧分流的报告就是基于这样一些事实。

尽管如此，至少在手术后早期限制性门腔静脉直接侧侧分流的临床结果仍然说明只要将侧侧分流口做得合适大小，就有可能达到既有效降低门静脉压力从而预防出血，又不使压力下降过多，维持肝脏必要的血流灌注，使脑病发生率处于可容忍的范围之内，就是说可能达到两者兼顾的目的。这是对以往的门腔分流术必须完全分流否则不能达到预防出血目的这一概念的更新。小口径人工血管门腔静脉之间搭桥分流的概念的出现是多年来临床观察与实验室研究的产物。

如同肠腔静脉之间人工血管间置分流那样，在门腔静脉之间借助人工血管搭桥分流，在分流口径上加以限制使达到部分分流，也就是在降压的同时仍维持门静脉的一部分向肝血流，这就是所谓的小口径门腔静脉侧侧分流。与传统的肠腔静脉侧侧人工血管搭桥分流不同的是摒弃了完全（全口）分流的概念。分流口做在门腔静脉之间，以人工血管的口径做为限制分流量的因素，手术难度也较肠腔分流小得多，因而对病人创伤小，成功率高，适应范围扩大，可以用于择期手术，也可用于急诊手术。其最大优点是由于借助于人工血管搭桥，无论在门静脉或下腔静脉均不需要如同门腔直接侧侧分流那样做广泛游离。有相当数量的病人，尤其在急诊分流的情况，由于肝尾状叶肥大，肝门区充血、水肿，或大量腹腔积液、纤维素沉积等因素存在，做门腔静脉直接侧侧分流要么极困难和勉强，成功率低，分流口通畅性大成问题，或者根本不可能完成分流。搭桥分流的出现就解决了这一问题。采用人工血管做为搭桥材料不存在术后吻合口扩张，分流量不易控制的缺点，外加固人工血管也不会被周围脏器压缩，目前所用的聚四氟乙烯（polytetrafluoroethylene，PTFE）人工血管，国外进口者商品名 Gore－tex 内壁非常光滑不易形成附着血栓，长期通畅性良好。目前国内也有成品供应。

二、手术适应证

同传统的分流手术一样，目前主张主要用于肝硬化门静脉高压症引起的食管、胃底曲张静脉破裂出血患者的择期或急诊手术。其在预防分流手术中的地位有待于确定。急诊手术仍应限于经内科保守治疗不能止血的危重病例。手术前应对患者血流动力学状态、心血管功能、肝脏代偿情况、全身营养、凝血功能、水电平衡、神经精神系统及全身其它重要脏器功能有综合评价。因为患者对手术的耐受力及远期预后显然同其肝脏容积、有效全肝血流量及 Child 分级密切相关。

三、手术前特殊检查和准备

本手术所要求的特殊检查包括术前动脉化门静脉造影以了解门静脉走行、宽度、肝脏灌注情况，特别需要排除门静脉血栓形成，有明显门静脉血栓形成者列为手术禁忌证。若行数字减影造影则能够更好显示门静脉系统。术前行肝脏 CT 或 B 超检查也能达到同样目的，如双螺线 CT 门静脉系统重建技术能清晰显示出门静脉、肠系膜上静脉、脾静脉口径、有无受压、有无血栓及向肝血流情况。普通 CT 也能辨别门静脉血栓。有经验的 B 超医师能清楚显示门静脉口径、血管壁厚薄、有无纤维素沉着，血栓存在与否及血流情况，其结果相当准确，并不亚于血管造影。

CT 或 B 超还使医师了解下腔静脉情况、如宽度、后腹膜水肿增厚情况、肝尾叶有无特别肥大、下腔静脉有无受压等。下腔静脉有显著扩张者应怀疑 Budd－Chiari（布－加）综合征的可能，必要时应行下腔静脉造影及测压，以免误行门腔静脉分流而不能解决问题。

四、麻醉及切口

一般采用气管内插管全身麻醉便于手术中呼吸循环的管理。也可采用连续硬膜外阻滞麻醉。

患者取仰卧位，上腹部横切口最好，自肋缘下2指处右腋前线开始向左在剑突与脐连线中上1/3交点处越过中线3~5cm即可。横切口的优点在于显露好、切口张力小、术后对呼吸运动影响小，便于患者咳嗽排痰，切口裂开的合并症发生率低。缺点在于需切断较多肌肉、较费时间、切口易渗血。但在肋弓比较窄的消瘦无力型患者此切口实际上与右肋缘下宽大切口走行没有什么差别。又可选用右上腹斜切口，上自剑突，下达脐水平，该切口需切断的肌肉较少、出血少、开、关腹方便、显露也好均是其优点。缺点是切口张力大、易发生切口裂开，术后对呼吸、咳嗽、活动的影响较大。

五、手术步骤

1. 进腹后，先经胃网膜静脉测量门静脉压力，以为分流术后参考。然后切断双重结扎脐静脉及镰状韧带以利于显露，同时，也是阻断侧支循环的一个重要措施。腹腔内脏器的探查同一般门静脉高压症手术，此处不再赘述。但手术时务必仔细扪摸肝十二指肠韧带，确认门静脉无血栓形成。

2. 采用上腹横切口者，可以用悬吊拉钩拉开肋弓极大地方便显露。用深拉钩将肝脏连同胆囊向上拉起。站在患者右侧的手术者沿肝十二指肠韧带右侧缘切开被覆之腹膜从其侧后方游离门静脉。在门静脉高压症患者肝十二指肠韧带以及胆囊水肿增厚，表面又有多数怒张之小静脉、壁薄、脆弱、压力高，一旦撕破止血不易。但是在肝十二指肠韧带游离缘偏后方开始游离，将被膜纵行切开显露和寻找门静脉相对较易，也较清楚，是因该处侧支血管及血管分支很少。在正常人，总胆管与门静脉外侧壁之间可见一条浅沟是为游离、解剖的凭据。但在门静脉高压症患者由于韧带被膜水肿、增厚及表面襻附侧支血管、淋巴结肿大、间质组织水肿等原因，不可能或很难看到这一界线。相当多的肝硬化门静脉高压症患者合并存在胆囊炎，胆囊壁水肿增厚、胆囊结石等病变，更给解剖显示这一局部区域的结构增加了困难。根据作者的体会，从肝十二指肠韧带游离缘的外侧偏后方一点开始显露为最安全。特别在长期腹腔积液的患者，尤其是急诊分流者，肝十二指肠韧带外被腹膜因纤维素沉着呈铠甲状增厚有时竟可达2~3mm，将门静脉，胆总管及肝动脉紧紧包绕在其中，需十分小心仔细地分离。若从肝十二指肠韧带前外侧方开始游离，不仅易伤胆总管，而且切断、破坏淋巴管较多，术后易发生顽固腹腔积液。需注意切断之淋巴管必须一一仔细结扎牢固。通常不需要游离门静脉的周长，一般有1/2圈即足够，长度约需3~4cm。总之，行人工血管搭桥分流术所需游离的门静脉无论在长度上和周径上均小于直接侧侧分流，这是因为门静脉无需做很大的松动拉向后下方与下腔静脉靠拢，这是搭桥分流的重大优点之一。门静脉分离到以能安放一个双翼，较深的Satinsky钳即可，因此，也无需像直接侧侧分流那样通常在十二指肠上缘做大范围的游离而省却不少时间。通常，安放Satinsky钳之后门静脉血流虽未完全阻断但已阻断大半，因此在分流时应尽量缩短阻断时间。

3. 在确认门静脉游离程度已够之后即开始寻找、游离下腔静脉。肝硬化病人由于肝叶比例失调，尾叶通常肥厚增生，有的还相当严重，与其下面的下腔静脉前壁之间常有1~2支肝短静脉。往往在与门静脉上述游离部分相接近的下腔静脉段被尾状叶遮盖，为了游离这一段最靠近门静脉的下腔静脉非常费时费力，有的甚至需要切除一部分尾状叶。但是在本手术就无需这样做，因为有搭桥血管，可以在尾状叶游离缘稍偏下一点开始切开后腹膜寻找下腔静脉。这一段每被十二指肠球部及降部部分遮盖，可以在十二指肠降部外侧剪开后腹膜与上述后腹膜切口汇合，将十二指肠降部稍向左侧推。下腔静脉表面被覆之后腹膜有时有较多怒张血管，需仔细切断结扎或烧灼。这样下腔静脉游离部分约相当于肝尾状叶到右肾静脉开口部位，其长度及周径均以能安放一个深叶两翼 Satinsky 血管阻断钳为度。通常其游离范围较门腔静脉直接侧侧吻合所需为小。

4. 此时可以估量一下人工血管走行方向及所需长度。一般在门脉侧壁及下腔静脉前壁开口，搭桥人工血管从门静脉开始斜向后方，下方并稍偏外侧到下腔静脉前壁。这样安排使门脉血流方向与人工血管走行方向成一锐角，有利于维持门静脉血流向肝灌注（图 5 – 9 – 1）。因为在血流动力学上门脉血经吻合口沿人工血管向相反方向流入下腔静脉要克服一定阻力，这是保证分流后仍有向肝血流的有效措施，也就是说在建立分流后门静脉与下腔静脉压力梯度要较门腔直接侧侧吻合术后大一些。

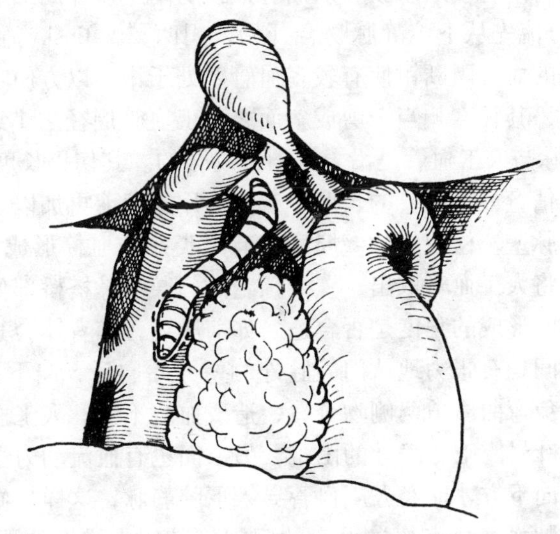

图 5 – 9 – 1　门静脉、人工血管与下腔静脉之间的走行关系

根据设定的门腔静脉吻合口之间的距离，取一段长 3 ~ 5cm、内径 8mm、有外加固环之 Gore – tex 人工血管，长度需加以仔细估计，以吻合完毕放松拉钩之后人工血管稍有张力地搭在门腔静脉之间的吻合口上为宜。根据本人有限经验，过于冗长之人工血管不仅增加了血液阻力和血栓形成的危险，而且易压迫门静脉及下腔静脉使其血流不畅，特别在急诊分流时，由于术后大量腹腔积液吸收及肝脏肿胀消退，门静脉与下腔静脉的距离会有所缩短，人工血管可能推挤静脉对远期通畅率及有效分流形成威胁。

在人工血管两端各剪一个较大斜面，两个斜面互成 90 度交角，以适应门静脉从侧面开口吻合及下腔静脉从前面开口进行吻合所需之角度。剪成斜面吻合有利于充分利用人工血管的口径，不致造成其内血液涡流现象，实验观察发现血液发生涡流后血小板极易粘附在缝线部位形成早期血栓引致分流失败。

还应注意剪成斜面的人工血管其外加固环不应撕去，而仅剪除斜面边缘 2 ~ 3mm 以内的外加固环，这样可使吻合结束后人工血管全长尤其在两端吻合口起始部均有加固环支撑，有利于吻合口的张开，避免受压塌陷，影响远期通畅率（图5-9-2）。

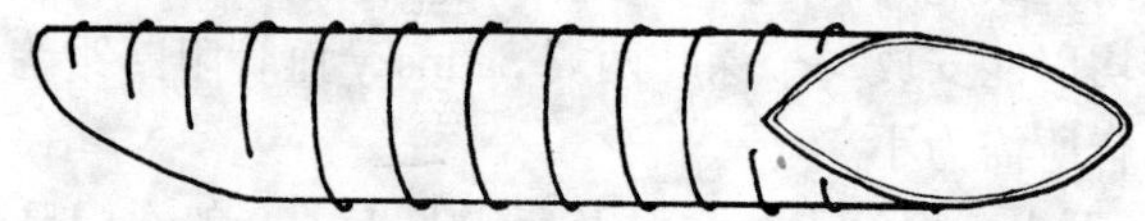

图5-9-2　已修剪好备用的人工血管，注意其两端斜面互成垂直交角

先将这一段人工血管置入20cm注射器针筒内，注满1∶1000的肝素生理盐水，即每100mg肝素兑100ml生理盐水，用一手示指堵住针头接头部位，另一手向内推挤针栓，反复加压及放松三五次，直到浸泡在肝素盐水中人工血管内壁不再出现气泡为止，如是可保证内壁不再有微小气泡而均匀附着一层水膜，从而有效预防附壁血栓的形成。

5. 门腔静脉搭桥分流先从下腔静脉吻合开始，用两翼Satinsky血管阻断钳夹起下腔静脉前壁。一般要用较深的血管阻断钳使有较多血管壁处于钳中以方便吻合。在前壁用刀片或直角剪剪开一纵行切口，其长度相当于剪成斜面之人工血管周径之1/2，注意应当是斜面周径之1/2，因为下腔静脉与人工血管是沿着这斜面吻合的。其切口长度约需1.5cm或更长一点，需一边吻合，一边估量最终需要的长度。必要时用直角剪再加以延长。用无创镊小心掀开下腔静脉切口两翼静脉壁，检视静脉壁厚度，有无炎症及血栓形成，用少许1∶1000的肝素生理盐水冲洗。然后将人工血管取出，置于预定的门腔静脉搭桥部位，检视人工血管长度与门静脉、下腔静脉之间形成的角度是否合适。如前所述，作者体会其长度以完成吻合后人工血管在两侧吻合口之间稍有张力地从门静脉外侧壁开始向后，向下并稍偏外侧走行为好，人工血管不可过长，以免弯曲压迫两侧吻合口，造成血流不畅。人工血管向下方走行，一方面是为了减少游离肝尾叶暴露下腔静脉的困难，另方面也有血流动力学的考虑。门静脉血向肝脏流动时需折向后、向下方才能经人工血管导入下腔静脉，这样从血流方向的安排上可保证不致分流过多的门静脉血，只有超过设定的门腔静脉压力梯度的那部分血液才被分流出去。人工血管两端被修成斜面，所以其安放在下腔静脉前壁时与其约成45°的角度，这样完成分流后，血流在人工血管内流动的方向与下腔静脉血流也约呈逆行。

先行下腔静脉切口右侧壁与人工血管吻合，用5-0双头针滑线行连续外翻水平褥式吻合，即先从下腔静脉切口的下角距边缘1.5mm由外向内进针，再从人工血管下角距边缘1.5mm由内向外，再由外向内沿人工血管外侧壁方向走行，从人工血管腔面出针，针距约1.5mm左右为宜或略小一些，保证不漏血。出针后再转向下腔静脉腔面外侧壁，在距下角约1mm处进针，距边缘仍然1.5mm，由内向外，再由外向内，仍然自腔面出针，针距同人工血管上的针距。缝针再次转向人工血管腔面，如是反复，直到从下腔静脉切口上角由内向外出针（图5-9-3）。注意在上述吻合过程中先不要收紧缝线，待从上角出针后再收紧，在收紧过程中有意识地用无创镊助吻合边缘外翻。吻合过程中不可用血管钳钳夹人工血管，也不可用镊子用力夹镊，以免造成损伤，将来诱发血液凝固、血栓形成。

6. 下腔静脉与人工血管外侧壁吻合完成后，双头针的两头以分别自其上下两角由内向外引出。再次分别轻轻牵拉收紧直到下腔静脉及人工血管外侧壁妥贴靠拢、整齐外翻为止。

此时从血管腔面基本上看不到缝线，表明外侧壁吻合满意。然后继续进行内侧壁吻合，根据手术者的习惯可自下角向上进行吻合，也可自上角向下进行吻合，这是用双头针的优点之一。以自下角向上开始吻合内（左）侧壁为例，自距下角约1mm处下腔静脉切口内侧壁自外向内进针，距切口边缘仍约1.5mm，将针自下腔静脉腔内引出，缝针转向人工血管腔面，由内向外，再由外向内仍自腔面出针，再次转向下腔静脉腔面，由内向外，再由外向内，自下腔静脉腔面出针，一如外侧壁的吻合，直到最后自下腔静脉上角偏内侧壁由内向外出针，收拢缝线后让内侧壁妥贴靠紧，然后与原先自上角出针的另一头打结（图5－9－4）。吻合口的下腔静脉一端即告完成，轻轻拉起人工血管游离端，审视吻合情况，也可注入少许肝素生理盐水，确认不漏。需要特别注意在吻合内侧壁时直到最后完成之前切不可收拢拉紧缝线，需待吻合完后再收紧，这是视野清楚、吻合安全、方便所必需的。

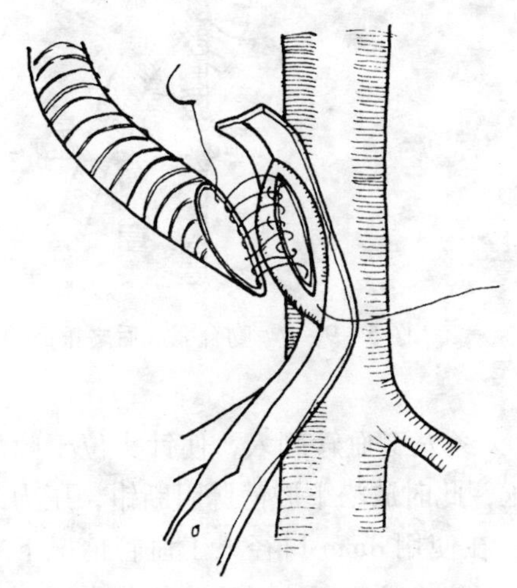

图5－9－3　人工血管与下腔静脉右侧壁连续外翻褥式吻合

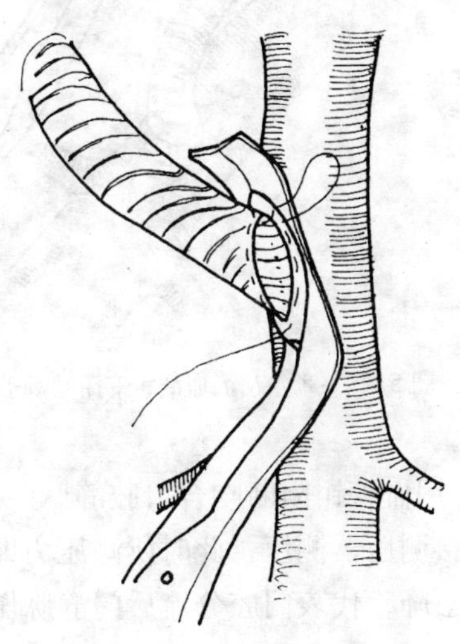

图5－9－4　人工血管与下腔静脉左侧壁连续外翻褥式吻合

7. 下腔静脉上血管阻断钳不要移开，接着准备人工血管与门静脉之吻合。再次检查人工血管长度及斜面与预定的门静脉吻合角度是否合适。然后用两翼Satinsky无创伤血管阻断钳钳夹游离好了的门静脉侧壁，根据门静脉宽度，可能需完全或部分阻断门静脉血运，所以，一旦钳夹了门静脉就应全速进行吻合，尽量缩短肠道淤血及肝脏缺血时间。

在门静脉外侧壁开口，长度与下腔静脉切口相等，但应注意切口不可太长，若怕估计不足宁可先稍短一些，在吻合过程中再补剪一下也可以。先从后壁开始吻合，方法同前述(图5－9－5)。因术者通常均立体于右侧，故仍以从下角开始吻合为方便。在完成前壁吻合收紧缝线之前，应先用1∶1000肝素生理盐水将人工血管注满。作者主张此时最好用盐水将手术野淹没，以免有较大气泡留在人工血管腔内。收紧缝线打结后先放松下腔静脉之血管阻断钳，再放松门静脉阻断钳，吸尽手术野内盐水。吻合口针眼若有少许漏血可以用干纱布轻轻按压止血（图5－9－6）。

8. 吻合完成后，用手指轻触人工血管与下腔静脉吻合口附近之下腔静脉血管壁，一般应触到血流震颤，若无震颤应考虑血管内血栓形成之可能性。必要时需重新阻断门静脉及下腔静脉血流，在人工血管上开一个1mm左右小口，塞入气囊导管，充气后放松门静脉之阻断钳，将导管气囊导入门脉远心端主干向外拉栓。放气拖出导管后再修补人工血管上的小切口。保证人工血管吻合后的即刻通畅性非常重要，因为这是保证远期通畅的最重要措施。

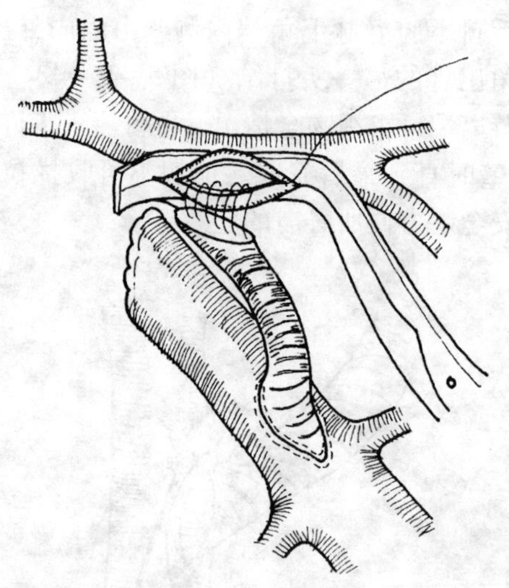

图5-9-5　人工血管与门静脉吻合

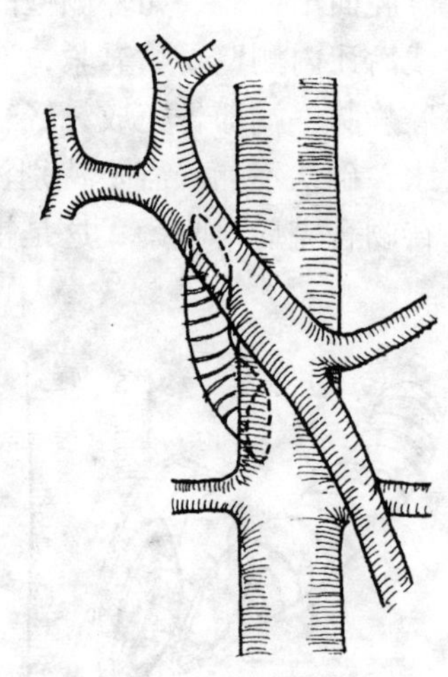

图5-9-6　吻合完成后之正面观

9. 用血管钳阻断吻合口腔静脉一侧，用7号针头经人工血管刺入，使针头位于门静脉内，连接测压器测压，此时所测压力即门静脉自由压，此时放松下腔静脉阻断钳，压力即刻应显著下降，代表门腔分流后门静脉压力下降幅度。在使用8mm口径人工血管情况下平均下降值可达0.981kPa（$10cmH_2O$）。再用针直接刺入下腔静脉测压，对下腔静脉来说，吻合口血流阻断与否对其压力影响不超过0.196～0.292kPa。但我们也确实观察到分流使中心静脉瞬间压力显著上升的情况，机体一般均经调整逐渐恢复血流动力学常态。用上述吻合口处于开放状态的门静脉压力减去下腔静脉压力即为门腔静脉压力梯度。此梯度是吻合口有通畅血流时驱使门静脉血经吻合口分流到下腔静脉的动力。显然人工血管口径越细其压力梯度值越大。据Sarfeh的统计，当人工血管口径为8mm时，该值约为1.37±0.49kPa，口径为10mm时，该值为1.08±0.49kPa。

10. 随后行肝胃韧带切断。胃冠状静脉切断结扎及胃网膜左右静脉、肠系膜下静脉切断、结扎等等断流措施。补充进行断流手术的目的，一方面是要预防分流后早期出血，而且也可将内脏血流导向门脉主干方向，增加门静脉灌流压力以进一步保证分流通畅。

六、术后处理

手术后早期也就是1周之内须经下腔静脉行门静脉造影。导管尖端可经吻合口进入门静脉，注入造影剂不仅可以观察通过吻合口的血流情况，还可以观察门静脉有无向肝血流。据Sarfeh的统计，用8mm口径人工血管时，82%的患者术后维持向肝门静脉血流，这是该手术后脑病发生率很低的保证。一旦经造影发现人工血管内有血栓形成，不仅可用气囊导管拉栓，还可将导管留置原位 24～48 小时，经尖端缓慢点滴链激酶（每小时 5000U 持续 24～48 小时），可使绝大多数血栓溶解。超过手术后 7 天，则溶栓效果很差。根据 Sarfeh 的病例，术后早期血栓形成发生率约 15%。一旦拉栓、溶栓成功，以后再发生血栓形成的机会则极少，可见早期处理的重要意义。

七、治疗效果

小口径门腔静脉之间人工血管搭桥分流术治疗门静脉高压症的倡导者 Sarfeh 在 1975～1986 年的 10 年中对 88 例患者分别用口径为 20～16mm、14～12mm、10mm 及 8mm 人工血管搭桥分流术。其中 10mm 及 8mm 人工血管为 Gore－tex 管，而且附加门脉侧支循环断流术。术后门静脉系统造影证实分流口径为 20～16mm 者仅 3% 患者保持门静脉向肝血流，而 10mm 及 8mm 口径组维持向肝血流的占 46% 及 82% 病例。术后脑病发生率在 20～16mm 口径组为 39%。而 10mm 及 8mm 口径组仅分别为 19% 及 9%，这些差异是非常显著的。另外经长达 7 年的随访，8mm 及 10mm 口径组总通畅率为 97%。在此组患者中仅有 1 例复发出血。

以上初步结果给人一种十分积极的印象，说明门静脉血流的部分分流是可行的，应用 8mm 口径的人工血管在绝大多数病人可达到目的。这些观察进一步证明门静脉血流的分流程度与脑病发生率密切相关，而小口径人工血管门腔静脉间搭桥分流后尽管术后门脉压力下降幅度不及大口径分流，但仍能有效预防复发出血。

（冷希圣　李　澍）

第十节　门奇断流和门体分流联合手术

一、概述

门奇断流术和门体分流术作为治疗门静脉高压症食管静脉曲张破裂出血的两大类传统手术，经过多年的临床实践，其疗效已得到充分肯定，但又都存在不足。门奇断流术手术操作较门体分流术简便易行，术后肝性脑病发生率较低，但由于未解决门静脉系统高压问题，侧支再生或继续发展，故仍有 10% 左右的远期出血率；另外胃除血管后，胃壁血流淤滞，术后可发生或加重原有的门静脉高压性胃病，增加了另一种出血的机会，虽然多不严重，但终归是一种并发症。门体分流术术后脑病发生率较高，已有大量病例证实，而且分流量越大，减压效果越好，防止出血就越彻底，但肝性脑病发生率也就越高，为此近年来国内已较少施行门腔分流术。小口径人工血管门腔静脉间搭桥分流，因分流量受限制，肝性脑病发生率较低，现在采用较多。其他分流术如肠腔、脾肾、远端脾肾分流术等采用也不很普遍。1992 年 8 月召开的全国第四届门静脉高压症专题研讨会上，曾有报告联合施行断流术和分流术，当时有过一些不同意见，认为断流术的优越之处是直接去除出血区域的血管，而不影响肝脏的门静脉血供，不存在发生肝性脑病的机制，如果再添加分流术，虽然可能对防止再出血有好处，但减少了肝脏的门静脉供血，又增加了肝性脑病发生的机会，而且同时施行两个大手术，无谓地加重了对病人的打击，可谓得不偿失。尽管存在不同意见，后陆续有一些临床报告，并进行了血流动力学的研究。结果表明，分、断流联合手术的效果较单独施行分流术或断流术者更好。第四军医大学西京医院报告脾肾分流术加贲门周围血管离断术 65 例，63 例随访半年至 8 年，再出血率 6.3%，肝性脑病发生率 3.1%。山西省人民医院报告 65 例，5

年再出血率9.5%，对比脾肾分流术为14.8%，断流术为17.3%。北京大学第一临床医学院报告57例，对比分流术和断流术（均为择期手术）（表5-10-1）。

表5-10-1 三种手术的疗效比较

术式（病例数）	手术死亡率	肝性脑病发生率	再出血率	5年生存率
分流术（386）	5.4%	14.4%	10.8%	77.1%
断流术（407）	5.4%	5.7%	18.9%	79.8%
联合手术（57）	3.51%	5.7%	7.6%	82.1%

由上表可以看出，分、断流联合手术并未增加手术死亡率，肝性脑病发生率低于门体分流术，与断流术相似；再出血率较低，远期生存率差别不大。

第四军医大学唐都医院观察分断流后门静脉系统血流动力学变化，发现脾肾静脉吻合口通畅，门静脉均为向肝血流，门静脉压约降低5cmH_2O，门静脉血流量约减少30%。

北京大学第一医院根据112例手术病例的临床研究，发现分流门静脉压力低于与高于35cmH_2O的病例，术后再出血率无明显差别，而断流术后门静脉压力高于35cmH_2O的病例，术后再出血率明显高于压力不超过35cmH_2O的病例（分别为24.7%、10.3%）。

综上所述，分、断流联合手术，对于特别是断流术后门静脉压力居高不下者，有一定的价值。而且从理论上讲，有以下的优点：

1. 直接去除食管和胃底出血区域的造成出血的曲张静脉侧支。

2. 缓解去除主要侧支后增加的门静脉系统高动力循环，但又可以避免单纯门体分流术后所造成的门静脉血流的大幅度减少，以致影响供肝血流。

3. 减轻或防止门静脉高压性胃病。

4. 保持脾静脉血流不中断，避免脾静脉血栓形成，进而血栓蔓延至门静脉，导致门静脉栓塞。

值得讨论的是，分、断流联合手术一般均行规范的食管下端和胃底周围血管离断术，再经原手术野就近行脾肾分流术，操作比较方便，如条件合适，采用脾腔分流术也未尝不可，均能保持脾静脉通畅，而且在全门体分流术中，脾肾分流术是分流量较小的一种，用之代偿性缓解断流术后侧支受到破坏而逐渐增加的血流，无疑是比较恰当的。但有个别报告，在断流术后实施肠腔分流术，或其他右侧腹部的分流术，不但舍近求远，等于同时施行两个大手术，而且又不能保持脾静脉通畅，削弱了联合手术的优势，值得商榷。

分、断流联合手术作为一种术式，由我国首先提出，至今国外尚无报道，可以说是我国所特有。目前已进入肝移植时代，但门静脉高压症并非肝移植的适应证，肝移植只适合于终末期肝硬化的病人，可伴有，也可不伴有门静脉高压症。我国肝炎坏死后性肝硬变居多，肝功能多可保持稳定，适合做肝移植的病人较少，除加强各种非手术治疗外，各种腹腔内手术，也包括分、断流联合手术，在相当长的时间内，仍有其使用的价值。

二、手术适应证

同传统手术适应证，目前因强调非手术疗法，手术适应证的掌握应从严，无明显出血征的预防性手术和肝功能差者应慎重。就联合手术而言，适应证还需考虑：

1. 脾静脉无栓塞，直径合适，静脉壁组织健康。

2. 断流术进行顺利，出血不多，病人情况平稳。

3. 脾切除后，门静脉压力一般有所下降，但断流后又上升，如上升超过脾切除以前的压力，则适应证较强。

三、术前检查和准备

同一般断流术和分流术，但最好行超声多普勒检查，了解门静脉的血流量，脾静脉有无栓塞、直径大小。

四、麻醉和体位

多采用气管内插管，全身麻醉。

取平卧位，左腰部置软枕略加垫高，以便于深部操作。

五、手术步骤

在采用分、断流联合手术时，应认识到断流术仍然是基本术式，而分流术是为了弥补断流术缺陷的一种辅助手术，所以先完成规范的断流术，然后再根据情况决定是否继续施行脾肾分流术，即使只完成断流术，也应视为完成了一个独立完整的手术，解决了病人出血问题，达到了手术目的。

如病人的全身情况不能耐受，或局部条件不满意，不宜勉强继续施行脾肾分流术。

如断流术完成顺利，出血不多，脾静脉条件较理想，病人情况平稳，则可继续完成脾肾静脉端－侧吻合术。

1. 切口。

一般采用左侧肋缘下切口，外侧端至腋后线，内侧端至剑突，如脾脏很大，或病人肋弓较窄，内侧端也可越过中线（图 5－10－1）。

肝硬化病人多有凝血机制障碍，加之腹壁常有众多侧支，切口方向又偏向与各侧支交叉垂直，故依次切开皮肤、皮下组织及各层肌肉时应注意妥善止血，使用电刀可减少渗血，但大的出血点或肌肉内血管仍应结扎或缝扎。切开腹膜时注意有无腹腔积液，并估计腹腔积液量。另外也可采用 L 形切口，即剑突下正中切口，下端横行折向左侧至腋前线。

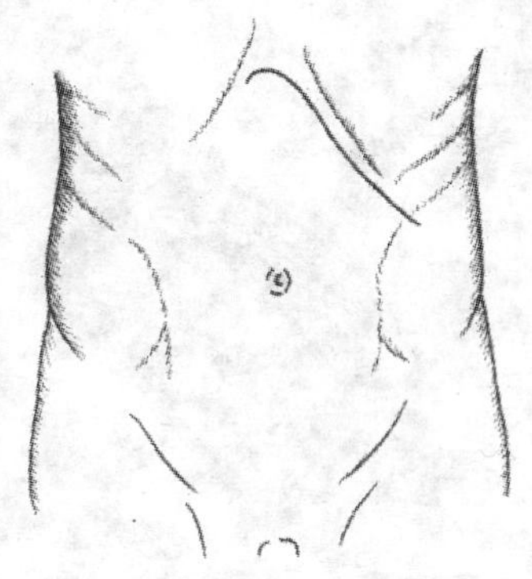

图 5－10－1　切口

2. 测压及探察　进入腹腔后应先行测量门静脉压，可以不受探察和操作干扰，测得的数值比较准确。为了方便反复测压，可选择一较粗的胃网膜静脉弓，结扎后在门静脉侧切开，向门静脉方向插入硅胶管，结扎固定，测压后注入稀释 10 倍的肝素生理盐水溶液（1ml 含 125U 肝素），至硅胶管全部被充盈为止，用蚊式血管钳夹闭外端，固定于敷料上以备再次测压时使用。探察时先了解肝脏的硬化程度和硬化类型，并注意有无并发肝癌，必要时做冷冻切片病理检查。然后探查脾脏，估计其大小，脾脏周围，特别是膈面有无粘连。检视大网膜静脉的曲张情况，再通过小网膜孔，凭借手指的感觉判断门静脉有无栓塞或其扩张的程度。最后探查左肾存在与否，位置及大小。

3. 游离脾脏　尽可能先结扎脾动脉。自胃和横结肠脾曲之间的网膜无血管区进入网膜囊，结扎切断部分网膜血管以扩大网膜切开部位，显露胰腺体尾部，多数情况下可在胰腺体尾部上缘触及脾动脉搏动，切开后腹膜或胰腺被膜后即可显露。分离动脉周围，切开动脉外鞘约1.5cm，无需游离过多，能由深面穿过小直角钳即可。注意紧贴外鞘内的动脉壁，以免损伤近邻的脾静脉或胰腺组织（图5－10－2）。

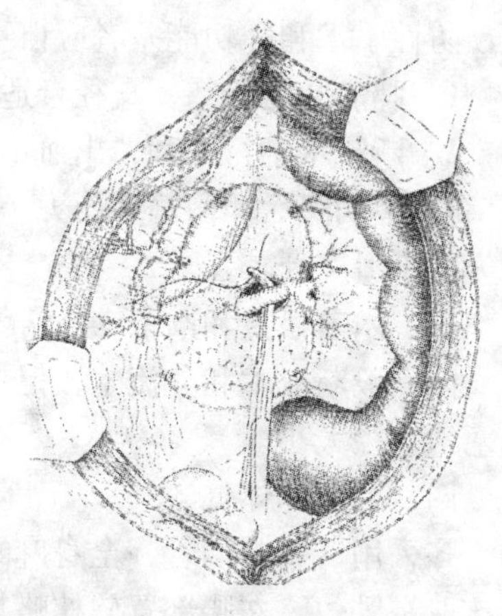

图5－10－2　分离结扎脾动脉

用钳尖带出7号丝线结扎脾动脉，不可过于用力，因扩张的脾动脉壁较脆，结扎过紧可被勒破。最好再穿过一条丝线，在距原结扎线1～2mm处做第二道结扎，无需结扎过紧，这样在二结扎线之间形成血栓，即可安全闭塞脾动脉。有时脾动脉位置较靠下，埋藏于胰腺组织内，搏动往往不明显，需切开薄层胰腺组织以后始能显露，应注意止血。如显露确较困难，也不要勉强，特别是脾脏不是很大，先不结扎也可，但游离及移动脾脏时，要十分小心。各脾脏韧带的钳夹和结扎应准确牢靠。脾动脉结扎后，脾门处脾动脉搏动消失，脾脏迅速缩小变软，便于游离脾脏和减少出血，而且产生相当于1/3的脾血自行回收的效果。游离脾脏先从结扎切断脾结肠韧带充分游离脾下极开始，注意勿损伤结肠系膜血管（图5－10－3）。

继而由助手将脾脏轻轻牵向右侧，显露脾后方的脾肾韧带，该处常有许多细小的侧支，分离时应注意结扎。如脾脏紧贴后腹膜，则断面需缝扎止血。至此脾脏下极可移至切口外，助手用纱布垫将脾脏上极向下推移，另一助手用拉钩牵拉切口的肋缘侧，即可显露脾上极的脾膈韧带，最好钳夹后再切断，然后缝扎，以免滑脱出血。此时脾脏已大部移至切口外，将胃向下向右牵拉，显露脾胃韧带，胃短静脉走行其中，需钳夹后再切断（图5－10－4）。

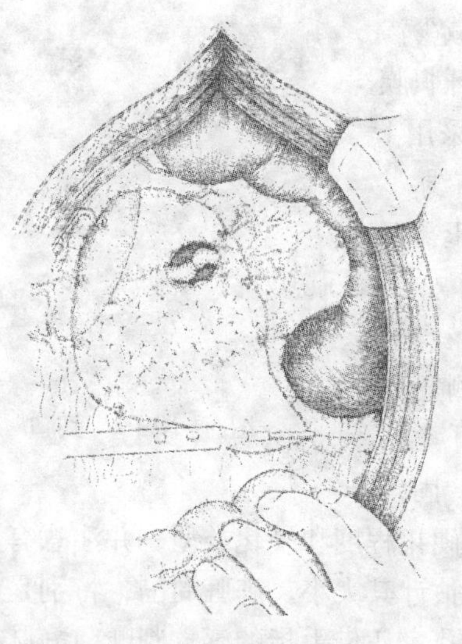

图5－10－3　切断脾结肠韧带

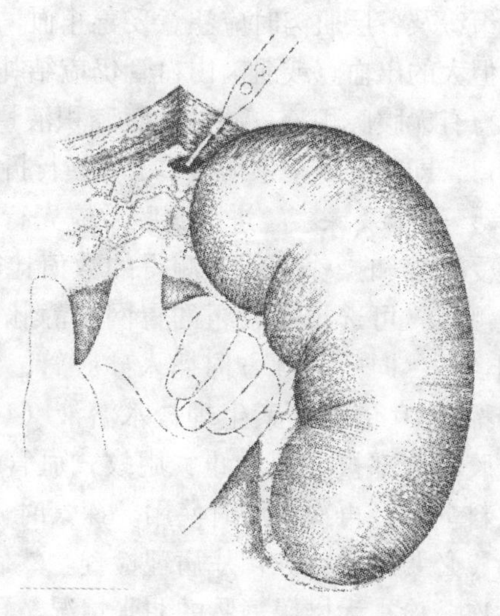

图5－10－4　处理脾上极

有时该韧带很短，脾上极内侧边缘几乎紧贴胃壁，分离钳夹时尤应注意勿损伤胃壁，切断韧带的胃壁侧应缝扎，以防术后胃出现淤张时结扎线滑脱。如胃浆膜有创面，应缝合浆肌层。至此脾脏已完全游离。

4. 切除脾脏和游离脾静脉　助手在切口外轻轻托住脾脏，靠脾脏自身重量使脾蒂稍有张力。由于此时腹腔内的解剖布局便于显露脾静脉，可先判断脾静脉主干的粗细及组织条件是否适合吻合，如情况较理想，则抓紧此有利时机剥离脾静脉，于靠近脾门的静脉分支处细心分离 1 ~ 2cm 主干，钳夹切断，再于脾静脉上方剥离出脾动脉，因近端已结扎，辨认后较易处理，亦钳夹切断，将脾动、静脉分开，此后脾静脉向门静脉侧游离更加容易。在脾静脉远端近脾门处切断，脾静脉近侧断端结扎线留 1cm 长线头。脾静脉断端结扎后即处于充盈状态，可估计一下其粗细，因吻合口过小易栓塞。脾明显增大时，脾静脉一般都增粗，甚至直径达到 2cm，过粗的脾静脉往往伴有炎症，静脉壁脆弱，厚薄不均，条件并非有利。脾静脉充盈状态下，静脉壁有一定张力，易于剥离，而且可随时发现和处理细小分支及出血点。如果用无损伤血管钳或肠钳阻断脾静脉的门静脉侧，使脾静脉呈无血状态并塌陷，剥离时虽不出血，但不易着力，也不易及时发现损伤处。分离脾静脉时先将脾动脉断端找出，沿脾动脉和脾静脉之间向近端分离，因无交通血管，一般不困难。脾静脉结扎端的上半周径分离出来后，再分离胰腺侧。脾静脉有很多小分支进入胰腺组织，门静脉高压症时，这些小分支增粗且壁菲薄，如何妥善处理是这种手术的难点，也是关键的操作步骤，一旦撕裂常累及脾静脉主干，甚至使手术失败，即使多处修补成功，吻合后也极易发生栓塞。比较妥善的方法是先用蚊式血管钳小心分出静脉小分支，带过一根 3 – 0 细丝线，在靠近脾静脉一侧打结，胰腺侧上蚊式钳，然后剪断，再结扎胰腺侧。因脾静脉小分支也采用通常的钳夹切断结扎法，

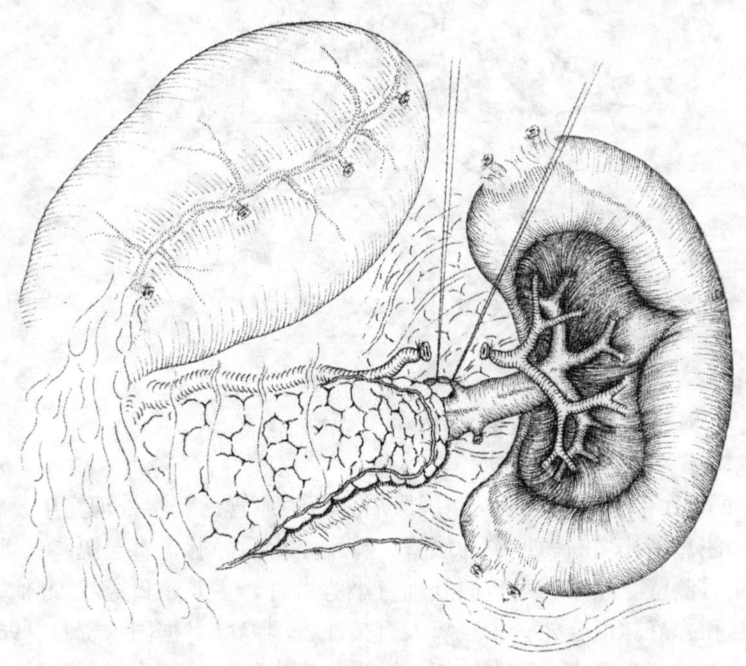

图 5 – 10 – 5　游离脾静脉

极易撕脱，造成严重后果，而胰腺侧即使撕脱也可缝扎止血，不致出现大问题。处理诸小分支时，同时相应分离脾静脉的脾动脉侧及其他疏松组织，至脾静脉残端被游离出 3～4cm，估计足够吻合即可。游离太长并无必要，反而在吻合后容易发生扭折（图 5－10－5）。

如脾静脉埋藏于胰腺组织中，剥离后胰尾组织下垂，会影响吻合，可将冗长的部分胰尾切除，丝线间断缝合封闭。在距脾静脉断端 0.5～1.0cm 处暂时结扎脾静脉备用。此时于脾门处上血管钳，切除脾脏，然后进行第二次测压，并做记录。

5. 游离肾静脉　此时仍可藉手术野显露之有利条件，顺便显露肾静脉。先触摸腹膜后的左侧肾脏，于肾门处摸到肾动脉搏动，于该处横行切开后腹膜 4～5cm，如切缘有出血应缝扎，稍加分离腹膜后疏松组织即可显露左肾静脉。至此分流术的准备阶段暂告结束。因断流术是主要手术，如前一阶段手术不顺利，脾切除后随时可终止分流术的准备操作步骤。如果这一阶段诸步操作顺利完成，可用纱垫充填轻压手术野，先行胃底食管下段血管离断术（图 5－10－6）。

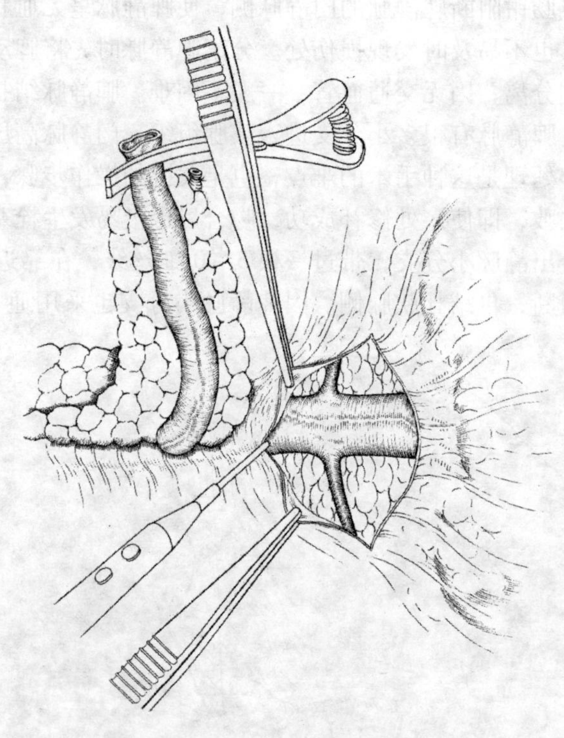

图 5－10－6　游离肾静脉

6. 离断胃底和食管下段血管　切除脾脏后，胃短血管已基本处理完毕，将胃向右牵拉，分离胃膈韧带，注意结扎切断韧带中的血管，特别是胃后静脉，直至膈脚，剪开该处的膈腹膜，显露食管左后侧壁。然后手术转向处理胃小弯血管，主要是胃冠状静脉，在腹膜后注入脾静脉或门静脉和脾静脉汇合处，少数病人直接注入门静脉。据国内资料，96% 以上均有胃冠状静脉存在，一般分为两支，胃支较细，沿胃小弯走行，延续为胃左静脉，与胃右静脉衔接，回流入门静脉。另一支为食管支，行向贲门和食管下端，门静脉高压症病人多有明显扩张。将食管支和小弯的近侧胃支一一切断结扎。将食管贲门前腹膜切开，与左侧切开的腹膜相接，游离和处理深面的疏松组织和血管。在贲门右侧向上至食管下端，常有一较粗的分支进入食管肌层，即高位食管支，应注意找到并结扎无误，一般游离食管下段8cm左右，即可将其包含在内。至此胃底和食管下段已完全游离，用手可轻松地将其拳握在内，说明血管离断术已告完成。如食管肌层剥离时有损伤，应用细丝线间断缝合。关于胃远端侧血管游离的范围，无论是大弯还是小弯，连同并行动脉，均限于近侧1/3左右即可，切不可超过1/2，以免术后发生胃缺血坏死，这种情况并不罕见，值得警惕。故游离完毕后，应稍待片刻，观察胃壁血循环情况，可疑处应缝合浆肌层包埋，小弯血管分支进入处，最好完全缝合封闭。有的病人胃小弯脂肪甚多，赘聚成团，可根据情况将脂肪团块切除，则侧支离断更加彻底。如上述断流各个步骤完成顺利，此时可再转向进行脾肾分流术（图5－10－7）。

7. 脾肾静脉吻合　因肾静脉已显露，可适当加大后腹膜切口，用“S”状拉钩向右侧牵拉，以更多显露肾静脉。贴近静脉壁剥离前侧约2/3周径，长4cm即够吻合之用。该段肾静脉上缘有肾上腺静脉注入，下缘有精索静脉或卵巢静脉近端，需在其进入处稍加游离，一般无需结扎切断。用大平镊夹持游离的肾静脉前2/3周径，轻轻提起无大张力即可。如其属支有影响，可将有妨碍的属支切断结扎亦无不可。此时在助手配合下，用两把大平镊夹持肾静脉前壁，然后稍稍用力提起，如术者位于病人左侧，则自肾静脉近侧放置三叶钳，钳柄放在助手侧，以免影响手术者的吻合操作。用三叶钳的右叶与中叶夹紧肾静脉前壁约2/3周径，估计切开后在钳夹范围内至少要保留0.5cm范围的静脉壁为宜。在上三叶钳之前，应仔细检查三叶钳能否夹紧，弹性如何，钳齿有无损坏或咬合不正，可试夹橡皮手套的指尖，上一个扣后稍用力牵拉不滑脱，方可使用。上三叶钳要一次到位，以上两个扣为宜，尽量不要上三个扣，必要时可用粗丝线扎紧钳柄的指环，以防松脱。随后将三叶钳另一叶张开，用大平镊将脾静脉残端轻轻拉下，置于钳翼之间，以越过钳翼2cm为宜。在适合做吻合的部位，剪去结扎的残端，将切缘修剪整齐，如脾静脉不粗，仅1cm左右，可斜行剪齐，以增大吻合口直径。夹住残端，轻轻松开夹住脾静脉的钳翼，放出积血块或证实有活动血液流出，并调整残端位置，使其和肾静脉接近而无张力，旋即扣紧。此时用尖血管镊夹起已钳持到位的肾静脉前壁，用水平剪刀沿长径剪开与脾静脉口径相应的切口约1.2cm长，宽1mm左右的一条静脉壁。如用尖刀刺破前壁，则用尖血管钳夹起戳口边缘，再用直角剪刀剪去少许静脉壁亦可。注意肾静脉切口两端及边缘距离钳夹处至少4mm以上，特别是后壁应留有余地。肾静脉切口前缘用3－0细丝线牵引，以显露后壁，便于吻合。吻合开始前第二、三助手站位、手助及拉钩要安排妥当，以维持最佳显露。用液体石蜡涂抹5－0无损伤不吸收缝线，自术者侧肾静脉切口下角由外向内全层进针，再由相应的脾静脉断端下角由内

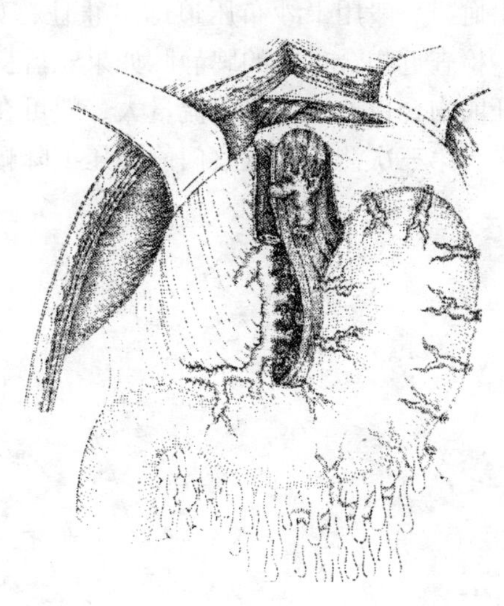

图5－10－7　完成贲门周围血管离断

向外出针，间隔1mm在脾静脉断端后壁由外向内进针，在相应部位静脉断端下角由内向外出针，如此连续缝合直至后壁吻合完成。此时术者可用大平镊，最好用示指，在与吻合口后壁缝线平行方向，缓缓用力将缝线拉紧，在腔内看不到显露的缝线始能算是满意的吻合。然后开始吻合前壁，有时在上角加缝一针打结固定亦可，吻合满意一般无需加针。前壁吻合较容易，剪去肾静脉前壁的牵引线，如自肾静脉上角出针，则间隔1mm再由一侧肾静脉进针，由相应部位的脾静脉自内向外出针，如自脾静脉开始亦然。如此连续外翻缝合，每针均应拉紧，完成前壁2/3吻合时，用大平钳夹住吻合口，松开脾静脉侧两钳翼，让脾静脉内积存的血块完全流出，迅速扣紧松开的两翼，继续完成前壁的吻合，在另一端与原来保留的缝线长线头结扎，线结打在血管壁外。先放开三叶钳的肾静脉钳，如无出血，再放开脾静脉钳，撤出三叶钳时，务必注意钳尖的折角部及齿尖，切勿损伤吻合口。如果撤出三叶钳后，吻合口有出血，一般用干纱布压迫即可止住，如果有喷射状出血，则需准确地加缝一针。吻合完毕，检查近吻合口处的脾静脉如果充盈良好，用大平镊可轻易压瘪，放松后又立即充盈，即可证明吻合口通畅。如分流量大，偶可在肾静脉侧触及震颤，则吻合口通畅更属无疑。此时应进行第三次测压，观察门静脉压下降幅度，然后拔除测压管（图5－10－8）。

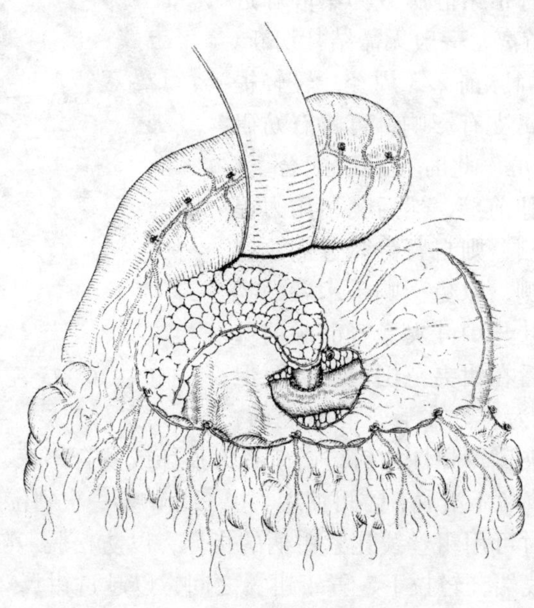

图5－10－8　完成脾肾静脉端侧吻合

8．放置引流管　冲洗腹腔后，检查有无出血，特别是脾胃韧带缝扎处、膈面、脾床和胰尾。后腹膜切口不需缝合，于右膈下脾床处放置双套管引流，另做戳口穿出，然后依层缝合腹壁各层。

六、手术后处理

1．术后体位　术后取平卧位，次日根据情况改为半卧位。

2．注意血压、脉搏和呼吸监测　根据术中失血及补充情况，术后引流的情况，以及术后血红蛋白的变化，考虑是否继续给予输血。鼓励咳痰，每日记录尿量。

3. 抗生素 在手术开始前可给予头孢菌素和甲硝唑，手术开始后4小时左右再给一次，术后6小时第三次给药后即可停药。如手术时间较长，或术中有污染的可能，可继续给予抗生素数日，根据情况及时停药。

4. 止血剂和抗凝剂 术中要求止血彻底。术后不宜用止血剂，以防吻合口栓塞。若吻合满意，也不宜给予抗凝剂，以免手术野其他部位渗血。

5. 胃肠减压 胃近侧去除血管操作，以及胃除血管区的轻度缺血，比一般腹部手术更加影响胃功能，应常规放置胃肠减压，胃肠功能恢复后即可拨除。因病人都有食管静脉曲张，拨管时可嘱病人咽下少量液体石蜡，先轻轻转动胃管，然后缓缓拔出。

6. 输液 病人恢复进食前，每日常规输液及各种保肝药物。如恢复顺利，不需要给予营养支持，但需补充支链氨基酸。

7. 引流 术后24小时密切注意引流管的负压吸引量及其性状，开始均为血性，24小时后色变淡，量渐减少，2~3天后可拨除。如4~5天后引流量增多而色变淡，则考虑有腹腔积液发生，也以拨除为宜，以免腹腔积液流失或造成感染。

8. 肝功能监测 胃肠道功能恢复后，应全面复查肝功能，并注意腹围变化，观察有无腹腔积液出现。

9. 体温 术后体温升高可能持续1~2周，但一般在38℃上下，不会太高，即所谓脾热，多由于脾床积液，包括胰尾渗漏吸收。还应想到吻合口栓塞，可做彩超检查。如病人无明显不适，白细胞升高不多，可继续观察，或给予退热药物，不宜使用抗生素时间过长。但如病人有感染中毒症状，则应做B超或CT检查，以除外感染，特别是膈下感染。

七、手术后并发症及防治

1. 出血 断流术后出血部位主要在左侧膈下、脾床的创面、胃壁和胰尾。无腹膜覆盖的裸区如术中止血不彻底，因病人常有凝血机制障碍，术后可渗血不止。胃壁血管结扎不牢，术后因胃淤张，可脱落出血。胰尾创面的小血管，当时因血管收缩或血凝块封盖而看不到出血，但术后可发生延迟出血，故应在冲洗腹腔时，用纱布轻轻擦拭胰尾创面，特别是上下缘血管弓走行处，检查有无出血。这些情况均应在术中考虑到，防止出血。脾肾静脉吻合术后，如当时不漏血，吻合口也通畅，术后不会发生出血。如术后负压吸引管血液成分的量较多，甚至去除负压，仍有鲜血自管口滴出，或24小时后引流液仍为血性，需及时给予各种有效止血药物。如病人出现低血压，应立即输血。情况不见好转，出血继续，则需急诊再次手术，找到出血点，予以缝扎。有时不能发现出血部位，或只有广泛的创面渗血，只好在清除血块及积血后，尽可能用热纱垫压迫，电灼，缝扎，以及贴覆生物止血敷料等各种方法止血，术后多不再出血。

2. 胃壁坏死 这是极为严重的并发症，是去除胃近侧血管过于广泛，又未缝合包埋可疑缺血部位所致。一般术后次日即出现腹痛、腹胀，腹部压痛及肌紧张均较一般病人明显严重，胃管常有血性液体吸出，体温也明显增高，伴有脉快，全身情况差，这时应想到胃壁坏死的可能，应及时再次开腹探查，缝合包埋坏死或穿孔部位。死亡率很高，应避免发生。

3. 膈下感染 脾切除后如有渗血或渗液积存，未充分引流，膈下留有死腔，则有可能继发感染。病人一周后高热持续不退，白细胞计数增高，自觉左上腹闷胀不适，或牵涉左肩痛。B超或CT可发现左上腹有液腔，即可诊断。应加强有效抗生素的应用，如脓腔较大，可在B超引导下穿刺，抽出脓汁后做细菌培养，置管引流，注入有效抗生素，加脓汁较多，也可在接近脓腔的部位做切开引流。

4．消化道出血　在术后放置胃管期间或拔管后，偶可有上消化道出血表现，一般出血量不多。出血的原因除来自食管静脉曲张外，更可能是门静脉高压性胃病所致。给予西米替丁或生长抑素多可奏效。

5．肝功能衰竭　任何治疗门静脉高压症的外科手术，若病人肝功能不良，特别是急诊手术，或术中低血压时间持续较长，术后都有发生肝功能衰竭的可能。临床上应注意病人的神志，有无黄疸出现，腹腔积液的增长情况，并动态监测各项肝功能指标及血氨的变化。给予支链氨基酸、谷氨酸、精氨酸及各种保肝药物，可逐渐好转。

6．肝性脑病　术后近期神志变化可归之于肝功能衰竭。病人恢复饮食，正常活动后，如出现精神神经症状，特别是高蛋白饮食后，则应考虑分流术后肝性脑病。在各种分流术中，脾肾分流术是肝性脑病发生率较低的一种，而且联合施行断流术，肝性脑病发生率更低一些，和断流术相似。

（黄莛庭　王维民）

参 考 文 献

1. Warshaw AL. Symposium on surgery for chronic panereatitis. Hepato – gastroenterol, 1990, 37: 275.
2. Reber HA. Pancreas. In Schwartz SI (eds). Principles of Surgery, 6th Edition, 1994. 1401 ~ 1430.
3. Charles JY and Cameron JL. The pancreas In Sabiston DC (eds). Tsxtbook of Surgery, 14th edition, Philadephia, 1991. 1076 ~ 1092.
4. Beger HG, Krautzberger W, Bittner R, et al. Duodenumpreserving resection of the hcad of the panereas in patients with severe chronie pancreatitis. Surgery, 1985, 97: 467.
5. Rossi RL. Pancreatic resection for Chronic pancreatitis. Hepati – gastroenterol, 1990, 37: 277.
6. Prinz RA and Greenlee HB. Pancreatic duct drainage in chronic panceatitis. Hepato – gastroenterol, 1990, 37: 295.
7. Beger HG, Buchler M, Bittner R, et al. Duodenum – preserving resection of the head of the pancereas – an alternative to whipple′s procedure in Chronic panereatitis. Hepato – Gastroenterol, 1990, 37: 283.
8. 曾宪九，等．经皮经肝门静脉插管分段取血胰岛素测定在胰岛素瘤定位中的作用．中华医学杂志，1984，64: 671.
9. 幺崇正，等．术中门脾静脉血胰岛素快速测定．中华医学杂志，1983，12: 732.
10. Howard TJ, Passaro E Jr. Gastrinoma. New medical and surgical approaches. Surg Clin North Am, 1989, 69: 667.
11. Maton PN. The use of the long acting somatostatin analogue, actreotide, in patient witn islet cell tumors. Gastroenterol Clin North Am, 1989, 18: 97.
12. Doppman JW, et al. Localization of islet cell tumors. Gastroenterol Clin North Am, 1989, 18: 793.
13. Fraker DL, et al. The role of surgery in the management of islet cell tumors. Gastroenterol Clin North Am, 1989, 18: 805.
14. Takada T. Pylorus – preserving pancreatidudenectomy: Technique and indications. Hepato – Gastroenterol, 1993, 40: 422.

15. Traverso W and Longmire WP. Preservation of the pylorus in pancreaticoduodenectomy. Surg Gyn and Obste, 1978, 146:959.

16. Tsao JI, Rossi RL, Lowell JA. Pylorus – pre – serving pancreatoduodenectomy. Is it an adequate cancer operation? Arch Surg, 1994, 129:405.

17. Mc Cullough CS and Scharp DW. Pancreas and islet transplantation for the treatment of type I Diabetes Mellitus. In edited by Bergman M and Sicard GA Surgical Management of the Diabetic Patient. Raven Press, Ltd, New York, 1991. 349.

18. Sollinger HW and Gettner S. Pancreas – transplantation. Surg Clin North Am, 1994, 74:1183.

19. Sutherland DER, Gruessner RWG, Gores PF. Pancreas and islet transplantation: An update. Transplantation Reviews, 1994, 8:185.

20. Sutherland D, Gruessner A, Moudry – Munns Inter – national pancreas transplant registry report. Transplantation Proceeding, 1994, 26:407.

21. Luis H. Foledo – Pereyra and Mittal VK. Pancreas T ransplantation. Chapter 3, 5, 10. Klucoer Academic Publishers, Boston, 1988.

22. Whipple AO, Parsons WB, Mullins CR. Treatment of carcinoma of the ampulla of Vater. Ann Surg, 1935, 102:763.

23. Prestley JT, Comfort MW, Radcliffe JJr. Total panctreatectomy for hyperinsulinism due to an islet cell adenoma. Survival and cure at 16 months after operation. Presentation of metabolic studies. Ann Surg, 1944, 119 :211.

24. Moossa AR. The place of total and extended total pancreatectomy in pancreatic cancer. World J Surg, 1984, 8:895.

25. Collins Rationale for total pancreatectomy for carcinoma of the pancreatic head. N Engl J Med, 1966, 274 :599.

26. Heerden JA. Pancreatic resection for carcinoma of the pancreas: Whipple versus total pancreatectomy – An institutional perspective. World J Surg, 1984, 8:880.

27. Brooks JR. Cancer of the pancreas; Palliative operation, Whipple procedure or total pancreatectomy. Am J Surg, 1976, 131:516.

28. Moossa AR. Pancreatic cancer. Cancer, 1982, 50:2689.

29. Heerden JA. Total pancreatectomy for ductal adenocarcinoma of the pancreas. Am J Surg, 1981, 142:308.

30. Halsted W S. Contributions to surgery of the bile passages, especially of the common bile duct. Boston Med Surg J 1899; 141:645.

31. Robertson JFR, Imrie CW, Hole DJ, et al. Management of periampullary carcinoma. Br J Surg, 1987, 74 :816.

32. Isaksson G, Ihse I, Andrean A, et al. Local excision for ampullary carcinoma. Acta Chir Scand, 1982, 148 :163.

33. Knox RA, and Kingston RD. Carcinoma of the ampulla of Vater. Br J Surg, 1986, 73:72.

34. Goedbery M, Iamir O, Hadary A, et al. Wide local excision as an alternative treatment for periampullary carcinoma. Am J Gastroenterol, 1987, 82:1169.

35. Wassen KW, Choe DS, Plaza J, et al. Results of radical resection for periampullary cancer. Ann Surg, 1975, 181:534.

36. Walsch DB, Eckhauser FE, Cronenwett JT, et al. Adenocarcinoma of the ampulla of Vater. Ann Surg, 1982, 195:152.

37. Jones BA, Langer B, Taylor BR, et al. Periampullary tumors. Am J Surg, 1985, 149:46.
38. Wise L, Pizzimbono C, Dehner L P. Periampullary Cancer. Am J Surg, 1976, 131:141.
39. Kozuka S, Tsubone M, Yamagushi A, et al. Adenomatous residue in cancerous papilla of Vater. Gut, 1981, 22:1031.
40. Mazel MS. Traumatic rupture of the spleen with especial reference to its characteristics in young children. J pediatric, 1945, 26:82~88.
41. Bradshaw PH, Thomas CG. Partial splenectomy and overwhelming infection in rats. J Surg Res, 1982, 32:173~175.
42. Cogbill TH. Nonoperative management of blunt splenic trauma: A multicenter experience. J Trauma, 1989, 29:1321.
43. Schwartz SZ. Proqress symposium - Diseases affecting the spleen. World J Surg, 1985, 9:377.
44. Luna GK, Dellinger EP. Nonoperative observation for splenic injuries: A safe therapeutic option? Am J Surg, 1987, 153:462.
45. Linne T. Splenic functions after non - surgical management of splenic rupture. J Pediatr, 1984, 105:263.
46. Schwartz SI. Rupture of the spleen. in Principles of Surgery, sixth ed, Mc Graw - Hill, Inc, 1994. 1436.
47. Rypins EB, Mason GR, Conroy RM, et al. Predictability and maintenance of portal flow patterns after portacaval H - grafts in man. Ann Surg, 1984, 200:706~710.
48. Sarfeh IJ, Rypins EB, Mason GR. A systematic appraisal of portalcaval H - graft diameters: clinical and hemodynamic perspectives. Ann Surg, 1986, 204:356.
49. Sarfeh IJ, Rypins EB. The emergency portacaval H - graft in alcoholic cirrhotic patients: Influence of shunt diameter on clinical outcome. Am J Surg, 1986, 152:290.
50. Sarfeh IJ, Rypins EB, Conroy RM, et al. Portacaval H - graft: Relation - ships of shunt diameter, portal flow patterns, and encephalopathy. Ann Surg, 1983, 1967:422.
51. D'Amico G, Pagliaro L, Bosch J. The treatment of portal hypertension: A meta - analytic review. Hepatology, 1995, 22:332~340.
52. 高德明，吴金声，何泽生，等. 脾肾分流加断流联合术血流动力学变化的临床研究. 中华普通外科杂志，1996，5:214~217.
53. Huang YT, Wang WM, Wang JQ, et al. Surgical treatment of portal hypertension: 45 year experience. 中华外科杂志，2000，38:85~88.
54. 黄莛庭，冷希圣，刘永雄，等. 全国第四届门静脉高压症专题研讨会纪要. 中华外科杂志，1993，31:223~225.
55. 裘法祖，戴植本，刘飞龙，等. 贲门周围血管断流术的评价. 中华外科杂志，1983，21:275~276.
56. Roemurgy AS, Zervos EE. Management of variceal hemorrhage. Curr Probl Surg, 2003, 40:253~344.
57. 王维民，杨尹默，万远廉，等. 术中门静脉压力决定手术方式的评价（附112例分析）. 中华肝胆外科杂志，2004，10:811~813.

第六章　疝和腹壁外科新手术

第一节　腹股沟疝的无张力修补手术

一、概述

（一）什么是“无张力疝修补手术”

1989 年 Irving L. Lichtenstein 首先在《美国外科杂志》上提出“无张力疝修补手术（tension－free hernioplasty）”的概念。他认为：“由于现代合成补片的使用，当前对所有疝的修补有可能再不扰乱正常的解剖和没有缝合线张力”，他又指出：“这种技术是简单的、快速的、几乎不痛和有效，促进恢复可不必限制体力活动”。根据 Lichtenstein 的观点，无张力疝修补手术主要包含两点：人工补片的使用和手术方法的选择。此外，他还让手术者在手术中要努力注意两点，即：在腹壁缺损区（疝环）修补时不要呈现张力缝合；要尽力做到正常解剖面的对合。回顾历史，Usher 于 1958 年首先使用 Marlex 补片修补疝，但是他使用的合成补片是在已经完成传统疝修补的张力缝合后再在其上缝上一张补片做加固用。1974 年 Lichtenstein 用 Marlex 补片做成一个圆柱型的充填物，将其填充在股疝和复发性疝的疝环内以修补疝环的缺损。1989 年他正式使用“无张力疝修补术”（tension－free hernloplasty）的名词，使他成为无张力疝修补术的先驱。Gilbert 在 1989 年和 1991 年先后提出了腹股沟疝的分级，而且他在“不打开、不结扎、不切除疝囊而回纳此疝囊到腹腔内以后的疝环口处，把一个圆锥型的补片填充物充填在疝环的缺损处，然后再使用另一个补片放置在腹股沟管后壁再次加强之”。由于所有的补片皆不做缝合，因此这个手术称作：“无缝合修补”（sutureless repair），但是这种手术他仅用于原发或复发的小型腹股沟斜疝。Rutkow 从 1989 年使用疝环充填式无张力疝修补术治疗各种原发或复发性腹股沟疝，并于 1993 年开始使用定型专利产品。

（二）补片材料的基本结构

Cumberland 提出的植入人体材料的 8 点要求同样适用于疝的人工补片。这是指：①植入物在组织液中不引起物理变化；②无化学活性；③不引起炎症和异物反应；④无致癌性；⑤不引起过敏和致高敏；⑥能耐受机械疲劳；⑦能按需要进行裁剪；⑧可消毒。此外，由于疝的解剖部位特殊性，疝修补片还应有较强的张力强度、抗感染能力、宿主细胞与补片的亲合能力和补片的柔软和敷贴性。符合上述要求，而且目前在世界上广泛使用于疝补片的生物材料有：①聚酯（pollyester，PE）补片；②聚丙烯（polypropylene，PP）补片；③膨化聚四氟乙烯（expanded polytetrafluorethylene，e－PTFE）补片。

1．聚酯补片（polyester mesh）　由乙烯乙二醇和对苯二酸合成的聚酯聚合体在 1939 年问世。1950 年机织的涤纶布（dacron）补片开始生产，商品名又称 Mersilene。

1969 年 Bellis 报告了用 Mersiline 做为修补材料的 3000 余例疝修补手术，在 19 例失败病例中 14 例考虑是对补片“rejection（排斥）”。1975 年 Stoppa 对他的 95 例复杂疝的病人以大片布涤纶布（dacron）补片，置于腹膜前从 Retzius 和 Bogros 间隙到“耻骨肌孔”，以腹压使补片固定而不用缝线固定。他认为 Mersiline 补片的适应性、柔软性、对组织和感染的耐受性较好。在至少 6 个月的随访后发现 2 例复发：1 例因尿漏需要做部分补片切除和膀胱修补。1989 年 Wantz 强调用涤纶（dacron）布补片做 Stoppa 手术的优点是这种补片不会在腹膜前间隙自行打折或卷曲。用聚酯补片做修补材料的手术后并发症有浆液肿、感染、局部血肿和手术后复发。涤纶补片作为第一个较为普遍使用的非金属补片已逾 40 年，至今仍然为一些外科医师喜用。但是，随着新的更为优良的用品如聚丙烯补片的临床使用，涤纶补片的应用已减少。

2. 聚丙烯补片（polypropylene mesh） 1958 和 1959 年 Usher 介绍一种称为 Marlex 50 的聚丙烯补片，经他的实验和临床研究认为这新材料的优点有：可裁剪而适用于任一大小的腹壁缺损，可耐受弯曲和感染。他在动物实验中发现在化脓性感染时肉芽组织仍然可以增殖于补片的网眼内。他把各种材料的补片植入狗的腹膜腔观察异物反应，与 nylon（尼龙），orlon（奥纶）和 dacron（涤纶）相比，异物反应最小的是 marlex（聚丙烯）和 teflon（聚四氟乙烯）。这材料有很强的张力强度（50000～150000 磅/每平方英寸），柔软性好，耐很多化学物质，软化温度为 260℉ +，可以煮沸消毒，植入后能被结缔组织所浸润。由于聚丙烯补片的众多优点，1962 年 Adler 报告在美国有 20% 的复杂疝的病人使用此材料。1963 年 Usher 又介绍一种单纤维编织的聚丙烯补片，这种补片一直使用至今。1982 年 Martin 在指出聚丙烯补片与感染的关系后认为：在他的 450 例以聚丙烯补片修补的疝手术切口感染率仅为 0.6%，而且在复发性疝手术中取得了很好的结果，为什么在原发性疝修补手术中不使用呢？而且这样将降低手术后的复发。1989 年 Lichtenstein 在 1000 例连续的原发性腹股沟疝手术中使用这种补片，在 1～5 年的随访后无感染、无复发，并提出了“无张力疝修补手术”的概念。1995 年 Rutkow 使用聚丙烯材料制作的V型网塞和成型补片治疗 2700 例腹股沟疝的门诊病人，使术后感染和复发降到最低。从文献已知聚丙烯补片除使用于腹股沟疝手术外，还被应用于感染的腹壁战伤、巨大腹壁疝、因电击伤或感染而致腹壁缺损、肠造口旁疝、转移性腹壁肿瘤行全厚腹壁切除后重建、腹壁坏死性筋膜炎后、腹壁切口裂开和腹腔镜疝修补材料。

3. 膨化聚四氟乙烯补片（e－PTFE） 1938 年发现聚四氟乙烯，这是完全氟化的聚酯，它的化学式是（$-CF_2-CF_2$）n。1963 年使用特殊的处理产生膨化聚四氟乙烯，它呈现了纤维连续性与多孔渗水结构，并增加了机械强度。此材料 1975 年首先在人工血管中得到使用。1983 年出现了软组织补片（soft tissue patch，STP）并用于临床。它的优点除了炎症和组织反应小外，更由于膨化聚四氟乙烯补片是由柱状结节的多方向纤维的聚四氟乙烯组成其表面而使它各方向的力处于平衡，而且结节间平均纤维长度即毛孔大小为 20～25μm，这种独特的多孔渗水微结构提供了一个柔软的、可弯曲的、不磨损和使病人不痛苦的材料，而且细胞能浸润入内和组织相容。据兔的实验，从大体和镜下所见聚丙烯补片和膨化聚四氟乙烯补片与组织完全相容的时间为 8 周，但是膨化聚四氟乙烯补片所形成的瘢痕要轻于聚丙烯补片形成的瘢痕。1988 年 Antonini 报告了 12 例巨大切口疝的病人使用 2mm 厚的膨化聚四氟乙烯补片修补，随访 3 年有一例因缝线问题而复发，余无并发症、无感染、无异物反应。1989 年和 1990 年 Smith 报告了用膨化聚四氟乙烯和其他生物材料的动物实验后结论：膨化聚四氟乙烯有较少的腹腔内感染和粘连，并能达到与聚丙烯材料一样的强度。膨化聚四氟乙烯补片目前除了用于复发性腹股沟疝的修补，更多用于切口疝尤其壁层腹膜缺损的。另可用于胸壁重建，其水和气密封性好，术后无皮下气肿和液体潴留。还可用于直肠粘膜脱垂和膈疝的治疗。

（三）为什么要使用腹股沟疝的分类和常用的分类方法

腹股沟疝分类成“斜疝”和“直疝”的方法，今天还是被大部分外科医师使用。但是近40余年来一些疝病专家发现这种简单的分类法还不能完全体现腹股沟疝的复杂发病原因和对发病机制的认识，以及新手术治疗方法的手术适应证的确定。

近年来首先叙述腹股沟区域的功能性解剖与腹股沟疝的发病和治疗关系的是美国纽约的Casten。1967年他发表文章认为一个腹股沟疝的分类是作为建议每一种类型的疝的适宜手术治疗方法的基础。他的报告是鉴于856例疝修补手术的发现和一些尸体解剖观察的结果。

最近的、最有影响的分类方法是Nyhus在1993年提出的，而且明确提出要在分型基础上的“个体化手术方案的选择”。

热衷于分型的另一个比较普遍认同的观点是由于当前修补疝的方法多了，要经过随访进行对比是重要的，分型有助于比较科学的评价各种手术和有助于估价结果的科学性，如并发症率、复发率、返回正常日常活动的时间和社会经济的相关因素等，以及在研究手术成功或失败时能清楚解剖方面的差别。此外，在当今信息时代作为一个交流的工具，常规使用一个大家接受的分类方法将可以使治疗结果的报告和纠正措施更能被充分理解、有意义和可信赖。

1. Nyhus分型

腹股沟疝分成4型，其中第3型又分成3个亚型。

1型　是斜疝，内环的大小、外型和结构是正常的。常发生在婴儿、儿童和年轻人。海氏三角的边界明确、正常。疝囊位于内环处或在腹股沟管的中段。

2型　是大的斜疝，内环已增大和变形，尚未影响到腹股沟管底。海氏三角正常。疝囊可以占据整个腹股沟管但不进入阴囊。

3型　包括3个亚型即：直疝、斜疝和股疝。

3A型　是直疝，疝内容物由薄弱的腹横筋膜（腹壁下血管的内侧）处向前突出。所有的直疝不管是小的或大的都属于3A型。

3B型　是一种有扩张很大的内环的斜疝，内环已程度不同地侵犯到腹股沟管的后壁。疝囊延及阴囊。有时，盲肠（右侧）或乙状结肠（左侧）组成了疝囊的一部分。这种滑疝总是扰乱了腹股沟管底部（内环可以扩大而腹壁下动脉没有移位，但疝内容物可以骑跨此血管而形成骑跨疝）。

3C型　是股疝，是一种特殊的后壁缺损。

4型　是指复发疝。可以是直疝（4A型）斜疝（4B型）和股疝（4C型）。有时此型疝的处理很复杂，并有较多的并发症。

2. Cilbert的分类加上Rutkow和Robbins的分类

1988年，Gilbert根据手术中所发现的疝囊是否出现在腹股沟管的部位、内环的大小和功能、在海氏三角区域的腹横筋膜和腹横肌腱膜层的完整性，把腹股沟疝分成5型。即：斜疝的1、2、3型；直疝的4和5型。

1 型的内环很紧，但有疝囊经过，当大小不同的疝囊被纳回后，疝囊将由于完整的内环而被维持在腹膜腔内。

2 型有一个中等大小的内环，经测量 <4cm。

3 型有一个 >4cm 扩张的内环，疝囊内容物通常可滑动或进入到阴囊内，通常累及到直疝三角，包括使腹壁血管移位。

4 型是完全的腹股沟管后壁缺损，虽然有时内环可以是健全和完整的。

5 型由不大于 2cm 直径的憩室样的直疝缺损组成，通常位于耻骨上区域也可以在腹股沟后壁的任何区域。

1993 年，Rutkow 和 Robbins 把 Gilbed 的分类加以扩大。

6 型疝包括有直疝和斜疝的裤型疝。

7 型疝包括了所有的股疝。

如同各种分类一样，还应记载有关的内容如：原发或复发、可复的或嵌顿的，以及绞窄的、滑疝或者脂肪瘤等。

3. 中华医学会外科学会疝和腹壁外科学组成人腹股沟疝和股疝分型（2003 年修订稿）

根据疝环缺损大小、疝环周围腹横筋膜的坚实程度和腹股沟管后壁的完整性，把腹股沟疝分成Ⅰ、Ⅱ、Ⅲ、Ⅳ型。

Ⅰ型：疝环缺损≤1.5cm（约一指尖），疝环周围腹横筋膜有张力，腹股沟管后壁完整。

Ⅱ型：疝环缺损最大直径 1.5～3.0cm（约两指尖），疝环周围腹横筋膜存在但薄且张力降低，腹股沟管后壁已不完整。

Ⅲ型：疝环缺损≥3.0cm（大于两指），疝环周围腹横筋膜或薄而无张力或已萎缩，腹股沟管后壁缺损。

Ⅳ型：复发疝。

各种医疗文书记载时的格式如下：

腹股沟斜疝（左或右侧）Ⅰ型（或Ⅱ、Ⅲ、Ⅳ型）或

腹股沟直疝（左或右侧）Ⅰ型（或Ⅱ、Ⅲ、Ⅳ型）

（四）无张力腹股沟疝修补手术应注意的几个问题

如何确定和掌握好无张力疝修补的手术适应证是一个要继续探讨和不断总结的问题。无张力疝修补术是使用材料来修补和增强腹股沟管后壁，使它能承受腹内压和内脏不在此膨出。因此，对腹横筋膜、腹横肌和腹内斜肌菲薄、Fruchaud 耻骨肌孔宽大、复发疝、家族性疝家系和其它有关胶元蛋白代谢障碍的病例都应考虑使用补片。而那些疝环小和腹股沟后壁肌厚实的年轻病人就没有必要使用补片。虽然中华外科学会疝和腹壁外科学组提出的《腹股沟疝、股疝和腹壁切口疝手术治疗方案（草案）》还需不断修改和完整，但是对手术适应证确定还是有参考价值。

必须重视手术操作的规范。虽然应用补片技术修补疝的时间还不是很长，还不能说已经有了一个极为规范的手术操作规程，但是一些基本的要求还是必须重视的。由于置入了一个人工补片材料，要强调：严格无菌操作、注意彻底止血和补片固定到位。还要重视一些具体的操作过程，如：无论在做平片修补时（Lichtenstein 手术）或疝环充填式修补（plug mesh 手术）时，平片的耻骨端应该越过耻骨结节 1～2cm，并用缝线固定于该端的腱膜上（勿固

定在骨膜）；为置入平片在腹横筋膜前做一个间隙时，要有一定的宽度，以防止遗漏同时合并的两个疝（missed hernia）或在海氏三角出现再发疝（rehernia）；要根据缺损口的大小在置入网塞时要适当修剪它的内瓣，小缺损要多剪掉一些内瓣，固定完网塞后对过多突出的内瓣要修剪与内环口持平，这些都是减少手术后局部不适的重要步骤，对腹壁较薄的病人更要注意，对这样的病人可以选择平塞修补手术以减少手术后不舒服的感觉；在斜疝手术时从精索分离出疝囊时要注意勿损伤血管和生殖股神经；要横断疝囊和处理远段疝囊时要注意不要导致睾丸静脉回流障碍，这是手术后睾丸肿胀和缺血性睾丸炎的左要原因；在腹膜前做一个足够大间隙以置入补片时应谨慎止血和细致操作，避免损伤腹膜和出现腹膜前血肿等；和经典的疝修补手术一样要保护髂腹下神经和髂腹股沟神经，在无张力疝修补时更要注意在缝合固定补片时勿把神经缝合在内，这是手术后局部慢性疼痛的原因之一。

对于伴发病较多和麻醉可能导致血液动力学不稳定的病人应使用局部麻醉。但是对于复发疝等复杂的病损仍以选择连续硬膜外麻醉为好。

再谈一下关于手术中的解剖。老一辈的外科医师都知道腹股沟疝手术实际是一个解剖腹股沟区域的手术。我国著名外科学家、本书主编黄筵庭教授曾经说过：参观一位外科医师的腹股沟疝手术就可以了解这位外科医师的解剖知识和基本手术操作技术。是不是在开展无张力疝修补手术就不需要重视腹股沟区域的解剖了？是不是做一个切口用手入内所谓“解剖”后不在直视下置入补片就成了？当前国际疝学家的下列的观点就是最好的说明。在2005年美国疝学会的年会上明确提出：要避免在操作时的所谓“微小解剖”（avoid “minimal” dissection）更不要搞“盲目操作”（unadequete dissection - blind procedure）。要坚持学好解剖，手术中解剖层次要清晰，解剖结构要明确。建议在腹股沟疝手术中应该看到的解剖结构有：腹外斜肌腱膜、腹股沟韧带、陷窝韧带、腹内斜肌、腹横肌腱弓、游离和提出的精索、疝囊、腹股沟内环、腹横筋膜、腹膜前脂肪。生殖股神经、髂腹下神经和髂腹股沟神经要保护但不必去刻意寻找。

（五）注意预防和正确处理无张力疝修补手术后可能出现的并发症

随着实施无张力修补手术队伍的扩大和病例的增多，近来出现了一些手术后并发症，虽然发生率不高但是有必要提请实施手术者注意。这些并发症有：手术局部硬结不适、手术部位的浆液肿和血肿、手术后慢性疼痛、睾丸肿胀和缺血性睾丸炎、手术后切口感染和补片感染、手术后近期复发和一些很少见的并发症。这些并发症的发生可以归结为多种原因如手术者的因素、被手术者的因素和其他可预见的和不可预见的因素。

如何降低无张力疝修补手术后的并发症？建议如下：各级医师要重视疝这个普外常见病的处理。高年资医师要积极学习疝处理中的新问题，这是与老年疝病人增多和新技术不断发展接轨的。低年资医师要接受培训，不能看了录像就上台。要掌握好老年病人的手术适应证，要充分估价和正确处理手术前的病人情况，例如：血流动力学不稳定、腹腔积液不能有效控制、呼吸功能不全、腹压过高的因素控制不力等都应延迟手术。要及时停用抗凝血药和小剂量阿司匹林、要有效的控制潜在感染和注意糖耐量异常等。手术操作中要严执行外科基本原则。由于无张力疝修补手术是相对较新的技术，必须要加强基本理论学习。有关补片材料学的知识也很重要，要了解不同材质的有关特性和使用适应证等。必须要重视规范的手术操作。下面是对无张力疝修补手术切口和置入补片感染的预防和处置的几点看法。疝修补术后的感染基本上总是继发于手术时伤口的细菌污染。伤口的污染来源于病人的皮肤、手术器械、外科医生的手套及通过手术室空气的污染。金黄色葡萄球菌是腹股沟疝修补中最常见的致病菌。对手术前存在慢性感染的，如呼吸道和泌尿系感染要有效控制。在常规备皮后要在手术前对切口处再做一次有效的清拭，并使用碘酒和酒精消毒手术区。手术中预防性应用抗生素，选用药物的抗菌谱以对革兰氏阳性球菌为主。手术创伤大、免疫能力低、慢性感染控制不力、肥胖、老年和糖尿病或糖耐量低下的病人要适当延长使用抗生素的时间。手术中要尽可能减少创伤和消灭死腔，止血要彻底可靠。人工合成补片不宜反复消毒使用，不要在手术台上再加以裁剪，如非要裁剪则要注意裁剪后补片"毛边"再不可脱落（这和补片提供厂商的产品质量直接有关）。提倡使用非编织的人工合成缝线固定补片。腹外斜肌腱膜用合成缝线做连续缝合，以减少在其下形成的"浆液肿"，减少继发感染。补片手术后的感染可以在手术后立即出现，或在经过一段时间（如3～8个月或更长的时间）出现，此为迟发性感染。一旦出现感染，应以处理感染的外科原则治疗，即创口引流和必要时使用抗菌药物等。切口不愈合的慢性窦道应反复换药，局部看见暴露的、已游离的补片时应手术取出。手术时，要切开所有的创面内的窦道和完整取出补片，尤其不要遗留补片缘散落下来的补片碎丝。切口是否1期缝合视病人的具体创面而定，由于创面已被大量结缔组织充填，再缝合选用的缝线既要考虑适应组织愈合的张力需要，也必须考虑缝线在结缔组织里能否吸收，而不再成为新的异物。切口感染尤其补片感染就像其它的并发症一样"防重于治"，注意无菌手术原则是每一步操作中必须遵循的。

二、平片修补手术（Lichitenstein 手术）

（一）手术适应证

腹股沟疝病人尤其老年病人、复发疝、有腹股沟疝家族史和腹壁触诊缺损区较大的，除具有禁忌证外均可施行此手术。对下列情况不宜或延迟手术：①全身主要系统有严重病变无法耐受麻醉和手术后过程者；②伴随有较严重的引起腹压持续升高的病变如腹腔积液、严重哮喘等；③手术部位有皮肤病或感染者；④未成年的儿童；⑤未控制的全身性潜在感染、糖尿病未得到良好控制、化疗后期和较大激素使用期间免疫能力低下者。

（二）使用的补片

使用补片的材料可以是聚丙烯、聚酯和经过特意加工的具有大网孔的聚四氟乙烯。当前已有商业性的成型补片提供。如果自己用大张的补片材料裁剪时，建议的尺寸为6～8cm宽、10～12cm长。最近由Lichitenstein学生、美国疝学会主席Amid建议的补片尺寸为：7.5×15cm。他认为：这样的补片可以超过腹股沟底的界限和把补片在置入后稍为"躬起"，这样可以代偿腹压和补片的皱缩。

（三）手术操作

1. 手术区域清拭后以碘酒和乙醇消毒。阴部以无刺激性消毒剂消毒。

2. 切口同巴西尼（Bassini）手术，可以略下延到耻骨结节。

3. 切开腹外斜肌腱膜和外环，注意勿损伤腱膜深面的髂腹下神经和髂腹股沟神经。提起已切开的腹外斜肌腱膜向深面做钝性分离，向下到腹股沟韧带和髂耻束，向上到显露腹内斜肌、腹横肌腱弓。精索内的脂肪瘤样组织可以被切除。

4. 对疝囊做高位游离。小疝囊不切开，返纳到腹腔内。大疝囊可以横断，近端闭合后还纳到腹腔内，远端注意止血后留下。

5. 取 6 ~ 8cm 宽、10 ~ 12cm 长成型聚丙烯补片置入腹外斜肌腱膜下，腹横肌腱弓和腹内斜肌浅面和精索套入成型补片尾部的圆孔内。

6. 精索向上、向外拉开。以不吸收合成缝线或能够提供至少 14 天伤口强度的可吸收合成缝线从超过耻骨结节 1 ~ 2cm 的耻骨结节上腱膜组织与补片圆形的远端做第 1 针缝合后打结。以同一线做连续缝合补片下缘到陷窝韧带、髂耻束或腹股沟韧带偏下处直到补片尾近精索孔处。补片上缘以间断或连续缝合固定于腹横肌腱弓与腹外斜肌腱膜反折处（图 6 – 1 – 1）。

7. 缝合补片的精索孔的远端裂口完成人工内环。并把补片的尾部置于腹内斜肌浅面、腹外斜肌腱膜下。可把补片尾部固定 1 ~ 2 针在腹内斜肌上（图 6 – 1 – 2，图 6 – 1 – 3）。

8. 精索复位。以可吸收合成缝线连续缝合腹外斜肌腱膜。

9. 缝合皮下组织和皮肤。

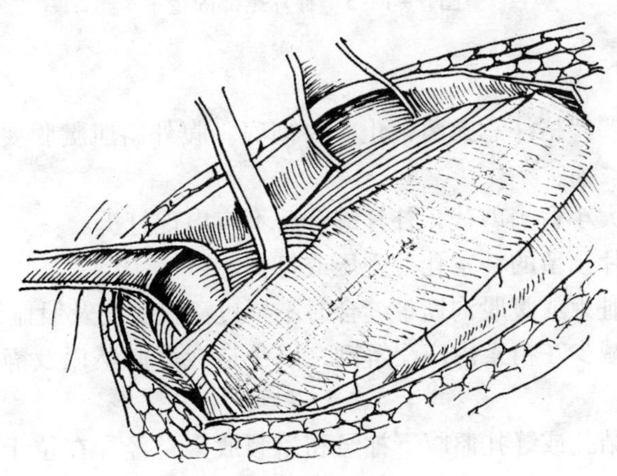

图 6 – 1 – 1　平片缝合固定

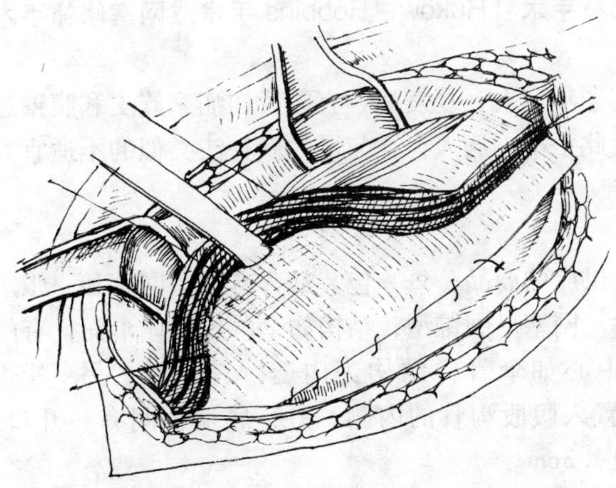

图 6 – 1 – 2　缝合人工内环

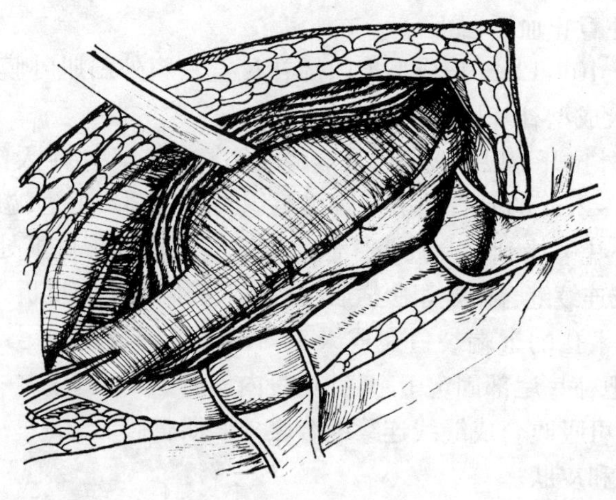

图6－1－3 补片尾部固定

（四）注意事项

1．手术操作过程要严格注意无菌，止血要彻底。腹外斜肌腱膜要确切缝合，术后不置引流片。

2．补片可视缺损大小适当剪裁，补片缝合后不应出现打折。

3．精索不要在补片预留的精索孔处受压或打折。

4．补片下缘与髂耻束或腹股沟韧带缝合时不要过深以免伤及股血管。

5．手术中应尽量减少在精索内广泛解剖，以免造成静脉丛以及静脉血流的损害而导致术后睾丸并发症。

6．术中勿牵拉、结扎或缝扎髂腹下神经和髂腹股沟神经。在位于精索内的生殖股神经也应妥善保护。

7．选用有效的抗生素预防感染。

三、疝环充填式修补手术（Rukow－Robbins 手术或网塞修补手术）

（一）手术适应证

腹股沟疝病人尤其老年病人、复发疝、有腹股沟疝家族史和腹壁触诊缺损区较大的，除具有禁忌证外均可施行此手术。病人存在与平片修补法类似的不适宜立即手术的情况也应停止或延迟手术。

（二）使用的补片

适合此手术的市场供应的商品，每一包装常含有一个网塞和一张定型补片。当前提供此类补片的材质是聚丙烯。网塞呈圆锥型，结构如伞，外层如伞面，有的商品此层编织呈打折状，有的为平面状；中心如伞骨样结构为内瓣，有 8 片。另一张定型补片长 9cm，宽 4.5cm，一端为圆形，置入腹股沟管的内侧；另一底端中间有一开口，为在此处套入精索用，预留的精索孔直径 1.3cm。

（三）手术操作

1．手术区域清拭后以碘酒和乙醇消毒。阴部以无刺激性消毒剂消毒。

2．切口同常规的腹股沟疝手术，可以略下延到耻骨结节。

3．切开腹外斜肌腱膜和外环，注意勿损伤腱膜深面的髂腹下神经和髂腹股沟神经。提起已切开的腹外斜肌腱膜向深面做钝性分离，向下到腹股沟韧带和髂耻束，向上到显露腹内斜肌、腹横肌腱弓。精索内的脂肪瘤样组织可以被切除。

4．同平片修补方法处理疝囊（图6－1－4）。

5．把聚丙烯材料制成的网塞置入内环内，令病人增加腹压后确认无腹腔内容物从内环处膨出。以不可吸收合成缝线固定网塞于内环周围的腹横筋膜上或周围更坚强的组织上。可以用间断缝合方法也可以用连续缝合方法（图6－1－5）。

6．取另一成型聚丙烯补片如“平片修补法”置入和固定。精索孔远端补片底端开口处，用可吸收缝线缝合一到两针，形成人工内环口（图6－1－6）。

7．精索复位。以可吸收合成缝线连续缝合腹外斜肌腱膜。

8．缝合皮下组织和皮肤。

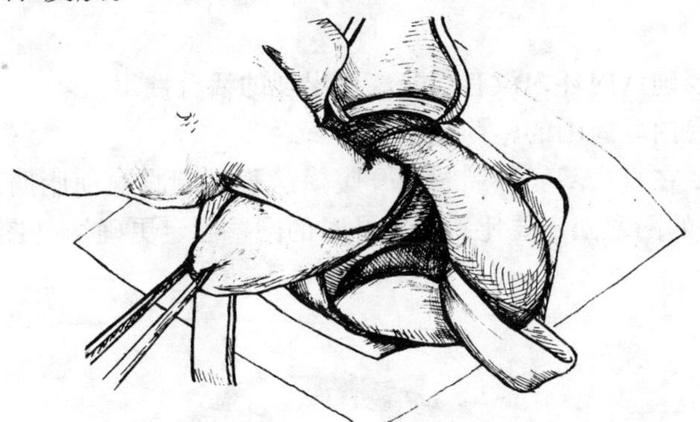

图6－1－4　游离斜疝疝囊

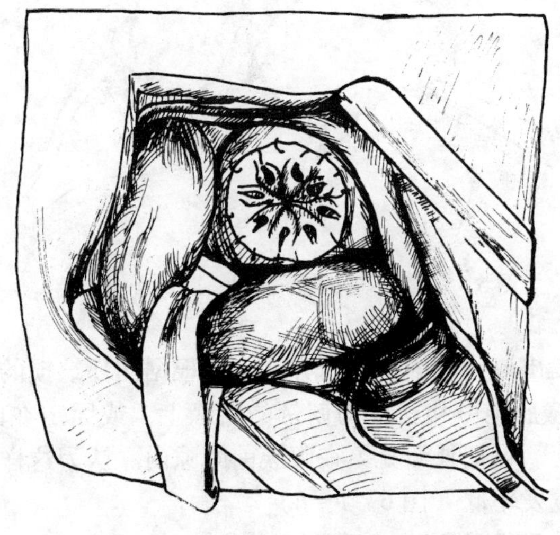

图6－1－5　置入网塞，缝合固定

（四）注意事项

1．同平片修补手术的注意事项。

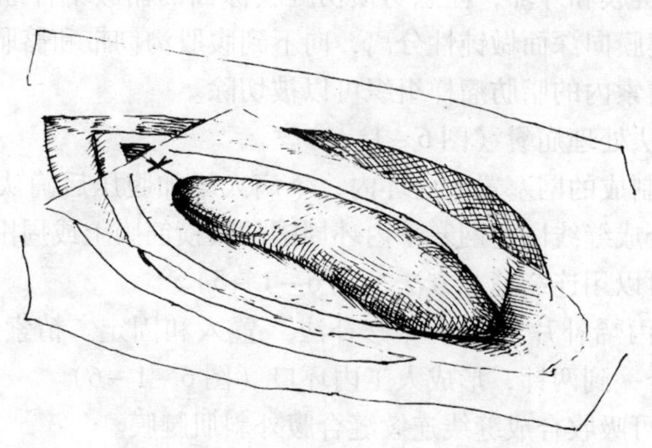

图6-1-6 置入平片，缝合固定

2. 置入网塞前要确认内环内没有因分离而出现的活动性出血。

3. 网塞要固定在内环周围的坚韧组织上。

4. 直疝修补时要在直疝基底部周圈切开腹横筋膜见到腹膜前脂肪组织，把疝囊返纳后置入网塞。直疝修补的网塞固定要比斜疝修补时的网塞固定更确切（图6-1-7）。

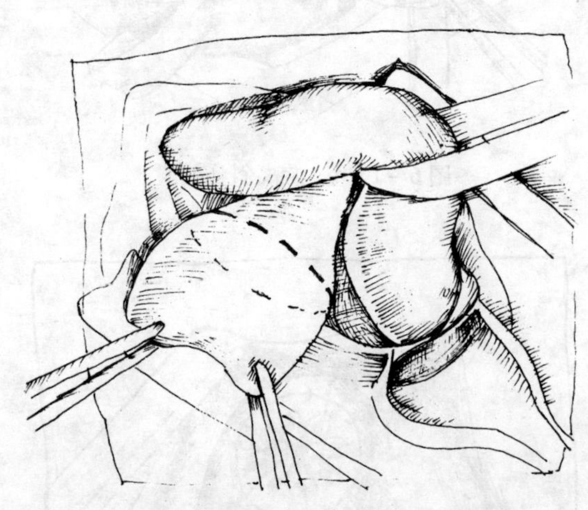

图6-1-7 切开腹横筋膜，游离直疝疝囊

附：最近又有学者提出改良的固定网塞方法。即根据疝环缺损的大小，把网塞的内瓣或固定在Cooper韧带、腹横肌腱弓和腹股沟韧带的斜缘上，或固定在内环的腹内斜肌部分和腹股沟韧带外侧的斜缘上。再把外瓣充填在腹膜前间隙内。认为这样可以避免手术后病人的不适感、补片的移位，复发率低（图6-1-8）。

四、工字状补片修补手术（Gilbert手术）

（一）手术适应证

由于补片的设计特点，此类补片更适用于缺损较大的病损，如腹股沟后壁缺损宽大的直疝和内环周围薄弱组织较大的腹股沟斜疝。

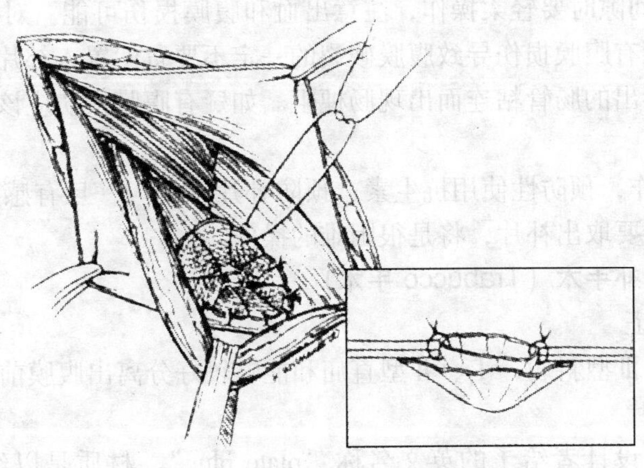

图 6-1-8　改良网塞固定法

（二）使用的补片以不吸收的聚丙烯为材料

整个补片由 3 个部分组成：上片、连接部和下片。上片为椭圆型，下片为正圆形。大号补片的上片面积为 10cm×5.8cm，下片的直径为 10cm。由于是两层补片，又称为双层结构补片或工字状补片。下片正圆形的补片由内环处置入，位于腹膜和腹膜前脂肪的浅面、腹横筋膜的深面，置于缺损区的后方，覆盖以内环为中心的半径为 5cm 的腹膜前区。椭圆型的上片位于腹横筋膜的浅面，稍加固定后以及腹外斜肌腱膜上下缘缝合后即可扣紧补片于原位。上下补片的连接部正好充填置入疝环内。

（三）手术操作

1．作一个 4～6cm 的通过腹股沟缺损区域的横切口。

2．在腹外斜肌腱膜下建立一个间隙以容纳“上片”，其范围是上到腹横肌腱弓与腹外斜肌腱膜交界处，下到腹股沟韧带，内侧到耻骨结节，外侧到腹内斜肌。

3．高位游离和返纳疝囊。

4．在腹横筋膜下建立一个间隙，可以用手指做钝性分离也可以用一小纱布球做钝性游离。一般需游离 5cm 半径的圆形范围。

5．将上层补片沿长轴成三折、沿短轴对折后用卵圆钳夹住，下层补片以另一手握成锥样由疝环处置入，随即以示指通过疝环把下层补片尽量在腹膜前间隙（腹横筋膜后）展开铺平。手指从疝环处退出时补片连接部正好位于疝环处。如疝环过大则用可吸收合成线缝合一到两针以紧缩疝环。令病人用力咳嗽或其他方法增加腹压，这样一可通过腹压自内向腹壁推平补片，二可试验疝囊有否再膨出。至此可发现上片已定位于腹外斜肌腱膜下间隙，并置于精索后。

6．下层补片不固定，上层补片的内下角固定于耻骨结节腱膜，如 Lichtenstein 方法。上层补片的上缘用一到两针固定于腹横肌腱弓，下缘固定一到两针于腹股沟韧带。

7．在上层补片的下缘剪开一裂口以通过精囊。此裂口的两下端相互缝合后再固定于腹股沟韧带。

（四）注意事项

1．分离腹膜前间隙时要轻柔操作，注意出血和腹膜损伤可能。对于腹膜前间隙的出血一定要仔细止血。疑有腹膜损伤导致腹膜破裂的一定不要贸然置入补片，这样有可能导致补片与从腹膜破裂口膨出的肠管粘连而出现肠梗阻。如疑有腹膜损伤应该打开腹横筋膜后直视下修补腹膜。

2．严格无菌操作，预防性使用抗生素，预防补片感染。一旦有感染迹象要积极采取措施。如果出现感染并要取出补片，将是很困难的操作。

五、平塞补片修补手术（Trabucco 手术）

（一）手术适应证

适合于Ⅰ、Ⅱ、Ⅲ型斜疝，Ⅰ、Ⅱ型直疝和能够较好分离出腹膜前间隙的Ⅳ型疝。

（二）使用的补片

平塞是出自补片设计者给予的英文名称“plate plug”。材质是以经过记忆控制的聚丙烯。聚丙烯在创口愈合过程中会出现收缩。经过记忆控制处理的聚丙烯收缩相对减轻。补片共由两部分构成。一是一个带偏圆孔的圆形补片，圆孔是通过精索用。圆形平片网塞直径6cm。当置入内环后补片的机械密闭范围超过缺损的边缘。当腹压增高时，补片位于腹横筋膜下，有利于补片与腹横筋膜紧贴。另有一片成型补片，通过精索的预留孔也稍偏一侧（图6－1－9）。

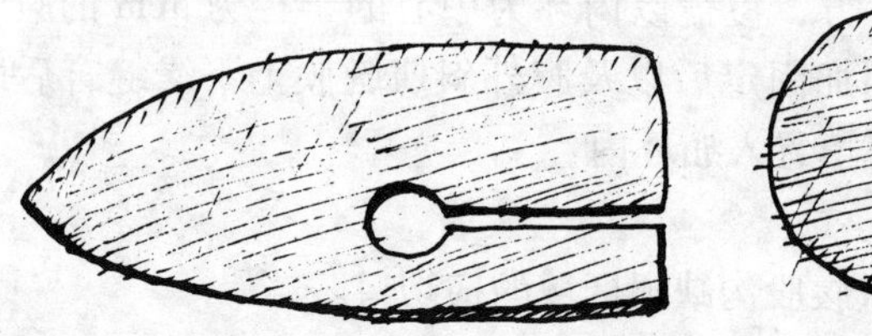

图6－1－9 平塞型补片

（三）手术操作

1．手术野清拭后以碘酒和乙醇消毒。阴部以无刺激性消毒剂消毒。

2．切口同常规的腹股沟疝手术，可以略下延到耻骨结节。

3．切开腹外斜肌腱膜和外环，注意勿损伤腱膜深面的髂腹下神经和髂腹股沟神经。提起已切开的腹外斜肌腱膜向深面做钝性分离，向下到腹股沟韧带和髂耻束，向上到显露腹内斜肌、腹横肌腱弓。

4．同平片修补方法处理疝囊。

5．分离出的疝囊向内环侧作高位游离至见到腹膜前脂肪。仔细解剖内环周围的组织分出内环周圈的腹横筋膜。用止血钳夹住腹横筋膜后在其深面用手指或纱布在腹膜前间隙分离出一个潜在腔隙，此腔隙的直径要稍大于欲置入圆形补片的直径。要确认已分离的腹膜前间隙无活动出血。圆形补片的精索预留孔套入精索后缝合一针把预留孔闭合，并把精索预留孔侧置向腹股沟侧后把圆形补片置入已作成的腹膜前间隙内。用手指调整使圆形补片平整地位于腹膜上。

6. 以 2 – 0 合成可吸收缝线缝合扩大的内环。

7. 在精索下置入另一片成型补片。注意要把补片的精索预留孔宽的一侧置于腹侧，稍窄的一侧置于腹股沟侧。此补片的远端一定要超过耻骨结节 1.5cm，并以 1 – 0 的不可吸收的合成缝线固定在耻骨结节上的腱膜组织上而不是骨膜或其它不坚韧的组织上。展平补片后，在已经通过精索的孔远段补片上下翼缝合两针。补片的腹侧固定在腹外斜肌和腹横肌腱弓的延续处，补片的腹股沟侧固定在陷凹韧带和腹股沟韧带。一般在一侧各固定两针。以 1 – 0 的不可吸收的合成缝线为好。确认无活动性出血和补片已放置平整。

8. 精索回放在补片上。以 2 – 0 的合成可吸收缝线连续缝合闭合腹外斜肌腱膜。

（四）注意事项

1. 在作腹膜前间隙的潜在腔隙时可用手指或纱布，操作要轻，切忌粗暴，不要撕裂腹膜。腹膜撕裂时要打开腹横筋膜在直视下修补腹膜。要确认无活动性出血。

2. 此腔隙的直径要稍大于置入的补片。置入的补片要尽可能平整。

（马颂章）

第二节　Shouldice 手术和全腹股沟疝修补手术

一、概述

当前在全球范围内，被疝治疗专家推荐的组织对组织修补的方法是加拿大 Shouldice 医院的 Shouldice 手术，也称为“加拿大腹股沟疝修补手术”。

行 Shouldice 手术时有下列注意点：

1. 注意病人的体重。体重过大可以影响手术后的复发率。如果病人超过标准体重 50%，则要嘱咐在入院前把超标的体重减轻一半。这在使用局部麻醉、双侧疝和复发疝处理时更要注意。

2. 手术前一天住院，手术后在医院 2 ~ 3 天。这对无论在生理上或心理上的康复过程是有好处的。鼓励病人早期活动。对那些从事重体力劳动的病人的正常康复时间是 4 周。

3. 双侧疝在儿童需要全麻。修补可以同时进行。其它的双侧疝宜分开手术，可以间隔 48 小时进行。

二、手术适应证

主要用于腹股沟疝。尤其对于不能接受补片修补的病人。

三、手术操作

Shouldice 手术不考虑腹股沟疝的病变程度，建议使用一种模式即：直疝 – 斜疝的修补方法。腹股沟后壁修补时建议使用连续缝合方法和使用不可吸收的缝合材料。连续缝合的张力平整和不留下间隙；单丝的不可吸收缝合材料在组织内的容积小，较少引起窦道和感染。在加拿大 Shouldice 医院使用 34 或 32 的不锈钢丝。

（一）缝合修补前的一些准备

1. 切口　Shouldice 手术要求充分暴露腹股沟区。切口应该从内环的体表投影到耻骨结节。切口不要太高，否则无法达到这个手术要求暴露股环的要求。逐层进入，要注意切口内侧的阴部外血管（external pudendal vessels）。有的病人此血管被结扎后会出现手术后短期的阴囊水肿。

2．腹外斜肌腱膜切开要接近耻骨结节　内环周围良好的暴露可以不遗漏并不常见但是还是会遇到的间质疝（interstitial hernia）。切开后的腹外斜肌腱膜上缘要向头侧分离到腹内斜肌、腹横肌和腹直肌；向下要暴露腹股沟韧带的斜面、陷凹韧带，有时可以见到髂耻束。分离这层时如果见到髂腹下神经或髂腹股沟神经要注意保护。

3．游离并用乳胶管或束带提起精索后，纵向切开提睾肌，发现并从精索上游离斜疝疝囊。

4．结扎提睾肌的血管　把生殖股神经的皮下支游离后切断。保留内侧的部分提睾肌并双重结扎备悬吊睾丸用。对外侧提睾肌也做部分保留以做重建内环用。中间的大部分肌组织切除以充分暴露腹横筋膜，有利于筋膜对筋膜的缝合。

5．解剖内环　在精索上把斜疝的疝囊游离后往内环处做高位游离直到见到腹膜前脂肪。关于疝囊的处理：斜疝疝囊高位结扎在一些医师中还是作为常规使用。直疝疝囊则不是这样。但是现在一些医师更强调要把斜疝疝囊从精索、内环深层、腹横肌腱膜、腹横筋膜和腹股沟后壁等组织中游离开，不做结扎，在重建疝环前把疝囊推回到内环下，这样疝囊将消失于腹膜前的 Bogros 间隙（亦称为腹股沟后间隙）中。

6．腹股沟管的底部要完全暴露　有直疝时要把腹横筋膜从内环到耻骨嵴完全切开。如果腹横筋膜外观比较完整，如较小的斜疝时，至少要切开一半的腹横筋膜，外侧部分常薄弱。如果有直疝则切开的腹横筋膜的上缘或下缘或上下缘都做一些修整。疝囊过大或疝囊颈狭窄的病例建议把疝囊打开后切除多余部分。大疝囊的内侧要注意滑动的膀胱。腹膜前脂肪最好从腹横筋膜的深面游离，为了较易辨认腹直肌的外侧缘、腹壁下血管和那些可能要结扎的腹壁下血管的分支。此时可以用手指插入下内侧的股管处了解有否合并股疝（图 6－2－1）。

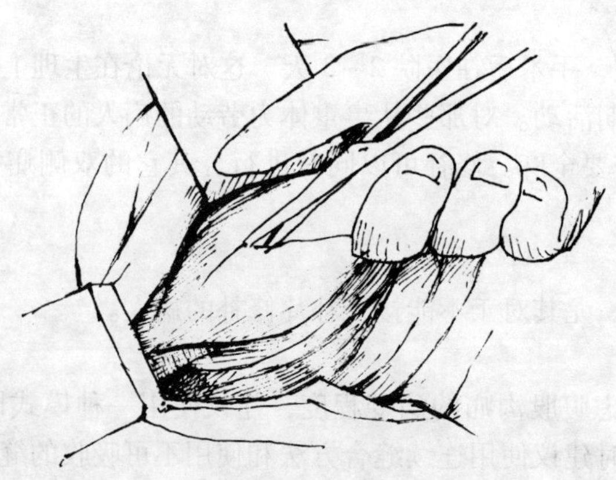

图 6－2－1　从内环到耻骨结节切开腹膜筋膜

（二）缝合修补的步骤

1．修补第一层　为了叙述清楚把切口内位于头侧的肌、腱膜称为上侧；切口内位于下肢侧的肌、腱膜为下侧。这一层缝合是把下侧的肌筋膜的游离缘缝合在上侧的肌、腱膜缘近其底部处。缝合从内侧开始，缝线要挂上腹直肌缘，直到出现缝线张力时而移行到上侧肌筋膜近底部处。第一针缝合后缝线打结的短端线要保留备用。缝合到外侧时要缝合腹内斜肌、腹横肌和腹横筋膜三层组织，不要挂上腹膜。在近内环时的最后一针要清楚看到精索，把提睾肌的近端残端与下侧的腹横筋膜缘和上侧的全厚肌瓣缝合以形成新的内环。新的内环被肌组织环绕包裹但不受压（图6－2－2，图6－2－3）。

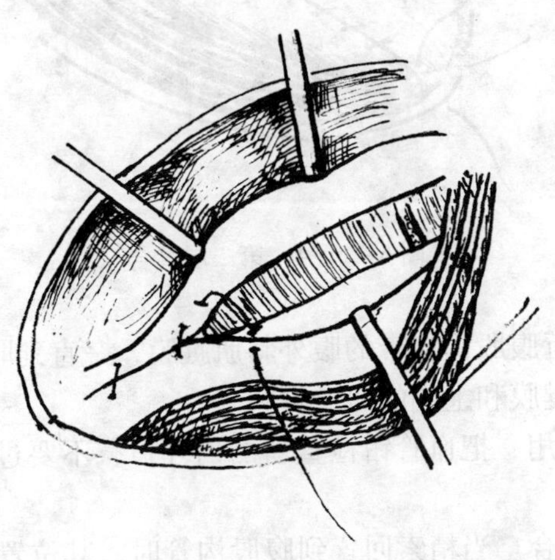

图6－2－2　完全解剖后进行第一层缝合

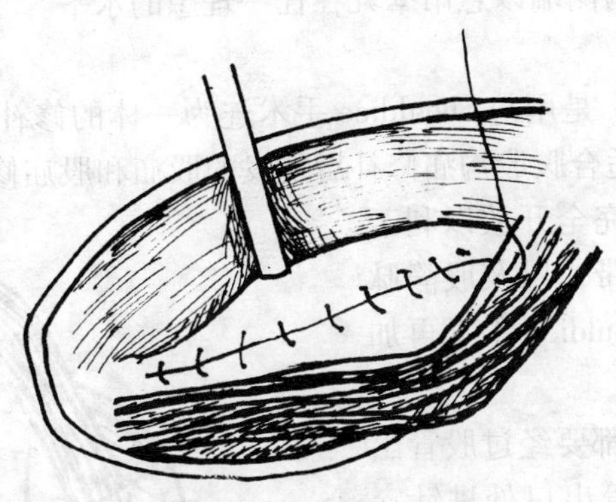

图6－2－3　第一层缝合的最末端的缝合要与提睾肌的残端缝合在一起

2. 第二层修补　第二层修补是用第一层修补的缝线返回来进行连续缝合。缝合的组织包括上侧全部的腹内斜肌和腹横肌肌层与腱膜纤维缝合到下侧的腹股沟韧带。操作中为了不使筋膜纤维劈裂，每针进针点应不在一个平面上，呈不规则的锯齿状。在缝合上侧时要把腹横筋膜缘挂上，因为腹横筋膜会向上收缩。下侧缝合在内侧要挂上陷凹韧带和股管的下缘。此层最后的一到两针缝合要超过第一层缝合留下的短线端，然后再与在第一层缝合留下的短线端打结（图6－2－4）。

3. 第三层和第四层缝合　这两层缝合是为了加强修补。缝合开始于内侧，缝合上侧的

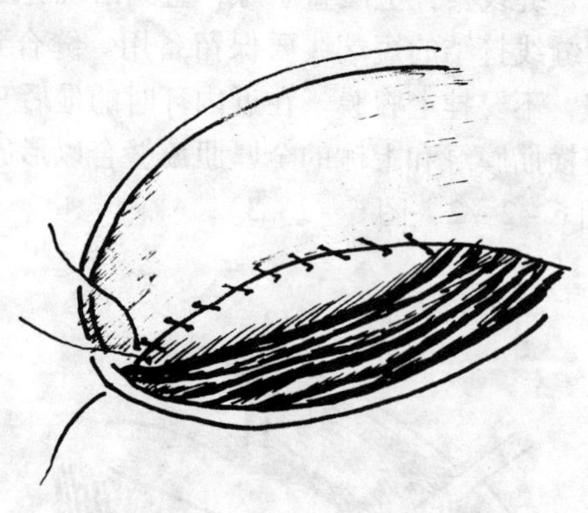

图6－2－4 第二层缝合

腹内斜肌的浅面和下侧接近腹股沟韧带的腹外斜肌腱膜，一直到耻骨嵴然后返回。回头线尽可能缝合下侧的腹外斜肌腱膜和上侧的肌、腱膜。

4．检查 缝合结束后用一把血管钳检查新的内环口，不要过紧。如果发现精索过长则多余部分送入内环内。

5．腹外斜肌腱膜的闭合 当精索回置到腹股沟管时，其位置比手术开始刚打开腹股沟管时的位置要稍高，距离已经缝合的第四层修补至少1cm。新的外环位置也较高和稍偏外侧。两层的重叠缝合在愈合时将对下层的缝合减轻张力。远端的提睾肌残端可以缝合到新形成的外环或者皮下组织的内侧端以悬吊睾丸在任一理想的水平。

（三）全腹股沟修补

致谓“全腹股沟修补”是用与Shouldice手术连为一体的修补，以有效地遮堵股环并闭合整个耻骨肌孔。此手术适合腹股沟疝修补后复发的股疝和股疝修补后复发的腹股沟疝。

手术要求腹股沟后壁完全开放以利于回纳股疝和看到Cooper韧带，以及股静脉的内侧壁。是在标准的Shouldice手术再加上一些必要的操作。

1．修补的开始和结束都要经过股管出口。用不可吸收缝线从股管出口处进针穿过Cooper韧带，然后翻向浅面缝过髂耻束和腹股沟韧带，缝线返回从股管出口处返出成一个襻式的缝合，缝线皆不要打结，以血管钳夹住后备用。这种闭合股管的缝合都用间断缝合，最内侧的进针点要与股静脉和耻骨结节间隔。术者认为闭合股管缝合已经足够（一般缝合2～4针）后，开始Shouldice手术的第一层缝合和以后的

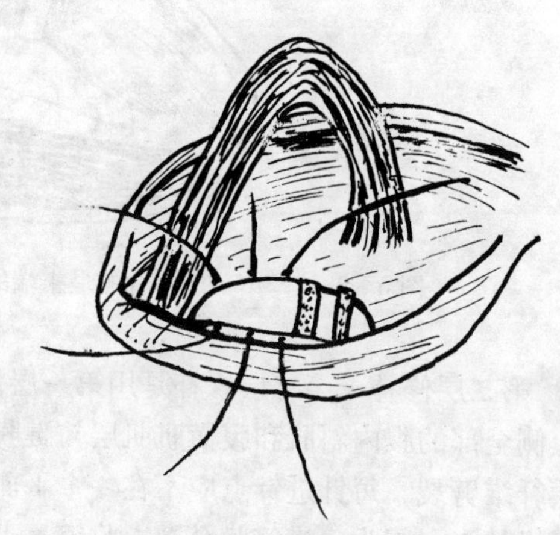

图6－2－5 全腹股沟修补中间断股环修补的缝线不打结留在原位，开始Shouldice修补

第二层缝合（图6－2－5）。

2. 第二层缝合要与上面叙述的间断闭合股环的缝线交锁。继续第三层和第四层缝合。以后再把间断闭合股环的缝线各自打结，这样能把整层的 Shouldice 修补推向 Cooper 韧带（图6－2－6）。

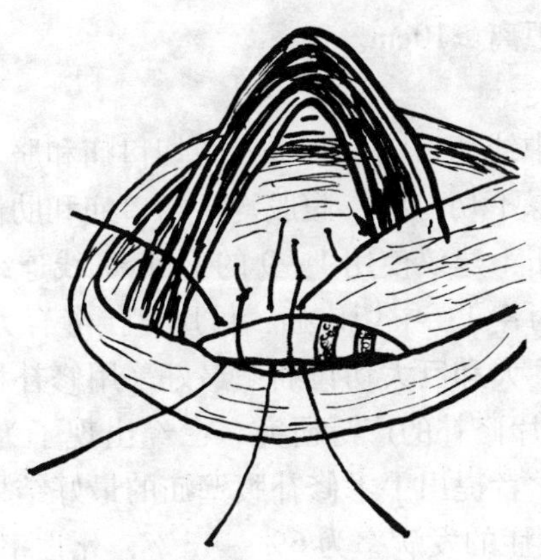

图6－2－6 Shouldice 修补到缝合第二层接近股环修补时要与修补股环的缝线交叉锁合

（马颂章）

第三节 补片修补腹壁疝

一、概述

严格的腹壁疝的定义应包括腹壁的任何疝如膈、盆底和腰部的疝。然而一般惯例腹壁疝仅指前腹壁的疝。目前对前腹壁的疝分类如下：①先天的：脐膨出、腹裂、婴儿脐疝；②获得的：中线－腹直肌分离、上腹疝，脐疝（成人脐疝、获得脐疝、脐旁疝）；中位－膀胱上（前，后，侧），旁正中，半月线，间壁；③手术切口：中线，旁正中，横向，特殊手术部位；④创伤的：穿透性，钝挫伤（局灶的小创伤、中等创伤、巨大力量或剪切力），毁损。

由于手术切口疝是最常见的腹壁疝，而且手术切口疝的处理方法与其他腹壁疝的处理有共性，所以本节以讨论手术切口疝为主。

手术切口疝是腹部手术后常见的并发症。一项前瞻性研究发现，在剖腹探查的病人中切口疝的发病率是11%。

切口疝的严重并发症——嵌顿的发生率是6%～15%，绞窄的发生率是2%。手术切口疝具有明显的加重发展和复发的趋势，尤其在年老、病态性肥胖和多次手术的病人。病人接受手术的原因常是：慢性腹部和背部疼痛、嵌顿、绞窄、过大、皮肤变化、美容和由于膈肌的功能受限出现呼吸功能紊乱或其他因素。所以明确诊断后应对手术持积极的态度。

手术切口疝修补选用的方法，中华外科学会疝和腹壁外科学组在2003年曾提出根据腹部切口疝的分类而选用手术的建议：

腹部手术切口疝的分类　应包括两部分：疝环缺损的大小和疝环缺损的部位。

根据疝环缺损的大小分类

小切口疝　疝环最大距离 < 3cm；

中切口疝　疝环最大距离 3 ~ 5cm；

大切口疝　疝环最大距离 5 ~ 10cm；

巨大切口疝　疝环最大距离 ≥ 10cm。

根据疝环缺损的部位分类

中线切口疝（包括脐上中线切口疝、脐下中线切口疝和脐上下中线切口疝；

侧腹壁切口疝（包括肋缘下切口疝、腹股沟区切口疝和肋髂间切口疝）。

手术方法选择　小切口疝：建议使用 1 - 0 的 Prolene 线连续缝合关闭疝环缺损，所用缝线的长度和切口长度比最好为 4:1；中切口疝：可用直接缝合方法，但在拉扰对合组织有张力时，需使用修补材料修补；大和巨大切口疝：最好采用修补材料修补。

在过去的 30 年进行了补片修补的广泛研究，已经出现了为修补大切口疝的一些好的和比较好的手术操作。当前有学者提出手术修补腹壁疝的最好结果评定标准可以是：经过长期随访后的复发率为 6%；并发症的发病率为 6% ~ 13%，死亡率为 1% ~ 2%。

（一）使用的补法

为了成功的修补手术，选择补片十分重要，这与手术后减少并发症和降低复发率都是直接相关的。合成材料修补手术切口疝有可吸收材料和不可吸收材料两种。前者常用于感染创面或暂时闭合腹壁，修补切口疝当前主要使用不可吸收材料。不可吸收补片的基础聚合体通常有 3 种，即聚丙烯（polyprophelene，PP）；聚酯（polyester，PE）和膨化聚四氟乙烯（expanded polytetrafluorethylene，e - PTFE）。当前已发现的可用的补片材料都有缺点，何种材料最佳至今仍有争论。不同厂家生产的补片所使用的基础聚合体、重量（从小于 $30g/m^2$ 到大于 $100g/m^2$）和孔的大小（从小于 100μm 到大于 5mm）有很大不同。还有它们的织品和机械性能的差别。为了结缔组织的长入，补片的孔不能小于 100μm。补片的孔小，如 2μm 则补片通常不与脏器粘连，但也因此使结缔组织长入不充分，而影响修补后的坚韧程度。网孔的大小和吞嗜细胞的通过与感染的并发症有关。单丝的补片结构可以降低细菌的附着，植入后增加腹壁的坚韧程度。多丝结构的补片的柔软性较好，但是有细菌感染的问题。此外，补片要柔软并有弹性以能适合内脏囊的曲度需要，网状和表面略隆起的织物可以抓住腹膜不滑动，并产生足够的组织反应以诱发快速的纤维增殖反应而使补片得以固定。补片材料在受力 16N/cm 时其垂直方向的弹性要达到 25% ±7 的生理延伸的要求，这与手术后病人在局部有否紧缩感有关。补片置入后引起炎症范围的大小，直接与伤口愈合时的收缩有关。PP 补片植入体内后随即启动宿主组织的（亚）急性炎症反应并伴有持续的纤维化过程和发生机械性固定，由于引起炎症反应重，可导致植入体内后在长度上皱缩 20% 和最初大小的 40%，有时可以折叠和形成锐利的边缘。补片被置入于腹直肌筋膜的浅面或者置于腹直肌的后面，其补片与肌或筋膜的重叠要足够大，至少 5 ~ 8cm。由于有较大范围的分离以置入补片，要注意浆液肿和血肿的发生并采取必要的措施。膨化聚四氟乙烯制成的补片有比较小的孔，其大小为 1 ~ 6μm。在腹腔内使用膨化聚四氟乙烯材料的优点是不形成粘连。但是，这种材料主要被纤维组织包裹，不是如聚丙烯和聚酯补片被纤维组织嵌入其较大的孔而形成瘢痕平面，这也是膨化聚四氟乙烯材料的缺点即与周围组织不能构成整体。当前，已有几种改进的方法使这种补片能充分与周围组织固定以达到足够的机械强度，如补片增加打孔或者与有大孔的补片组成复合补片。只有这样经过改进使其能与周围组织结合的补片，才能增加粘连的形成而达到修补的力学要求。

了解补片材料的基本知识是为了减少相关的并发症和选用适合治疗的病人的材料。合成材料的物理特性，尤其材料的多孔性和材料的孔的大小是至关重要的。基于在疝外科中常用的生物材料补片孔的大小，美国疝治疗专家 Amid 把这些补片分成 4 类：

第 1 类：全部是大孔结构的补片材料——这些材料的孔隙大于 75μm。这样的空隙是巨噬细胞、成纤维细胞、血管生成和胶原纤维进入其内所必需的。这类材料包括有 Atrium, Marlex, Prolene, Herniamesh。

第 2 类：全部是小孔结构的补片材料——这些材料中的三维径中至少有一是小于 10μm。这类材料包括：e－PTFE（Gore－Tex）, Surgical Membrance, Dual－mesh

第 3 类：多纤维的大孔结构材料或小孔结构材料的复合物——这类材料包括 PTFE mesh（Teflon）, braided Dacron mesh（Mersilene）, braided polyprophylene mesh（Surgipro）, perforated PTFE patch（MycroMesh）。

第 4 类：带有亚微孔隙的生物材料——如：硅橡胶（silastic），聚丙烯片（polypropylene sheeting）, Preclude Pericardial membrane, Preclude Durasubstitute。这些材料不适合作为疝修补的材料，可与第一类生物材料相复合作为腹腔内置入的无粘连的复合材料。

Composite 复合补片由内面一层的膨化聚四氟乙烯和外面两层的聚丙烯组成。聚丙烯补片层比膨化聚四氟乙烯短 1cm，这是为了避免聚丙烯层面接触肠管。当做缺损筋膜解剖时要尽量保留腹膜。有时由于与腹膜重叠的筋膜缘的缩进，使腹膜的闭合几无可能，在这种情况下就要使用膨化聚四氟乙烯和聚丙烯复合补片。

2004 年第 26 届欧洲疝学会国际研讨会共报告开放手术切口疝修补的病例 2048 例。其中使用补片修补的为 1282 例，占 62%，使用补片材料中 885 例为聚丙烯（69%），273 例为膨化聚四氟乙烯、或聚丙烯与膨化聚四氟乙烯、或 PE 与胶原的复合材料（21%）。2002 年 6 月在四川举行的第二届全国疝和腹壁外科学术研讨会，共报告补片修补手术切口疝 202 例，手术死亡 2 例，复发 3 例，复发率为 1.4%，4 例手术后感染。使用聚丙烯材料 175 例，占 86%。2004 年 10 月第三届全国疝和腹壁外科学术研讨会，共收到国内外学术论文 178 篇，在有关手术切口疝和腹壁疝的 21 篇中，使用补片修补手术切口疝文章占 81%，共报告补片修补手术切口疝 273 例，手术后复发 8 例，复发率为 2，9%；5 例切口感染；1 例发生肠瘘。使用聚丙烯材料 208 例、占 76%。聚丙烯补片在与肠管接触后可以出现肠粘连，甚至肠瘘等并发症。膨化聚四氟乙烯材料中长入的组织少，不易导致肠粘连，但是一旦感染处理较棘手。

（二）手术中和手术前后要注意的问题

要充分认识手术切口疝修补手术不是一个简单的腹壁缝合手术，切口疝的闭合不同于普通开腹切口的闭合。修补时必须考虑到薄弱的腹壁已无法承受任何张力和脏器的疝出使腹压降低而对膈肌的运动及呼吸功能影响。

1. 补片修补手术切口疝术前注意点

（1）呼吸功能紊乱和疝内容物还纳后对呼吸功能影响：呼吸功能紊乱是由于腹壁病变使腹肌、腹压和膈肌在呼吸运动中的功能受损。由于腹壁缺损使内脏位于腹壁外或腹部肌肉内（壁间疝），在张力下关闭这些缺损口而增加腹内压力，引起膈肌的抬高，降低呼吸动度，和降低回心血量。在无充分准备下手术可引起进行性呼吸功能不全。术前要评估病人的全身情况，手术前应通过适当的呼吸功能试验和血气分析来评估。虽然有人提出手术前使用CT检查来评估将要回纳的肠容量，但是当前还没有较客观的量化指标来评估手术后回纳的肠管如何影响呼吸，但是疝内容物还纳后增加腹内压和限制膈肌运动是必须要注意的，无充分准备的疝内容物的还纳是危险的，可引起进行性呼吸功能不全而致命。为此建议在手术前严密检测呼吸功能，包括常规胸部X线检查及肺功能测定及血气分析。对有呼吸功能不全病人要进行充分的术前准备：肺部有感染者，术前应用抗生素治疗，感染控制后1周行手术。通过深呼吸进行胸廓及膈肌煅炼。吸烟者术前2周停止吸烟。对于巨大切口疝，为防止疝内容物还纳腹腔后发生呼吸衰竭及腹腔室间隙综合征（abdominal compartment syndrome），术前应进行腹腔扩容及腹肌顺应性训练。可在术前2~3周开始将疝内容还纳腹腔，用腹带束扎腹部。在束扎初期，应密切观察患者的呼吸功能，防止突然发生呼吸功能衰竭。第一周应隔日行血气分析，酌情行肺功能测定。后2周可根据患者情况，适当延长上述检测时间。准备2~3周后，患者的肺功能及血气分析结果达到标准便可手术。

（2）了解腹壁肌层受损的情况：包括疝环的大小、有否疝内容物进入肌层之间、疝环周围肌厚度层和肌层延续到正常厚度的大致范围，这是与使用补片的面积有直接关系。在手术修补时使用了菲薄的肌层或对多发缺损未能发现都会显著的影响治疗结果。多发缺损病变在Chevrel（1997）报告中高达31/110例。请有经验的影像学医师对腹壁的CT分析和B超检查是有意义的。

（3）重视发生切口疝的相关原因，并尽可能在再修补时给于适当的纠正：这些相关的原因有：肥胖、伤口感染、老年、手术后呼吸并发症、腹胀、黄疸、妊娠、急症手术、手术后化疗、使用激素、腹腔积液、腹膜透析和以前的手术切口等。

（4）切口疝有很高的切口感染率，围手术期使用抗菌药物是必要的。有切口感染病史的必须在感染治愈后6~12个月后再手术，再手术时建议对原瘢痕组织做细菌学培养和抗生素敏感试验。

2. 补片修补手术切口疝术中注意点

（1）麻醉要选用手术中能使腹肌充分松弛的方法。

（2）预防性应用抗生素可明显降低腹壁手术切口疝感染率，特别是对于高龄、糖尿病、免疫功能低下、巨大或多次复发切口疝、使用大块生物材料和切口可能遭受污染的病人，应在手术时常规预防性使用抗生素。

（3）手术中确定腹膜能否闭合。如果腹膜不能缝合则要选用防肠粘连补片或用大网膜把肠管与补片隔开。

（4）决定要把补片置入腹腔时，尤其在使用复合补片时要注意防粘连的补片朝向腹腔内器官，补片要和肌筋膜缺损缘周围正常组织有足够的重叠。

（5）使用肌后、腹膜前置入补片或肌筋膜上置入补片的手术要有足够的解剖面，以建立一个间隙，使补片与肌筋膜缺损缘周围正常组织有重叠的层面，补片和缺损缘正常的腹壁重叠 4cm。

(6) 肌后、腹膜前置入补片者和肌筋膜上置入补片者术后要用闭式引流。使用开放式引流有可能发生感染。

3. 补片修补手术切口疝术后注意点

(1) 血肿/浆液肿：切口疝修补术后积血或积液是要充分重视的并发症。浆液肿形成的原因是宿主对补片的炎症反应加之补片和宿主组织之间的死腔形成。补片材料的选择和浆液肿的形成也有一定关系。选用那些有充分大的空隙使宿主的蛋白样物质能进入到空隙内，使补片能快速的固定到宿主的组织中，组织和补片之间的死腔得以消灭而减少浆液肿形成的机会。没有充分的空隙的材料，缺乏足够的分子通透性，使补片和宿主之间的死腔消失得十分缓慢，有利于浆液肿的形成。积血和积液可引起伤口裂开，造成网片外露和随后的继发性感染。术中细致止血将减少血肿形成率。缝闭皮下组织，减少死腔量可减少浆液积聚的危险。减少浆液肿形成的措施之一是避免补片接触皮下脂肪组织，把补片置于肌后或腱膜下。在做筋膜上或筋膜下间隙解剖时要注意操作的细致性。无论何时使用大的补片修补的手术区内要置入一个外科闭式引流系统。放置的引流一般在术后 2 ~ 4 天或视引流量的多少决定拔除，抗生素用到引流拔除时。如果发现积液明显增多，或有症状时，为减少感染的危险，应在手术室无菌条件下开放引流。如果行抽吸，应严格地进行皮肤准备和消毒。但是也有积液可自行吸收。

(2) 感染：补片修补切口疝后发生感染是另一种较严重的并发症。常以出现感染的时间分为早期感染或迟发感染。

早期感染在手术后几周出现，有切口周围的红、肿、热、痛，全身表现视病人的反应而不一样，一般来说全身表现不剧烈。局部处理以引流换药为主。是否要清除补片？生物材料例如缝线或补片容易引起外科感染是由于细菌进入这些人工材料的孔隙浸润和增殖。在裂隙或孔隙的三维径中的一相大于 10μm 时，不仅由于巨噬细胞进入补片而阻止细菌在补片内滞留和增殖，而且因为快速的纤维增殖和新生血管的产生，会阻挡细菌的浸润和生长。而小于 10μm 时，巨噬细胞和中性粒细胞因其本身大于 10μm 而不能进入一个小于 10μm 的三维空隙中去消灭平均 1μm 的细菌，这就为细菌提供了合适的居住地，在没有巨噬细胞的情况下进入的细菌很快发展成感染。所以，网孔小于 10μm 的补片常常需要尽早取出补片，网孔大的补片一般不必取出。但是在换药时发现补片与组织不贴合，如一角翘起或补片中段弓起，其下有积液或积脓等要剪开补片或剪掉游离的补片。

迟发感染可发生于手术后数月，出现局部疼痛，或先出现全身感染症状然后局部表现明显。或者局部出现窦道流出脓液但反复浅表清创后不愈。这种感染多半是深部补片的感染，要充分准备后清除补片。

感染发生后常常会产生很多棘手的医疗和社会问题，所以重要的是要采取各种合理的预防伤口感染的措施，包括严格的无菌技术，仔细的止血和细致地手术操作，减少血肿和浆液肿的发生，尽量少用多纤维编织的缝合材料固定补片，预防性使用抗生素，掌握好手术时机，注意手术前病人的准备，注意在开放伤口面上或远处有感染面者谨慎使用补片修补术，从伤口内去除以前手术中不合适的任何异物，以及合理的选用补片材料。

还必须要指出：有文献报告有 50% 的感染病人有切口感染的病史，陈旧感染的复燃是导致现切口感染的重要因素。因此，建议对无切口感染史的初发疝和复发切口疝，在切口愈合后3~6个月行修补手术。有切口感染史的初发疝和复发切口疝，在感染控制和切口愈合后1年行修补手术。已接受过修补材料行修补手术并感染的复发疝，应在切口愈合1年以后再修补。并建议再次手术前取原感染切口处的皮下组织作细菌培养，如为阴性可用新材料修补；如为阳性则用抗生素治疗，待细菌培养阴性后再手术。伴有污染创面的腹部手术切口疝使用直接缝合修补。如果缺损大，可用自体组织移植或用可吸收人工材料修补。创面污染不重，可在充分术前准备下采用聚丙烯网片修补，不宜使用聚四氟乙烯及其复合材料修补。急诊手术时，原则上不使用不可吸收材料修补腹部手术切口疝。

(3) 肠粘连：大网孔补片的一个副作用是直接接触肠管后会产生与肠管的粘连，导致肠梗阻、肠瘘、空腔脏器糜烂、补片移位到胃肠道内和内瘘的形成等。所以，大网孔的聚丙烯、聚酯不能用于腹膜下有可能直接接触肠管的病例。在覆盖由防粘连小孔补片组成的复合补片时要把补片中小孔补片的结构面对着肠管。小孔补片与肠管形成可以分开的薄层粘连，在再手术时可以较容易分开。分离粘连时破损的腹膜要谨慎缝合，要注意切口疝的多发性缺损，如果忽略这些病损而在腹膜前置入大网孔补片就可能导致从腹膜缺损处涌出的肠管与补片形成粘连而发生肠梗阻。

(4) 复发：补片修补的切口疝也可复发，复发率约10%。这样的复发率是低于缝合修补。综合文献发生复发的原因不外乎：补片与正常肌张力的腹肌覆盖面积过小；手术中遗漏了多发疝；使用不恰当的缝线材料和固定补片时的缝线针脚过大；没有使用或虽然使用了引流但是浆液肿仍然导致补片与组织不能紧贴而影响纤维膜板层的形成等。

(5) 其他手术后注意点：要保证闭式引流的通畅和无菌。根据引流量（引流量少于10ml/d）在术后3~5天内拔除引流物。手术创面大，引流物多时，可适当延长拔管时间。拔除引流物后仍要注意局部有无积液、积血，发现积液、积血时要随时抽吸。

术后早期病人可在床上活动，2~3天后可下地行走。术后要用腹带加压束扎2周，并继续使用腹带3~6个月。术后3~6个月内禁止剧烈活动和重体力劳动。

要请护士按补片修补切口疝术后的护理要求进行护理。

二、肌前补片修补（Premuscular prosthetic repair）

置入补片的位置在肌筋膜层上又简称为onlay。这种手术方法在处理完疝囊后在肌腱膜上分离组织，作成一个间隙以置入补片。由于补片距离皮面较近要注意感染的可能。Chevrel报告了440例使用这种手术后的复发率为4.5%。我们对12例病人使用这种方法，平均疝环缺损为134cm^2。随访时间11个月到60个月，平均随访38个月。无复发病例，无感染病例（图6-3-1）。

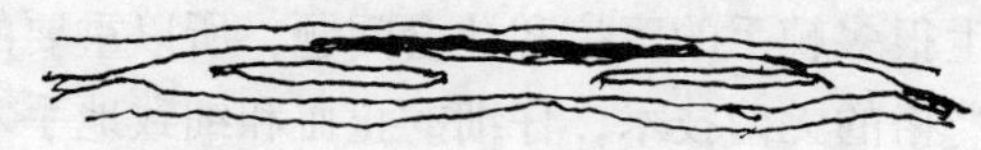

图6-3-1　肌前补片修补的补片位置

（一）手术适应证

已经把手术切口疝的疝囊切开并还纳疝内容物后，由于多次手术或病人的实际条件不适合在肌筋膜下置入补片的和补片修补手术切口疝的操作还不够熟练者可选用此方法。

（二）使用的补片

此方法的补片位置在腹膜外所以可以选用聚丙烯或聚酯作为基础材料的补片。多丝编织的聚酯补片要比单丝纤维或双丝纤维编织的聚丙烯补片柔软。但是使用多丝编织的材料更要注意感染的可能性。

（三）手术操作

1. 选用全身麻醉或连续硬膜外麻醉，麻醉要尽量使腹壁松弛。

2. 切除以前的手术切口，深达腹外斜肌腱膜　各方向均要分离，距肌筋膜缺损（即疝环）缘5~8cm。侧腹的大切口疝，可以上到肋骨缘，下到髂骨，外侧到锁骨中线。

3. 疝囊切开后回纳疝内容物，切除大部分疝囊后关闭疝囊　对于特别肥胖的病人可切除适量大网膜。

4. 测量肌筋膜缺损的纵横径。

5. 选用和裁剪补片　补片裁剪要比肌筋膜缺损缘的纵横径大4cm以上，一般呈圆形或椭圆型。

6. 补片的固定　补片用1-0的Prolene线做间断两圈缝合固定。外圈缝合是在补片外周缘内1cm处。每针缝合间隔1cm。筋膜组织要多挂一些，但是要注意不要挂到腹内器官。先固定缝合外圈，这样容易调整缝合面的补片张力。内圈缝合是在肌筋膜缺损缘或稍靠外（图6-3-2）。

7. 另戳口做持续闭式引流。

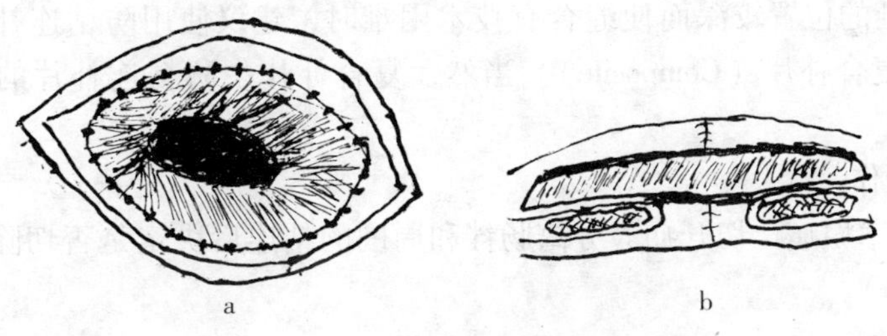

图6-3-2　肌前补片修补的补片固定

（四）注意事项

1. 肌筋膜缺损缘的瘢痕组织要充分切除。

2. 对于肌腱膜缺损缘延及剑突胸骨或耻骨者，补片要缝合在覆盖于肋骨和胸骨的筋膜上或耻骨上。此类病例可能要用26×36cm的补片。

3. 补片应该固定在较坚韧的肌筋膜上。固定在薄弱的肌筋膜上是复发的原因之一。

三、筋膜前（或腹膜前）肌下补片（prefascial retromuscular site）修补

置入的补片在腹肌下和腹膜或筋膜前的位置又称为sublay，也有人把这个方法称为underlay technique。

手术中补片置入在腹肌和腹膜之间，补片的大小一定要超过肌腱膜缺损的界限足够大，

这样可以在腹压的作用下而保持补片在原位及纤维组织增殖入补片内。补片能够防止疝复发是由于两点：①补片粘连在原疝囊区域使腹内脏器不再由此而向外膨隆；②补片形成的坚实纤维样板层参与并增加了腹壁（图6－3－3）。

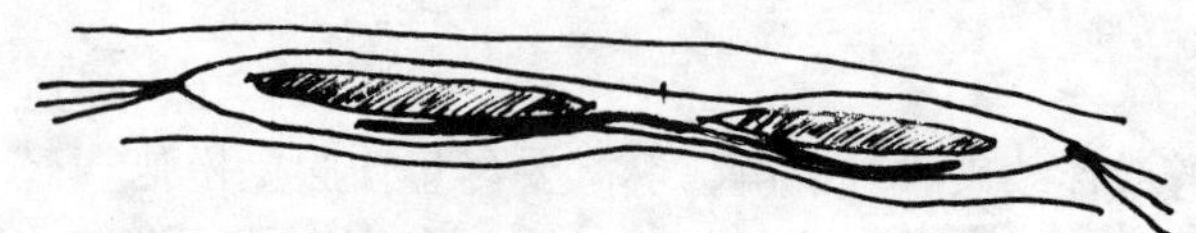

图6－3－3 筋膜前肌下补片修补的补片位置

当前很多文章推荐使用此方法。这是由于补片不接触腹腔内器官，肠粘连、肠梗阻和肠瘘的并发症少。而且补片的浅面还有肌层，由浅表皮肤而导致的感染几率低。但是由于手术中分离置入补片的间隙创伤较大，要注意勿伤及腹直肌的血供。手术后的复发率在5%左右。Alexandrede 的435 例大切口疝使用这种补片置入位置的手术后的复发率是4.7%。Flament 的474 例同样手术后的复发率为5.6%。

（一）手术适应证

适用于大部分腹壁切口疝。

（二）使用的补片

由于补片置入的位置在筋膜前（或腹膜前）肌下，不进入到腹腔内，所以选用聚丙烯或聚酯补片即可。但是，如果在分离腹膜前间隙时出现腹膜破裂，对这样的破裂处缝合不确切、或由于破裂处的位置较深而使缝合有技术困难时，建议使用防粘连补片（如膨化聚四氟乙烯补片）或复合补片（Composite）。当然，复合补片中防粘连补片的结构面必须对向腹膜。

（三）手术操作

1．切除原手术瘢痕 切开疝囊分离肠袢和周围的粘连后决定是否切除疝囊或随即缝合疝囊（图6－3－4）。

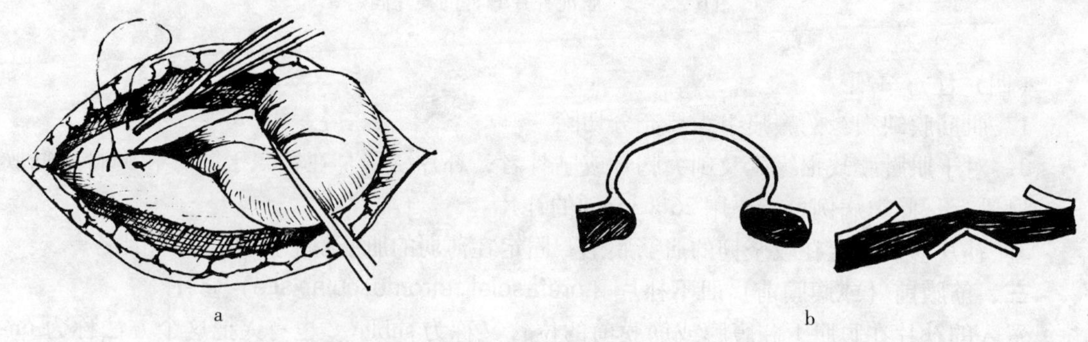

a b

图6－3－4 切开与游离疝囊，缝合疝囊

2. 确定肌腱膜的缺损（即疝环）界限。

3. 在腹膜前或腹直肌后鞘前解剖分离出一个置入补片的间隙。

4. 上腹正中切口疝如果疝囊不切除，建议在疝的任一侧切开腹直肌前鞘才能进入腹直肌后鞘。如果切除疝囊，经游离可以直接由腹直肌后鞘进入腹直肌的深面。这样对以后关闭腹白线是有益的，因为保留了全部前鞘和残余的腹白线（图6-3-5）。

5. 侧腹部切口疝和脐下正中切口疝在解剖腹膜前间隙时要远离肌腱膜缺损处。

6. 在置入补片前要把腹膜和后鞘缝合。

7. 在正中切口置入腹膜浅面的补片要向下到Douglas弓形线，如果肌腱膜缺损延及到耻骨联合，则补片要深及耻骨联合的Retzius腹膜前间隙。缝合两针把补片的两侧固定在耻骨梳韧带上。

8. 上腹正中的肌腱膜缺损时，补片的上缘要到腹直肌鞘的上缘。有时要把补片上缘的正中剪开一裂缝允许补片置在白线的两侧。

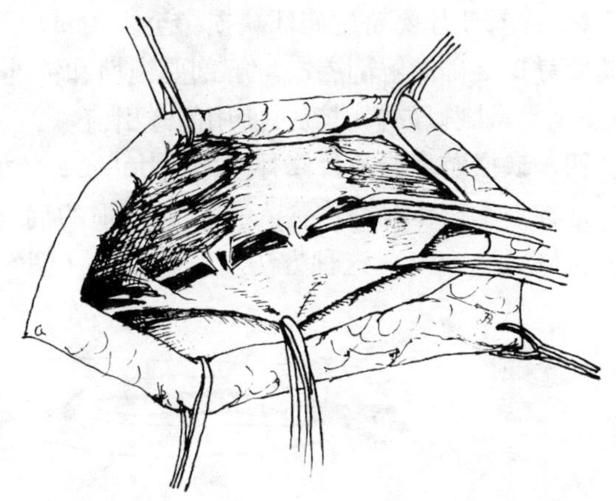

图6-3-5　游离后鞘前间隙

9. 肋下和腰切口疝（肾切除术后）　补片要置入到膈下，因为邻近肋缘的腹壁缺损处会有缩进或萎缩。有时要缝合固定在肋缘内侧。补片的下端在肋下疝向下置入腹直肌鞘里的肌层；在腰切口疝则用长钳送到髂窝处，不必缝合固定。腰切口疝修补时补片的内侧要延及尽可能远的腹肌层内。

10. 下腹侧腹壁切口疝（阑尾手术后）的补片在外侧和骨盆侧要置入腹股沟后的Bogros间隙，也就是腹膜和髂腰肌之间。补片可以用长钳送入，不必缝合固定在髂嵴上，借腹压使补片与周围组织固定。补片的上方和内侧缘要置于腹肌层并尽可能远离肌腱膜缺损区。

11. 补片粘连的范围必须要尽可能的大，虽然补片位于腹膜前间隙或后鞘前可借腹压定位，但是在大部分病例还是需要固定缝合，尤其在补片的外侧部分。补片被缓慢吸收的可吸收线或不可吸收线缝合在补片缘，固定的针距可达5~6cm。一次缝合的两端线分别穿经过沿着腹壁的半月线穿出，因为四周的缝合固定了侧肌向外的牵引力，这是经常使肌腱膜缺损增大的原因之一。使用同样的方法把补片的上、下界固定在腹壁上（图6-3-6）。

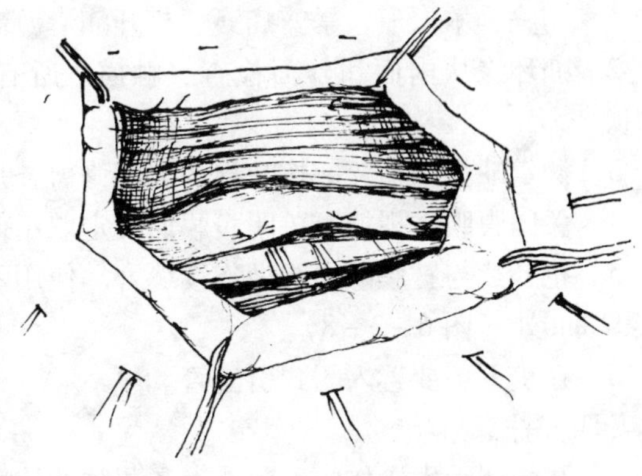

图6-3-6　筋膜前补片的固定

12. 补片上的腹壁要尽量闭合。放置引流。

（四）注意事项

1. 游离腹膜前间隙相对于后鞘前间隙的操作要简单，但是要注意腹膜在游离过程中的破损，如在肋缘下方的腹膜和疝环粘连处的腹膜。一旦破损一定要缝合确切，而且不能把其下的肠管缝合在内。破损面大，可以先把大网膜拉下衬在破口与肠管之间再缝合。不能完全确定破损的腹膜被完全缝合时，可以使用防粘连补片。

2. 置入补片要超过疝环缺损缘至少4cm，因此游离的间隙要大，造成的解剖损伤也大，因此要寻找准确的解剖层次。解剖要锐性和钝性分离结合，要彻底止血。

3. 要另戳口放置引流。使用闭式引流。

四、缺损游离缘补片修补手术（between fascial edges）

这种手术操作时补片置入在腹壁缺损的局部，基本与缺损周围的正常腹壁组织没有重叠，所以又称 inlay。这种方法复发率较高（图6－3－7）。

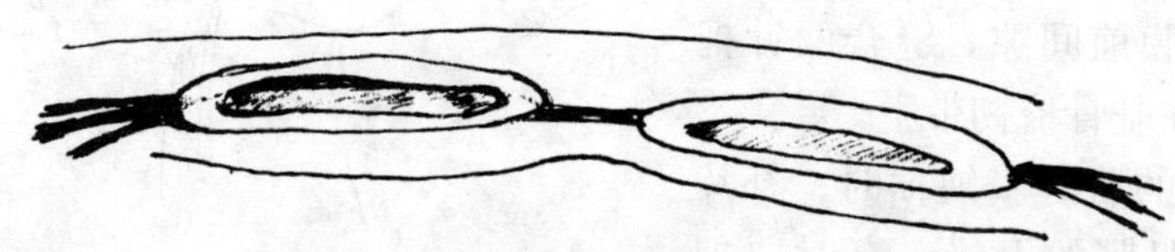

图6－3－7　缺损游离缘补片的位置

（一）手术适应证

有些学者认为此方法修补切口疝的复发率可高达16%～44%，甚至认为这样的修复犹如缝合修补的方法。在处理完疝囊后发现由于腹壁的条件或腹腔内广泛粘连而不合适使用腹腔内或腹膜前（肌后）间隙修补时可以使用本方法。

（二）使用的补片

如果疝环的缺损处腹膜能够完全闭合则使用聚丙烯或聚酯补片；如果疝环处的腹膜不能缝合则使用防粘连的补片。

（三）手术操作

1. 切除手术瘢痕，暴露疝囊。打开疝囊游离粘连。

2. 疝环缘从内面和外面检查、触摸，所有的瘢痕要切除，直到正常的肌组织和腱膜组织。

3. 测定缺损的横径。按缺损的大小修剪补片。

4. 关闭腹膜。视能否关闭腹膜而决定取用何种补片。

5. 把补片与腱膜缺损缘做连续缝合。使用不可吸收的合成缝线。把补片缝合固定在缺损缘2mm处（图6－3－8）。

6. 在皮下层要置入闭式引流管。

（四）注意事项

1. 要强调手术操作的无菌技术和预防性使用抗生素。

2. 因条件所限无法使用防粘连补片而又不能闭合腹膜时，可以把大网膜铺盖在疝环处并超过疝环，以间断缝合把大网膜固定在疝环周围的腹膜上，然后在疝环上使用聚丙烯或聚酯补片。

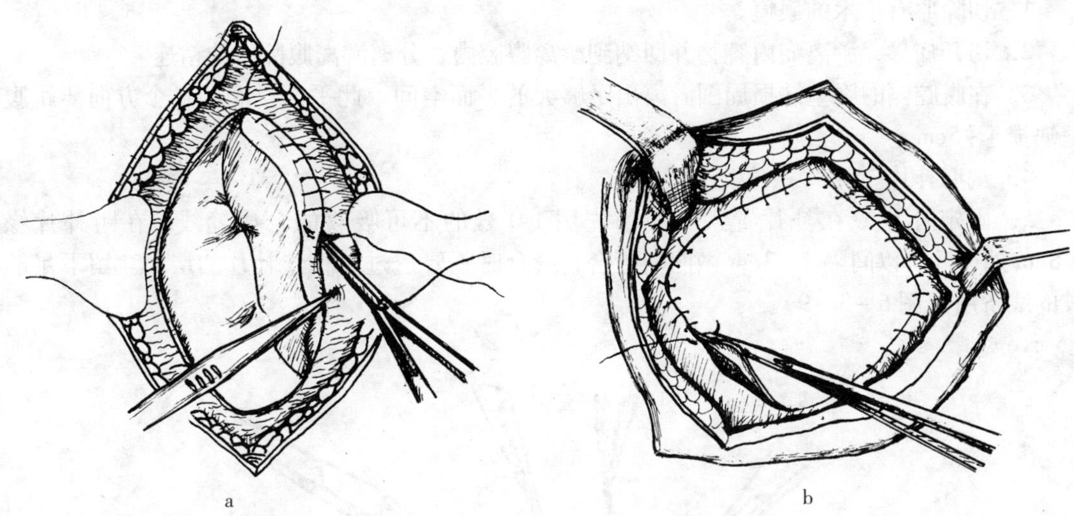

图6－3－8　缺损游离缘补片的固定

五、腹膜腔内补片修补手术

腹膜腔内补片置入手术（intraperitoneal mesh repair）是近年来由于补片材料学的发展而较前开展增多的手术。以前此手术仅用于腹膜缺损较大无法关闭腹膜腔时，把单层的膨化聚四氟乙烯补片置入疝环口。由于膨化聚四氟乙烯的网孔特点使补片不易和肠管粘连，但是这种材料主要被纤维组织包裹，不是如聚丙烯或聚酯补片被纤维组织嵌入其较大的孔而形成瘢痕平面，在腹壁一侧与腹壁不能构成整体。近年来由于复合材料的问世，即以不易与肠管粘连的膨化聚四氟乙烯、生物胶原等材料，与能够和腹壁侧组织形成瘢痕平面的聚丙烯或聚酯材料复合在一起构成“复合材料”，这样就能把补片直接置入到腹膜腔内而不会像腹膜前肌后补片修补手术中为解剖分离一个补片的间隙，而导致较大的创伤的缺点。当前也有一些学者对这样的方法持谨慎态度，主要是从可能产生的并发症，如肠粘连、肠梗阻和肠瘘等和材料高昂的价格考虑的。操作中要注意使用不会对肠管的过度侵袭而导致粘连、梗阻和肠瘘并发症的材料。所以在应用复合补片时一定要注意把不易与肠粘连的补片面对肠管，还要注意它的聚丙烯层面边缘有可能与肠管的接触处。

（一）手术适应证

随着补片材料学的发展并明确每一种相关商品的基础材料结构特点后，可以使用在当处理完疝囊、分离腹腔内的粘连、和能在腹腔侧的腹壁缺损周围游离出足够大的平面空间后即可使用这样的手术操作。

（二）使用的补片

上面已经叙述了复合补片的基本特点。当前市场提供的相关材料很多。有膨化聚四氟乙烯和聚丙烯复合、胶原和聚酯复合、植物性防粘连材料与聚丙烯复合以及膨化聚四氟乙烯材料经过结构改变使腹壁侧的材料能与周围组织产生充分的瘢痕平面。在使用前建议充分了解准备使用的补片的特性和注意事项后再用。

（三）手术操作

1. 切除原有手术的瘢痕。

2. 切开疝囊，游离疝内容物并回纳到游离腹腔内，分离游离腹腔内的粘连。

3. 在腹腔侧的腹壁缺损周围游离出足够大的平面空间，此平面空间的各个方向要距腹壁缺损 4 ~ 5cm。

4. 裁剪补片。

5. 固定补片　在补片置入腹腔前先用 1-0 号的不可吸收的合成缝线，在距补片缘 0. 8cm 处进针、以间隔 2 ~ 3cm 做间断缝合，缝合时不要透过防粘连补片的层面。留下足够长的线备用（图 6 – 3 – 9）。

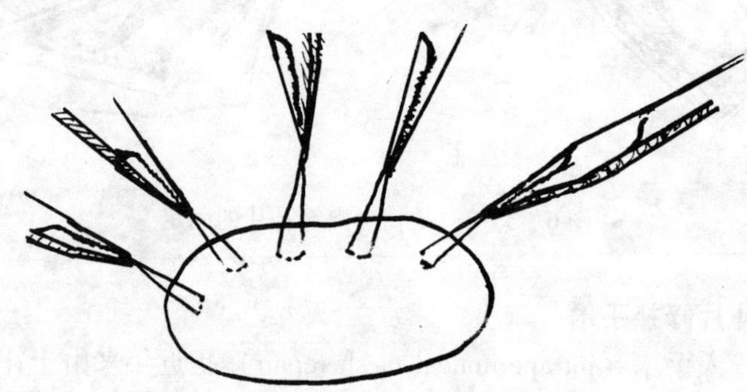

图 6 – 3 – 9　预置间断缝线穿过补片缘

6. 补片置入腹腔内，把已经穿针和穿线的补片顺序或先取四角与腹壁固定，腹壁处进针点要距腹壁缺损 4 ~ 5cm，以 U 型缝合方法每根缝线穿针两次，进针可以穿透全腹壁也可以穿透肌层到皮下，待缝合固定全部完成后缝线打结（图 6 – 3 – 10）。

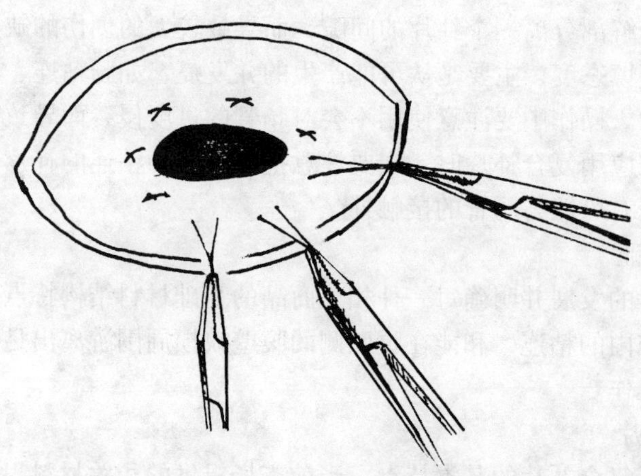

图 6 – 3 – 10　补片缘与腹壁固定

7. 沿腹壁缺损缘再做间距 2～3cm 的缺损缘－补片的间断缝合固定。同样缝合时不要穿透防粘连补片的层面和挂上其下的肠管（图 6－3－11）。

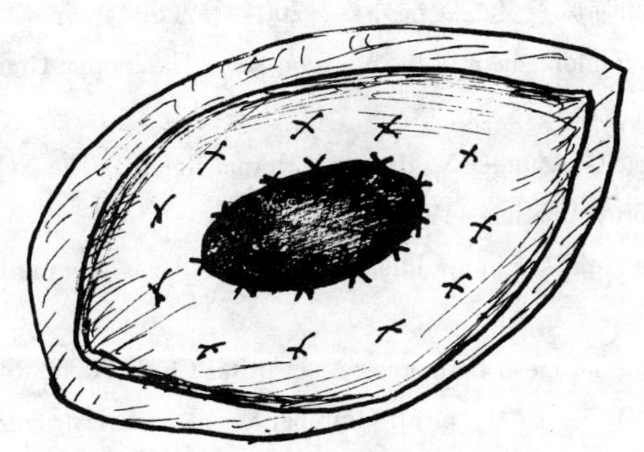

图 6－3－11　缺损缘与补片固定

8. 逐层关闭。不要缝合腹壁缺损缘。

（四）注意事项

1. 要注意有些复合补片由于结构特点不适合裁剪。

2. 由于合成的不吸收缝线常常是聚丙烯材料，所以缝合固定时缝线不要穿透防粘连补片的层面，以免发生缝线和肠管粘连。

3. 要注意有些复合材料中聚丙烯的层面在缝合固定后会稍突出于膨化聚四氟乙烯层面，对这些突出的聚丙烯要修剪。

4. 有些医师认为腹膜有很好的吸收能力，所以手术后不置引流管。

5. 手术过程要注意严格执行无菌操作。预防性使用抗生素。

（马颂章）

参　考　文　献

1. 马颂章，李燕青，宋华峰. 疝环充填式无张力疝修补术治疗原发性腹股沟疝 60 例次报告. 中华普通外科杂志，1999，14: 160.

2. Debord JR. The historical development of prosthetics in hernia surgery. Surg Clin North Am，1998，78: 973.

3. 唐健雄，陈革等. 应用疝环充填式无张力疝修补术治疗腹股沟疝 256 例临床经验. 中国实用外科杂志，2001，21: 78.

4. 华　蕾，韩　峰. 聚丙烯网塞和补片在腹股沟疝修补术中的应用. 中国实用外科杂志，2001，21: 84.

5. 马颂章. 无张力疝修补的进展. 中国实用外科杂志，2000，20: 564.

6. 马颂章，主译. Nyhus & Conden 疝外科学. 第 5 版，北京：人民卫生出版社，2003.

7. Nyhus LM. Individualization of hernia repair：A new era. Surgery，1993，114: 1.

8. Rutkow IM and Robbin AW. Classification systems and groin hernias. Surgical Clinics of North America，1998，78: 1117.

9. Renzulli P，Frei E，Schafer M et al. Preperative Nyhus Classification of Inguinal hernias and type－Related Individual hernia repair. Surg Laparoscopy & endo，1997，7: 373.

10. 成人腹股沟疝、股疝和腹壁手术切口疝手术治疗方案（修订稿）. 中华外科杂志，2004，42: 834.

11. Kurzer M, Belsham PA and Kark AE. The Lichtenstein Repair. Surgical Clinics of North America, 1998, 78 : 1025.

12. 马颂章. 腹股沟疝的分类和临床意义. 腹部外科，2004，17: 6.

13. Wantz GE, Giant prosthetic reinforcement of the Visceral sac. The Stoppa Groin Hernia Repair. Surgical Clinics of North America, 1998, 78: 1075.

14. Patino JF, Garcia – Herreros LG, Zundel N. Inguinal Hernia Repair: The Nyhus Posterior Preperitoneal Operation. Surgical Clinics of North America, 1998, 78: 1063.

15. Stoppa RE. Wrapping the visceral sac into a bilateral mesh prosthesis in groin hernia repair. Hernia, 2003, 7 : 2.

16. Trabucco EE. Sutureless inguinal mesh hernioplasty. Osp Ital Chir, 2000, 6: 225 ~ 32.

17. Millikan KW, Baptista M, Deziel BAD, et al. Intraperitoneal underlay ventral hernia repair utilizing bilayer expanded polutetrafluoroethylene and polypropylene mdsh. The Amer Surg, 2003, 69: 267.

18. RW Luijendjk, MHM Lemmen, WCJ HopJ, et al. Incisional Hernia Recurrence following" vest – over – pants" or Vertical Mayo Repair of Primary Hernia of the midline. World J Surg, 1997, (21): 62 ~ 66.

19. Molloy RG, Moran KT, Waldron RP, et al. Massive incisional hernia: abdominal wall replacement with Marlex mesh, Br J Surg, 1991, (78): 242 ~ 244.

20. Wantz GE. Incisional hernioplasty with mersilene. Surg Gyne Obst, 1991, (172): 129.

21. JJ Bauer, MT Harris, SR Gorfine, et al. Rives – Stoppa procedure for repair of large incisinal hernia: Experience with 57 patients. Hernia, 2002, (6): 120 ~ 123.

22. R Koller, J Miholic, R. J Jaki. Repair of Incisional Hernia with Expanded Polytetrafluorothylene. Eur J Surg, 1997, (163): 261 ~ 266.

23. Amid PA, Shulman AG, Lichtenstein IL. A staple stapling technique for prosthetic repair of massive incisional hernia. The Amer Surg, 1994, 60: 934 ~ 937.

24. Amid PK. Classification of biomaterials and their related complications in abdominal wall hernia surgery. Hernia, 1997, 1: 15 ~ 21.

25. Mann DV, Prout J, Havranek E, et al. Late – onset deep proshetic infection following mesh repair of inguinal hernia. Am J Surg, 1998, 176: 12.

26. Paul A, Korenkov M, Peters Sabine, et al. Unacceptable Results of the Mayo Procedure for Repair of Abdominal Incisional Hernias. Eur J Surg, 1998, 164: 361 ~ 367.

27. 马颂章. 补片修补手术切口疝. 临床外科杂志，2004，12 (9): 574.

28. 马颂章. 补片修补手术切口疝要注意的几个问题. 临床外科杂志，2005，13 (2): 65.

29. 中华外科学会疝和腹壁外科学组（李基业、马颂章执笔）. 腹部手术切口疝手术治疗方案（草案）. 中华普通外科杂志，2004，19 (2): 125.

30. RW Luijendjk, WCJ Hop, PVD Tol, et al. A comparison of suture repair with mesh repair for incisional hernia. N Engl J Med, 2000, 343: 392